CASOS CLÍNICOS
EM FISIOTERAPIA DE CUIDADO INTENSIVO

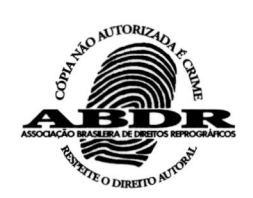

J62c   Jobst, Erin E.
           Casos clínicos em fisioterapia de cuidado intensivo / Erin E. Jobst ; tradução: Maria Elisabete Costa Moreira, Jussara N. T. Burnier ; revisão técnica: Maria Luisa Villanueva Antúnez. – Porto Alegre : AMGH, 2015.
           xvii, 496 p. : il. ; 23 cm.

           ISBN 978-85-8055-468-7

           1. Fisioterapia - Reabilitação. I. Título.

CDU 615.8

Catalogação na publicação: Poliana Sanchez de Araujo – CRB 10/2094

CASOS CLÍNICOS
EM FISIOTERAPIA DE CUIDADO INTENSIVO

ERIN E. JOBST

Tradução:
Maria Elisabete Costa Moreira (Casos 1-29)
Jussara N. T. Burnier (Casos 30-31, Seção III e Índice)

Revisão técnica:
Maria Luisa Villanueva Antúnez
Fisioterapeuta. Especialista em Ciências da Saúde
e do Esporte pela Pontifícia Universidade Católica do Rio Grande do Sul (PUCRS).

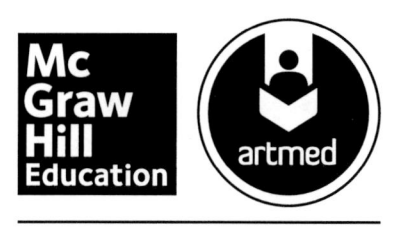

AMGH Editora Ltda.

2015

Obra originalmente publicada sob o título *Case files in physical therapy acute care*, 1st Edition
ISBN 0071763805 / 9780071763806

Original edition copyright © 2013, The McGraw-Hill Global Education Holdings, LLC, New York, New York 10121. All rights reserved.

Portuguese language translation copyright © 2015, AMGH Editora Ltda., Grupo A Educação S.A. company. All rights reserved.

Gerente editorial: *Letícia Bispo de Lima*

Colaboraram nesta edição

Editora: *Dieimi Lopes Deitos*

Preparação de originais: *Ana Claudia Regert Nunes*

Leitura final: *Adriana Haubert*

Arte sobre capa original: *Márcio Monticelli*

Editoração: *Bookabout – Roberto Carlos Moreira Vieira*

NOTA

A fisioterapia é uma ciência em constante evolução. À medida que novas pesquisas e a experiência clínica ampliam o nosso conhecimento, são necessárias modificações no tratamento e na farmacoterapia. Os autores desta obra consultaram as fontes consideradas confiáveis, em um esforço para oferecer informações completas e, geralmente, de acordo com os padrões aceitos à época da publicação. Entretanto, tendo em vista a possibilidade de falha humana ou de alterações nas ciências médicas, os leitores devem confirmar estas informações com outras fontes. Por exemplo, e em particular, os leitores são aconselhados a conferir a bula de qualquer medicamento que pretendam administrar, para se certificar de que a informação contida neste livro está correta e de que não houve alteração na dose recomendada nem nas contraindicações para o seu uso. Essa recomendação é particularmente importante em relação a medicamentos novos ou raramente usados.

Reservados todos os direitos de publicação, em língua portuguesa, à
AMGH EDITORA LTDA., uma parceria entre GRUPO A EDUCAÇÃO S.A.
e MCGRAW-HILL EDUCATION
Av. Jerônimo de Ornelas, 670 – Santana
90040-340 – Porto Alegre – RS
Fone: (51) 3027-7000 Fax: (51) 3027-7070

É proibida a duplicação ou reprodução deste volume, no todo ou em parte, sob quaisquer formas ou por quaisquer meios (eletrônico, mecânico, gravação, fotocópia, distribuição na Web e outros), sem permissão expressa da Editora.

Unidade São Paulo
Av. Embaixador Macedo Soares, 10.735 – Pavilhão 5 –
Cond. Espace Center – Vila Anastácio
05095-035 – São Paulo – SP
Fone: (11) 3665-1100 Fax: (11) 3667-1333

SAC 0800 703-3444

IMPRESSO NO BRASIL
PRINTED IN BRAZIL

AUTORES

Erin E. Jobst, FT, PhD
Associate Professor
School of Physical Therapy
College of Health Professions
Pacific University
Hillsboro, Oregon

Alisa L. Curry, PT, DPT
PT Clinical Coordinator
Program Manager - Center for Joint Replacement
Washington Hospital Healthcare System
Fremont, California

Amanda Stoltz, PT, DPT
Physical Therapist
Shriners Hospital for Children
Portland, Oregon

Anne K. Galgon, PT, PhD, NCS
Assistant Professor
Department of Physical Therapy
Temple University
Philadelphia, Pennsylvania

Anne K. Swisher PT, PhD, CCS
Associate Professor
Division of Physical Therapy
West Virginia University
Morgantown, West Virginia

Barbara E. Nicholson, PT, MSPT, CLT-LANA
Providence St. Vincent's Medical Center
Portland, Oregon

Brooke B. Pettyjohn, SPT
Doctor of Physical Therapy Program
Lynchburg College of Virginia
Lynchburg, Virginia

Christina N. Brown, PT, DPT
Physical Therapist
Community Memorial Hospital
Hamilton, NY
Adjunct Faculty
Utica College
Utica, New York

David John Lorello, PT, DPT
Physical Therapist
Maricopa Integrated Health System
Arizona Burn Center
Phoenix, Arizona

David W. Mandel, PhD, PT
Assistant Clinical Professor
Department of Physical Therapy
University of Miami Miller School of Medicine
Coral Gables, Florida

Doris Y. Chong, PT, DScPT, MSc, NCS
Clinical Associate
Department of Rehabilitation Sciences
The Hong Kong Polytechnic University
Hong Kong

Heather Dillon Anderson, PT, DPT, NCS
Assistant Professor
Physical Therapy Program
Neumann University
Aston, Pennsylvania

Jaime C. Paz PT, DPT, MS
Associate Chair
Clinical Professor
Division of Physical Therapy
Walsh University
North Canton, Ohio

Jeff Hartman PT, DPT, MPH
Physical Therapist
Methodist Hospital
Emergency Medicine and Trauma Center
Indianapolis, Indiana

Jeremy Fletcher, PT, DPT, CSCS
4th Infantry Brigade Combat Team, Third Infantry Division
Fort Stewart, Georgia

Jo-Anne Marcuz, MScPT, BSc
Physical Therapist
Department of Rehabilitation Services and Division of Rheumatology
The Hospital for Sick Children
Toronto, Ontario
Canada

John D. Lowman, PT, PhD, CCS
Assistant Professor
Department of Physical Therapy
School of Health Professions
University of Alabama at Birmingham
Birmingham, Alabama

Joyce M. Campbell, PT, PhD
Professor
Department of Physical Therapy
College of Health and Human Services
California State University, Long Beach
Long Beach, California

Judith R. Gale, PT, DPT, MPH, OCS
Associate Professor
Department of Physical Therapy
Creighton University
Omaha, Nebraska

Karen Kemmis, PT, DPT, MS, GCS, CDE, CEEAA
Physical Therapist
Physical Medicine & Rehabilitation and Joslin Diabetes Center
& University Endocrinologists
SUNY Upstate Medical University
Syracuse, New York

Karen Mueller, PT, DPT, PhD
Professor
Program in Physical Therapy
Northern Arizona University
Flagstaff, Arizona

Kristi Whitney-Mahoney PT, MSc, BScPT
Physical Therapist, Practitioner in Rheumatology ACPAC (C)
Division of Rheumatology
The Hospital for Sick Children
University of Toronto
Toronto, Ontario
Canada

Larisa Reed Hoffman, PT, PhD
Assistant Professor
School of Physical Therapy
Rueckert-Hartman College for Health Professions
Regis University
Denver, Colorado

Laura White, PT, DScPT, GCS
Director of Clinical Education
University of South Alabama
Physical Therapy Department
Mobile, Alabama

Lawrence P. Cahalin, PhD, PT, CCS
Professor
University of Miami
Leonard M. Miller School of Medicine
Department of Physical Therapy
Coral Gables, Florida

Leslie B. Glickman, PT, PhD
Department of Physical Therapy and Rehabilitation Science
University of Maryland, School of Medicine
Baltimore, Maryland

Lindsey M. Montana, PT, DPT, CCS
Senior Physical Therapist
Department of Rehabilitation Services
Memorial Sloan-Kettering Cancer Center
New York, New York

Margaret L. McNeely, MSc PT, PhD
Assistant Professor
Department of Physical Therapy & Department of Oncology
University of Alberta
Rehabilitation Medicine Department
Cross Cancer Institute
University of Alberta
Edmonton, Alberta
Canada

Mary Swiggum, PT, PhD, PCS
Assistant Professor
Doctor of Physical Therapy Program
Lynchburg College of Virginia
Lynchburg, Virginia

Nicholas S. Testa, SPT
Doctorate of Physical Therapy Candidate
Utica College
Utica, New York

Paz Susan Cabanero-Johnson, PT, DScPT, MA
Health Care Education Specialist/Project Manager
Department of Veterans Affairs
VA Medical Center Perry Point Campus
Perry Point, Maryland

Ronald De Vera Barredo, PT, DPT, EdD, GCS
Associate Professor and Department Head
Department of Physical Therapy
Tennessee State University
Nashville, Tennessee

Rose Hamm, DPT, CWS
Assistant Professor of Clinical Physical Therapy
University of Southern California
Los Angeles, California

Scott M. Arnold, PT
Supervisor, Rehabilitative Services
Mayo Clinic Florida
Instructor
Physical Medicine and Rehabilitation
Mayo College of Medicine
Jacksonville, Florida

Sharon L. Gorman, PT, DPTSc, GCS
Associate Professor
Department of Physical Therapy
Samuel Merritt University
Oakland, California

AGRADECIMENTOS

A ideia original desta série foi de Eugene C. Toy, organizador dos *Casos clínicos* há muitos anos. Os *Casos clínicos* originais têm por objetivo ensinar alunos e residentes de medicina por meio de cenários de casos reais. Eu gostaria de agradecer a Joseph Morita, editor da McGraw-Hill, que me escolheu para trazer a visão de aprendizado do Dr. Toy, baseada em casos, para o campo da fisioterapia. Sem sua fé e encorajamento persistente, eu nunca teria completado esse projeto. Sou grata também a Catherine Johnson e Christina Thomas, ambas da McGraw-Hill, por me orientarem no papel de organizadora da série.

Estes livros certamente não existiriam sem os autores. Sou muito agradecida a cada autor pelos casos utilizados. Obrigada por compartilhar conhecimento acadêmico, experiência clínica, tempo e paciência com minhas muitas perguntas e comentários editoriais.

Gostaria de agradecer em especial a cada aluno de fisioterapia a quem tive o prazer de ensinar. Vocês são o motivo pelo qual me esforço em compartilhar conhecimentos e trazer treinamentos baseados em evidências para a prática diária da fisioterapia. Espero que esses casos ajudem a transformar evidência em ação!

Por fim, gostaria de agradecer a Ken, meu fabuloso marido, por não apenas apoiar cada etapa de minha carreira e da minha vida, mas também por torná-la tão divertida.

Erin E. Jobst

APRESENTAÇÃO À SÉRIE

À medida que a fisioterapia continua evoluindo e avançando como uma profissão de saúde, do mesmo modo aumenta o rigor da educação de um fisioterapeuta iniciante. Os alunos precisam dominar disciplinas básicas fundamentais enquanto integram uma compreensão de novas pesquisas em todas as áreas da fisioterapia. A prática baseada em evidências é o uso das melhores evidências atuais juntamente com a experiência dos clínicos e os valores e circunstâncias específicas do paciente na tomada de decisão a respeito da avaliação e tratamento. A prática baseada em evidências tem maior ênfase na educação em fisioterapia e na prática clínica. Todavia, a tarefa com maior desafio para os alunos é fazer a transição do conhecimento didático adquirido em sala de aula para a sua aplicação no desenvolvimento de um diagnóstico fisioterápico e implementação de intervenções apropriadas baseadas em evidências. Em condições ideais, instrutores experientes e versados em cada abordagem ao diagnóstico e tratamento poderiam orientar os alunos à "beira do leito", e os alunos suplementariam seu treinamento por meio de leituras independentes autodirecionadas. Embora certamente não haja substituto para a educação clínica, é raro que os rodízios clínicos cubram o escopo de cada situação da fisioterapia. Além disso, nem sempre é possível que os instrutores clínicos tenham o tempo necessário para orientar os alunos durante a aplicação de testes, medidas e intervenções baseadas em evidências. Talvez uma abordagem alternativa eficaz seja o ensino por meio de estudo de casos clínicos organizados com uma abordagem clínica estruturada ao diagnóstico e tratamento. No momento em que a série *Casos clínicos em fisioterapia* foi escrita, não havia livros de fisioterapia contendo estudos de casos com referências da literatura atual para apoiar um exame ou tratamento ilustrado. Na minha prática de ensino, tenho utilizado cenários de casos baseados em experiências de pacientes próprios, experiências compartilhadas comigo por colegas e pesquisas em inúmeros livros e *sites* da internet para encontrar um caso que ilustrasse um conceito específico. Há dois problemas com essa abordagem. Primeiro, nem a minha experiência nem a dos meus colegas cobre a vasta diversidade de diagnósticos, exames e intervenções. Segundo, delinear um cenário de caso que não é baseado em uma experiência pessoal de paciente leva um enorme tempo. Na minha experiência, estudos de casos detalhados que incorporam a aplicação da melhor evidência são difíceis de criar "na hora" na sala de aula. O objetivo duplo dos *Casos clínicos em fisioterapia* é fornecer recursos que contém múltiplos casos reais dentro de uma área específica da fisioterapia que irá minimizar a necessidade dos professores de criar seus próprios cenários e maximizar a capacidade dos alunos de implementar as evidências no cuidado de pacientes individuais.

Os casos dentro de cada livro na série *Casos clínicos em fisioterapia* estão organizados para o leitor seguir a ordem sequencial ou selecionar aleatoriamente os cenários com base no interesse do momento. Uma lista de casos por ordem numérica e por ordem alfabética da condição de saúde está incluída na Seção III para permitir que o leitor revise seu conhecimento em uma área específica. Às vezes, um cenário de caso pode incluir uma explicação mais abreviada de uma condição de saúde específica ou teste clínico do que em outros casos. Nesta situação, o leitor será encaminhado para o caso com a explicação mais completa.

Cada caso segue um formato organizado e bem pensado, usando linguagem familiar da estrutura da Classificação Internacional de Funcionalidade, Incapacidade e Saúde (CIF) da Organização Mundial de Saúde[1] e do *Guide to physical therapist practice*[2] da American Physical Therapy Association. Para limitar a redundância e o tamanho de cada caso, nós intencionalmente não apresentamos a estrutura da CIF ou os Padrões Preferenciais de Prática do *Guide* dentro de cada caso. Contudo, os títulos da seção e a linguagem usada em cada caso foram escolhidos para orientar o leitor através da avaliação, determinação de objetivo e processo de intervenção e como o raciocínio clínico pode ser usado para melhorar as atividades e a participação de um indivíduo.

A primeira página de cada caso começa com um encontro com um paciente, seguido por uma série de perguntas abertas. A discussão após a descrição do caso é organizada em sete tópicos:

1. **Definições-chave** fornece as terminologias pertinentes para a compreensão do caso pelo leitor. **Objetivos** enumera as metas instrucionais e/ou comportamentais que resumem o conhecimento, habilidades ou atitudes que o leitor deve ser capaz de demonstrar após ler o caso. **Considerações sobre a fisioterapia** fornece um resumo do plano de cuidados fisioterápicos, metas, intervenções, precauções e complicações potenciais para o manejo fisioterápico do indivíduo apresentado no caso.
2. **Visão geral da patologia** apresenta uma breve explicação do diagnóstico médico. O objetivo deste tópico *não* é ser completo. Etiologia, patogênese, fatores de risco, epidemiologia e manejo clínico da condição são apresentados com detalhes suficientes para fornecer antecedentes e contexto ao leitor.
3. **Manejo da fisioterapia do paciente** apresenta um resumo do papel do fisioterapeuta no atendimento do paciente. Este tópico pode explicar como o papel do fisioterapeuta aumenta e/ou se sobrepõe em relação ao de outros profissionais de saúde envolvidos no atendimento do paciente, além de falar sobre qualquer encaminhamento que o fisioterapeuta possa fazer.
4. **Exame, avaliação e diagnóstico** guia o leitor sobre como organizar e interpretar informações reunidas no prontuário (em pacientes internados), compreender reações adversas a medicamentos que podem afetar a apresentação do paciente e estruturar a avaliação subjetiva e o exame físico. Nem todas as ferramentas de avaliação e testes especiais que podem ser feitos com o paciente estão incluídas. Para cada medida de desfecho ou teste especial apresentado, são discutidas confiança, validade, sensibilidade e especificidade disponíveis. Quando disponível, a diferença mínima clinicamente importante para uma medida de desfecho é apresentada, pois ajuda o clínico a determinar o "nível mínimo de alteração necessário na resposta a uma intervenção antes que o desfecho seja considerado válido em termos de uma função ou qualidade de vida do paciente".[3]
5. **Plano de atendimento e intervenções** explica algumas intervenções fisioterapêuticas para a condição do paciente. A vantagem deste tópico e do anterior é que cada caso *não* apresenta exaustivamente cada medida do desfecho, teste especial ou intervenção terapêutica que *poderia* ser realizada. Em vez disso, apenas medidas de desfecho ou

técnicas de exame e intervenções selecionadas são escolhidas. Isso é feito para simular uma interação com um paciente na vida real, na qual o fisioterapeuta usa o seu raciocínio clínico para determinar os testes e intervenções *mais adequados* para usar com aquele paciente durante o atendimento. Para cada intervenção escolhida, a evidência para apoiar seu uso com indivíduos com o mesmo diagnóstico (ou diagnóstico similar, se não houver evidência para apoiar o seu uso naquela população particular de pacientes) é apresentada. Para reduzir redundância, diretrizes padronizadas para exercícios aeróbicos e de resistência não foram incluídos. Em vez disso, o leitor é encaminhado a diretrizes publicadas pelo American College of Sports Medicine,[4] Goodman e Fuller,[5] e Paz e West.[6] Para cenários particulares dos quais diretrizes-padrão são desviadas, diretrizes específicas são incluídas.

6. **Recomendações clínicas baseadas em evidências** incluem um mínimo de três recomendações clínicas para ferramentas diagnósticas e/ou intervenções terapêuticas para a condição do paciente. Para melhorar a qualidade de cada recomendação, além da experiência clínica pessoal do autor, cada recomendação é graduada usando a Strength of Recommendation Taxonomy (SORT) (Taxonomia da Força de Recomendação).[7] Há mais de 100 sistemas de graduação de evidência usados para classificar a qualidade de estudos individuais e a força das recomendações com base em um corpo de evidências.[8] O sistema SORT tem sido usado por diversas revistas médicas, como *American Family Physician*, *Journal of the American Board of Family Practice*, *Journal of Family Practice*, e *Sports Health*. O sistema SORT foi escolhido por dois motivos: é simples e sua graduação é baseada nos desfechos orientados para o paciente. O sistema SORT tem apenas três níveis de evidência: A, B e C. As recomendações Grau A são baseadas em evidências consistentes, de boa qualidade, recomendadas para o paciente (p. ex., revisões sistemáticas, metanálises de estudos, estudos controlados randomizados e estudos diagnósticos de coorte, todos de alta qualidade). Recomendações de Grau B são baseadas em evidências inconsistentes ou de qualidade limitada recomendadas para o paciente (p. ex., revisões sistemáticas ou metanálises de estudos de menor qualidade ou estudos com achados inconsistentes). Recomendações de Grau C são baseadas em consensos, evidências orientadas por doenças, práticas usuais, opiniões de especialistas ou séries de casos (p. ex., diretrizes de consenso, evidência orientada por doença usando apenas desfechos intermediários ou fisiológicos). O autor de cada caso forneceu um grau baseado nas diretrizes SORT para cada recomendação ou conclusão. O grau para cada afirmação foi revisado e, às vezes, alterado pelos organizadores. Frases-chave de cada recomendação clínica são evidenciadas em negrito dentro do caso para permitir que o leitor localize facilmente onde a evidência citada estava presente.

7. **Perguntas para revisão** incluem duas a quatro questões de múltipla escolha que reforçam o conteúdo ou elaboram e introduzem novos conceitos, relacionados com o caso do paciente. Quando apropriado, explicações detalhadas sobre respostas incorretas também são fornecidas.

Espero que estes estudos de casos reais sejam um novo recurso para facilitar a incorporação de evidências na prática fisioterápica de cada dia em vários ambientes e populações de pacientes. Com a busca persistente por cuidados de saúde baseados em evidências para promover qualidade e eficácia[9] e o advento de diretrizes de reembolso por planos de saúde baseadas em evidências, cenários de casos com recomendações baseadas em evidências serão um benefício a mais, uma vez que os fisioterapeutas encaram continuamente a ameaça de menores taxas de reembolso por seus serviços e precisam demonstrar evidências que apoiem suas condutas. Espero que os professores de fisioterapia, estudantes da área, fisioterapeutas praticantes e profissionais que estão se preparando para os exames de certificação em áreas de especialização clínica achem esses livros úteis para traduzir o conhecimento adquirido em sala de aula para avaliações e intervenções baseadas em evidências.

Erin E. Jobst

1. World Health Organization. International Classification of Functioning, Disability and Health (ICF). Available from: http://www.who.int/classifications/icf/en/. Accessed August 7, 2012.
2. American Physical Therapy Association. Guide to Physical Therapist Practice (Guide). Alexandria, VA: APTA; 1999.
3. Jewell DV. Guide to Evidence-Based Physical Therapy Practice. Sudbury, MA: Jones and Barlett; 2008.
4. ACSM's Guidelines for Exercise Testing and Prescription, 8th ed. Wolters Kluwer/Lippincott Williams & Wilkins; 2010.
5. Goodman CC, Fuller KS. Pathology: Implications for the Physical Therapist. 3rd ed. Philadelphia, PA: W.B. Saunders Company; 2009.
6. Paz JC, West MP. Acute Care Handbook for Physical Therapists. 3rd ed. St. Louis, MO: Saunders Elsevier; 2009.
7. Ebell MH, Siwek J, Weiss BD, et al. Strength of Recommendation Taxonomy (SORT): a patient-centered approach to grading evidence in the medical literature. Am Fam Physician. 2004;69:548-556.
8. Systems to rate the strength of scientific evidence. Summary, evidence report/technology assessment: number 47. AHRQ publication no. 02-E015, March 2002. Available from: http://www.ahrq.gov/clinic/epcsums/strengthsum.htm. Accessed August 7, 2012.
9. Agency for Healthcare Research and Quality. Available from: www.ahrq.gov/clinic/epc/. Accessed August 7, 2012.

SUMÁRIO

SEÇÃO I
Introdução 1

SEÇÃO II
Trinta e um casos clínicos 3

SEÇÃO III
Lista de casos **469**

Lista por número do caso 471
Lista por condição de saúde (ordem alfabética) 472
Índice 473

SEÇÃO I

Introdução

Quando comecei a trabalhar com pacientes no ambiente hospitalar, em meados da década de 1990, o papel do fisioterapeuta era de certa forma limitado, tanto em relação ao tipo de pacientes com os quais lidávamos quanto à abrangência de nossas avaliações e intervenções. Hoje, a fisioterapia ao paciente em tratamento intensivo se encontra em processo de evolução contínua, e os fisioterapeutas do ambiente de terapia intensiva precisam compreender casos cada vez mais complexos no âmbito da saúde, a fim de fornecer avaliações individualizadas, educação, programas de exercício terapêutico, treinamento de equipe assistencial e programas de posicionamento baseados nas melhores evidências atualmente disponíveis. Existem muitas evidências que sustentam a eficiência da mobilização precoce no sentido de melhorar a qualidade de vida, função e prevenção de complicações advindas da imobilidade e até mesmo reduzir o período da internação hospitalar de pacientes em estado grave. Como resultado, profissionais e estudantes precisam estar lado a lado com as mais recentes informações disponíveis. Na falta da compreensão dos pacientes complexos e da aplicação apropriada e segura de medidas e intervenções futuras nessa população, a unidade de tratamento intensivo poderá parecer restrita em seu alcance e andamento ou transformar-se, possivelmente, em apenas uma unidade técnica, em vez de "assumir os pacientes e tratá-los".

Esta obra contém 31 casos reunidos a partir da contribuição de eminentes pesquisadores fisioterapeutas, educadores e fisioterapeutas especialistas em unidades de terapia intensiva. Os casos incluem um espectro de diagnóstico envolvendo condições neurológicas, ortopédicas, cardíacas, pulmonares, infecciosas, inflamatórias, tegumentares, oncológicas e pós-cirúrgicas que afetam os indivíduos ao longo da vida (26 casos adultos e 5 pediátricos). Cada caso apresenta padrões práticos baseados na mais séria pesquisa disponível. Diversos casos são mais incomuns e ilustram a expansão do papel do fisioterapeuta de terapia intensiva. Por exemplo, Jeff Hartman ilustra como os fisioterapeutas atuam em unidades de emergência de diversos hospitais, no caso de um paciente seu que se apresentou com dor na região lombar. Anne Galgon e Heather Anderson descreveram o processo clínico da tomada de decisões na diferenciação entre causas de vertigens no que inicialmente pareceu ser um paciente simples após uma artroplastia total de quadril eletiva. Karen Mueller falou, de forma eloquente, sobre os princípios pelos quais um fisioterapeuta de tratamento intensivo apoiaria a recomendação de um hospital psiquiátrico para um paciente e o papel desse profissional no ambiente psiquiátrico.

Esses casos pretendem inspirar reflexões sobre a prática clínica atual e incitar estudantes e fisioterapeutas a aplicarem as evidências sempre crescentes no tratamento de pacientes frágeis no ambiente hospitalar interprofissional e acelerado. Tenho a esperança de que esses casos tragam o excitamento de se trabalhar no ambiente desafiador da unidade de tratamento intensivo, no qual fisioterapeutas treinados proporcionam o melhor tratamento com base em evidências para pacientes em estado crítico. Conforme os fisioterapeutas forem expandindo e efetuando o tratamento de pacientes com base em evidências na unidade de tratamento intensioa, o reconhecimento da fisioterapia nessa área como uma especialidade logo será uma realidade.

SEÇÃO II

Trinta e um casos clínicos

Acidente vascular cerebral

Sharon L. Gorman

CASO 1

Um homem de 69 anos se apresentou à unidade de emergência após acordar pela manhã com afasia e hemiparesia do lado direito. Sua esposa telefonou imediatamente para os serviços médicos de emergência, o paciente chegou à unidade e a equipe do acidente vascular agudo entrou em ação 30 minutos após ele ter acordado apresentando esses sinais. A esposa do paciente disse que ele foi dormir às 22h30, na noite anterior, sem apresentar tais queixas. O histórico de saúde do indivíduo inclui diabetes tipo 2 tratada com metformina (Glucophage XRO) e hipertensão controlada com atenolol (Tenormin). Uma tomografia computadorizada (TC) feita na chegada à emergência mostrou evidências de um acidente vascular cerebral (AVC) isquêmico na artéria cerebral média (ACM) esquerda, sem evidências de hemorragia. A equipe do acidente vascular agudo determinou que o paciente não era um candidato à terapia trombolítica e, em seguida, admitiram-no no hospital. As anotações do médico que o recebeu foram "avaliar e tratar com terapia física e ocupacional" e "fonoaudiologia com videofluoroscopia e tratamento da afasia". No momento, são 13h30 do dia da admissão e o paciente acabou de chegar ao andar de neurologia do hospital. A encarregada pelo caso na unidade perguntou ao fisioterapeuta quando a avaliação será feita, para que ela possa começar a trabalhar no sentido de encaminhá-lo a uma unidade de reabilitação intensiva, caso seja indicado.

▶ Com base na condição de saúde do paciente, quais poderiam ser os fatores contribuintes para limitações e comprometimentos da atividade do paciente?
▶ Quais são as prioridades do exame?
▶ Quais são as intervenções fisioterapêuticas mais apropriadas?
▶ Que precauções deveriam ser tomadas durante as intervenções fisioterapêuticas?
▶ Quais complicações poderiam interferir na fisioterapia?

DEFINIÇÕES-CHAVE

ACIDENTE VASCULAR ISQUÊMICO: interrupção da circulação cerebral causada por uma artéria bloqueada, devido a um êmbolo ou trombo.
AFASIA: *incapacidade* para ler, escrever e/ou falar em função de lesão em áreas cerebrais da linguagem.
ATIVADOR DE PLASMINOGÊNIO TECIDUAL (APt): fármaco trombolítico usado para quebrar e dissolver coágulos que provocam infartos ou AVCs.
DIABETES TIPO 2: doença na qual os níveis de glicose sanguínea se encontram persistentemente elevados devido à incapacidade do corpo de produzir ou utilizar a insulina de maneira adequada.
DISFAGIA: dificuldade para deglutir.
HEMIPARESIA: incapacidade de mover um lado do corpo.
HIPERTENSÃO: pressão sanguínea elevada, definida como ≥ 140/90 mmHg durante a maior parte do tempo avaliado.[1]
OMBRO SUBLUXADO: instabilidade da articulação glenoumeral por desequilíbrio muscular, causado por hemiplegia e/ou tônus muscular anormal, geralmente observada após AVC.
TOMOGRAFIA COMPUTADORIZADA (TC): exame diagnóstico de imagem que utiliza radiografia e computadores para gerar imagens de cortes transversais do corpo.
VIDEOFLUOROSCOPIA: exame da deglutição que efetua uma série de radiografias do paciente engolindo um corante radiopaco, mimetizando diversas consistências do alimento (líquido fino, líquido espesso, sólido, etc.).

Objetivos

1. Descrever indicações para o uso do APt.
2. Identificar o propósito de controlar a hipertensão após o acidente vascular.
3. Descrever sinais e sintomas de conversão hemorrágica e pressão intracraniana elevada.
4. Prescrever movimentação inicial apropriada após acidente vascular, incluindo o tratamento de complicações comuns nessa situação.

Considerações sobre a fisioterapia

Considerações sobre a fisioterapia durante o tratamento do indivíduo logo após o AVC isquêmico:

▶ **Cuidados/Objetivos do plano geral de fisioterapia**: aumentar atividade e participação; aumentar a força e/ou normalizar o tônus muscular do lado acometido; evitar ou minimizar a perda da amplitude de movimento (ADM), força e capacidade aeróbia funcional; melhorar a qualidade de vida
▶ **Intervenções de fisioterapia**: reeducação neuromuscular; treinamento funcional; treinamento de pré-marcha e marcha; educação do paciente/familiar e prática de posicionamento e exercícios para ADM; coordenação de cuidados com a equipe multiprofissional; prescrição de órteses; prescrição e recomendações de alta, considerando

o local apropriado e o nível de serviços de reabilitação de que o paciente necessita e pode tolerar (p. ex., enfermagem capacitada *versus* reabilitação intensiva), habilidade do cônjuge e/ou da família no cuidado ao paciente, segurança do paciente, questões ambientais e contextuais domésticas

▶ **Precauções durante a fisioterapia:** monitoração dos sinais vitais, controle da dor em coordenação com a equipe médica, valores laboratoriais anormais, ganho de peso progressivo no lado hemiplégico, proteção de articulações do lado hemiplégico, proteção da pele em áreas insensíveis

▶ **Complicações que interferem na fisioterapia:** complicações pós-acidente vascular, tais como trombose venosa profunda (TVP), pneumonia por aspiração e/ou infecção do trato urinário; extensão do AVC durante os primeiros dias após o episódio, conversão hemorrágica; edema do lado hemiplégico; subluxação do ombro do lado hemiplégico

Visão geral da patologia

Um AVC, ou derrame cerebral, é um distúrbio cerebral agudo, de origem vascular, acompanhado de disfunção neurológica e persistente por mais de 24 horas.[2] Nos Estados Unidos, mais de 750 mil indivíduos sofrem um AVC a cada ano.[3] Ele representa a terceira causa de morte no país e é responsável por uma incapacidade mais séria do que qualquer outra doença a longo prazo.[3] Quase 75% de todos os AVCs acontecem em pessoas com mais de 65 anos, e o risco de um indivíduo sofrê-lo se duplica a cada década após os 55 anos.[3] Americanos afrodescendentes, como um grupo, sofrem mais AVCs e apresentam maior mortalidade devido a essa causa do que qualquer outro grupo étnico ou racial nos Estados Unidos.[3] Os fatores de risco, tanto modificáveis quanto não modificáveis, estão listados no Quadro 1.1.

Os acidentes vasculares cerebrais são classificados de acordo com sua causa primária: isquêmica ou hemorrágica. Acidentes vasculares cerebrais isquêmicos, causados por trombos ou êmbolos, representam 80 a 88% de todos os AVCs.[4] Os acidentes vasculares hemorrágicos, que se apresentam como hemorragias intracerebrais ou subaracnoides, representam os restantes 12 a 20% dos AVCs.[4] A incidência de acidentes cardiovasculares tem permanecido relativamente estável desde os meados da década de 1980, porém a mortalidade caiu, sugerindo uma taxa de mortalidade declinante entre os indivíduos após o acidente cardiovascular.[6] Mesmo com essas quedas, cerca de 25% de indivíduos morrem por ano após AVC.[6] Indivíduos que sobreviveram por mais de 6 meses após seus acidentes vasculares cerebrais apresentaram morbidade substancial, incluindo he-

Quadro 1.1 FATORES DE RISCO PARA ACIDENTE VASCULAR[4-6]	
Não modificáveis	Idade avançada[a] Americanos afrodescendentes Sexo masculino
Modificáveis	Hipertensão[a] Tabagismo Insuficiência cardíaca Diabetes[a] Isquemia transitória

[a]O paciente deste caso apresenta quatro fatores de risco.

miparesia (48%), incapacidade para caminhar (22%), dependência parcial ou completa para atividades da vida diária (24-53%), afasia (12-18%) e depressão (32%).[6]

No caso do AVC isquêmico, o tecido neuronal é diretamente lesionado pela perda de fluxo sanguíneo e subsequente hipoxia. Além da lesão direta sobre o tecido cerebral, ocorre um dano *secundário* adicional próximo à área afetada. Após a oclusão da artéria cerebral, acredita-se que começam a se formar tromboêmbolos nas porções distais da artéria. Os neurônios vizinhos se tornam hipóxicos devido à oclusão dos microvasos, secundária ao intumescimento do astrócito.[4] A formação de fibrina na massa cinzenta adjacente também contribui para oclusão circundante e dano secundário. Essas alterações de perfusão e inflamação em cascata no tecido neuronal adjacente causam comprometimento neural secundário, conhecido como penumbra isquêmica.[4] Caso essa região possa ter seu fluxo sanguíneo normalizado logo após o acidente vascular, lesões irreversíveis adicionais poderão ser evitadas. Alterações metabólicas em todo o cérebro, após o AVC, também podem levar ao comprometimento adicional do cérebro. Desacoplamento do consumo de oxigênio, cascatas de neurotransmissores excitotóxicos e alterações na pressão de perfusão após hipoxia representam mecanismos considerados responsáveis pela extensão da lesão tecidual além da área de bloqueio vascular direto.[4]

Os déficits observados após o AVC isquêmico são diretamente relacionados à região afetada do cérebro, tornando útil o conhecimento sobre a circulação cerebral para que sejam antecipados possíveis déficits posteriores. A Figura 1.1 mostra o suprimento arterial do córtex primário e sensorial. Um amplo infarto da ACM, decorrente de uma oclusão total ou quase total, geralmente se apresenta como hemiplegia e hemiparesia no lado contralateral do corpo. A afasia global, envolvendo tanto a afasia expressiva quanto a receptiva, poderá estar presente se o hemisfério envolvido for o dominante.[4] No caso de infartos de localização mais distal, as variações na apresentação clínica costumam in-

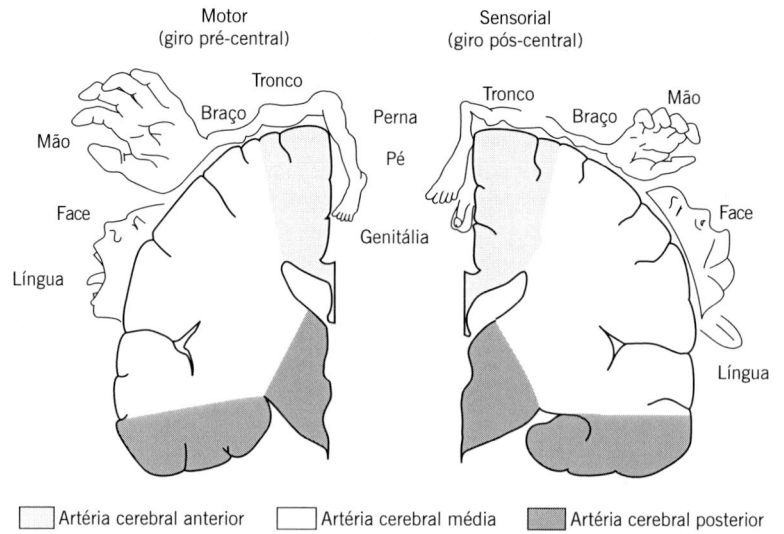

Figura 1.1 Suprimento arterial do córtex primário motor e sensorial (vista coronal). (Reproduzida com permissão de Greenberg DA, Simon RP. Clinical Neurology. 7ª edição. Nova York: McGraw-Hill; 2009. Figura 9-9.)

cluir hemiplegia e hemianestesia mais acentuadas na face e na parte superior do corpo, afasia expressiva, afasia de Wernicke e agnosia espacial.[4] Esse paciente sofreu um infarto amplo e apresentou-se à unidade de emergências com hemiplegia densa quase completa e hemiparesia do lado direito do corpo. Ele também apresentava afasia global.

A terapia trombolítica para o tratamento de AVC isquêmico agudo recebeu aprovação regular em muitos países, incluindo os Estados Unidos. Em 1995, o National Institute of Neurological Disorders and Stroke mostrou que o tratamento de AVC isquêmico agudo com APt injetável em até 3 horas após o aparecimento de sintomas gerou grande benefício.[7] Pacientes que receberam APt apresentaram taxas de sobrevida aumentadas e menos dependência nas avaliações do estado funcional em diversos estudos.[7,8] Entretanto, existem vários desafios logísticos para os sistemas de saúde, os quais podem limitar o amplo uso de APt na prática clínica. Os sistemas de tratamento de AVC agudo foram reformulados para tentar limitar os obstáculos do uso de APt no tratamento do AVC isquêmico agudo. A maior parte dessas questões está relacionada a fatores de tempo, como a apresentação precoce à unidade de emergência imediatamente após o aparecimento de sintomas, o período de administração de APt ser inferior a 60 minutos e à necessidade da realização rápida de exames de imagem após a apresentação à unidade de emergências.[8,9] Os critérios de inclusão e exclusão para a administração de APt após o AVC isquêmico agudo estão descritos no Quadro 1.2.

Para os pacientes que se encaixam nos critérios de inclusão e exclusão, as recomendações são para administração intravenosa (IV) de APt assim que possível, com um limite de até 3 horas a partir do aparecimento dos sinais e sintomas do AVC.[8] Como a eficácia do APt diminui rapidamente com o tempo, as recomendações sugerem que os médicos não façam uso de APt IV em pacientes que se apresentaram após 3 a 4,5 horas ao hospital; entretanto, as indicações *não fazem recomendações diretas contra* o seu uso.[8] Após 4,5 horas do AVC, a recomendação é *contra* o uso de APt.[8] A estreptoquinase não é mais recomendada como um agente trombolítico para AVC isquêmico, pois ensaios e metanálises mostraram mortalidade inicial aumentada e hemorragia intracraniana sintomática.[8] A administração intra-arterial de APt é recomendada sob normas específicas para pacientes com oclusão da ACM em centros médicos com "experiência apropriada neurológica e intervencional". [8] Isso inclui pacientes com oclusão da ACM visualizada por angiografia sem sinais importantes de infarto inicial na TC ou na ressonância magnética (RM), que puderem ser tratados em 6 horas após o aparecimento dos sintomas.[8] Problemas hemorrágicos representam a complicação mais comum após a administração de APt. Hemorragia intracraniana sintomática é a complicação grave mais observada em 6 a 7% dos indivíduos que receberam APt, chegando a até 15,7% nos pacientes que não se encaixaram nos critérios de inclusão/exclusão.[8] Para pacientes que não são candidatos ao uso de APt após AVC isquêmico agudo, é recomendada a terapia precoce com aspirina, caso não haja outra contraindicação.[8] O paciente do caso não se encaixou no tempo requerido para a terapia com APt. O cálculo do tempo desde o episódio do AVC utiliza o último momento que o paciente foi visto com funções normais. Como o episódio provavelmente ocorreu enquanto o sujeito estava dormindo durante a noite, o momento em que sua mulher o viu quando foi para a cama foi utilizado. O paciente apresentou infarto da ACM e sua TC não evidenciou hemorragia, mas ele apresentou um amplo infarto da ACM esquerda na sua TC inicial e foi à unidade de emergências mais de 6 horas após o aparecimento de sintomas, descartando-se do protocolo para o uso de APt. A TC do paciente com infarto da ACM esquerda está mostrada na Figura 1.2. Sua intervenção trombolítica foi de 200 mg de aspirina por dia, iniciada no setor de emergências.

Quadro 1.2 NORMAS DE PRÁTICA CLÍNICA DA ACCP COM BASE EM EVIDÊNCIAS PARA A ADMINISTRAÇÃO DE APT[8]	
Critérios de inclusão	• Idade ≥ 18 anos • Diagnóstico clínico de AVC com déficit neurológico clinicamente significativo • Período de apresentação claramente definido como < 180 minutos antes do tratamento • TC inicial sem evidências de HIC
Critérios de exclusão	• Sintomas ou sinais mínimos ou com melhora rápida • Sinais de HIC na TC • Convulsão na apresentação do AVC • Acidente vascular ou lesão craniana séria em 3 meses • Cirurgia importante ou trauma grave em 2 semanas • Hemorragia do trato urinário ou GI em 3 semanas • PAS > 185 mmHg • PAD > 110 mmHg • Necessidade de tratamento agressivo para reduzir a PA • Glicose < 50 mg/dL ou > 400 mg/dL • Sintomas de hemorragia subaracnóidea • Punção arterial em um local incompatível ou punção lombar em 1 semana • Contagem de plaquetas < 100.000/mm3 • Tratamento com heparina em 48 horas associado à TTPa elevado • Apresentação clínica sugerindo pericardite pós-IAM • Mulheres grávidas • Anticoagulação devido aos anticoagulantes orais (RNI > 1,7)

Abreviações: ACCP, *American Academy of Chest Physicians*; APt, ativador de plasminogênio tecidual; AVC, acidente vascular cerebral; PAS, pressão arterial sistólica; PAD, pressão arterial diastólica; TTPa, tempo de tromboplastina parcial ativada; PS, pressão sanguínea; TC, tomografia computadorizada; GI, gastrintestinal; HIC, hemorragia intracraniana; IAM, infarto agudo di miocárdio; RNI, razão normalizada internacional.

Novas modalidades para tratar o AVC incluem equipamentos de trombectomia mecânica para remoção de coágulos ou aceleração de sua lise. O Sistema de Remoção MERCI (Concentric Medical, Mountain View, CA) e o Sistema Penumbra (Penumbra, Alameda, CA) são os dois equipamentos aprovados pela Food and Drug Administration, que podem representar uma opção para os pacientes inelegíveis para a terapia tradicional com APt.[10] As taxas de recanalização (resolução da oclusão arterial) após a trombectomia mecânica variam de 43 a 100%. As complicações mais comuns são lesão sintomática (0-10%), hemorragia intracraniana assintomática (1-43%) e perfuração ou dissecção de vasos (0-7%).[10] Condições sugestivas de lesão com o uso de equipamentos de trombectomia incluem idade avançada, história de AVC e escores de gravidade mais elevados para acidentes cardiovasculares iniciais.[10] Atualmente, equipamentos de trombectomia têm o seu uso limitado devido ao custo e à experiência técnica necessária para o seu manuseio.

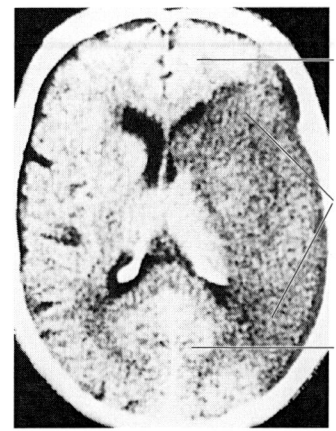

Figura 1.2 TC de uma secção horizontal da cabeça evidenciando um infarto por oclusão da artéria cerebral média. (Reproduzida com permissão de Waxman SG, ed. *Clinical Neuroanatomy*. 26ª ed. Nova York: McGraw-Hill: 2010. Figura 12-14.)

É necessário um maior número de dados clínicos antes de se recomendar de forma consistente o seu uso.[8,10] O hospital em que o paciente foi admitido tinha um Sistema de Remoção MERCI, mas o escore de gravidade do paciente na admissão foi baixo, e a equipe do acidente vascular agudo não o considerou um candidato elegível para a trombectomia.

A transformação hemorrágica (ou conversão hemorrágica) é uma complicação observada após o AVC isquêmico. Na transformação hemorrágica, a reperfusão para o interior dos vasos inicialmente lesionados por isquemia poderá levar à hemorragia através da barreira hematencefálica danificada.[4] Podem ocorrer duas formas de conversão hemorrágica: infarto hemorrágico (IH) ou infarto parenquimatoso (IP), menos prevalente. Ambos os tipos podem ser evidenciados por TC. O IH ocorre regularmente como uma evolução natural de acidentes vasculares embolíticos agudos, em geral nas primeiras 48 horas após o acidente vascular e primariamente na zona do infarto original.[11] A incidência varia de 51 a 71% nos exames de necropsia, 26 a 43% nos exames de TC de pacientes não coagulados e 20% nos acidentes vasculares cardioembolíticos.[11] A maioria dos IHs é assintomática e observada em imagens de TCs de pacientes que exibem estado de saúde estável ou em melhora. O IP é menos comum do que o IH e está associado à terapia anticoagulante. Uma baixa incidência de IP (2-9%) é observada em pacientes pós-AVC sem terapia anticoagulante.[11] Embora a maior parte dos IHs não influencie na apresentação clínica, o IP costuma estar associado à deterioração clínica devido ao desenvolvimento de um efeito cumulativo e à extensão da lesão além do território original do infarto. Possíveis mecanismos de transformação hemorrágica incluem elevações na pressão sanguínea no período imediato ao acidente vascular e hiperglicemia não tratada, mas são necessárias mais pesquisas para entender melhor o papel da hipertensão e da glicemia elevada no desenvolvimento da conversão hemorrágica.[11]

Devido ao risco de transformação hemorrágica e edema cerebral, a equipe médica tentou controlar a pressão sanguínea pós-AVC da forma tradicional. Após o AVC agudo, a pressão sanguínea eleva-se de maneira espontânea em 75 a 80% dos pacientes, mas, em geral, cai de maneira espontânea durante os primeiros dias.[12] Um recente estudo duplo-cego controlado por placebo ($n = 2.029$), que investigou se o uso rotineiro de medicação para reduzir a pressão sanguínea no período pós-AVC melhorava os resultados funcionais e a mortalidade, *não* observou benefícios sobre resultados funcionais e acusou um risco elevado não significativo para a piora de resultados funcionais em seis meses pós-AVC.[13] Uma conduta médica recente observou que a redução da pressão sanguínea após o AVC isquêmico agudo pode realmente diminuir a perfusão cerebral; portanto, as atuais recomendações dizem que os médicos não devem, na sua prática rotineira, prescrever fármacos redutores de pressão sanguínea durante a primeira semana após o AVC.[12,14]

A mobilização precoce de indivíduos pós-AVC tem reduzido a morbidade e a mortalidade, a incapacidade após o AVC e o número de pacientes que necessitam de *home care*.[15-18] Nos Estados Unidos, programas de mobilização precoce e procedimentos clínicos têm sido incorporados nas melhores clínicas. Esses programas são necessários para um estabelecimento obter a certificação de *Primary Stroke Center*.[15,18] O estudo AVERT (do inglês *A Very Early Rehabilitation Trial*, ou Ensaio de Reabilitação Muito Precoce) foi um amplo estudo randomizado controlado multicêntrico realizado fora da Austrália e elaborado para investigar a segurança, os resultados e o custo-benefício de programas de reabilitação de mobilização precoce em indivíduos após AVC agudo ($n = 56$).[15,16] O protocolo do estudo foi elaborado para um amplo caráter geral; os critérios de inclusão/exclusão e uma orientação básica de intervenções constam no Quadro 1.3.

Em 2008, foram publicados os resultados da sessão de segurança do ensaio AVERT, mostrando que o tratamento padrão acrescido da mobilização precoce não aumentou o número de mortes e apresentou resultados semelhantes em outras medidas de segurança, como quedas, deterioração neurológica precoce, tendência ao monitoramento fisiológico e fadiga do paciente após intervenções.[16] Quase todos os óbitos foram observados nos indivíduos que sofreram os mais graves AVCs, independentemente do fato de terem recebido apenas tratamento padrão ou esse tratamento e mobilização precoce. Em 2011, a fase II do ensaio AVERT mostrou os resultados de marcha em indivíduos do grupo que recebeu tratamento padrão e mobilização precoce ($n = 71$), indicando que a participação na mobilização precoce levou a uma retomada mais rápida do caminhar e foi altamente associada a bons resultados funcionais.[17] Especificamente, os escores do Índice de Barthel estavam mais elevados no terceiro mês pós-AVC, e os escores do *Rivermead Motor Assessment* estavam melhores nos meses 3 e 12 pós-AVC, indicando melhora de resultados funcionais nos indivíduos que receberam intervenções de mobilização precoce. O paciente deste caso foi admitido em um hospital certificado como *Primary Stroke Center*, utilizando protocolos de mobilização precoce para os pacientes apropriados.

Tratamento fisioterapêutico do paciente

Avaliações e intervenções durante o período imediato agudo pós-AVC devem incluir: determinação da resistência do paciente (uma consideração importante para as recomendações de alta da reabilitação intensiva), prevenção de complicações como escaras, edema em membros hemiplégicos, subluxações de ombro e/ou perda de ADM, e minimização de padrões anormais de movimento ou postura, tais como hemiparesia ou hemiplegia contralateral, contraturas ou deformidades. As técnicas para normalizar

Quadro 1.3 PROTOCOLO USADO NOS ENSAIOS CONTROLADOS RANDOMIZADOS AVERT[15-17]	
Critérios de inclusão	• Pacientes > 18 anos com AVC inicial ou recorrente, admitidos em 24 horas após o aparecimento de sintomas • Reação a comandos verbais (mas não necessariamente em alerta total) • PAS entre 120-220 mmHg • Saturação de oxigênio > 92% (com ou sem suplementação) • FC entre 40-100 bpm • Temperatura < 38,5 °C
Critérios de exclusão	• Escore da Escala de Rankin modificado pré-mórbido (retrospectivo) > 3 • Deterioração durante a primeira hora de admissão à unidade de AVC ou admissão direta ao tratamento intensivo • Distúrbio neurológico progressivo concomitante • Síndrome coronariana aguda • Insuficiência cardíaca grave • Confirmação ou suspeita de fratura do membro inferior impedindo a locomoção • Necessidade de tratamento paliativo
Intervenções	• Receber tratamento padrão normal na unidade de AVC e também: • Monitoramento fisiológico de PA, FC, saturação de oxigênio e temperatura antes de cada tentativa de mobilização nos primeiros três dias após o AVC • Enfatizar a colocação do paciente em posição ereta e fora do leito (sentado ou em pé, quando possível) pelo menos duas vezes ao dia • Realização da intervenção seis dias por semana

Abreviações: AVERT, A Very Early Rehabilitation Trial; AVC, acidente vascular cerebral; PAS, pressão arterial sistólica; FC, frequência cardíaca; bpm, batimentos por minuto.

o tônus muscular e melhorar a consciência corporal devem ser complementadas com tarefas de mobilidade funcional para reforçar os padrões de movimento familiares enquanto se adquire os movimentos em níveis de atividade com o uso de uma abordagem orientada por tarefas.[19] O foco primário durante a fase imediata pós-AVC é o encaminhamento adequado e a continuação das necessidades de reabilitação do paciente.[20-22] O monitoramento constante para impedir complicações graves, como extensão do AVC, transformação hemorrágica ou pressão intracraniana alterada, deve ser mantido, já que esses sinais e sintomas poderão ser reconhecidos durante sessões de terapia. Os sinais de pressão intracraniana aumentada incluem alteração de consciência, dores de cabeça, convulsões, reação pupilar ipsilateral lenta à luz, visão dupla ou embaçada, pressão sanguínea elevada e bradicardia (sinais tardios), paresia contralateral, postura anormal (sinal tardio) e vômito.[23]

Exame, avaliação e diagnóstico

Antes de ver o paciente, deve ser realizada uma revisão do seu prontuário de saúde, com particular atenção às orientações do médico, tais como os parâmetros de pressão sanguínea pós-AVC e outras referências aos serviços de reabilitação (terapia ocupacional, fonoaudiologia). Os registros de exames de imagem precisam ser revistos porque o tipo e a localização do AVC poderão fornecer importantes informações funcionais e prognósticas. As anotações dos serviços médicos de emergência e/ou da unidade de emergência deverão ser revisadas para que seja delineado um panorama claro do quadro inicial do paciente, a história que o levou à emergência e o tempo decorrido desde o aparecimento de sintomas. As anotações do serviço social ou do tratamento de caso (se ocorreram no início da hospitalização do paciente) podem fornecer pistas valiosas sobre o ambiente e a situação doméstica, assim como sobre questões de pagamento por qualquer terceira parte que possam afetar o planejamento da alta. A revisão das intervenções médicas e/ou cirúrgicas e o tempo de evolução são importantes, pois tais fatores podem auxiliar na determinação do início da fisioterapia e da sua intensidade.

O estabelecimento onde o paciente deste caso foi admitido é certificado como *Primary Stroke Center* e utiliza um protocolo de mobilização precoce para iniciar o tratamento de reabilitação, conforme indicado pelas referências escritas na admissão para fisioterapia, terapia ocupacional e fonoaudiologia. Entretanto, considerações sobre admissão do paciente, tratamento e gravidade do AVC exercem impacto sobre a decisão do fisioterapeuta a respeito de *quando* a terapia deverá ser iniciada com segurança. Todas as decisões sobre quando iniciar a reabilitação têm o objetivo de reduzir os riscos e prejuízos, bem como maximizar as oportunidades precoces de mobilização. Indivíduos com AVCs hemorrágicos são acompanhados de acordo com as seguintes considerações: procedimentos neurocirúrgicos, protocolos de vasoespasmo cerebral, exames de imagens cerebrais seriadas para identificar deslocamentos aumentados e efeitos cumulativos, e monitoramento da pressão arterial média (PAM), pressão intracraniana (PIC) e pressão de perfusão cerebral. Nos casos de pacientes com AVCs isquêmicos, como o deste caso, a administração de APt incluindo a via de administração (IV *vs.* IA) e o desempenho da trombectomia mecânica são fatores adicionais a serem considerados antes do início da fisioterapia. O Quadro 1.4 resume as considerações e as recomendações atuais com base em evidências para a mobilização precoce em indivíduos com AVC isquêmico agudo.

O paciente deste caso não recebeu APt nem trombectomia mecânica. Sua TC de crânio não acusou hemorragia, de modo que a mobilização precoce pode ser iniciada com base na sua tolerância fisiológica para aumento de atividade e monitoramento contínuo do desenvolvimento de sinais e/ou sintomas associados às complicações pós-AVC agudo. Neste caso, o fisioterapeuta e o fonoaudiólogo concordaram que o primeiro examinasse o paciente logo após sua chegada no setor de neurologia, pois as informações sobre seu nível de mobilidade, tolerância para a postura ereta e habilidade para seguir comandos básicos poderiam auxiliar a determinar a habilidade do paciente em participar do exame de videofluoroscopia prescrito.

Durante o exame, o fisioterapeuta deve considerar quaisquer equipamentos de monitoramento, acessos e/ou tubos que o paciente tenha conectados em seu corpo. Apesar de a mobilização poder ser realizada com a maioria dos monitores, vias e tubos, pode haver precauções específicas ou contraindicações.[23] Dependendo da experiência do fisioterapeuta, poderá ser indicada a assistência adicional de outros profissionais da equipe de saúde para prevenir eventos adversos, como a perda de um acesso. Acessos comuns encontrados em pacientes com AVC agudo incluem tubo nasogástrico (NG) para alimentação, acessos IV para fluidos e entrada de alimentação, cateter de Foley para drenagem urinária e monitores de pressão intracraniana para avaliar alterações. No momento do exame inicial, o paciente tinha apenas um acesso IV e um cateter de Foley. Mais tarde, durante sua hospitalização imediata, foi conectado um tubo NG para receber suas necessidades alimentares.

Existem muitas formas válidas e confiáveis de se medir resultados, usadas em indivíduos pós-AVC. A Escala Prognóstica de Orpington (*Orpington Prognostic Scale*) e o Alcance Funcional (*Functional Reach*) podem ser utilizados para documentar o progresso ao longo do tempo. A Escala de Avaliação Postural (*Postural Assessment Scale*) para pacientes de AVC pode ser usada com o objetivo de avaliar déficits de equilíbrio. O teste TUG (*Timed Up and Go*) e o teste de 10 metros de Caminhada (*10-Meter Walk Test*) podem ser usados para avaliar déficits de marcha comuns após um AVC. O setor de neurologia da Associação Americana de Fisioterapia desenvolveu o *StrokEDGE*, um *site* que lista avaliações padronizadas de resultados recomendadas ou altamente recomendadas. Além disso, foram identificadas medidas específicas que podem ser úteis em unidades de terapia intensiva para indivíduos pós-AVC.[26] A escolha da medida específica padronizada de resultado a ser usada pode ser feita pela avaliação inicial das limitações de atividade do indivíduo, dos objetivos do paciente/família e da disponibilidade da medida. O uso correto de medidas padronizadas de resultados no exame inicial poderá representar uma mudança na clínica para os fisioterapeutas de terapia intensiva. Um estudo realizado por Jette e colaboradores[27] em 2009 mostrou que apenas 16,9% de fisioterapeutas pertencentes ao seu grupo de terapia intensiva (fisioterapeutas de cuidado intensivo foram 15,4% de um total de 456 do estudo) utilizaram rotineiramente uma avaliação padronizada de resultado na clínica, representando a unidade com menor porcentagem de implementação. As principais seis razões informadas pelos fisiotera-

Quadro 1.4 CONSIDERAÇÕES PARA MOBILIZAÇÃO PRECOCE PÓS-AVC ISQUÊMICO AGUDO[16,17,24,25]

Intervenções médicas	Interesses e possíveis complicações	Recomendações
APt IV sem trombectomia mecânica	Risco elevado de hemorragia e sangramento após administração de APt	Esperar 24 horas para investigar hemorragia Nova retrospectiva de dados pode indicar eventos adversos mínimos com início de mobilização em 24 horas; ensaio prospectivo está em progresso[25]
APt IA e/ou trombectomia mecânica	Bainha femoral pode ser fator limitante para mobilidade, dependendo do tipo de bainha e apresentação do paciente	Não efetuar mobilização na presença de bainha femoral, a menos que seja tolerada
Ausência de APt ou trombectomia mecânica	Risco padrão de hemorragia	Efetuar mobilização em 24 horas[16]

Abreviações: IV, intravenoso; IA, intra-arterial; APt, ativador de plasminogênio tecidual.

peutas (sem considerar a unidade clínica) para não fazerem uso regular das avaliações padronizadas de resultados estão listadas no Quadro 1.5.

Alterações na tecnologia disponível na maioria das unidades hospitalares, em especial o advento de registros eletrônicos integrados de saúde, auxiliam na redução de barreiras para o uso de avaliações padronizadas de resultados na prática de cuidados intensivos. Com as práticas na área da saúde que incorporam avaliações padronizadas de resultados disponíveis em *smartphones* e *tablets*, o tempo de cálculo e análise pode ser reduzido, pois essas funções já estão no aplicativo. Com os registros eletrônicos de saúde se tornando mais importantes e disponíveis, em especial para fisioterapeutas que trabalham em um grande sistema de saúde, no qual o acesso ao registro completo do paciente é possível entre as unidades, recomenda-se que uma ou mais ferramentas padronizadas, como as antes mencionadas, sejam utilizadas periodicamente para avaliar as alterações do paciente em longo prazo, durante o curso do tratamento. Este deverá ter início na unidade de tratamento intensivo (UTI) sempre que possível para estabelecer a atividade e funcionalidade inicial de cada paciente. Mesmo se o fisioterapeuta de tratamento intensivo não obtiver informações úteis imediatas sobre a resposta do paciente ao tratamento, esses dados iniciais irão acusar progresso durante períodos mais longos no curso do tratamento, sobretudo nos casos dos pacientes que, em geral, precisam de mais tempo de reabilitação (p. ex., indivíduos pós-AVC). Comparações durante o curso do tratamento podem ser feitas para auxiliar no prognóstico, na avaliação da resposta do paciente à intervenção terapêutica e na determinação do momento de alta. No hospital deste caso, todos os pacientes que sofrem AVC são avaliados pela Escala Prognóstica de Orpington antes da alta, e o fisioterapeuta pode optar pela inclusão de outras avaliações padronizadas de resultados apropriadas. O paciente recebeu nível 5 na Escala Prognóstica de Ortington no quarto dia após a admissão (dia 4 do hospital), indicativo de um AVC moderado a grave que, em geral, responde à reabilitação intensiva e correlaciona-se à grande probabilidade de alta com a realização de reabilitação intensiva após a hospitalização.[28] Devido ao AVC extenso, à hemiparesia grave e à mobilidade funcional reduzida do paciente, o fisioterapeuta precisou considerar os efeitos de solo quando selecionou medidas adicionais. No caso de pacientes com déficits funcionais mais graves após o AVC, pode ser difícil encontrar uma medida funcional confiável e válida para documentar o status e as alterações de percurso, em especial no

Quadro 1.5 SEIS PRINCIPAIS RAZÕES INFORMADAS PELOS FISIOTERAPEUTAS PARA NÃO FAZEREM USO DE MEDIDAS PADRONIZADAS DE RESULTADOS

Razão	n	Porcentagem
Os pacientes demoram muito tempo para completarem as medidas	102	43
Os fisioterapeutas demoram muito para efetuar análise/cálculo/classificação	71	30
Os pacientes têm dificuldades para completá-las de forma independente	69	29,1
As medidas requerem sistema de apoio que eu não tenho (p. ex., tecnologia, equipe)	64	27
As medidas, em geral, não são completadas na alta, de modo que não são úteis para determinar a resposta dos pacientes ao tratamento	58	24,5
As medidas não contêm itens ou perguntas relevantes para os tipos de pacientes que eu atendi	57	24,1

curto período de tempo da estada na UTI. O *Function in Sitting Test* tem sido considerado confiável e válido para a avaliação da capacidade para sentar em indivíduos pós-AVC.[29] Esse teste possui um escore total de 56 e uma alteração detectável mínima superior a 5 pontos, permitindo ao fisioterapeuta avaliar alterações de equilíbrio no ato de sentar. O paciente recebeu um escore de 32/56, e os resultados dos itens individuais do *Function in Sitting Test* auxiliaram na seleção das intervenções adequadas para o paciente sentar durante sua estada no hospital.

O tônus muscular anormal é um comprometimento em geral observado em indivíduos pós-AVC. Alterações no tônus muscular são identificadas durante o período pós--AVC agudo, com vários pacientes se apresentando com hipotonia ou flacidez que evolui para hipertonia e/ou espasticidade.[31] Essas alterações podem ocorrer mesmo durante o quarto e o quinto dias de internação hospitalar, por isso a avaliação exata do tônus muscular anormal pode ser uma medida importante de alteração precoce em um indivíduo pós-AVC. Uma escala válida e confiável, como a Escala Modificada de Ashworth (EMA), pode documentar a espasticidade ao longo do tratamento e é compreendida com facilidade tanto pelos fisioterapeutas quanto pelos outros membros da equipe de reabilitação. Se forem necessários medicamentos, bloqueadores nervosos ou outros procedimentos médicos para controlar aumentos emergentes do tônus muscular, uma avaliação do tônus inicial utilizando a EMA poderá auxiliar na determinação do valor relativo de tais intervenções médicas. O paciente deste caso se apresentou no exame inicial com flacidez completa da extremidade superior direita e espasticidade da extremidade inferior direita nos flexores do quadril, flexores do joelho e flexores plantares, recebendo nível 2 (aumento no tônus muscular com resistência mínima ao movimento passivo pela média) na EMA.[32] Posicionamento e intervenções podem precisar ser adaptados para ajudar a normalizar o tônus muscular do paciente durante as intervenções terapêuticas.

Plano de atendimento e intervenções

Objetivos individualizados específicos devem ser estabelecidos após o exame inicial e devem refletir considerações a respeito de complicações comuns pós-AVC, bem como recomendações para a alta. Além dos achados específicos do exame inicial, as intervenções fisioterapêuticas devem incluir educação do paciente/familiar e treinamento considerando a proteção da pele em áreas com sensibilidade reduzida, exercícios terapêuticos para prevenir a perda de ADM no lado acometido, técnicas e estratégias de proteção articular e um programa de posicionamento para complementar essas áreas. Os objetivos relacionados à proteção da articulação e da pele devem ser incorporados por outros profissionais de saúde, como o enfermeiro, e podem envolver a assistência da família, quando for adequado. Intervenções para aumentar a atividade, como treinamentos de mobilização no leito, de transferência e de pré-marcha/marcha, devem ser iniciados assim que possível. A reeducação neuromuscular incorporando atividades específicas e utilizando princípios de aprendizado motor pode ser usada para lidar com os comprometimentos e limitações de atividade. A intensidade e a duração dessas atividades devem se basear na resposta fisiológica do paciente aos aumentos de mobilização e atividade, nos valores laboratoriais de impacto sobre a tolerância fisiológica da atividade aumentada e na resposta subjetiva do paciente.

Na fase aguda após o AVC isquêmico, em geral os pacientes estão hipertensos. Na ausência de tratamento, essa hipertensão diminui nas 24 horas seguintes e pode continuar a cair em até sete dias após o AVC.[33] Para assegurar perfusão cerebral adequada à região isquêmica da penumbra após o AVC, as normas da Associação Cardíaca Americana/Associação Americana de Acidente Vascular recomendam, durante o tratamento inicial, não tratar a hipertensão arterial (HA) até que ela *exceda* 220 mmHg (sistólica) ou 120 mmHg (diastólica).[34] Devido ao risco de hemorragia da administração de APt, as normas para o controle de hipertensão inicial em pacientes recebendo trombolíticos são mais conservadoras; a hipertensão deve ser tratada se a PA sistólica *exceder* 180 mmHg, a diastólica for *superior* a 105 mmHg ou se a PA média *exceder* 130 mmHg.[34] Os fisioterapeutas devem estar familiarizados com a apresentação e o tratamento médico do paciente, pois esses valores devem ser considerados durante a mobilização e o exercício do indivíduo. Esse paciente, que não recebeu terapia trombolítica, deve ser monitorado antes, durante e depois das sessões de terapia para assegurar que sua pressão sanguínea permaneça inferior a 220 mmHg (sistólica) e 120 mmHg (diastólica). Esse fato garantirá pressões adequadas para perfusão cerebral e reduzirá o risco de hemorragia. Além disso, ele deve ser monitorado para sinais de transformação hemorrágica e desenvolvimento de edema cerebral, evidenciados pelo aumento da pressão intracraniana. Um pequeno estudo ($n = 8$) feito por Hunter e colaboradores[35] utilizou imagens Doppler transcranianas para mapear o fluxo sanguíneo cerebral com alterações de posição (ângulo de elevação do leito em relação à cabeça de 0° *vs.* 30°) em 24 horas após AVC isquêmico agudo. Em indivíduos com artérias incompletamente recanalizadas (artérias reabertas de forma incompleta), foi observada uma velocidade reduzida de fluxo sanguíneo cerebral comparando-se o ângulo da cama de 30° *vs.* 0°. Em contraste, não houve diferença na velocidade de fluxo sanguíneo cerebral em relação ao ângulo da cama em indivíduos com artérias completamente recanalizadas (artérias completamente abertas). Pesquisas emergentes poderão auxiliar na determinação do tempo ideal para iniciar a fisioterapia e/ou o posicionamento ideal do paciente com base em fatores específicos de cada um, como a recanalização de artérias envolvidas ou a restauração do fluxo sanguíneo cerebral do indivíduo.

Outra complicação comum em pacientes com AVC é o desenvolvimento da síndrome dolorosa do ombro hemiplégico. A dor é prejudicial à recuperação após o AVC, pois pode inibir o movimento, atrasar o início da terapia e causar baixa tolerância ao movimento durante a terapia, além de estar associada à recuperação motora reduzida.[36] A síndrome dolorosa do ombro hemiplégico se desenvolve em 5 a 84% de todos os pacientes que sofreram AVC.[36] Os sintomas podem ocorrer logo na primeira semana após o AVC. Em um estudo ($n = 46$), mais de 33% dos participantes apresentaram dor no ombro imediatamente após a ocorrência do AVC.[36] Os fatores de risco incluem subluxação glenoumeral, hemiparesia, espasticidade, flacidez e patologia anterior de ombro.[36] Durante a fase crítica pós-AVC, os pacientes geralmente apresentam hipotonicidade ou flacidez, o que os expõe ao risco de desenvolver uma subluxação causada por tônus muscular anormal baixo do bíceps braquial e da musculatura do manguito rotador.[36,37] Essa incapacidade de estabilizar a cabeça do úmero na cavidade glenoide, em especial quando acoplada às posições do corpo nas quais a gravidade puxa o braço para baixo ou quando o úmero é rodado internamente, pode levar a uma subluxação glenoumeral inferior.[36,37] O plano de tratamento deve incorporar tanto o reconhecimento precoce do risco de subluxação e síndrome dolorosa do ombro hemiplégico quanto a intervenção precoce para prevenir a dor. O alinhamento correto da escápula pode aumentar de forma significativa o conforto e reduzir o risco de subluxação de ombro. Os exercícios escapulares (quando tolerados) devem iniciar logo, com particular atenção ao reforço dos músculos de sustentação, como o scrrátil antcrior, assim que possível.[19,32,37] Os exercícios de movimentação devem ser realizados dentro do limiar de ausência de dor, assegurando a mobilidade escapular adequada em conjunto com a mobilidade articular glenoumeral e enfatizando a rotação externa do ombro e o alinhamento glenoumeral ideal.[32,37,38] Quando em posição ereta, o paciente deve ser posicionado de modo a encorajar o peso ativo no membro hemiparético para ajudar a manter a cabeça do úmero na cavidade glenoide enquanto evita que a força da gravidade atue sobre o membro.[37,38] Podem ser necessárias facilitação ou ajuda do fisioterapeuta ou uma tipoia para manter a cabeça do úmero posicionada de forma ideal. Intervenções ocasionais durante a fase aguda podem incluir estímulo elétrico funcional aos estabilizadores verticais da articulação glenoumeral (p. ex., cabeça longa do bíceps, supraespinal).[32]

Devido à flacidez do membro superior direito do paciente deste caso, há o risco de desenvolver a síndrome dolorosa do ombro hemiplégico. Seu programa de posicionamento teve a atenção voltada para a manutenção da ADM de ambas as articulações, escapular e glenoumeral, a prevenção de contraturas, o potencial para desenvolvimento de edema e o apoio da articulação glenoumeral para evitar dor e subluxação. As Figuras 1.3 e 1.4 mostram as estratégias para posicionar o paciente em decúbito dorsal e sentado, respectivamente. Todos os profissionais de saúde, bem como os cuidadores/família do paciente foram instruídos a respeito do programa de posicionamento para aumentar sua eficiência e prática. Para impedir subluxação e dor no ombro direito durante a fase aguda da recuperação, deve-se dar especial foco à manutenção da aproximação da articulação glenoumeral por meio da sustentação do peso no membro superior direito, quando em momentos contra a gravidade, como quando se está sentado ou em pé.[32,37] A equipe de reabilitação de tratamento intensivo implementou um programa rigoroso de posicionamento para sustentar o braço direito do paciente deste caso, instruiu sua esposa em relação ao posicionamento correto e à ADM e incorporou uma tipoia para a extremidade superior direita durante todas as sessões de terapia. Eles monitoraram o paciente por meio de informações próprias sobre dor no ombro direito e a partir de novos exames periódicos para investigar o desenvolvimento de dor e subluxação.[36] O paciente não desenvolveu qualquer problema de dor no ombro direito ou de subluxação durante sua hospitalização.

Nos primeiros meses pós-AVC, um quarto a um terço dos pacientes desenvolvem infecções do trato respiratório inferior.[39] A presença de pneumonia após o AVC está associada à necessidade de entubação endotraqueal e ventilação mecânica, morbidade e mortalidade aumentadas, permanência hospitalar significativamente mais longa e custos mais elevados de tratamento.[39,40] Intervenções que elevam o risco de pneumonia após o AVC incluem traqueostomias, tubos de alimentação, inibidores de bombas de prótons ou medicação com betabloqueadores para o tratamento da doença do refluxo gastresofágico (DRGE), e disfagia.[39] No caso de indivíduos com disfagia pós-AVC, a aspiração é uma causa comum de pneumonia e "se não for imediatamente diagnosticada, poderá representar o fator decisivo que precipite um declínio significativo no prognóstico do paciente".[40] A disfagia após o AVC tem sido associada a uma probabilidade maior de permanência no hospital por mais de sete dias e é considerada um indicador prognóstico ruim.[40] O diagnóstico precoce de disfagia inclui, em geral, exames de videofluoroscopia, de modo que possam ser iniciadas intervenções e dietas adequadas a fim de prevenir a aspiração desnecessária. O fisioterapeuta deve estar atento a todas as recomendações alimentares do fonoaudiólogo após a videofluoroscopia. Durante as intervenções terapêuticas, a ênfase sobre a postura do tronco e o posicionamento ereto ideal pode beneficiar os pacientes com disfagia, pois a postura ideal possibilita mecanismos mais eficientes de deglutição.[37] A alimentação líquida via tubos NGs costuma ser utilizada na fase crítica pós-AVC para assegurar a nutrição adequada e reduzir o risco de aspiração.[37] Terapeutas que lidam com pacientes portadores de disfagia devem monitorá-los em busca de sinais e sintomas de pneumonia por aspiração, independentemente da colocação de um tubo NG. Os sinais e sintomas incluem frequências respiratória e cardíaca elevadas, uso de músculo acessório, possível dor torácica pleurítica, muco viscoso espesso e níveis reduzidos de saturação de oxigênio.[41] Esses sinais e sintomas devem ser informados à equipe médica de imediato, de modo que possam investigar o possível desenvolvimento de pneumonia por aspiração e implementar o tratamento o mais cedo possível. O paciente deste caso apresentou uma videofluoroscopia demonstrando um alto risco para aspiração de líquidos fino e espesso, por isso um tubo NG foi instalado e o indivíduo começou a receber alimentação em *bólus* durante todo o dia. Considerações relevantes para o fisioterapeuta incluíram a espera da radiografia confirmando a colocação correta do tubo NG antes de retomar a fisioterapia, a proteção do tubo para impedir que se desloque ou migre durante as sessões de intervenção e a manutenção da cabeça do paciente elevada em posição ≥ 30º da horizontal durante as administrações de *bólus* e por cerca de 30 minutos seguintes.[23,41,42] O fisioterapeuta também incluiu intervenções na capacidade de equilíbrio do paciente para sentar e trabalhou com o fonoaudiólogo para assegurar um bom posicionamento durante a deglutição, visando prevenir posterior disfagia e risco de desenvolver uma pneumonia por aspiração.

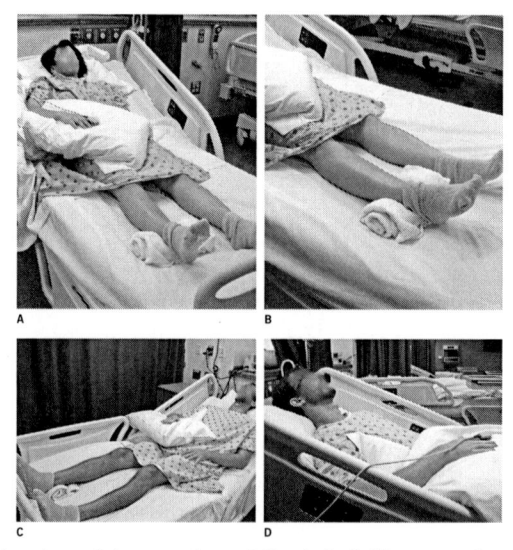

Figura 1.3 Exemplos de posicionamento no leito de indivíduos com hemiplegia direita. **A** e **C**. Posicionamento do corpo inteiro no caso de hemiplegia do lado direito. **B**. Detalhe do calcanhar em flutuação com o uso de um rolo de toalha. **D**. Detalhe da colocação do travesseiro para apoio e elevação do membro superior direito.

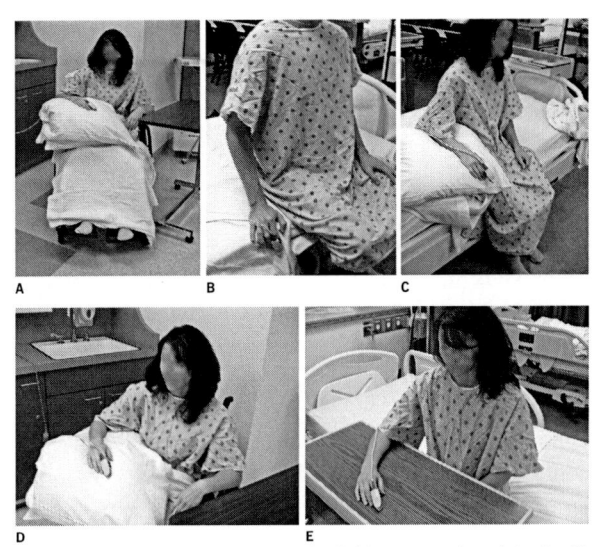

Figura 1.4 Exemplos de postura sentada para indivíduos com hemiplegia direita com variações do apoio do membro inferior direito. **A.** Posicionamento na cadeira de rodas. **B.** Apoio ativo na beira do leito. **C.** Travesseiros para apoio glenoumeral na beira do leito. **D.** Detalhe do posicionamento do membro superior com travesseiros na cadeira de rodas. **E.** Mesa lateral para apoio glenoumeral na beira do leito.

Recomendações clínicas baseadas em evidências

SORT (*Strength of Recommendation Taxonomy*): **Força da Taxonomia de Recomendação**
A: Evidências consistentes, de boa qualidade e orientadas para o paciente
B: Evidências inconsistentes ou de qualidade limitada orientadas para o paciente
C: Evidências consensuais, orientadas para a doença, prática comum, opinião de especialista ou série de casos

1. A manutenção da hipertensão conforme prescrita pela equipe médica no período imediato pós-AVC melhora o prognóstico do paciente. **Grau B**
2. A mobilidade precoce pós-AVC em indivíduos adequadamente selecionados é segura e benéfica para o prognóstico geral. **Grau A**
3. Intervenções fisioterapêuticas incluindo posicionamento, exercícios escapulares, suporte de peso progressivo para o membro superior acometido e estímulo elétrico funcional reduzem as queixas de dor no ombro e protegem a articulação glenoumeral de subluxação em indivíduos que sofreram AVC. **Grau B**

PERGUNTAS PARA REVISÃO

1.1 Qual dos seguintes sinais ou sintomas é *o mais* indicativo de mudanças nos *estágios tardios* do aumento da pressão intracraniana?
   A. Dor de cabeça.

B. Vômito.
C. Letargia.
D. Reações pupilares lentas.

1.2 Em um paciente com sinais vitais estáveis, qual dos seguintes descreve o cenário *mais* adequado para iniciar a movimentação precoce após o AVC?
A. Paciente que recebeu APt há 8 horas.
B. Paciente com hemorragia positiva na TC de crânio na unidade de emergência.
C. Exercício de alta intensidade com foco nos membros não envolvidos nas primeiras 24 horas pós-AVC.
D. Paciente com TC de crânio negativa que não foi um candidato a APt 20 horas após o AVC.

RESPOSTAS

1.1 **B.** O vômito é observado apenas nos estágios tardios da elevação da pressão intracraniana. A dor de cabeça é observada tanto no estágio inicial quanto no tardio e não pode ser utilizada para diferenciar os estágios sem que sejam considerados outros sinais e sintomas (opção A). A letargia e a reação pupilar lenta à luz também são observadas durante os estágios iniciais da elevação da pressão intracraniana (opções C e D).

1.2 **D.** Esse paciente não sofreu um AVC hemorrágico, não se encontra em risco de desenvolver hemorragia porque não recebeu APt e foram decorridas 20 horas desde o aparecimento dos sintomas de seu AVC. O paciente se encontra estável para o início do exame de fisioterapia. Existem poucas evidências que indiquem quando a atividade, especificamente a fisioterapia, deve ser iniciada após a administração de APt, mas diversas unidades e equipes de neurologia recomendam seu início em até 24 horas após a administração de APt para monitorar o paciente em relação a eventos adversos, como o desenvolvimento de hemorragia intracraniana (opção A). Os pacientes precisam ser avaliados em relação a essa condição. Até o paciente ter sido estabilizado e a neurocirurgia ter determinado se existe indicação para uma intervenção cirúrgica, o fisioterapeuta não deve iniciar um primeiro exame (opção B). A recuperação cerebral é impedida por atividade ipsilesional de alta intensidade, imediatamente após o AVC (opção C).

REFERÊNCIAS

1. Dugdale D, Zieve D. Hypertension; June 10, 2011. Available at: http://www.nlm.nih.gov/medlineplus/ency/ article/000468.htm. Accessed October 20, 2011.
2. Marino P. The ICU Book. 3rd ed. Philadelphia, PA: Lippincott Williams & Wilkins; 2007.
3. Stroke NINDS. What you need to know about stroke. Available at: http://www.ninds.nih.gov/disorders/stroke/. Accessed October 20, 2011.
4. Goodman C, Fuller K. *Pathology: Implications for the Physical Therapist.* 3rd ed. Philadelphia, PA: WB Saunders; 2008.
5. Stroke NINDS. Stroke risk factors and symptoms. Available at: http://www.ninds.nih.gov/disorders/stroke/stroke_bookmark.htm. Accessed October 20, 2011.
6. Sacco RL, Benjamin EJ, Broderick JP, et al. American Heart Association Prevention Conference on prevention and rehabilitation of stroke: risk factors. *Stroke.* 1997;28:1507-1517.

7. The NINDS t-PA Stroke Study Group. Generalized efficacy of t-PA for acute stroke. Subgroup analysis of the NINDS t-PA stroke study. *Stroke.* 1997;28:2119-2125.
8. Albers GW, Amarenco P, Easton JD, Sacco RL, Teal P. Antithrombotic and thrombolytic therapy for ischemic stroke: American College of Chest Physicians Evidence-Based Clinical Practice Guidelines. 8th ed. *Chest.* 2008;133:630S-669S.
9. Fonarow GC, Smith EE, Saver JL, et al. Improving door-to-needle times in acute ischemic stroke: the design and rationale for the American Heart Association/American Stroke Association's Target: stroke initiative. *Stroke.* 2011;42:2983-2989.
10. Baker W, Colby J, Tongbram V, et al. Neurothrombectomy devices for the treatment of acute ischemic stroke: state of the evidence. *Ann Internal Med.* 2011;154:243-252.
11. Internet Stroke Center. Hemorrhagic conversion. Available at: http://www.strokecenter.org/professionals/brain-anatomy/ cerebral-embolism-formation/hemorrhagic-conversion/. Accessed October 27, 2011.
12. Fischer U, Rothwell PM. Blood pressure management in acute stroke: does the Scandinavian Candesartan Acute Stroke Trial (SCAST) resolve all of the unanswered questions? *Stroke.* 2011;42:2995-2998.
13. Hankey GJ. Lowering blood pressure in acute stroke: the SCAST trial. *Lancet.* 2011;377:696-698.
14. Jeffery S. SCAST: no benefit, possible harm, from lowering BP in acute stroke. *Medscape Medical News* Available at: http://www.medscape.com. Accessed October 13, 2011.
15. Bernhardt J, Dewey H, Collier J, et al. A Very Early Rehabilitation Trial (AVERT). *Int J Stroke.* 2006;1:169-171.
16. Bernhardt J, Dewey H, Thrift A, Collier J, Donnan G. A Very Early Rehabilitation Trial for stroke (AVERT): phase II safety and feasibility. *Stroke.* 2008;39:390-396.
17. Cumming T, Thrift AG, Collier JM, et al. Very early mobilization after stroke fast-tracks return to walking: further results from the phase II AVERT randomized controlled trial. *Stroke.* 2011;42:153-158.
18. Alberts MJ, Latchaw RE, Jagoda A, et al. Revised and updated recommendations for the establishment of primary stroke centers: a summary statement from the brain attack coalition. *Stroke.* 2011;42:2651-2665.
19. Winstein C, Rose DK, Tan SM, Lewthwaite R, Chui HC, Azen SP. A randomized controlled comparison of upper-extremity rehabilitation strategies in acute stroke: a pilot study of immediate and long-term outcomes. *Arch Phys Med Rehabil.* 2004;85:620-628.
20. Jette DU, Grover L, Keck CP. A qualitative study of clinical decision making in recommending discharge placement from the acute care setting. *Phy Ther.* 2003;83:224-236.
21. Jette DU, Brown R, Collette N, Friant W, Graves L. Physical therapists' management of patients in the acute care setting: an observational study. *Phys Ther.* 2009;89:1158-1181.
22. Gorman SL, Wruble Hakim E, Johnson W, et al. Nationwide acute care physical therapist practice analysis identifies knowledge, skills, and behaviors that reflect acute care practice. *Phys Ther.* 2010;90:1453-1467.
23. Paz J, West M. *Acute Care Handbook for Physical Therapists.* 2nd ed. Boston, MA: Saunders; 2008.
24. Covil L, Ronnebaum J. Mobilization of patients status post-acute ischemic stroke treated with tissue plasminogen activator: using the evidence for clinical decision making. *Acute Care Perspectives.* 2008;17:7-9.
25. Arnold S, Chavez O, Freeman W, Meschia J, Mooney L. Early mobilization of ischemic stroke patients within 24 hours after intravenous-tissue plasminogen activator (IV--tPA) (EMISTPA); April 6, 2011. Available at: http://www.clinicaltrials.gov/ct2/show/NCT01331200. Accessed October 25, 2011.

26. Force ST. StrokEDGE outcome measures for acute care. Available at: http://ww.neuropt.org/files/StrokEDGE_acute_care_recs.pdf. Accessed October 13, 2011.
27. Jette DU, Halbert J, Iverson C, Miceli E, Shah P. Use of standardized outcome measures in physical therapist practice: perceptions and applications. *Phys Ther*. 2009;89:125-135.
28. Rehabilitation Measures Database. Rehab measures: Orpington Prognostic Scale. Available at: http://www.rehabmeasures.org/Lists/RehabMeasures/PrintView.aspx?ID=915. Accessed October 25, 2011.
29. Gorman S, Radtka S, Melnick ME, Abrams G, Byl NN. Development and validation of the Function In Sitting Test in adults with acute stroke. *J Neuro Phys Ther*. 2010;34:150-160.
30. Gorman S. Function In Sitting Test (FIST) web-based training. Available at: http://www.samuelmerritt.edu/fist. Accessed October 13, 2011.
31. Sanger TD, Delgado MR, Gaebler-Spira D, Hallet M, Mink JW. Task force on childhood motor disorders classification and definition of disorders causing hypertonia in childhood. *Pediatrics*. 2003;111:89-97.
32. Chancler C, Dillon H. Neurologic and neurosurgical diseases and disorders. In: Malone D, ed. *Physical Therapy in Acute Care: A Clinician's Guide*. Thorofare, NJ: Slack; 2006:317-384.
33. Owens WB. Blood pressure control in acute cerebrovascular disease. *J Clin Hypertens*. 2011;13: 205-211.
34. Adams HP, del Zoppo G, Alberts MJ, et al. Guidelines for the early management of adults with ischemic stroke: a guideline from the American Heart Association/American Stroke Association Stroke Council, Clinical Cardiology Council, Cardiovascular Radiology and Intervention Council, and the Atherosclerotic Peripheral Vascular Disease and Quality of Care Outcomes in Research Interdisciplinary Working Groups. *Stroke*. 2007;38:1655-1711.
35. Hunter AJ, Snodgrass SJ, Quain D, Parsons MW, Levi CR. HOBOE (Head-of-Bed Optimization of Elevation) Study: association of higher angle with reduced cerebral blood flow velocity in acute ischemic stroke. *Phys Ther*. 2011;91:1503-1512.
36. Dromerick AW, Edwards DF, Kumar A. Hemiplegic shoulder pain syndrome: frequency and characteristics during inpatient stroke rehabilitation. *Arch Phys Med Rehabil*. 2008;89:1589-1593.
37. Ryerson S. Hemiplegia. In: Umphred D, ed. *Neurological Rehabiliation*. 5th ed. St. Louis, MO: Mosby Elsevier; 2007:857-901.
38. Baum N. Proprioceptive neuromuscular facilitation shoulder progression for patients with spinal cord injury resulting in quadriplegia. *Phys Ther Case Reports*. 1998;1:296-300.
39. Marciniak C, Korutz AW, Lin E, Roth E, Welty L, Lovell L. Examination of selected clinical factors and medication use as risk factors for pneumonia during stroke rehabilitation: a case-control study. *Am J Phys Med Rehabil*. 2009;88:30-38.
40. Altman KW, Yu GP, Schaefer SD. Consequence of dysphagia in the hospitalized patient: impact on prognosis and hospital resources. *Arch Otolaryngol Head Neck Surg*. 2010;136:784-789.
41. Lindsay K, Malone D. Pulmonary diseases and disorders. In: Malone D, ed. *Physical Therapy in Acute Care: A Clinician's Guide*. Thorofare, NJ: Slack; 2006:212-273.
42. Harris K. Critical care competency program development and implementation. *Acute Care Perspectives*. 2006;15(1):16-19.

Insuficiência respiratória

Scott M. Arnold

CASO 2

Uma semana atrás, uma mulher de 64 anos deu entrada na unidade de tratamento intensivo (UTI) por meio do setor de emergência do hospital, apresentando desconforto respiratório e tendo como principais queixas tosse improdutiva e piora progressiva da dispneia de esforço. Há dois anos, ela passou por um transplante de pulmão direito devido à fibrose pulmonar idiopática (FPI). O seu período pós-operatório desde o transplante tem sido complicado por múltiplas hospitalizações devido a infecções respiratórias recorrentes e rejeição aguda do enxerto. Durante o último mês, ela necessitou de um aumento no seu aporte de oxigênio (O_2) de 2 para 3 litros por minuto via sonda nasal. No momento da admissão, seus sinais vitais eram os seguintes: FC de 90 bpm, pressão sanguínea de 120/81 mmHg (PA média de 94 mmHg), temperatura corporal de 38 °C, saturação de oxigênio por oximetria de pulso ($SatO_2$) de 87% em repouso com 3 litros por minuto de O_2 (que caiu para 82% com esforço mínimo) e frequência respiratória (FR) de 33 por minuto com notável desconforto. A radiografia de tórax revelou a presença de infiltrados no lobo superior direito; a paciente recebeu uma máscara que impede o retorno respiratório com 10 litros por minuto de O_2 e foi iniciada a administração de antibióticos de amplo espectro. O diagnóstico diferencial no momento da admissão foi de desconforto respiratório agudo secundário à infecção *versus* rejeição aguda do enxerto. Ela não apresentou insuficiência cardíaca de base e suas únicas patologias pregressas são uma ampla hérnia de hiato e doença do refluxo gastroesofágico (DRGE), para a qual toma omeprazol todos os dias. Outros medicamentos relevantes incluem tracolimo, micofenolato de mofetil, prednisona e alendronato. Seu estado respiratório desde a hospitalização continuou a piorar e culturas confirmaram a síndrome de bronquiolite obliterante (SBO). Os gases do sangue arterial mostraram uma tendência à hipercapnia crescente com piora da hipoxia. A paciente foi entubada nos últimos dois dias e, neste momento, necessita de ventilação mecânica com pressão controlada, fração de oxigênio inspirado (FiO_2) 0,4 e pressão expiratória final positiva (PEEP) de 5 cm/H_2O. A equipe de tratamento intensivo está discutindo planos para uma possível traqueostomia, caso seu estado permaneça inalterado ou venha a piorar nos próximos dias. Hoje o médico prescreveu avaliação de fisioterapia. A paciente vive com sua filha adulta.

- Com base na condição de saúde da paciente, quais seriam os possíveis fatores contribuintes para limitações de atividade?
- Quais são as prioridades da avaliação fisioterapêutica?
- Quais são as intervenções fisioterapêuticas mais apropriadas?
- Que precauções deveriam ser tomadas durante o exame e quais as intervenções fisioterapêuticas?
- Quais seriam as possíveis complicações que poderiam interferir na fisioterapia?
- Como os fatores contextuais da paciente poderiam influenciar ou alterar o tratamento?

DEFINIÇÕES-CHAVE

BRONQUIOLITE OBLITERANTE: provável diagnóstico clínico quando há rejeição crônica do enxerto pulmonar.
FIBROSE PULMONAR IDIOPÁTICA: doença pulmonar progressiva potencialmente fatal caracterizada por cicatrizes alveolares, complacência pulmonar reduzida e capacidade de respiração diminuída.
IMUNOSSUPRESSÃO: desativação ou redução da capacidade do corpo de lutar contra uma doença ou infecção; alcançada intencionalmente por meio de fármacos em indivíduos transplantados para reduzir a rejeição aos órgãos enxertados.
TRANSPLANTE PULMONAR: substituição cirúrgica de um ou ambos os pulmões comprometidos por órgãos vindos de um doador falecido.
TUBO ENDOTRAQUEAL: via aérea artificial, em tubo plástico, inserida oralmente na traqueia do paciente para facilitar a manutenção da atividade respiratória por meio de um ventilador mecânico.
VENTILAÇÃO MECÂNICA: suporte externo de troca gasosa adequada realizada por um aparelho automático por meio de vias aéreas naturais ou artificiais.

Objetivos

1. Descrever o plano de tratamento para pacientes portadores de insuficiência respiratória dependentes de ventilação mecânica.
2. Prescrever os fármacos indicados pós-transplante pulmonar.
3. Identificar reações adversas aos medicamentos (RAMs) que possam afetar os exames e as intervenções fisioterapêuticas e descrever possíveis soluções terapêuticas.
4. Reconhecer sinais e sintomas de oxigenação inadequada.
5. Relacionar as consequências da ventilação mecânica prolongada.
6. Relacionar os cuidados básicos a pacientes com transplante e pós-transplante, assim como com os indivíduos que estão em ventilação mecânica e discutir seus fundamentos.
7. Elaborar um plano de tratamento adequado para o paciente submetido à ventilação mecânica.

Considerações sobre a fisioterapia

Considerações sobre a fisioterapia durante o tratamento do receptor de transplante pulmonar submetido à ventilação mecânica que apresenta rejeição crônica ao enxerto pulmonar:

- **Cuidados/Objetivos do plano geral de fisioterapia:** prevenir ou minimizar a perda de amplitude de movimento, força e capacidade funcional aeróbica; preservar a agilidade e facilitar a atividade e mobilidade precoces; maximizar a independência funcional e a segurança enquanto minimiza comprometimentos secundários; facilitar o desmame do suporte ventilatório
- **Intervenções de fisioterapia:** mobilização precoce do paciente e retorno aos exercícios anteriores, em preparação para a próxima fase de tratamento
- **Precauções durante a fisioterapia:** proteger as vias aéreas; estreitar a supervisão clínica para reduzir o risco de lesão; monitorar de forma cuidadosa e constante os

sinais vitais, em especial da SatO$_2$; reconhecer sinais e sintomas de possível redução das reservas cardíaca e respiratória
▸ **Complicações que interferem na fisioterapia:** sedação do paciente, fraqueza crítica adquirida com a doença, intolerância à atividade funcional, complicações e RAMs por terapia longa com imunossupressores, falta do entendimento multidisciplinar a respeito das contribuições do fisioterapeuta para o tratamento do paciente

Visão geral da patologia

A FPI é uma doença pulmonar progressiva e irreversível, que representa a segunda indicação para o transplante pulmonar. Caracteriza-se por cicatrizes e espessamento do tecido alveolar e do espaço intersticial adjacente, o que leva a redução da complacência pulmonar, comprometimento da habilidade respiratória e restrição da função física. A apresentação clínica primária da FPI compreende dispneia de esforço progressiva e tosse seca não produtiva. A faixa etária média para seu aparecimento é ≥ 55 anos. Embora a etiologia exata da FPI seja desconhecida, foram sugeridas ligações com distúrbios tanto de origem inflamatória quanto autoimune. A DRGE, que sabidamente causa inflamação pulmonar secundária à microaspiração de ácido gástrico, representa uma comorbidade bastante frequente na maioria dos indivíduos com FPI – presente em 79 a 87% dos pacientes.[1,2] O prognóstico para a FPI é ruim, com uma expectativa de vida média após o diagnóstico de 2 a 5 anos.[3] A progressão da doença é não linear e os pacientes, em geral, experimentam episódios agudos de enfraquecimento pulmonar, necessitando de hospitalização; tais exacerbações levam a mais da metade do total de óbitos por FPI.[4] O tratamento médico convencional inclui glicocorticoides para controlar a inflamação e/ ou terapia imunossupressora para controlar a proliferação de fibroblastos.[5] As consequências secundárias das terapias farmacológicas de longa duração podem ser graves e gerar redução da qualidade de vida.

O transplante pulmonar permanece como a melhor opção para aumentar a sobrevida e melhorar a qualidade de vida dos pacientes diagnosticados com FPI. Devido ao curso imprevisível do processo da doença e ao prognóstico ruim, indivíduos portadores de FPI são recomendados para avaliação das condições de transplante logo que o diagnóstico é confirmado. O tempo médio de espera para transplante pulmonar nos Estados Unidos é de 4,9 meses,[6] com pulmões doados vindos de pacientes com morte cerebral. Os indivíduos com FPI recebem transplante de ambos ou de apenas um pulmão, dependendo da gravidade da doença e da idade do paciente. As complicações pós-transplante são numerosas e incluem rejeição do enxerto, infecções frequentes e efeitos adversos à medicação relacionada. De todos os receptores de transplantes de órgãos sólidos, os receptores de transplante pulmonar apresentam a mais elevada mortalidade, com taxas que atingem os 49% e 75% em 5 e 10 anos pós-transplante, respectivamente. Entretanto, por razões desconhecidas, a sobrevida pós-transplante para pacientes com FPI é levemente inferior, apresentando taxas de mortalidade de 52% e 76% em 5 e 10 anos, respectivamente.[5,7] Embora o transplante de um único pulmão (TUP) seja rotineiramente realizado em 63% dos transplantes por FPI,[8] as evidências parecem favorecer o transplante pulmonar duplo (TPD), o qual apresenta melhores prognósticos.[7] As taxas de sobrevida dos pacientes por 3 e 5 anos para TPD *versus* TUP são de 76,3% ver-

sus 59,3% e 73,2% *versus* 43,8%, respectivamente.[9] Os receptores de TUP encontram-se em maior risco de sofrer complicações por infecções e distúrbios de ventilação/perfusão no pulmão nativo *não transplantado*. Um estudo a respeito dos resultados de TUP *versus* TPD em pacientes com FPI mostrou uma sobrevida média, após TUP, de 3,8 anos, comparada a 5,2 anos após TPD em receptores com menos de 60 anos.[10]

Os receptores de transplante de órgãos devem aceitar um regime vitalício de medicação imunossupressora (antirrejeição) para melhorar a sobrevida do enxerto e aperfeiçoar a função pulmonar. A maioria dos receptores de transplante (85%) irá apresentar pelo menos um episódio de rejeição do enxerto durante o seu primeiro ano pós-transplante.[11] As infecções e a rejeição aguda ao enxerto continuam representando as causas primárias de óbito no primeiro ano pós-transplante. Entretanto, é a rejeição *crônica*, e não a aguda, que representa o maior risco de morbidade e mortalidade em longo prazo.[12] A rejeição crônica é clinicamente diagnosticada como SBO e causa inflamação e cicatrização das pequenas vias aéreas do pulmão transplantado. A SBO ocorre em até 70% dos pacientes de transplante pulmonar em torno do quinto ano pós-transplante.[13] Quando a condição é diagnosticada, geralmente o estado é bastante avançado. Assim como a FPI, a SBO também é irreversível. O tratamento eficaz para a SBO se mostrou ilusório. A sobrevida média após o aparecimento da condição é de 2,4 a 4,8 anos,[14] e a SBO costuma ser detectada pela primeira vez por uma queda progressiva dos volumes expiratórios forçados do paciente (p. ex., VEF_1) superior a 20% durante várias semanas de teste.[7] Culturas realizadas a partir do lavado broncoalveolar via broncoscopia confirmam o diagnóstico da SBO. As causas da doença não são bem conhecidas, mas parecem estar relacionadas à frequência de episódios passados de rejeição aguda. A DRGE também representa um fator de risco comum tanto para SBO quanto para FPI. O tratamento da DRGE com inibidores da bomba de prótons é uma prática padrão; entretanto, a cirurgia de fundoplicatura (envoltório esofágico) para reduzir o refluxo ácido tem sido útil na melhora da função pulmonar pós-transplante[15] e pode ser recomendada pelos médicos. Ajustes na posologia e escolha de imunossupressores associadas às terapias com antibióticos representam os tratamentos predominantes para a SBO; alguns pacientes hospitalizados podem necessitar de ventilação mecânica. Em um pequeno número de casos (< 5%), os pacientes com rejeição avançada são indicados para um novo transplante. A sobrevida de pacientes retransplantados é de 59% no primeiro ano e 32% em 5 anos. Esses valores são comparáveis aos 79 e 45% observados no primeiro e no quinto ano dos transplantes primários, respectivamente.[16] É importante ressaltar, para o fisioterapeuta, que a manutenção da máxima função física durante qualquer período de espera restabelecido é essencial para a melhora da recuperação e dos resultados futuros.

Tratamento fisioterapêutico do paciente

O tratamento de pacientes em estado grave na UTI envolve a estratégia de uma equipe multidisciplinar. No caso do paciente com insuficiência respiratória que requer ventilação mecânica, a equipe de tratamento costuma incluir pneumologistas, médicos intensivistas, enfermeiros, terapeutas respiratórios, farmacêuticos, manager case/assistentes sociais e especialistas em reabilitação, tais como fisioterapeutas e terapeutas ocupacionais. Se o paciente for um receptor de órgãos, a equipe também deve incluir especialistas em cuidados emergenciais de transplante com conhecimento e treinamento específico para pacientes transplantados. Alguns hospitais possuem uma UTI respiratória isolada para pacientes dependentes de suporte ventilatório, onde estão centralizados os recursos e especialistas necessários.

O papel do fisioterapeuta na UTI é avaliar as capacidades funcionais atuais do paciente, facilitar a atividade e a mobilização e prepará-lo para as fases seguintes de tratamento após a alta. Os papéis específicos do fisioterapeuta são prevenir ou minimizar as complicações da imobilidade; avaliar ADM, força, função neurológica, resistência funcional, equilíbrio dinâmico e segurança durante as transferências e marcha, considerando as precauções indicadas; antecipar as possíveis RAMs e modificar intervenções adequadamente para minimizar a sua ocorrência; educar a paciente e sua filha em relação às necessidades de reabilitação após a alta hospitalar.

Hospitalizações frequentes e prolongadas advindas de infecções e/ou episódios de rejeição podem causar um forte estresse tanto sobre o paciente quanto sobre seus familiares. É importante que o fisioterapeuta seja sensível ao impacto emocional ou psicológico que a doença representa na vida do paciente e de seus familiares ou cuidadores. Os membros da família podem estar distantes de casa, do trabalho, da família e dos amigos e também podem estar enfrentando problemas financeiros imprevistos associados à condição de saúde do membro da família, tais como perdas salariais e despesas inesperadas. Os efeitos adversos da medicação, períodos de imobilização, sentimentos de perda da independência e incerteza sobre o futuro representam questões que podem afetar a motivação e a adaptação dos pacientes às intervenções terapêuticas. A incidência de distúrbios do humor afetivo, como depressão e ansiedade, é alta em pacientes antes e após o transplante pulmonar, portanto o fisioterapeuta deve estar atento para os sinais e sintomas de qualquer suspeita de alteração de humor e realizar os encaminhamentos profissionais adequados.[17]

Por fim, em relação ao tratamento clínico da paciente em estado grave, o fisioterapeuta deve estar ciente das condutas médicas, como os procedimentos e mobilização precoces da UTI, praticados no seu próprio hospital. Embora não represente um conceito novo, a mobilização precoce do paciente na UTI tem sido mal utilizada durante as últimas décadas, em parte devido aos obstáculos reais e percebidos inerentes ao tratamento de pacientes em situação crítica. Estudos têm mostrado que pacientes da UTI não costumam ser estimulados a sair da cama devido a diversos fatores, incluindo medo da equipe de causar dano ao paciente e a falta de tempo e pessoal necessários.[18] Enquanto a medicina atual de tratamento intensivo tem feito as mais marcantes inovações em tecnologia médica, gêneros farmacêuticos, procedimentos clínicos e protocolos de tratamento que levaram a maiores taxas de sobrevida, algumas outras práticas de "senso comum" (p. ex., levantar os pacientes e movê-los o mais rápido possível) deram espaço ao excesso de confiança na sedação do paciente para mantê-lo controlado. Esse fato tem contribuído para uma cultura de imobilidade do paciente em diversas UTIs.[19] Os protocolos baseados em evidências demonstraram apenas há pouco tempo, de maneira superficial, a segurança e a viabilidade da mobilização precoce do paciente complexo da UTI,[20] por isso, será necessária uma mudança de paradigma cultural no âmbito organizacional para se incluir a mobilidade precoce como um padrão clínico estabelecido na fisioterapia de tratamento intensivo.[21] O fisioterapeuta de tratamento intensivo pode desempenhar um importante papel a favor do paciente imobilizado na UTI e pelo avanço da fisioterapia nessa unidade. Uma parte essencial desse papel é informar aos membros principais da equipe da UTI e aos administradores do hospital as crescentes evidências de que a inclusão da mobilidade precoce contribui para o prognóstico bem-sucedido do paciente.

Exame, avaliação e diagnóstico

Antes de ver a paciente do caso, o fisioterapeuta deve obter informações do seu prontuário, incluindo medicações, indicadores laboratoriais, equipamentos de ventilação, anotações dos últimos progressos e quaisquer restrições de atividade e mobilidade. Indicadores laboratoriais críticos a serem checados incluem tendências dos níveis de hemoglobina, hematócrito e gases sanguíneos. O exercício e a mobilização devem ser discutidos com o(s) médico(s), caso os indicadores laboratoriais e os níveis do suporte ventilatório não estejam dentro dos limites de segurança.

A lista de medicamentos deve ser revista antevendo potenciais RAMs e elaborando possíveis soluções terapêuticas a fim de atenuar seus efeitos sobre o tratamento da paciente. Os fármacos antirrejeição atuam reduzindo a resposta do sistema imune. O Quadro 2.1 enumera as RAMs comuns aos agentes imunossupressores, bem como as complicações de longo prazo que ocorrem em indivíduos que precisam receber esses fármacos por toda a vida. Para minimizar a incidência e a gravidade de algumas dessas RAMs, especialistas em transplante empregam com frequência um regime triplo de medicamentos, consistindo em um glicocorticoide (p. ex., prednisona) combinado a um inibidor da calcineurina (p. ex., tracolimo ou Prograf) ou ciclosporina (Neoral, Snadimmune, Gengraf) e a um fármaco que iniba a proliferação de linfócitos (p. ex., micofenolato de mofetila [CellCept] ou azatioprina [Imunran]). Estudos demonstraram que o tracolimo e o micofenolato de mofetila previnem melhor a rejeição do que a ciclosporina ou a azatioprina;[22,23] entretanto, as estratégias imunossupressoras específicas variam de acordo com o centro de transplante e com a eficácia e tolerância de cada paciente.

Quando em análise das RAMs, o fisioterapeuta deve considerar as mais relevantes para o exame e tratamento posterior da paciente. A osteoporose, por exemplo, é uma RAM bem documentada, que se manifesta em até metade da população pós-transplante[24-27] e tem sido demonstrada como responsável pelo aumento do risco para fraturas das

---

Quadro 2.1 REAÇÕES ADVERSAS COMUNS AOS FÁRMACOS IMUNOSSUPRESSORES

Anemia
Comprometimento da artéria coronária
Má-formação fetal (teratogênese)
Doença do refluxo esofágico
Hipertensão
Risco aumentado para infecções
Comprometimento hepático e renal
Tumores
Miopatias
Diabetes recente
Obesidade
Osteoporose

vértebras e ossos longos.[28] Como consequência do uso prolongado de glicocorticoides, a osteoporose também se torna prevalente na maioria dos pacientes que aguardam por um transplante pulmonar, com uma estimativa de densidade de massa óssea anormal em quase 85% dos candidatos a transplante pulmonar.[29] A osteoporose é de particular relevância para o fisioterapeuta que trabalha com a população pré-transplante pulmonar e transplantada, devido à alta prevalência das potenciais RAMs advindas dos fármacos prescritos nesses casos.[25-27] Os médicos, em geral, prescrevem bifosfonados, como o alendronato (Fosemax), para prevenir ou reverter a perda óssea em pacientes pré e pós-transplantados. O fisioterapeuta deve estar alerta às possíveis RAMs induzidas por esses fármacos e modificar as intervenções terapêuticas conforme a necessidade. Os bifosfonados, ironicamente, carregam consigo um risco elevado para ocorrência de fraturas raras e espontâneas da diáfise e subtrocantéricas do fêmur em alguns indivíduos que fazem uso prolongado.[30] Além disso, também tem sido observada dor muito forte em articulações, ossos e músculos em alguns usuários de bifosfonados, de curto e longo prazo.[31] O uso prolongado de outros fármacos, como o omeprazol (o inibidor da bomba de prótons administrado a esta paciente para controle de seus sintomas de DRGE) também tem elevado o risco de ocorrência de fraturas no colo do fêmur em pacientes com osteoporose.[32] O fisioterapeuta que estiver tratando de pacientes que usam esses fármacos deve monitorar sinais e sintomas de potenciais fraturas, bem como estar alerta para as RAMs advindas de qualquer medicamento para dor que possa ter sido prescrito à paciente.

O fisioterapeuta deve fazer uma ampla revisão das informações do prontuário da paciente antes do exame. A avaliação da paciente e do ambiente que a circunda inicia imediatamente no ato da chegada em seu quarto. Podem ser necessárias modificações no protocolo de avaliação fisioterapêutica devido à própria unidade e às circunstâncias de tratamento do indivíduo em situação crítica. Por exemplo, o paciente sob ventilação mecânica via tubo endotraqueal (TET) ou traqueostomia não será capaz de falar, de modo que será necessário o emprego de outras formas de comunicação (gestos, quadros, etc.) para o fisioterapeuta obter informações confiáveis durante o exame. Caso a paciente tenha permitido que outros relatem a sua situação, familiares ou visitantes podem representar valiosas fontes de informações sobre a paciente, no que diz respeito a sua capacidade funcional prévia, situação doméstica, uso de órteses e adaptações. Os níveis de dor do paciente privado de comunicação verbal podem ser avaliados usando-se a Escala Estimativa Numérica de 10 pontos ou a Escala de Faces de Wong-Baker (Fig. 2.1). O enfermeiro deve estar atento para qualquer queixa de dor que o fisioterapeuta ache que possa interferir na participação da paciente na fisioterapia. Alguns hospitais ou clínicas de reabilitação podem apresentar normas *específicas* quanto às queixas de dor dos pacientes. Por exemplo, uma norma do Departamento de Serviços de Reabilitação da Clínica Mayo, na Flórida, orienta o terapeuta em atividade a notificar o enfermeiro sobre qualquer dor superior a 5 na Escala Estimativa Numérica de 10 pontos manifestada pelo paciente. Entretanto, as normas podem variar em cada unidade e não existe consenso universal ou pesquisas baseadas em evidências que estabeleçam um nível máximo de dor como contraindicação para a participação da fisioterapia.

O fisioterapeuta deve avaliar a capacidade funcional do paciente em relação ao nível de atividade geral, tolerância às atividades da vida diária e frequência e intensidade de qualquer rotina de exercícios diários anteriores à internação. Como o receptor de transplante pulmonar geralmente é chamado a participar de um programa de reabilitação pulmonar

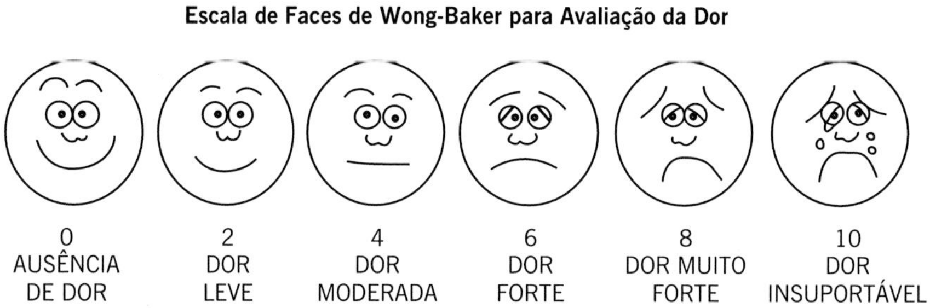

Escala de Faces de Wong-Baker para Avaliação da Dor

0	2	4	6	8	10
AUSÊNCIA DE DOR	DOR LEVE	DOR MODERADA	DOR FORTE	DOR MUITO FORTE	DOR INSUPORTÁVEL

Figura 2.1 Escala de Faces de Wong-Baker para Avaliação da Dor. (Reproduzida com permissão de Hockenberry MJ, Wilson D, Wilkelstein ML. *Wong's Essentials of Pediatric Nursing*. 7ª ed. St. Louis, MO; 2005)

estruturado antes ou depois do transplante, os detalhes das sessões mais recentes (p. ex., duração e intensidade do tratamento, familiaridade com escalas de avaliação dispneica e de esforço) podem fornecer informações iniciais úteis para estabelecer os objetivos e prever respostas a futuros tratamentos. O fisioterapeuta também deve estar familiarizado com sinais e sintomas comuns de rejeição que possam ocorrer durante as sessões. Tais sinais e sintomas incluem dispneia de esforço, fadiga, tosse não produtiva, febre, sintomas semelhantes a resfriado, $SatO_2$ reduzida e comprometimento dos testes funcionais pulmonares.

Todos os acessos invasivos, equipamentos de monitoração e pontos de ligação do paciente devem ser verificados, e a mobilização segura do paciente, junto com os acessos e equipamentos, deve ser considerada na decisão final relativa às intervenções planejadas. Equipamentos auxiliares, como ventiladores, monitores, máquina de hemodiálise, cateteres diversos, tubos e drenos, representam possíveis limitações para o acesso e a intervenção ao paciente. A mobilização do paciente na UTI requer comunicação e colaboração entre a equipe de tratamento e, em alguns casos, pode exigir uma autorização escrita do médico para que possa ocorrer. Por exemplo, pacientes que recebem hemodiálise *intermitente* (em geral com duração de 2-3 horas) estão ligados a um equipamento sensível às mudanças na resistência vascular; a fisioterapia é contraindicada durante essas sessões em função do potencial de interferir na operação correta da máquina de diálise. Entretanto, pacientes que recebem diálise *contínua*, como a terapia contínua de substituição renal ou a hemodiálise contínua venovenosa, em geral podem ser mobilizados da cama para uma cadeira (após a permissão do médico), tendo como única contraindicação a presença de um ponto de acesso intravenoso femoral. Limitações específicas do equipamento e contraindicações serão revisadas na próxima seção.

Plano de atendimento e intervenções

A mobilização de pacientes dependentes de ventilação requer extrema cautela e representa um padrão clínico avançado do fisioterapeuta,[33] no qual devem ser considerados os riscos em relação aos benefícios. A presença de ventilação mecânica por si só *não* representa uma contraindicação à mobilização do paciente, mas indica um nível de reserva basal respiratória reduzida. A mobilização do indivíduo requer o mais alto nível de conhecimento clínico, julgamento e tomadas de decisão a fim de minimizar os riscos para a segurança do paciente. Indivíduos em estado grave apresentam necessidades variáveis, e o controle clínico é um processo dinâmico que requer entendimento minucioso da doença básica e dos processos fisiológicos, do significado dos valores laboratoriais, da presença e dos efeitos de medicamentos administrados e excelente capacidade de comunicação. Embora o consenso entre os especialistas clínicos sobre a seleção do paciente seguro e os parâmetros de monitoramento para mobilização precoce esteja evoluindo,[34] nenhum padrão de tratamento baseado em evidências foi estabelecido. Atualmente, menos de 10% dos hospitais nos Estados Unidos possuem normas implantadas para quaisquer tipos de intervenções fisioterapêuticas nas UTIs.[35] As normas aqui sugeridas para mobilização precoce e as encontradas na literatura não devem ser consideradas isoladamente, e sim usadas como parte de um processo racional para apoiar as decisões clínicas sobre a condição total do paciente e considerar as preocupações com sua segurança.

A chave para a mobilização eficaz e segura do paciente é o desenvolvimento e a comunicação de uma estratégia coordenada de seleção e monitoramento adequados, fazendo uso de uma estratégia multidisciplinar orientada por objetivos, com foco nas necessidades específicas de cada paciente. A comunicação, colaboração e coordenação íntima entre os membros da equipe são essenciais para prevenir lesões ao paciente. O plano de tratamento para mobilização na UTI deve ser individualizado e baseado em objetivos relacionados a déficits específicos descobertos durante o processo de exame e desenvolvidos em colaboração com o paciente, seus familiares e membros da equipe multidisciplinar de tratamento.

A evolução hospitalar do paciente que necessita de ventilação mecânica depende da condição de saúde inicial e pode ser complicada por diversos fatos, no caso de um extenso período de imobilização.[36,37] Mesmo a imobilização por períodos relativamente curtos tem apresentado efeitos deletérios sobre a força das extremidades inferiores e a massa corporal magra em adultos saudáveis, representativos da faixa etária de diversos pacientes hospitalizados na UTI. Um estudo com 12 indivíduos idosos, saudáveis e moderadamente ativos (faixa etária média de 67 anos) submetidos há 10 dias contínuos de permanência no leito apresentou redução de 15,6% na média da força de extensão do joelho e de 6,3% na massa corporal magra do membro inferior.[38] A imobilização combinada com estresse fisiológico em alguns pacientes criticamente enfermos restritos ao leito pode acarretar complicações de longo prazo, as quais incluem o surgimento de fraqueza neuromuscular persistente advinda do estímulo de mecanismos da resposta inflamatória sistêmica associados a doença grave[39-41] e de problemas psicológicos e neurocognitivos que possam estar ligados a imobilização prolongada e sedação.[42-43] Tais complicações podem contribuir para uma dificuldade subsequente dos pacientes em retomar seus níveis funcionais anteriores à admissão hospitalar.[44,45] A atividade e mobilidade precoces do paciente são fundamentais para evitar complicações.[46,47] Evidências têm demonstrado que a **mobilização precoce do paciente sob ventilação mecânica** é segura,[20,48] pode facilitar o procedimento ventilatório[49] e pode levar à redução da permanência hospitalar.[50]

Os objetivos da fisioterapia de longo prazo, no caso desta paciente que depende de ventilação, incluem a melhora do condicionamento musculoesquelético, a otimização da capacidade aeróbica e o seu preparo para uma eventual liberação para a próxima etapa do tratamento. Os objetivos da fisioterapia de curto prazo devem incluir a mobilização precoce para prevenir complicações de mobilidade e a retomada de qualquer regime de exercícios anterior à admissão. A mobilização da paciente deve ser considerada assim que ela ficar fisiologicamente estável; os exercícios para um receptor de transplante pulmonar devem incluir treinamento de força e aeróbico progressivo. Os **benefícios dos exercícios para o paciente que sofreu transplante pulmonar** incluem força muscular aumentada, reversão parcial da miopatia relacionada aos glicocorticoides, recuperação dos níveis de densidade óssea mineral anteriores ao transplante e redução dos riscos de osteoporose relacionados aos imunossupressores.[51] A progressão das intervenções fisioterapêuticas se baseia na segurança, tolerância às intervenções prévias e estabilidade da saúde do paciente.

Para a mobilização precoce segura do paciente, são necessárias três condições fisiológicas: estabilidade hemodinâmica com reserva cardiovascular adequada, oxigenação suficiente com reserva respiratória adequada e habilidade cognitiva que permita a sua participação na fisioterapia. O Quadro 2.2 relaciona critérios específicos de seleção para que pacientes em estado crítico sejam capazes de participar da fisioterapia.[39,52]

A segurança total do paciente dependente de ventilação é o fator principal quando há mobilização. Antes da intervenção, todos os membros da equipe e equipamentos necessários devem ser reunidos. A equipe adequada pode incluir o enfermeiro e o terapeuta respiratório, assim como qualquer outro profissional de apoio, como auxiliares de enfermagem e reabilitação, necessários à segurança do paciente. O fisioterapeuta deve receber do enfermeiro uma informação atualizada sobre a condição do paciente. Quaisquer restrições de atividade que possam vir a limitar a mobilização (p. ex., instruções de repouso ao leito após um procedimento) devem ser esclarecidas antes do procedimento; o fisioterapeuta pode precisar entrar em contato com o médico em atividade para poder modificar suas instruções.

Considerando que as falhas de comunicação entre os profissionais de saúde têm sido identificadas como a causa primária de erros médicos e comprometimento do paciente (e

Quadro 2.2 CRITÉRIOS COMUNS PARA A MOBILIZAÇÃO DO PACIENTE EM ESTADO CRÍTICO	
Indicações (é seguro mobilizar)	Contraindicações (não mobilizar)
Pressão sanguínea estável, com PAM entre 60 e 110 mmHg	Contraindicações e precauções padrão
FC no repouso < 110 bpm	Novo aparecimento de arritmias cardíacas ou sinais/sintomas de IAM
Padrões respiratórios normais	Nova medicação vasoativa ou ajustes
Ausência de acessos contraindicados no paciente	Bainha femoral
FiO_2 < 0,6	Bomba de balão intra-aórtico
PEEP < 10 cm/H_2O	Hemodiálise intermitente
$SatO_2$ > 90%	

Abreviações: PAM, pressão arterial média; FC, frequência cardíaca; bpm, batimentos por minuto; IAM, infarto agudo do miocárdio; FiO_2, fração de oxigênio inspirado; PEEP, pressão expiratória final positiva; $SatO_2$, saturação de oxigênio.

equipe) em hospitais,[53] o fisioterapeuta deve assumir a responsabilidade de comunicar efetivamente os objetivos de cada intervenção planejada e de garantir que todos os membros da equipe entendam seus papéis e tarefas específicas antes e durante a intervenção.

Ao entrar no quarto, o fisioterapeuta deve rever a intervenção planejada com a paciente e obter permissão para dar continuidade ao tratamento. O nível de dor deve ser avaliado e o enfermeiro deve ser alertado sobre as queixas de dor que possam impedir a sua participação. Os sinais vitais devem ser confirmados e reavaliados quando necessário (p. ex., pressão sanguínea). O ambiente do tratamento deve ser inspecionado e adequado ao procedimento: todos os acessos e ligações à paciente precisam ser localizados, inspecionados e adequadamente assegurados *antes* da sua mobilização; o enfermeiro deve desconectar qualquer equipamento desnecessário. Vários equipamentos usados na UTI (p. ex., bombas de infusão intravenosa) são projetados com fontes de energia internas para permitir sua portabilidade. Pacientes sob monitoramento contínuo (eletrocardiograma [ECG], oximetria de pulso, pressão sanguínea) devem continuar sendo monitorados por equipamentos portáteis (i.e., caixa de telemetria ou monitor de transporte), caso sejam levados para fora do quarto. Monitores portáteis com telas são preferíveis às caixas de telemetria considerando a segurança do paciente, pois fornecem ao fisioterapeuta a informação imediata de alterações fisiológicas durante a sessão de tratamento e podem fornecer informações adicionais (SatO$_2$, PA) sem a necessidade do uso de equipamentos externos. O técnico de monitoramento central deve ser alertado quando a paciente for transferida para o equipamento portátil, para o seu monitoramento não ser interrompido.

Qualquer TET ou conexões da traqueostomia precisam ser inspecionados e protegidos pelo fisioterapeuta; a localização do TET deve ser anotada e confirmada pelo enfermeiro ou terapeuta respiratório antes e após a sessão de tratamento. É necessária a assistência de um terapeuta para mobilizar a paciente dependente de ventilação além de uma cadeira à sua cabeceira.[19,54] O terapeuta respiratório pode conectar o equipamento ventilatório existente a um tanque de oxigênio portátil ou utilizar um equipamento portátil para o transporte, dependendo das capacidades do equipamento. Alguns pesquisadores de mobilização precoce sugeriram a elevação da FiO$_2$ em 0,2 durante a mobilização para garantir a oxigenação adequada ao paciente;[54] entretanto, o fisioterapeuta deve discutir quaisquer alterações a serem feitas nos valores de FiO$_2$ com o terapeuta ou médico antes da atividade proposta. Alguns equipamentos ventilatórios, quando em modo de transporte, não são capazes de regular a FiO$_2$ e podem apenas liberar oxigênio a 100%; nesse caso, haverá necessidade de um tanque de oxigênio sobressalente devido à sua exaustão relativamente rápida. Pacientes recém-transplantados podem necessitar do uso de máscara fora do quarto, dependendo do programa de transplante ou da política institucional de controle de infecções. Algumas UTIs possuem equipamento de filtração de ar especializado que elimina a necessidade do uso de uma máscara pelo paciente. Todas as precauções de isolamento devem ser observadas.

Durante a sessão de mobilização, o fisioterapeuta deve observar com cuidado sinais e sintomas de intolerância. Sinais vitais, incluindo oximetria de pulso contínuo, precisam ser monitorados antes, durante e após a mobilização. Os indicadores da oximetria de pulso adaptados para a ponta dos dedos são sensíveis às alterações na temperatura da pele ou perfusão. Um firme aperto feito pelo paciente sobre um equipamento de suporte (p. ex., andador) pode gerar falta de leitura ou leituras falsamente baixas. Em caso de suspeita de imprecisão, os indicadores de oximetria podem necessitar de reajuste. Localizações alternativas incluem a mão não relacionada da paciente (em caso de uso de uma bengala), a fronte ou o lóbulo da orelha. A paciente deve ser questionada com frequência durante a mobilização quanto ao esforço e aos níveis de dispneia usando a Escala de Percepção Subjetiva de Esforço de Borg ou uma escala dispneica alternativa adequada. A fim de se obter segurança adicional durante a deambulação, atrás da paciente deve haver uma pessoa levando uma cadeira de rodas, para o caso de fadiga excessiva ou necessidade emergencial de se sentar. Ao final da sessão de mobilização, a resposta da paciente ao tratamento deve ser avaliada. A campainha de chamada do enfermeiro deve ser colocada ao alcance da paciente. O fisioterapeuta precisa reinspecionar todos os acessos e conexões da paciente e retornar os acessos e equipamentos ao seu estado original. O técnico da aparelhagem deve ser alertado e o enfermeiro, atualizado, caso não tenha participado do tratamento. Os detalhes da sessão de fisioterapia devem ser documentados, incluindo os sinais vitais antes, durante e após a sessão, a resposta da paciente ao tratamento, quaisquer alterações significativas ocorridas nos sinais e sintomas monitorados, a posição de quaisquer TETs antes e depois da mobilização e os equipamentos ventilatórios (p. ex., programa, FiO_2, PEEP).

Recomendações clínicas baseadas em evidências

SORT (*Strength of Recommendation Taxonomy*): Força da Taxonomia de Recomendação
A: Evidências consistentes, de boa qualidade e recomendadas para o paciente
B: Evidências inconsistentes ou de qualidade limitada recomendadas para o paciente
C: Evidências consensuais, recomendadas para a doença, prática comum, opinião de especialista ou série de casos

1. Se as precauções forem tomadas, a mobilização precoce de pacientes realizada pelos fisioterapeutas é segura, bem tolerada e reduz o tempo total de permanência hospitalar. **Grau A**
2. A mobilização precoce do paciente acelera o desmame do equipamento ventilatório. **Grau B**
3. Intervenções fisioterapêuticas estruturadas melhoram a capacidade funcional e a qualidade de vida dos pacientes com rejeição crônica do enxerto pulmonar. **Grau B**

PERGUNTAS PARA REVISÃO

2.1 Um fisioterapeuta estabeleceu o objetivo de realizar mobilização precoce em um paciente sob ventilação mecânica na UTI. Qual das seguintes opções se refere a uma justificativa adequada para a mobilização de um paciente em estado crítico?
   A. Prevenção de fraqueza muscular, incluindo o comprometimento crítico de miopatia/polineuropatia.
   B. Melhora da função respiratória.
   C. Prevenção de lesões cutâneas.
   D. Todas as respostas anteriores.

2.2 Os valores de referência da hemoglobina e do hematócrito de um adulto oscilam entre 9 e 14 g/dL e 36 e 50%, respectivamente. Um paciente com nível de hemoglobina de 7,2 e hematócrito de 23,6% estaria aguardando um transplante pulmonar, com diagnóstico de FPI e indicação de segurança para atividades e mobilização?
   A. Sim, mas o fisioterapeuta deverá monitorar sinais e sintomas de intolerância à atividade.
   B. Não, níveis de hemoglobina < 8,0 g/dL e de hematócrito < 25% representam contraindicações para a fisioterapia.
   C. Possivelmente, dependendo de outros fatores.
   D. Fisioterapeutas não estão qualificados para tratar pacientes com transplante pulmonar.

2.3 Complicações advindas de fármacos imunossupressores usados no período pós--transplante incluem:
   A. Osteoporose.
   B. Risco aumentado para infecções.
   C. Tumores.
   D. Todas as respostas anteriores.

2.4 Qual das seguintes condições é comumente encontrada tanto em pacientes com FPI quanto em casos de bronquiolite obliterante pós-transplante?
   A. Osteoartrite.
   B. DRGE.
   C. Doença vascular periférica.
   D. Miocardiopatia isquêmica.

RESPOSTAS

2.1 **D.** Todas as escolhas são justificativas corretas para mobilização precoce na UTI. A mobilização precoce do paciente pode prevenir a fadiga generalizada adquirida pela doença, melhorar a função pulmonar, prevenir escaras e reduzir o risco da pneumonia adquirida pelo aparelho ventilatório, devido à extubação precoce do equipamento.

2.2 **C.** Níveis reduzidos de hemoglobina e hematócrito correspondem a uma habilidade reduzida para capturar e transportar oxigênio a nível celular. A atividade e a mobilização do paciente anêmico é uma precaução para iniciar a terapia; a decisão deve ser tomada com base nas tendências recentes e passadas dos níveis de hemoglobina e dhematócrito e saturações de oxigênio. Uma queda *repentina* na hemoglobina, no hematócrito ou em ambos pode indicar possível distúrbio hemorrágico e necessitar de tratamento até que a questão seja resolvida; por outro lado, pacientes com anemia crônica podem ser assintomáticos e tolerar atividade normal. No caso do paciente que está aguardando um transplante de órgãos, os médicos podem evitar a transfusão sanguínea em função das complicações adicionais advindas da incompatibilidade de tecidos quando na procura de futuros doadores. Tais pacientes podem receber eritropoetina para ativar a sua própria produção de eritrócitos. O fisioterapeuta deve monitorar sinais e sintomas de intolerância ao exercício (p. ex., respiração curta, frequência respiratória (FR) aumentada, tontura, vertigens, fadiga aumentada) em todos os pacientes com baixa capacidade de transporte de oxigênio.

2.3 **E.** Todas as complicações são advindas do uso de fármacos imunossupressores. A osteoporose se desenvolve em metade dos pacientes transplantados e a incidência de fraturas vertebrais é de 1 em cada 3.[26] A imunossupressão reduz a capacidade do corpo para lutar contra infecções, as quais representam uma das principais causas de óbito no primeiro ano pós-transplante. O reaparecimento de diabetes melito ocorre em 13,4% dos pacientes que receberam transplante de órgão sólido.[55] Mais da metade dos receptores de transplante caucasianos irá desenvolver câncer de pele como resultado do uso prolongado de fármacos imunossupressores.[56]

2.4 **B.** A DRGE apresenta maior prevalência em pacientes pré-transplantados com FPI e pós-transplantados com SBO. Um estudo com 66 pacientes com FPI estabelecida revelou uma prevalência de 87% para os níveis anormais de refluxo ácido em quase metade (47%) dos pacientes desconhecedores de sintomas de DRGE.[1] Osteoartrite, doença vascular periférica e miocardiopatia isquêmica não são, por si só, identificadas em pacientes com transplante pulmonar. A gota, uma forma de artrite, ocorre em 7,6% dos pacientes pós-transplante renal por volta do terceiro ano.[57]

REFERÊNCIAS

1. Raghu G, Freudenberger TD, Yang S, et al. High prevalence of abnormal acid gastro-oesophageal reflux in idiopathic pulmonary fibrosis. *Eur Respir J.* 2006;27:136-142.
2. Morehead RS. Gastro-oesophageal reflux disease and non-asthma lung disease. *Eur Respir Rev.* 2009;18:233-243.
3. Frankel SK, Schwarz MI. Update in idiopathic pulmonary fibrosis. *Curr Opin Pulm Med.* 2009;15:463-469.
4. Agarwal R, Jindal SK. Acute exacerbation of idiopathic pulmonary fibrosis: a systematic review. *Eur J Intern Med.* 2008;19:227-235.
5. American Thoracic Society. Idiopathic pulmonary fibrosis: diagnosis and treatment. International consensus statement. American Thoracic Society (ATS), and the European Respiratory Society (ERS). *Am J Respir Crit Care Med.* 2000;161:646-664.
6. 2009 Scientific Registry of Transplant Recipients Annual Report. Available at: http://www.ustransplant.org/annual_reports/current/105_dh.pdf. Accessed May 16, 2012.
7. Mason DP, Brizzio ME, Alster JM, et al. Lung transplantation for idiopathic pulmonary fibrosis. *Ann Thorac Surg.* 2007;84:1121-1128.
8. Christie JD, Edwards LB, Aurora P, et al. Registry of the International Society for Heart and Lung Transplantation: twenty-fifth official adult lung and heart/lung transplantation report 2008. *J Heart Lung Transplant.* 2008;27:957-969.
9. Neurohr C, Huppmann P, Thum D, et al. Potential functional and survival benefit of double over single lung transplantation for selected patients with idiopathic pulmonary fibrosis. *Transpl Int.* 2010;23:887-896.
10. Thabut G, Christie JD, Ravaud P, et al. Survival after bilateral versus single-lung transplantation for idiopathic pulmonary fibrosis. *Ann Intern Med.* 2009;151:767-774.
11. DeVito Dabbs AD, Hoffman LA, Iacono AT, et al. Pattern and predictors of early rejection after lung transplantation. *Am J Crit Care.* 2003;12:497-507.
12. Christie JD, Edwards LB, Aurora P, et al. The registry of the International Society for Heart and Lung Transplantation: twenty-sixth official adult lung and heart-lung transplantation report-2009. *J Heart Lung Transplant.* 2009;28:1031-1049.
13. Zhang Y, Wroblewski M, Hertz MI, et al. Analysis of chronic lung transplant rejection by MALDITOF profiles of bronchoalveolar lavage fluid. *Proteomics.* 2006;6:1001-1010.

14. Finlen Copeland CA, Snyder LD, Zaas DW, et al. Survival after bronchiolitis obliterans syndrome among bilateral lung transplant recipients. *Am J Respir Crit Care Med.* 2010;182:784-789.
15. Murthy SC, Nowicki ER, Mason DP, et al. Pretransplant gastroesophageal reflux compromises early outcomes after lung transplantation. *J Thorac Cardiovasc Surg.* 2011;142:47-52.
16. Keshavjee S. Retransplantation of the lung comes of age. *J Thorac Cardiovasc Surg.* 2006;132:226-228.
17. Fusar-Poli P, Lazzaretti M, Ceruti M, et al. Depression after lung transplantation: causes and treatment. *Lung.* 2007;185:55-65.
18. Morris PE. Moving our critically ill patients: mobility barriers and benefits. *Crit Care Clin.* 2007;23:1-20.
19. Hopkins RO, Spuhler VJ. Strategies for promoting early activity in critically ill mechanically ventilated patients. *AACN Adv Crit Care.* 2009;20:277-289.
20. Bailey P, Thomsen GE, Spuhler VJ, et al. Early activity is feasible and safe in respiratory failure patients. *Crit Care Med.* 2007;35:139-145.
21. Hopkins RO, Spuhler VJ, Thomsen GE. Transforming ICU culture to facilitate early mobility. *Crit Care Clin.* 2007;23:81-96.
22. Hachem RR, Yusen RD, Chakinala MM, et al. A randomized controlled trial of tacrolimus versus cyclosporine after lung transplantation. *J Heart Lung Transplant.* 2007;26:1012-1018.
23. Palmer SM, Baz MA, Sanders L, et al. Results of a randomized, prospective, multicenter trial of mycophenolate mofetil versus azathioprine in the prevention of acute lung allograft rejection. *Transplantation.* 2001;71:1772-1176.
24. Maalouf NM, Shane E. Osteoporosis after solid organ transplantation. *J Clin Endocrinol Metab.* 2005;90:2456-2465.
25. Aris RM, Neuringer IP, Weiner MA, et al. Severe osteoporosis before and after lung transplantation. *Chest.* 1996;109;1176-1183.
26. Cohen A, Shane E. Osteoporosis after solid organ and bone marrow transplantation. *Osteoporos Int.* 2003;14:617-630.
27. Rodino MA, Shane E. Osteoporosis after organ transplantation. *Am J Med.* 1998;104:459-469.
28. Van Staa TP, Leufkens HG, Abenhaim L, et al. Use of oral corticosteroids and risk of fractures. *J Bone Miner Res.* 2000;15:993-1000.
29. Lu BS, Bhorade SM. Lung transplantation for interstitial lung disease. *Clin Chest Med.* 2004;25:773-782.
30. Shane E, Burr D, Ebeling PR, et al. Atypical subtrochanteric and diaphyseal femoral fractures: report of a task force of the American Society for Bone and Mineral Research. *J Bone Miner Res.* 2010;25:2267-2294.
31. FDA Patient Safety News. *Severe pain with osteoporosis drugs.* Show #73, March 2008. Available at: http://www.accessdata.fda.gov/scripts/cdrh/cfdocs/psn/transcript.cfm?show=73. Accessed May 16, 2012.
32. Targownik LE, Lix LM, Metge CJ, et al. Use of proton pump inhibitors and risk of osteoporosisrelated fractures. *CMAJ.* 2008;179:319-326.
33. Perme C, Chandrashekar R. Early mobility and walking program for patients in intensive care units: creating a standard of care. *Am J Crit Care.* 2009;18:212-221.
34. Hanekom S, Gosselink R, Dean E, et al. The development of a clinical management algorithm for early physical activity and mobilization of critically ill patients: synthesis of evidence and expert opinion and its translation into practice. *Clin Rehab.* 2011;25:771-787.
35. Hodgin KE, Nordon-Craft A, McFann KK, et al. Physical therapy utilization in intensive care units: results from a national survey. *Crit Care Med.* 2009;37:561-568.

36. MacIntyre NR. Mechanical ventilator dependency: etiologies, management, and outcome. Program of the 12th European Respiratory Society Annual Congress; September 14-18, 2002; Stockholm, Sweden. Retrieved March 2, 2009 from Medline database.
37. Dock W. The evil sequelae of complete bed rest. *JAMA*. 1944;125:1083-1085.
38. Kortebein P, Ferrando A, Lombeida J, et al. Effect of 10 days of bed rest on skeletal muscle in healthy adults. *JAMA*. 2007;297:1772-1774.
39. De Jonghe B, Lacherade JC, Durand MC, et al. Critical illness neuromuscular syndromes. *Crit Care Clin*. 2007;23:55-69.
40. Bercker S, Weber-Carstens S, Deja M, et al. Critical illness polyneuropathy and myopathy in patients with acute respiratory distress syndrome. *Crit Care Med*. 2005;33:711-715.
41. Johnson KL. Neuromuscular complications in the intensive care unit: critical illness polyneuromyopathy. *AACN Clinical Issues*. 2007;18:167-180. Available at: http://www.nursingcenter.com/library/ JournalArticle.asp?Article_ID=714674. Accessed May 16, 2012.
42. Desai SV, Law TJ, Needham DM. Long-term complications of critical care. *Crit Care Med*. 2011;39:371-379.
43. Davydow DS, Desai SV, Needham D, et al. Psychiatric morbidity in survivors of the acute respiratory distress syndrome: a systematic review. *Psychosomatic Med*. 2008;70:512-519.
44. Dowdy DW, Eid MP, Dennison CR, et al. Quality of life after acute respiratory distress syndrome: a meta-analysis. Intensive *Care Med*. 2006;32:1115-1124.
45. Combes A, Costa MA, Trouillet JL, et al. Morbidity, mortality, and quality-of-life outcomes in patients requiring > or =14 days of mechanical ventilation. *Crit Care Med*. 2003;31:1373-1381.
46. Needham DM, Chandolu S, Zanni J. Interruption of sedation for early rehabilitation improves outcomes in ventilated, critically ill adults. *Aust J Physiother*. 2009;55:210.
47. Griffiths RD, Hall JB. Intensive care unit-acquired weakness. *Crit Care Med*. 2010;38:779-787.
48. Needham DM. Mobilizing patients in the intensive care unit: improving neuromuscular weakness and physical function. *JAMA*. 2008;300;1685-1690.
49. Burns RJ, Jones FL. Letter: early ambulation of patients requiring ventilatory assistance. *Chest*. 1975;68:608.
50. Morris PE, Goad A, Thompson C, et al. Early intensive care unit mobility therapy in the treatment of acute respiratory failure. *Crit Care Med*. 2008;36:2238-2243.
51. Mitchell MJ, Baz MA, Fulton MN, et al. Resistance training prevents vertebral osteoporosis in lung transplant recipients. *Transplantation*. 2003;76:557-562.
52. Stiller K, Phillips A. Safety aspects of mobilising acutely ill inpatients. *Physiotherapy Theory and Practice*. 2003;19:239-257.
53. Rose L. Interprofessional collaboration in the ICU: how to define? *Nurs Crit Care*. 2011;16:5-10.
54. Korupolu R, Gifford JM, Needham DM. Early mobilization of critically ill patients: reducing neuromuscular complications after intensive care. *Contemp Crit Care*. 2009;6:1-11.
55. Heisel O, Heisel R, Balshaw R, et al. New onset diabetes mellitus in patients receiving calcineurin inhibitors: a systematic review and meta-analysis. *Am J Transpl*. 2004;4:583-595.
56. Euvrard S, Kanitakis J, Claudy A. Skin cancers after organ transplantation. *N Engl J Med*. 2003;348:1681-1691.
57. Abbott KC, Kimmel PL, Dharnidharka V, et al. New-onset gout after kidney transplantation: incidence, risk factors and implications. *Transplantation*. 2005;80:1383-1391.

Delirium

Laura White
Jeremy Fletcher

CASO 3

Um homem de 78 anos foi internado no hospital há dois dias com queixas de dor no quadril direito após uma queda em casa. Seu histórico de saúde inclui doença coronariana, glaucoma e perda moderada de audição. Ele foi diagnosticado com uma fratura intertrocantérica do fêmur direito e passou por uma cirurgia de redução aberta e fixação interna (RAFI) da fratura, não havendo complicações no procedimento. As medicações relevantes utilizadas no hospital incluem Percocet, Lovenox, Colace e Benadryl. Você é chamado para avaliar e tratar o paciente no primeiro dia pós-operatório. Com base em uma revisão do prontuário, você observa que o paciente apresenta vários fatores de risco para delirium. Ele será liberado para um setor de enfermagem a fim de prosseguir com a reabilitação física nos próximos dias. O paciente é um contador aposentado e vive sozinho em uma casa térrea. Ele circula de maneira independente em sua comunidade e não possui histórias anteriores de quedas.

▶ Que sinais observados no exame podem estar associados ao diagnóstico de delirium?
▶ Quais seriam os exames mais apropriados?
▶ Quais seriam as possíveis complicações que poderiam interferir na fisioterapia?
▶ Qual é o prognóstico para a reabilitação?
▶ Quais são as intervenções fisioterapêuticas mais apropriadas?
▶ Que precauções deveriam ser tomadas durante as intervenções e o exame fisioterapêutico?

DEFINIÇÕES-CHAVE

AGITAÇÃO PSICOMOTORA: atividade motora e mental excessiva e sem propósito.
FATOR PRECIPITANTE: evento temporal que aumenta o risco de se desenvolver uma doença ou distúrbio em particular.
FATOR PREDISPONENTE: característica intrínseca de um indivíduo que aumenta a sua vulnerabilidade para desenvolver uma doença ou distúrbio em particular.
RETARDO PSICOMOTOR: lentidão generalizada da atividade motora e mental.

Objetivos

1. Enumerar os fatores predisponentes e precipitantes de delirium na unidade de tratamento intensivo.
2. Reconhecer sinais e sintomas dos subtipos hiperativo, hipoativo e misto do delirium.
3. Identificar uma ferramenta clínica válida e confiável que possa ser usada para identificar o delirium na unidade de tratamento intensivo.
4. Descrever intervenções clínicas preventivas para pacientes de tratamento intensivo que apresentem risco de desenvolver delirium.
5. Discutir intervenções que possam ser incluídas no plano de fisioterapia do tratamento de pacientes com delirium na unidade de tratamento intensivo.
6. Reconhecer as possíveis reações adversas aos medicamentos (RAMs) que podem afetar o tratamento fisioterapêutico de pacientes com delirium.

Considerações sobre a fisioterapia

Considerações sobre a fisioterapia durante o tratamento do indivíduo com delirium:

- **Cuidados/Objetivos do plano geral de fisioterapia:** prevenir ou minimizar a perda de amplitude de movimento (ADM), força e capacidade funcional aeróbica; maximizar a independência funcional; reduzir o risco de quedas e lesões relacionadas ao movimento
- **Intervenções fisioterapêuticas:** treinamento do paciente e do cuidador sobre técnicas de reorientação e estímulo cognitivo; treinamento do cuidador em relação à segurança durante a mobilização; intervenções para sentar e posicionar o paciente a fim de reduzir o uso de barreiras físicas e químicas; comunicação e coordenação do tratamento com a equipe multidisciplinar para diminuir a gravidade e a duração do delirium
- **Precauções durante a fisioterapia:** monitorar o desconforto físico e emocional; realizar supervisão física minuciosa para reduzir o risco de quedas; identificar potenciais RAMs; monitorar a dor; monitorar com cuidado os sinais vitais e níveis de saturação de oxigênio ($SatO_2$)
- **Complicações que interferem na fisioterapia:** comprometimento da memória, desatenção, nível alterado de consciência, percepção sensorial comprometida, retardo psicomotor, agitação psicomotora, quedas, comportamento violento consigo mesmo e com os outros

Visão geral da patologia

O delirium é uma síndrome neuropsiquiátrica complexa prevalente, ainda que não diagnosticada, na unidade de tratamento intensivo. A prevalência do delirium em indivíduos hospitalizados varia de acordo com a população de pacientes e a unidade clínica, sendo a maior prevalência observada em pacientes idosos que tenham passado por um procedimento cirúrgico ou que estejam em uma unidade de tratamento intensivo (UTI).[1] A incidência do delirium varia de 14 a 42% nos pacientes idosos admitidos na medicina interna geral ou nas unidades geriátricas de tratamento intensivo e de 28 a 61% em pacientes idosos tratados por fraturas dos quadris.[2] O delirium também é mais prevalente no período após uma anestesia e na UTI de pacientes jovens e pediátricos, embora sua apresentação clínica possa ser um tanto diferente nas populações jovens.[3,4] A doença também tem sido observada em indivíduos hospitalizados com câncer avançado, acidente vascular cerebral (AVC) e após cirurgia cardíaca.[5,6]

As principais características clínicas do delirium são alterações *agudas* no nível de consciência e na função cognitiva, que flutuam durante o dia.[7] Desatenção, distúrbios de percepção, agitação ou retardo psicomotor e distúrbios do sono são outras características comuns.[8] A apresentação clínica pode ser muito variada, de forma que o delirium é categorizado em três subtipos com base nos sinais motores: hiperativo, hipoativo e misto.[9,10] O subtipo hiperativo é caracterizado por agitação psicomotora, manifestada por inquietação, por alterações frequentes de posição, pelo ato de bater os dedos constantemente e pela agressividade. O subtipo hipoativo caracteriza-se por retardo psicomotor, que pode se apresentar como uma resposta lenta ou ausente ao estímulo verbal, movimentação lenta generalizada e olhar perdido. Os indivíduos que se encaixam no subtipo misto apresentam comportamento motor flutuante, demonstrando características dos subtipos hiperativo e hipoativo.

O delirium é causado por doença subjacente, intoxicação ou abstinência de substâncias, efeitos adversos da medicação adotada, exposição à toxina ou combinação desses fatores.[7] Um diagnóstico de delirium baseia-se em achados da anamnese, exame físico e testes laboratoriais. Os achados devem confirmar que o delirium é um resultado fisiológico direto de um ou mais fatores etiológicos anteriormente mencionados. Os mecanismos fisiológicos exatos pelos quais o delirium se desenvolve não são bem conhecidos, embora pareça que todos os fatores etiológicos levam a uma anormalidade na função e na síntese de neurotransmissores do sistema nervoso central (SNC).[11,12] A presença de um ou mais fatores não garante que um indivíduo irá apresentar delirium. Na verdade, uma interação complexa entre os fatores predisponentes (vulnerabilidade) e os fatores precipitantes (clínicos) aumenta o risco de desenvolvimento da condição. Os fatores predisponentes na unidade de tratamento intensivo incluem idade igual ou superior a 65 anos, comprometimento cognitivo preexistente, presença de doença grave e fratura atual do quadril.[13] A alteração da visão e níveis sanguíneos anormais de creatinina e nitrogênio ureico no momento da admissão são fatores predisponentes adicionais em pacientes idosos.[14] Os fatores precipitantes incluem desorientação, constipação, desidratação, hipoxia, imobilidade, infecção, medicações múltiplas (i.e., três ou mais adições durante a hospitalização), dor, má nutrição, comprometimento sensorial e insônia.[13] Como os fatores predisponentes não são passíveis de modificação, as intervenções para reduzir a incidência do delirium na UTI buscam minimizar a ocorrência dos fatores precipitantes.

O acompanhamento do delirium por meio da prevenção e do tratamento na UTI pode melhorar o prognóstico do paciente. A condição está associada a vários achados clínicos adversos, incluindo taxas de mortalidade elevadas, taxas aumentadas de internação em asilos e risco elevado para o desenvolvimento de demência.[15] Os custos do hospital são mais altos para os pacientes com delirium, já que essa condição está associada a um maior período de acompanhamento pela enfermagem e a uma hospitalização mais prolongada.[12] Parece que a forma mais efetiva de reduzir a incidência e os efeitos adversos do delirium é a prevenção. **Programas de intervenção multicompetentes** com o objetivo de identificar pacientes de alto risco e reduzir o número de fatores precipitantes na UTI podem ser mais eficazes do que intervenções isoladas.[13,16,17] Os programas de prevenção incluem intervenções como avaliação médica diária feita por um geriatra, mobilização precoce após a cirurgia, monitoramento da ingestão de fluidos (para evitar a desidratação) e reorientação e comunicação especializada entre os profissionais de saúde. É necessária a atuação de uma equipe multidisciplinar para serem considerados os diversos componentes dessas intervenções profiláticas. Em pacientes diagnosticados com delirium, o tratamento inicial geralmente busca identificar e tratar as etiologias subjacentes.[2,13] Intervenções não farmacológicas, como a reorientação e a mobilização, devem ser iniciadas com a intenção de reduzir a duração e a gravidade do episódio de delirium. Em casos de extremo desconforto físico ou emocional, nos quais o paciente pode prejudicar a si ou a terceiros, o emprego breve (por uma semana ou menos) de um agente antipsicótico, como aloperidol ou olanzapina, pode ser indicado.[13,18]

Tratamento fisioterapêutico do paciente

O fisioterapeuta da UTI desempenha um papel importante na equipe multidisciplinar no sentido de identificar, prevenir e tratar o delirium. Durante a avaliação fisioterapêutica e nas subsequentes visitas ao paciente, o profissional avalia alterações na cognição, função motora e mobilidade. Em alguns casos, as alterações agudas e intermitentes de consciência, cognição e função psicomotora que caracterizam o delirium podem ser identificadas mais rápida e facilmente pelo fisioterapeuta do que pelos demais membros da equipe. Como a mobilização parece ser um fator importante na prevenção e no tratamento do delirium, experiência e habilidade clínica do fisioterapeuta costumam ser necessárias para educar os familiares e outros membros da equipe multidisciplinar sobre a mobilização segura de indivíduos com doenças graves e/ou com múltiplas comorbidades. Os principais papéis do fisioterapeuta no tratamento de um paciente que apresenta um episódio de delirium são: (1) prevenir ou minimizar a perda de ADM, força e capacidade funcional aeróbica; (2) promover mobilidade segura e frequente; e (3) prevenir, avaliar e tratar a dor por meio de intervenções não farmacológicas.

Exame, avaliação e diagnóstico

Antes de se iniciar qualquer teste ou avaliação, o fisioterapeuta deve rever o prontuário e entrevistar o paciente e seus cuidadores, quando possível, a fim de determinar os riscos de desenvolver delirium.[19] O fisioterapeuta deve se familiarizar com as causas comuns e com os fatores predisponentes e precipitantes da condição (Quadro 3.1). No caso do paciente que não teve o diagnóstico estabelecido, mas que apresenta sinais e sintomas, a etiologia pode não ter sido ainda identificada pelos médicos especialistas da equipe multidisciplinar.

Durante a avaliação, o fisioterapeuta deve investigar a presença de delirium nos pacientes que se encontram em alto risco, com base nas informações fornecidas pelo prontuário e pelas entrevistas com o paciente/cuidadores. Indivíduos que não apresentam um número significativo de fatores predisponentes e precipitantes, mas que demonstram quaisquer sinais consistentes com delirium também devem ser investigados. Por exemplo, achados na avaliação, como letargia e resposta física lenta a comandos verbais, devem representar "bandeiras vermelhas" para o fisioterapeuta, de que uma investigação posterior é indicada. O profissional deve estar muito atento aos sinais de delirium hipoativo, pois esse subtipo costuma ser subdiagnosticado.[9] Os profissionais de saúde costumam considerar, de forma errônea, que um nível reduzido de consciência e um retardo psicomotor representam sinais normais do processo de envelhecimento ou da enfermidade. Com base apenas na informação reunida a partir do prontuário, o paciente deste estudo de caso apresenta pelo menos sete fatores predisponentes e precipitantes de delirium: doença coronariana (condição de saúde prévia), adição de mais de três fármacos durante a hospitalização, RAMs (Percocet e Benadryl),[11] idade avançada, fratura de quadril, glaucoma (comprometimento da visão) e perda moderada de audição (comprometimento sensorial). Também pode-se deduzir racionalmente que, no primeiro dia pós-cirúrgico do tratamento da fratura de quadril, o paciente se apresentaria com pelo menos alguns dos fatores precipitantes de delirium: dor, mobilidade reduzida e constipação.

Algumas ferramentas padronizadas para investigar o delirium foram validadas para uso na UTI.[20,21] Uma das ferramentas mais utilizadas é o **Método de Avaliação da Confusão** (MAC), que foi desenvolvido para o uso de médicos não psiquiatras.[8] O MAC pode ser usado tanto para identificar quanto para diagnosticar o delirium, mas

Quadro 3.1 ETIOLOGIAS COMUNS E FATORES PREDISPONENTES E PRECIPITANTES DE DELIRIUM

Etiologias[1,7,23]	Fatores predisponentes[13,14]	Fatores precipitantes[13,14]
Doenças prévias (infecciosas, metabólicas, endócrinas, cardiovasculares e/ou cerebrovasculares) Abuso de substâncias Abstinência de substâncias RAMs Exposição à toxina Combinação de quaisquer dos fatores acima	Idade ≥ 65 anos Comprometimento cognitivo preexistente Presença de enfermidade grave Fratura atual de quadril Comprometimento da visão Relação ureia/creatinina >18	Desorientação Constipação Desidratação Hipoxia Imobilidade Infecção Medicações múltiplas (≥ 3 novos medicamentos durante a hospitalização) Dor Desnutrição Comprometimento sensorial Insônia

Abreviação: RAMs, reações adversas a medicamentos.

não deve ser usado como uma medida da gravidade do sintoma, nem antes, nem após o estabelecimento do diagnóstico. O MAC é uma ferramenta de seleção breve, que pode ser completada em cinco minutos, com base na observação do paciente durante uma entrevista estruturada. A ferramenta compreende duas fases: um instrumento de avaliação que contém itens relacionados às nove características clínicas do delirium e um algoritmo diagnóstico com foco nas quatro características que mais diferenciam o delirium de outras condições psiquiátricas (p. ex., depressão e demência). Essas quatro características diferenciais são: (1) aparecimento agudo e curso intermitente, (2) falta de atenção, (3) pensamento desorganizado e (4) nível de consciência alterado. O diagnóstico de delirium com base nos resultados do MAC requer a presença de *ambas* as características 1 e 2 e de *uma das* características 3 ou 4. Embora equipes multidisciplinares possam escolher pesquisar e diagnosticar o delirium usando uma variedade de métodos ou protocolos, o fisioterapeuta pode proceder sua investigação administrando a sessão de avaliação do MAC e informando suas conclusões ao médico especialista que poderá, em seguida, utilizar os critérios do algoritmo diagnóstico para estabelecer o diagnóstico. O MAC-UTI é uma adaptação do MAC que pode ser utilizada com pacientes que não falam e que dependem de ventilação mecânica.[22] Os indivíduos precisam responder aos comandos verbais, pois um teste auditivo ou visual é usado para avaliar sua atenção.

Um paciente pode apresentar delirium a qualquer momento durante a hospitalização, de modo que o fisioterapeuta deve avaliar informalmente seu estado cognitivo e nível de consciência durante cada encontro. O fisioterapeuta deve estar muito atento quando trabalhar com pacientes em unidades hospitalares que não possuem protocolos para avaliação de delirium pela enfermagem a cada troca de turno.

Plano de atendimento e intervenções

Quando estiver desenvolvendo o prognóstico fisioterapêutico, os objetivos e as recomendações para a alta dos pacientes com delirium, o fisioterapeuta deve considerar seus efeitos negativos sobre os resultados cognitivos e funcionais. Pacientes com essa condição tendem a se reabilitar de uma forma mais lenta do que os que não a apresentam, e os efeitos adversos podem persistir por ≥ 12 meses após a hospitalização.[24,25] Pacientes com fratura de quadril que desenvolvem delirium pós-operatório são menos propensos a retornar às suas condições ambulatoriais pré-fratura (iniciais) e às atividades da vida diária (AVDs) do que aqueles sem delirium pós-operatório.[26-28] Os períodos de tempo para alcançar os objetivos fisioterapêuticos devem prever um progresso mais lento em direção à função inicial e períodos mais longos de permanência hospitalar. As recomendações para o setor de alta devem considerar se o delirium do paciente foi resolvido até o momento. Se o paciente for liberado para um ambiente familiar, como sua própria casa, será mais benéfico do que a transferência para uma unidade de reabilitação não familiar.[29]

O fisioterapeuta deve fazer uso de habilidades específicas de comunicação e modificar o ambiente físico quando estiver tratando pacientes que tenham desenvolvido, ou que se encontrem em risco de desenvolver delirium. Os objetivos de comunicação durante a visita do fisioterapeuta são reorientar o paciente e manter a sua percepção de um ambiente calmo e seguro. As estratégias específicas de comunicação estão relacionadas no Quadro 3.2.

O fisioterapeuta deve instruir a família e os amigos do paciente a reorientá-lo frequentemente e a participar de suas atividades cognitivas, como as atividades de memória e a discussão de eventos atuais.[13,30]

O fisioterapeuta também deve modificar o ambiente do paciente em um esforço para reorientá-lo e acalmá-lo, proporcionando um local íntimo e promovendo uma mobilização segura e frequente. O transporte do indivíduo portador ou em risco de desenvolver delirium para um local de tratamento barulhento deve ser evitado, quando possível. As normas clínicas incluem sugestões para intervenções não farmacológicas para tratar o delirium[13,30,31] (Quadro 3.3).

O fisioterapeuta pode precisar educar os cuidadores do paciente portador ou em risco de desenvolver delirium, no sentido de oferecer a ele uma mobilização frequente. Os pacientes capazes de caminhar devem andar pelo menos três vezes ao dia, e os incapazes de deambular devem se movimentar por pelo menos 15 minutos, 3 vezes ao dia.[13,30] Como a hipoxia é um fator precipitante de delirium, o fisioterapeuta deve monitorar minuciosamente e otimizar a saturação de oxigênio durante as intervenções fisioterapêuticas.[13] Adequar as necessidades do paciente para mobilidade frequente e saturação ideal de oxigênio pode requerer a comunicação e a coordenação com outros membros da equipe.

Realizar avaliação e tratamento não farmacológico da dor no paciente portador ou em risco de desenvolver delirium é o principal papel do fisioterapeuta. A dor é um fa-

---

Quadro 3.2 ESTRATÉGIAS PARA COMUNICAÇÃO COM O PACIENTE PORTADOR OU EM RISCO DE DESENVOLVER DELIRIUM[13,30,31]

- Assegurar-se de que o paciente está fazendo uso de qualquer equipamento de ajuda visual ou auditivo necessário
- Reorientar o paciente quanto às referências de nome, local, data e situação
- Apresentar-se pelo nome e função
- Estabelecer uma comunicação clara e concisa
- Evitar jargões médicos
- Oferecer reafirmações verbais e não verbais
- Manter o contato visual
- Promover a comunicação entre o paciente e sua família/amigos
- Iniciar atividades de memória

Quadro 3.3 MODIFICAÇÕES SUGERIDAS PARA O AMBIENTE/TRATAMENTO DO PACIENTE PORTADOR OU EM RISCO DE DESENVOLVER DELIRIUM

- Posicionar o relógio e o calendário à vista do paciente
- Fornecer luz compatível com o período do dia
- Posicionar objetos familiares e fotografias à vista do paciente
- Posicionar os equipamentos de auxílio para caminhada ao alcance do paciente (apenas quando indicado)
- Remover objetos desnecessários e a desordem do quarto do paciente
- Evitar o transporte do paciente para fora do quarto ou da unidade
- Evitar barulho, especialmente durante as horas de sono
- Agendar tratamento de forma a permitir períodos mais longos de sono ininterrupto
- Oferecer meios de acomodação para melhorar o conforto do paciente e a qualidade do sono

tor precipitante e pode contribuir para um episódio prolongado de delirium. Identificar a dor no paciente que é incapaz de falar ou que esteja confuso pode ser bastante desafiador. O fisioterapeuta deve estar atento para identificar e reconhecer os sinais não verbais de dor, como caretas, agitação e mudanças frequentes de posição. As intervenções não farmacológicas sobre a dor devem ser priorizadas, pois os opioides, fármacos anti-inflamatórios não esteroides e os demais medicamentos podem, em geral, contribuir para o aparecimento ou para a duração prolongada do delirium.[11,23]

Recomendações clínicas baseadas em evidências

SORT (*Strength of Recommendation Taxonomy*): Força da Taxonomia de Recomendação
A: Evidências consistentes, de boa qualidade e recomendadas para o paciente
B: Evidências inconsistentes ou de qualidade limitadas e recomendadas para o paciente
C: Evidências consensuais, orientadas para a doença, prática comum, opinião de especialista ou série de casos

1. Intervenções preventivas multicompetentes realizadas por uma equipe multidisciplinar reduzem a incidência de delirium em pacientes de terapia intensiva que se encontram em risco. **Grau B**
2. O MAC e o MAC-UTI são ferramentas de seleção válidas para o delirium quando administradas por profissionais de saúde treinados. **Grau A**
3. Intervenções não farmacológicas (p. ex., otimizar a $SatO_2$ e induzir a caminhada por pelo menos três vezes ao dia) reduzem a mortalidade e a morbidade associadas ao delirium. **Grau C**

PERGUNTAS PARA REVISÃO

3.1 Na UTI, um fisioterapeuta examina um paciente idoso que se encontra desatento durante a avaliação. Quais dos seguintes achados adicionais levariam o profissional a suspeitar de delirium, e não de demência ou depressão?
   A. Perda de memória crônica.
   B. Sentimento de desespero.
   C. Desorientação intermitente.
   D. Agitação.

3.2 Um paciente da UTI diagnosticado como portador de delirium apresenta um novo episódio de dor lombar (DL) que interfere na sua mobilidade. Qual será a recomendação *mais* apropriada do fisioterapeuta para a equipe multidisciplinar, considerando o diagnóstico do paciente?
   A. Recomendar que o paciente receba um medicamento para dor.
   B. Recomendar a avaliação multidisciplinar para o tratamento não farmacológico da dor.
   C. Recomendar que o paciente fique imobilizado até a dor acabar.
   D. Recomendar que a atual informação de dor pelo paciente seja ignorada pela equipe, considerando o estado mental flutuante do paciente.

RESPOSTAS

3.1 **C.** Uma característica importante que diferencia o delirium da demência e da depressão é a alteração aguda e intermitente do estado mental. Outras características importantes de diferenciação, conforme indicado na ferramenta MAC, são desatenção, pensamento desorganizado e nível alterado de consciência. Embora indivíduos com perda crônica de memória devido à demência ou à depressão possam desenvolver delirium, uma *alteração de memória aguda e intermitente a partir do estado inicial* seria esperada em um paciente com delirium (opção A). Alterações de humor como um sentimento de desespero (opção B) podem estar presentes em um paciente com delirium, mas esse também é um sintoma da depressão e, portanto, não diferencia as duas situações. Pacientes com delirium hiperativo podem demonstrar agitação; entretanto, essa característica também é comum em indivíduos que apresentam depressão e demência. Portanto, a agitação não representa uma característica importante para a distinção do delirium (opção D).

3.2 **B.** Dor, imobilidade e medicamentos adicionais são fatores precipitantes do delirium e podem contribuir para episódios mais graves e prolongados dessa condição. Assim, a intervenção não farmacológica é a primeira estratégia ideal para o tratamento da dor em indivíduos portadores ou em risco de desenvolver delirium.

REFERÊNCIAS

1. Saxena S, Lawley D. Delirium in the elderly: a clinical review. *Postgrad Med J*. 2009;85:405-413.
2. Lundström M, Karlsson S, Brännström B, et al. A multifactorial intervention program reduces the duration of delirium, length of hospitalization, and mortality in delirious patients. *J Am Geriatr Soc*. 2005;53:622-628.
3. Smith HA, Fuchs DC, Pandharipande PP, et al. Delirium: an emerging frontier in the management of critically ill children. *Crit Care Clin*. 2009;25:593-614.
4. Turkel SB, Trzepacz PT, Tavare CJ. Comparing symptoms of delirium in adults and children. *Psychosomatics*. 2006;47:320-324.
5. Bush SH, Bruera E. The assessment and management of delirium in cancer patients. *Oncologist*. 2009;14:1039-1049.
6. Koster S, Hensens AG, Schuurmans MJ, et al. Risk factors of delirium after cardiac surgery: a systematic review. *Eur J Cardiovasc Nurs*. 2011;10:197-204.
7. Michael B, First, MD, ed. In: *Diagnostic and Statistical Manual of Mental Disorders. 4th Ed. (DSM-IVTR^{TM}, 2000)*. American Psychiatric Association; 2000.
8. Inouye SK, van Dyck CH, Alessi CA, et al. Clarifying confusion: the confusion assessment method: a new method for detection of delirium. *Ann Intern Med*. 1990;113:941-948.
9. Peterson JF, Pun BT, Dittus RS, et al. Delirium and its motoric subtypes: a study of 614 critically ill patients. *J Am Geriatr Soc*. 2006;54:479-484.
10. Robinson TN, Raeburn CD, Tran ZV, et al. Motor subtypes of postoperative delirium in older adults. *Arch Surg*. 2011;146:295-300.
11. Maldonado JR. Pathoetiological model of delirium: a comprehensive understanding of the neurobiology of delirium and an evidence-based approach to prevention and treatment. *Crit Care Clin*. 2008;24:789-856, ix.

12. Mittal V, Muralee S, Williamson D, et al. Review: delirium in the elderly: a comprehensive review. *Am J Alzheimers Dis Other Demen*. 2011;26:97-109.
13. National Collaborating Centre for Acute and Chronic Conditions. Delirium: diagnosis, prevention and management. London (UK): National Institute for Health and Clinical Excellence (NICE); 2010 Jul 29 (Clinical guideline; no. 103).
14. Inouye SK. Predisposing and precipitating factors for delirium in hospitalized older patients. *Dement Geriatr Cogn Disord*. 1999;10:393-400.
15. Witlox J, Eurelings LS, de Jonghe JF, et al. Delirium in elderly patients and the risk of postdischarge mortality, institutionalization, and dementia: a meta-analysis. *JAMA*. 2010;304:443-451.
16. Inouye SK, Bogardus ST Jr, Baker DI, et al. The Hospital Elder Life Program: a model of care to prevent cognitive and functional decline in older hospitalized patients. Hospital Elder Life Program. *J Am Geriatr Soc*. 2000;48:1697-1706.
17. Vidan MT, Sanchez E, Alonso M, et al. An intervention integrated into daily clinical practice reduces the incidence of delirium during hospitalization in elderly patients. *J Am Geriatr Soc*. 2009;57: 2029-2036.
18. Seitz DP, Gill SS, van Zyl LT. Antipsychotics in the treatment of delirium: a systematic review. *J Clin Psychiatry*. 2007;68:11-21.
19. Flaherty JH. The evaluation and management of delirium among older persons. *Med Clin North Am*. 2011;95:555-577.
20. Adamis D, Sharma N, Whelan PJ, et al. Delirium scales: a review of current evidence. *Aging Ment Health*. 2010;14:543-555.
21. Kean J, Ryan K. Delirium detection in clinical practice and research: critique of current tools and suggestions for future development. *J Psychosom Res*. 2008;65:255-259.
22. Ely EW, Margolin R, Francis J, et al. Evaluation of delirium in critically ill patients: validation of the Confusion Assessment Method for the Intensive Care Unit (CAM-ICU). *Crit Care Med*. 2001;29:1370-1379.
23. Fong TG, Tulebaev SR, Inouye SK. Delirium in elderly adults: diagnosis, prevention and treatment. *Nat Rev Neurol*. 2009;5:210-220.
24. McCusker J, Cole M, Dendukuri N, et al. Delirium in older medical inpatients and subsequent cognitive and functional status: a prospective study. *CMAJ*. 2001;165:575-583.
25. Murray AM, Levkoff SE, Wetle TT, et al. Acute delirium and functional decline in the hospitalized elderly patient. *J Gerontol*. 1993;48:M181-M186.
26. Marcantonio ER, Flacker JM, Michaels M, et al. Delirium is independently associated with poor functional recovery after hip fracture. *J Am Geriatr Soc*. 2000;48:618-624.
27. Edelstein DM, Aharonoff GB, Karp A, et al. Effect of postoperative delirium on outcome after hip fracture. *Clin Orthop Relat Res*. 2004;422:195-200.
28. Givens JL, Sanft TB, Marcantonio ER. Functional recovery after hip fracture: the combined effects of depressive symptoms, cognitive impairment, and delirium. *J Am Geriatr Soc*. 2008;56:1075-1079.
29. Caplan GA, Coconis J, Board N, et al. Does home treatment affect delirium? A randomised controlled trial of rehabilitation of elderly and care at home or usual treatment (The REACH-OUT trial). *Age Ageing*. 2006;35:53-60.
30. Kyziridis TC. Post-operative delirium after hip fracture treatment—a review of the current literature. *Psychosoc Med*. 2006;3:1-12.
31. American Psychiatric Association. Practice guideline for the treatment of patients with delirium. *Am J Psychiatry*. 1999;156:1-20.

Artroplastia total do quadril

Sharon L. Gorman

CASO 4

Uma mulher de 71 anos foi internada ontem no hospital após ter caído sozinha na entrada de sua garagem, causando uma fratura no quadril esquerdo. Seu marido tentou ajudá-la, mas chamou os serviços médicos de emergência devido à dor excessiva da esposa. A paciente foi transportada para o departamento de emergência via ambulância. Quando chegou, apresentava dor de grau 9/10 no quadril esquerdo (em uma escala numérica, considerando 10 como a pior dor possível) e a extremidade esquerda inferior encurtada e girada para fora. As radiografias confirmaram uma fratura intertrocantérica deslocada do fêmur esquerdo. A paciente informou não ter tropeçado e não ter acontecido qualquer perda de consciência. Sua história de saúde inclui hipertensão por nove anos tratada com Lopressor (metoprolol/hidroclorotiazida), osteopenia diagnosticada no último ano e tratada com Boniva (ibandronato) e uma história remota de apendicectomia quando adolescente. Esta manhã, a paciente foi agendada para uma intervenção anterolateral minimamente invasiva, uma artroplastia total de quadril (ATQ) com anestesia local via bloqueio do compartimento do psoas e infiltração anestésica local no período pós-operatório. Ela vive com seu marido idoso, que é debilitado e usuário de oxigênio portátil devido a um enfisema. O casal vive em uma casa de dois andares, que possui um corrimão à direita da escada. A paciente foi operada nesta manhã e seria transferida para uma unidade de recuperação pós-anestesia, no andar da ortopedia, nesta mesma tarde. A fisioterapia está prescrita para ser iniciada no dia da cirurgia, com indicação do uso de peso conforme puder ser tolerado pela extremidade inferior esquerda.

▸ Com base no procedimento cirúrgico e na condição de saúde da paciente, quais seriam os possíveis fatores contribuintes para limitações e comprometimentos da atividade?
▸ Quais são as prioridades do exame?
▸ Quais são as intervenções fisioterapêuticas mais apropriadas?
▸ Que precauções deveriam ser tomadas durante as intervenções fisioterapêuticas?
▸ Quais seriam as possíveis complicações que poderiam interferir na fisioterapia?
▸ Como os fatores contextuais desta paciente influenciam ou alteram suas recomendações de alta?

DEFINIÇÕES-CHAVE

ARTROPLASTIA TOTAL DO QUADRIL (ATQ): substituição do acetábulo, da cabeça e do colo do fêmur por componentes plásticos e/ou de titânio.

BLOQUEIO DO NERVO: fármacos anestésicos locais injetados na direção ou próximos aos nervos periféricos para controle temporário da dor; realizado normalmente durante procedimentos cirúrgicos ortopédicos, acarreta redução da dor e da função motora durante a cirurgia e no período pós-operatório.

FRATURA INTERTROCANTÉRICA DE QUADRIL: fratura do fêmur na região intertrocantérica.

INTERVENÇÃO ANTEROLATERAL, TÉCNICA MINIMAMENTE INVASIVA: intervenção cirúrgica realizada por meio de uma incisão substancialmente menor a fim de limitar o trauma cirúrgico local aos músculos e tecidos.

OSTEOPENIA: perda de densidade óssea que leva ao enfraquecimento potencial da força óssea; definida como desvio padrão de 1 a 2,5 abaixo da densidade óssea normal.[1]

Objetivos

1. Descrever todas as precauções para o quadril, incluindo um relato para o tipo de procedimento cirúrgico empregado.
2. Identificar as ferramentas de investigação usadas na prática de fisioterapia para detectar trombose venosa profunda (TVP).
3. Investigar e avaliar o risco de queda em uma paciente gravemente enferma.
4. Descrever suas recomendações para alta, considerando as questões contextuais e pessoais.

Considerações sobre a fisioterapia

Considerações sobre a fisioterapia durante o tratamento do indivíduo logo após a ATQ realizada por uma técnica cirúrgica anterolateral minimamente invasiva e um bloqueio do nervo psoas:

- **Cuidados/Objetivos do plano geral de fisioterapia:** reduzir a dor; aumentar a atividade e a participação; aumentar a força do quadril; prevenir ou minimizar a perda de amplitude de movimento (ADM), força e capacidade funcional aeróbica; melhorar a qualidade de vida
- **Intervenções fisioterapêuticas:** treinamento funcional; treinamento da marcha incluindo escadas; educação da paciente/família em relação às questões pós-operatórias; prescrição de equipamento de apoio e adequação; programa de exercícios progressivos; coordenação do tratamento com a equipe multidisciplinar; preparo das recomendações de alta, considerando a segurança da paciente, habilidade do cônjuge e/ou família em assisti-la, questões contextuais e ambientais da casa e disponibilidade de acompanhamento de fisioterapia

- **Precauções durante a fisioterapia:** monitoramento de sinais vitais, tratamento da dor em coordenação com a equipe médica, revisão dos resultados laboratoriais, levantamento de peso progressivo
- **Complicações que interferem na fisioterapia:** fraturas patológicas, deslocamento da prótese do quadril, complicações pós-operatórias (p. ex., TVP, pneumonia, infecção do trato urinário)

Visão geral da patologia

As quedas representam uma das preocupações de saúde mais sérias e universais em relação aos idosos.[2-4] As taxas de queda são altas, variando de 30 a 40%, e indivíduos com mais de 65 anos apresentam taxas até mais elevadas nos casos de adultos residentes de asilos.[3] Nos Estados Unidos, mais de 2,2 milhões de idosos apresentam a queda como causa de uma lesão que necessita de tratamento médico,[4] e 20 a 30% dos idosos que caem sofrem lesões sérias como traumatismo craniano ou fratura do quadril.[3] As quedas dos idosos causam aumento da morbidade e da mortalidade e utilização dos serviços de saúde, incluindo admissões prematuras em unidades de enfermagem especializadas (UEEs).[2,5] Um estudo de beneficiários do *Medicare* mostrou que indivíduos que caem representam custos mais elevados na empresa do que os que não caem.[4] Além disso, apenas 48% dos indivíduos que caem informam ter conversado com um profissional de saúde após a queda e somente 60% dos que informaram a queda receberam alguma informação sobre a prevenção ou intervenção.[4] Os profissionais de saúde precisam avaliar e intervir no sentido de prevenir as quedas e a sua recorrência em idosos.[3,4,6]

Nos Estados Unidos, ocorrem, a cada ano, mais de 300 mil fraturas de quadril[5,7,8]; 90% dessas ocorrências foram observadas em indivíduos com mais de 65 anos.[9] As taxas de ocorrência de fratura de quadril aumentam em 12 a 13% por ano de idade após os 65 anos.[8] Como a população de idosos aumenta, o número de fraturas de quadril poderá triplicar nos próximos 40 anos.[8] As mulheres apresentam quase o dobro da incidência de fraturas de quadril do que os homens, 612,7 por 100 mil contra 333,4 por 100 mil, respectivamente.[8] As fraturas de quadril na população de idosos são muito provavelmente causadas por condições patológicas, como osteoporose ou osteopenia da cabeça e do colo do fêmur, ou devido a quedas mecânicas.[9] Esse fato difere do que se observa na população de jovens, na qual as fraturas de fêmur são causadas por trauma de alta energia. A incapacitação e o custo econômico da fratura de quadril são estimados em mais de US$ 8,7 bilhões ao ano.[8] No ano seguinte à ocorrência da lesão, os indivíduos apresentam um risco dobrado de mortalidade, comparados aos controles sem fraturas. Esse fato foi significativo para dois grupos etários específicos: todas as mulheres entre 65 e 79 anos e mulheres excepcionalmente saudáveis com mais de 80 anos.[5]

A cirurgia é indicada para fraturas de quadril nos idosos, a menos que o indivíduo apresente outras comorbidades que o coloquem em alto risco para anestesia ou complicações relacionadas à cirurgia.[9] Pacientes incapazes de caminhar ou com demência grave também podem ser tratados sem cirurgia.[9] As fraturas extracapsulares de fêmur são, em geral, tratadas com redução aberta e fixação interna (RAFI), que utiliza

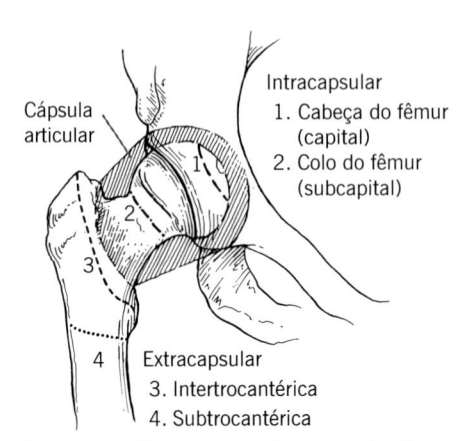

Figura 4.1 Locais de fraturas do fêmur proximal e sua relação com a cápsula articular. (Reproduzida com permissão de Knoop KJ, Stack LB, Storrow AB e col. *The Atlas of Emergency Medicine*, 3ª ed. http://www.accessmedicine.com. *Copyright © The McGraw-Hill Companies*, Inc. Todos os direitos reservados.)

o equipamento cirúrgico para proteger a fratura. Fraturas intracapsulares podem ser não deslocadas ou deslocadas. Esse último tipo, como a que ocorreu quando a paciente deste caso caiu, é tratado com uma ATQ ou hemiartroplastia devido à interrupção da circulação para a cabeça femoral e ao risco de osteonecrose, que pode ocorrer com outros métodos de fixação.[9] As fraturas de quadril intracapsulares não deslocadas podem ser tratadas com RAFI ou ATQ. A Figura 4.1 evidencia os locais comuns das fraturas de fêmur e a sua relação anatômica com a cápsula do quadril. Recentes pesquisas mostram que idosos com fratura de quadril tratados com ATQ apresentam melhores resultados funcionais e qualidade de vida com menos complicações, quando comparados aos que passaram por RAFI.[9]

A ATQ é uma técnica cirúrgica que envolve a substituição da cabeça e do colo do fêmur e do acetábulo por componentes artificiais (Fig. 4.2). A hemiartroplastia de quadril, na qual apenas a cabeça e o colo do fêmur são substituídos e o paciente conserva o acetábulo, é uma técnica cirúrgica relacionada. Avanços recentes em estratégias cirúrgicas têm permitido a realização de incisões cirúrgicas menores.[10] Comparadas às estratégias cirúrgicas tradicionais, as técnicas minimamente invasivas estão associadas a um menor rompimento de músculo e tecidos, menos dor pós-operatória, menor uso de equipamentos de apoio, retorno mais rápido às atividades diárias e à função e alta hospitalar precoce.[10] Entretanto, as técnicas minimamente invasivas não parecem fazer diferença na recuperação três meses após a cirurgia.[10] A anestesia e o controle da dor pós-operatória também são importantes fatores cirúrgicos a serem considerados pelo fisioterapeuta. Os protocolos de anestesia que utilizam bloqueios do nervo periférico regional ou local, bloqueios do compartimento do psoas, bloqueios do plexo lombar e técnicas de infiltração local levam a uma redução da náuseas, do vômito e da permanência hospitalar.[10]

Após a ATQ, devem ser tomadas precauções para o quadril. A estratégia cirúrgica, o local da incisão e as preferências do cirurgião listadas nas prescrições pós-operatórias determinam se serão elaboradas precauções após a ATQ. Após uma estratégia cirúrgica posterolateral, as precauções para o quadril incluem evitar adução do quadril de volta ao ponto neutro, rotação interna de volta ao ponto neutro e flexão do quadril superior a 90º. As reconstituições posterolaterais do quadril quase sempre necessitam do estabelecimento de precauções por pelo menos quatro a seis semanas após a ATQ devido à localização da incisão capsular.[11] A justificativa para essas restrições ao movimento é que podem causar estresse significativo à cápsula suturada, levando à sua abertura e ao deslocamento da articulação do quadril. Esses movimentos funcionais não provocam esforço sobre a cápsula articular do quadril quando são empregadas as técnicas cirúrgicas recentes de estratégias minimamente invasivas com incisões anterolaterais. Na verdade, evidências atuais indicam que o risco real de deslocamento é extremamente baixo em pacientes com estratégias cirúrgicas anterolaterais (quatro deslocamentos informados em 2.386 pacientes com 2.612 quadris, ou 0,15%)[11] e concluíram que não há necessidade de serem estabelecidas medidas para reconstituição após a ATQ com estratégia anterolateral.[11]

A taxa total de ocorrência de complicações após ATQ é de cerca de 7%.[12] As complicações pós-operatórias comuns da ATQ observadas no hospital incluem fraturas (0,6%), TVP (0,6%) e complicações hemorrágicas (0,5%).[12] As complicações encontradas após o período de alta compreendem a realização de uma nova cirurgia devido à hemorragia, necrose da lesão, infecção da lesão e TVP.[12] As complicações gerais pós-operatórias comuns observadas em pacientes hospitalizados também podem incluir pneumonia, infecção do trato urinário e fragilidade cutânea.[13]

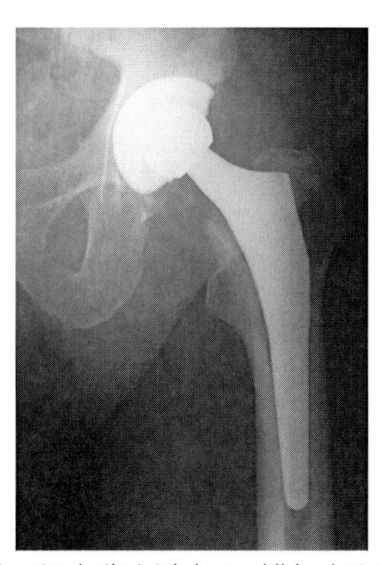

Figura 4.2 Radiografia de artroplastia total de quadril implantada usando técnica *press--fit* em ambos os componentes acetabular e femoral. Não foram utilizados cimentos nem parafusos. (Reproduzida com permissão de Tintinalli JE, Stapczynski JS e col. *Emergency Medicine: A Comprehensive Study Guide*, 7ª ed. Nova York, NY: MacGraw-Hill; 2004:105.)

Tratamento fisioterapêutico do paciente

As limitações da atividade e mobilidade funcional são de interesse primário para o fisioterapeuta que trabalha com pacientes hospitalizados.[14] Trabalhar a resolução das limitações da atividade proporciona ao paciente probabilidade maior de uma alta segura para o retorno ao seu ambiente doméstico, de maneira que o acompanhamento fisioterapêutico necessário pode ser feito via *home care* ou serviços ambulatoriais. Como esta paciente passou por uma ATQ não planejada devido a uma queda, a sua estadia hospitalar e condição para a alta podem ser diferentes daquelas de um indivíduo que tenha se submetido a uma ATQ eletiva. Quando comparados aos indivíduos que sofrem ATQ eletiva, os pacientes que passam por esse procedimento devido à queda podem apresentar um maior número de comorbidades, limitações de mobilidade funcional preexistentes e um medo maior de cair. É comum a formação de grupos pré-operatórios de orientação para indivíduos agendados para reconstituição total do quadril. Nos Estados Unidos, um plano piloto recente de fisioterapeutas trabalhando com pacientes que tiveram reconstituição do quadril observou que 84% dos consultados frequentaram grupos pré-operatórios para esses pacientes.[15] A fisioterapia pré-operatória ou os grupos de ATQ em geral incluem educação sobre o procedimento cirúrgico e os resultados esperados, prescrição de exercícios e outros treinamentos específicos. Uma revisão sistemática mostrou que um período de fisioterapia pré-operatória apresentou efeito moderado sobre a marcha, energia, força e estado de saúde do paciente nos períodos pré-operatório e pós-operatório imediato.[10] A principal descoberta foi que a participação na fisioterapia pré-operatória aumentou o potencial para receber alta e reduziu o risco de encaminhamento a uma unidade de reabilitação.[10] Se o paciente não tem condições de voltar para casa, o fisioterapeuta está habilitado para recomendar níveis de acompanhamento adequados, tais como serviços de enfermagem (tanto para a reabilitação de curto prazo quanto para o *home care*), clínica de tratamento ou uma clínica de reabilitação intensiva. Em geral, a estabilidade da saúde é a preocupação primária da equipe médica e é usada para determinar a primeira ocasião de alta. Após o paciente ficar estabilizado, a sua liberação deve ocorrer rapidamente. O exame e a avaliação da disfunção de movimento, realizados pelo fisioterapeuta, relacionados à habilidade do paciente em atender às exigências da fisioterapia (i.e., clínicas de reabilitação intensiva ou de serviços de enfermagem) e/ou à segurança do paciente em seu ambiente doméstico (i.e., saúde, alimentação e cuidados domésticos) constituem a fundação para as recomendações de alta seguras e convenientes.[16]

Exame, avaliação e diagnóstico

Antes de ver a paciente deste caso, deve ser feita uma revisão completa de seu prontuário. O fisioterapeuta deve estar muito atento para todas as prescrições médicas pertinentes, medicação pós-operatória para dor, precauções de mobilidade ou movimento e/ou restrições para sustentação de peso. Os registros da enfermagem devem ser revistos em relação à última prescrição para dor, ao planejamento da nova medicação e a quaisquer opções existentes para interromper a medicação contra a dor. Os resultados dos exames laboratoriais devem ser revistos com atenção específica aos valores geralmente afetados pela cirurgia e à perda sanguínea associada, como hemoglobina, hematócrito e plaquetas; a contagem de leucócitos deve ser observada para avaliar o desenvolvimento de complicações infecciosas pós-cirúrgicas. A mobilização e até mesmo os exercícios no leito devem ser ajustados de forma adequada, incluindo interrupções quando indicadas, caso os níveis atinjam uma faixa crítica. A decisão de interromper a fisioterapia deve se basear na relação custo/benefício das intervenções propostas, tanto para aquela sessão quanto para todo o período de tratamento. As anotações do departamento de emergências devem ser revistas rapidamente para determinar se a causa da queda foi descoberta. Essa informação ajuda a determinar se deve ser feita uma avaliação do risco de queda e se alguma razão ambiental contribuiu para o fato. As anotações do serviço social ou do tratamento do caso (quando disponíveis neste momento do início da hospitalização) podem fornecer informações valiosas sobre o ambiente e a situação doméstica, bem como quaisquer outras contribuições vindas de terceiros que possam afetar o planejamento da alta, como a cobertura de um seguro para a reabilitação em uma clínica de serviços de enfermagem.

Durante o exame, o fisioterapeuta deve considerar quaisquer monitores, acessos e/ou tubos que a paciente apresente no período pós-operatório. Apesar de a mobilização poder ser realizada com a maioria dos monitores, acessos e tubos, podem ser indicadas algumas precauções específicas ou contraindicações para o movimento.[17] Dependendo da capacidade individual do fisioterapeuta, pode ser necessária assistência adicional dos membros da equipe de saúde para prevenir eventos adversos, como a retirada de um acesso. A avaliação da anestesia e do controle da dor pós-operatória deve ser incorporada ao exame. Durante o procedimento cirúrgico, a paciente recebeu um bloqueio nervoso no compartimento do psoas para anestesia regional. É provável que ela apresente redução da sensibilidade e da função motora na distribuição do nervo periférico afetado no período pós-operatório imediato. O fisioterapeuta deve monitorar de forma consistente o retorno da sensibilidade e da função motora, incorporando essa informação ao plano de tratamento. Por exemplo, o fisioterapeuta pode ter que aconselhar moderação à paciente no ato de levantar pesos com o membro envolvido até que a sensibilidade e a função motora tenham se recuperado, para garantir a sua segurança. Mesmo que a paciente esteja *autorizada* a levantar peso com o membro inferior envolvido, a realização de tal tarefa por um membro dormente e fraco pode levar a um movimento perigoso ou a uma queda.

O fisioterapeuta deve escolher uma ferramenta padronizada para avaliar a mobilidade funcional e a marcha. O Índice Funcional do Tratamento Intensivo (do inglês *Acute Care Index of Function*) é uma ferramenta válida e confiável para ser utilizada em situações ortopédicas agudas, que reúne dados relacionados a atividade mental, mobilidade, transferências e locomoção do paciente (incluindo escadas).[18] A observação da maioria dos itens desse índice é feita de forma rotineira no tratamento intensivo, mas seu preenchimento leva a um escore que permite comparações e gera um resultado padronizado de fácil compreensão pelos fisioterapeutas. Os resultados do Índice Funcional do Tratamento Intensivo também podem auxiliar na formulação do prognóstico de alta.[19,20] Um exame descritivo da marcha deve incluir equipamento utilizado, capacidade de levantamento de peso, superfície e distância percorrida. Se o fisioterapeuta também calcular a velocidade da marcha (que requer apenas um cronômetro e nenhum tempo adicional), esse fato fornecerá valiosos dados normativos que poderão ser avaliados na rotina ao longo do tratamento do paciente e por várias unidades de tratamento (hospital, enfermagem especializada, *home care*, ambulatório), para que os dados de melhora e habilidade do paciente se aproximem dos valores normativos referentes a sua faixa etária e sexo.[21] Outras formas padronizadas de avaliar resultados podem ser usadas por outros membros da equipe do hospital para a reunião de dados a respeito dos resultados do paciente. Avaliações comuns utilizadas no período pós-operatório de populações submetidas à cirurgia de quadril incluem SF-12, SF-36, Harris Hip Score, Oxford Hip Score e o MacMaster Universities Osteoarthritis Index.[22]

Os sinais vitais (frequências cardíaca e respiratória, pressão sanguínea e saturação de oxigênio [$SatO_2$]) e a dor devem ser monitorados de forma cuidadosa no período pós-operatório. Muitos hospitais utilizam a mesma ferramenta para avaliar a dor em todas as unidades, como a Escala Numérica de Dor.[23] Para um melhor tratamento interdisciplinar, o fisioterapeuta deve utilizar essa ferramenta. Os sinais vitais, em especial os associados aos valores laboratoriais, são fundamentais para assegurar que o fisioterapeuta esteja prescrevendo um programa de exercícios apropriado, seja sob a forma de mobilização ou como exercícios terapêuticos.[24] Os sinais vitais relacionados à fadiga e/ou à dor ajudam o profissional a ajustar a intensidade da atividade ou dos exercícios, assegurando que o paciente esteja nos seus níveis máximos de atividade de forma segura.[25]

Considerando a natureza obscura da queda desta paciente e sua história de osteopenia, o fisioterapeuta deve realizar uma avaliação do risco de queda.[6] No exame inicial, outras prioridades e a tolerância pós-operatória limitada da paciente podem impossibilitar essa avaliação. Entretanto, antes da alta hospitalar, ela deverá ser completada para o fisioterapeuta fazer as recomendações visando evitar as quedas por meio da identificação de quaisquer fatores de riscos modificáveis. Se a permanência na terapia intensiva for muito breve, essa tarefa pode ser repassada a outros fisioterapeutas que cuidarão da paciente mais adiante durante o tratamento. Por exemplo, caso a paciente necessite de um curto período de reabilitação na enfermagem especializada, o fisioterapeuta dessa unidade deve completar uma avaliação do risco de queda antes que ela seja liberada para casa.

O fisioterapeuta precisa obter detalhes sobre o ambiente doméstico e a capacidade do marido da paciente para assisti-la nos cuidados e/ou na administração da casa. Sem o conhecimento desses fatores, o profissional não pode prescrever as recomendações apropriadas para a alta.[16] No caso de fisioterapeutas menos experientes, pode ser necessária a discussão ou colaboração de outros membros da equipe, caso surjam situações contextuais complexas.[16] A comunicação das recomendações iniciais de alta precisa ocorrer em tempo hábil e de forma coordenada com a equipe multidisciplinar, assim como quaisquer ajustes com base na intervenção, na resposta ou no progresso da paciente.[16]

Plano de atendimento e intervenções

Os objetivos antecipados individuais da fisioterapia, os resultados esperados e as recomendações de alta são determinados após o exame e a avaliação. Objetivos relacionados à melhora da mobilidade funcional e da marcha, incluindo as escadas no caso desta paciente, precisam ser incorporados. Objetivos adicionais podem incluir a realização de um programa independente de exercícios (programa de exercícios domiciliar), treinamento de cuidadores e reforço de músculos específicos afetados pelo procedimento de ATQ. Durante o período pós-operatório imediato, a avaliação da função sensorial e motora do bloqueio nervoso da região do psoas irá orientar as decisões sobre a segurança do transporte de peso pelo membro afetado durante a transferência e o treinamento da marcha.

Além de informar déficits específicos observados no exame inicial, a intervenção fisioterapêutica deve incluir a revisão diária dos exames laboratoriais da paciente, o acompanhamento de seu estado fisiológico durante a intervenção e o monitoramento das complicações pós-operatórias comuns após ATQ, como TVP, pneumonia, infecção do trato urinário devido ao cateterismo de Foley, infecção do local da sutura e fragilidade cutânea.

O desenvolvimento de uma TVP é uma complicação pós-operatória comum exacerbada pela imobilidade prolongada e atividade reduzida. A incidência de TVP sem profilaxia após a reconstituição articular e a fratura de quadril oscila de 41 a 85%.[26] Após a ATQ, a incidência de TVP varia entre 20 e 27,3%.[27] Mesmo com a anticoagulação profilática pós-cirúrgica (em geral com heparinas de baixo peso molecular como o Lovenox), a TVP pode ainda se manifestar em indivíduos após a ATQ.[28] Pacientes que relutam em se movimentar precisam receber informações sobre os benefícios da atividade aumentada e da mobilização sobre o desenvolvimento da TVP.[29] Outros fatores de risco para TVP estão relacionados no Quadro 4.1. Os fatores de risco presentes na paciente deste caso estão assinalados com (*).

Quadro 4.1 FATORES DE RISCO PARA O DESENVOLVIMENTO DE TVP

Categorias de risco	Riscos específicos
Comprometimento das veias	TVP prévia Cirurgia* Trauma Fratura(s) do membro inferior* Veias varicosas Sepse pós-operatória Parto
Estase	Tempo prolongado no leito ICC IAM Distúrbios neurológicos que causam a perda da atividade do músculo esquelético (AVC, lesão da medula espinal, etc.) Insuficiência venosa crônica Imobilização pós-operatória (do membro ou do corpo todo)* Viagem aérea prolongada
Estados de hipercoagulabilidade	Câncer Doença autoimune Contraceptivos orais Gravidez tardia
Outras	Idade > 60 anos* Obesidade

Abreviações: TVP, trombose venosa profunda; ICC, insuficiência cardíaca congestiva; IAM, infarto agudo do miocárdio; AVC, acidente vascular cerebral.

Os fisioterapeutas devem estar capacitados a reconhecer uma possível TVP.[30] Historicamente, um sinal de Homan positivo (dor na região posterior da panturrilha com dorsiflexão passiva) era considerado adequado para o diagnóstico de TVP. Entretanto, como o sinal de Homan possui pouca especificidade e sensibilidade, foi recomendada a sua retirada do exame clínico para TVP.[31] Uma avaliação mais recente, com base em dados reunidos a partir de 14 estudos envolvendo mais de 8 mil pacientes, é o **Modified Wells Clinical Prediction Rule (CPR) for DVT** (Escore de Previsão Clínica de Wells Modificado para TVP). O CPR de Wells Modificado apresenta especificidade e sensibilidade para TVP classificadas como boas a excelentes, é simples de administrar e fornece dados de probabilidade sobre a presença de TVP que podem auxiliar o médico do paciente na determinação apropriada das intervenções e dos exames subsequentes.[32] Por ser um escore de predição clínica, pode ser usado em um paciente com suspeita de TVP pelo fisioterapeuta. Portanto, a seleção inicial deve incluir a presença de quaisquer sinais ou sintomas de TVP (Quadro 4.2). Caso estejam presentes, então o CPR de Wells Modificado deverá ser empregado.

Se um paciente apresenta *qualquer um* dos sinais ou sintomas da TVP, o fisioterapeuta deve fazer uso do CPR de Wells Modificado para TVP para confirmar a probabilidade dessa condição.[32] Esta paciente se apresentou para a sessão de fisioterapia na tarde do primeiro dia após a cirurgia com queixas de edema pressionável no membro inferior envolvido e dor na região proximal posterior de sua panturrilha, que se intensificava com dorsiflexão passiva (sinal de Homan positivo). Considerando seus fatores de risco para TVP (procedimento cirúrgico recente, fratura da extremidade inferior, imobilização da perna esquerda após a cirurgia e faixa etária) e a presença atual de sinais e sintomas (edema, dor e sinal de Homan positivo), o fisioterapeuta utilizou o CPR de Wells Modificado para avaliar sua probabilidade de apresentar uma TVP. O Quadro 4.3 mostra o CPR de Wells Modificado para TVP. Os sintomas indicadores presentes nesta paciente estão marcados por (*). Para calcular um escore utilizando-se o CPR de Wells Modificado: o valor 0 significa ausência de um fator indicador e o valor 1 é dado para cada indicador presente durante o exame. No último item, intitulado "diagnóstico alternativo ao menos provável", foi atribuído um escore de -2 no caso de a paciente apresentar um diagnóstico que seria responsável por seus sinais e sintomas do membro inferior. Nesse caso, a ATQ da paciente representa um possível diagnóstico alternativo para a TVP potencial, portanto 2 pontos são subtraídos dos outros 4 pontos relativos aos indicadores positivos presentes (edema de panturrilha, edema pressionável, dor localizada e permanência recente no leito), fornecendo um escore final de 2. Com base no CPR, os resultados desta paciente (escore calculado de 2) predizem uma probabilidade

Quadro 4.2 SINAIS E SINTOMAS DE TVP

Sintomas	Sinais
Dor*	Eritema
Dor fraca e constante	Edema*
Aperto	Sinal de Homan positivo* (não recomendado, taxa elevada de falso-positivos)

Abreviação: TVP, trombose venosa profunda.

moderada de TVP. Tal fato deve ser comunicado de imediato à equipe médica e/ou ao médico, assim como ser documentado de forma clara nos registros diários do fisioterapeuta. Neste caso, o médico indicou a realização de um teste sanguíneo do D-dímero, que avalia a presença de um pequeno fragmento de fibrina em um coágulo sanguíneo. Resultados negativos para a presença do D-dímero podem afastar a possibilidade de TVP, enquanto um D-dímero positivo requer a realização de um exame adicional.[33] A paciente apresentou um resultado positivo para o teste do D-dímero, o que levou à realização de um ultrassom Doppler das extremidades inferiores e este, por sua vez, confirmou a presença de uma TVP na região poplítea esquerda.

Caso a paciente tenha TVP de extremidade inferior distal confirmada por exames laboratoriais (D-dímero positivo) ou por ultrassom Doppler, a anticoagulação deverá ser iniciada. Dependendo do tipo de medicação anticoagulante administrada à paciente, a intervenção fisioterapêutica pode ser postergada ou interrompida para garantir a anticoagulação adequada e a estabilização do coágulo.[34] O Quadro 4.4 descreve como o método de anticoagulação influencia no nível de atividade do paciente e como os indicadores laboratoriais podem fornecer informações em relação ao sucesso do procedimento.

Quadro 4.3 ESCORE DE PREVISÃO CLÍNICA DE WELLS MODIFICADO PARA TVP

Indicador	Pontos quando presentes	Escore do paciente
Câncer ativo (tratamento nos último 6 meses ou paliativo)	1	0
Edema da panturrilha (> 3 cm vs. panturrilha oposta; medido 10 cm abaixo da tuberosidade da tíbia)*	1	1
Edema pressionável (limitado à perna sintomática)*	1	1
Veias superficiais colaterais (não varicosas)	1	0
Edema de toda a perna	1	0
Dor localizada (ao longo da distribuição do sistema venoso profundo)*	1	1
Paralisia, paresia ou imobilização recente das EIs	1	0
Confinamento recente ao leito > 3 dias (ou cirurgia importante com anestesia geral ou anestesia regional nas últimas 4 semanas)*	1	1
Diagnóstico alternativo ao menos provável*	-2	-2
Interpretação do escore: Alto para escores ≥ 3; 75% de probabilidade de TVP (IC 95% = 63-84%) Moderado para escores 1-2; 75% de probabilidade de TVP (IC 95% = 12-23%) Alto para escores ≤0,3; 75% de probabilidade de TVP (IC 95% = 1,7-5,9%) Em pacientes com sintomas em ambas as pernas, é usada a perna mais sintomática.		

Abreviações: TVP, trombose venosa profunda; EIs, extremidades inferiores. Reproduzido com permissão de Wells, PS, Owen C, Doucette S, Ferguson D, Tran H. Does this patient have deep vein thrombosis? JAMA. 2006;295:199-207.

Quadro 4.4 FATORES E CARACTERÍSTICAS DA ANTICOAGULAÇÃO[26,35-39]

	Heparina	Coumadin	Lovenox
Via de administração	IV ou SC	VO ou IV	SC
Aparecimento	20-60 min	12-14 h	3-5 h
Duração	8-12 h	3-5 dias	
Período terapêutico	2-3 dias	1,5-4 dias	3-5 h
Teste para nível terapêutico	TPPa ou TTP	RNI	Nenhum teste normalmente utilizado
Objetivo	Tratamento	Tratamento, especialmente prolongado	Profilaxia e tratamento

Abreviações: IV, intravenoso; SC, subcutâneo; VO, via oral; TTPa, tempo de tromboplastina parcial ativada; TTP, tempo de tromboplastina parcial; RNI, relação normalizada internacional.

A paciente deste caso foi tratada com Lovenox e a fisioterapia foi retomada 4 horas após a administração do medicamento. Esse período foi baseado no tempo para o efeito do Lovenox, de 3 a 5 horas, e por não haver necessidade de se esperar por exames laboratoriais para a verificação do nível terapêutico.

Os fisioterapeutas, como especialistas em distúrbios do movimento, estão muito-capacitados para recomendar a liberação segura do paciente. Um estudo recente, realizado em uma UTI, mostrou que **as recomendações dos fisioterapeutas para liberação** foram implementadas em 83% dos casos; quando *não*, foi observada um probabilidade crescente de readmissão do paciente.[40] Observa-se um complexo processo clínico na tomada de decisões na UTI, conforme descrito por Jette e colaboradores.[16] Esse modelo descreve o processo no qual a função e a incapacidade do paciente, seus desejos e necessidades, sua habilidade em participar e o contexto são considerados à luz da experiência do fisioterapeuta para formar uma impressão inicial das recomendações de alta. Em seguida, considerações sobre o regulamento do sistema de saúde, incluindo informações do seguro de saúde e as opiniões compartilhadas com os outros profissionais de saúde, formarão as recomendações para liberação. Em geral, devido aos curtos períodos de permanência hospitalar, comuns nos Estados Unidos, esse processo se inicia após o exame inicial e é posteriormente aperfeiçoado durante as intervenções com o paciente.

Uma parte importante do exame fisioterapêutico inicial inclui uma recomendação preliminar de alta, que abrange o local determinado da liberação, qualquer equipamento que possa ser necessário e o acompanhamento fisioterapêutico específico, quando se aplicar, que poderá ser requisitado. Tais recomendações podem ser adotadas pela UTI com base nas informações adicionais que o fisioterapeuta reuniu, no desempenho das tarefas necessárias ou pedidas ao paciente e nas informações da fonte pagadora. Como esta paciente atua como cuidadora de seu marido, e este não poderia fornecer assistência física a ela, o fisioterapeuta determinou que ela pode precisar de uma breve reabilitação após a estadia no tratamento intensivo, para garantir que possa voltar a desempenhar as atividades da vida diária (AVDs) de forma independente antes de receber alta. Seu seguro de saúde pode ser um fator importante na determinação do tipo de enfermagem especializada que ela poderá escolher para passar um curto período de reabilitação. O equipamento necessário para sua liberação pode ser usado pelos fisioterapeutas da unidade de enfermagem especializada (UEE), já que a paciente ainda não retornará para casa. Entretanto, é provável que precise de um vaso sanitário elevado e de um equipamento de apoio para mobilidade, como um andador; tais necessidades podem ser mencionadas na documentação durante a permanência no tratamento intensivo. Como já se sabe que esta paciente precisará de uma terapia continuada antes de seu retorno para casa, as recomendações para a continuação de sua fisioterapia e terapia ocupacional devem ser claramente colocadas. O fisioterapeuta do tratamento intensivo também pode recomendar mais fisioterapia após a sua estada na UEE, incluindo *home care* e/ou fisioterapia ambulatorial.

O fisioterapeuta deve realizar uma **avaliação do risco de queda** nesta paciente devido às circunstâncias de sua queda e também à sua idade e história de osteopenia. A Sociedade Americana de Geriatria (SAG) e a Sociedade Britânica de Geriatria (SBG) recomendam que todos os indivíduos idosos tenham o seu risco de queda investigado. O Quadro 4.5 descreve os níveis de investigação e as ações de acompanhamento recomendadas. Esses critérios de investigação se baseiam nas melhores evidências atuais e no consenso de especialistas e ajudam a determinar a história por trás das quedas e a recomendar o acompanhamento apropriado. Para aqueles que apresentam o grau mais elevado de risco após a investigação, recomenda-se uma avaliação multifatorial para identificar problemas com estruturas/funções do corpo e atividades que podem auxiliar o profissional de saúde a tecer as intervenções apropriadas a fim de prevenir quedas.

Com base nas recomendações de investigação da SAG e da SBG, uma avaliação multifatorial é indicada para esta paciente, em função de sua apresentação com fratura

Quadro 4.5 CRITÉRIOS PARA INVESTIGAÇÃO DOS RISCOS DE QUEDA DA SAG/SBG [6,41]
Deve-se perguntar a todos os idosos se sofreram quedas (no último ano).
Um idoso que informou uma queda deve esclarecer a frequência e as circunstâncias dessa(s) queda(s).
Indivíduos idosos devem informar se apresentam dificuldades com a marcha ou com o equilíbrio.
Indivíduos idosos que se apresentam ao médico devido a uma queda, que informam quedas recorrentes no último ano ou que relatam dificuldades com a marcha ou o equilíbrio (com ou sem redução da atividade) devem se submeter a uma avaliação multifatorial do risco de queda.
Indivíduos idosos que se apresentam após uma única queda devem ser avaliados em relação à marcha e ao equilíbrio.
Indivíduos idosos que sofreram quedas devem se submeter a uma avaliação de marcha e equilíbrio utilizando uma das avaliações disponíveis. Idosos que não podem realizar ou que desempenham com dificuldades um teste padronizado para condições de marcha e equilíbrio devem ser submetidos a uma avaliação multifatorial do risco de queda.
Indivíduos idosos que apresentam dificuldades ou demonstram instabilidade durante a avaliação da marcha e do equilíbrio necessitam de uma avaliação multifatorial do risco de queda.
Indivíduos idosos que informam a ocorrência de uma única queda e não demonstram dificuldade ou instabilidade durante a avaliação de marcha e equilíbrio não precisam ser submetidos a uma avaliação de risco de queda.
A avaliação multifatorial do risco de queda deve ser realizada por um profissional de saúde (incluindo fisioterapeuta) com habilidades e treinamento apropriados.

Abreviações: SAG, Sociedade Americana de Geriatria; SBG, Sociedade Britânica de Geriatria.

de quadril causada por uma queda.[6] Essa avaliação deve ocorrer antes ou logo após a liberação da paciente para casa. Neste caso, esse processo poderia ser iniciado durante sua hospitalização intensiva ou ser adiado para sua estada na reabilitação na UEE. Um atraso posterior da avaliação do risco de queda até que a paciente esteja em casa e esteja sendo acompanhada pelo fisioterapeuta do *home care* poderia ser aceitável neste caso. Entretanto, o ideal seria realizar a avaliação de queda durante a hospitalização intensiva ou no período de reabilitação na UEE, para permitir que o paciente e sua família planejem e esquematizem qualquer ajuste recomendado para o ambiente doméstico. Os fisioterapeutas são exclusivamente capacitados para efetuar uma avaliação multifatorial do risco de queda devido à sua habilidade em examinar marcha, equilíbrio, estado funcional e capacidades físicas pertinentes ao equilíbrio e à redução da queda. O Quadro 4.6 descreve recomendações acerca da avaliação multifatorial compreensiva do risco de queda da SAG e da SBG.[6]

Quadro 4.6 RECOMENDAÇÕES DA SAG E DA SBG PARA A AVALIAÇÃO MULTIFATORIAL DO RISCO DE QUEDA[6]

História detalhada	História de quedas: descrição detalhada das circunstâncias da(s) queda(s), frequência, sintomas no momento da queda, lesões e outras consequências Revisão da medicação: todos os medicamentos vendidos apenas com prescrição ou de venda livre com posologia História de fatores de risco relevantes: problemas médicos agudos ou crônicos (p. ex., osteoporose, incontinência urinária, doença cardiovascular)
Exame físico	Avaliação detalhada de marcha, equilíbrio e níveis de mobilidade e de função da articulação da extremidade inferior Função neurológica: avaliação cognitiva, nervos periféricos da extremidade inferior, propriocepção, reflexos, testes de função cortical, extrapiramidal e cerebelar Força muscular (extremidades inferiores) Estado cardiovascular: frequência e ritmo cardíacos, pulso postural, pressão sanguínea e, quando apropriado, FC e pressão sanguínea em resposta ao estímulo do seio carotídeo Avaliação da acuidade visual Exame dos pés e dos calçados
Avaliação funcional	Avaliação das AVDs, incluindo o uso de equipamento para adaptação e de apoios para mobilidade, quando apropriado Avaliação da habilidade funcional percebida pelo indivíduo e do medo de queda (avaliação dos níveis atuais de atividade com atenção ao que se refere ao fato de a queda ser evitável [i.e., com habilidades apropriadas] ou de fatores contribuintes para a falta de condicionamento e/ou comprometimento da qualidade de vida [i.e., o indivíduo está reduzindo seu envolvimento nas atividades que é capaz de realizar com segurança devido ao medo da queda])
Avaliação ambiental	Avaliação ambiental incluindo segurança doméstica

Abreviações: SAG, Sociedade Americana de Geriatria; SBG, Sociedade Britânica de Geriatria; FC, frequência cardíaca; AVDs, atividades de vida diária
Reproduzido com permissão da Sociedade Americana de Geriatria para "AGS/BGS Clinical Practice Guideline: Prevention of Falls in Older Persons". Disponível em: http://www.americangeriatrics.org/health_care_professionals/clinical_practice/clinical_guidelines_recommendations/prevention_of_falls_summary_of_recommendations/) no Journal of the American Geriatrics Society.

Recomendações clínicas baseadas em evidências

SORT (*Strength of Recommendation Taxonomy*): Força da Taxonomia de Recomendação
A: Evidências consistentes, de boa qualidade e orientadas para o paciente
B: Evidências inconsistentes ou de qualidade limitada orientadas para o paciente
C: Evidências consensuais, orientadas para a doença, prática comum, opinião de especialista ou série de casos

1. Precauções gerais do quadril não são necessárias para pacientes que sofrem artroplastia total do quadril com um acesso anterolateral e uma técnica cirúrgica minimamente invasiva. **Grau B**
2. O CPR de Wells Modificado pode ser utilizado para investigar a probabilidade de ocorrência de TVP. **Grau A**
3. As recomendações de alta do fisioterapeuta desempenham um importante papel no planejamento da liberação de indivíduos gravemente enfermos. **Grau B**
4. A prevenção de quedas em idosos inclui investigação apropriada e, como indicada, avaliação multifatorial do risco de queda. **Grau A**

PERGUNTAS PARA REVISÃO

4.1 Quais dos seguintes resultados de exames laboratoriais podem ser usados para verificar um nível terapêutico de anticoagulação em um paciente recebendo Coumadin?
A. TTPa.
B. RNI.
C. D-dímero.
D. Lovenox.

4.2 Um paciente de 67 anos se apresenta no ambulatório de uma clínica de fisioterapia. No formulário de anamnese, foi relatada uma queda no último ano quando caminhava sobre folhas molhadas; o paciente informou não ter problemas atuais com marcha ou equilíbrio. Qual é a avaliação de risco de queda *mais* apropriada que o fisioterapeuta deveria realizar?
A. Conduzir uma avaliação multifatorial de risco de queda.
B. Conduzir uma avaliação ambiental da casa do paciente.
C. Determinar se o paciente está restringindo suas AVDs ou outras atividades devido ao medo de queda.
D. Realizar um teste padronizado de marcha e equilíbrio para observar se o paciente consegue realizá-lo sem instabilidade.

RESPOSTAS

4.1 **B.** Os resultados da RNI podem indicar níveis terapêuticos de Coumadin. O TTPa é um exame de sangue usado para determinar se os níveis terapêuticos de heparina foram alcançados (opção A). O D-dímero é um exame de sangue diagnóstico cujo resultado positivo indica alta probabilidade de ocorrência de TVP (opção C). O

Lovenox é uma forma de heparina de baixo peso molecular normalmente utilizada na profilaxia da TVP e no tratamento pós-operatório (opção D). O Lovenox não requer o uso de TTPa para determinar níveis terapêuticos. Em vez disso, aguarda-se um período de 3 a 5 horas após a sua administração para permitir que o Lovenox atinja níveis terapêuticos.

42. **D.** Com base nas recomendações da SAG e da SBG, um indivíduo que sofreu uma queda e não mencionou problemas de marcha ou equilíbrio deve se submeter a um teste padronizado para marcha e equilíbrio, para ver se é capaz de completá-lo e/ou apresenta-se instável nessa ocasião. Ainda não está claro se o paciente necessita de uma avaliação multifatorial de risco de queda. Apenas no caso de o paciente ser incapaz de completar o teste padronizado para marcha e equilíbrio, ou se apresentar instável, é que uma avaliação multifatorial de risco de queda deverá ser realizada (opção A). A avaliação do ambiente é parte da avaliação multifatorial do risco de queda (opção B). Determinar se o paciente está restringindo suas AVDs ou outras atividades devido ao medo da queda é parte da avaliação funcional da avaliação multifatorial do risco de queda (opção C). Os fisioterapeutas possuem habilidades e treinamento apropriados para conduzir testes e avaliações multifatoriais de risco de queda. Eles devem envolver o médico principal no tratamento do paciente, mas podem eles mesmos conduzir esses testes e avaliações. O material educacional pode ser útil, mas não afasta a necessidade de se completar uma avaliação com o paciente.

REFERÊNCIAS

1. Goodman C, Snyder T. Screening for endocrine and metabolic disease. In: Goodman C, Snyder T, eds. Differential Diagnosis for Physical Therapists: Screening for Referral. 4th ed. St. Louis, MO: Saunders; 2007.
2. Rubenstein LZ. Falls in older people: epidemiology, risk factors and strategies for prevention. Age Ageing. 2006;35:ii37-ii41.
3. Rao SS. Prevention of falls in older patients. Am Fam Physician. 2005;72:81-88.
4. Shumway-Cook A, Ciol MA, Hoffman J, et al. Falls in the Medicare population: incidence, associated factors, and impact on health care. Phys Ther. 2009;89:324-332.
5. LeBlanc ES, Hillier TA, Pedula KL, et al. Hip fracture and increased short-term but not long-term mortality in healthy older women. Arch Intern Med. 2011;171:1831-1837.
6. American Geriatric Society, British Geriatric Society. AGS/BGS Clinical Practice Guideline: Prevention of Falls in Older Persons. Available at: http://www.americangeriatrics.org/health_care_professionals/clinical_practice/clinical_guidelines_recommendations/prevention_of_falls_summary_of_recommendations/. Accessed May 16, 2012.
7. Melton LJ, Kearns AE, Atkinson EJ, et al. Secular trends in hip fracture incidence and recurrence. Osteoporosis Int. 2009;20:687-694.
8. Melton LJ, Therneau TM, Larson DR. Long-term trends in hip fracture prevalence: the influence of hip fracture incidence and survival. Osteoporosis Int. 1998;8:68-74.
9. Antapur P, Mahomed N, Gandhi R. Fractures in the elderly: when is hip replacement a necessity? Clin Interv Aging. 2011;6:1-7.
10. Sharma V, Morgan PM, Cheng EY. Factors influencing early rehabilitation after THA: a systematic review. Clin Orthop Relat Res. 2009;467:1400-1411.
11. Restrepo C, Mortazavi SM, Brothers J, et al. Hip dislocation: are hip precautions necessary in anterior approaches? Clin Orthop Relat Res. 2011;469:417-422.

12. Cushner F, Agnelli G, FitzGerald G, et al. Complications and functional outcomes after total hip arthroplasty and total knee arthoplasty: results from the Global Orthopaedic Registry (GLORY). Am J Orthop. 2010;39:22-28.
13. Tidy C. Common post-operative complications. August 18, 2009. Available at: http://www.patient.co.uk/doctor/Common-Post-Op-Complications-to-Look-Out-For.htm. Accessed October 7, 2011.
14. Jette DU, Brown R, Collette N, et al. Physical therapists' management of patients in the acute care setting: an observational study. Phys Ther. 2009;89:1158-1181.
15. Gorman SL, Curry A. A pilot study exploring the variability of physical therapy practices of members of the total joint replacement listserv. J Acute Care Phys Ther. 2010;1:46-53.
16. Jette DU, Grover L, Keck CP. A qualitative study of clinical decision making in recommending discharge placement from the acute care setting. Phys Ther. 2003;83:224-236.
17. Biggs Harris K. Critical care competency program development and implementation. Acute Care Perspectives. 2006;15:16-19.
18. Roach KE, Dillen LV. Development of an Acute Care Index of Function status for patients with neurologic impairment. Phys Ther. 1988;68:1102-1108.
19. Roach KE, Ally D, Finnerty B, et al. The relationship between duration of physical therapy services in the acute care setting and change in functional status in patients with lower--extremity orthopedic problems. Phys Ther. 1998;78:19-24.
20. Scherer SA, Hammerich AS. Outcomes in cardiopulmonary physical therapy: acute care index of function. Cardiopulm Phys Ther J. 2008;19:94-97.
21. Hayes KW, Johnson ME. Measures of adult general performance tests: Berg Balance Scale, Dynamic Gait Index, gait velocity, Physical Performance Test, Timed Chair Stand Test, Time Up and Go, and Tinetti Performance-Oriented Mobility Assessment. Arthritis Rheumatism. 2003;49:S28-S42.
22. Ostendorf M, van Stel HF, Buskens E, et al. Patient-reported outcome in total hip replacement. A comparison of five instruments of health status. J Bone Joint Surg Br. 2004;86:801-808.
23. Salaffi F, Stancati A, Silvestri CA, et al. Minimal clinically important changes in chronic musculoskeletal pain intensity measured on a numeric rating scale. Eur J Pain. 2004;8:283-291.
24. Goodman C, Fuller K. Pathology: Implications for the Physical Therapist. 3rd ed. Philadelphia, PA: WB Saunders; 2008.
25. Stiller K. Safety issues that should be considered when mobilizing critically ill patients. Crit Care Clin. 2007;23:35-53.
26. Hardwick ME, Colwell CW Jr. Advances in DVT prophylaxsis and management in major orthopaedic surgery. Surg Technol Int. 2004;12:265-268.
27. Kim YH, Oh SH, Kim JS. Incidence and natural history of deep-vein thrombosis after total hip arthroplasty. A prospective and randomised clinical study. J Bone Joint Surg Br. 2003;85:661-665.
28. Buller HR, Agnelli G, Hull RD, et al. Antithrombotic therapy for venous thromboembolic disease: the Seventh ACCP Conference on Antithrombotic and Thrombolytic Therapy. Chest. 2004;126:401S-428S.
29. Aissaoui N, Martins E, Mouly S, et al. A meta-analysis of bed rest versus early ambulation in the management of pulmonary embolism, deep vein thrombosis, or both. Int J Cardiol. 2009;137:37-41.
30. Aldrich D, Hunt DP. When can the patient with deep vein thrombosis begin to ambulate? Phys Ther. 2004;84:268-273.

31. Ebell MH. Evaluation of the patient with suspected deep vein thrombosis. J Fam Pract. 2001;50:167-171.
32. Wells PS, Owen C, Doucette S, et al. Does this patient have deep vein thrombosis? JAMA. 2006;295:199-207.
33. Kruip MJ, Slob MJ, Schijen JH, et al. Use of a clinical decision rule in combination with D-dimer concentration in diagnostic workup of patients with suspected pulmonary embolism: a prospective management study. Arch Intern Med. 2002;162:1631-1635.
34. Anderson CM, Overend TJ, Godwin J, et al. Ambulation after deep vein thrombosis: a systematic review. Physiother Can. 2009;61:133-140.
35. Costello E, Elrod C, Tepper S. Clinical decision making in the acute care environment: a survey of practicing clinicians. JACPT. 2011;2:46-54.
36. Bauer K. Therapeutic Use of Fondaparinux. May 2011. Available at: http://www.uptodate.com/contents/therapeutic- use-of-fondaparinux. Accessed May 17, 2012.
37. Kim E, Bartholomew J. Venous thromboembolism. Available at: http://www.clevelandclinicmeded.com/medicalpubs/diseasemanagement/cardiology/venous--thromboembolism/#bib42#bib42. Accessed October 30, 2011.
38. A Patient's Guide to Antithrombotic and Thrombolytic Therapy: Comprehensive Guide. Available at: http://accptstorage.org/newOrganization/patients/AT8/AT8ComprehensiveGuidePatient.pdf. Accessed October 30, 2011.
39. Panus PC, Katzung B, Jobst EE, et al. Pharmacology for the Physical Therapist. New York: McGraw-Hill; 2009.
40. Smith BA, Fields CJ, Fernandez N. Physical therapists make accurate and appropriate discharge recommendations for patients who are acutely ill. Phys Ther. 2010;90:693-703.
41. National Committee for Quality Assurance (NQMC). Fall risk management: the percentage of Medicare members 75 years of age and older or who are 65 to 74 years of age with balance or walking problems or a fall in the past 12 months who were seen by an MAO practitioner in the past 12 months and who discussed falls or problems with balance or walking with their current practitioner. Available at: http://www.qualitymeasures.ahrq.gov. Accessed 10/27/2011.

Tontura

Anne K. Galgon
Heather Dillon Anderson

CASO 5

Uma mulher de 73 anos foi internada no hospital há dois dias para realizar uma artroplastia total eletiva do quadril direito devido à osteoartrite grave e dor no quadril direito. Foi realizado um procedimento cirúrgico posterior com substituição do acetábulo e da cabeça do fêmur. Seu histórico pregressa importante inclui osteoporose, queixas de tontura postural, hipercolesterolemia e diabetes melito tipo 2. A equipe cirúrgica estabeleceu que ela deverá seguir as prescrições de quadril (não realizar flexão de quadril superior a 90°, não realizar rotação interna/cruzamento de pernas) e poderá apoiar o peso que conseguir tolerar sobre a perna. O fisioterapeuta foi chamado para avaliar e tratar a paciente até ser liberada para retornar à sua casa de dois andares, em dois a três dias, onde vive com seu marido, que é aposentado e apresenta capacidade física limitada para auxiliá-la, devido a uma história recente de cirurgia de coluna. Ela irá receber algumas visitas domiciliares da fisioterapia e da enfermagem após sua alta e, em seguida, planeja ingressar na fisioterapia ambulatorial para dar continuidade ao tratamento pós-cirúrgico de seu quadril. Suas queixas atuais são dor no quadril direito e tontura de curta duração associadas às mudanças de posição.

▶ Com base na condição de saúde da paciente, quais seriam os possíveis fatores contribuintes para os sintomas de tontura?
▶ Quais são as prioridades da avaliação?
▶ Quais são os testes mais apropriados para a avaliação?
▶ Quais são as intervenções fisioterapêuticas mais apropriadas?
▶ Que precauções deveriam ser tomadas durante as intervenções fisioterapêuticas?
▶ Quais possíveis complicações poderiam interferir no tratamento de fisioterapia?
▶ Como os fatores contextuais deste indivíduo influenciam ou alteram o tratamento?

DEFINIÇÕES-CHAVE

NISTAGMO: movimentos oculares rápidos de vaivém repetitivo, que incluem fases lentas (uma direção) e rápidas (direção oposta); a direção do nistagmo é dada pelos movimentos de fase rápida.

NISTAGMO UNIDIRECIONAL DE ACORDO COM A LEI DE ALEXANDER: nistagmo espontâneo e de olhar fixo, geralmente observado na fase aguda da hipofunção vestibular unilateral; o nistagmo é horizontal, com a fase rápida direcionando-se para fora da orelha, com função sensorial reduzida. A lei de Alexander indica que o nistagmo irá diminuir de intensidade quando os olhos fixarem-se na direção do lado envolvido e aumentar de intensidade quando fixarem-se em direção ao lado oposto.

REFLEXO VESTÍBULO-OCULAR (RVO): arco reflexo de três neurônios conectando a informação sensorial (aceleração angular da cabeça) a partir dos canais semicirculares do aparelho vestibular para o sistema oculomotor a fim de controlar os movimentos oculares quando a cabeça está se movimentando; o RVO permite a fixação do olhar quando a cabeça está se movimentando durante atividades funcionais; rompimentos nesses neurônios podem causar oscilopsia (o mundo parece instável ou oscilante) e tontura ao movimentar a cabeça.

TONTURA: sintomas que podem ter diversos significados para diferentes indivíduos; pode incluir sensação de leveza, desorientação, desequilíbrio ou vertigem; pode estar relacionada a frequência cardíaca (FC) aumentada, evento vasovagal, síncope, nistagmo e/ou sentimento de ansiedade.

TRÍADE DE SINAIS DE ORIENTAÇÃO DA CABEÇA: três sinais cardinais relacionados à hipofunção vestibular unilateral aguda: (1) desvio ocular enviesado (ou inclinação) no qual um olho é desviado para cima, e o outro é desviado para baixo, (2) torção ocular na qual os olhos giram para fora da orientação da cabeça e (3) inclinação da cabeça em direção ao lado do desequilíbrio vestibular unilateral.

VERTIGEM: sensação de rotação ou giro; o indivíduo tem a sensação de estar girando ou de que o ambiente gira em torno dele.

Objetivos

1. Delinear os procedimentos e o processo de tomada de decisão clínica para diferenciar as causas de tontura na UTI.
2. Identificar testes e medidas confiáveis e válidas para diferenciar as causas da tontura.
3. Identificar valores laboratoriais críticos, medicamento(s) e respostas dos sinais vitais, que deverão ser checados antes do tratamento da paciente.
4. Interpretar os achados do exame para diagnosticar a causa da tontura.
5. Determinar as intervenções fisioterapêuticas apropriadas com base nos resultados diagnósticos.

Considerações sobre a fisioterapia

Considerações fisioterapêuticas para o tratamento da tontura pós-cirúrgica:

- **Cuidados/Objetivos do plano geral de fisioterapia:** minimizar a perda de amplitude de movimento, força e capacidade funcional aeróbica; reduzir os sintomas de tontura e dor; maximizar a independência funcional enquanto minimiza comprometimentos secundários a fim de melhorar a qualidade de vida
- **Intervenções fisioterapêuticas:** educação do paciente e do cuidador em relação às orientações pós-operatórias, às restrições de sustentação de peso e às complicações relacionadas ao procedimento cirúrgico; recomendações para o acompanhamento da tontura e tratamento pós-artroplastia total de quadril; posicionamento durante o treinamento de mobilidade modificada e tratamento da tontura postural sem prejudicar as orientações para o quadril; exercícios para o membro inferior; treinamento de atividade funcional; treinamento do cuidador
- **Precauções durante a fisioterapia:** adesão às orientações para o quadril durante toda a atividade funcional; supervisão minuciosa para reduzir o risco de quedas; monitoramento de pressão arterial (PA), glicose sanguínea, medicamentos e indicadores laboratoriais
- **Complicações que interferem na fisioterapia:** tontura, dor aumentada, precauções de quadril, trombose venosa profunda (TVP)

Visão geral da patologia

A artroplastia total de quadril (ATQ), também conhecida como reconstrução total de quadril, é um procedimento cirúrgico comum, geralmente escolhido quando o tratamento conservador não tem sucesso em aliviar a dor crônica e a disfunção do quadril. Embora existam muitas variações dessa cirurgia, a ATQ envolve a reconstrução da cabeça femoral e também da cavidade do quadril (acetábulo) com componentes protéticos. Cerca de 285 mil cirurgias de ATQ foram realizadas nos Estados Unidos em 2005.[1] Como a população idosa continua a aumentar, espera-se que a incidência anual dessa condição aumente. Uma das razões mais comuns para a realização da ATQ é a osteoartrite grave com dor crônica.[2] Causas adicionais incluem artrite reumatoide, necrose avascular do quadril, doença do quadril infantil e trauma prévio.[3]

Existem diferentes acessos e técnicas para a cirurgia de reconstrução de quadril com instruções e prescrições pós-operatórias variáveis. Antes de imobilizar um indivíduo após a cirurgia, é importante conhecer a técnica cirúrgica utilizada e as precauções pós-operatórias correspondentes. Tradicionalmente, o acesso posterior ou posterolateral tem sido realizado com preservação da função do adutor do quadril, proporcionando boa exposição ao fêmur proximal e ao acetábulo.[4] No passado, a principal desvantagem associada a essa técnica era uma taxa de luxação mais elevada.[5] Entretanto, um estudo de 2009 realizado por Palan e colaboradores comparou o acesso anterolateral ao posterior e não encontrou diferenças nas taxas de luxação. As precauções normais após o acesso posterior incluem evitar uma flexão de quadril superior a 90° e restringir a adução e rotação interna do quadril superior a 45° por pelo menos seis semanas após a cirurgia.[6]

As restrições para sustentação de peso também são comuns após a cirurgia de quadril e são normalmente dependentes do tipo específico de procedimento cirúrgico. Quando se utiliza cimento para fixação da prótese femoral no acetábulo, em geral permite-se que o paciente suporte o peso que conseguir tolerar.[3] Entretanto, em procedimentos cirúrgicos mais complexos, ou no caso de uma prótese fixada sem cimento, o paciente fica limitado ao peso que puder ser suportado pela extremidade afetada.[3] O fisioterapeuta deve sempre confirmar o protocolo pós-operatório e quaisquer precauções da equipe cirúrgica antes da mobilização, pois elas podem variar com o caso cirúrgico.

A fisioterapia é um componente essencial do tratamento pós-operatório de indivíduos que sofreram ATQ. Um estudo realizado em 2000 por Freburger[7] demonstrou que a maior utilização da fisioterapia na unidade de tratamento intensivo (UTI) por indivíduos que passaram por ATQ estava associada à redução do custo total do tratamento e a uma maior probabilidade de receber alta. Os principais objetivos das intervenções fisioterapêuticas após a ATQ são realizar a mobilização do paciente, fornecer a ele e a seu cuidador uma educação sobre as precauções pós-cirúrgicas, recomendar os exercícios apropriados e auxiliar no planejamento da alta.

Durante as intervenções fisioterapêuticas na UTI pós-cirúrgica, os sintomas comuns dos pacientes incluem dor, tontura e fadiga. A coordenação do tratamento da dor com a equipe multidisciplinar após a cirurgia é essencial a fim de programar as intervenções fisioterapêuticas com eficiência. Da mesma forma, é fundamental a avaliação das queixas de tontura do paciente. De acordo com Post e Dickerson,[8] a tontura representa o sintoma primário em cerca de 3% das consultas iniciais de indivíduos com mais de 25 anos e está presente em quase 3% das consultas no setor de emergências. A tontura também é uma queixa comum na UTI. A determinação de sua causa, assim como dos sintomas associados à condição pode ser desafiadora. As percepções e definições de tontura costumam variar de indivíduo para indivíduo. A classificação da tontura em um dos quatro tipos principais identificados (vertigem, desequilíbrio, pré-síncope ou sensação de leveza) é de grande ajuda para determinar a sua causa.[8]

A vertigem é descrita como a falsa sensação de rotação ou movimento.[9] Ela é associada com mais frequência a uma causa de tontura vestibular ou otológica.[8] Essa sensação costuma ser descrita como uma impressão de desequilíbrio. A pré-síncope é relacionada a uma ou mais sensações que um indivíduo sente antes de desmaiar e pode estar associada a uma queda significativa na pressão sanguínea (hipotensão ortostática).[8] A hipotensão postural ou ortostática ocorre quando o corpo não consegue compensar de maneira adequada a diminuição do sangue que chega ao coração, quando o indivíduo sai de uma posição deitada e senta-se ou levanta-se. Fatores comuns que podem levar à hipotensão ortostática incluem alterações fisiológicas associadas à idade, PA elevada, depleção de volume sanguíneo, medicamentos vasodilatadores, imobilidade e insuficiência autonômica.[10] Os critérios diagnósticos da hipotensão ortostática variam dependendo da referência ou origem. Os critérios costumam incluir uma redução na pressão arterial sistólica (PAS) de 20 mmHg, ou uma redução de 10 mmHg na pressão arterial diastólica (PAD), ou um aumento na FC de 30 batimentos por minuto (bpm) por pelo menos 1 minuto, após a passagem do indivíduo de deitado para a posição ortostática.[8] A impressão de leveza em geral é descrita como uma sensação de desmaio ou desorientação. Pesquisas indicam que as causas psiquiátricas da sensação de leveza são comuns.[8] Se um paciente descreve sintomas de tontura semelhantes à vertigem, é necessário questioná-lo sobre ansiedade e depressão.

A tontura postural ou a vertigem podem ser causadas pelo nistagmo posicional. A compreensão dos vários distúrbios que causam nistagmo posicional auxilia no estabelecimento do diagnóstico e das intervenções que podem vir a fazer parte do plano de tratamento. A causa mais comum da vertigem posicional é a vertigem posicional paroxística benigna (VPPB).[11] A VPPB causa nistagmo e queixas de vertigem, que são geralmente provocadas quando um indivíduo passa da posição deitada para a posição ortostática, ou vice-versa, rola na cama, curva-se para frente ou fica pendurado. As queixas de vertigem costumam ser referidas como episódicas; um indivíduo pode apresentar vários episódios de vertigem de curta duração por um período de semanas ou meses. Os sintomas podem desaparecer e, em seguida, recorrer. Os pacientes podem ficar receosos e evitar posições que possam provocar a vertigem.

A VPPB pode contribuir para 20 a 30% da tontura relacionada ao vestíbulo em indivíduos que estão sendo tratados em clínicas e é prevalente em indivíduos idosos.[12] Oghalai e colaboradores observaram que 61% de 100 adultos idosos (idade média 74 ± 1 anos) apresentaram tontura, e 71% queixaram-se de desequilíbrio. A maioria não procurou ajuda para as duas condições. Desses indivíduos, 9% apresentaram VPPB não diagnosticada. Idosos com VPPB mostraram independência reduzida nas atividades da vida diária (AVDs) e prevalência aumentada de quedas nos três meses anteriores ao diagnóstico de VPPB.[13] Devido a essas consequências negativas, a ocorrência de VPPB deve ser sempre investigada na população idosa suscetível. A queixa de girar na *ausência* de tontura tem sido considerada como preditiva de VPPB (sensibilidade de 59% e especificidade de 98%).[13] Entretanto, é necessária a realização do teste posicional para o estabelecimento do diagnóstico correto.

A VPPB é considerada um distúrbio mecânico que atinge o aparelho vestibular periférico. A Figura 5.1 mostra a anatomia normal do aparelho vestibulococlear no interior do ouvido interno. Na VPPB, os cristais de carbonato de cálcio (otocônia) são deslocados da mácula utricular para a endolinfa de um canal semicircular (canalitíase). Como a otocônia é uma condição microscópica, não pode ser visualizada por exames de imagem. Em alguns casos, a otocônia adere à cúpula de um canal semicircular (cupulolitíase). O canal semicircular torna-se sensível à força gravitacional quando a cabeça é posicionada em relação ao campo gravitacional. A resistência hidrodinâmica da otocônia (canalitíase) ou o peso da otocônia (cupulolitíase) durante as alterações posturais faz a cúpula curvar-se (Fig. 5.2). Esse fato estimula o RVO associado ao canal semicircular envolvido e manifesta-se como um nistagmo anormal estereotípico e queixas de vertigem. O envolvimento do canal posterior é a apresentação mais provável que ocorre em 76[11] a 94%[14] dos indivíduos com VPPB. O teste sistemático para VPPB e a identificação do envolvimento e do tipo de canal (canalitíase *vs.* cupulolitíase) estão apresentados no Quadro 5.4 e serão revistos na sessão de diagnóstico diferencial deste caso. O diagnóstico correto do canal semicircular envolvido (anterior, posterior ou horizontal) e do tipo de canal (canalitíase *vs.* cupulolitíase) tem se mostrado altamente eficaz para reduzir o nistagmo e os sintomas de vertigem, quando aplicado de maneira apropriada.[15,16]

Outras condições vestibulares que levam à vertigem postural podem ser categorizadas como de natureza periférica ou central. Essas condições são menos comuns do que a VPPB e apresentam-se de forma distinta e com sinais e sintomas adicionais, que auxiliam no estabelecimento do diagnóstico diferencial. Os distúrbios periféricos que podem causar vertigem postural incluem fístula perilinfática,[17] deiscências do canal semicircular[18] e hipofunção vestibular aguda devido a neurite. O nistagmo e a vertigem

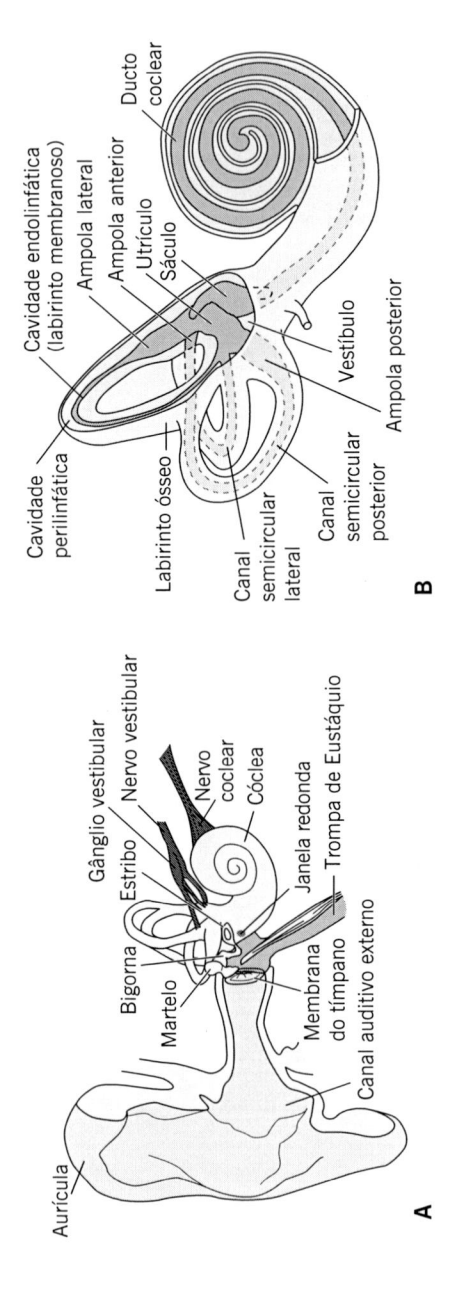

Figura 5.1 Anatomia normal do aparelho vestibulococlear no interior do ouvido interno. A. O ouvido direito evidenciando ouvido externo, canal auditivo, ouvido médio e ouvido interno, com canais semicirculares. B. As principais partes do ouvido interno. (Reproduzida com permissão de Ropper AH, Samuels MA, eds. *Adams and Victor's Principles of Neurology*. 9ª ed. Nova York, NY: MacGraw-Hill: 2009. Figura 15-1.)

(a) Canalitíase (b) Cupulolitíase

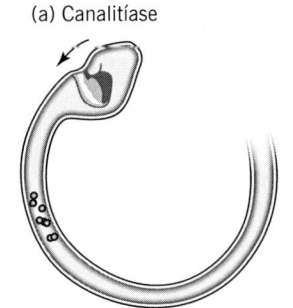

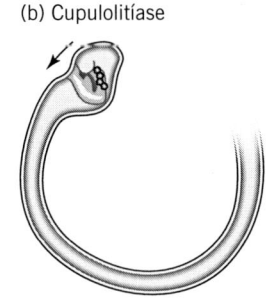

Figura 5.2 Mecanismos de vertigem postural paroxística benigna (VPPB). Quando o canal semicircular (CSC) está submetido ao campo gravitacional: **A**. O deslocamento da otocônia (pontos pretos) cria uma resistência na endolinfa, que inclina a cúpula e leva ao nistagmo de duração inferior a 1 minuto; ou **B**. a otocônia alojada na cúpula causa inclinação e leva a um nistagmo superior a 1 minuto ou até que o CSC seja retirado do campo gravitacional.

postural também ocorrem com frequência durante as dores vestibulares agudas.[19] As lesões do sistema nervoso central (SNC) no cerebelo mediano, nódulo e verme, ou as vias de comunicação com as estruturas do tronco encefálico ocular e vestibular também podem causar nistagmo e vertigem postural. Tais lesões do SNC podem advir de acidente vascular cerebral (AVC), tumor, esclerose múltipla ou distúrbios degenerativos do tronco encefálico ou cerebelo. A apresentação mais comum do nistagmo nos casos de vertigem de causa central (do SNC) é puramente de batimento ascendente ou descendente, que pode estar presente em diversas posições da cabeça.[20] O Quadro 5.1 revê as apresentações comuns de vertigem posicional central *versus* periférica com base na latência, duração, fatigabilidade, direção e intensidade do nistagmo e da vertigem. Um indivíduo que se apresenta com nistagmo posicional e uma história de distúrbio do SNC ou com sinais e sintomas recentes do SNC deve ser imediatamente encaminhado a um neurologista. Em alguns idosos, o nistagmo posicional central pode estar presente *sem* sintomas de vertigem. Nesses casos benignos, a etiologia é desconhecida, não são observados achados na ressonância magnética (RM) e a intervenção não é realizada, por serem assintomáticos.[20]

A primeira ocorrência de VPPB pode ser repentina e grave e provocar grande ansiedade. A vertigem associada à VPPB pode mimetizar uma neurite vestibular aguda do oitavo nervo craniano. Embora essas condições possam estar presentes de forma simultânea, elas possuem natureza distinta. Uma causa comum da neurite vestibular aguda é a reativação do vírus latente da herpes simples.[21] Uma hipofunção vestibular periférica unilateral (HVU) advinda da neurite apresenta-se com vertigem repentina e grave e com desequilíbrio que pode permanecer por alguns dias (> 72 horas). A oscilopsia, a tontura e o desequilíbrio provocados por movimento da cabeça duram semanas a meses.[22] A neurite vestibular é a terceira causa mais comum de patologia vestibular periférica, e a sua incidência anual é de cerca de 100 mil.[21] Em casos agudos, a HVU gera um desequilíbrio no *input* sensorial vestibular tônico para os núcleos vestibulares.

Essa informação sensorial anômala afeta os sistemas de controle postural e oculomotor, levando a um nistagmo espontâneo horizontal (unidirecional), à perda de percepção da verticalidade e à tríade de sinais de orientação da cabeça, incluindo desvio oblíquo ocular, torção ocular e inclinação da cabeça. Alguns dias a semanas após a apresentação, o SNC irá compensar a nova informação sensorial e espera-se que ocorra a redução desses sinais e sintomas. Como a HVU afeta a capacidade de detectar o movimento da cabeça, o RVO e o equilíbrio são perdidos quando a cabeça está em movimento. A compensação central é esperada para melhorar o RVO e o equilíbrio, conforme o indivíduo começa a se movimentar e volta à atividade normal. O tratamento da neurite vestibular aguda inclui o uso de metilprednisona para melhorar a função vestibular periférica, um fármaco para reduzir os sintomas de náusea e vertigem e a fisioterapia para compensação central a fim de melhorar o funcionamento do RVO e o equilíbrio.[21,22] Alguns indivíduos com HVU apresentam nistagmo posicional.[20] É importante mencionar que a ocorrência de VPPB é mais provável em pessoas com uma história de HVU.[23] A compreensão da fisiologia do sistema vestibular e das alterações do SNC associadas à HVU auxiliam o estabelecimento do diagnóstico diferencial entre HVU e VPPB. Schubert e Minor[22] realizaram uma minuciosa revisão desse tópico.

Quadro 5.1 APRESENTAÇÕES COMUNS DA VPPB *VERSUS* CENTRAL QUE PODEM SER UTILIZADAS NO DIAGNÓSTICO DIFERENCIAL

Sinal ou sintoma	Causa periférica	Causa central
Latência		
Tempo de aparecimento da vertigem ou do nistagmo	0-40 s (média 7,8 s)	Sem latência – início imediato
Duração da vertigem ou do nistagmo		
Episódio único	< 1 min (canalitíase) > 1 min (cupulolitíase)	Maior probabilidade de persistência (i.e., continua enquanto a posição é mantida)
Fatigabilidade		
Redução da vertigem ou do nistagmo com manobras repetidas	Sim	Não
Direção do nistagmo	Direção torsional fixa para o lado do teste mais ascendente ou descendente	Variável: pode alterar as direções ou ser apenas ascendente ou descendente
Intensidade	Vertigem intensa Nistagmo marcado Náuseas mais prováveis Sintomas piores pela manhã e variáveis durante o dia	Geralmente vertigem branda Nistagmo menos intenso Náuseas raras Sintomas mais constantes durante o dia
Reprodutibilidade	Inconsistente	Mais consistente

Abreviação: VPPB, vertigem posicional paroxística benigna.

Tratamento fisioterapêutico do paciente

O tratamento pós-operatório do quadril na UTI envolve a mobilização precoce, a educação do paciente e a avaliação de sua atividade funcional para se iniciar o planejamento da alta. O fisioterapeuta trabalha com a equipe cirúrgica a fim de elaborar as precauções pós-operatórias necessárias e as instruções para a sustentação de peso. O fisioterapeuta primeiro coordena a enfermagem quanto à otimização do controle da dor e planeja a mobilização precoce no leito. O fisioterapeuta também irá interagir com os coordenadores do processo de alta a fim de determinar a unidade apropriada e o tipo de equipamento e/ou serviços que o paciente irá necessitar.

Nos casos dos pacientes da UTI que informam tontura além do seu diagnóstico primário, o fisioterapeuta deve investigar também a causa da tontura. A história e a apresentação do paciente são essenciais determinar quais testes e avaliações devem ser incorporados no exame fisioterapêutico. Dependendo dos resultados do exame e da avaliação, pode ser estabelecido um diagnóstico de tontura, e as intervenções fisioterapêuticas apropriadas devem ser adicionadas ao plano de tratamento do paciente. Se a causa for de natureza mais clínica, o fisioterapeuta deve interagir com a equipe médica e seguir os procedimentos adequados para os casos de tontura ao incorporar outras intervenções fisioterapêuticas.

Exame, avaliação e diagnóstico

Antes de dar início ao exame do paciente, o fisioterapeuta deve ler as informações do prontuário para obter conhecimento sobre a história de saúde do paciente, os procedimentos cirúrgicos recentes e quaisquer complicações que possam ter ocorrido durante a hospitalização. Informações adicionais que devem ser revistas no prontuário incluem: lista de medicamentos, exames laboratoriais recentes, restrições para suporte de peso, precauções pós-operatórias e quaisquer restrições de mobilidade e exercícios.

Ao revisar a lista de medicamentos, deve-se examinar especificamente: novos medicamentos que possam reduzir a PA ou que apresentem reações adversas (RAMs) conhecidas de tontura; interações potenciais de múltiplos fármacos; abstinência de medicamentos que o paciente tenha tomado anteriormente; e alterações recentes na posologia da medicação. A medicação que sabidamente causa dano ao sistema vestibular, conhecida como causadora de ototoxicidade, deve ser identificada. Os aminoglicosídeos, uma classe de antibióticos que inclui a tobramicina, canamicina e gentamicina, são bem conhecidos como causadores de RAMs ototóxicas.[24] Entretanto, esses antibióticos ainda são usados para tratar algumas infecções bacterianas devido à sua eficiência e ao seu baixo custo. A gentamicina, o mais utilizado desses medicamentos, é algumas vezes empregada para interromper a função vestibular a fim de tratar a tontura em casos graves da doença de Ménière.[24]

Ao revisar os exames laboratoriais mais recentes do paciente, é importante considerar a hemoglobina, o hematócrito e as contagens de leucócitos e plaquetas. Se o paciente estiver sendo submetido à terapia anticoagulante pós-cirúrgica para prevenir tromboembolismo (p. ex., Coumadin), o valor da razão normalizada internacional (RNI) deve ser revisto. Se qualquer um dos valores laboratoriais estiver fora dos limites normais, o fisioterapeuta deve contatar a equipe cirúrgica antes da mobilização do paciente.[25] O Quadro 5.2 delineia um processo para examinar o paciente que se queixa de tontura na UTI.

Durante a parte inicial do exame físico, o fisioterapeuta deve avaliar o nível de dor do paciente e conhecer as precauções cirúrgicas e as restrições para sustentar o peso. Se a dor não estiver adequadamente controlada, a administração de um remédio para dor pelo enfermeiro será de grande ajuda para o sucesso da mobilização. Caso a paciente não esteja ciente de suas precauções e restrições à sustentação de peso, pode ser conveniente colocar sinais no quarto a título de lembrete. Também é útil educar um familiar para garantir que as normas sejam seguidas o tempo todo.

Em seguida, as extremidades inferiores do paciente devem ser examinadas investigando-se a presença de edema, pulsos e posturas. Após uma ATQ, a maioria dos pacientes será posicionada em supinação com os membros inferiores abduzidos (na doença tromboembólica, ou meias de compressão), com o auxílio de um travesseiro triangular abdutor de quadril entre eles. Se a cicatriz do paciente estiver visível, deve ser inspecionada; entretanto, o fisioterapeuta não deve remover o curativo cirúrgico original a menos que seja instruído a fazê-lo pela equipe cirúrgica.

Uma avaliação básica da força do membro inferior não envolvido e de ambos os membros superiores deve ser realizada, bem como o teste sensorial e de propriocepção de ambos os membros inferiores. Em seguida, o paciente deve ser cuidadosamente movimentado a fim de se avaliar a mobilidade no leito, mudanças de posição, movimentação e equilíbrio. Todos os testes de mobilidade funcional e equilíbrio devem ser realizados dentro dos limites das precauções pós-operatórias e das restrições para o suporte de peso. Caso haja a suspeita de que a tontura da paciente é de origem vestibular (i.e., ausência de episódios de hipotensão ortostática anotados no prontuário, ausência de suspeita de tontura induzida por medicamentos, a paciente se refere à vertigem posicional com alterações específicas na posição de sua cabeça durante a avaliação subjetiva), é importante completar a avaliação de mobilidade *antes* da avaliação da tontura posicional. Isso porque é comum os indivíduos com tontura posicional apresentarem um aumento de sintomas após um exame vestibular, o que iria provavelmente afetar sua habilidade em participar do exame de mobilidade funcional e equilíbrio. Antes e durante a mobilização inicial, a resposta dos sinais vitais e o nível de dor da paciente devem ser monitorados com cuidado. Caso a paciente relate sentir tontura durante a mobilização, será necessária a realização do teste de hipotensão ortostática (procedimento descrito no Quadro 5.2).

Se o teste de hipotensão ortostática for negativo e a história da paciente sugerir um envolvimento vestibular, o fisioterapeuta deverá conduzir uma avaliação sistemática de hipofunção vestibular periférica ou de distúrbios relacionados ao SNC. O teste oculomotor e os testes de interação vestíbulo-ocular são as melhores ferramentas de avaliação e podem ser realizados no leito em 5 minutos. Os principais achados durante a aplicação desses testes nos casos normais e na presença de distúrbios de origem central e vestibular periférica estão apresentados no Quadro 5.3. A paciente deverá estar sentada em posição ereta com os olhos abertos em um ambiente bem iluminado. Os óculos deverão ser usados, caso sejam necessários para normalizar a visão à distância.

Quadro 5.2 AVALIAÇÃO DO PACIENTE "TONTO" NA UTI

Procedimento	Considerações
Revisão do prontuário do paciente	Histórico de saúde Eventos recentes Complicações durante a hospitalização
Revisão da lista de medicamentos	Novos medicamentos que reduzem a PA ou causam tontura como RAM Interação de múltiplos fármacos Abstinência de medicação prévia Alterações de posologia
Revisão dos exames laboratoriais mais recentes do paciente	Hemoglobina e hematócrito
Reunir a história do indivíduo, sobretudo em relação aos sintomas de tontura	Determinar: **O que** o termo "tontura" significa para o paciente (sensação de leveza *vs.* vertigem real) **Quando** exatamente o paciente se sentiu tonto: movimento(s) específico(s) *vs.* quando o paciente estava tranquilo (espontâneo) **Com que** frequência os sintomas ocorrem (p. ex., a cada hora *vs.* uma vez por semana) e o quanto duram (p. ex., segundos, minutos, horas) **Se** o paciente possui uma história de sintomas similares e o que ocorreu exatamente naquela ocasião **Quais** posições provocam os sintomas de tontura e quais os eliminam
Eliminar a hipotensão postural avaliando a PA e a FC do paciente na seguinte sequência: deitado, sentado na beira da cama e de pé. Aguardar pelo menos um minuto em cada nova posição assumida antes de avaliar a resposta do sinal vital.	Hipotenção postural: PAS cai 20 mmHg ou, PAD cai 10 mmHg ou, FC aumenta em 30 bpm
Examinar mobilidade funcional, equilíbrio e marcha	Avaliar mobilidade no leito, marcha em superfícies planas e em escadas; equilíbrio estático e dinâmico
Teste de interação vestíbulo-ocular e oculomotor	Ver Quadro 5.3
Teste posicional	Ver Quadro 5.4 e Figuras 5.2 a 5.4

Abreviações: UTI, unidade de tratamento intensivo; PA, pressão arterial; RAM, reação adversa a medicamentos; FC, frequência cardíaca; PAS, pressão arterial sistólica; PAD, pressão arterial diastólica.

Inicialmente, deve-se observar a posição do olho nas órbitas e investigar a presença de nistagmo espontâneo. A observação dessa condição com o paciente sentado é sempre considerada patológica e indica investigação médica posterior. Em seguida, é necessário testar a convergência atraindo a atenção da paciente para um pequeno objeto (p. ex., ponta de um dedo ou caneta) posicionado a alguns centímetros de seu rosto e movimentar lentamente o objeto de foco em direção à ponte do seu nariz. Os olhos deverão aduzir e as pupilas deverão sofrer constrição conforme o alvo se aproxima do rosto. O fisioterapeuta deve instruir a paciente a informar quando o objeto se torna embaçado ou duplo. Para testar o campo do movimento ocular, pede-se à paciente para acompanhar o alvo para a direita, para a esquerda, para cima e para baixo, o mais rapidamente possível. O fisioterapeuta deve observar a simetria e amplitude de movimento dos olhos. Os testes para a presença de nistagmo com olhar fixo e acompanhamento regular do objeto podem ser combinados pedindo-se à paciente para acompanhar o movimento lento de um alvo desde a linha média até cerca de 30º em cada direção (direita, esquerda, para cima e para baixo). A cerca de 30º da linha média, o fisioterapeuta mantém cada posição e pede à paciente para continuar fixando o olhar no alvo. O fisioterapeuta deve observar se os olhos seguem lentamente o alvo e permanecem estáveis quando o alvo está parado. Para avaliar o controle ocular sacádico, o profissional apresenta dois objetos na frente da paciente, posicionados a cerca de 30º à direita e à esquerda ou acima e abaixo. Pede-se para a paciente olhar de forma rápida e alternada para um e para o outro objeto. O fisioterapeuta deve observar um movimento rápido dos olhos e a fixação sobre os alvos, sem desvio.

Em caso de suspeita de hipofunção vestibular, o fisioterapeuta pode realizar os dois testes de cabeceira para a interação vestíbulo-ocular: o teste de impulso da cabeça (Halmagyi) e o teste de acuidade visual dinâmico. Para realizar o teste de impulso da cabeça, o fisioterapeuta gira rapidamente a cabeça da paciente para a direita e, em seguida, para a esquerda, a alguns centímetros da linha média, enquanto ela focaliza um alvo central (a ponte do nariz do profissional). O fisioterapeuta deve observar os olhos da paciente, que deverão se manter fixos no alvo durante o movimento de sua cabeça (o "impulso da cabeça"). Um teste positivo é observado quando a cabeça da paciente é virada *em direção* a um canal semicircular disfuncional, e os olhos não conseguem se manter focados no alvo e, portanto, realizam um movimento sacádico de "alcance rápido" para voltar ao alvo. Quando realizado de maneira correta, o teste de impulso da cabeça pode identificar a hipofunção vestibular periférica (sensibilidade de 71% e especificidade de 82%).[26] A acuidade visual dinâmica é um teste de RVO e pode ser aplicado à beira do leito utilizando-se um quadro com a escala optométrica (ou da variação direcional da letra E) de Snellen. O fisioterapeuta posiciona o quadro a uma distância determinada pela sua escala. A paciente é testada primeiro com a cabeça parada, para a acuidade visual estática, e, em seguida, para a acuidade visual dinâmica com a cabeça sendo movimentada horizontalmente para trás e para frente em cerca de dois ciclos por segundo. A diferença em linhas entre o teste estático e o teste dinâmico que a paciente consegue ler corretamente deve ser registrada (Quadro 5.3).

Durante os testes de função oculomotora e vestíbulo-ocular em indivíduos idosos, é importante considerar que os alcances regulares, o controle sacádico e a função de RVO podem diminuir com a idade. Indivíduos saudáveis e ativos com mais de 75 anos estão mais propensos a mostrar redução da função do RVO, mas conservam a função oculomotora normal. Kerber e colaboradores[27] mostraram que indivíduos idosos apresentando menor função oculomotora e de RVO também, com frequência, apresentam comprometimento do equilíbrio e da marcha. A correção sacádica ocasional durante o alcance regular e os movimentos sacádicos adicionais para alcançar os alvos durante o teste de controle sacádico podem ser considerados normais para a idade, caso não sejam observados outros sinais do SNC. Entretanto, pessoas apresentando esses últimos sinais devem ser submetidas ao exame de equilíbrio e marcha.

Quadro 5.3 PRINCIPAIS ACHADOS DOS TESTES À BEIRA DO LEITO OCULOMOTOR E VESTÍBULO-OCULAR

Testes e avaliações	Achados normais	Achados positivos	
		Distúrbio periférico	Distúrbio central
Exame oculomotor Em luz ambiente, avaliar posicionamento ocular (fixação visual)	Posição neutra dos olhos	Tríade de sinais de orientação da cabeça (desvio enviesado, torção ocular e inclinação da cabeça em direção ao lado da lesão)	Desvio ocular unilateral ou bilateral: distúrbio do NC III, IV ou V Lesões centrais podem apresentar a tríade de sinais de orientação da cabeça
Nistagmo espontâneo	Ausência de nistagmo	Nistagmo unidirecional	Nistagmo vertical ou que muda de direção
ADM e convergência ocular	Convergência total da ADM a 15 cm do nariz	ADM e convergência normais Nistagmo unidirecional pode ser observado	Olhos não conseguem se mover completamente ao longo do campo ou não se movem juntos e/ou simetricamente
Nistagmo de olhar fixo	Olhar fixo a 30° da linha média sem desvio	Nistagmo unidirecional (segue a lei de Alexander)	Nistagmo de mudança direcional ou vertical
Alcance regular	Olhos acompanham com suavidade um objeto em movimento	Olhos acompanham suavemente Nistagmo unidirecional pode ser observado	Olhos não são capazes de acompanhar com suavidade um objeto em movimento Aumento de movimentos sacádicos
Movimentos oculares sacádicos	Olhos movimentam-se com precisão de um alvo para outro	Olhos movimentam-se precisamente Nistagmo unidirecional pode ser observado	Maior ou menor número de visualizações dos alvos
Interação vestíbulo-ocular (função de RVO)			
Impulso da cabeça (Halmagyi) ou RVO rápido	Olhos mantêm fixação sobre o objeto quando a cabeça é movimentada rapidamente	Correção sacádica após movimentação rápida Unilateral ou bilateral	Falso positivos: RVO pode ser interrompido por déficits oculomotores
Acuidade visual dinâmica	Perda de 1-2 linhas	Perda > 2 linhas	Perda central do RVO levará à perda da acuidade visual dinâmica

Abreviações: NC, nervo craniano; ADM, amplitude de movimento; RVO, reflexo vestíbulo-ocular.

O teste para o nistagmo posicional é o próximo passo do exame para se determinar a causa da tontura postural. A VPPB do canal semicircular (CSC) anterior e posterior é identificada com o **teste de Dix-Hallpike**. Esse teste tem sido considerado como de alta sensibilidade (82%) e especificidade (71%) para a identificação da VPPB do CSC posterior.[16] A Figura 5.3 mostra a realização do teste de Dix-Hallpike para otocônia

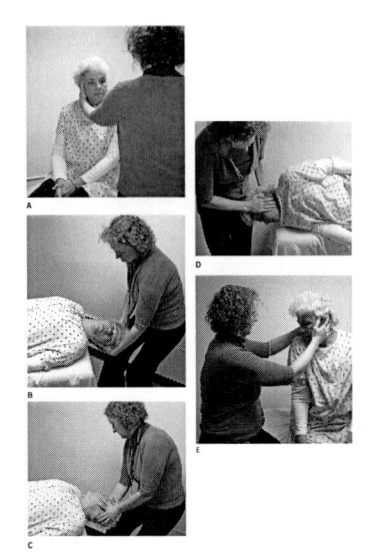

Figura 5.3 Teste de Dix-Hallpike esquerdo. **A**. Posição inicial: sentada com a cabeça virada a 45° para a esquerda. **B**. Posição final: deitada com a cabeça estendida em 20° para fora da superfície. **C**. *Modificação da posição final:* para sustentar a cabeça e evitar a extensão do pescoço. **D**. Posição inicial de Dix-Hallpike modificada: sentada com a cabeça virada a 45° para a direita. **E**. Posição final de Dix-Hallpike modificada: deitada de lado para a esquerda; manter a rotação da cabeça.

dos CSCs posterior e anterior esquerdos (Dix-Hallpike esquerdo). Esse teste é realizado posicionando-se primeiro a paciente sentada por algum tempo. O fisioterapeuta gira a cabeça da paciente 45° para a direita (para testar o lado direito) ou esquerda (para testar o esquerdo; Fig. 5.3A) e, em seguida, deita-a rapidamente com a cabeça pendente sobre a borda da cama, com cerca de 20° de extensão do pescoço (Fig. 5.3B). O fisioterapeuta avalia a presença de nistagmo nos olhos da paciente; quando observado, deve-se analisar o início da latência, a direção e a duração do nistagmo para identificar o canal envolvido (anterior ou posterior) e o tipo de VPPB (canalitíase ou cupulolitíase), conforme indicado no Quadro 5.4. A última posição é mantida por pelo menos 30 segundos; caso o nistagmo não seja observado, a paciente deve sentar-se novamente antes de o outro lado ser testado. Ambos os lados devem ser testados; o teste pode ser repetido para confirmação da condição. Entretanto, repetições frequentes com pouco descanso entre os testes podem levar à redução da intensidade da resposta ou à fadiga. O descanso entre os testes também reduz a ansiedade dos indivíduos portadores de sintomas graves. As contraindicações para a realização do teste de Dix-Hallpike incluem cirurgia recente de pescoço, trauma recente de pescoço, artrite reumatoide grave, instabilidade atlantoccipital ou atlantoaxial, mielopatia cervical ou radiculopatia, síncope do seio carotídeo, malformações de Chiari e síndrome de dissecção vascular.[11,28] Na ausência de recursos médicos para eliminar essas contraindicações, o teste será considerado seguro se o paciente puder realizar a posição combinada de rotação ativa do pescoço de 45° com a extensão cervical de 20°, enquanto sentado, sem apresentar dor ou sintomas neurológicos.[11]

Embora a sensibilidade e a especificidade não tenham sido registradas, o **teste de giro em supinação** (Paganini-McClure) é o método preferido para se avaliar a VPPB do CSC horizontal (Fig. 5.4)[11,16] Outros tipos de nistagmo posicional também podem ser observados durante esse teste. Quando presente, o nistagmo deve ter suas causas adicionais avaliadas. Para realizar o teste de giro em supinação, a paciente é deitada com o pescoço flexionado em cerca de 30º. O fisioterapeuta movimenta a cabeça da paciente de forma rápida para um dos lados até 90º e observa a possível ocorrência de nistagmo horizontal. Após 30 segundos, o fisioterapeuta volta a cabeça da paciente à posição inicial e o teste é repetido para o outro lado. Um teste de giro em supinação positivo inclui a observação do nistagmo horizontal quando a cabeça é girada tanto para a direita quanto para a esquerda. A direção do nistagmo em relação ao chão (geotrópico, em direção ao chão; ou ageotrópico, para longe do chão) determina o tipo de VPPB (canalitíase *vs.* cupulolitíase), e a intensidade do nistagmo e os sintomas determinam o lado comprometido (Quadro 5.4).

Esses testes podem ser realizados na paciente deste caso, que há dois dias realizou a ATQ. Entretanto, devem ser estabelecidas modificações para não serem violadas as precauções do quadril e para não ocorrer desconforto excessivo nessa região. Além disso, em um indivíduo idoso, é provável que existam alterações de alinhamento postural (p. ex., cifose torácica, perda de ADM cervical) que limitam a habilidade de realização das posições dos testes com precisão. Para a realização desses testes, é essencial que a cabeça do indivíduo possa ser posicionada corretamente para o CSC ser submetido ao campo gravitacional e ocorrer a movimentação adequada da otocônia a fim de provocar o nistagmo. Se a ADM estiver limitada ou se houver necessidade de evitar-se uma

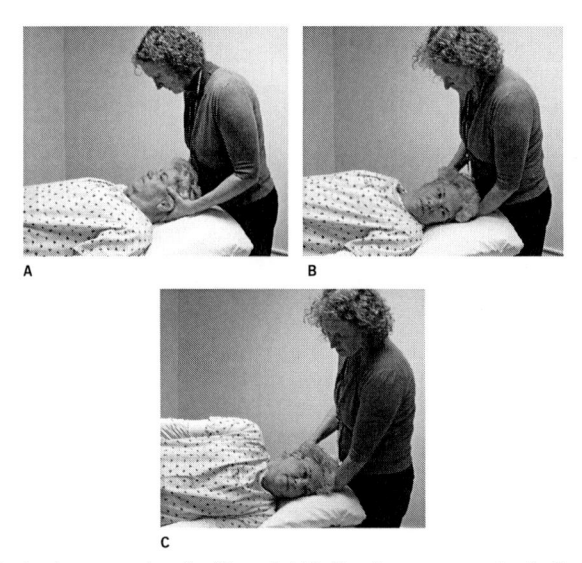

Figura 5.4 Teste de giro em supinação (Paganini-McClure) para esquerda. **A.** Posição inicial: deitada, pescoço flexionado a 30º. **B.** Posição final: cabeça virada em 90º para a esquerda. **C.** Modificação da posição final: adicionar a rotação do tronco para limitar a ADM da rotação cervical.

Quadro 5.4 DIAGNÓSTICO DIFERENCIAL DO ENVOLVIMENTO DO CSC, TIPO DE VPPB E LADO COMPROMETIDO COM BASE NA DIREÇÃO E DURAÇÃO DO NISTAGMO E INTENSIDADE DOS SINTOMAS

Teste posicional	Direção do nistagmo Duração	Envolvimento do CSC Tipo de VPPB	Lado comprometido
Teste de Dix-Hallpike	Batimento ascendente torsional para o lado da rotação da cabeça < 1 minuto > 1 minuto	CSC posterior Canalitíase Cupulolitíase	Lado da rotação da cabeça durante o teste posicional (normalmente o lado com nistagmo e sintomas)
	Batimento descendente torsional para o lado da rotação da cabeça < 1 minuto > 1 minuto	CSC anterior Canalitíase Cupulolitíase	
Teste de giro (Paganini-McClure)	Horizontal (ou lateral) Geotrópico (em direção ao chão) Ageotrópico (para longe do chão) Duração não significativa para o diagnóstico	CSC horizontal Canalitíase Cupulolitíase	Canalitíase: lado com nistagmo e sintomas mais fortes Cupulolitíase lado com menos nistagmo e sintomas

Abreviações: CSC, canal semicircular; VPPB, vertigem posicional paroxística benigna.

maior extensão do pescoço, devem ser implantadas modificações no teste. Modificações comuns no teste de Dix-Hallpike para evitar a posição pendurada da cabeça incluem a colocação de um rolo de toalha sob os ombros do paciente para alcançar a extensão cervical ou o uso de uma mesa inclinada ou cama de hospital com a cabeceira reclinada abaixo do nível do corpo, para sustentar a cabeça na posição para baixo. A Figura 5.3C mostra um exemplo de uma modificação da posição final. A realização do teste com a paciente deitada de lado é uma opção para indivíduos com desconforto na região lombar ou com pouca mobilidade do tronco. Neste teste de Dix-Hallpike modificado, a paciente é transferida da posição sentada e é deitada de lado na beira da cama com a cabeça virada a 45°, na direção oposta ao lado que se encontra sobre a cama (Fig. 5.3D-E). No caso do teste de giro em supinação, o giro do tronco em direção ao lado que está deitado pode ser adicionado, se for possível realizar a rotação do pescoço a 90° (Fig. 5.4C).

Neste caso, a história da paciente foi significativa em relação às experiências de vertigens posturais há um ano, parecendo que resolveram-se sem intervenções. Seus resultados de exames laboratoriais estavam dentro dos limites normais e sua lista de medicamentos não continha qualquer fármaco que sabidamente causasse tontura ou vertigem. Após a cirurgia de ATQ, a paciente mencionou a experiência de vertigem (sensação de rotação sem sensação de leveza) com duração inferior a um minuto quando mudava a cabeça de posição, sobretudo ao girar a cabeça para a esquerda. Seus sintomas foram mais graves quando iniciava o procedimento deitada do que quando se sentava.

Considerando a PA associada à ATQ e a mobilidade limitada desta paciente após a cirurgia, o fisioterapeuta avaliou uma possível hipotensão ortostática logo no início do exame e observou seus sinais vitais estáveis e dentro dos limites normais. Como indivíduos que apresentam vertigem posicional geralmente não toleram mobilização extensa após o teste de vertigem postural, em seguida foi realizado um exame fisioterapêutico padrão pós-ATQ (conforme antes descrito) incluindo avaliação da mobilidade funcional, marcha e equilíbrio. Os testes oculomotor e de impulso da cabeça foram realizados em seguida e apresentaram resultados normais. Por fim, a manobra de Dix-Hallpike foi realizada para testar a ocorrência de nistagmo posicional e vertigem. O fisioterapeuta modificou o posicionamento do teste inclinando a cabeceira da cama do hospital e mantendo as precauções de quadril durante a realização. A paciente pareceu apresentar mais sintomas quando girava sua cabeça para a esquerda, por isso foi realizado inicialmente um teste para a *direita* visando descartar a posição incômoda. O teste posicional de Dix-Hallpike para a direita foi negativo (i.e., ausência de nistagmo e de vertigem). Na posição final do teste de Dix-Hallpike para a esquerda, o fisioterapeuta observou um nistagmo ascendente torsional esquerdo com duração inferior a 30 segundos, acompanhado pelas queixas de vertigem da paciente. Após permitir que ela se recuperasse por alguns minutos, o fisioterapeuta realizou um teste de giro em supinação em ambas as direções para descartar o envolvimento dos canais horizontais esquerdo e direito. Nenhum sintoma ou nistagmo foi observado. O fisioterapeuta estabeleceu o diagnóstico de VPPB com canalitíase posterior esquerda.

Plano de atendimento e intervenções

No tratamento de um indivíduo pós-ATQ em uma UTI, o fisioterapeuta normalmente completa o exame no primeiro dia pós-cirúrgico e trata a paciente uma a três vezes ao dia durante a sua estada na unidade, a qual apresentou a média de pouco mais de 4 dias, em 2009.[29] As intervenções fisioterapêuticas para os indivíduos pós-ATQ incluem educação do paciente, exercícios leves de quadril, mobilização fora do leito e tarefas de mobilidade funcional.

Os pacientes, em geral, estão desorientados e perturbados pela dor após a cirurgia, por isso muitos precisam de constantes lembretes para aderir às precauções pós-operatórias e às restrições de sustentação de peso. É importante educar os familiares e complementar a educação do paciente com informações visuais. Neste caso, o marido da paciente encontra-se em casa e poderá lembrá-la a respeito das precauções com o quadril, mas a habilidade dele para assisti-la fisicamente será limitada devido à sua própria condição de saúde. Portanto, a paciente precisará adquirir independência funcional antes de ser liberada para casa.

Os exercícios típicos iniciados logo após a ATQ incluem bombas de tornozelo, séries de quadríceps e glúteos em um nível submáximo de esforço, com uma frequência de 10 vezes por hora.[3] Quando a tolerância às atividades fora do leito melhorar, exercícios de pé com o membro inferior envolvido, como flexão, abdução e extensão do quadril, podem ser iniciados observando as precauções cirúrgicas. Os exercícios dos membros inferiores podem ser iniciados, assim como as atividades funcionais, como caminhar e ficar de pé para completar as AVDs.

Para tratar a canalitíase posterior esquerda da paciente, o fisioterapeuta deve realizar uma manobra de reposição canalítica esquerda (MRC, Fig. 5.5). O propósito da

MRC é movimentar progressivamente a otocônia por meio do CSC posterior, devolvendo-a ao utrículo e eliminando, assim, os sintomas de vertigem e nistagmo associados às influências gravitacionais sobre o CSC. A paciente inicia o procedimento sentada, com a cabeça em rotação de 45° para a esquerda (Fig. 5.5A). Em seguida, o fisioterapeuta movimenta a paciente para a posição deitada com a cabeça pendurada, de forma semelhante à manobra no teste de Dix-Hallpike (Fig. 5.5B). O profissional deve aguardar mais 30 segundos após o desaparecimento dos sintomas e do nistagmo antes de proceder à posição seguinte. Ele gira a cabeça da paciente em 90°, de modo que o pescoço fica posicionado a 45° da rotação à direita (Fig. 5.5C). O fisioterapeuta deve ter certeza de que a cabeça ficou para baixo (ou que o pescoço não ficou flexionado) durante o movimento. Em seguida, gira-se a cabeça da paciente de novo a 90°, de modo a posicioná-la a 45° com a face voltada para o chão. Essa posição faz a paciente deitar-se para o lado direito conforme o fisioterapeuta movimenta sua cabeça (Fig. 5.5D). A paciente é, em seguida, colocada sentada à beira da cama para finalizar a manobra. A cabeça deve conservar a rotação de 45° à direita enquanto volta-se à posição sentada (Fig. 5.5E). A paciente deve ser amparada com cuidado quando retornar à posição sentada, pois pode sentir tontura e perder o equilíbrio ao final da manobra. Durante a manobra, devem ser observados os olhos; em caso de nistagmo, este deve continuar a ser ascendente e torsional à esquerda da órbita dos olhos, sempre que houver sintomas. Uma reversão da direção do nistagmo (p. ex., descendente e torsional à direita) indicaria que a otocônia moveu-se na direção

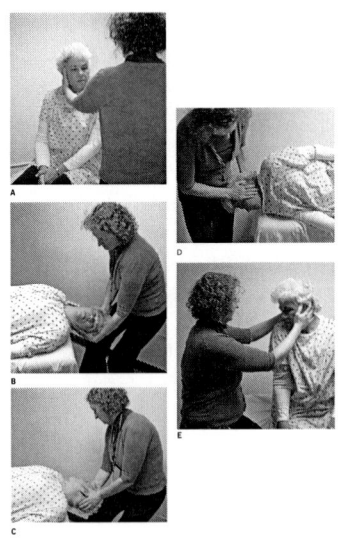

Figura 5.5 Manobra de reposição canalítica (MRC) esquerda para o caso de canalitíase do canal semicircular posterior esquerdo. **A**. Posição inicial: sentada com rotação da cabeça em 45° à esquerda. **B**. Deitada com a cabeça estendida a 10° para fora da superfície. **C**. Deitada com a cabeça em 45° à direita. **D**. Deitada de lado com a cabeça em 45° em direção ao chão. **E**. Posição final: sentada, sustentar a posição da cabeça até ficar totalmente ereta.

errada para o interior do CSC, em vez de movimentar-se para fora do CSC e para o interior do utrículo. Essa situação sugere um erro de tratamento e a manobra deve ser interrompida e repetida, a partir da posição inicial. Quando realizada de maneira correta, a manobra pode ser completada em cerca de cinco minutos, porém a paciente deve ter alguns minutos para se recuperar ao final, antes de iniciar qualquer outra tarefa de mobilização.

Embora a VPPB possa resolver-se de forma espontânea sem intervenções, os sintomas podem demorar meses até desaparecerem. Em 72% dos casos de VPPB, uma única MRC resolveu os sintomas em um período de um dia a uma semana.[15] Algumas revisões sistemáticas determinaram que a **MRC (também conhecida como manobra modificada de Epley) é o tratamento de escolha para a canalitíase**.[15,16,30,31] Uma metanálise calculou a razão de possibilidades para a resolução de sintomas e do nistagmo usando-se a MRC *versus* a ausência de tratamento ou similar, sendo de 4,42 e 6,40, respectivamente.[30] Em diversos estudos, o Número de pacientes Necessários a Tratar para resolver a VPPB com a MRC foi calculado entre 1,3 e 3,4.[16]

No caso da paciente deste caso, a MRC para a canalitíase posterior esquerda foi realizada após o exame inicial, que incluiu o teste de Dix-Hallpike. A manobra precisou de duas pessoas para ser completada, para haver certeza de que os membros inferiores da paciente seriam posicionados de forma a respeitar as precauções do quadril durante a manobra. Esse objetivo foi atingido mantendo-se o travesseiro abdutor de quadril entre seus membros inferiores, enquanto ela se deitou sobre o lado direto. A resolução de seus sintomas foi uma prioridade, pois sua vertigem provavelmente iria interferir nos exercícios e na progressão da mobilidade, condições requeridas para uma alta oportuna. A melhora ideal de seu equilíbrio e desempenho nas AVDs seria provavelmente limitada pela coexistência de VPPB. A realização da MRC durante a sessão de tratamento inicial é importante para se reavaliar a resolução do nistagmo durante a continuação das sessões de fisioterapia antes da alta. Esse procedimento também ajuda a determinar se o teste de acompanhamento deve ser incorporado no plano futuro de tratamento. A incidência de VPPB é mais provável em indivíduos que apresentaram um episódio prévio dessa mesma condição; entretanto, a taxa de ocorrência de episódios adicionais ou recorrências da VPPB pode ser reduzida quando tratada em menos de 24 horas, se comparada à observada em um tratamento realizado 24 horas após sua manifestação.[32]

Após a MRC, a paciente recebeu orientações que incluíram: evitar dormir ou deitar na horizontal nas primeiras 24 horas (o que pode ser conseguido elevando-se a cabeceira da cama ou utilizando-se um travesseiro extra); evitar inclinar a cabeça para baixo na direção do chão quando for pegar objetos; e evitar a extensão extrema do pescoço (não olhar para o teto). Vinte e quatro horas após a realização da MRC, os pacientes não devem mais restringir seus movimentos de cabeça ou posições caso os sintomas tenham desaparecido. Acreditava-se que obedecer às **restrições pós-MRC** durante três dias aumentaria o sucesso da manobra e preveniria a recorrência de VPPB. Entretanto, evidências atuais não sustentam a necessidade de quaisquer movimentos restritivos durante qualquer período de tempo após uma MRC.[16] No caso desta paciente, foram estabelecidas restrições por 24 horas com base nas preferências do fisioterapeuta, para reduzir a ansiedade da paciente e para promover seu compromisso com a mobilização funcional.

Idealmente, após a MRC, a VPPB irá se resolver de modo que a paciente não mais apresentará vertigem posicional ou nistagmo. Mesmo que esta paciente não apresente mais sintomas durante este episódio de tratamento, é importante que seja instruída a reconhecer futuras ocorrências, pois se sabe que a VPPB é uma condição recorrente.[32] Como parte do plano de tratamento, ela e seu marido receberão ensinamentos adicionais a respeito da vertigem posicional. Essa educação deverá incluir a natureza e a causa da VPPB, o propósito da MRC, a probabilidade de recorrências e a relação da VPPB com o equilíbrio e os déficits de mobilidade. A paciente também receberá recursos para procurar serviços, visando ao tratamento rápido e adequado de qualquer recorrência. Sua história de VPPB também deverá ser informada aos profissionais do seu próximo nível de tratamento.

Recomendações clínicas baseadas em evidências

SORT (*Strength of Recommendation Taxonomy*): **Força da Taxonomia de Recomendação**
A: Evidências consistentes, de boa qualidade e orientadas para o paciente
B: Evidências inconsistentes ou de qualidade limitada orientadas para o paciente
C: Evidências consensuais, orientadas para a doença, prática comum, opinião de especialista ou série de casos

1. O teste de Dix-Hallpike pode ser utilizado para identificar a VPPB do canal posterior. **Grau A**
2. O teste de giro em supinação (Paganini-McClure) é o método preferido para identificar a VPPB do canal horizontal. **Grau B**
3. A manobra de reposição canalítica é o tratamento de escolha para reduzir os sintomas e o nistagmo associados à VPPB da canalitíase posterior. **Grau A**
4. Não existem diferenças nas taxas de recorrência de VPPB em indivíduos que seguem as restrições pós-MRC quando comparados àqueles que não seguem essas restrições. **Grau B**

PERGUNTAS PARA REVISÃO

5.1 Um paciente do hospital relata tontura posicional após uma cirurgia. Antes de mobilizar o paciente, o fisioterapeuta realiza o teste de hipotensão postural. Qual das seguintes opções representa uma resposta dos sinais vitais consistente com hipotensão postural?
   A. Alteração dos sinais vitais de PA 130/70 e FC 100 para PA 120/80 e FC 120.
   B. Alteração dos sinais vitais de PA 130/70 e FC 100 para PA 110/60 e FC 100.
   C. Alteração dos sinais vitais de PA 130/70 e FC 100 para PA 130/80 e FC 120.
   D. Alteração dos sinais vitais de PA 130/70 e FC 100 para PA 115/70 e FC 70.

5.2 Após afastar outras causas de tontura, o fisioterapeuta investiga em um paciente a ocorrência de VPPB realizando o teste de Dix-Hallpike. Na posição final do teste de Dix-Hallpike à direita, o paciente apresenta nistagmo torsional ascendente que dura menos de 30 segundos. Qual é o diagnóstico desse paciente?
   A. Canalitíase anterior direita.
   B. Cupulolitíase posterior direita.

C. Canalitíase posterior direita.
D. Canalitíase posterior esquerda.

RESPOSTAS

5.1 **B.** A hipotensão postural caracteriza-se como uma redução na PAS de 20 mmHg, ou uma redução na PAD de 10 mmHg, ou um aumento de 30 bpm na FC após a mudança de posição de um indivíduo da posição deitada para a sentada. As demais opções (A, C e D) não representam alterações de sinais vitais que se encaixam nos parâmetros definidos para a hipotensão postural.

5.2 **C.** O nistagmo descrito corresponde a canalitíase posterior direita. A canalitíase anterior direita seria caracterizada pelo nistagmo descendente torsional direito com uma duração de menos de um minuto (opção A). A cupulolitíase posterior direita seria representada pelo nistagmo ascendente torsional direito com duração superior a um minuto (opção B). A canalitíase posterior esquerda seria representada pelo nistagmo ascendente torsional esquerdo com duração inferior a um minuto (opção D).

REFERÊNCIAS

1. Swanson EA, Schmalzried TP, Dorey FJ. Recommendations after total hip and knee arthroplasty: a survey of the American Association for Hip and Knee Surgeons. *J Arthroplasty*. 2009;24:120-126.
2. Vissers MM, Bussmann JB, Verhaar JAN, et al. Recovery of physical functioning after total hip arthroplasty: systematic review and meta-analysis of the literature. *Phys Ther*. 2011;91:615-629.
3. Maxey L, Magnusson J. *Rehabilitation for the Postsurgical Orthopedic Patient*. St. Louis, MO: Mosby, Inc.; 2001;172-187.
4. Palan J, Beard DJ, Murray DW, et al. Which approach for total hip arthroplasy: anterior or posterior? *Clin Orthop Relat Res*. 2009;467:473-477.
5. Pellicci PM, Potter HG, Foo LF, et al. MRI shows biologic restoration of posterior soft tissue repairs after THA. *Clin Orthop Relat Res*. 2009;467:940-945.
6. Crow JB, Gelfand B, Su EP. Use of joint mobilization in a patient with severely restricted hip motion following bilateral hip resurfacing arthroplasty. *Phys Ther*. 2008;88:1591-1600.
7. Freburger JK. An analysis of the relationship between the utilization of physical therapy services and outcomes of care for patients after total hip arthroplasty. *Phys Ther*. 2000;80:448-458.
8. Post RE, Dickerson LM. Dizziness: a diagnostic approach. *Am Fam Physician*. 2010;82:361-368.
9. Tarnutzer AA, Berkowitz AL, Robinson KA, et al. Does my dizzy patient have a stroke? A systematic review of bedside diagnosis in acute vestibular syndrome. *CMAJ*. 2011;183:1025-1032.
10. Luukinen H, Koski K, Laippala P, et al. Prognosis of diastolic and systolic orthostatic hypotension in older persons. *Arch Intern Med*. 1999;159:273-280.
11. Herdman SJ, Tusa RJ. Physical therapy management of benign positional vertigo. In: Herdman SJ, ed. *Vestibular Rehabilitation*. 3rd ed. Philadelphia, PA: F.A. Davis; 2007: 235.
12. von Brevern M, Radtke A, Lezius F, et al. Epidemiology of benign paroxysmal positional vertigo: a population based study. *J Neurol Neurosurg Psychiatry*. 2007;78:710-715.

13. Oghalai JS, Manolidis S, Barth JL, et al. Unrecognized benign paroxysmal in elderly patients. *Otolaryngol Head Neck Surg.* 2000;122:630-634.
14. Honrubia V, Baloh RW, Harris MR, et al. Paroxysmal positional vertigo syndrome. *Am J Otol* 1999;20:465-470.
15. White J, Savvides P, Cherian, N, et al. Canalith repositioning for benign paroxysmal positional vertigo. *Oto Neurotol.* 2005;26:704-710.
16. Bhattacharyya N, Baugh RF, Orvidas L, et al. Clinical practice guideline: benign paroxysmal positional vertigo. *Otolaryng Head Neck Surg.* 2008;139:S47-S81.
17. Al Felasi M, Pierre G, Mondain M, et al. Perilymphatic fistula of the round window. *Euro Annals Otorhinolaryngol Head Neck Dis.* 2011;128:139-141.
18. Minor LB, Solomon D, Zinreich JS, et al. Sound and/or pressure-induced vertigo due to dehiscence of the superior semicircular canal. *Arch Otolaryngol Head Neck Surg.* 1998;124:249-258.
19. Polensek SH, Tusa RJ. Nystagmus during attacks of vestibular migraine: an aid in diagnosis. *Audio Neurootol.* 2010;15:241-246.
20. Tusa JT. Differential diagnosis mimicking BPPV (Appendix 17A). In: Herdman SJ, ed. *Vestibular Rehabilitation.* 3rd ed. Philadelphia, PA: F.A. Davis; 2007.
21. Strupp M, Brandt T. Vestibular neuritis. *Semin Neurol.* 2009;29:509-519.
22. Schubert MC, Minor LB. Vestibulo-ocular physiology underlying vestibular hypofunction. *Phys Ther.* 2004;84:373-385.
23. Mandalà M, Santoro GP, Awrey J, et al. Vestibular neuritis: recurrence and incidence of secondary benign paroxysmal positional vertigo. *Acta Otolaryngol.* 2010;130:565-567.
24. Reiter RJ, Tan DX, Korkmaz A, et al. Drug-mediated ototoxicity and tinnitus: alleviation with melatonin. *J Physiol Pharmacol.* 2011;62:151-157.
25. Goodman CC, Fuller KS. *Pathology: Implications for the Physical Therapist.* 3rd ed. Philadelphia, PA: Saunders; 2009:1650.
26. Schubert MC. Tusa RJ, Grine LE, et al. Optimizing the sensitivity of the head thrust test for identifying vestibular hypofunction. *Phys Ther.* 2004;84:151-158.
27. Kerber KA, Ishiyama GA, Baloh RW. A longitudinal study of oculomotor function in normal older people. *Neurobio Aging.* 2006;27:1346-1353.
28. Humphriss RL, Baguley DM, Sparkes V, et al. Contraindications to the Dix-Hallpike manoeuvre: a multidisciplinary review. *Int J Audiol.* 2003;42:166-173.
29. U.S. Department of Health and Human Services, Agency for Healthcare Research and Quality. Available at: http://hcupnet.ahrq.gov/HCUPnet.jsp. Accessed January 27, 2012.
30. Hilton MP, Pinder D. The Epley (canalith repositioning) maneuver for benign paroxysmal positional vertigo. *Cochrane Database Syst Rev.* 2002; CD003162.
31. Helminski JO, Zee DS, Janssen I, et al. Effectiveness of particle repositioning maneuvers in the treatment of benign paroxysmal positional vertigo: a systematic review. *Phys Ther.* 2010;90:663-678.
32. Do YK, Kim J, Park DY, et al. The effect of early canalith repositioning on benign paroxysmal positional vertigo on recurrence. *Clin Exp Otorhinolaryngol.* 2011;4:113-117.

Artroplastia total de joelho

Alisa L. Curry

CASO 6

Uma mulher de 69 anos chegou ao consultório de seu cirurgião ortopedista com dor e edema no joelho esquerdo. Ela tem sentido dor na parte medial durante os últimos dois anos; entretanto, realizava de forma independente todas as atividades da vida diária (AVDs) e conseguia se exercitar regularmente até três meses atrás. Sua queixa primária foi de dor ao descer escadas. O exame visual evidenciou edema generalizado e calor palpável, com maior deformidade em valgo do joelho esquerdo do que do direito. A amplitude de movimento passiva do joelho esquerdo foi de 5° a 125°, apresentando dor nos últimos 10° de flexão. Os raios X evidenciaram artrite tricompartimental com diminuição do espaço entre o côndilo femoral medial e o platô tibial na vista anteroposterior. O método Merchant mostrou uma perda de espaço articular com subluxação lateral da patela. Seu histórico de saúde relevante inclui hipertensão, hérnia de hiato e diabetes melito independente de insulina. Sua história cirúrgica inclui duas artroscopias de joelho esquerdo (há 5 e 20 anos) e uma histerectomia há 12 anos. A medicação pré-operatória diária compreende pantoprazol (Protonix), valsartana/hidroclorotiazida (Diovan HCT) e o ibuprofeno (2 a 4 comprimidos de 200 mg, conforme o necessário). A paciente se aposentou há quatro anos e tem mantido um estilo de vida ativo. Antes do aparecimento recente da dor no joelho há três meses, ela jogava golfe, exercitava-se regularmente em uma academia e participava de diversas atividades voluntárias cinco dias por semana. Após conversar com o cirurgião ortopedista sobre os achados dos raios X, ela foi encaminhada para uma artroplastia total de joelho (ATJ). A paciente recebeu material educativo sobre a cirurgia e o período de internação hospitalar previsto. Ela é viúva e vive sozinha; entretanto, possui dois filhos adultos que vivem próximos e que serão capazes de ajudá-la após sua alta hospitalar. Ela foi admitida no hospital e passou por uma ATJ esquerdo sem complicações. De acordo com o protocolo estabelecido para a ATJ, o início da fisioterapia está programado para o primeiro dia pós-cirúrgico.

▶ Quais são as avaliações fisioterapêuticas mais adequadas para os prognósticos sobre a marcha e o equilíbrio?
▶ Quais são as intervenções fisioterapêuticas mais apropriadas?
▶ Quais seriam as possíveis complicações que poderiam interferir na fisioterapia?
▶ Identifique referências para outros membros da equipe de saúde.

DEFINIÇÕES-CHAVE

ARTROPLASTIA TOTAL DE JOELHO (ATJ): reconstituição das superfícies articulares da articulação do joelho; é constituída de quatro componentes, incluindo um femoral distal, platô tibial, componente patelar e revestimento de polietileno.

PROTOCOLOS DE RECUPERAÇÃO ACELERADA: protocolos ou caminhos clínicos elaborados para reduzir a duração da permanência hospitalar e acelerar a recuperação pós-operatória do paciente; em geral, inclui uma combinação de material educativo pré-operatório, técnica cirúrgica, controle amplo da dor e intervenções específicas de reabilitação.

TROMBOSE VENOSA: desenvolvimento de um coágulo sanguíneo em uma veia.

Objetivos

1. Definir osteoartrite (OA) e seu controle farmacológico.
2. Compreender as indicações para a ATJ.
3. Relacionar as complicações da imobilidade.
4. Descrever protocolos de recuperação acelerada para a ATJ.
5. Descrever a Escala de Bromage Modificada para avaliar a função motora dos membros inferiores em um paciente com bloqueio do nervo femoral contínuo ou epidural.
6. Descrever as fases normais do processo de cura e como elas influenciam a reabilitação do indivíduo após a ATJ.

Considerações sobre a fisioterapia

Considerações sobre a fisioterapia do paciente durante e após a ATJ:

- ▶ **Cuidados/Objetivos do plano geral de fisioterapia:** aumentar a amplitude de movimento (ADM), controlar o edema, inspecionar e observar a cicatriz; maximizar a independência funcional e a segurança; melhorar a qualidade de vida, estabelecer um programa de exercícios domiciliar
- ▶ **Intervenções fisioterapêuticas:** educação do paciente e do cuidador em relação ao progresso esperado para a cura; redução do risco de trombose venosa profunda (TVP) e de queda; treinamento do cuidador para proporcionar um acompanhamento seguro durante a locomoção; prescrição de um programa de exercícios domiciliar; encaminhamento para *home care* ou fisioterapia ambulatorial
- ▶ **Precauções durante a fisioterapia:** cuidados com a cicatriz; supervisão física minuciosa para reduzir os riscos de queda; monitoramento consistente dos sinais vitais, especialmente da pressão arterial (PA); reconhecer as reações adversas aos medicamentos (RAMs) de dor e efetivar alterações apropriadas nas intervenções, quando necessário
- ▶ **Complicações que interferem na fisioterapia:** dor não controlada, TVP, embolia pulmonar, quedas, ferida operatória

Visão geral da patologia

A OA, o tipo primário de artrite que causa o "desgaste" de superfícies articulares, desenvolve-se em muitos adultos com mais de 45 anos e sua progressão é afetada pela idade, obesidade, lesão, uso excessivo, genética e/ou fraqueza muscular.[1] O tratamento conservador (i.e., não cirúrgico) é tentado antes de se tomar a decisão de realizar uma intervenção cirúrgica. O tratamento farmacológico inclui medicamentos orais opioides e não opioides para dor e medicamentos anti-inflamatórios não esteroides para dor e inflamação. Alguns são injetados na articulação, o que reduz a probabilidade da ocorrência de RAMs. Estes incluem glicocorticoides para reduzir o edema, ácido hialurônico (um glicosaminoglicano) para lubrificar a articulação e opioides para reduzir a dor articular. O tratamento conservador adicional da OA inclui fisioterapia, modificação da atividade e controle de peso.[2] Os cirurgiões podem inicialmente realizar opções cirúrgicas menos invasivas, como a artroscopia, para tratar a OA de joelho e remover a cartilagem degenerada ou perdida que interfere na cinemática articular. Essas intervenções podem aliviar a dor e melhorar o movimento e o alinhamento da articulação. Uma ATJ é planejada para substituir a cartilagem articular perdida na sustentação de peso e restaurar as superfícies com materiais inorgânicos. Os componentes femoral e tibial são geralmente feitos de metal cobalto-cromo e a patela é recoberta com um componente de plástico polietileno. A indicação primária para uma ATJ é a perda da cartilagem articular, ADM reduzida, função articular reduzida e dor intolerável e está associada a uma redução das habilidades funcionais. Espera-se que a incidência dos procedimentos de ATJ continue a crescer nos próximos anos. Kurtz e colaboradores[3] fizeram a previsão de que, por volta do ano de 2030, nos Estados Unidos, "a estimativa de crescimento da demanda por artroplastias totais de quadril primárias cresça em 174% para um total de 572 mil. O crescimento da demanda por artroplastias totais de joelho primárias está projetado para 673% para um total de 3,48 milhões de procedimentos".

A OA pode alterar o alinhamento das superfícies articulares. Em alguns casos, pode haver um maior grau de desgaste nos compartimentos medial ou lateral da articulação, causando deformidades em valgo ou varo, respectivamente. Prorrogar a cirurgia pode contribuir para um estiramento excessivo dos ligamentos colateral medial ou lateral que estabilizam o joelho, bem como da cápsula posterior da articulação do joelho. Como a deformidade da articulação do joelho pode se manifestar sem a presença de artrite dolorosa, os pacientes podem esperar para procurar a intervenção cirúrgica até que a dor seja intolerável. Os cirurgiões podem preferir utilizar o realinhamento da outra articulação do joelho ou as técnicas de revestimento, como a osteotomia tibial ou a artroplastia unicompartimental do joelho. Essas técnicas cirúrgicas possuem indicações específicas.[4,5] Ao abordar diretamente o desgaste da cartilagem em uma superfície específica da articulação que sustenta o peso, essas técnicas cirúrgicas podem proporcionar alívio temporário ou duradouro da dor. Entretanto, os pacientes podem continuar a sofrer degeneração progressiva da cartilagem articular restante, o que pode levar à necessidade de se realizar uma ATJ. Quando evidências radiológicas evidenciam degeneração da cartilagem articular, diminuição do espaço articular, o realinhamento articular ou as técnicas de revestimento não mais conseguirão proporcionar alívio de longo prazo.

Antes do procedimento cirúrgico, o cirurgião seleciona o tamanho do componente apropriado utilizando-se de imagens radiográficas pré-operatórias. Os modelos podem ser feitos manualmente ou com ajuda do computador. O procedimento cirúrgico consiste em uma variedade de padrões de corte e hastes de alinhamento para determinar o alinhamento correto e a colocação dos componentes. Estratégias cirúrgicas compreendem a dissecção do compartimento medial do joelho por meio das técnicas parapatelar medial, subvasto, vasto medial ou de preservação do quadríceps.[6] Cada técnica apresenta vantagens e desvantagens, e o cirurgião faz a escolha com base em sua preferência para orientação.[4,7,8] O tipo de estratégia cirúrgica influencia a taxa de recuperação da função do joelho. A extensão da dissecção envolvendo a patela e o vasto medial oblíquo durante a cirurgia pode determinar a inibição do quadríceps e o impacto no controle do joelho durante o treino de marcha e atividades na reabilitação.[9] Uma ATJ minimamente invasiva é definida como um procedimento que realiza uma incisão menor, entre 4 e 6 cm, quando comparada à incisão tradicional de 8 a 10 cm. A técnica de preservação do quadríceps envolve uma dissecção cirúrgica menos extensa, uso de instrumentação menor e não realiza a eversão patelar.[10] Weinrauch e colaboradores[7] observaram que as estratégias cirúrgicas do subvasto e do vasto medial em ATJs minimamente invasivas estão associadas a excelentes resultados clínicos de curto prazo. O tempo de vida médio da ATJ nos Estados Unidos foi estabelecido como superior a 20 anos.[11] Fatores que podem reduzir o período de vida da ATJ incluem[12] o paciente, técnica cirúrgica, cinemática do joelho, complicações trans e pós-operatórias e a qualidade ou ausência de fisioterapia pós-operatória.

Existem numerosos estudos avaliando o tratamento de pacientes submetidos à ATJ em unidades de reabilitação hospitalares, unidades de enfermagem especializada e unidades de reabilitação ambulatoriais; no entanto, poucos artigos existem sobre a reabilitação fisioterapêutica na unidade hospitalar de tratamento intensivo. Em uma revisão de 2003 sobre reabilitação após cirurgia vascular, Roos[13] concluiu que a mobilização precoce foi a chave para o alcance da mobilidade funcional após a artroplastia. A realização da fisioterapia em qualquer paciente na unidade de tratamento intensivo auxilia na prevenção de complicações associadas à imobilidade (p. ex., TVP, embolia pulmonar, perda de mobilidade articular e fragilidade cutânea). Essas potenciais complicações são também encontradas no paciente com ATJ devido ao tratamento da dor e à imobilidade pós-cirúrgica induzida pela cirurgia do membro inferior. Após a cirurgia ortopédica, é benéfico o uso de uma estratégia multidisciplinar com foco no controle amplo da dor e da locomoção. Na ausência de um plano coordenado de ação, o tratamento descoordenado deste paciente pode levar a um maior período de internação na unidade de tratamento intensivo. De acordo com os resultados de 2009 da *Agency for Healthcare Research and Quality*, a duração média de permanência hospitalar de indivíduos submetidos a ATJ foi de três dias.[14] No caso dos pacientes transferidos para um segundo nível de tratamento (p. ex., unidade de enfermagem especializada) do hospital, esse período de tempo se correlaciona com as exigências da *Medicare* para a qualificação de uma estada hospitalar de três dias. Um paciente que se mostra parcial ou totalmente habilitado para transferência, movimentação segura com equipamento de apoio adequado e capacidade para realizar flexão e extensão do joelho operado poderá ser considerado seguro para retornar à sua casa dentro desse período.

Tratamento fisioterapêutico do paciente

O fisioterapeuta pode participar como membro da equipe multidisciplinar para educar o paciente antes de sua admissão ao hospital. A cirurgia de ATJ é eletiva; portanto, é possível antecipar os resultados previstos. O **fornecimento de educação pré-operatória ao paciente** tem tido seus benefícios questionados. Uma *Cochrane Review* de 2003 sobre novos ensaios controlados randomizados mostrou poucas evidências de que a educação pré-operatória reduz a dor, melhora a função ou reduz a permanência da internação hospitalar intensiva. Entretanto, a educação pré-cirúrgica pode reduzir a ansiedade e melhorar a recuperação de pacientes com apoio social limitado ou que apresentam mobilidade bastante reduzida antes da cirurgia.[15] Evidências mais recentes mostram que a educação fornecida antes da cirurgia de ATJ está associada a um número reduzido de quedas no hospital.[16] Uma vez completada a ATJ, o treinamento e o julgamento profissional do fisioterapeuta determinam a progressão funcional do paciente. A reabilitação foca o aumento da ADM do joelho, a movimentação, a atividade funcional e a intenção de fornecer e manter o controle adequado da dor.

Nos últimos 10 anos, a atenção tem se voltado para a determinação da melhor prática no sentido do tratamento pós-cirúrgico da população submetida a ATJ. Estudos têm avaliado tratamentos fisioterapêuticos por uma *versus* duas vezes ao dia, o uso de aparelho de movimento passivo contínuo (CPM), classes de exercícios em grupo e disposição para receber alta. Diversos programas hospitalares de tratamento intensivo se voltaram para o desenvolvimento de caminhos clínicos e "protocolos de recuperação acelerada" a fim de oferecer aos pacientes um curso de tratamento orientado. Estes têm ajudado a simplificar todos os aspectos da terapia, desde a sala de operações até a unidade de tratamento. O termo "protocolo de recuperação acelerada" não tem sido definido de forma específica na literatura, mas muitos médicos descrevem a combinação de educação, controle amplo da dor, técnica cirúrgica e reabilitação agressiva e focada essencialmente para um programa de sucesso.[17] Uma revisão de 2008 que avaliou cinco estudos mostrou que os protocolos de recuperação acelerada estão correlacionados com uma estada hospitalar reduzida, melhor ADM ativa e passiva do joelho no momento da alta, menor necessidade de encaminhar pacientes para um segundo nível de tratamento (p. ex., enfermagem especializada) e escores mais elevados de satisfação do paciente.[18-20] Atualmente, as evidências são inconsistentes para determinar a frequência recomendada do tratamento fisioterapêutico durante a permanência hospitalar. As normas consensuais do National Institute of Health sustentam a necessidade de pesquisas adicionais para se estabelecer a frequência mais eficaz.[21] Na comunidade de fisioterapia, pesquisadores compararam os modelos de intervenção fisioterapêutica de uma vez ao dia *versus* duas vezes ao dia. Lawson[22] mostrou que as sessões duas vezes ao dia levaram a um menor período de permanência hospitalar e a melhores resultados funcionais, enquanto as sessões uma vez ao dia reduziram a dor e aumentaram a ADM do joelho. Um ponto interessante em relação à comparação entre esses dois tipos de sessões é que o tempo *médio* de tratamento e o número *total* de tratamentos foram semelhantes em ambos os casos (i.e., a quantidade de tempo necessária para alcançar os objetivos). Portanto, a controvérsia em relação ao esquema ideal de tratamento desta população continua não resolvida. Os fisioterapeutas precisam considerar os principais interesses de seus pacientes. É importante saber que os pacientes desejam resultados que os capacitem a reassumir seu estilo de vida ativo anterior. O desafio é auxiliar essa população a readquirir funcionalidade e a retomar seu estilo de vida ativo da forma mais rápida possível. A Associação Americana de Cirurgiões Ortopédicos publicou normas de atividades recomendadas e não recomendadas para o período após a cirurgia de reconstituição total da articulação.[23] Os fisioterapeutas e seus pacientes devem se familiarizar com essas recomendações a fim de possibilitar um retorno ideal ao estilo de vida saudável e ativo após uma ATJ.

Exame, avaliação e diagnóstico

A revisão inicial do prontuário do paciente com histórico de saúde, indicadores laboratoriais, medicação, prescrições pós-operatórias e restrições de atividades fornece ao fisioterapeuta normas a seguir quando inicia o exame. No ambiente de terapia intensiva, o fisioterapeuta deve se familiarizar com esses valores para desafiar fisicamente os pacientes com segurança. Os valores laboratoriais importantes, a serem observados no caso de qualquer paciente pós-cirúrgico, incluem hemoglobina e hematócrito, tempo de protrombina/razão normalizada internacional (TP/RNI) e plaquetas. Pacientes com nível de hemoglobina inferior a 8 g/dL podem apresentar tontura e tolerância reduzida, o que pode aumentar seu risco de queda. Indivíduos com uma RNI superior a 3 podem apresentar risco aumentado de hemorragia. Nesse caso, a fisioterapia agressiva pode induzir maior hemorragia para o interior do joelho reconstituído; além disso, uma queda desencadearia uma hemorragia generalizada, inclusive intracraniana, em caso de queda grave. A RNI e o potencial para aumento do risco de hemorragia podem ser afetados por medicamentos anticoagulantes, que são normalmente utilizados para prevenir coágulos sanguíneos em períodos pós-operatórios. O controle do edema e da dor é importante no processo de recuperação imediato, pois esses fatores podem impedir o alcance dos objetivos terapêuticos. O fisioterapeuta deve monitorar o edema do paciente, a cicatrização da incisão e estar ciente da possibilidade de ocorrência de uma trombose venosa profunda (TVP). Os sintomas de uma TVP podem mimetizar queixas pós-operatórias típicas após uma artroplastia total de joelho – dor, edema e rigidez articular. O exame indicado para o diagnóstico da TVP é venografia ou ultrassom com Doppler.[24] Entretanto, o fisioterapeuta pode fazer uso da Escala de Probabilidade Clínica de Wells para TVP.[25] A probabilidade de um indivíduo apresentar TVP pode ser prevista por meio de um escore total com base nos critérios clínicos que foram mostrados no Caso 4 (Quadro 4.3). Um paciente com escore ≥ 3 pontos apresenta alto risco (75%); 1 a 2 pontos indicam risco moderado (17%) e um escore de < 1 ponto representa um baixo risco (3%). Todos os pacientes submetidos a artroplastia articular do membro inferior apresentam, pelo menos, risco moderado para a manifestação de uma TVP.[26,27]

Uma ampla estratégia para o controle da dor é recomendada para essa população de pacientes. Iniciando-se com anestesia intraoperatória, as opções para o controle da dor incluem anestesia espinal, analgésicos e/ou anestésicos administrados via cateter epidural e bloqueio de nervos periféricos de forma contínua ou por meio de uma injeção única. O bloqueio de nervos periféricos tem sido considerado o método mais eficaz para controle da dor, durante e após a reconstituição articular total; entretanto, esses bloqueios nervosos podem influenciar a funcionalidade da perna durante a reabilitação.[28] Os bloqueios de nervos periféricos envolvem o uso de um anestésico, como a ropivacaína, para interromper os potenciais de ação na via do nervo sensorial. O bloqueio do nervo femoral induz anestesia sensorial e motora na porção anterior da coxa, no joelho e no aspecto medial da panturrilha, tornozelo e pé. Conforme a analgesia epidural ou as medicações contínuas para o bloqueio nervoso são reduzidas durante os primeiros dias após a cirurgia, os medicamentos orais vão sendo integrados ao tratamento da dor. Os opioides orais de curta e longa duração e os inibidores seletivos de COX-2 (p. ex., Celebrex) são empregados para substituir a necessidade de opiáceos intravenosos.[29,30] Embora sempre reste alguma preocupação a respeito da possibilidade de dependência dos opiáceos quando os pacientes fazem uso de múltiplas medicações desta classe, uma Cochrane Review de 2009 concluiu que o emprego de opiáceos em pacientes que não apresentam história de dependência ou abuso é eficaz para o controle da dor a longo prazo, apresentando um risco muito pequeno (embora não nulo) de desenvolver dependência, abuso ou outros efeitos adversos graves.[31] Muitos pacientes expressam um desejo de interromper o uso de opiáceos orais de forma muito rápida (particularmente após a alta hospitalar), o que pode retardar o processo de reabilitação devido à intolerância aos exercícios pós-operatórios. A medicação deve ser utilizada como uma ferramenta a favor da tolerância à fisioterapia inicial e ser reduzida pela equipe multidisciplinar (e/ou pelo paciente) quando a ADM e os objetivos funcionais são alcançados.

O fisioterapeuta precisa estar atento para monitorar o controle muscular das pernas quando começar a mobilizar a paciente. Os bloqueios nervosos epidural ou femoral diminuem a sensibilidade e o controle motor do músculo quadríceps, reduzindo, portanto, a habilidade funcional daquele membro da paciente. Ela pode não apreciar a falta de controle sobre seu membro afetado. Caso ela tente ficar de pé e o quadríceps não contraia por completo, estará em alto risco de queda. Uma queda pode causar a uma deiscência parcial ou completa da incisão e/ou rompimento do reparo capsular ou do tendão do quadríceps, levando a um novo procedimento cirúrgico. No caso de pacientes com bloqueio femoral epidural ou contínuo, o fisioterapeuta pode utilizar a **Escala Modificada de Bromage** (desenvolvida por Breen a partir da escala original de Bromage) para determinar o grau de função motora dos membros inferiores.[32] A escala original de Bromage é a forma de avaliação mais frequentemente utilizada do bloqueio motor e tem sido usada para a anestesia do trabalho de parto há anos. O fisioterapeuta pode utilizar a Escala Modificada de Bromage para prever o grau do bloqueio motor anestésico com base na habilidade da paciente em movimentar seus membros inferiores em determinadas situações.[33] A Escala Modificada de Bromage vai de 1 a 6. Um escore de 1 indica bloqueio completo, sendo o paciente incapaz de mover pés ou joelhos. Um escore de 2 indica bloqueio motor quase completo, no qual o paciente pode mover apenas os pés. Um escore de 3 indica que o paciente é capaz de mover os joelhos. Um escore de 4 indica que o paciente é capaz de flexionar completamente os joelhos, mas apresenta uma fraqueza detectável na flexão do quadril. Um escore de 5 significa ausência de fraqueza na flexão do quadril, quando testada em supinação. Por fim, um escore de 6 indica que o paciente é capaz de realizar uma flexão parcial do joelho. Usando essa escala, a equipe multidisciplinar pode avaliar de maneira comparativa a qualidade do movimento do membro inferior. O fisioterapeuta pode utilizar o escore para auxiliar na determinação do risco de queda da paciente e de quando ela poderá realizar com segurança movimentos na posição sentada ou de pé e começar a caminhar.

Uma vez interrompida a anestesia nervosa epidural ou periférica, a avaliação muscular manual e outras ferramentas padronizadas podem ser integradas às avaliações funcionais. A cada sessão de tratamento, os objetivos terapêuticos devem ser reavaliados e revistos, quando necessário, a fim de maximizar a habilidade funcional do paciente, distância percorrida e controle da dor por meio de várias manobras. As avaliações e os testes padronizados utilizados com mais frequência para a ATJ incluem as seguintes (embora não se limitem a elas): *Time Up and Go*,[34] Avaliação da Mobilidade Orientada pelo Desempenho de Tinetti (AMOD),[35] Escala de Equilíbrio de Berg, goniometria,[36] *Western Ontario and McMaster Universities Ostearthritis Index*,[37] Escala Visual Analógica (EVA) de dor,[38] Formulário Curto-12,[39] ou Formulário Curto-36,[40] e Medida de Independência Funcional.[40] Todos esses testes podem fornecer dados subjetivos e objetivos relativos aos resultados do paciente e apoiar o processo de tomada de decisão clínica sobre a sua liberação segura para casa. Kennedy e colaboradores[41] observaram um nível maior de recuperação em resultados autoinformados e da funcionalidade física na fase inicial de recuperação de pacientes submetidos a reconstituições totais de joelho, quando comparados aos que passaram por reconstituições totais de quadril.

Plano de atendimento e intervenções

O fisioterapeuta prepara a paciente para o ambiente e os obstáculos domésticos e introduz o programa de exercícios domiciliar. Entrevistar a paciente e qualquer um que vá ajudá-la após sua alta auxilia o fisioterapeuta a estabelecer um plano de tratamento com objetivos específicos baseados nas características de seu ambiente doméstico. Os exercícios comuns praticados após uma ATJ incluem flexão e extensão do joelho, flexão plantar e dorsal do tornozelo e reforço da sequência normal de caminhada. Os exercícios também podem ser integrados a uma aula de exercícios em grupo. Esse método proporciona aos pacientes a oportunidade de começar a praticar o seu programa de exercícios domiciliar, realizar os exercícios no ambiente hospitalar com retorno do fisioterapeuta e observar as técnicas dos outros pacientes para melhorar a ADM do joelho. As aulas em grupo também podem fornecer motivação e encorajamento. Um estudo de 2007 realizado em adultos que apresentavam dor crônica nas costas mostrou maior aderência ao exercício ativo em grupo do que às técnicas manuais individuais; esse estudo pode fornecer conhecimento ao paciente para a aceitação continuada de um programa de exercícios domiciliar.[42] Os pacientes podem rever o programa de exercícios domiciliar em cada sessão, realizar os exercícios sob a supervisão do fisioterapeuta e observar como os outros pacientes os realizam, o que pode melhorar seu próprio desempenho. Não existe consenso a respeito dos objetivos precisos da ADM de joelho antes da saída do tratamento intensivo. Entretanto, o fisioterapeuta deve saber que a ADM de joelho é necessária para várias atividades funcionais (Quadro 6.1).[43] Os objetivos precisam ser estabelecidos para ajudar a paciente a alcançar a ADM necessária para realizar as atividades de que precisa.

Quadro 6.1 ADM FUNCIONAL DO JOELHO NECESSÁRIA PARA O DESEMPENHO DAS ATIVIDADES DIÁRIAS

	Ficar de pé	Descer escadas (perna flexionada)	Descer escadas (perna de apoio)	Amarrar sapatos	Cócoras com as costas retas	Uso da banheira	Marcha normal quando a perna avança para frente
ADM	Extensão 0o	Flexão 86°-107°	Extensão 0o	Flexão 106°	Flexão 117°	Flexão 135°	Extensão 0o

Abreviação: ADM, amplitude de movimento.
Reproduzido com permissão de Kolber MJ, Brueilly KE. Arthrofibrosis following total knee arthroplasty: Considerations for the acute care physical therapist. Acute Care Perspectives. 2006;15:11-16.

O fato de se fazer uso ou não de **CPM na reabilitação pós-operatória após ATJ** constitui outro longo debate na comunidade de fisioterapeutas. Os cirurgiões podem prescrever o uso de uma máquina de CPM como um complemento ou substituto para a intervenção fisioterapêutica no hospital ou após a hospitalização. Existem fortes evidências em uma Revisão de Cochrane[44] de que enquanto as máquinas de CPM aumentam a flexão do joelho passiva ou ativa quando usada em conjunto com protocolo de reabilitação padronizado para ATJ, tais efeitos foram muito pequenos para serem clinicamente relevantes e não apresentaram resultados sobre o tempo de permanência hospitalar.

Com o aumento da distância percorrida, da tolerância à atividade e do controle da dor, a equipe toma decisões em relação à possibilidade de a paciente deixar o hospital. Os indivíduos podem ser liberados para um centro interno de reabilitação intensiva ou para uma unidade de enfermagem especializada para garantir a continuidade dos serviços de fisioterapia. Pesquisas recentes sugerem que a liberação direta para casa após ATJ se correlaciona com menores taxas de readmissão ao hospital.[46] Os primeiros benefícios da alta hospitalar incluem redução do risco de infecção e liberação para um ambiente familiar, que permite que o paciente retorne aos seus hábitos normais de alimentação e descanso. As três fases da cura – inflamatória, regeneradora e remodeladora – são observadas após uma ATJ e podem ser usadas pelo fisioterapeuta para orientar a progressão da atividade.[47] Durante a fase inflamatória (até 72 horas após a cirurgia), as modalidades, as medicações e a mobilização são importantes. Na fase regeneradora (3-6 semanas após a cirurgia), os pacientes apresentam tecido de cicatrização solto (fibras de colágeno do tipo I que não estão totalmente ligadas) e o aumento da ADM do joelho ainda pode ser alcançada. Algumas semanas a meses após a cirurgia, desenvolve-se o tecido de granulação altamente vascularizado. As fibras de colágeno continuam móveis o suficiente para serem manipuladas até 6 a 8 semanas após a cirurgia. Após esse período, as fibras de colágeno ficam maduras, de forma que as tentativas em manipular quaisquer adesões cicatriciais podem lesionar potencialmente os tecidos moles saudáveis, como músculo, tendão ou ligamento. Com base nesse prognóstico de cura esperado, o fisioterapeuta pode encorajar a paciente a atingir sua ADM e flexibilidade máximas nas primeiras 6 a 8 semanas após a cirurgia. Depois de 6 semanas, é quase impossível para a paciente alterar de forma independente o tecido cicatricial. Nesse ponto, se a ADM observada não for funcional, a paciente pode precisar de anestesia para a manipulação. O uso ativo da perna que sofreu cirurgia deve ser encorajado em todas as atividades. Pesquisas apoiam os exercícios de cadeia cinética fechada, como ocorre durante as transferências funcionais, para facilitar a flexão e a extensão do joelho. O controle do diabetes melito independente de insulina desta paciente também é um desafio pós-operatório, pois a permanência do aumento dos níveis de glicose pode impactar a cicatrização da lesão. Os estressores associados à dor e à reabilitação após uma ATJ promovem hiperglicemia e supressão de insulina.[48] Esse problema secundário pode causar um efeito deletério durante o processo de reabilitação, sobretudo na cicatrização da lesão. Possíveis complicações do controle glicêmico inadequado incluem risco aumentado de infecção,[49] morbidade e mortalidade e permanência hospitalar.[50] O monitoramento minucioso da glicose sanguínea, um bom controle alimentar e o possível uso de medicação para diabetes por curto prazo podem assegurar que a paciente amenize as consequências do estresse cirúrgico. A liberação precoce para casa pode auxiliar a paciente a restabelecer a normalidade de seus padrões alimentares e de descanso, que também auxiliam o processo de cura.

Recomendações clínicas baseadas em evidências

SORT (*Strength of Recommendation Taxonomy*): Força da Taxonomia de Recomendação
A: Evidências consistentes, de boa qualidade e orientadas para o paciente
B: Evidências inconsistentes ou de qualidade limitada orientadas para o paciente
C: Evidências consensuais, orientadas para a doença, prática comum, opinião de especialista ou série de casos

1. A educação fornecida antes da ATJ é benéfica para os pacientes com ansiedade, para aqueles que dispõem de apoio social limitado e/ou para aqueles que apresentam mobilidade com limitação significativa. **Grau B**
2. Em pacientes com bloqueios de nervos periféricos, os fisioterapeutas podem utilizar a Escala Modificada de Bromage para prever o grau de bloqueio motor anestésico do membro inferior e o nível de assistência que pode ser necessário para realizar atividades funcionais e marcha. **Grau B**
3. A adição de máquinas CPM aos protocolos de reabilitação padrão após uma ATJ não afeta a duração da estada hospitalar, e qualquer aumento alcançado na ADM do joelho não será clinicamente significativo. **Grau A**

PERGUNTAS PARA REVISÃO

6.1 Uma paciente pergunta se pode retornar à piscina 5 semanas após sua ATJ. Qual é a resposta mais apropriada?
   A. O fechamento da lesão ainda não foi completado e a imersão na piscina irá aumentar a chance de infecção.

B. O nado é uma opção viável para aumentar a flexibilidade devido aos efeitos térmicos da água; a atividade pode ser iniciada após o fechamento da lesão, o que, em geral, ocorre 3 a 4 semanas após a cirurgia.
C. O nado não promove a flexão completa da articulação do joelho.
D. É muito provável que a paciente ainda esteja no hospital 5 semanas após uma ATJ.

6.2 Qual dos seguintes procedimentos *não* representa um componente de um protocolo de recuperação rápida para a ATJ?
A. Técnicas cirúrgicas do cirurgião ortopédico.
B. Idade e sexo do paciente.
C. Educação antes da cirurgia e controle amplo da dor.
D. Início da fisioterapia no primeiro dia pós-operatório.

6.3 Um paciente com bloqueio contínuo do nervo femoral apresentou um escore 2 na Escala Modificada de Bromage. O que esse escore indica *mais* precisamente?
A. Possibilidade de controle motor comprometido do nervo femoral; risco moderado de queda.
B. Retorno completo do nervo femoral; risco mínimo de queda.
C. Bloqueio completo do nervo femoral; grande risco de queda.
D. A Escala Modificada de Bromage não pode ser usada em pacientes com bloqueio contínuo do nervo femoral.

RESPOSTAS

6.1 **B.** A lesão deve estar fechada em torno de 5 semanas após a ATJ (opção A). A flutuabilidade e os efeitos térmicos da água podem promover uma maior ADM do joelho com menos dor. A duração média da permanência hospitalar após ATJ nos Estados Unidos é de apenas três a quatro dias (opção D).

6.2 **B.** A idade e o sexo do paciente não são considerados componentes de protocolos de recuperação rápida para ATJ.

6.3 **A.** A Escala Modificada de Bromage vai de 1 a 6 e é utilizada para prever o grau de bloqueio motor anestésico com base na habilidade do paciente em movimentar os membros inferiores de formas específicas. Um escore de 2 indica que o paciente é capaz apenas de mover o seu pé do lado afetado, portanto apresentaria um risco de queda moderado. O retorno completo do nervo femoral refletiria o escore mais elevado, o de 6 (opção B). O bloqueio completo do nervo femoral indicaria que a paciente não pode mover seu pé nem seu joelho e, portanto, se encontraria sob grande risco de queda (opção C).

REFERÊNCIAS

1. Arthritis Foundation. Who Gets Osteoarthritis? 2012. Available at: http://www.arthritis.org/whogetsosteoarthritis.php. Accessed May 17, 2012.
2. Walker-Bone K, Javaid K, Arden N, et al. Medical management of osteoarthritis. *BMJ*. 2000;321:936-940.

3. Kurtz S, Ong K, Lau E, et al. Projections of primary and revision hip and knee arthroplasty in the United States from 2005 to 2030. *J Bone Joint Surg Am.* 2007;89:780-785.
4. Bonutti PM, Zywiel MG, Ulrich SD, et al. A comparison of subvastus and midvastus approaches in minimally invasive total knee arthroplasty. *J Bone Joint Surg Am.* 2010; 92:575-582.
5. Dalury DF, Mulliken BD, Adams MJ, et al. Early recovery after total knee arthroplasty performed with and without patellar eversion and tibial translation: a prospective randomized study. *J Bone Joint Surg Am.* 2009;91:1339-1343.
6. Brander V, Stulberg SD. Rehabilitation after hip- and knee-joint replacement: an experience- and evidence-based approach to care. *Am J Phys Med Rehabil.* 2006;85:S98-S118.
7. Weinrauch P, Myers N, Wilkinson M, et al. Comparison of early postoperative rehabilitation outcome following total knee arthroplasty using different surgical approaches and instrumentation. *J Orthop Surg.* 2006;14:47-52.
8. Jung YB, Lee YS, Lee EY, et al. Comparison of the modified subvastus and medial parapatellar approaches in total knee arthroplasty. *Int Orthop.* 2009;33:419-423.
9. Scuderi GR, Tenholder M, Capeci C. Surgical approaches in mini-incision total knee arthroplasty. *Clin Orthop Relat Res.* 2004;428:61-67.
10. American Academy of Orthopedics Surgeons Website. Minimally Invasive Total Knee Arthroplasty. 2007. Available at: http://orthoinfo.aaos.org/topic.cfm?topic=a00405. Accessed May 17, 2012.
11. Rodriguez JA, Bhende H, Ranawat CS. Total condylar knee replacement: a 20-year follow up study. *Clin Orthop Relat Res.* 2001; 388:10-17.
12. Dennis DA, Komistek RD, Scuderi GR, et al. Factors affecting flexion after total knee arthroplasty. *Clin Orthop Relat Res.* 2007;464:53-60.
13. Roos EM. Effectiveness and practice variation of rehabilitation after joint replacement. *Cur Opin Rheumatol.* 2003;15:160-162.
14. Agency for Healthcare Research and Quality. National and regional estimates on hospital use for all patients from the HCUP Nationwide Inpatient Sample (NIS)—2009 Data. Available at: http://hcupnet.ahrq.gov/HCUPnet.jsp. Accessed May 17, 2012.
15. McDonald S, Hetrick SE, Green S. Pre-operative education for hip or knee replacement. *Cochrane Database of Syst Rev.* 2004;1:CD003526.
16. Clarke HD, Timm VL, Goldberg BR, et al. Preoperative patient education reduces in--hospital falls after total knee arthroplasty *Clin Orthop Relat Res.* 2012;470:244-249.
17. Breusch SJ, Malchau H, eds. *The well-cemented total hip arthroplasty: theory and practice.* Heidelberg, Germany: Springer; 2005.
18. Khan F, Ng L, Gonzalez S, et al. Multidisciplinary rehabilitation programmes following joint replacement at the hip and knee in chronic arthropathy. *Cochrane Database Syst Rev.* 2008;2:CD004957.
19. Husni ME, Losina E, Fossel AH, et al. Decreasing medical complications for total knee arthroplasty: effect of critical pathways on outcomes. *BMC Musculoskeletal Disorders.* 2010;11:160.
20. Cook JR, Warren M, Ganley KJ, et al. A comprehensive joint replacement program for total knee arthroplasty: a descriptive study. *BMC Musculoskeletal Disord.* 2008;9:154.
21. NIH Consensus Statement on total knee replacement. *NIH Consens State Sci Statements.* 2003;20:1-34.
22. Lawson D. Comparing outcomes of patients following total knee replacement: does frequency of physical therapy treatment affect outcomes in the acute care setting? A case

study. *Acute Care Perspectives.* 2009. Available at: http://www.thefreelibrary.com/. Accessed May 17, 2012.
23. Healy WL, Sharma S, Schwartz B, et al. Athletic activity after total joint arthroplasty. *J Bone Joint Surg Am.* 2008;90:2245-2252.
24. Ramzi DW, Leeper KV. DVT and pulmonary embolism: Part I. Diagnosis. *Am Fam Physician.* 2004;69: 2829-2836.
25. Wells PS, Anderson DR, Rodger M, et al. Derivation of a simple clinical model to categorize patients probability of pulmonary embolism: increasing the models utility with the SimpliRED D-dimer. *Thromb Haemost.* 2000;83:416-420.
26. Geerts WH, Heit JA, Clagett GP, et al. Prevention of venous thromboembolism. *Chest.* 2001;119:132S-175S.
27. Agnelli G. Prevention of venous thromboembolism in surgical patients. *Circulation.* 2004;110:IV4-IV12.
28. Gandhi K, Viscusi ER. Multimodal pain management techniques in hip and knee arthroplasty. *J New York School of Regional Anesthesia.* 2009;13:1-10.
29. Duellman TJ, Gaffigan C, Milbrandt JC, et al. Multi-modal, pre-emptive analgesia decreases the length of hospital stay following total joint arthroplasty. *Orthopedics.* 2009; 32:167.
30. Maheshwari AV, Blum YC, Shekhar L, et al. Multimodal pain management after total hip and knee arthroplasty at the Ranawat Orthopaedic Center. *Clin Orthop Relat Res.* 2009;467:1418-1423.
31. Noble M, Treadwell JR, Tregear SJ, et al. Long-term opioid management for chronic noncancer pain. *Cochrane Database Syst Rev.* 2010;1:CD006605.
32. Bromage PR. *Epidural Analgesia.* Philadelphia, PA: WB Saunders; 1978: 144.
33. Breen TW, Shapiro T, Glass B, et al. Epidural anesthesia for labor in an ambulatory patient. *Anesth Analg.* 1993;77:919-924.
34. Podsiadlo D, Richardson S. The timed "Up & Go": a test of basic functional mobility for frail elderly persons. *J Am Geriatr Soc.* 1991;39:142-148.
35. Raiche M, Herbert R, Prince F, et al. Screening older adults at risk of falling with the Tinetti balance scale. *Lancet.* 2000;356:1001-1002.
36. Watkins MA, Riddle DL, Lamb RL, et al. Reliability of goniometric measurements and visual estimates of knee range of motion obtained in a clinical setting. *Phys Ther.* 1991;71:90-97.
37. Bombardier C, Melfi CA, Paul J, et al. Comparison of a generic and a disease-specific measure of pain and physical function after knee replacement surgery. *Med Care.* 1995;33:AS131-AS144.
38. Bergh I, Sjostrom B, Oden A, et al. An application of pain rating scales in geriatric patients. *Aging.* 2000;12:380-387.
39. Ware JJR, Kosinski M, Keller SD. A 12-item short-form health survey: construction of scales and preliminary tests of reliability and validity. *Med Care.* 1996;34:220-233.
40. Stineman MG, Shea JA, Jette A, et al. The functional independence measure: tests of scaling assumptions, structure, and reliability across 20 diverse impairment categories. *Arch Phys Med Rehabil.* 1996;77:1101-1108.
41. Kennedy DM, Stratford PW, Hanna SE, et al. Modeling early recovery of physical function following hip and knee arthroplasty. *BMC Musculoskelet Disord.* 2006;7:100.
42. Hough E, Stephenson R, Swift L. A comparison of manual therapy and active rehabilitation in the treatment of non specific low back pain with particular reference to a patient's

Linton & Hallden psychological screening score: a pilot study. *BMC Musculoskelet Disord.* 2007;8:106.
43. Kolber MJ, Brueilly KE. Arthrofibrosis following total knee arthroplasty: considerations for the acute care physical therapist. *Acute Care Perspectives.* 2006;15:11-16.
44. Harvey LA, Brosseau L, Herbert RD. Continuous passive motion following total knee arthroplasty in people with arthritis. *Cochrane Database Syst Rev.* 2010;3:CD004260.
45. Denis M, Moffet H, Caron F, et al. Effectiveness of continuous passive motion and conventional physical therapy after total knee arthroplasty: a randomized clinical trial. *Phys Ther.* 2006;86: 174-185.
46. Bini SA, Fithian DC, Paxton LW, et al. Does discharge disposition after primary total joint arthroplasty affect readmission rates? *J Arthroplasty.* 2010;25:114-117.
47. International Associations of Athletics Federations. (1996-2009). Soft Tissue and Healing: Theory and Techniques. Available at: http://www.iaaf.org/mm/Document/imported/42032.pdf. Accessed May 17, 2012.
48. Rizvi AA, Chillag SA, Chillag KJ. Perioperative management of diabetes and hyperglycemia in patients undergoing orthopaedic surgery. *J Am Acad Orthop Surg.* 2010;18:426-435.
49. Lamloum SM, Mobasher LA, Karar AH, et al. Relationship between postoperative infectious complications and glycemic control for diabetic patients in an orthopedic hospital in Kuwait. *Med Princ Pract.* 2009;18:447-452.
50. Kittelson K. Glycemic control: a literature review with implications for perioperativen. Nursing practice. *AORN J.* 2009;90:714-730.

Fusão espinal lombar

Christina N. Brown
Nicholas S. Testa

CASO 7

Um homem de 78 anos foi admitido ao hospital para realizar descompressão posterior de L2-S1, fusão posterolateral com autoenxerto e fusão instrumentada posterior. O paciente tem história de dor crônica na parte inferior das costas e radiculopatia lombar afetando os dois membros inferiores, tendo falhado o tratamento conservador que incluiu medicamentos e fisioterapia. O diagnóstico de imagem revelou estenose espinal em L2-S1. Durante a cirurgia, o paciente apresentou uma perda sanguínea de 2.000 mL. Sua história de saúde significativa inclui hipertensão, doença do refluxo gastresofágico (DRGE) e anemia. Sua história de cirurgias significativa inclui uma apendicectomia. A lista de medicamentos prescrita ao paciente no hospital inclui Vicodin (para dor moderada), Demerol e morfina (para dor avançada), Flexeril, Tramadol, acetaminofeno, Protonix e Enalapril. Devido às reações medicamentosas adversas, Vicodin, Demerol e morfina foram recentemente suspensos e o paciente iniciou a administração de Ultram. A revisão do prontuário mostrou os seguintes valores relevantes: hemoglobina 9,3, hematócrito 26,7 e frequência cardíaca (FC) em torno de 120 batimentos por minuto (bpm). Devido a esses indicadores e ao paciente apresentar sintomas de anemia, foi prescrita uma transfusão sanguínea. O idoso descansou no leito durante as primeiras 8 horas após a cirurgia e levantou-se à beira da cama na noite anterior com a ajuda da equipe de enfermagem. O cirurgião ortopédico indicou que o paciente deve caminhar com uma órtese toracolombossacral (OTLS) e seguir as precauções pós-operatórias para a coluna. O paciente vive com sua mulher em uma casa de dois andares, com o quarto e o banheiro localizados no segundo andar. A entrada na casa se faz por meio de quatro degraus com corrimão bilateral, e uma escada de 12 degraus com corrimão unilateral leva ao segundo andar. O paciente possui os seguintes equipamentos médicos duráveis: andador padrão, andador com rodinhas, toalete, muletas e OTLS. A mulher do paciente expressou preocupação quanto à sua habilidade para cuidar do marido em casa. Foi solicitada uma consulta com fisioterapeuta pelo cirurgião ortopédico no primeiro dia pós-cirúrgico.

▶ Com base no diagnóstico e na cirurgia do paciente, quais seriam os fatores contribuintes para as limitações das atividades?
▶ Quais são as prioridades do exame?

- Quais são as intervenções fisioterapêuticas mais apropriadas durante a fase intensiva de tratamento?
- Que precauções devem ser tomadas durante o exame e as intervenções fisioterapêuticas?
- Quais seriam os possíveis fatores complicadores que poderiam interferir no processo de tratamento do paciente?

DEFINIÇÕES-CHAVE

AUTOENXERTO: enxerto que é obtido no próprio paciente.
DESCOMPRESSÃO: procedimento cirúrgico envolvendo a remoção da lâmina ou das estruturas adjacentes para aliviar a pressão sobre medula espinal ou raízes nervosas.
FUSÃO: procedimento cirúrgico no qual duas ou mais vértebras adjacentes são fundidas com ou sem instrumentação.
ÓRTESE TORACOLOMBOSSACRAL (OTLS): colete de costas rígido que pode ser usado no período pós-operatório para proteger a coluna limitando o movimento excessivo.
RUPTURA DURAL: complicação da cirurgia medular na qual a dura-máter é rompida.

Objetivos

1. Descrever o tratamento conservador e cirúrgico para dor lombar (DL) crônica e estenose da coluna lombar (ECL).
2. Compreender sinais, sintomas e implicações de uma ruptura dural.
3. Identificar possíveis reações adversas aos medicamentos (RAMs) que possam afetar o exame ou as intervenções fisioterapêuticas e descrever possíveis soluções terapêuticas.
4. Identificar valores laboratoriais críticos que possam ser checados antes do encontro com o paciente e as implicações fisioterapêuticas dos valores anormais.
5. Elaborar um plano de tratamento apropriado para o paciente antes e depois da fusão lombar.
6. Descrever os fatores que influenciam o processo de planejamento de alta e o papel do fisioterapeuta.

Considerações sobre a fisioterapia

Considerações fisioterapêuticas para tratamento do indivíduo durante e após a fusão espinal lombar:

- **Cuidados/Objetivos do plano geral de fisioterapia:** prevenir ou minimizar perda da amplitude de movimento (ADM), da força e da capacidade funcional aeróbica; maximizar a independência funcional e a segurança enquanto minimiza os comprometimentos secundários; melhorar a qualidade de vida
- **Intervenções fisioterapêuticas:** educação do paciente e do cuidador em relação às precauções da coluna, uso de OTLS, redução do risco de trombose venosa profunda (TVP) e redução do risco de quedas; treinamento de mobilidade no leito, transferências, marcha e escadas; atividades com ADM para os membros superiores e inferiores; coordenação com o assistente social em relação ao planejamento da alta
- **Precauções durante a fisioterapia:** precauções pós-operatórias da coluna; supervisão física minuciosa para reduzir o risco de quedas; monitoramento minucioso dos sinais vitais (pressão sanguínea, FC, saturação de oxigênio, frequência respiratória [FR]) e índices laboratoriais (hemoglobina e hematócrito); reconhecimento de possíveis RAMs
- **Complicações que interferem na fisioterapia:** dor de cabeça da coluna, anemia, TVP, quedas

Visão geral da patologia

A lesão ou o comprometimento de qualquer estrutura relacionada à coluna lombar (vértebras, discos, ligamentos, meninges, medula espinal) pode causar DL. Estima-se que 70% dos adultos irão sentir DL aguda em algum período de suas vidas.[1] Em 10 a 30% dos casos, a dor se tornará crônica, com recorrência ou persistência do sintoma por mais de um ano.[2] A dor crônica é definida como a condição que persiste por mais de três meses. O impacto econômico da DL é significativo; estima-se que a condição custe aos Estados Unidos de US$ 12,2 a 90,6 bilhões por ano.[3]

Mais de 85% dos indivíduos que se apresentam para tratamento primário de DL não possuem uma causa definitiva para seus sintomas.[4,5] Dos 15% cuja causa é identificável, os diagnósticos comuns de DL mecânica são hérnia de disco, estenose espinal, fraturas osteoporóticas,[2,5] tensão/distensão lombar e fraturas relacionadas a um trauma.[5] Causas comuns de DL não mecânica são neoplasias, infecção e doenças inflamatórias.[2,5] Os distúrbios mecânicos representam 97% das DLs, os não mecânicos contribuem com 1% e as doenças viscerais (distúrbios renais ou de órgãos pélvicos, aneurisma da aorta e distúrbios gastrintestinais) são responsáveis pelos 2% restantes.[5] Os fatores de risco para DL mecânica incluem obesidade, gravidez e atividades que envolvem suporte de carga ou longo tempo na posição sentada. A fibromialgia é outra causa de DL crônica.[6]

O diagnóstico de DL é, em geral, complexo. Ele se baseia em um histórico minucioso e preciso do paciente, exame físico, avaliação psicossocial, diagnóstico por imagem e na eliminação de outras causas de dor de origem musculoesquelética (sistêmicas).[3,4] Nos casos de indivíduos com DL inespecífica, o diagnóstico por imagem é rotineiramente recomendado.[4] O tratamento que objetiva o controle dos sintomas é indicado para indivíduos com menos de 50 anos na ausência de sinais que causem alerta ou de doença sistêmica. Em caso de suspeita de doença sistêmica ou se o indivíduo possui mais de 50 anos de idade, recomenda-se a realização de radiografias simples e exames laboratoriais.[5] O uso de radiografias na presença de dor inespecífica deve ser reservado àqueles com sintomas persistentes por um a dois meses.[3] O diagnóstico por imagem, normalmente ressonância magnética (RM) ou, em certos casos, tomografia computadorizada (TC), é recomendado quando os indivíduos se apresentam com sinais que causam alerta, progressão rápida e grave de sintomas, dor persistente e sintomas radiculares por > 6 semanas,[3,4] ou para aqueles que estão considerando a possibilidade de injeções[4] ou cirurgia.[4,5] A avaliação por imagem também pode ser utilizada no período pós-operatório para avaliar o sucesso do procedimento cirúrgico, formação de osso novo, falha de equipamento ou fratura e complicações incluindo hematoma, infecção e instabilidade.[7]

O tratamento conservador da DL é multifacetado e deve levar em consideração as necessidades particulares do indivíduo. O tratamento farmacológico inclui acetaminofeno, fármacos anti-inflamatórios não esteroides (AINEs), analgésicos opioides, tramadol, antidepressivos tricíclicos,[2-4] relaxantes do músculo esquelético[3,4] e inibidores seletivos da recaptação de serotonina.[2] Outras intervenções possíveis são exercício terapêutico, ioga, massagem, acupuntura, terapia comportamental cognitiva, relaxamento progressivo, manipulação da coluna[2,3,4,8] e injeções epidurais de glicocorticoides.[3] A fisioterapia costuma ser indicada para indivíduos com DL e pode abranger educação do paciente, exercício terapêutico, manipulação e mobilização. Em uma revisão sistemática da literatura, Morris e Louw[1] tentaram determinar se o tratamento conservador de DL por um clínico geral ou um fisioterapeuta foi mais eficaz e concluiu que as evidências são insuficientes e que são necessárias mais pesquisas.

O tratamento cirúrgico é uma possibilidade para indivíduos que apresentam dor consistente com os achados diagnósticos, limitações e incapacidade funcional graves e dor persistente apesar das medidas conservadoras. Existem diversas opções cirúrgicas, como fusão espinal, descompressão e artroplastia de disco.[3] Podem ser utilizadas várias estratégias para a fusão espinal, incluindo fusão intercorporal anterior, fusão intercorporal posterior, fusão intercorporal transforaminal e fusão intercorporal lateral extrema.[7] Em 2005, Bhandari e colaboradores[9] revisaram os resultados do Grupo de Ensaio de Estabilização da Coluna, no qual 349 indivíduos com DL por ≥ 12 meses, candidatos potenciais à cirurgia, foram randomizados para serem submetidos à fusão da coluna lombar ou à reabilitação realizada por fisioterapeutas. Os participantes foram acompanhados por dois anos após o tratamento. O estudo concluiu que não foram observados benefícios significativos da fusão sobre os métodos conservadores computados no *Oswestry Disability Index*, no teste de caminhada ou nas avaliações de resultados secundários.

A ECL é uma causa comum da DL. Ela consiste no estreitamento do canal vertebral, do recesso lateral ou do forame intervertebral.[10-13] Pode ser hereditária ou causada por estreitamento congênito do canal espinal. Outras causas incluem alterações degenerativas relacionadas à idade, hipertrofia da faceta, hérnia de disco,[5,10,11,13] espondilolistese[11,12] e espessamento do ligamento amarelo.[5,10,12,13] Nos Estados Unidos, mais de um milhão de indivíduos sofre de DL e de claudicação neurogênica associada à estenose da coluna.[11] A estenose da coluna lombar é mais comum em adultos idosos,[5] afetando 5 em cada mil indivíduos com mais de 50 anos.[15] Afeta mais a homens do que mulheres em uma proporção de 2:1.[12] A ECL é uma causa importante de cirurgia de coluna na população idosa.[13,15]

A ECL costuma se desenvolver de maneira insidiosa na meia idade.[12] O sintoma mais característico é a claudicação neurogênica, que se apresenta como dor na perna (e algumas vezes parestesia) na região posterolateral da(s) coxa(s), que se irradia distalmente em uma distribuição dermatomal. A dor, em geral, é pior em posições que promovem a extensão da coluna (ficar muito tempo de pé e caminhar) e costuma ser aliviada por posições que favoreçam a sua flexão (sentar).[5,10,11,12,15] Outros fatores que distinguem a ECL incluem fadiga do membro inferior, fraqueza e peso,[11,12,15] movimentação e tolerância ao exercício limitadas,[11,15] incontinência urinária,[11] reflexo de Aquiles ou patelar diminuídos ou ausentes[10] e postura de pé curvada.[10,15] No diagnóstico de estenose da coluna, é imperativo que se faça a distinção entre claudicação neurogênica e vascular. A claudicação vascular está associada à doença vascular periférica e a dor é agravada pela atividade e aliviada com o repouso *independentemente* da posição da coluna. Também é importante descartar a osteoartrite (OA) de quadril.[12]

As radiografias são, em geral, a escolha para diagnóstico inicial por imagem para identificar alterações ósseas, como espondilolistese, escoliose, fratura e patologia da faceta, assim como redução do espaço intervertebral, neoplasia ou infecção.[12] A realização de RM ou TC é recomendada se os sintomas de estenose da coluna persistirem por mais de seis semanas.[5] A RM é ideal para avaliar a compressão neural e a extensão de estenose da coluna no canal central e recessos laterais. O emprego da RM deve ser reservado para os casos de sintomas tão graves a ponto de interferirem na vida diária e quando houver uma forte suspeita de estenose da coluna. Para o diagnóstico desta condição, a RM possui uma sensibilidade de 90% e uma especificidade de 72 a 100%, enquanto a TC apresenta uma sensibilidade de 90% e uma especificidade de 80 a 96%.[5] É importante observar que 20% dos indivíduos com mais de 60 anos apresentam estenose da coluna evidenciada por diagnóstico de imagem, mas são assintomáticos.[5]

No caso de indivíduos com ECL e sintomas brandos, o tratamento geralmente consiste em **medidas conservadoras com foco no tratamento da dor**. O tratamento conservador inclui vários procedimentos (calor, gelo, estímulo nervoso elétrico transcutâneo, ultrassom, massagem, tração, acupuntura), educação do paciente e modificação da atividade, tratamento farmacológico (AINEs, antidepressivos tricíclicos, glicocorticoides orais, relaxantes musculares), tratamento quiroprático, injeções epidurais de glicocorticoides, bloqueio seletivo da raiz nervosa e fisioterapia (procedimentos, exercícios de flexão, treinamento cardiovascular, fortalecimento de músculos centrais, alongamento de músculos tensos e educação do paciente).[12] Quando os sintomas de ECL moderados a graves persistem, apesar das várias tentativas de tratamento conservador, a cirurgia pode ser indicada.[2,11] Indicações para a cirurgia incluem sintomas graves (p. ex., dor insuportável, síndrome da cauda equina), limitações funcionais significativas afetando a locomoção e as atividades da vida diária e claudicação neurogênica não responsiva às medidas conservadoras.[12]

As **intervenções cirúrgicas comuns para a ECL incluem descompressão e descompressão com fusão usando ou não instrumentação**.[12] A descompressão via laminectomia é a intervenção cirúrgica mais comum para indivíduos com ECL.[16] Esse procedimento é realizado com o objetivo de reduzir a pressão sobre as raízes nervosas da medula espinal e promover a estabilidade.[10] A descompressão pode consistir em uma laminotomia, laminectomia e/ou dissectomia. A laminotomia é uma remoção parcial ou total das lâminas e possivelmente de uma porção do ligamento amarelo, articulações da faceta e quaisquer osteófitos para dar espaço às raízes nervosas. A dissectomia é a remoção do núcleo pulposo do disco que sofreu hérnia através do ânulo e que pode estar causando pressão sobre uma raiz nervosa da medula espinal.[17] As técnicas que envolvem laminectomia com foraminotomia podem causar trauma e instabilidade, bem como requerer uma fusão espinal. A descompressão com elevação e retração dos músculos multifídos pode levar à fraqueza e à atrofia do músculo paraespinal. A descompressão também pode envolver a remoção dos ligamentos interespinais ou supraespinais, levando à instabilidade da coluna. A descompressão lombar bilateral pode ser concluída por meio de uma estratégia unilateral consistindo em uma laminectomia ou laminotomia e concentrando-se na dissecção dos tecidos moles, com remoção óssea mínima para permitir maior estabilidade. Cavusoglu e colaboradores[18] conduziram um estudo retrospectivo de 100 pacientes submetidos à descompressão bilateral com estratégia unilateral. No acompanhamento (média de 5,4 anos após a cirurgia), foram observadas melhoras significativas nos escores do *Oswestry Disability Index,* quando comparados aos escores pré-operatórios, e não foi observada instabilidade da coluna. Uma fusão espinal lombar com ou sem instrumentação (parafusos pediculares e implantes metálicos como gaiolas de rosca, lâminas e hastes)[17] também pode ser indicada para indivíduos com ECL complexa.[12] Uma fusão costuma utilizar um enxerto ósseo – um autoenxerto (obtido, em geral, da crista ilíaca do indivíduo ou retirado cirurgicamente das lâminas) ou um aloenxerto (a partir de um cadáver). O enxerto ósseo é posicionado sobre a porção da medula a ser fundida e, em seguida, é estabilizado com o uso de implantes metálicos.[17] Em uma estratégia posterolateral, um enxerto ósseo é utilizado para realizar a fusão ou pode ser usado em conjunto com uma instrumentação, como parafusos pediculares. Uma estratégia posterior pode ser empregada com enxertos ósseos e gaiolas.[19] Anderson e colaboradores[20] acompanharam 125 pacientes submetidos a uma fusão lombar posterolateral com ou sem instrumentação, usando parafusos pediculares para alcançar resultados de longo prazo. Após 10 anos, a maioria apresentou melhores resultados funcionais e não houve diferenças significativas entre os procedimentos feitos com ou sem instrumentação. Após a fusão espinal lombar, um colete pode ser usado para estabilizar e minimizar o movimento no local da cirurgia a fim de promover a cicatrização, a qual pode levar de 6 a 12 meses para ser completada após a realização de uma fusão.[17]

Técnicas cirúrgicas minimamente invasivas mais recentes estão sendo investigadas. O uso de espaçadores interespinais para prevenir a extensão espinal é uma opção para os indivíduos com ECL.[12] Após um acompanhamento de dois anos, o uso de espaçadores interespinais obteve sucesso em pacientes com ECL e claudicação neurogênica.[21] Entretanto, também se tem observado um alto índice de falha nessa técnica, requerendo posterior intervenção cirúrgica quando a estenose espinal advém da espondilolistese degenerativa.[22]

Ocorrem diversas complicações nas cirurgias da medula espinal. Em 211 pacientes que se submeteram a uma fusão lombar (fusão posterolateral não instrumentada, fusão posterolateral instrumentada ou fusão intercorporal com enxertos ósseos), Fritzell e colaboradores[23] observaram que as taxas de ocorrência de complicações foram de 12, 22 e 40%, respectivamente. As principais complicações incluíram infecção profunda (2,4%), nova dor na raiz nervosa (7,1%), distúrbio pulmonar ou síndrome do desconforto respiratório (0,9%) e trombose ou embolia pulmonar (0,9%). Complicações menores incluíram dor no local enxertado (4,3%), ruptura dural (5,6%), distúrbio gastrintestinal (1,4%) e infecção superficial (0,9%).[23] Após cirurgias de descompressão bilateral, Cavusoglu e colaboradores[18] observaram complicações incluindo ruptura dural, realização do procedimento em local inadequado e infecção. A incidência de rupturas durais com subsequente perda do líquido cerebrospinal (LCS) em intervenções cirúrgicas para ECL é estimada em 8,5%.[24] Efeitos adversos associados às rupturas durais incluem maior permanência hospitalar, pior prognóstico neurológico e desenvolvimento de fístulas de LCS.[25] Para tratar a ruptura dural, pode-se usar uma cola de fibrina em conjunto com suturas para reduzir a perda de LCS.[25] Khan e colaboradores[26] examinaram 2.024 casos de cirurgia espinal lombar, consistindo em descompressão lombar com e sem fusão, e estimou a incidência de rupturas durais em 7,6%, atingindo 15,9% quando foram realizadas revisões posteriores. A síndrome lombar persistente, na qual os sintomas e as limitações funcionais persistem apesar das intervenções cirúrgicas, ocorre em 10 a 40% dos pacientes após a cirurgia espinal.[27]

Até 80% dos indivíduos com ECL que foram submetidos à cirurgia de descompressão apresentam resultados bons a excelentes.[12] Entretanto, cerca de 25% daqueles que sofrem cirurgia não apresentam alívio dos sintomas ou estes são recorrentes. Um prognóstico ruim está associado ao atraso da cirurgia em indivíduos com sintomas graves ou presentes na perna por pelo menos um ano.[12] Weinstein e colaboradores[28] estudaram mais de 600 indivíduos com ECL com um histórico ≥ 12 semanas de permanência dos sintomas no membro inferior sem evidência radiológica de espondilolistese. Os autores concluíram que os pacientes que sofreram cirurgia apresentaram resultados significativamente melhores do que aqueles que receberam tratamento conservador.

Tratamento fisioterapêutico do paciente

O tratamento pós-operatório de um paciente que sofreu descompressão e fusão lombar inclui uma estratégia de equipe constituída em geral por cirurgião ortopédico, enfermeiros, assistente social, fisioterapeuta e terapeuta ocupacional. Terapeuta respiratório e nutricionista também podem estar envolvidos. O fisioterapeuta trabalha com o paciente e com os membros da equipe no sentido de promover os resultados funcionais ideais durante a internação. Nessa fase pós-operatória imediata, o papel do fisioterapeuta inclui: conduzir uma avaliação inicial do estado funcional do paciente; desenvolver, programar e modificar um plano de tratamento apropriado com base na resposta do paciente e nos possíveis fatores complicadores; educar o paciente e a família; comunicar-se e colaborar com os membros da equipe interdisciplinar; fornecer documentação concisa e precisa; e preparar o paciente e a família para a alta hospitalar.

Exame, avaliação e diagnóstico

O exame é o primeiro componente do processo de tratamento do paciente. Antes de vê-lo na unidade de tratamento intensivo (UTI), o fisioterapeuta precisa realizar uma revisão minuciosa do prontuário a fim de reunir todas as informações necessárias. Os exames laboratoriais são normalmente realizados antes da cirurgia a fim de garantir a estabilidade do paciente durante a sua realização: entretanto, os índices laboratoriais podem ficar alterados devido à cirurgia. O fisioterapeuta deve interpretar os valores laboratoriais em relação à habilidade do paciente em participar das atividades com segurança. Os índices que merecem particular atenção no caso do paciente que sofreu cirurgia recente incluem razão normalizada internacional (RNI), hematócrito, hemoglobina, glicose sanguínea, contagem de leucócitos e nível de saturação de oxigênio.

Garritan e colaboradores[29] observaram que indivíduos com níveis situados *fora* da normalidade podem se apresentar com fadiga, arritmias cardíacas, fraqueza, dispneia durante o esforço, confusão, hiper/hipotensão e estados de diaforese. Se o paciente apresentar qualquer um desses sinais ou sintomas, o fisioterapeuta deve modificar ou interromper o tratamento e notificar a enfermagem e a equipe médica. Outras informações pertinentes que podem ser reunidas a partir da revisão do prontuário incluem histórico médico e cirúrgico, história social, história da condição atual, procedimento cirúrgico e complicações associadas, sinais vitais anteriores e qualquer restrição ou precaução à movimentação.

O fisioterapeuta precisa rever a lista de medicamentos usados pelo paciente no hospital. O Quadro 7.1 informa sobre os medicamentos usados pelo paciente deste caso, incluindo a classe dos fármacos, indicações e RAMs comuns.[30,31] Dos oito medicamentos que ele vem recebendo desde a cirurgia, seis têm a finalidade de analgesia pós-operatória. A sedação, tontura, náusea e constipação que esses fármacos causam são barreiras comuns à participação completa das sessões de fisioterapia. Devido à sedação significativa, Vicodin, Demerol e morfina foram interrompidos no primeiro dia pós-operatório e o paciente iniciou Ultram. O fisioterapeuta pode ter que agendar as sessões de tratamento para quando a medicação de dor alcançar seu efeito máximo e permitir que o paciente se mobilize com níveis de dor toleráveis. O fisioterapeuta também deve monitorar minuciosamente as RAMs que podem inibir a habilidade do paciente de se movimentar com segurança após a cirurgia. São necessários comunicação com os outros membros da equipe interdisciplinar em relação às RAMs que possam estar inibindo o progresso do paciente, bem como flexibilidade para alterar os períodos das sessões a fim de encontrar o melhor momento para o paciente. O fisioterapeuta deve estar ciente de que as alterações da medicação são comuns na UTI e acompanhar essas mudanças.

Em seguida, o fisioterapeuta entrevista o paciente. Durante esse processo, o fisioterapeuta começa a desenvolver uma relação de confiança enquanto obtém informações que podem não ter ficado evidentes no prontuário. A família e os cuidadores podem estar presentes e participar do processo de montagem do histórico. Informações que precisam ser coletadas incluem: apoio da família/cuidadores, ambiente doméstico (incluindo escadas, rampas, corrimões, número de andares, localização do quarto e do banheiro), se o paciente possui equipamentos de apoio ou outros equipamentos médicos duráveis, se o paciente irá precisar desses equipamentos antes de receber alta e os objetivos dele para a fisioterapia. O fisioterapeuta também deve perguntar ao paciente sobre o seu plano *ideal* de alta. Com base no progresso funcional do indivíduo e no período hospitalar, o plano de alta pode ser alterado. Uma vez concluído este componente do exame, o fisioterapeuta realiza uma revisão dos sistemas consistindo em um breve exame dos sistemas cardiovascular/pulmonar, tegumentar, musculoesquelético e neuromuscular, assim como avalia a habilidade de comunicação do paciente.[32]

Quadro 7.1 VISÃO DA MEDICAÇÃO DO PACIENTE

Nome do fármaco	Classe do fármaco	Indicações	RAMs comuns
Meperidina (Demerol) Morfina (MS Contin)	Analgésico opioide	Dor moderada a grave	Sedação, euforia, depressão respiratória, náuseas/vômito, constipação, tolerância, tontura, cefaleia
Tramadol (Ultram)	Analgésico opioide e inibidor fraco da recaptação de norepinefrina/serotonina	Dor moderada a grave	Náuseas, cefaleia, tontura
Ciclobenzaprina (Flexeril)	Relaxante de músculos esqueléticos, inibidor polissináptico	Espasmos musculares	Sedação e sonolência, tontura, sensação de leveza, náuseas, cefaleia, confusão, fraqueza, dispepsia
Acetaminofeno (Tylenol)	Analgésico e antipirético não AINE	Dor branda a moderada, febre	Náuseas, irritação cutânea, cefaleia
Hidrocodona/acetaminofeno (Vicodin)	Combinação de analgésico e opioide não AINE	Dor moderada a intensa	Sedação, tontura, náuseas/vômito, constipação
Pantoprazol (Protonix)	IBP	DRGE, úlcera gástrica e duodenal	Diarreia, desconforto abdominal, cefaleia
Enalapril (Vasotec)	IECA	Hipertensão, insuficiência cardíaca congestiva	Tosse seca persistente, hipotensão, tontura, fadiga, hiperpotassemia

Abreviação: RAMs, reações adversas a medicamentos; AINE, anti-inflamatório não esteroide; IBP, inibidor da bomba de prótons; IECA, inibidor de enzima conversora da angiotensina; DRGE, doença do refluxo gastroesofágico.

Dependendo do cirurgião ortopédico, o paciente pode permanecer no leito por até 8 horas ou mais após a cirurgia, caso se mantenha uma ruptura dural. Normalmente, o paciente fica de pé ao lado da cama na noite da cirurgia com a ajuda da equipe de enfermagem. A fisioterapia é iniciada no primeiro dia após a operação. Quando o fisioterapeuta vê o paciente, este costuma encontrar-se deitado. Ele pode ser virado para o lado a fim de aliviar a pressão. Essa posição também auxilia a higiene pulmonar e permite a visualização do curativo cirúrgico. Uma drenagem clara, possivelmente rodeada por um anel amarelo, pode indicar um escapamento de LCS. Nesse caso, o fisioterapeuta deve notificar imediatamente o enfermeiro do paciente e/ou a equipe médica apropriada. O paciente também deve apresentar um dreno no local da incisão cirúrgica durante as 48 a 72 horas após a cirurgia.[17] Pacientes podem ser mobilizados com os drenos no local; normalmente, é mais fácil prender o dreno no roupão do paciente com um alfinete de segurança para impedir a tensão sobre o tubo durante a mobilização. O fisioterapeuta precisa conhecer os equipamentos de monitoramento, acessos intravenosos e cateteres usados. O paciente estará conectado a monitores que avaliam FC, pressão sanguínea e saturação de oxigênio durante as primeiras 24 horas ou até que a equipe médica decida que ele não precisa mais deles. O fisioterapeuta deve monitorar a pressão sanguínea, FC e saturação de oxigênio durante toda a sessão de tratamento, visto que esses valores podem sofrer alterações rapidamente.

Durante o exame, o fisioterapeuta precisa avaliar o estado cognitivo do indivíduo. Para tal, ele pode fazer perguntas ao paciente a respeito da hora do dia/data, localização e motivo da admissão. É importante se formular essas questões básicas, pois a anestesia geral afeta os indivíduos de forma distinta. Efeitos adversos comuns após a anestesia incluem hipotensão, sensação de leveza, sedação, ataxia, delirium, confusão e fraqueza muscular. Esses sintomas podem persistir em pacientes que estejam debilitados ou que apresentem deficiência na eliminação dos fármacos.[30,31]

Antes da cirurgia, os pacientes podem apresentar comprometimento da sensibilidade como resultado de estenose espinal. Para determinar se a sensibilidade melhorou devido à cirurgia, o fisioterapeuta deve avaliar intensamente a sensibilidade das extremidades inferiores. A amplitude de movimento (ADM) e a força dos membros superiores e inferiores podem ser testadas com o paciente deitado ou sentado. É importante avaliar a força e a ADM dos membros superiores, porque o indivíduo deve conseguir colocar e tirar sua OTLS, utilizar um equipamento de apoio e deitar e levantar da cama de forma correta e segura. Antes de mobilizar o paciente, o fisioterapeuta o instrui a respeito de precauções de coluna, uso da OTLS e do equipamento de apoio.

O fisioterapeuta deve observar atentamente o indivíduo se levantar e sentar na beira da cama para avaliar a força e a ADM das extremidades superiores. Para levantar e sentar-se, é empregada uma técnica de rolamento na qual o paciente adota a posição "hooklying" (quadris e joelhos em ângulo de 90º) e em seguida gira para a lateral movendo joelhos e ombros ao mesmo tempo. Essa técnica permite que o indivíduo use os músculos estabilizadores da coluna e do abdome sem girar a coluna. Esse movimento reduz o estresse sobre o local da cirurgia. Uma vez de lado, o paciente eleva-se com o braço que está mais próximo da cama para sentar-se. Inicialmente, o fisioterapeuta precisará ajudá-lo a sair da posição lateral e a sentar-se. Uma vez sentado, a OTLS é vestida (embora alguns cirurgiões possam recomendar que a órtese seja colocada em posição de supinação). Nem todos os cirurgiões de coluna prescrevem o uso de OTLS para seus pacientes após a cirurgia. Tem-se demonstrado que o uso dessa órtese reduz a dor, protege a coluna contra posteriores lesões, corrige deformidades,[33] corrige posturas e reduz a mobilidade da coluna toracolombar.[34]

Uma precaução importante que é reiterada aos indivíduos após fusão lombar é que eles não devem se manter sentados por mais de 20 a 30 minutos até que sejam aconselhados pelo cirurgião. Essa restrição advém do conceito de que existe uma maior carga sobre a coluna lombar quando o paciente está sentado, que irá colocar um esforço indesejado sobre o local da cirurgia, podendo interromper o processo de cura. No caso de uma pessoa de 70 kg, a carga sobre a coluna lombar (L3) é de 25 kg em supinação, 150 kg de pé, 175 kg sentada, 200 kg sentada curvada para frente e 225 kg de pé curvada sobre a cintura.[19] Portanto, após a cirurgia da coluna, os pacientes recebem prescrições para preservar a coluna, as quais incluem evitar atividades que impõem estresse ou carga aumentada sobre o local da cirurgia. Tais prescrições incluem evitar os seguintes movimentos: flexão e rotação da coluna, elevação, o ato de empurrar ou de puxar (geralmente restrito a ≤ 4,5 kg). A mobilidade é avaliada utilizando-se um equipamento de apoio, conforme o necessário para a segurança e estabilidade do paciente. Tendo em vista que o paciente deste caso tem estado no leito e está tomando algumas medicações opioides e não opioides, é importante colocá-lo na posição ereta lentamente e monitorar sua hipotensão ortostática sintomática.

Quando mobilizar o paciente, o fisioterapeuta deve monitorar os sinais e sintomas associados a uma ruptura dural ou anemia. Um indivíduo que sofreu ruptura dural costuma apresentar cefaleia intensa que não regride quando a cabeça é levantada.[26] Nesse caso, a melhor estratégia é deitar novamente o paciente e notificar de forma imediata o enfermeiro e/ou o cirurgião. Após qualquer cirurgia, conta-se com certa perda sanguínea, porém o fisioterapeuta deve estar atento para sinais e sintomas de anemia: dispneia, cefaleia, sensação de leveza, fadiga, insônia e palidez.[35] Caso estes sejam observados pelo fisioterapeuta e/ou outro profissional auxiliar, o indivíduo deve retornar à cama e seus sintomas precisam ser informados imediatamente ao médico. O fisioterapeuta deve interromper o tratamento até os sinais e sintomas ficarem estabilizados. O paciente pode necessitar de uma transfusão sanguínea. Após a transfusão, realiza-se um exame laboratorial a fim de avaliar os níveis de hemoglobina e hematócrito. O fisioterapeuta deve rever com frequência o prontuário para determinar se o tratamento é seguro e apropriado. Durante todo o exame, o fisioterapeuta avalia a resposta do paciente e identifica quaisquer fatores que possam sugerir referência a outro membro da equipe de tratamento. O fisioterapeuta também deve encorajar o paciente a usar o espirômetro estimulante entre as sessões para reduzir o risco de atelectasia pós-operatória.[17]

Plano de atendimento e intervenções

Na UTI, os principais objetivos do fisioterapeuta são promover o processo de cura e preparar os pacientes para a volta às suas casas. Os objetivos de curto prazo baseiam-se no estado funcional do paciente no momento do exame inicial e no planejamento de alta ideal. Os objetivos do fisioterapeuta geralmente se concentram em alcançar a independência do paciente para transferências, movimentação livre e em escadas. Para avaliar o paciente em relação a esses objetivos, o plano de tratamento deve incluir educação deste e de seu cuidador em relação às precauções da coluna, uso de OTLS, redução do risco de trombose venosa profunda (TVP) e redução do risco de quedas, mobilidade no leito, transferência e treinamento de marcha, atividades para ADM de ambos os membros superiores e inferiores e coordenação com a assistência social em relação ao planejamento da alta. Se não ocorrerem complicações pós-cirúrgicas, a maioria dos indivíduos submetidos à fusão lombar volta para casa em dois a quatro dias após a cirurgia, embora isso possa variar de acordo com o hospital. Os primeiros dias são vitais para garantir que os pacientes detenham o conhecimento e o equipamento necessários para obter segurança e sucesso quando retornarem às suas casas. É por esse motivo que o fisioterapeuta continua a avaliar o paciente em relação a qualquer equipamento necessário e à adequação do planejamento da alta hospitalar. O profissional de fisioterapia deve informar ao assistente social caso o paciente necessite de um equipamento de apoio ou de assistência com o planejamento da alta (p. ex., volta para casa *vs.* reabilitação curta em uma unidade de enfermagem especializada). Os fisioterapeutas desempenham um papel essencial no processo de planejamento da alta, que se inicia durante o exame inicial. Smith e colaboradores[36] estudaram de forma retrospectiva o papel dos fisioterapeutas no planejamento da liberação de 72 pacientes de uma UTI em um grande centro médico acadêmico. Eles observaram que as recomendações de liberação dos fisioterapeutas foram seguidas em 83% do tempo. Naqueles casos em que as recomendações *não* foram seguidas, a readmissão foi 2,9 vezes mais provável.

Uma das principais precauções pós-operatórias tomadas na UTI é a prevenção da TVP. Os fatores de risco para a ocorrência de uma TVP são idade avançada, fraturas dos membros inferiores, paralisia ou imobilidade prolongada, TVPs anteriores, cirurgias, obesidade, insuficiência cardíaca congestiva (ICC), infarto agudo do miocárdio (IAM) e acidente vascular cerebral (AVC). 37 Em uma revisão feita por Kehl-Pruett,[38] a incidência de TVP foi de 40 a 60% em pacientes hospitalizados após cirurgia ortopédica. Até 18% dos indivíduos que se submeteram à cirurgia eletiva da coluna apresentaram uma TVP.[39] Os pacientes são educados sobre as precauções pós-operatórias da coluna e sobre a importância de realizar bombas de tornozelo enquanto estão acamados. Esse procedimento consiste na movimentação ativa bilateral de flexão plantar e dorsal dos tornozelos pelo paciente, por cerca de um minuto a cada hora em que estiver acordado. Tal ação promove o retorno venoso e a circulação, o que ajuda a prevenir uma TVP. Cada paciente utiliza **equipamentos de compressão pneumática intermitente**, que têm reduzido a incidência de TVP em aproximadamente 7 a 15%.[38] No caso dos pacientes que se submeteram à cirurgia eletiva da coluna, **recomenda-se a movimentação precoce e progressiva**. No caso de indivíduos que apresentam fatores de risco para TVP, tais como idade avançada e presença de déficits neurológicos, são recomendados métodos profiláticos adicionais, incluindo heparina, compressão pneumática intermitente e/ou meias de compressão graduadas.[40] As recomendações médicas para a profilaxia da TVP no paciente apresentado neste caso incluíram equipamentos de compressão pneumática intermitente e meias de compressão antiembolia (p. ex., TED hose, abreviação de *thromboembolism-deterrent hose*).

O fisioterapeuta auxilia o paciente na prática das atividades realizadas no exame e na avaliação, dando ênfase à demonstração das precauções da coluna. Tais atividades incluem o rolamento para se deitar e levantar do leito e a transferência das posições de supino para sentado, de sentado para ereto e de sentado para supino. O paciente deverá praticar o ato de colocar e tirar a OTLS (com a ajuda de sua esposa, se possível) e deverá usá-la sempre que estiver fora do leito, inclusive durante a locomoção. Independentemente da velocidade da caminhada, o uso de OTLS ajuda a reduzir a obliquidade e a rotação pélvica, bem como a força axial sobre a coluna.[33] O paciente deve aprender a inspecionar sua pele para monitorar vermelhidão ou fragilidade cutânea devido à OTLS ou a infecção no local da incisão. Quando os pacientes começam a caminhar após a cirurgia da coluna, recomenda-se o uso de um andador com rodinhas (duas ou quatro) a fim de proporcionar maior estabilidade, caso o paciente apresente dor significativa pós-operatória ou equilíbrio reduzido ao ficar de pé. O paciente nessa situação apresenta um risco aumentado de quedas devido à dor, equilíbrio reduzido ao ficar de pé e fraqueza generalizada. Portanto, é fundamental treinar muitas vezes o paciente para utilizar a OTLS e o andador antes de sua alta hospitalar. Vogt e colaboradores[41] compararam três grupos de pacientes idosos internos em uma clínica de reabilitação: um grupo fez uso de um andador de quatro rodas pela primeira vez, outro utilizava um andador de quatro rodas em sua comunidade antes da admissão e um terceiro se movimentava sem equipamento de apoio. Os autores observaram índices de melhora semelhantes quanto a mobilidade, força e equilíbrio entre os grupos durante a reabilitação. Os autores concluíram que se deve recomendar o uso do andador durante a estada hospitalar para melhorar a confiança e a mobilidade do paciente. Após o paciente conseguir se locomover com segurança, o treinamento em escadas deve ser iniciado. Durante o treinamento de marcha e escadas, é importante fornecer níveis adequados de supervisão e assistência para a segurança do paciente e para evitar quedas.

Um grupo da Dinamarca demonstrou recentemente o valor da inclusão das intervenções fisioterapêuticas na população submetida a cirurgia de coluna. Nielson e colaboradores[42] estudaram 60 pacientes que passaram por cirurgia da coluna e os distribuíram em dois grupos: (1) exercícios e tratamento de otimização da dor por dois meses antes da cirurgia com controle precoce da dor após a cirurgia e fisioterapia com exercícios e locomoção duas vezes ao dia, ou (2) controle da dor após a cirurgia e locomoção uma vez ao dia. Os autores observaram que o grupo submetido a um programa mais intenso de exercícios apresentou um menor tempo de permanência no hospital, maior satisfação e atingiu os objetivos de locomoção e realização das atividades da vida diária mais rapidamente do que o outro grupo.

Quando a dor do paciente estiver controlada e os objetivos da fisioterapia tiverem sido atingidos, o paciente estará pronto para receber alta (do ponto de vista da fisioterapia). Fatores que podem sugerir o encaminhamento para uma unidade de reabilitação em vez da volta ao lar incluem falta de independência na mobilização, assistência reduzida em casa, atraso no progresso pós-operatório e complicações pós-operatórias. Nesses casos, o paciente continuará a requerer assistência moderada para mobilização no leito e transferências, assistência mínima para locomoção devido à instabilidade e assistência total para colocar e tirar a OTLS. A esposa do paciente acha que será incapaz de cuidar dele em casa. Considerando todos esses fatores, o fisioterapeuta recomendou uma curta estada na unidade de reabilitação antes de sua liberação para casa.

Recomendações clínicas baseadas em evidências

SORT (*Strength of Recommendation Taxonomy*): Força da Taxonomia de Recomendação
A: Evidências consistentes, de boa qualidade e orientadas para o paciente
B: Evidências inconsistentes ou de qualidade limitada orientadas para o paciente

C: Evidências consensuais, orientadas para a doença, prática comum, opinião de especialista ou série de casos
1. O tratamento não cirúrgico conservador é eficaz para indivíduos com estenose branda sintomática da coluna lombar. **Grau B**
2. Intervenções cirúrgicas em pacientes com ECL estão associadas a melhora funcional. **Grau B**
3. Equipamentos de compressão pneumática intermitente reduzem a incidência de TVP após cirurgia eletiva da coluna. **Grau B**
4. A locomoção precoce e progressiva é uma medida eficaz para reduzir o risco de TVP após cirurgia eletiva de coluna. **Grau C**

PERGUNTAS PARA REVISÃO

7.1 Uma das possíveis complicações de cirurgia de coluna é sofrer uma ruptura dural. Um indivíduo que sofreu ruptura dural irá se apresentar *muito* provavelmente com:
   A. Cefaleia grave persistente.
   B. Sudorese noturna.
   C. Dispneia de esforço.
   D. Produção de escarro.

7.2 A técnica de rolamento permite ao indivíduo levantar-se e voltar para a cama da seguinte maneira:
   A. Utilizando os músculos estabilizadores da coluna, assim como os músculos abdominais para girar para a lateral deitado e com os joelhos curvados para evitar o giro da coluna.
   B. Utilizando a força dos membros superiores e inferiores.
   C. Utilizando a ajuda de um familiar ou cuidador.
   D. Ambas as respostas B e C.

7.3 Qual das seguintes opções *não* foi descrita como uma indicação para a OTLS?
   A. Para controlar a dor.
   B. Para proteger a coluna contra posterior lesão.
   C. Para reduzir a mobilidade da coluna toracolombar.
   D. Para promover a rotação da coluna lombar.

RESPOSTAS

7.1 **A.** Quando um indivíduo sofre ruptura dural, existem dois sinais e/ou sintomas mais comuns. Um deles é a observação de um fluido claro no dreno pós-operatório, que o indivíduo normalmente utiliza nas primeiras 24 horas. O fluido claro é o LCS que extravasou devido à ruptura dural. O segundo sinal e/ou sintoma mais comum observado é a cefaleia persistente que não desaparece quando a cabeça é elevada.[26]

7.2 **A.** A própria coluna possui vários músculos menores profundos que desempenham múltiplos papéis. Eles podem ajudar na extensão, rotação e estabilização da coluna. Na posição de supino, esses músculos menores, em conjunto com os músculos abdominais, permitem ao indivíduo girar no plano sagital sem utilizar seus membros superiores ou inferiores. Essa técnica também minimiza o estresse sobre o local da cirurgia.

7.3 **D.** A OTLS tem sido indicada para controlar a dor (opção A), proteger a coluna contra lesões subsequentes (opção B), corrigir deformidades,[33] corrigir a postura e reduzir a mobilidade da coluna toracolombar (opção C).[34] Como é indicada para *diminuir* a mobilidade toracolombar, ela não seria utilizada para promover rotação da coluna lombar.

REFERÊNCIAS

1. Morris LD, Louw QA. Physiotherapists and general practitioners as first-line of management for acute low back pain: which is better? A systematic review. *JBI Library of Systematic Reviews*. 2010; 8:382-404.
2. Balague F, Dudler J. An overview of conservative treatment for low back pain. *Int J Clin Rheumatol*. 2011;6:281-290.
3. Last AR, Hulbert K. Chronic low back pain: evaluation and management. *Am Fam Physician*. 2009;79:1067-1074.
4. Horsely L. ACP Guidelines for the diagnosis and treatment of low back pain. *Am Fam Physician*. 2008;77:1607-1610.
5. Jarvik JG, Deyo RA. Diagnostic evaluation of low back pain with emphasis on imaging. *Ann Intern Med*. 2002;137:586-597.
6. Ehrlich GE. Low back pain. *Bull World Health Organ*. 2003;81:671-676.
7. Hayeri MR, Tehranzadeh J. Diagnostic imaging of spinal fusion and complications. *Applied Radiology*. 2009;38:14-28.
8. Atlas SJ. Nonpharmacological treatment for low back pain. J Muscoloskel Med. 2010; 27:20-27.
9. Bhandari M, Petrisor B, Busse JW, et al. Does lumbar surgery for chronic low back pain make a difference? *CMAJ*. 2005;173:365-366.
10. Strayer A. Lumbar spine: common pathology and interventions. *J Neurosci Nurs*. 2005;37:181-193.
11. Snyder DL, Doggett D, Turkelson C. Treatment of degenerative lumbar spinal stenosis. *Am Fam Physician*. 2004;70:517-520.
12. Yuan PS, Albert TJ. Managing degenerative lumbar spinal stenosis. *J Musculoskel Med*. 2009;26: 222-231.
13. Tran de QH, Duong S, Finlayson RJ. Lumbar spinal stenosis: a brief overview of nonsurgical management. *Can J Anesth*. 2010;57:694-703.
14. Moore KL, Dalley AF. Clinically Oriented Anatomy. 4th ed. Philadelphia, PA: Lippincott Williams & Wilkins; 1999.
15. Iverson MD, Choudhary VR, Patel SC. Therapeutic exercise and manual therapy for persons with lumbar spinal stenosis. *Int J Clin Rheumatol*. 2010;5:425-437.
16. Jakola AS, Sorlie A, Gulati S, et al. Clinical outcomes and safety assessment in elderly patients undergoing decompressive laminectomy for lumbar spinal stenosis: a prospective study. *BMC Surg*. 2010;10:34.
17. Harvey CV. Spinal surgery patient care. *Orthop Nurs*. 2005;24:426-440.
18. Cavusoglu H, Kaya RA, Turkmenoglu ON, et al. Midterm outcome after unilateral approach for bilateral decompression of lumbar spinal stenosis: 5 year prospective study. *Eur Spine J*. 2007;16: 2133-142.
19. Dutton M. Orthopaedic Examination, Evaluation, and Intervention. 2nd ed; 2008. Available at: http://www.accessphysiotherapy.com/content/55589198. Accessed January 13, 2012.
20. Anderson T, Videbaek TS, Hansen ES, et al. The positive effect of posterolateral lumbar spinal fusion is preserved at long-term follow-up: a RCT with 11-13 year follow-up. *Eur Spine J*. 2008;17:272-280.
21. Kuchta J, Sobottke R, Eysel P, et al. Two-year results of interspinous spacer (X-Stop) in 175 patients with neurologic intermittent claudication due to lumbar spinal stenosis. *Eur Spine J*. 2009;18: 823-829.

22. Verhoof OJ, Bron JL, Wapstra FH, et al. High failure rate of the interspinous distraction device (X-stop) for the treatment of lumbar spinal stenosis caused by degenerative spondylolisthesis. *Eur Spine J.* 2008;17:188-192.
23. Fritzell P, Haag O, Nordwall A. Complications in lumbar fusion surgery for chronic low back pain: comparison of three surgical techniques used in a prospective randomized study. A report from the Swedish lumbar spine study group. *Eur Spine J.* 2003;12:178-189.
24. Tafazal SI, Sell PJ. Incidental durotomy in lumbar spine surgery: incidence and management. *Eur Spine J.* 2005;14:287-290.
25. Jankowitz BT, Atteberry DS, Gerszten PC, et al. Effect of fibrin glue on the prevention of persistent cerebral spinal fluid leakage after incidental durotomy during lumbar spine surgery. *Eur Spine J.* 2009;18:1169-1174.
26. Khan MH, Rihn J, Steele G, et al. Postoperative management protocol for incidental dural tears during degenerative lumbar spine surgery. A review of 3,183 consecutive degenerative lumbar cases. *Spine.* 2006;31:2609-2613.
27. Bokov A, Istrelov A, Skorodumov A, et al. An analysis of reasons for failed back surgery syndrome and partial results after different types of surgical lumbar nerve root decompression. *Pain Physician.* 2011;14:545-557.
28. Weinstein JN, Tosteson TD, Lurie JD, et al. Surgical versus nonsurgical therapy for lumbar spinal stenosis. *N Engl J Med.* 2008;358:794-810.
29. Garritan S, Jones P, Kornberg T, et al. Laboratory values in the intensive care unit. *Acute Care Perspectives.* 1995;3:7-11.
30. Ciccone CD. *Pharmacology in Rehabilitation.* 4th ed. Philadelphia, PA: FA Davis; 2007.
31. Panus PC, Jobst EE, Masters SB, et al. *Pharmacology for the Physical Therapist.* New York, NY: McGraw-Hill; 2009.
32. American Physical Therapy Association. *Guide to Physical Therapist Practice.* 2nd ed. Alexandria, VA; 2003.
33. Konz R, Fatone S, Gard S. Effect of restricted spinal motion on gait. *J Rehabil Res Dev.* 2006;43:161-170.
34. van Leeuwen PJ, Bos RP, Derksen JC, et al. Assessment of spinal movement reduction by thoracolumbar-sacral orthoses. *J Rehabil Res Dev.* 2000;37:395-403.
35. Lasch KF, Evan CJ, Schatell D. A qualitative analysis of patient-reported symptoms of anemia. *Nephrol Nurs J.* 2009;36:621-633.
36. Smith BA, Fields CJ, Fernandez N. Physical therapists make accurate and appropriate discharge recommendations for patients who are acutely ill. *Phys Ther.* 2010; 90:693-703.
37. Lieberman JR, Hsu WK. Prevention of venous thromboembolic disease after total hip and knee arthroplasty. *J Bone Joint Surg Am.* 2005;87:2097-2112.
38. Kehl-Pruett, W. Deep vein thrombosis in hospitalized patients: a review of evidence-based guidelines for prevention. *Dimens Crit Care Nurs.* 2006;25:53-59.
39. Nicolaides AN, Fareed J, Kakkar AK, et al. Prevention and treatment of venous thromboembolism International Consensus Statement (Guidelines according to scientific evidence). *Int Angiol.* 2006;25:101-161.
40. Becker RC. Focus on thrombosis applying management guidelines in clinical practice. *J Thromb Thrombolysis.* 2007;24:183-222.
41. Vogt L, Lucki K, Bach M, et al. Rollator use and functional outcome of geriatric rehabilitation. *J Rehabil Res Dev.* 2010;47:151-156.
42. Nielson PR, Jorgensen LD, Dahl B, et al. Prehabilitation and early rehabilitation after spinal surgery: randomized clinical trial. *Clin Rehabil.* 2010;24:137-148.

Tumor cerebral pós-craniotomia

Erin E. Jobst

CASO 8

Um homem destro de 62 anos chegou ao hospital com queixas de cefaleia persistente e piora progressiva, fraqueza crescente do lado esquerdo e instabilidade de marcha. A ressonância magnética (RM) revelou uma grande massa crescente no lobo parietal direito com extenso edema vasogênico adjacente. O diagnóstico diferencial inclui uma metástase solitária ou uma neoplasia primária do sistema nervoso central (SNC). O paciente foi internado no hospital e seu tumor foi resseccionado no dia seguinte. As medicações relevantes adotadas na internação incluem dexametasona, insulina, ondansetron, oxicodona, acetaminofeno, bisacodyl e senna-docusato. A avaliação da fisioterapia foi prescrita para o terceiro dia pós-cirúrgico. A alta do paciente está planejada para amanhã. Ele é um professor de escola aposentado e vive em uma casa térrea com sua mulher, que estará disponível para cuidar dele o tempo todo.

▶ Com base na condição de saúde do paciente, quais seriam os possíveis fatores contribuintes para limitações das atividades?
▶ Quais são as prioridades da avaliação?
▶ Quais são as intervenções fisioterapêuticas mais apropriadas?
▶ Que precauções devem ser tomadas durante a avaliação e as intervenções fisioterapêuticas?
▶ Quais seriam as possíveis complicações que poderiam interferir na fisioterapia?
▶ Como os fatores contextuais deste indivíduo influenciariam ou alterariam o tratamento?

DEFINIÇÕES-CHAVE

CRANIOTOMIA: procedimento cirúrgico mais comum para realizar ressecção (remoção) de um tumor cerebral; parte do crânio é removida para dar acesso ao cérebro; em seguida, o tumor cerebral passa por biópsia e/ou é removido; o enxerto ósseo é reposicionado.

METÁSTASE: disseminação de células cancerosas para uma ou mais áreas em qualquer lugar do corpo, geralmente através dos sistemas linfático ou vascular.

NEOPLASMA (TUMOR): massa anormal de tecido resultante de neoplasia; os tumores podem ser cancerosos (malignos) ou não cancerosos (benignos).

Objetivos

1. Descrever o plano de tratamento médico para tumores cerebrais benignos e malignos.
2. Compreender as indicações dos fármacos prescritos a um paciente após a craniotomia.
3. Identificar possíveis reações adversas a medicamentos (RAMs) que possam afetar o exame ou as intervenções fisioterapêuticas e descrever possíveis soluções terapêuticas.
4. Reconhecer sinais e sintomas de elevação da pressão intracraniana (PIC).
5. Enumerar os déficits previstos resultantes de comprometimento ou disfunção do lobo parietal.
6. Enumerar as precauções para uma craniotomia típica e discutir suas justificativas.
7. Elaborar um plano de tratamento adequado para o paciente pós-ressecção do tumor cerebral, sem conhecer o prognóstico.

Considerações sobre a fisioterapia

Considerações sobre a fisioterapia para o tratamento do indivíduo submetido a craniotomia devido a um tumor cerebral:

- **Cuidados/Objetivos do plano geral de fisioterapia:** prevenir ou minimizar a perda de amplitude de movimento (ADM), força e capacidade funcional aeróbica; maximizar a independência funcional e a segurança enquanto minimiza os danos secundários; melhorar a qualidade de vida
- **Intervenções fisioterapêuticas:** educação do paciente e do cuidador quanto às precauções para a craniotomia, redução do risco de trombose venosa profunda (TVP) e redução do risco de quedas; treinamento de marcha; treinamento do cuidador para proporcionar segurança durante a locomoção; prescrição de um programa domiciliar de exercícios; e, quando indicado, encaminhamento ao serviço de *home care* ou à fisioterapia ambulatorial
- **Precauções durante a fisioterapia:** precauções para craniotomia; supervisão física minuciosa para reduzir o risco de quedas; monitoramento cuidadoso dos sinais vitais, especialmente da pressão arterial (PA); reconhecer as possíveis RAMs

▶ **Complicações que interferem na fisioterapia:** edema cerebral, cefaleias, TVP, convulsões, quedas, prognóstico desconhecido (caso a histopatologia da amostra da biópsia não tenha ficado pronta antes da participação do paciente na fisioterapia)

Visão geral da patologia

Tumores cerebrais são massas sólidas que crescem de forma descontrolada e originam-se a partir do tecido do próprio cérebro (tumor cerebral primário) ou resultam de uma metástase do câncer originado em qualquer outra parte do corpo (tumor cerebral secundário ou metastático). Os tumores cerebrais primários podem se originar de tecido neural, meninges, tecido glandular, plexo coroide, nervos cranianos ou vasos sanguíneos. Os tumores cerebrais primários recebem o nome do tipo da célula primária envolvida (p. ex., astrocitomas originam-se de astrócitos, oligodendrogliomas originam-se de oligodendrócitos) e podem ser benignos ou malignos. Entretanto, a distinção entre tumores cerebrais benignos ou malignos não é tão clara quanto para tumores de outras partes do corpo. Por exemplo, embora um tumor cerebral primário possa ser histologicamente benigno, o tratamento, prognóstico e impacto sobre a capacidade funcional do paciente pode ser semelhante à de um tumor maligno, caso o tumor benigno não seja removível por completo. Isso ocorre porque os tumores cerebrais podem crescer e se espalhar no cérebro, comprimindo e prejudicando o tecido cerebral normal adjacente, o que leva à interrupção da função cerebral essencial. Em geral, tumores cerebrais benignos crescem de forma lenta, apresentam bordas distintas e raras vezes se espalham. Por outro lado, tumores cerebrais malignos crescem de maneira rápida, podem ser invasivos e potencialmente fatais.

Em adultos, os tumores cerebrais metastáticos são muito mais comuns do que tumores cerebrais primários. As metástases cerebrais ocorrem em 10 a 30% de adultos com cânceres sistêmicos;[1] a cada ano, cerca de 250 mil americanos desenvolvem tumores cerebrais metastáticos durante o curso de suas doenças.[2] A origem de metástases cerebrais costuma ser os cânceres primários de pulmão, mama, pele (melanoma), rim e colo. Por outro lado, foi previsto o diagnóstico de menos de 65 mil casos de tumor cerebral primário (e do SNC) nos Estados Unidos em 2011.[3] Desses tumores primários do SNC, cerca de 22 mil seriam malignos. Em adultos, a idade média do diagnóstico de um tumor cerebral primário é de 57 anos,[3] e mais de 60% desses tumores localizam-se nos hemisférios cerebrais.[4] O tumor cerebral primário mais comum é o meningioma tipicamente benigno (34,4% de todos os tumores primários cerebrais e do SNC).[3] O glioblastoma multiforme é o tumor cerebral primário maligno mais comum (16,7% de todos os tumores primários cerebrais e do SNC).[3]

Sinais e sintomas de tumores cerebrais podem resultar da infiltração direta ou da compressão de estruturas cerebrais específicas, assim como da PIC elevada pelo edema adjacente ao tumor. Um dos sintomas mais comuns é a cefaleia profunda e intolerável que reaparece com frequência e persiste sem alívio. A dor de cabeça pode aumentar com atividades que elevam a PIC, como o exercício, o ato de colocar a cabeça abaixo da linha do coração e tossir ou espirrar.[5] A localização do tumor determina os déficits específicos, mas podem ser observados outros sinais e sintomas gerais, como calafrios, vômito, alterações de visão (hemianopsias, visão dupla), fraqueza ou paralisia, dificuldades na marcha e no equilíbrio, dificuldades para falar, alterações na perspicácia mental ou na personalidade e estados de consciência alterados (letargia, sonolência). A gravidade de diversos sinais e sintomas dependerá do tamanho e da localização do tumor.

Em caso de suspeita de um tumor cerebral, após os exames clínicos e laboratoriais terem afastado outras causas para a apresentação de sinais e sintomas (p. ex., infecções, medicamentos), as técnicas de imagem são ferramentas essenciais para o diagnóstico. A ressonância magnética é o exame mais indicado por fornecer excelentes detalhes anatômicos e por conseguir detectar tumores próximos aos ossos, tumores de crescimento lento e tumores que possuem apenas alguns milímetros.[6] O diagnóstico definitivo do tipo e do grau do tumor cerebral deve ser confirmado por exame histológico do tecido obtido por biópsia. Em seguida, os tumores cerebrais são classificados com base no tipo celular predominante e o seu grau é estabelecido pela presença de quaisquer características patológicas (p. ex., grau de diferenciação celular, presença de células necróticas no tumor). Existem diversos sistemas de classificação para tumores cerebrais, porém o método universal para estes é o sistema de estadiamento da Organização Mundial da Saúde.[7,8] Esse sistema é um guia de quatro níveis que estabelece categorias de I a IV; a categoria indica o grau de malignidade. Em geral, espera-se que as neoplasias de grau mais elevado (p. ex., glioblastoma multiforme) cresçam com mais rapidez e apresentem piores prognósticos do que os tumores de baixo grau (p. ex., oligodendroglioma). Dependendo do sistema de classificação utilizado, os tumores cerebrais possuem mais de uma denominação ou um diferente grau. Esse fato pode gerar confusão para os pacientes, familiares e equipe clínica. Embora seja impossível deter conhecimento sobre os mais de cem tipos de tumores cerebrais, é importante conhecer os tipos mais prevalentes e ser o mais consistente possível em relação à classificação dos nomes e graus.

As opções de tratamento em geral são multifacetadas. A estratégia padrão é reduzir o máximo possível o tamanho do tumor utilizando-se cirurgia, radioterapia ou quimioterapia. Esses tratamentos são usados de forma isolada ou, mais comumente, em associação. O tratamento médico (e o prognóstico) depende da possibilidade de remoção e localização do tumor, idade do paciente e histologia do tumor. Na maioria dos tumores cerebrais, a cirurgia costuma ser a primeira e mais desejável escolha para a remoção completa do tumor (ressecção completa) ou do máximo possível de sua extensão (desbastamento) sem afetar a função cerebral normal. Para ter acesso ao cérebro, um neurocirurgião realiza uma craniotomia na qual a pele, o tecido subcutâneo, a gálea e o músculo (dependendo do local da incisão) são cortados e alguns orifícios são feitos para o interior do crânio. O osso entre os orifícios é cortado e, em seguida, o próprio osso e as bordas durais são removidas para expor o cérebro.[9] Após a remoção do tumor, a borda do osso é recolocada e fixada no lugar, e o couro cabeludo é fechado com pontos ou grampos. Alguns tumores de baixo grau podem ser tratados com sucesso apenas por remoção cirúrgica (p. ex., meningiomas, adenomas da hipófise). Caso a remoção cirúrgica seja impossibilitada pela localização do tumor, a radiação pode ser empregada como tratamento principal. A radioterapia também pode ser empregada após a cirurgia de um tumor benigno que não foi totalmente removido. Para direcionar a radiação para o local do tumor e minimizar a dose de radiação para todo o cérebro, pode ser feita uma radiocirurgia. A faca gama, a radioterapia de feixe externo e a radioterapia estereostática são exemplos de técnicas únicas de radiocirurgia. No caso de tumores cerebrais metastáticos, a radioterapia é a intervenção mais comum. Em geral, a metástase cerebral deve ser tratada primeiro devido à sua natureza potencialmente fatal e porque o tratamento pode ser incompatível com o dos tumores no resto do corpo. Em adultos, a quimioterapia é geralmente reservada para tumores de alto grau e costuma ser administrada após a cirurgia ou radioterapia. A maioria dos agentes quimioterápicos administrados pelas vias tradicionais não consegue atravessar a barreira hematencefálica. Portanto, os fármacos quimioterápicos podem ser administrados de forma direta no cérebro, via intratecal, intra-arterial ou pelo líquido cerebrospinal via um cateter de acesso ventricular.

Os mais importantes fatores prognósticos para pacientes com tumores cerebrais são o tipo celular primário, a agressividade das células tumorais (i.e., o quão rapidamente crescem) e a idade do paciente. Por exemplo, a taxa de sobrevida relativa por cinco anos para um adulto de 50 anos com um astrocitoma de baixo grau é de 40%. Essa taxa cai para 6% no caso de um adulto de 50 anos com um glioblastoma de alto grau.[3] Considerando todos os tumores cerebrais, as taxas de sobrevida caem de acordo com o aumento da idade.[3]

Tratamento fisioterapêutico do paciente

No caso do paciente diagnosticado com um tumor cerebral, a equipe de tratamento compreende neurologistas, neurocirurgiões, endocrinologistas, enfermeiros, psicólogos, assistentes sociais e especialistas em reabilitação. Se o tumor for maligno, também são incluídos oncologistas clínicos e especialistas em radiação. É importante estar ciente de que um paciente pode ser admitido ao hospital com um diagnóstico de tumor cerebral, sofrer uma cirurgia cerebral, porém não saber ainda o tipo de tumor que possuía quando o fisioterapeuta realizou a avaliação. Quando esse for o caso, todos os membros da equipe devem lembrar que futuras intervenções médicas e prognósticos de longo prazo são *desconhecidos*. Algumas vezes, o fisioterapeuta pode ler uma observação recente em um prontuário de neuropatologia descrevendo a histologia do tumor cerebral; entretanto, a menos que esteja claro que o paciente e seus familiares tenham sido informados do diagnóstico definitivo, as discussões em relação ao mesmo (com respectivo prognóstico e plano de tratamento médico) deverão ser, em geral, deixadas para a responsabilidade do neurocirurgião ou do primeiro médico do paciente. Se o tumor for maligno e o paciente e seus familiares estiverem cientes desse diagnóstico, o fisioterapeuta deve reconhecer e informar gentilmente ao paciente e a seus familiares que seu estado atual pode não refletir a sua função futura. Fisioterapeutas sensíveis empenham-se em preparar o paciente e seus familiares para o possível declínio progressivo neurológico e funcional, enquanto evitam ser falsamente otimistas ou pessimistas em relação à habilidade do paciente em desempenhar um estilo de vida independente. Em relação ao prognóstico do paciente, o papel do fisioterapeuta na fase pós-operatória aguda da craniotomia é avaliar as capacidades funcionais atuais do paciente e prepará-lo para a liberação. Os papéis específicos do fisioterapeuta são prevenir ou minimizar as complicações pós-operatórias, avaliar amplitude de movimento, força, função neurológica, equilíbrio dinâmico e segurança durante transferências e marcha, dentro das precauções pós-operatórias indicadas; prever possíveis RAMs e modificar intervenções conforme for apropriado para minimizar a sua ocorrência; e educar o paciente e sua esposa em relação às precauções pós-operatórias, ao treinamento de mobilidade e aos efeitos do diagnóstico sobre sua mobilidade atual e futura.

Exame, avaliação e diagnóstico

Antes de ver o paciente, o fisioterapeuta precisa obter informações a partir do prontuário, incluindo medicamentos, resultados de exames laboratoriais, precauções pós-operatórias e quaisquer exercícios ou restrições de mobilidade. Os exames laboratoriais importantes a serem verificados são hemoglobina, hematócrito, contagem de plaquetas e tendências da pressão sanguínea. Os exercícios ou a mobilização devem ser adiados caso a hemoglobina, o hematócrito e as contagens celulares não estejam dentro dos limites de segurança.

A lista de medicação deve ser revista a fim de prever potenciais RAMs e elaborar possíveis soluções terapêuticas para minimizar o seu efeito sobre o tratamento do paciente. A dexametasona é um glicocorticoide sistêmico utilizado para limitar o edema cerebral. Ela também pode ajudar a diminuir as náuseas e cefaleias após a cirurgia. Em geral, a posologia é progressivamente reduzida até zero em algumas semanas, se o paciente não estiver recebendo radioterapia após a cirurgia.[8,10] As reações comuns advindas de glicocorticoides sistêmicos que podem afetar a reabilitação do paciente incluem comportamento alterado (depressão, flutuações do humor) e pressão arterial (PA) elevada. Embora este paciente não tenha diabetes, os pacientes em geral necessitam de insulina para manter sua normoglicemia, pois a dexametasona tende a elevar a concentração de glicose no sangue. As sessões de terapia devem ser minuciosamente monitoradas com a administração de insulina, pois tanto esta última quanto a atividade física diminuem a concentração de glicose no sangue, aumentando o risco de hipoglicemia. A ordansetrona é administrada para prevenir náuseas e vômito na fase pós-operatória. Ela pode ser de grande ajuda se o paciente receber uma dose antes do exame inicial de fisioterapia, visto que a mobilização precoce com frequência aumenta as náuseas. A oxicodona e o acetaminofeno são analgésicos usados para dores de cabeça brandas a moderadas que ocorrem devido ao estiramento e à irritação dos nervos do couro cabeludo após a craniotomia.[11] A hipotensão ortostática e a sedação são RAMs comuns. A transferência lenta para a posição ereta reduz a probabilidade de hipotensão ortostática e de quedas subsequentes. O bisacodil e o senna-docusato são laxantes empregados para manter as fezes moles, permitindo que os pacientes evitem o esforço durante a evacuação, o que aumentaria a PIC. Um incentivo útil para encorajar os pacientes a participarem da fisioterapia é informá-los de que o maior aumento possível de mobilidade após a cirurgia também apresenta efeito laxante, reduzindo a necessidade de esforço durante a evacuação.

A manutenção da PIC normal e o pronto reconhecimento de sua elevação são de suma importância na fase pós-operatória. A PIC elevada pode causar lesão neurológica por reduzir o fluxo sanguíneo (e, portanto, a oxigenação) do cérebro; a PIC elevada também pode causar hérnia cerebral. A PIC é a pressão que o líquido cerebrospinal (LCS) exerce no interior dos ventrículos. Os determinantes da PIC são o volume cerebral, o LCS e o sangue intracraniano. Normalmente, a PIC oscila entre 4 e 15 mmHg.[12] Elevações fisiológicas de PIC têm sido documentadas na tosse, inclinação da cabeça para baixo, manobra de Valsalva, compressão das veias do pescoço, aumento da temperatura corporal, metabolismo cerebral aumentado, elevações nas pressões arterial, venosa e intratorácica,[13,14] e até em casos de ansiedade e raiva.[15,16] Embora as elevações da PIC associadas a esses estímulos possam ser amplas, elas normalmente não causam lesão cerebral, pois a pressão distribui-se igualmente pelo eixo cranioespinal.[14,17] Após a cirurgia cerebral, o edema é controlado com restrição de fluido e administração de glicocorticoides para evitar elevações perigosas na PIC (elevações de pressão mantidas a > 15-10 mmHg).[14] Além disso, em geral o cirurgião estabelece um limite superior para a pressão arterial sistólica (PAS) (p. ex., PAS < 160 mmHg) a fim de minimizar elevações na PIC. O fisioterapeuta deve conhecer as recentes tendências da PA do paciente para elaborar julgamentos racionais, assim como avaliar se as alterações na PA (e na PIC) são relacionadas às intervenções médicas (p. ex., alterações de fluido intravenoso ou medicamentos), às intervenções fisioterapêuticas (p. ex., alterações posturais e esforço físico) ou se as tendências estão sinalizando declínio neurológico (p. ex., hemorragia intracraniana).

Nem todos os pacientes que sofrem cirurgia cerebral utilizam equipamentos invasivos de monitoramento da PIC (p. ex., sensor epidural, pino subaracnoide, cateter intraventricular). Além disso, quando os pacientes são transferidos da UTI para o andar principal do hospital, o monitoramento da PIC costuma ser interrompido. Portanto, alterações no estado neurológico causadas pela evolução do edema cerebral devem ser previstas nos primeiros dias pós-cirúrgicos e os sinais e sintomas de elevação da PIC devem ser avaliados em vigília. Um dos primeiros sinais de elevação da PIC é a alteração do estado mental, oscilando entre confusão, letargia e inquietação.[18] Outros sinais incluem alterações na visão, cefaleia, comprometimento progressivo da função motora contralateral ao lado da lesão, frequência e capacidade respiratórias anormais.[4,12,19] O fisioterapeuta deve monitorar de forma contínua os sinais vitais e o estado neurológico, em especial durante as alterações de posição do paciente e as elevações no esforço físico.

Embora a localização precisa e a extensão do tumor removido possam não ser conhecidas, a localização geral do tumor determina os déficits cognitivos e físicos que o terapeuta deve prever. Os lobos parietais processam e integram a entrada somatossensorial com a informação visual, formando um tipo de mapa que guia interações com o ambiente.[20] A disfunção do lobo parietal, que pode ser facilmente avaliada no exame de terapia intensiva, inclui: comprometimento da propriocepção, extinção sensorial, comprometimento da coordenação olho-mão, incapacidade de realizar múltiplas tarefas, problemas de leitura (alexia), apraxia, negação de déficits (anosognosia) e negligência contralateral.[21,22] A lesão do lobo parietal direito, em particular, costuma resultar no abandono do lado esquerdo do corpo ou do lado esquerdo do espaço extrapessoal.

Durante as apresentações, o fisioterapeuta precisa avaliar, durante a conversa, o nível de alerta, o estado mental e a orientação do paciente. Devem ser feitas perguntas específicas a respeito do nível funcional anterior e do nível de atividade atual desde a cirurgia. Para avaliar problemas de leitura (alexia), o fisioterapeuta pode pedir ao paciente que leia em voz alta as precauções da craniotomia. A amplitude de movimento ativa, a força e a sensibilidade são mais facilmente testadas com o paciente sentado à beira do leito. O paciente deve ser instruído a respirar (i.e., a não prender a respiração) durante o teste muscular manual para evitar a realização de uma manobra de Valsalva. Deve-se dirigir especial atenção à simetria durante o teste de força e sensibilidade. Se o paciente apresentar sensibilidade intacta ao toque leve em cada extremidade, o fisioterapeuta também deve testar as extremidades de cada lado de forma simultânea (estímulo simultâneo duplo). O paciente deve conseguir responder e identificar um estímulo tátil que é aplicado a ambos os lados de seu corpo de forma simultânea. Se ele falhar em informar o toque *contralesional* (do lado esquerdo, nesse caso) com estímulo bilateral, apesar de acusar o mesmo estímulo quando fornecido de maneira isolada, esse dado caracteriza uma extinção sensorial (ou extinção ao estímulo simultâneo).[23] A extinção sensorial, mais comum após AVC do hemisfério direito, pode indicar disfunção do lobo parietal posterior.[24] Nos pacientes pós-AVC, a extinção tátil do lado esquerdo do corpo representa um indicador importante de um resultado funcional.[25] A propriocepção (movimento articular e sentido de posicionamento) das articulações do membro inferior devem ser testadas. Se o paciente não conseguir detectar de forma precisa o movimento distal (de um dedo do pé), o fisioterapeuta deve testar progressivamente articulações mais proximais até ele conseguir identificar o movimento corretamente. A apraxia é a incapacidade de realizar movimentos conhecidos voluntários, apesar da ausência de déficits na sensibilidade, força, coordenação, atenção ou compreensão. Em outras palavras, o indivíduo sabe como desempenhar uma tarefa, porém não consegue realizar a sequência necessária de atividades que permitiria completar a tarefa. Dois testes básicos para apraxia podem ser feitos enquanto o paciente ainda está no quarto. Para testar a apraxia em se vestir, o fisioterapeuta pode virar do avesso o roupão ou robe do paciente e pedir a ele para desvirá-lo de maneira adequada. No caso da apraxia ideomotora, o fisioterapeuta pede ao paciente para realizar uma tarefa comum, como acenar ou chutar alguma coisa (p. ex., uma bola imaginária). A incapacidade de realizar o movimento correto em resposta a um comando de mímica demonstra uma apraxia ideomotora. Enquanto o paciente veste o robe, as calças ou os sapatos, o fisioterapeuta deve procurar cuidadosamente outras indicações de disfunção do lobo parietal: coordenação olho-mão e negligência espacial. A coordenação precisa olho-mão exige que os indivíduos alcancem, peguem e manipulem o objeto do vestuário. A negligência espacial pode ser analisada quando se observa o paciente vestindo-se. Ele pode esquecer-se de colocar uma luva ou uma meia do lado negligenciado (esquerdo).

Para determinar o impacto do comprometimento da propriocepção do membro inferior sobre o equilíbrio estático de pé, pode-se realizar o teste de Romberg.[26,27] Pede-se ao paciente para levantar-se com os pés juntos e olhos abertos e, em seguida, com os olhos fechados por 20 a 30 segundos. Os pacientes que possuem comprometimento significativo da propriocepção do membro inferior apresentam maior dificuldade em manter seu equilíbrio com os olhos *fechados* – conforme observado por aumento de oscilação, pisadas, abertura dos olhos ou mesmo queda (sinal de Romberg positivo).[26] No teste de Romberg adaptado (Romberg em tandem), o paciente fica de pé com um pé em frente ao outro em postura tandem (ponta do dedo encostada no calcanhar) durante 60 segundos com os olhos fechados.[28] Como a base de suporte é mais estreita no Romberg em tandem, ele pode ser mais sensível do que o teste de Romberg tradicional.[29] Os testes de apoio unipodal (TPUPs) também costumam ser utilizados para testar o equilíbrio estático de pé.[24,28] Neste caso de um paciente com um tumor cerebral unilateral, o TPUP pode fornecer mais informação discriminativa, pois possibilita a comparação direta entre os dois membros. Ambas as pernas devem ser testadas alternadamente, e as diferenças entre os lados devem ser observadas. O paciente fica de pé sobre ambas as pernas, cruza as mãos sobre o peito e, em seguida, levanta uma perna e a segura com o quadril em posição neutra e o joelho flexionado a 90º.[30] Os critérios para interromper o teste são: quando as pernas tocam uma na outra, quando o pé toca o chão ou quando os braços saem da posição inicial. Para determinar o quanto a visão contribui para a estabilidade do paciente, o TPUP pode ser repetido com os olhos fechados. A permanência por períodos mais curtos na postura sobre o membro inferior contralesional com os olhos fechados pode indicar comprometimento da sensibilidade periférica e da propriocepção. O desempenho cronometrado do paciente nos testes de Romberg adaptado e de TPUP pode ser comparado às normas publicadas para adultos idosos não internados em casas de repouso (Quadro 8.1). No estudo de Briggs e colaboradores[31] (Romberg adaptado e TPUP em mulheres), os indivíduos tiveram que ser capazes de caminhar de forma independente sem um equipamento de apoio; Jedrychowiski e colaboradores[32] (TPUP em mulheres) não informaram se a locomoção independente representou um critério de exclusão. Em adultos normais, a perna dominante e o uso de sapatos não afetaram os resultados do TPUP.[31] Portanto, os dados de pacientes que costumam fazer uso apenas de pantufas hospitalares podem ser confiavelmente comparados às normas publicadas. Embora os resultados do Romberg adaptado e dos TPUPs isolados não possam prever com precisão a probabilidade de o paciente sofrer futuras quedas, os dados podem auxiliar o fisioterapeuta a determinar a adequação de um equipamento de apoio e a orientar a prescrição de um programa de exercícios domiciliar.

O padrão de marcha de pacientes com disfunção do lobo parietal pode se apresentar como um padrão hemiplégico (se a fraqueza for predominante em um dos lados) ou como um padrão atáxico sensorial (se o paciente demonstrar déficits significativos na propriocepção).[26,29] Neste caso, o paciente apresenta força dos membros normal e bilateralmente semelhante, comprometimentos moderados na propriocepção (tornozelo e dedos do pé esquerdo) e extinção sensorial do membro inferior esquerdo. Seu padrão de marcha apresenta passos irregulares em uma ampla base de apoio, embora não tenha mostrado falta de equilíbrio quando instruído a caminhar em linha reta. Deve-se pedir ao paciente para dar voltas em ambas as direções a fim de avaliar a presença de qualquer negligência unilateral (esquerda) e avaliar se o padrão de marcha atáxica chegará a um ponto em que o paciente perde seu equilíbrio. Durante a marcha, o fisioterapeuta também deve determinar se o paciente consegue realizar múltiplas tarefas com eficiência e segurança. Um exemplo comum de incapacidade para realizar múltiplas

Quadro 8.1 NORMAS DE DESEMPENHO PARA OS TESTES DE EQUILÍBRIO ESTÁTICO SOBRE OS PÉS PARA ADULTOS IDOSOS

Idade (anos)	Romberg adaptado em mulheres[31] (segundos) Olhos abertos; olhos fechados	TPUP sobre a perna dominante em mulheres[31] (segundos) Olhos abertos; olhos fechados	TPUP em homens[32] (segundos) Olhos abertos
60-64	56; 24	38; 6	---
65-69	56; 32	24; 4	58
70-74	49; 24	18; 4	32
75-79	40; 14	11; 2	22
80-86	45; 22	11; 3	17 (idade 80-89)

Abreviação: TPUP, teste de apoio unipodal.

tarefas é o paciente que precisa interromper sua caminhada para iniciar uma conversa. Indivíduos que param de andar enquanto estão falando apresentam risco elevado de sofrer quedas.[33]

Por fim, o fisioterapeuta deve avaliar a amplitude de movimento da mandíbula do paciente. A maioria das cirurgias de crânio envolve a transecção do músculo temporal; esse fato pode prejudicar a mobilidade da mandíbula e causar dor miofascial por até seis meses.[34]

Durante o exame, o fisioterapeuta deve garantir que o paciente tenha ciência de todos os seus déficits. A anosognosia é mais comum em pacientes com disfunção cerebral direita.[35] A presença dessa condição pode prejudicar a participação do paciente na reabilitação, uma vez que ele não estaria ciente ou negaria a presença de qualquer déficit demonstrado no exame. Os comprometimentos do equilíbrio e a incapacidade de reconhecer esses déficits coloca o paciente em alto risco de quedas. A anosognosia também tem sido considerada um prognóstico negativo para os resultados funcionais em indivíduos pós-AVC.[36]

Plano de atendimento e intervenções

Como a classificação e o grau do tumor cerebral deste paciente são desconhecidos, o fisioterapeuta deve ser cuidadoso ao interagir com ele e sua esposa no sentido de evitar fazer colocações sobre o prognóstico. Considerando que o tratamento e o prognóstico variam de forma drástica dependendo do tipo de tumor cerebral, o paciente deve retornar ao hospital para radioterapia e quimioterapia. Entretanto, o objetivo de curto prazo continua o mesmo: determinar se o paciente será capaz de voltar em segurança para casa amanhã com sua esposa. É impossível focar todos os comprometimentos do paciente na UTI, mas o plano de tratamento e as intervenções devem sempre priorizar a habilidade do paciente em realizar tarefas funcionais com segurança dentro das precauções prescritas e assegurar o melhor resultado funcional futuro. As intervenções para os pacientes que passaram por craniotomia para ressecção de tumor cerebral com frequência são educação do paciente e cuidador em relação às precauções da craniotomia; redução do risco de trombose venosa profunda (TVP) e de quedas; treinamento de marcha; treinamento do cuidador para oferecer segurança durante a locomoção; prescrição de um programa de exercícios domiciliar; e, quando indicado, referência a um serviço de *home care* ou de fisioterapia ambulatorial. Os pacientes que sofreram cirurgia cerebral são instruídos a respeito das **precauções para a craniotomia** (Quadro 8.2). O objetivo de tais precauções é evitar elevações perigosas na PIC após a cirurgia. Tem sido mostrado que atividades restritas produzem elevações na PIC.[4,9,14,16,17,18] Em geral, os pacientes são aconselhados a seguir essas precauções por seis semanas após a cirurgia. O Quadro 8.2 relaciona as precauções da craniotomia com as considerações funcionais que o terapeuta deve indicar para o paciente e seu cuidador. O uso de material educacional escrito é altamente recomendado. Uma das precauções mais difíceis de serem seguidas é manter a PAS < 160 mmHg. Para o paciente compreender o nível de atividade física que corresponde a uma PAS de 160 mmHg, são necessárias duas tarefas: monitorar os sinais vitais durante a sessão de fisioterapia e informar ao paciente sua PAS em vários níveis de atividade. Os pacientes podem usar uma escala da taxa de esforço percebido para correlacionar o nível de esforço com a PAS. Outra precaução da craniotomia que em geral requer educação posterior é a restrição contra o ato de prender a respiração. O paciente pode informar que nunca prende a respiração, mas o fisioterapeuta deve perguntar diretamente se ele faz isso durante a evacuação. Esse hábito leva a uma manobra de Valsalva, que eleva a PA e a PIC.[37,38] A cirurgia, a anestesia e a redução da mobilidade aumentam a probabilidade de constipação. Para minimizar a necessidade de esforço durante a evacuação, os pacientes devem ser instruídos a respirar durante esse momento, tomar medicamentos para amolecer as fezes, aumentar a atividade física o máximo possível, reduzir a frequência do uso de opiáceos orais tanto quanto possível e manter-se hidratado durante qualquer restrição de fluido prescrita. O fisioterapeuta deve educar o paciente e seu cuidador para ficarem atentos aos sinais e sintomas de elevação da PIC. Visto que as alterações do estado neurológico podem ser sutis e os pacientes podem não informá-las ou sequer estarem cientes de seus déficits ou sintomas, deve-se estimular os cuidadores a observarem e questionarem os pacientes minuciosamente.

A TVP e a embolia pulmonar são as complicações mais frequentes após a craniotomia para tumores cerebrais. Como esses pacientes apresentam risco de hemorragia intracraniana, os anticoagulantes não costumam ser administrados.[39] São empregadas três estratégias para reduzir o risco de TVP: mobilização precoce, uso de meias elásticas nos membros inferiores e/ou equipamentos de pressão pneumática, os quais estimulam a ação muscular que ocorre durante o movimento ativo do tornozelo e a dorsiflexão

Quadro 8.2 PRECAUÇÕES COMUNS DA CRANIOTOMIA

Restrição	Considerações funcionais
Manter PAS < 160 mmHg	O fisioterapeuta deve avaliar a resposta da PAS do paciente à atividade mais vigorosa antes de liberá-lo do hospital p. ex., subir/descer escadas rapidamente) O profissional deve educar o paciente para manter seu nível de esforço físico abaixo da intensidade de exercício que se correlacionou com a PAS ≤ 160 mmHg
Não prender a respiração	Contar ou ler em voz alta enquanto estiver evacuando ou realizando uma tarefa de esforço (evitar a manobra de Valsalva)
Não prender tosse ou espirros Não assoar o nariz	Evitar tosse vigorosa
Manter a cabeça acima do nível do coração (no leito do hospital, manter a inclinação da cabeceira a 30-45° acima da horizontal)[14]	Usar um travesseiro para elevar a cabeça da cama Não se inclinar para calçar ou amarrar sapatos; em vez disso, trazer a perna à altura dos joelhos para calçar os sapatos Utilizar um equipamento de apoio (p. ex., extensor) para pegar objetos do chão
Não levantar, puxar ou empurrar > 4,5 kg	Um galão de leite pesa ~ 3,6 kg Considerar o peso de crianças pequenas e animais de estimação
Não realizar flexão completa do quadril	Evitar posturas com manutenção da flexão do quadril, que podem elevar a pressão intratorácica e a PIC
Minimizar estímulos ambientais irritantes	Modificar o ambiente para minimizar o estímulo externo (p. ex., minimizar emoções fortes e som alto; escolher luzes brandas)

Abreviações: PAS, pressão arterial sistólica; PIC, pressão intracraniana.

ativa do tornozelo ("bombas de tornozelo"). Pacientes e cuidadores são instruídos a reconhecer sinais e sintomas de uma TVP (i.e., dor ou rigidez na panturrilha, edema na perna, temperatura aumentada na perna afetada), no entanto, as TVPs são geralmente assintomáticas.[4] Esse fato reforça a importância do uso consistente de todas as estratégias de prevenção de TVP.

Para promover a segurança durante a locomoção, os pacientes que demonstram um padrão de marcha atáxico sensorial podem ser ensinados a compensar o processamento comprometido da informação somatossensorial ao confiar mais na visão. Técnicas como olhar para os pés enquanto caminha (em especial durante giros), ter certeza de que os ambientes estão bem iluminados e minimizar as distrações (p. ex., pequenos animais correndo entre os pés) podem melhorar o equilíbrio durante a marcha. Equipamentos de apoio devem ser prescritos, caso aumentem a estabilidade ou a resistência durante o exame da marcha. Quando indicado, os cuidadores podem utilizar cintos de marcha e aprender como proporcionar segurança ao paciente durante a locomoção. Os pacientes com anosognosia apresentam alto risco de quedas devido à consciência diminuída de seus déficits funcionais, por isso os cuidadores devem incentivar o seguimento das precauções de segurança para quedas.

Os pacientes devem ter ciência de que sentirão maior fadiga ou um aumento da dor de cabeça ou do mau humor com a fadiga durante as primeiras seis semanas após a craniotomia.[10] Técnicas para conservação de energia – em especial a prática de um descanso na metade do dia – podem ajudar. No caso de pacientes com câncer, um programa de caminhada de intensidade moderada (50-70% da frequência cardíaca máxima ($FC_{máx}$) prevista para a idade ou uma taxa de esforço percebido de 12-13) melhora a qualidade de vida, reduz a fadiga relacionada à doença e melhora a capacidade funcional aeróbica em adultos que estão recebendo quimioterapia e/ou radioterapia.[40,41] A prescrição de um programa de caminhada também é benéfica para o paciente pós-craniotomia, desde que o nível de esforço não exceda o limite prescrito da PAS.

Caso o indivíduo apresente comprometimento da abertura ou do fechamento da mandíbula, exercícios domiciliares devem ser prescritos a fim de atingir a amplitude de movimento total da mandíbula. **Exercícios para a mandíbula**[42] incluem: (1) abrir a boca o máximo possível e ficar assim por alguns segundos; (2) abrir um pouco a boca e movimentar a mandíbula de um lado para outro; (3) abrir bem a boca e movimentar a mandíbula de um lado para outro; (4) fazer movimentos exagerados de mastigação durante 30 segundos. Deve-se realizar dez repetições de cada um desses exercícios, três vezes ao dia. O ato de mastigar vários chicletes de uma vez também exercita o músculo temporal. Em um estudo descritivo de 71 indivíduos, quatro a seis meses após a craniotomia, muitos apresentaram protrusão limitada da mandíbula e 28% informaram dor durante os movimentos normais da mandíbula. Pacientes que apresentam cefaleia pós-craniotomia também sentem maior sensibilidade do músculo mastigador quando palpado do que aqueles que não apresentam a condição.[43] Ainda não há conhecimento se a prescrição de um programa de exercícios domiciliar para pacientes pós-craniotomia reduz a incidência de disfunção mandibular e de dor de cabeça relacionada ao músculo temporal.

Recomendações clínicas baseadas em evidências

SORT (*Strength of Recommendation Taxonomy*): Força da Taxonomia de Recomendação
A: Evidências consistentes, de boa qualidade e orientadas para o paciente
B: Evidências inconsistentes ou de qualidade limitada orientadas para o paciente
C: Evidências consensuais, orientadas para a doença, prática comum, opinião de especialista ou série de casos

1. Alguns sinais e sintomas de elevação da PIC podem ser detectados sem monitoramento invasivo da PIC. **Grau A**
2. Em pacientes com lesões cerebrais unilaterais, os fisioterapeutas podem usar o Teste de Apoio Unipodal para auxiliar na determinação de diferenças entre os membros inferiores no equilíbrio estático de pé. **Grau B**
3. As precauções da craniotomia minimizam o aumento da PIC. **Grau B**
4. Exercícios para a mandíbula após a craniotomia aumentam a sua mobilidade e reduzem a dor de cabeça relacionada com o músculo temporal. **Grau C**

PERGUNTAS PARA REVISÃO

8.1 Um fisioterapeuta prescreveu um programa de exercícios domiciliar a um paciente que foi para casa três dias após a craniotomia realizada para ressecção de um tumor cerebral. Qual das seguintes intervenções *não* é apropriada para ser incluída no programa de exercícios domiciliar?
   A. Agachamentos sobre um único membro, seguro pelas mãos ou apoiado em uma bancada, para dar equilíbrio e segurança.
   B. Programa de caminhada diária em taxa de esforço percebido de 12-13.
   C. Treinamento de resistência com pesos nas extremidades distais.
   D. Repetições múltiplas de abertura e fechamento completo da mandíbula, três vezes ao dia.

8.2 Sinais de uma lesão localizada no lobo parietal incluem:
   A. O paciente não consegue realizar uma tarefa específica quando ordenado, mas pode realizá-la por si mesmo.
   B. O paciente ignora o lado contralesional de seu corpo e o estímulo ambiental presente nesse mesmo lado.
   C. O paciente nega ou não tem consciência dos déficits que resultam de sua condição.
   D. Todas as afirmativas anteriores.

8.3 Três dias após a craniotomia, um paciente apresenta-se fraco, tonto e diaforético quando caminha com o fisioterapeuta. Que fármaco seria o *mais* provável responsável por essas reações adversas?
   A. Insulina.

B. Dexametasona.
C. Oxicodona.
D. Ondansetrona.

RESPOSTAS

8.1 **C.** O treinamento de resistência deve ser evitado, pois pode causar fortes aumentos na PAS. A PAS elevada aumenta a PIC, o que é contraindicado logo após a craniotomia. Além disso, muitos indivíduos realizam a manobra de Valsalva ao fazer exercícios de resistência, aumentando consequentemente a PAS e PIC. Os outros exercícios relacionados acarretam déficits comuns observados após uma craniotomia: equilíbrio sobre um único membro (opção A), fadiga e capacidade aeróbica reduzida (opção B) comprometimento da amplitude de movimento da mandíbula (opção D).

8.2 **D.** Todos os déficits enumerados estão associados à disfunção do lobo parietal: apraxia ideomotora (opção A), negligência unilateral (opção B) e anosognosia (opção C).

8.3 **A.** É provável que o paciente esteja com hipoglicemia devido à administração de insulina e à atividade física, pois ambas as condições reduzem a concentração de glicose no sangue. O analgésico opioide oxicodona pode causar hipotensão ortostática, o que pode levar à tontura. Entretanto, a diaforese que o paciente sente é mais típica de hipoglicemia do que de hipotensão ortostática. O fisioterapeuta deve sentar o paciente, medir sua pressão sanguínea e saturação de oxigênio (para descartar contribuintes hemodinâmicos) e pedir ao enfermeiro para verificar a glicose sanguínea do indivíduo. Caso o paciente esteja hipoglicêmico, deverá receber uma fonte de glicose oral de ação rápida (p. ex., suco de frutas). Para minimizar a recorrência da hipoglicemia, deve-se realizar as intervenções fisioterapêuticas longe do horário da administração de insulina.

REFERÊNCIAS

1. Wen PY, Loeffler JS. Overview of the clinical manifestations, diagnosis, and management of patients with brain metastases. Available at: http://www.uptodate.com/contents/clinical-presentation-anddiagnosis-of-brain-tumors. Accessed June 25, 2011.
2. American Cancer Society. Available at: http://www.cancer.org/. Accessed June 07, 2011.
3. Central Brain Tumor Registry of the United States. Available at: http://www.cbtrus.org/factsheet/factsheet.html. Accessed June 07, 2011.
4. Goodman CC, Fuller KS. *Pathology—Implications for the Physical Therapist*. 3rd ed. St. Louis, MI: Saunders Elsevier; 2009.
5. Forsyth PA, Posner JB. Headaches in patients with brain tumors: a study of 111 patients. *Neurology*. 1993; 43:1678-1683.
6. University of Maryland Medical Center. Available at: http://www.umm.edu/patiented/articles/how_brain_tumors_diagnosed_000089_6.htm. Accessed June 08, 2011.
7. Louis DN, Ohgaki H, Wiestler OD, et al. The 2007 WHO classification of tumours of the central nervous system. *Acta Neuropathol.* 2007;114:97-109.

8. Christiansen CJ, Lopez RO, Phillips K, M. Ch 23: Brain tumors. In: Umphred DA, ed. *Neurological Rehabilitation*. 4th ed. St. Louis, MO: Mosby; 2001:696-716.
9. Moak E. Perioperative care of the craniotomy patient: a review. *Todays OR Nurse*. 1992;14:9-14.
10. Melbourne Neurosurgery Post Operative Information Leaflet Craniotomy. Available at: www.neurosurgery.com.au/pdfs/postop/postopcranipdf.pdf. Accessed June 7, 2011.
11. Quiney N, Cooper R, Stoneham M, et al. Pain after craniotomy. A time for reappraisal? *Br J Neurosurg*. 1996;10:295-299.
12. Paz JC, West MP. *Acute Care Handbook for Physical Therapists*. 3rd ed. St. Louis, MI: Saunders Elsevier; 2009.
13. Muwaswes M. Increased intracranial pressure and its systemic effects. *J Neurosurg Nurs*. 1985;17: 238-243.
14. Lee EL, Armstrong TS. Increased intracranial pressure. *Clin J Oncol Nurs*. 2008;12:37-41.
15. Dandy WE. Intracranial pressure without brain tumor: diagnosis and treatment. *Ann Surg*. 1937;106:492-513.
16. Venes J. Intracranial pressure monitoring in perspective. *Childs Brain*. 1980;7:236-251.
17. Miller DJ, Piper IR. Raised intracranial pressure and its effect on brain function. In: Crockard A, Hayward R, Hoff JT, eds. *Neurosurgery: The Scientific Basis of Clinical Practice*. 2nd ed. Malden, MA: Blackwell Science; 1985:373-389.
18. Hammerschmidt M, Mulholland J. *Notes on ICU Nursing: FAQ Files from the MICU*. 2nd ed. PA: Infinity Publishing; 2003.
19. Flotte E. Neurosurgery Student Syllabus. Available at: neurosurgery.umc.edu/docs/StudentHandout.pdf. Accessed June 7, 2011.
20. Kandel E, Schwartz J, Jessell T. *Principles of Neural Science*. 4th ed. New York, NY: McGraw-Hill Professional; 2000.
21. Neurosurgical Case Discussions. Available at: http://www.neurosurvival.ca/ClinicalAssistant/Examinations/parietal%20lobe/parietal_lobe_testing.htm. Accessed June 08, 2011.
22. Culham JC, Valyear KF. Human parietal cortex in action. *Curr Opin Neurobiol*. 2006;16:205-212.
23. Kluger BM, Meador KJ, Garvan CW, et al. A test of the mechanisms of sensory extinction to simultaneous stimulation. *Neurology*. 2008;70:1644-1645.
24. NeuroLogic Examination Videos and Descriptions—an Anatomical Approach. Available at: http://library.med.utah.edu/neurologicexam/html/sensory_normal.html. Accessed June 26, 2011.
25. Rose L, Bakal DA, Fung TS, et al. Tactile extinction and functional status after stroke. A preliminary investigation. *Stroke*. 1994;25:1973-1976.
26. Lundy-Ekman L. *Neuroscience: Fundamentals for Rehabilitation*. 3rd ed. Philadelphia, PA: Elsevier Mosby/Saunders; 2007.
27. Lanska DJ, Goetz CG. Romberg's sign: development, adoption, and adaptation in the 19th century. *Neurology*. 2000;55:1201-1206.
28. Newton R. Review of tests of standing balance abilities. *Brain Inj*. 1989;3:335-343.
29. Fattal D, Lanska DJ. Balance and gait disorders. *Neurology MedLink* [serial online]. 2009:6/26/11. Available at: http://www.medlink.com/medlinkcontent.asp. Accessed September 5, 2011.
30. Stayner CJ, Lopez RM, Tuzzolino KM. Ch 25: Brain tumors. In: Umphred DA, ed. *Neurological Rehabilitation*. 5th ed. Philadelphia, PA: Elsevier/Mosby/Saunders; 2007:812-833.

31. Briggs RC, Gossman MR, Birch R, et al. Balance performance among noninstitutionalized elderly women. *Phys Ther.* 1989;69:748-756.
32. Jedrychowski W, Mroz E, Tobiasz-Adamczyk B, et al. Functional status of the lower extremities in elderly males. A community study. *Arch Gerontol Geriatr.* 1990;10:117-122.
33. Snijders AH, Verstappen CC, Munneke M, Bloem BR. Assessing the interplay between cognition and gait in the clinical setting. *J Neural Transm.* 2007;114:1315-1321.
34. de Andrade Junior FC, de Andrade FC, de Araujo Filho CM, et al. Dysfunction of the temporalis muscle after pterional craniotomy for intracranial aneurysms. comparative, prospective and randomized study of one flap versus two flaps dieresis. *Arq Neuropsiquiatr.* 1998;56:200-205.
35. Appelros P, Karlsson GM, Hennerdal S. Anosognosia versus unilateral neglect. coexistence and their relations to age, stroke severity, lesion site and cognition. *Eur J Neurol.* 2007;14:54-59.
36. Hartman-Maeir A, Soroker N, Oman SD, et al. Awareness of disabilities in stroke rehabilitation—a clinical trial. *Disabil Rehabil.* 2003;25:35-44.
37. Prabhakar H, Bithal PK, Suri A, et al. Intracranial pressure changes during valsalva manoeuvre in patients undergoing a neuroendoscopic procedure. *Minim Invasive Neurosurg.* 2007;50:98-101.
38. Matsuda M, Watanabe K, Saito A, et al. Circumstances, activities, and events precipitating aneurysmal subarachnoid hemorrhage. *J Stroke Cerebrovasc Dis.* 2007;16:25-29.
39. Freeman G. Brain tumors. In: Umphred DA, ed. *Neurological Rehabilitation.* 3rd ed. St. Louis, MI: Mosby; 1994.
40. Monga U, Garber SL, Thornby J, et al. Exercise prevents fatigue and improves quality of life in prostate cancer patients undergoing radiotherapy. *Arch Phys Med Rehabil.* 2007;88:1416-1422.
41. Windsor PM, Nicol KF, Potter J. A randomized, controlled trial of aerobic exercise for treatmentrelated fatigue in men receiving radical external beam radiotherapy for localized prostate carcinoma. *Cancer.* 2004;101:550-557.
42. Popovic E. Craniotomy: postoperative problems with chewing and talking. Available at: http://www.popovic.com.au/surgery_cranial.html#3. Accessed June 27, 2011.
43. Rocha-Filho PA, Fujarra FJ, Gherpelli JL, et al. The long-term effect of craniotomy on temporalis muscle function. *Oral Surg Oral Med Oral Pathol Oral Radiol Endod.* 2007;104:e17-e21.

Câncer da mama – metástase para a coluna lombar

Erin E. Jobst

CASO 9

Uma mulher de 54 anos foi internada no hospital há 12 dias com queixas de dor muito forte nas costas e nenhum mecanismo de lesão identificado. Seu histórico de patologias pregressas relevantes apresenta câncer de mama há quatro anos, tratado com uma mastectomia parcial e radioterapia. Os resultados de imagem (raios-x e cintilografia de varredura óssea) evidenciam metástase óssea (com características líticas e blásticas) no corpo da terceira e quarta vértebra lombar. A paciente iniciou a radioterapia e um bifosfonado cinco dias atrás. Ela espera ser liberada em alguns dias para sua casa térrea, onde vive com seu marido. Ela continuará o tratamento do câncer como paciente ambulatorial. O oncologista informou que ela recebeu "precauções para a coluna", mas não há restrições para suportar peso e pode se locomover de acordo com sua tolerância à dor. As atuais queixas são dor nas costas e fadiga.

▶ Com base na condição de saúde da paciente, quais seriam os possíveis fatores contribuintes para as limitações das atividades?
▶ Quais são as prioridades do exame?
▶ Quais são as intervenções fisioterapêuticas mais apropriadas?
▶ Quais possíveis complicações poderiam interferir na fisioterapia?

DEFINIÇÕES-CHAVE

MASTECTOMIA PARCIAL: remoção do tumor de mama e da área adjacente.
METÁSTASE: disseminação de células cancerosas para uma ou mais áreas do corpo, geralmente pelo sistema vascular ou linfático.
RADIOTERAPIA: tratamento local do câncer envolvendo o uso de raios X de alta energia, feixe de elétrons ou isótopos radioativos para destruir as células cancerosas.
VARREDURA ÓSSEA: cintilografia para detectar a presença e a quantidade de lesões metastáticas nos ossos.

Objetivos

1. Descrever a fadiga relacionada ao câncer.
2. Identificar uma ferramenta confiável e válida para avaliar a fadiga relacionada ao câncer.
3. Identificar exames laboratoriais importantes que devam ser conferidos antes da avaliação fisioterapêutica.
4. Prescrever um programa de exercícios aeróbicos de intensidade adequada para minimizar a fadiga relacionada ao câncer.
5. Descrever os benefícios do exercício aeróbico para pacientes em tratamento de câncer.

Considerações sobre a fisioterapia

Considerações sobre a fisioterapia durante o tratamento da paciente que teve câncer de mama com desenvolvimento de metástase óssea na coluna lombar:

▶ **Cuidados/Objetivos do plano geral de fisioterapia:** prevenir ou minimizar a perda de amplitude de movimento (ADM), força e capacidade funcional aeróbica; reduzir a fadiga relacionada ao câncer; reduzir o risco de fraturas patológicas; melhorar a qualidade de vida
▶ **Intervenções fisioterapêuticas:** educação da paciente em relação às fraturas patológicas e às complicações; treinamento de mobilidade adaptada para reduzir o risco de fraturas vertebrais patológicas; técnicas de conservação de energia; programa aeróbico de caminhada de intensidade leve a moderada
▶ **Precauções durante a fisioterapia:** precauções para a coluna, supervisão física minuciosa para reduzir o risco de quedas, monitoramento dos sinais vitais
▶ **Complicações que interferem na fisioterapia:** compressão da medula espinal, fraturas patológicas

Visão geral da patologia

O câncer de mama é um dos cânceres mais comuns em mulheres nos Estados Unidos, afetando cerca de uma em cada oito mulheres durante suas vidas.[1] O tratamento dessa doença pode ser por meio de cirurgia, radioterapia, quimioterapia ou terapia hormonal.

A recorrência do câncer – sua detecção após o tratamento e algum tempo depois, quando o paciente é considerado "livre de câncer" – pode ser local ou distante. As metástases ocorrem com mais frequência em três anos a partir do diagnóstico do câncer primário.[1] Os locais mais comuns de metástases (recorrências distantes) são fígado, pulmões, ossos e cérebro.

Os ossos, em particular, representam locais metastáticos comuns para os cânceres de mama e próstata. Embora possam ocorrer metástases em qualquer osso, a coluna é o local mais comum. Outros locais comuns são pélvis, fêmur, úmero, costelas e crânio. Complicações esqueléticas de metástases ósseas incluem dor óssea, fraturas patológicas, compressão da medula espinal e hipercalcemia maligna. Em geral, o primeiro sintoma da metástase óssea é uma dor óssea muito forte, aguda e profunda. O padrão de dor costuma progredir de dor intermitente que piora com atividade e sustentação de peso, dor crescente durante a noite, até dor constante. Metástases ósseas podem ser líticas, blásticas ou uma mistura de ambas. Quando as células cancerosas começam a destruir o osso (processo lítico), ele tenta gerar um novo osso (processo blástico) para envolver o câncer. As células cancerosas que invadiram um osso podem enfraquecer progressivamente a estrutura óssea até causar fratura. Tais fraturas patológicas podem resultar de uma lesão ou queda, mas também podem ocorrer durante atividades simples da vida diária. Conforme as células cancerosas comprometem os ossos, o cálcio é liberado no sangue; os pacientes são monitorados à procura de hipercalcemia. As complicações mais sérias das metástases cerebrais são a compressão da medula espinal (nas regiões cervical e torácica) e a estenose ou síndrome da cauda equina (na região lombar). A compressão da medula espinal pode ser causada pela penetração do tumor no canal espinal ou pelas lesões ósseas que enfraqueceram o corpo vertebral. Esse último processo dá origem a um corpo vertebral frágil com alto risco de fratura vertebral iminente, que pode colidir com o canal espinal, comprimindo as estruturas neurais. Dependendo do nível de comprometimento vertebral, o envolvimento das estruturas neurais pode causar dor, torpor, fraqueza, paralisia e/ou sinais no intestino e na bexiga.

As opções de tratamento para as metástases ósseas incluem a radioterapia para reduzir a dor óssea e/ou prevenir fraturas iminentes, a cirurgia para estabilizar ossos enfraquecidos ou reparar fraturas patológicas, analgésicos e bifosfonados.[2,3] Alguns dos efeitos colaterais da radioterapia são a redução do número de células sanguíneas (em especial de leucócitos e plaquetas), o aumento do risco de infecções e hemorragia. Os bifosfonados são fármacos administrados por via intravenosa que reduzem de forma significativa o risco de fraturas ou retardam o aparecimento de fraturas patológicas. Esses agentes inibem tanto a reabsorção óssea mediada por osteoclastos quanto a osteólise associada ao tumor. Além de serem eficazes na prevenção da fratura, os bifosfonados também têm reduzido a necessidade do uso de narcóticos por aqueles com câncer de mama metastático.[2] O prognóstico da doença óssea metastática dependerá do local primário, com os cânceres de mama e próstata sendo associados a uma sobrevida medida em anos.[1]

A fadiga relacionada ao câncer – um cansaço extremo que não desaparece com o descanso – é um efeito colateral comum do câncer ou do tratamento do mesmo.[4] Esse tipo de fadiga pode ser irresistível, tornando difícil para os pacientes manterem suas atividades normais, incluindo a capacidade de permanecer no plano de tratamento. A fadiga também pode variar em intensidade e duração, de modo que os pacientes podem apresentar dificuldades para planejar atividades. É provável que existam diversas causas para a fadiga relacionada ao câncer, como citocinas liberadas pelas células malignas ou pelas células imunes, anemia, radioterapia, quimioterapia e falta de condicionamento. Caso possa ser identificada uma causa em particular (como anemia), ela poderá ser tratada (p. ex., por meio de uma transfusão sanguínea ou de fármacos que aumentam a formação de eritrócitos). Entretanto, na maioria dos casos, a fadiga relacionada ao câncer não é tratável com facilidade.

Tratamento fisioterapêutico do paciente

Existem diversas opções para o tratamento do câncer, desde intervenções locais até sistêmicas. Os regimes de tratamento são alterados com frequência com base na progressão da doença e na tolerância dos pacientes aos mesmos. O fisioterapeuta trabalha com a equipe de oncologia para criar objetivos funcionais e melhorar a qualidade de vida dos pacientes. O objetivo primário da fisioterapia é capacitar os pacientes para voltarem ao seu nível funcional anterior ao diagnóstico do câncer. Independentemente do prognóstico, o objetivo de toda a equipe de reabilitação é manter a qualidade de vida do paciente pelo maior tempo possível.

Exame, avaliação e diagnóstico

Antes de ver o paciente, o fisioterapeuta precisa obter informações por meio do prontuário, como resultados de exames laboratoriais, restrições à sustentação de peso e qualquer restrição a exercícios ou mobilidade. Os resultados laboratoriais importantes a serem checados antes de ver o paciente incluem: hemoglobina, hematócrito, contagem de leucócitos e contagem de plaquetas. O exercício e a mobilização devem ser postergados caso esses valores não estejam dentro dos limites de segurança.

Durante o exame, o fisioterapeuta avalia o nível de fadiga e a dor do paciente, assim como o seu conhecimento a respeito dos cuidados com a coluna e do risco de queda. O Inventário Breve de Fadiga é uma ferramenta rápida e confiável para identificar e avaliar a fadiga intensa em indivíduos com câncer.[5] O Inventário é uma escala de autoavaliação com 10 itens: 0 representa ausência de fadiga ou ausência de interferência da condição na vida diária; 10 representa a pior fadiga ou a pior interferência imaginável da condição na vida diária. A dor pode ser avaliada em uma Escala de Classificação Numérica (ECN), que envolve o processo de pedir aos pacientes para darem uma nota de 0 a 10 à sua dor, de forma que 0 representaria ausência de dor e 10 seria a pior dor imaginável. A validade da ECN tem sido bem documentada.[6] A ECN é sensível aos tratamentos que devem influenciar a intensidade da dor.[7,8] Uma alteração de 30% no escore da ECN (correspondendo a uma alteração de cerca de 2 pontos) tem sido considerada como uma diferença mínima clinicamente importante na escala de dor.[9] Portanto, o fisioterapeuta pode avaliar a dor antes e após uma intervenção para determinar se o paciente apresentou uma diferença *clinicamente significativa* (observando se a sua avaliação da dor sofreu alteração de pelo menos 2 pontos). A dor também pode ser medida utilizando-se uma Escala Visual Analógica (EVA), que consiste em uma faixa (em geral com 10 cm de comprimento) com a marca "sem dor" na extremidade esquerda e a extremidade direita marcada como "dor insuportável". Uma vantagem da EVA é que ela independe da linguagem e costuma ser bem compreendida pela maioria dos pacientes. Os níveis de dor e fadiga devem ser reavaliados durante o decorrer do exame e das intervenções fisioterapêuticas.

Plano de atendimento e intervenções

Os objetivos específicos da fisioterapia são estabelecidos após a avaliação e devem levar em consideração os planos de alta do paciente. Objetivos relacionados à fadiga causada pelo câncer e ao risco de fraturas patológicas devem ser incorporados.

Além das observações específicas feitas no exame, as intervenções fisioterapêuticas devem abordar educação do paciente em relação a fraturas patológicas e suas complicações, treinamento de mobilidade modificada para reduzir o risco de fratura vertebral patológica, técnicas de conservação de energia e prescrição de um programa aeróbico de caminhada.

Para reduzir a probabilidade de fraturas patológicas vertebrais, a paciente deve ser orientada a seguir os **cuidados com a coluna**. Para as transferências da posição deitada para sentada, ela deve aprender a "rolar" – ou seja, mover toda a coluna ao mesmo tempo como um tronco rígido girando. O objetivo é evitar a rotação da coluna ou o giro da parte superior do corpo em relação à parte inferior. A paciente deve ser aconselhada a evitar a flexão e a rotação da coluna quando estiver levantando objetos do chão ou se virando. Assim, ela deve aprender a dobrar os quadris e joelhos e a girar os pés para alterar a direção. Restrições quanto ao peso costumam ser estabelecidas em ≤ 4,5 kg. A dor não deve aumentar de forma dramática durante o movimento. O aumento da dor pode indicar uma fratura patológica ou uma nova metástase óssea;[1] em função disso, a dor deve ser informada ao médico assim que sentida.

As intervenções fisioterapêuticas para a fadiga relacionada ao câncer podem abranger técnicas de conservação de energia e prescrição de um programa de exercícios aeróbicos. Os princípios típicos de conservação de energia incluem a priorização de atividades e a participação do paciente no momento de sua energia máxima. Colocar os itens usados com mais frequência ao alcance (ou em um só local), adequar o ritmo e pedir ajuda aos cuidadores devem ser hábitos enfatizados. Recomendam-se a consulta e a coordenação de um terapeuta ocupacional para reforçar esses princípios. A menos que existam restrições à mobilidade, um programa de exercícios aeróbicos deve ser incluído no plano de tratamento do câncer. Para estimar objetivamente o nível de atividade funcional e a capacidade aeróbica atual da paciente, o fisioterapeuta pode realizar um **Teste de Caminhada de 6 minutos** (TC6).[10,11] Esse teste é ideal para o ambiente hospitalar, necessitando apenas de um corredor de 30 metros e de um período de tempo de seis minutos; a paciente pode escolher seu ritmo próprio e parar e descansar durante o teste, se necessário. Se houver risco de queda, podem ser usados equipamentos de apoio durante o TC6. O fisioterapeuta precisa monitorar a pressão arterial (PA), FC, taxa de esforço percebido e quaisquer sinais ou sintomas da paciente antes, durante e depois do teste. A saturação de oxigênio também pode ser avaliada por oximetria de pulso (SatO$_2$). O ritmo da caminhada alcançado pela paciente sem apresentar sinais/sintomas de intolerância ao exercício serve como referência para a prescrição da intensidade do exercício.

Alguns estudos recentes de qualidade metodológica de moderada a boa têm sustentado a eficácia de se incorporar um programa formal de exercícios aeróbicos durante o tratamento hospitalar de indivíduos com câncer. Adultos que receberam quimioterapia e/ou radioterapia e participaram de um programa interno de caminhada (total de 3 a ≥ 24 horas) melhoraram *clinicamente* sua qualidade de vida e reduziram a fadiga relacionada ao câncer, bem como melhoraram sua capacidade funcional aeróbica (ou diminuíram a redução significativa na capacidade funcional aeróbica) quando comparados aos indivíduos que receberam o tratamento padrão de câncer.[12-17] Em estudos nos quais a intensidade do exercício foi avaliada, o programa de caminhada foi realizado em intensidade moderada (50-70% da $FC_{máx}$ prevista para a idade, ou em uma taxa de esforço percebido de 12-13).[13,14,17] Um estudo feito com mulheres, uma a três anos após terem passado por tratamento de câncer de mama, demonstrou que a realização de um programa de exercícios aeróbicos de intensidade moderada (65-85% da $FC_{máx}$ prevista para a idade) por dois meses pode ter sido vigoroso em excesso, levando à fadiga relacionada ao exercício, que pode ter sido interpretada erroneamente como relacionada ao câncer.[17] A caminhada deve ser encorajada todos os dias, com a meta de pelo menos 60 minutos por semana *durante* o tratamento do câncer. Como todos os estudos até hoje utilizaram intervenções na caminhada, os resultados não podem ser estendidos às populações incapazes de caminhar ou àqueles que apresentam outras comorbidades que impedem a realização da caminhada com a FC necessária.

Recomendações clínicas baseadas em evidências

SORT (*Strength of Recommendation Taxonomy*): Força da Taxonomia de Recomendação
A: Evidências consistentes, de boa qualidade e orientadas para o paciente
B: Evidências inconsistentes ou de qualidade limitada orientadas para o paciente
C: Evidências consensuais, orientadas para a doença, prática comum, opinião de especialista ou série de casos

1. Seguir os cuidados com a coluna reduz o risco de fraturas patológicas. **Grau C**
2. Fisioterapeutas podem utilizar o Teste de 6 Minutos de Caminhada para prescrever um programa de exercícios aeróbicos seguro e de intensidade apropriada. **Grau B**
3. Programas de caminhada de intensidade leve a moderada (50-70% da $FC_{máx}$ prevista para a idade) durante ≥ 60 minutos por semana aumentam a qualidade de vida, reduzem a fadiga relacionada ao câncer e melhoram a capacidade funcional aeróbica de indivíduos que estão recebendo quimioterapia ou radioterapia para o câncer. **Grau A**

PERGUNTAS PARA REVISÃO

9.1 O fisioterapeuta avalia um paciente no hospital, que está sendo submetido à quimioterapia para tratar câncer de próstata. Qual das seguintes respostas *não* representa um efeito adverso normalmente relacionado à quimioterapia?
    A. Torpor e formigamento nas mãos e nos pés.
    B. Perda de cabelos.

C. Euforia.
D. Náuseas.

9.2 Um fisioterapeuta vem trabalhando no hospital com uma paciente com câncer de mama. Durante as últimas sessões de tratamento, a paciente se queixou de dor nas costas progressivamente crescente. Hoje, a paciente diz que sua dor vem piorando quando caminha e que está se espalhando para ambas as coxas. A ação *mais* apropriada do fisioterapeuta é:
A. Notificar imediatamente o médico a respeito dos sintomas da paciente e interromper a terapia até que ele tenha liberado a paciente para retomar a fisioterapia.
B. Equipar a paciente com um andador para reduzir a carga de peso sobre os membros inferiores.
C. Aconselhar a paciente a flexionar levemente a coluna e reduzir a velocidade da caminhada quando a dor aumentar.
D. Notificar o médico após a sessão de fisioterapia e anotar os sintomas da paciente no prontuário.

RESPOSTAS

9.1 **C.** Fármacos antineoplásicos são utilizados em múltiplas combinações para o tratamento do câncer. Em geral, a quimioterapia atua matando rapidamente as células que se dividem. Células normais que se dividem de forma rápida também são afetadas. Quando as células da medula óssea, folículos pilosos e a linha epitelial do trato digestivo são mortas, os efeitos adversos mais comuns da quimioterapia tornam-se evidentes: perda de cabelos (alopecia), náuseas, vômito, diarreia, anemia e imunossupressão (opções B e D). A quimioterapia também apresenta efeitos adversos sobre o sistema nervoso. Neuropatias periféricas incluem torpor ou parestesias nas extremidades (opção A). Os fisioterapeutas devem antever desvios de equilíbrio e marcha, caso o paciente venha a sentir sensibilidade alterada nas extremidades. Embora as neuropatias possam melhorar ou desaparecer após a interrupção da quimioterapia, o fisioterapeuta deve fornecer equipamentos de apoio adequados para aumentar a segurança e normalizar o padrão de locomoção. As alterações mentais e cognitivas mais comuns são a fadiga e as dificuldades de concentração e de memória. Essas últimas manifestações são algumas vezes chamadas de "químio-cérebro" pelos pacientes.

9.2 **A.** A dor crescente que piora com a atividade – sobretudo com a sustentação de peso – deve ser uma preocupação importante no caso de pacientes com câncer. As metástases ósseas para as vértebras podem levar a fraturas patológicas. Uma dor crescente em ambas as coxas pode ser indicativa de uma fratura vertebral atual ou iminente afetando a medula espinal. As queixas de dor do paciente devem ser relatadas ao médico assim que sentidas, e a fisioterapia deve ser postergada até que seja recebida a liberação médica.

REFERÊNCIAS

1. American Cancer Society. Available at: www.cancer.org. Accessed May 12, 2010.
2. Lipton A. Management of bone metastases in breast cancer. *Curr Treat Options Oncol.* 2005;6:161-171.

3. McQuay HJ, Collins SL, Carroll D, et al. Radiotherapy for the palliation of painful bone metastases. *Cochrane Database Syst Rev.* 2000;2:CD001793.
4. Polich S, Paz JC. Oncology. In: Paz JC, West MP, eds. *Acute Care Handbook for Physical Therapists.* 3rd ed. St Louis, MO: Saunders Elsevier; 2009:199-217.
5. Mendoza TR, Wang XS, Cleeland CS, et al. The rapid assessment of fatigue severity in cancer patients: use of the brief fatigue inventory. *Cancer.* 1999;85:1186-1196.
6. Ong KS, Seymour RA. *Pain measurement in humans. Surgeon.* 2004;2:15-27.
7. Seymour RA. The use of pain scales in assessing the efficacy of analgesics in post-operative dental pain. *Eur J Clin Pharmacol.* 1982;23:441-444.
8. Keefe FJ, Schapira B, Williams RB. EMG-assisted relaxation training in the management of chronic low back pain. *Am J Clin Biofeedback.* 1981;4:93-103.
9. Farrar JT, Young JP, LaMoreaux L. Clinical importance of changes in chronic pain intensity measured on an 11-point numerical pain rating scale. *Pain.* 2001;94;149-158.
10. ATS statement: guidelines for the six-minute walk test. *Am J Respir Crit Care Med.* 2002;166:111-117.
11. Swisher AK, Goldfarb AH. Use of the six-minute walk/run test to predict peak oxygen consumption in older adults. *Cardiopulm Phys Ther.* 1998;9:3-5.
12. Mock V, Frangakis C, Davidson NE, et al. Exercise manages fatigue during breast cancer treatment: a randomized controlled trial. *Psychooncology.* 2005;14:464-477.
13. Monga U, Garber SL, Thornby J, et al. Exercise prevents fatigue and improves quality of life in prostate cancer patients undergoing radiotherapy. *Arch Phys Med Rehabil.* 2007;88:1416-1422.
14. Windsor PM, Nicol KF, Potter J. A randomized, controlled trial of aerobic exercise for treatmentrelated fatigue in men receiving radical external beam radiotherapy for localized prostate carcinoma. *Cancer.* 2004;101:550-557.
15. Chang PH, Lai YH, Shun SC, et al. Effects of a walking intervention on fatigue-related experiences of hospitalized acute myelogenous leukemia patients undergoing chemotherapy: a randomized controlled trial. *J Pain Symptom Manage.* 2008;35:524-534.
16. Watson T, Mock V. Exercise as an intervention for cancer-related fatigue. *Phys Ther.* 2004;84:736-743.
17. Daley A, Crank H, Saxton J, et al. Randomized trial of exercise therapy in women treated for breast cancer. *J Clin Oncol.* 2007;25:1713-1721.

Câncer de mama pós-mastectomia

Barbara E. Nicholson

CASO 10

Uma mulher de 38 anos foi internada no hospital para realizar mastectomia bilateral radical modificada com dissecção dos linfonodos axilares direitos, secundária a câncer de mama. Ela já teve 10 linfonodos axilares direitos removidos e optou por uma mastectomia profilática do lado esquerdo por ser portadora da mutação do gene BRCA1. Ela irá se submeter a uma cirurgia reconstrutora de mama no futuro. A paciente é dona de casa, mãe de duas crianças de 2 e 5 anos e conta com o apoio do marido e seus pais, que vivem próximos e gostam de cuidar das crianças durante o dia. Ela sempre teve boa saúde – praticava corrida cinco vezes por semana e aulas de ioga. Seu diagnóstico de câncer foi um choque para ela, que está ansiosa em relação à sua aparência, à recuperação de sua força, ao linfedema e ao seu prognóstico.

- Como os fatores contextuais individuais influenciariam ou alterariam o tratamento da paciente?
- Que precauções devem ser tomadas durante o exame e as intervenções fisioterapêuticas?
- Identifique os fatores psicológicos aparentes neste caso.
- Identifique os encaminhamentos a outros membros da equipe de saúde.

DEFINIÇÕES-CHAVE

DISSECÇÃO DE LINFONODO AXILAR: remoção cirúrgica de linfonodos da axila a fim de extrair as células cancerosas para propósitos diagnósticos.

MUTAÇÕES NOS GENES BRCA1 E BRCA2: os genes BRCA1 e BRCA2 normais reparam a lesão da célula mamária e mantêm o seu crescimento normal; quando esses genes sofrem mutações, funcionam de forma anormal e aumentam o risco de câncer de mama; mutações dos genes BRCA1 e BRCA2 são responsáveis por um aumento de 5 a 10% nos cânceres de mama.[1]

BRAÇADEIRA DE COMPRESSÃO CLASSE I: manga de compressão usada no tratamento do linfedema do membro superior, exercendo uma pressão de 20 a 30 mmHg*.

LINFEDEMA: aumento anormal do fluido intersticial rico em proteínas, que pode causar inflamação, infecção e endurecimento do tecido.

MASTECTOMIA RADICAL MODIFICADA: remoção da mama, do tecido adjacente e dos linfonodos afetados pelo câncer.

MASTECTOMIA PROFILÁTICA: remoção da mama que não contém células cancerosas a fim de reduzir o risco da ocorrência de câncer nessa região.

DISSECÇÃO DO LINFONODO SENTINELA: biópsia do primeiro linfonodo que recebe a drenagem linfática de um tumor; caso este possua células cancerosas, poderá ser feita uma dissecção axilar mais extensa. Caso ele não contenha células cancerosas, os demais linfonodos não precisarão ser removidos.

SEROMA: acúmulo de fluido seroso claro que pode ocorrer após a cirurgia.

Objetivos

1. Descrever o linfedema.
2. Explicar as normas apropriadas para reduzir o risco de linfedema.
3. Prescrever um programa de exercícios adequado para a paciente durante a internação e após a mastectomia bilateral.
4. Identificar os encaminhamentos apropriados a outros profissionais de saúde para a paciente durante a internação e após a mastectomia.

Considerações sobre a fisioterapia

Considerações sobre a fisioterapia da mulher que venceu o câncer de mama durante a internação e após a mastectomia bilateral com dissecção do linfonodo axilar direito:

▶ Cuidados/Objetivos do plano geral de fisioterapia: prevenir ou minimizar a perda de amplitude de movimento (ADM) do ombro e de força; reduzir a dor cervical e torácica; reduzir as aderências fasciais e do tecido cicatricial
▶ Intervenções fisioterapêuticas: educação da paciente em relação à redução do risco de linfedema e ao programa de exercícios apropriado durante a internação e após a mastectomia
▶ Precauções durante a fisioterapia: elevação pós-cirúrgica e precauções para a ADM do ombro

▶ Complicações que interferem na fisioterapia: cicatrização inadequada do corte da mastectomia, infecção, complicações de drenagem, formação de seroma

Visão geral da patologia

Existem 2,6 milhões de mulheres que sofreram de câncer de mama nos Estados Unidos.[2] Dos cânceres de mama, 5 a 10% são positivos para as mutações dos genes BRCA1 e BRCA2.[1] Em média, uma mulher apresenta uma chance de 12 a 13% de vir a desenvolver câncer de mama. Entretanto, mulheres portadoras de mutações gênicas em BRCA1 e BRCA2 apresentam um risco de 60% de desenvolver a doença.[1] Elas também têm maior risco de ter outros tipos de câncer, como ovariano, melanoma, de colo, pâncreas e tireoide.[1] Esse grupo específico de mulheres que tiveram câncer de mama pode se submeter a uma ooforectomia profilática (para reduzir o risco de câncer ovariano) após a cirurgia de câncer de mama. Elas estão à procura do melhor tratamento possível para ajudá-las a sanar os efeitos adversos da doença e também do próprio tratamento. Os efeitos adversos do tratamento de câncer de mama podem criar comprometimentos funcionais e físicos que impedem essas mulheres de realizar atividades simples, desde alcançar ou desligar um despertador até atividades mais especializadas, como jogar tênis, golfe ou praticar ioga. Seis a doze meses após a cirurgia de câncer de mama, 50% das mulheres informaram a ocorrência de restrições da ADM do ombro, dor e linfedema.[3] O linfedema relacionado ao câncer de mama é um edema rico em proteínas, que pode ocorrer após a remoção dos linfonodos axilares. A incidência e a gravidade desse tipo de linfedema variam dependendo do número de linfonodos retirados e dos tratamentos subsequentes. Existem dois tipos de dissecção axilar que um cirurgião de mama pode escolher para realizar. A primeira é a dissecção do linfonodo sentinela, que minimiza o número de linfonodos removidos e, portanto, diminui o risco de linfedema. Caso esse linfonodo apresente células cancerosas, o cirurgião irá realizar uma dissecção axilar para garantir a remoção de todos os linfonodos cancerosos. Os fatores de risco para o linfedema incluem o número de linfonodos axilares removidos, radioterapia, infecção, falta de mobilidade e obesidade.[4] O risco de linfedema com radioterapia e biópsia do linfonodo sentinela é de 4 a 17%. O risco aumenta para 33 a 47% com a dissecção dos linfonodos axilares e radiação.[5] O linfedema pode afetar o membro superior (MS) do lado dos linfonodos removidos e o tronco superior, causando desfiguração, desconforto físico, comprometimentos funcionais e desconforto emocional. Pesquisas recentes mostraram que o tratamento precoce do linfedema pode reduzir a progressão desta condição crônica e proporcionar ao paciente melhor funcionalidade e mobilidade.[4]

Tratamento fisioterapêutico do paciente

A avaliação pré-operatória permite a educação e a intervenção precoce para tratar a funcionalidade do ombro em pacientes com câncer de mama. Em um estudo de 2010, 94 mulheres submetidas a cirurgias de câncer de mama nos estágios I a III foram avaliadas antes da cirurgia por um fisioterapeuta em relação a dor, fadiga, volume e ADM do MS e força.[6] As pacientes foram orientadas sobre a redução do risco de linfedema e receberam previamente um programa de exercícios pós-cirúrgicos a ser iniciado quando fossem liberadas por seus cirurgiões. As mulheres receberam um total de quatro visitas: no período pré-operatório, no primeiro mês, entre o terceiro e o sexto e também 12 meses após a cirurgia. Quando era encontrado algum déficit em qualquer visita, a paciente recebia uma intervenção de fisioterapia. Após 12 meses, 92% das mulheres apresentaram ADM completa do ombro.[6] Infelizmente, esse estudo não apresentou um grupo-controle que não tenha recebido a intervenção. Entretanto, um estudo canadense recente com 347 mulheres com câncer de mama que *não* receberam intervenção de fisioterapia mostrou que 50% das mulheres apresentaram restrições de ADM do ombro seis a 12 meses após a cirurgia.[3] Portanto, parece que a intervenção fisioterapêutica precoce pode ser de grande ajuda na redução da debilidade dos MSs de mulheres com câncer de mama. Como os fisioterapeutas nem sempre estão incluídos no acompanhamento *pré-operatório* dessa parcela de pacientes, é imperativo que os fisioterapeutas da unidade de terapia intensiva (UTI) orientem as mulheres a respeito dos programas de exercício pós-cirúrgicos apropriados e da redução do risco de linfedema com o objetivo de prevenir futuras limitações funcionais. O fisioterapeuta deve trabalhar junto ao cirurgião para determinar os períodos adequados para o exercício pós-mastectomia e quaisquer precauções adicionais específicas para cada paciente. A remoção cirúrgica de ambas as mamas pode ser uma experiência muito difícil para as pacientes que venceram o câncer de mama. É importante trabalhar junto à assistência social oncológica para encaminhar as pacientes, quando necessário, aos serviços de aconselhamento e a grupos de apoio. As pacientes também podem precisar de encaminhamentos para a fisioterapia ambulatorial a fim de obter fortalecimento e tratamentos de linfedema da ADM, adesões do tecido de cicatrização e dor. Existem diversas barreiras para a reabilitação pós-cirúrgica de câncer de mama (p. ex., financeira, logística, de deslocamento), mas quase todas as terapias manuais são benéficas para essa população de pacientes.[7] O fisioterapeuta do hospital deve estar muito bem capacitado para fornecer informações sobre os recursos disponíveis após a alta hospitalar.

Exame, avaliação e diagnóstico

Antes de ver a paciente, o fisioterapeuta precisa obter as informações do prontuário em relação a mobilidade, precauções para exercícios e restrições quanto ao levantamento de peso após a cirurgia. Caso essas informações específicas não estejam disponíveis no prontuário, o profissional deve pedir esclarecimentos ao cirurgião. Durante a avaliação, deve-se verificar o nível de dor da paciente e a ADM ativa cervical. Existe certa controvérsia a respeito das recomendações *específicas* para a ADM de ombro precoce pós-mastectomia, bem como em relação à intensidade e à duração dos exercícios de mobilidade do ombro.[8] Segundo a literatura, o início da ADM de ombro precoce ativa (em geral limitada a cerca de 90° de flexão e abdução) ocorre nos primeiros dias após a cirurgia.[7] As preocupações de movimentação agressiva do ombro estão relacionadas ao risco elevado de formação de seroma, prejuízo da cicatrização e interferência na regeneração precoce dos vasos linfáticos lesionados.[8] A avaliação dos membros superiores é contraindicada devido à cirurgia recente e às restrições de ADM. O fisioterapeuta deve avaliar a compreensão da paciente a respeito de sua ADM e precauções de levantamento de peso. Como a paciente apresenta restrições para levantar pesos e de ADM bilateral dos MS, cuidar de seus filhos pequenos será difícil. O fisioterapeuta deve fazer perguntas diretas sobre as tarefas que ela precisará realizar quando sair do hospital. Deve-se ajudá-la a elaborar estratégias para realizar tais tarefas com sucesso, mesmo que isso signifique aconselhar a paciente a contratar cuidadores ou deixar familiares assumirem as tarefas que a fariam contrariar suas precauções pós-cirúrgicas. Se os familiares estiverem presentes durante o exame ou as sessões seguintes, o fisioterapeuta deve aproveitar a oportunidade para reforçar a necessidade de a paciente seguir as precauções e receber assistência domiciliar (p. ex., um membro da família para cuidar temporariamente das crianças e do preparo das refeições). Uma paciente com mastectomia bilateral provavelmente também irá para casa com drenos instalados e será aconselhada a limitar sua atividade até os mesmos serem removidos. No hospital, o fisioterapeuta fornece um programa de exercícios apropriado que ela poderá iniciar após a remoção do dreno e com a permissão de seu cirurgião. A fim de obter resultados ideais, deve ser feita uma revisão minuciosa da redução do risco de linfedema durante a avaliação inicial ou tratamento subsequente.

Plano de atendimento e intervenções

Os objetivos específicos da fisioterapia são estabelecidos após a avaliação. Objetivos relacionados à ADM e à redução do risco de linfedema devem ser estabelecidos. O Quadro 10.1 descreve as orientações de fisioterapia típicas para a ADM do MS e o progresso do fortalecimento de indivíduos que passaram por mastectomia.

O fisioterapeuta de terapia intensiva pode ser a primeira pessoa a explicar à paciente as orientações de exercícios após a mastectomia. **Nos primeiros dias após a cirur-**

Quadro 10.1 ORIENTAÇÕES DOS EXERCÍCIOS PARA MS APÓS UMA MASTECTOMIA

Período (semanas após a cirurgia)	Exercícios	Precauções/Limitações
0-2	Movimentos ativos: exercícios pendulares, retração escapular, rotação do pescoço Flexão do ombro ativa assistida até 90° em supinação ADM da mão, do pulso e do cotovelo e exercícios de fortalecimento Respiração profunda Educação postural para limitar apostura antálgica	Limitar flexão do ombro a 90° de ADM ativa assistida durante os primeiros dias após a cirurgia e até a remoção dos drenos e, em seguida, aumentar gradativamente até o 3°-14° dias pós-operatórios Não levantar peso > 3,6-5 kg
2-4	Progressão lenta da ADM de ombro completa ativa Exercícios de estabilização escapular	Não levantar peso > 5 kg por 2-8 semanas após a cirurgia
4-8	Alongamentos lentos e sustentados para ampliar a ADM completa de ombro e tronco Iniciar massagem leve da cicatriz ERPscom pesos leves para aumentar a força muscular postural e do MS	Não levantar peso > 5 kg por 2-8 semanas pós-cirurgia Caso a ADM ativa completa de ombro não seja alcançada, a paciente deve consultar um fisioterapeuta ambulatorial

Abreviações: MS, membro superior; ADM, amplitude de movimento; ERPs, exercícios de resistência progressiva.

gia, a atividade geral e a ADM do ombro devem ser limitadas.[8] Um típico programa de exercícios do terceiro ao décimo quarto dias pós-cirúrgicos pode ser exercícios pendulares do ombro, retração escapular ativa, rotação ativa do pescoço, flexão do ombro ativa assistida até 90º em supinação e respiração profunda. Em geral, os drenos são removidos quando se observa, menos de 25 mL de fluido durante um período de 24 horas. Esse limite varia conforme o paciente, mas os cirurgiões não costumam manter os drenos por mais de um mês. Os objetivos desses exercícios são manter a ADM dos MSs e do pescoço, prevenir alterações posturais e diminuir a tensão muscular no pescoço. A experiência de ter um câncer de mama é muito estressante. No período de estresse, os indivíduos costumam respirar de maneira superficial. Encorajar a paciente a respirar de forma profunda e lenta pode reduzir o estresse e também estimular o movimento das costelas. A educação postural também é importante. Após a remoção de uma mama, a paciente pode desenvolver uma postura antálgica devido às alterações estéticas de seu corpo. A postura antálgica é um jeito de andar caracterizado por rotação interna de ambos os ombros, cifose torácica superior aumentada e inclinação da cabeça para frente. Orientar a paciente em relação à postura adequada é de grande ajuda para reduzir o risco de impacto do ombro e dor cervical. Entre a segunda e a oitava semanas pós-cirúrgicas, a paciente pode começar a progredir de maneira gradativa sua ADM do ombro.[8] Exercícios apropriados envolvem a ADM assistida ativa para alcançar a ADM completa de ombro. A progressão deve enfatizar os movimentos ativos de flexão, abdução e rotação externa. Entre o primeiro e segundo mês após a mastectomia, é apropriada a realização de alongamentos lentos e sustentados para aumentar a ADM do ombro e do tronco.[8] Esse também é um momento adequado para ensinar a paciente a realizar uma automassagem da cicatriz no local da incisão.[8] Podem ser iniciados exercícios de resistência com baixa carga, mas não deve ser feito levantamento superior a 5 kg antes de passadas oito semanas.[8] Caso a paciente não tenha atingido a ADM completa do ombro em oito semanas após a cirurgia e/ou se ela ainda apresentar dor e endurecimento do tecido cicatricial, o fisioterapeuta deve informá-la de que poderá ser tratada por um fisioterapeuta ambulatorial para melhorar esses sinais e sintomas. Se as limitações de ADM do ombro não forem tratadas, podem progredir para síndrome do impacto, capsulite adesiva e/ou tendinite ou bursite do ombro. A redução da força e da ADM do ombro também pode levar ao linfedema.[4]

O fisioterapeuta deve ensinar com grande empenho a paciente a respeito dos sinais e sintomas de linfedema, da redução do risco de linfedema e do uso de roupas de compressão. O Quadro 10.2 apresenta sinais e sintomas específicos que ocorrem em cada estágio do linfedema.

A incidência de linfedema relacionado ao câncer de mama oscila entre 7 e 47%.[5] Ele pode ocorrer em *qualquer* período após a remoção do linfonodo; entretanto, geralmente aparece de um a três anos após a cirurgia.[4,5] O linfedema pode se apresentar como uma sensação de dor, volume ou peso no MS; pode ocorrer alteração no tamanho, forma e/ou textura do tecido do braço afetado.[5,9] As pacientes podem notar que anéis, roupas ou a pulseira do relógio estão mais apertados que o normal. O fisioterapeuta deve orientar a paciente a, no caso de apresentar tais sensações, contatar de imediato um profissional de saúde e indagar a respeito do tratamento precoce para linfedema. O Quadro 10.3 expõe as estratégias para redução de risco, estabelecidas pela *National Lymphedema Network*.

Caso ocorra linfedema, deve ser feito tratamento com drenagem linfática manual, bandagens, braçadeira de compressão e exercícios. A extensão do tratamento depende do estágio do linfedema. Caso seja diagnosticado de maneira precoce, segundo algumas

Quadro 10.2 ESTÁGIOS DO LINFEDEMA[9,10]	
Estágio	Características clínicas
Estágio 0: Latência	Vasos linfáticos e/ou linfonodos foram lesionados. Linfedema ausente.
Estágio I: Espontaneamente reversível	O membro encontra-se inchado e pesado. Podem aparecer marcas quando submetido à pressão. O edema diminui com repouso e/ou elevação do membro.
Estágio II: Espontaneamente irreversível	O membro encontra-se inchado e esponjoso. Tecido fibroso pode se desenvolver e tornar o membro pesado. O edema não diminui com repouso e/ou elevação do membro.
Estágio III: Elefantíase linfostática	Elefantíase (extremo alargamento do membro devido ao comprometimento do sistema linfático) presente. Esse estágio raramente é observado na população com câncer de mama.

evidências, o tratamento poderá prevenir a progressão para um estágio mais avançado.[4,5] **A eficácia das braçadeiras de compressão em reduzir o estágio I precoce do linfedema de MS** foi recentemente testada. Em 2007, Stout e colaboradores[5] acompanharam 196 mulheres que passaram por câncer de mama a fim de determinar a incidência de linfedema do MS e a eficiência das braçadeiras de compressão do MS classe I no tratamento do linfedema. Eles avaliaram força, ADM e volume de ambos os MSs no período pré-operatório e nos meses 1, 3, 6, 9, 12 e 18 após a cirurgia do câncer de mama. No decorrer do estudo, 43 mulheres apresentaram linfedema subclínico – definido como um aumento superior a 3% no volume do MS quando comparado às avaliações pré-operatórias. Os autores utilizaram uma ferramenta sensível de medição de volume, chamada *Perometer*, para avaliar o volume dos membros.[13] Quando o linfedema era diagnosticado, a paciente recebia a prescrição de braçadeiras e luvas de compressão classe I para usar durante o dia por um mês. As medidas foram então repetidas no primeiro mês; em caso de redução do edema, os indivíduos deixariam de usar as braçadeiras, exceto em situações de atividades extenuantes e quando os sintomas de peso ou edema visível estivessem presentes. Em caso de piora dos sintomas, os indivíduos eram encaminhados a um acompanhamento fisioterapêutico. Se melhorassem, eram orientados a esperar três meses até a próxima avaliação do volume do braço. As mulheres que fizeram uso diário de suas braçadeiras por um mês e depois apenas sob atividade intensa apresentaram uma redução de 4,1% nas avaliações subsequentes dos volumes dos membros. Esse estudo demonstrou que a utilização breve de braçadeiras de compressão foi eficaz no tratamento precoce do linfedema de estágio I.[5]

Torres e colaboradores[4] elaboraram um ensaio controlado randomizado para determinar a eficácia da **fisioterapia precoce na redução do risco de linfedema relacionado ao câncer de mama**. Eles incluíram 120 mulheres que passaram por cirurgia de câncer de mama com dissecção do linfonodo axilar. Cada participante foi avaliada no período pré-operatório e entre o terceiro e quinto dias após a alta hospitalar. Quatro visitas de acompanhamento foram agendadas para os meses 1, 3, 6 e 12 pós-cirúrgicos. O grupo-controle recebeu informações sobre o sistema linfático e a redução do risco de linfedema, drenagem linfática manual, massagem do tecido cicatricial e exercício progressivo ativo do ombro. Após 12 meses de acompanhamento, 25% das pacientes do grupo-controle desenvolveram linfedema, enquanto que isso ocorreu com apenas 7% das mulheres no grupo

Quadro 10.3 ESTRATÉGIAS PARA REDUÇÃO DE RISCO DA NATIONAL LYMPHEDEMA NETWORK[11]	
Tratamento da pele Objetivo: evitar trauma/lesão para reduzir o risco de infecção	Conservar o membro superior limpo e seco. Aplicar hidratante todos os dias para prevenir rachaduras. Atenção ao cuidado das unhas: não aparar cutículas. Proteger a pele com filtro solar e repelente de insetos. Tomar cuidado com barbeadores para evitar cortes. Quando possível, evitar punções, injeções e coleta de sangue no membro afetado. Usar luvas quando realizar atividades que possam gerar lesões. Caso ocorram arranhões/picadas, lavar com água e sabão, aplicar antibiótico e observar se surgem sinais de infecção. Em casos de exantema, coceira, vermelhidão, dor, temperatura elevada da pele, febre ou sintomas de gripe, contatar imediatamente o médico.
Atividade/estilo de vida	Aumentar gradativamente os exercícios. Estabelecer períodos frequentes de descanso durante uma nova atividade. Monitorar o MS em relação a alterações de tamanho, forma, dor, peso, rigidez e textura da pele. Manter um peso ideal.
Evitar constrição do membro	Quando possível, evitar aferir a pressão sanguínea no lado afetado. Não usar joias muito justas e roupas soltas.
Roupas de compressão	Devem se ajustar de maneira correta. Proteja o membro superior em risco com uma braçadeira de compressão durante atividades extenuantes (p. ex., levantar peso, ficar de pé por tempo prolongado, correr) exceto quando a paciente tem feridas abertas ou circulação ruim no membro em risco. Considerar o uso de roupa de compressão adequada no caso de viagem aérea. Evitar exposição ao frio extremo, que pode estar associado a um novo edema ou rachadura da pele. Evitar exposição prolongada (> 15 minutos) ao calor, sobretudo banheiras de hidromassagem e saunas. Evitar colocar o MS em água com temperatura acima de 39°C.

Abreviação: MS, membro superior.

que recebeu intervenção. Portanto, as fisioterapias pré e pós-operatória podem ser eficazes na prevenção do linfedema secundário. Os fisioterapeutas de terapia intensiva podem ser a ponte para fornecer informações educacionais e realizar os encaminhamentos fundamentais para reduzir o risco de linfedema relacionado ao câncer de mama.

Recomendações clínicas baseadas em evidências

SORT (*Strength of Recommendation Taxonomy*): Força da Taxonomia de Recomendação
A: Evidências consistentes, de boa qualidade e orientadas para o paciente
B: Evidências inconsistentes ou de qualidade limitada orientadas para o paciente

C: Evidências consensuais, orientadas para a doença, prática comum, opinião de especialista ou série de casos

1. Exercícios precoces para a ADM do ombro na população que apresentou câncer de mama reduzem os comprometimentos funcionais da força e da ADM do MS. **Grau B**
2. O uso de braçadeiras de compressão no estágio inicial do linfedema reduz o risco de progressão para o estágio mais avançado. **Grau B**
3. Intervenções fisioterapêuticas como exercícios para ADM e fortalecimento, drenagem linfática manual, massagem da cicatriz e educação sobre o risco de linfedema fornecidas antes ou logo após a cirurgia de câncer de mama reduzem o risco de linfedema relacionado a essa enfermidade. **Grau A**

PERGUNTAS PARA REVISÃO

10.1 Uma paciente, durante a hospitalização e após ser submetida a uma dissecção do linfonodo axilar direito secundário a um câncer de mama e a uma mastectomia profilática do seio esquerdo, encontra-se muito preocupada em recuperar sua ADM do ombro. Sua amiga apresentou um ombro "congelado" e ela não quer passar por esse tipo de complicação junto com todas as demais situações que está lidando atualmente. Ele requisitou o início dos exercícios para seu ombro enquanto está no hospital. O tipo de ação *mais* apropriada para o fisioterapeuta é a seguinte:
   A. Iniciar a terapia com um procedimento passivo completo de ADM do ombro no hospital.
   B. Explicar que ela deve deixar seu braço em abdução por duas semanas e, em seguida, iniciar uma fisioterapia ambulatorial.
   C. Explicar que ela precisa realizar poucas atividades, com exceção de exercícios leves de ADM para mão, pulso ombro e cotovelo por dois ou três dias ou até os drenos serem removidos. Oferecer a ela um folheto com orientações para exercícios adequados.
   D. Oferecer a ela uma braçadeira de compressão.

10.2 A paciente referida na pergunta 10.1 menciona que tem muito medo de apresentar linfedema. Antes de submeter-se à cirurgia, ela pesquisou sobre o assunto na *Internet* e disse que as fotos eram "horríveis". Qual é a *melhor* informação que o fisioterapeuta pode fornecer à paciente para reduzir seu risco de linfedema?
   A. Parar de usar o membro afetado durante todas as atividades.
   B. Seguir as orientações para a redução do risco de linfedema, como cuidar de forma adequada da pele, evitar a restrição do membro, manter um estilo de vida ativo e um peso normal e fazer uso de braçadeiras de compressão.
   C. Indivíduos que sofrem mastectomia não se encontram em risco de apresentar linfedema.
   D. Aplicar gelo no braço quando estiver edemaciado.

RESPOSTAS

10.1 **C.** Existe uma progressão típica de exercícios para as pacientes durante a hospitalização e após a mastectomia. A ADM passiva do ombro não deve ser feita além de 90° de flexão nos primeiros dois ou três dias após a cirurgia, pois isso pode interferir na recuperação adequada dos vasos linfáticos e das incisões cirúrgicas (opção A). Nos primeiros dias após a cirurgia, a paciente pode iniciar exercícios brandos, mantendo a flexão do ombro abaixo de 90°. Um programa pós-mastectomia adequado consta no Quadro 10.1. Orientar a paciente a manter o braço em abdução pode causar ombro "congelado" e rigidez aumentada de toda a região superior do tronco (opção B). As braçadeiras de compressão para o MS não afetam a ADM do ombro (opção D).

10.2 **B.** Explicar à paciente a anatomia e fisiologia do sistema linfático e fazer uma revisão das orientações para redução do risco de linfedema pode diminuir seu medo de vir a apresentar a condição. O conhecimento sobre o sistema linfático, sobre os sinais iniciais de linfedema e sobre como receber assistência nos seus estágios iniciais é o melhor conselho. Se a paciente parar de utilizar o braço, ela se tornará fraca e apresentará um maior risco de linfedema (opção A). O risco de linfedema *não* depende do tipo de cirurgia de mama (opção C); ele varia com base no número de linfonodos removidos. O linfedema não é um edema causado por inflamação (opção D). Ele pode ocorrer devido ao comprometimento do sistema linfático. Além disso, o frio pode causar inchaço, gerando aumento do linfedema.

REFERÊNCIAS

1. National Cancer Institute Available at: http://www.cancer.gov/cancertopics/factsheet/Risk/BRCA. Accessed October 19, 2011.
2. National Cancer Institute. Available at: http://seer.cancer.gov/statfacts/html/breast.html. Accessed October 19, 2011.
3. Thomas-MacLean RL, Hack T, Kwan W, et al. Arm morbidity and disability after breast cancer: new directions for care. *Oncol Nurs Forum*. 2008;35:65-71.
4. Torres Lacomba M, Yuste Sanchez MJ, Zapico Goni A, et al. Effectiveness of early physiotherapy to prevent lymphoedema after surgery for breast cancer: randomised, single blinded, clinical trial. *BMJ*. 2010;340:1-8.
5. Stout Gergich N, Pfalzer L, McGarvey C, et al. Preoperative assessment enables the early diagnosis and successful treatment of lymphedema. *Cancer*. 2008;112:2809-2819.
6. Springer BA, Levy E, McGarvey C, et al. Preoperative assessment enables early diagnosis and recovery of shoulder function in patients with breast cancer. *Breast Cancer Res Treat*. 2010;120: 135-147.
7. Cheville AL, Tchou J. Barrier to rehabilitation following surgery for primary breast cancer. *J Surg Oncol*. 2007;95;409-418.
8. Harris S, Campbell K, McNeeley M. Upper extremity rehabilitation for women who have been treated for breast cancer. *Physiother Can*. 2004;56;202-214.
9. National Lymphedema Network. Available at: http://www.lymphnet.org/lymphedema-FAQs/overview.htm. Accessed October 19, 2011.
10. National Cancer Institute. Available at: http://www.cancer.gov/cancertopics/pdq/supportivecare/lymphedema/Patient/page1. Accessed October 19, 2011.
11. National Lymphedema Network. Available at: http://www.lymphnet.org/pdfDocs/nlnriskreduction.pdf. Accessed October 19, 2011
12. Providence Health Systems. Post Breast Surgery Exercise Program: Patient Handouts. Portland, Oregon. Accessed November 2011.
13. Lee MJ, Boland RA, Czerniec S, et al. Reliability and concurrent validity of the perometer for measuring hand volume in women with and without lymphedema. *Lymphat Res Biol*. 2011;9:13-18.

Câncer de cabeça e pescoço durante e após dissecção do pescoço

Margaret L. McNeely

CASO 11

Um homem de 46 anos foi diagnosticado com carcinoma de célula escamosa de cabeça e pescoço. Ele foi hospitalizado para excisão cirúrgica do tumor canceroso na região da amígdala direita e dissecção anterolateral seletiva do lado direito do pescoço, incluindo os níveis I a IV. Trabalha como gerente de uma grande empresa, é casado e tem um filho adulto e uma filha adolescente. Antes de receber o diagnóstico, era saudável, não fumante e ingeria álcool apenas socialmente. É destro, gosta de correr e participa de um time de futebol. O exame confirmou que o câncer é positivo para o papilomavírus humano (HPV) P16. Espera-se que o paciente receba alta nos próximos 5 a 10 dias. Planeja-se encaminhá-lo à radioterapia adjuvante ambulatorial. O fisioterapeuta foi chamado para avaliar e tratar o paciente no terceiro dia pós-cirúrgico.

- Quais são as prioridades do exame?
- Que sinais devem ser avaliados no exame, antes da alta, que possam indicar comprometimento do nervo acessório espinal?
- Qual é o prognóstico para sua reabilitação em termos de cabeça e pescoço?
- Descreva um plano de tratamento fisioterapêutico para o ombro com base no estágio atual de recuperação do paciente.

DEFINIÇÕES-CHAVE

CÂNCER DE CABEÇA E PESCOÇO: cânceres que ocorrem na região da cabeça e do pescoço, incluindo cavidade nasal, seios paranasais, lábios, boca, glândulas salivares, garganta ou laringe (cordas vocais).[1]
CARCINOMA DE CÉLULA ESCAMOSA: câncer que tem início nas células escamosas lisas e finas, encontradas no tecido que forma a superfície da pele, o revestimento dos órgãos ocos do corpo e as passagens dos tratos respiratório e digestivo.[2]
DISSECÇÃO DE PESCOÇO: cirurgia para remover linfonodos e demais tecidos do pescoço.[2]
RADIOTERAPIA: tratamento de câncer local envolvendo o uso de raios X de alta energia, raios gama, nêutrons, prótons ou outras fontes para destruir células cancerosas.[2]

Objetivos

1. Descrever as sequelas importantes associadas à dissecção de pescoço.
2. Identificar uma ferramenta de prognóstico válida e confiável para avaliar os comprometimentos relacionados à dissecção de pescoço.
3. Prescrever exercícios apropriados que ajudem a minimizar os comprometimentos no pescoço e ombro no início da reabilitação.
4. Descrever as finalidades e os objetivos da educação do paciente para uma recuperação individual de dissecção de pescoço que tenha envolvido um comprometimento do nervo acessório espinal.

Considerações sobre a fisioterapia

Considerações sobre a fisioterapia para o tratamento do indivíduo durante a hospitalização e após a dissecção de pescoço:

- **Cuidados/Objetivos do plano geral de fisioterapia:** prevenir complicações pós-cirúrgicas (p. ex., pneumonia, trombose venosa profunda [TVP]); prevenir ou minimizar a perda da amplitude de movimento (ADM) do pescoço e ombro; prevenir ou minimizar a dor e o desconforto na região
- **Intervenções fisioterapêuticas:** educação do paciente em relação às sequelas associadas à cirurgia e à dissecção de pescoço; mobilização precoce para prevenir complicações pós-cirúrgicas; prescrição de exercícios adequados para a região com base no estágio da evolução
- **Precauções durante a fisioterapia:** monitorar sinais vitais, cicatrização da incisão e local da cirurgia; verificar edema aumentado; observar piora da dor ou da fadiga; realizar supervisão minuciosa de exercícios
- **Complicações que interferem na fisioterapia:** infecção, formação de seroma, má cicatrização da lesão, dor

Visão geral da patologia

O câncer de cabeça e pescoço (CCP) é um câncer que se desenvolve no revestimento mucoso da cavidade oral, orofaringe, hipofaringe, laringe, seios paranasais ou nasofaringe. O tipo histológico mais comum é o carcinoma de célula escamosa.[3] Na América do Norte, os CCPs representam cerca de 3% de todos os tumores malignos.[4] A idade média do diagnóstico é de 62 anos, com mais de 90% dos casos ocorrendo em indivíduos acima dos 40 anos,[5,6] e com uma proporção atual de homens:mulheres de 3:1.[4] A etiologia da maioria dos CCPs está relacionada a fatores do estilo de vida, como tabagismo e consumo elevado de álcool.[7] Estima-se que o uso do álcool em associação ao tabagismo aumente 2,5 vezes o risco de CCP em comparação aos não fumantes/não consumidores de álcool.[8] Fatores de risco adicionais para o CCP incluem vírus, exposição a poeiras e a agentes químicos, candidíase crônica e deficiências nutricionais e vitamínicas.[7]

A incidência total de CCP diminuiu nos Estados Unidos durante os últimos anos, em paralelo com a redução da taxa de fumantes em todo o país.[3] Entretanto, durante o mesmo período de tempo, houve um aumento da incidência de carcinomas de células escamosas da amígdala e da língua associados à infecção por HPV 16.[3] Essa tendência de aumento dos casos de CCP associado ao HPV tem sido observada predominantemente em homens com menos de 50 anos que não apresentaram história de uso excessivo de álcool ou tabaco.[3] Portanto, observa-se uma população crescente de pacientes com CCP que apresenta um perfil demográfico e comportamental menos típico.

O prognóstico do CCP depende do estágio no momento do diagnóstico e do local do tumor.[9,10] As taxas de sobrevida de cinco anos observadas nos estágios iniciais (I e II) oscilam entre 60 a 95% e a dos estágios tardios (III e IV), entre 0 a 50%.[10] As taxas globais de sobrevida de CCP não sofreram alteração significativa nas últimas décadas; entretanto, em indivíduos com CCPs HPV-positivos, as taxas livres de progressão e de sobrevida são consideravelmente mais favoráveis quando comparadas às dos CCPs causados por outras etiologias.[3]

Os sinais e sintomas de CCP surgem normalmente na região do câncer primário e são consistentes com os tecidos afetados pelo câncer.[11] Sinais típicos incluem uma ferida ou úlcera que não cura na boca (p. ex., câncer oral), uma irritação de garganta que não cede (p. ex., câncer orofaríngeo), uma alteração ou rouquidão da voz (p. ex., câncer de laringe) ou um inchaço no pescoço (p. ex., metástase nos linfonodos). Os sintomas relatados de CCP envolvem perda de peso não intencional, fadiga, dor e dificuldade de deglutição.[11]

A cirurgia e a radioterapia são ambas consideradas opções curativas de tratamento do CCP. A cirurgia permanece como terapia primária para os tumores passíveis de ressecção, e a radioterapia representa uma modalidade localizada de tratamento alternativo à cirurgia invasiva no caso de diversos cânceres em estágio inicial.[12] Nos casos de cânceres em estágios mais avançados, a radioterapia é, em geral, administrada após a cirurgia com ou sem a adição de quimioterapia concomitante.[11] Em muitos casos, o CCP também pode ser tratado com quimiorradiação primária, que apresenta resultados equivalentes de sobrevida e evita os problemas estéticos e funcionais decorrentes da cirurgia.[11]

Na maioria das vezes, consta, no tratamento cirúrgico para o CCP, dissecção dos linfonodos do pescoço, que é realizada com a intenção de provocar o estadiamento do tumor e/ou no tratamento de metástases nos linfonodos.[13] Diversas estratégias de dissecção dos linfonodos são usadas como tratamento cirúrgico do pescoço em pacientes com CCP (Quadro 11.1 e Fig. 11.1).[14]

Sequelas agudas da dissecção de pescoço envolvem dor, perda sensorial, rigidez do pescoço e do ombro e linfedema (Quadro 11.2). As mais notáveis sequelas de longo prazo em pacientes que sofreram dissecção de pescoço estão, entretanto, relacionadas à remoção ou ao comprometimento do nervo acessório espinal (NAE).[14]

O NAE, ou XI nervo craniano, funciona como um nervo motor para os músculos trapézio e esternocleidomastóideo.[16] Para facilitar a descrição do procedimento de dissecção do pescoço, ele é dividido em seis níveis anatômicos distintos de linfonodos.[14] Os níveis II e V são de particular importância em termos de impacto sobre a funcionalidade do pescoço e do ombro.[17] A região do nível II inclui o terço superior de linfonodos que ficam ao longo da veia jugular interna e encontram-se no interior do tecido localizado medialmente ao músculo esternocleidomastóideo.[14] O nível V inclui os linfonodos contidos no triângulo cervical posterior.[14] O NAE atravessa os níveis II e V e encontra-se muito próximo aos linfonodos desses dois níveis. Quando um paciente passa por um procedimento de dissecção de pescoço que inclui a remoção dos linfonodos de um ou de ambos os níveis (mesmo que o nervo seja poupado durante o procedimento), o NAE fica vulnerável a lesão na cirurgia.[18] Nos casos de lesão completa do NAE devido à remoção do nervo (neurectomia), o que ocorre em uma dissecção radial de pescoço,

Quadro 11.1 CLASSIFICAÇÃO DAS DISSECÇÕES DE PESCOÇO

Tipo	Características	Níveis dos linfonodos disseccionados
Dissecção radical do pescoço	Remoção do NAE, da VJI e do músculo ECM	Remoção de linfonodos dos níveis I a V[15]
Dissecção radical do pescoço modificada	Conservação de um ou mais dos seguintes NAE, VJI, ECM: a estrutura preservada é nomeada	Remoção de linfonodos dos níveis I a V[15]
Dissecção seletiva do pescoço	< linfonodos removidos dos níveis I-V Estruturas não linfáticas não especificadas	Lateral: remoção dos linfonodos dos níveis II a IV[15] Anterolateral (supraomohioideo): remoção dos linfonodos dos níveis I, II, III, ± IV[15] Posterolateral: remoção dos linfonodos dos níveis II, III, IV e V[15] Anterior: remoção dos linfonodos do nível VI (linfonodos pré-traqueais e paratraqueais)[15]
Dissecção estendida do pescoço	Remoção de uma ou mais estruturas adicionais não linfáticas além daquelas removidas na dissecção radical do pescoço	Qualquer um dos tipos de dissecção de pescoço[15]

Abreviações: NAE, nervo acessório espinal; VJI, veia jugular interna; ECM, esternocleidomastóideo.

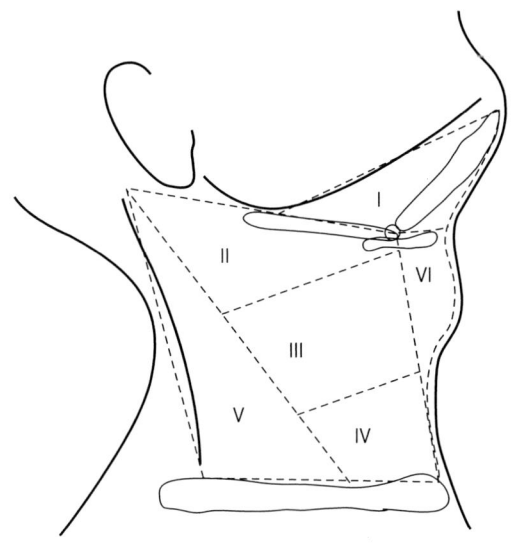

Figura 11.1 A dissecção do pescoço é o procedimento cirúrgico usado para remover algumas estruturas no tratamento de cânceres linfáticos cervicais. A dissecção do pescoço é classificada em seis níveis (I-VI), cada um apresentando limites específicos e contendo linfonodos e estruturas anatômicas específicas. (Reproduzida com permissão de Lalwani AK, ed, *CURRENT Diagnosis & Treatment in Otolaryngology – Head & Neck Surgery*. 3a ed. Nova York, NY: McGraw-Hill; 2012. Figura 28-3.)

a recuperação total da funcionalidade do músculo trapézio é improvável.[18,19] Estima-se que 60 a 100% desses pacientes apresentarão uma síndrome de ombro progressiva (chamada de síndrome do ombro caído), que causa dor e disfunção na região do ombro e desenervação permanente do músculo trapézio.[18-21]

Os procedimentos que conservam o nervo, como a dissecção radical de pescoço modificada, são empregados na tentativa de preservar a funcionalidade do trapézio e prevenir a ocorrência dessa síndrome.[20] A probabilidade de paresia pós-operatória do trapézio após procedimentos que conservam o nervo é estimada entre 20 e 60%,[18,22,23] pois a lesão do nervo ainda pode ocorrer devido ao trauma a ele causado durante o procedimento de dissecção.[22,24] Nos casos dos procedimentos de dissecção de pescoço que preservam o nervo, o comprometimento da função do NAE costuma ser transitório, esperando-se a recuperação total do nervo em 12 a 18 meses.[18,22] As técnicas de dissecção seletiva do pescoço lateral e anterolateral que não envolvem a dissecção do nível V estão associadas a uma menor morbidade do ombro e pescoço, quando comparadas às técnicas de dissecção de pescoço que incluem a dissecção do nível V (p. ex., dissecção radical do pescoço modificada e dissecção seletiva do pescoço posterolateral).[25,26]

Os comprometimentos relacionados ao pescoço após a sua dissecção são dor e desconforto na região e rigidez no movimento. O encurtamento e a rigidez do pescoço são descritos, em geral, como uma sensação de pressão ou asfixia.[27] Alguns pacientes descrevem a rigidez como se houvesse uma "faixa ou um colar apertado em torno do pescoço". Caso o esternocleidomastóideo seja removido durante a cirurgia, o paciente apresentará uma depressão visível nos tecidos do pescoço e um possível comprometimento dos movimentos como a rotação contralateral e a extensão cervical (p. ex., levantar-se a partir do decúbito dorsal).

Os danos iniciais do ombro após a cirurgia de dissecção do pescoço envolvem dor, fraqueza e limitação de seu movimento ativo.[23,28] Embora a ADM passiva do ombro permaneça intacta inicialmente, sua rigidez pode começar a se desenvolver em poucas semanas após a cirurgia.[29,30] Caso o NAE tenha sido lesionado durante a cirurgia, a atrofia progressiva do músculo trapézio ocorrerá em um período de 6 a 12 semanas após o procedimento. O músculo trapézio representa o suporte passivo primário do ombro e, por consequência, quando desenervado, toda a cintura escapular desce (depressão) e cai para frente (protração), levando à clássica "queda" de ombro observada.[18,19,29] A posterior alteração na linha do pescoço é geralmente o primeiro sinal observado pelo paciente. A perda da funcionalidade do trapézio leva à fraqueza no ato de encolher os ombros e na movimentação do bordo medial da escápula e à limitação na abdução do ombro a 90º.[8,23] Do ponto de vista funcional, o comprometimento da ADM do ombro traz dificuldades na realização de tarefas simples, como pentear os cabelos, vestir uma roupa e alcançar objetos acima da cabeça.[28]

Evidências sugerem que, se os sinais e sintomas ocorrem após a dissecção do pescoço, eles tenderão a persistir em vez de melhorar e, em geral, *independem* da condição do NAE.[31] Em um estudo recente de pacientes que sofreram dissecção do pescoço, um conjunto de sinais, como deperssão do ombro e limitação dos seus movimentos ativos de abdução e flexão no momento da alta hospitalar, foi indicativo de disfunção escapular de médio e longo prazo.[32] Além disso, os autores mostraram que um conjunto separado de sintomas e sinais, incluindo dor no ombro e limitação da rotação ativa externa, funcionou como prognóstico de médio e longo prazo para a disfunção da articulação glenoumeral.[32]

Tratamento fisioterapêutico do paciente

Os objetivos iniciais do tratamento nos primeiros dias após a cirurgia concentram-se na mobilização do paciente a fim de prevenir complicações pós-operatórias.[33] Uma vez removidos os drenos do local da cirurgia (segundo ao sexto dia pós-operatório) ou após a aprovação do cirurgião, exercícios leves para a ADM do pescoço e do ombro podem ser introduzidos para ajudar a minimizar a dor e a prevenir a rigidez.[11,27,34]

Exame, avaliação e diagnóstico

O ideal é que o exame da cervical e do ombro seja realizado no período pré-operatório. Embora possam ser observados alguns déficits antes da cirurgia devido à idade do indivíduo, às condições preexistentes e ao próprio câncer, essa avaliação fornece informações fundamentais valiosas, com base nas quais podem ser planejados prognósticos e acompanhamentos. Além disso, essa sessão fornece a oportunidade de educar sobre a importância da fisioterapia pós-operatória e de ensinar os exercícios pós-operatórios. O Quadro 11.3 apresenta o foco da educação do paciente, a qual deve ser idealmente realizada antes da dissecção de pescoço. Mesmo que o paciente tenha recebido essas orientações antes da cirurgia, devido à quantidade de informação fornecida no período pré-operatório, o fisioterapeuta de terapia intensiva deve rever essa educação com o paciente após a cirurgia.

Antes de ver o paciente que passou por cirurgia de dissecção do pescoço, o fisioterapeuta deve obter detalhes do prontuário sobre o tipo e a localização do câncer, a cirurgia realizada (incluindo o tipo de dissecção do pescoço), as estruturas removidas e/ou preservadas durante o procedimento e o curso da recuperação após a cirurgia. Dependendo do estágio de recuperação do paciente, o fisioterapeuta deve realizar um exame minucioso de mobilidade geral, postura e ADM da coluna cervical e do ombro. O exame deve ter também uma avaliação do posicionamento escapular a fim de investigar sinais precoces de paralisia do trapézio e uma avaliação da dor do pescoço e da cabeça usando uma escala de classificação numérica ou uma EVA.

O *Neck Dissection Impairment Index* foi desenvolvido para avaliar fatores que afetam a qualidade de vida após a dissecção de pescoço.[35] É um questionário de autoavaliação confiável e válido para verificar o comprometimento do pescoço relacionado à dissecção. O questionário é de fácil administração e o paciente leva cerca de cinco minutos para completá-lo. As 10 questões dessa avaliação são classificadas em uma escala de 5 alternativas do tipo Likert com os escores mais elevados representando melhor qualidade de vida.[35] A pontuação total do é constituída de um escore acumulativo de 100 pontos. Para avaliar as alterações no início do período pós-operatório, o Neck Dissection Impairmeent Index pode ser administrado pelo fisioterapeuta antes da alta hospitalar e os escores, comparados com os obtidos antes da cirurgia.

Plano de atendimento e intervenções

O fisioterapeuta deve fornecer aos pacientes recomendações específicas em relação às posições ou atividades que podem ser adotadas ou devem evitadas. O Quadro 11.4 apresenta as orientações de ensino específicas que devem ser fornecidas nos dias seguintes à dissecção de pescoço. No caso deste paciente, a dissecção do pescoço incluiu a remoção dos linfonodos do nível II, portanto ele se encontra em risco de desenvolver paralisia pós-operatória do trapézio. Neste caso, o fisioterapeuta deve enfatizar a duração do

---

Quadro 11.2 SEQUELAS ESPECÍFICAS DA DISSECÇÃO DE PESCOÇO

Incisão dolorosa
Tecido aderente na região da incisão e do pescoço – desenvolvimento de cordões fibrosos
Perda sensorial na região da cabeça e do pescoço
Desconforto e rigidez do pescoço
Problemas estéticos, em caso de remoção do ECM
Linfedema de face e pescoço
Comprometimento do nervo motor
Atrofia do músculo trapézio: alteração no contorno do pescoço e ombro
Desconforto e rigidez do ombro
Força muscular do membro superior comprometida
Limitações funcionais e de atividades

Abreviações: ECM, esternocleidomastóideo; NAE, nervo acessório espinal.

Quadro 11.3 FOCO DA EDUCAÇÃO DO PACIENTE

Metas educacionais	Objetivos educacionais
• Melhorar o conhecimento sobre as sequelas da cirurgia e da dissecção de pescoço • Aumentar a compreensão sobre a necessidade e o benefício da fisioterapia e dos exercícios após a cirurgia • Facilitar o acompanhamento (incluindo o autoacompanhamento) das sequelas associadas à dissecção do pescoço	• Ensinar os pacientes a identificarem as sequelas precocemente e quando/como informá-las à equipe de saúde • Melhorar a adesão aos programas e estratégias de tratamento preventivo e manutenção • Reduzir as complicações secundárias e o tempo total de reabilitação

Quadro 11.4 EDUCAÇÃO DO PACIENTE DURANTE E APÓS DISSECÇÃO DO PESCOÇO

Componentes	Detalhes
Patologia e consequências da lesão do NAE	• Compreender as alterações que podem ocorrer após a cirurgia (p. ex., atrofia progressiva do trapézio pode ocorrer em um período de 6-12 semanas após a cirurgia) • Compreender a duração do tempo necessário para a recuperação total do nervo (~12-18 meses) • Reforçar a importância dos exercícios para manter a ADM do pescoço e ombro • Reforçar a importância da postura correta e a necessidade de lembretes para corrigir o posicionamento
O que pode e não pode ser feito	• Encorajar posições de apoio (p. ex., uso de descanso de braço, manter a mão nos quadris ou no bolso quando de pé ou caminhando por longos períodos) • Evitar tração sobre o complexo do ombro (p. ex., carregar objetos pesados) • Evitar atividades prolongadas acima da cabeça. Escolher estratégias alternativas (p. ex., colocar objetos usados com frequência em prateleiras mais baixas)

Abreviações: NAE, nervo acessório espinal; ADM, amplitude de movimento.

tempo necessário para a recuperação total do nervo (~12-18 meses) e como a perda da funcionalidade do trapézio (caso ocorra) pode influenciar o trabalho e as atividades do estilo de vida do paciente. Em curto prazo (próximos 4-6 meses), alternativas à prática de corrida, como o ciclismo em uma bicicleta reclinada, são recomendadas para evitar a tração sobre o complexo do ombro. Quando o paciente voltar a praticar corrida e esportes, poderá se beneficiar de uma órtese de ombro para ajudar a manter seu alinhamento. No planejamento da volta ao trabalho, sugestões podem incluir avaliação ergonômica da mesa e do local de trabalho. Como ele é destro, um apoio ajustável do antebraço pode ser instalado na mesa para reduzir a tensão sobre o pescoço e ombro enquanto estiver usando o mouse ou o teclado do computador.

O curso da recuperação após a cirurgia de dissecção de pescoço pode ser variável e será mais bem avaliado de forma progressiva com base no estágio da cicatrização do tecido. O Quadro 11.5 apresenta os objetivos fisioterapêuticos e as intervenções recomendadas desde o primeiro dia pós-cirúrgico até um ano após a dissecção de pescoço.

Quadro 11.5 PLANO DE TRATAMENTO PARA OS PERÍODOS PÓS-DISSECÇÃO DE PESCOÇO

Período de tempo relativo à cirurgia	Objetivos da fisioterapia	Intervenções sugeridas	Considerações especiais
Agudo: fase inicial pós-operatória (dias 1-3 pós-operatórios ou até a remoção dos drenos)	Mobilização geral precoce – prevenção de complicações (p. ex., pneumonia, TVP)	• Realizar ADM ativa branda do ombro com limites de elevação (p. ex., a 90º) na presença de drenos • Avaliar mobilidade • Fornecer fisioterapia de tórax, ajuda na locomoção quando necessário	• Obter autorização do cirurgião • Monitorar sinais vitais • Complicações: formação de seroma, infecção • Edema agudo de face e pescoço
Agudo: fase inicial de reabilitação (dias 3-6 pós-cirúrgicos ou após remoção dos drenos e durante as próximas 3-6 semanas)	Melhorar a cicatrização do local da incisão e dos vasos linfáticos Prevenção de capsulite adesiva no ombro	• Introduzir exercícios ativos brandos para a ADM do pescoço e ombro em posições sustentadas • Realizar retração escapular ativa e exercícios de elevação (sem resistência) • Realizar correção postural	• Observar o estágio da recuperação (p. ex., ADM branda do pescoço no sexto dia pós-cirúrgico, quando apropriado) • Fornecer educação e um programa domiciliar de exercícios • Monitorar os sinais de disfunção do trapézio e de restrição da articulação glenoumeral • Facilitar a recomendação para a fisioterapia ambulatorial
Fase subaguda de reabilitação: ausência de sinais de contração ativa do músculo trapézio (semanas 3-16 ou seguintes)	Manutenção da ADM passiva glenoumeral Prevenção da rigidez muscular adaptativa (peitorais) Prevenção de fraqueza no alongamento de músculos compensatórios (romboide e elevador da escápula)	• Realizar ADM glenoumeral passiva/ativa assistida • Praticar alongamento dos músculos peitorais, serrátil anterior, grande dorsal, subcapsular • Praticar fortalecimento dos músculos romboides, levantador da escápula, bíceps, tríceps, infraespinal, redondo menor em posições sustentadas • Realizar educação postural	• Lembrar-se da postura correta, quando necessário • Ter consciência da posição da escápula • Prescrever órtese em caso de dissecção radical do pescoço ou se a dissecção de pescoço incluir o nível V (triângulo posterior)
Fase de recuperação do nervo: sinais de contração ativa do músculo trapézio (semanas 12-52 ou seguintes)	Retreinamento do músculo trapézio	• Recrutar o grupo de "estabilizadores" internos para os movimentos de elevação e retração escapular • Realizar exercícios bilaterais • Modificar exercícios para enfatizar a ativação do músculo trapézio • Progredir para movimentos acima da cabeça e atividades funcionais quando a ADM de abdução ativa estiver restaurada	• Iniciar essa fase quando os primeiros sinais de contração ativa do músculo trapézio (p. ex., contração mínima) puderem ser notados: a recuperação poder ser evidente em até três meses (p. ex., após dissecção seletiva do pescoço que evita o nível V) ou atrasar até > 12 meses (p. ex., após dissecção radical do pescoço modificada que inclui os níveis II e V) • Limitar repetições: observar a qualidade da contração do músculo trapézio

Abreviações: TVP, trombose venosa profunda; ADM, amplitude de movimento.

A recuperação depende da gravidade da lesão do NAE. Em geral, a recuperação pós-cirúrgica pode ser dividida em quatro fases: aguda (~3-6 semanas), subaguda (terceira semana a ~3-6 meses), recuperação nervosa (~5-6 meses, quando os primeiros sinais de recuperação nervosa são evidentes) e fase crônica (~18 meses, quando a reinervação potencial do NAE atingiu seu ponto máximo). Na fase aguda da reabilitação, o principal objetivo do tratamento é proteger o ombro e manter a integridade da articulação glenoumeral. As metas após a alta hospitalar (fases de recuperação aguda e subaguda) são prevenir a inclinação do ombro, reduzir ou eliminar a dor, evitar a contratura do músculo peitoral e melhorar a estabilização escapular, fortalecendo os músculos alternativos para compensar a perda funcional do músculo trapézio.[19] No caso de pacientes com dor persistente, uma **órtese de ombro** que aperfeiçoa o alinhamento do ombro e da escápula (p. ex., órtese de Akman-Sari) pode ser indicada para sustentar o complexo do ombro e minimizar a depressão.[36]

Na fase da recuperação, quando os primeiros sinais de contração ativa do músculo trapézio tornam-se evidentes, o foco do exercício será dirigido para o retreinamento e o fortalecimento do músculo trapézio. Uma vez completada a recuperação nervosa, ou no caso de a recuperação posterior não ser antecipada, o exercício seguinte deve focar a melhora do posicionamento e do fortalecimento escapular, no sentido de retomar as atividades de lazer e as de trabalho (modificadas, quando necessário).

Os protocolos fisioterapêuticos publicados na literatura variam desde simples exercícios de ADM até programas que incluem exercícios terapêuticos, terapia manual e uso de modalidades eletroterapêuticas.[19,24,28-30] Uma revisão recente da literatura mostrou que, enquanto intervenções fisioterapêuticas para a disfunção do NAE relacionadas à cirurgia de CCP foram bem toleradas, as evidências foram limitadas devido à falta de dados examinando as intervenções no início do período pós-operatório.[37] Entretanto, um estudo de pacientes com câncer da tireoide fornece algumas evidências a favor da intervenção precoce. Nesse estudo, **exercícios ativos de alongamento do pescoço** foram introduzidos no primeiro dia após a dissecção do pescoço e induziram melhoras dos sintomas de curto e longo prazo.[27] Na população que apresenta CCP, **treinamentos com exercícios de ADM glenoumeral e ERPs** mostraram-se benéficos para a redução da dor e disfunção do ombro, quando realizados nas fases pós-cirúrgicas subaguda ou de recuperação.[38,39]

Recomendações clínicas baseadas em evidências

SORT (*Strength of Recommendation Taxonomy*): Força da Taxonomia de Recomendação
A: Evidências consistentes, de boa qualidade e orientadas para o paciente
B: Evidências inconsistentes ou de qualidade limitada orientadas para o paciente
C: Evidências consensuais, orientadas para a doença, prática comum, opinião de especialista ou série de casos

1. Uma órtese de ombro que aperfeiçoa o alinhamento da escápula e do ombro reduz a dor associada à paralisia do trapézio. **Grau B**
2. O alongamento ativo do pescoço nos primeiros dias após a cirurgia de dissecção de pescoço reduz os sintomas locais. **Grau B**

3. Exercícios de ADM do ombro com ERPs na fase subaguda de recuperação pós--dissecção de pescoço reduzem a dor e a disfunção do ombro. **Grau B**

PERGUNTAS PARA REVISÃO

11.1 O fisioterapeuta da UTI avalia um paciente 10 dias após um procedimento de dissecção de pescoço devido a câncer de orofaringe. Qual das seguintes características *não* é uma apresentação geralmente associada a lesão do NAE?
   A. Espondilolistese.
   B. Escápula alada.
   C. Depressão do ombro.
   D. Amplitude de movimento limitada da abdução ativa do ombro.

11.2 Um fisioterapeuta prescreveu exercício domiciliar para o paciente com neuropraxia do NAE do lado direito, que está sendo liberado 14 dias após uma cirurgia com dissecção de pescoço. Qual dos seguintes procedimentos deve ser o foco *mais* apropriado dos exercícios nesse momento da recuperação?
   A. ADM branda da coluna cervical e elevação ativa do ombro ≤ 90º.
   B. ADM de flexão e abdução antigravitacional ativa de ombro.
   C. Exercícios leves para prevenir o encurtamento adaptativo dos músculos peitorais e manter a ADM da articulação glenoumeral.
   D. Abdução ativa da articulação glenoumeral contra a gravidade e exercícios para melhorar o fortalecimento do músculo trapézio e restaurar o ritmo escapuloumeral.

RESPOSTAS

11.1 **A.** Os sinais clássicos de lesão do NAE que causam paralisia do trapézio incluem inclinação do ombro, escápula alada e abdução limitada do ombro ≤ 90º. Outros sinais incluem alterações na posição de descanso da escápula (i.e., repouso em uma posição voltada para baixo e em abdução), atrofia do trapézio levando a uma alteração no contorno da linha do pescoço e sintomas de dor com a movimentação do ombro para cima da cabeça.

11.2 **C.** No início do período pós-operatório, sintomas de capsulite adesiva podem se desenvolver devido à falta de movimento da articulação glenoumeral e à *postura protetora* da cabeça e do tronco (postura da cabeça para frente e ombros arredondados). Inicialmente, o indivíduo pode ficar relutante em se mover devido à dor e ao medo de abrir a incisão. A ADM suave de ombro com limites do movimento (p. ex., ≤ 90º) e o adiamento da ADM da coluna cervical (até os drenos serem removidos) são procedimentos recomendados. Após a alta hospitalar, o foco deve ser dirigido para a manutenção do movimento passivo da articulação glenoumeral, a prevenção de alterações secundárias, como o encurtamento adaptativo dos músculos peitorais, e para o fortalecimento de músculos alternativos a fim de compensar a perda funcional do trapézio. A abdução ativa contra a gravidade no plano coronal é, em última análise, limitada pela paralisia do músculo trapézio. Para prevenir uma síndrome do impacto secundário, o movimento de abdução contra a gravidade deve ser evitado até que possa ser realizado com o movimento escapular correto, já sem a condição da escápula alada.

REFERÊNCIAS

1. Argiris A, Eng C. Epidemiology, staging, and screening of head and neck cancer. In: Brockstein B, Masters G, editors. *Head and neck cancer.* New York, NY: Kluwer Academic Publishers; 2003.
2. National Cancer Institute NC. Dictionary of Cancer Terms. http://www.cancer.gov/dictionary. Accessed May 18, 2012.
3. Marur S, D'Souza G, Westra WH, et al. HPV-associated head and neck cancer: a virus--related cancer epidemic. *Lancet Oncol.* 2010;11:781-789.
4. Siegel R, Ward E, Brawley O, et al. Cancer statistics, 2011: the impact of eliminating socioeconomic and racial disparities on premature cancer deaths. *CA Cancer J Clin.* 2011;61:212-236.
5. Mood D. Cancers of the head and neck. In: Varricchio C, ed. A cancer source book for nurses: American Cancer Society Professional Education Publication; 1997:271-272.
6. Hammerlid E, Taft C. Health-related quality of life in long-term head and neck cancer survivors: a comparison with general population norms. *Br J Cancer.* 2001;84:149-156.
7. Clarke LK. Rehabilitation for the head and neck cancer patient. *Oncology.* 1998;12:81-94.
8. Roberts WL. *Rehabilitation of the Head and Neck Cancer Patient.* In: McGarvey C, ed. Rehabilitation of the Cancer Patient. New York: Churchill Livingstone; 1990.
9. Masters G, Brockstein B. Overview of Head and Neck Cancer. In: Masters G, Brockstein B, editors. *Head and Neck Cancer.* New York: Kluwar Academic Publishers; 2003.
10. Semple CJ, Sullivan K, Dunwoody L, Kernohan WG. Psychosocial interventions for patients with head and neck cancer. *Cancer Nurs.* 2004;27:434-441.
11. Locati L, Patel S, Pfister DG. Evaluation and treatment of head and neck cancer. In: Stubblefield MD, O'Dell MW, eds. *Cancer rehabilitation: Principles and practice.* New York, NY: Demos Medical; 2009.
12. Hinerman RW, Mendenhall WM, Amdur RJ. Radiation therapy in the management of early-stage head and neck cancer. In: Brockstein B, Masters G, eds. *Head and neck cancer.* New York, NY: Kluwar Academic Publishers; 2003.
13. Nori S, Soo KC, Green RF, et al. Utilization of intraoperative electroneurography to understand the innervation of the trapezius muscle. *Muscle Nerve.* 1997;20:279-285.
14. Medina J. Neck dissection. In: Bailey BJ, ed. *Head and neck surgery—otolaryngology.* Philadelphia, PA: Lippincott Williams and Wilkins; 2006:1595-1610.
15. Medina JE, American Academy of Otolaryngology—Head and Neck Surgery. Selective neck dissections [videorecording]. Washington, DC: American Academy of Otolaryngology—Head and Neck Surgery; 1987.
16. Fehrenbach MJ, Herring SW. *Illustrated anatomy of the head and neck.* 2nd ed. Philadelphia, PA: W.B. Saunders; 2002.
17. Taylor JC, Terrell JE, Ronis DL, et al. University of Michigan Head and Neck Cancer Team. Disability in patients with head and neck cancer. *Arch Otolaryngol Head Neck Surg.* 2004;130:764-769.
18. Remmler D, Byers R, Scheetz J, et al. A prospective study of shoulder disability resulting from radical and modified neck dissections. *Head Neck Surg.* 1986;8:280-286.
19. Villanueva R, Ajmani C. The role of rehabilitation medicine in physical restoration of patients with head and neck cancer. *The Cancer Bulletin.* 1977;29:46-54.
20. Hillel A, Patten C. Neck dissection: morbidity and rehabilitation. *Cancer Treat Res.* 1990;52:133-147.

21. Nahum AM, Mullally W, Marmor L. A syndrome resulting from radical neck dissection. *Arch Otolaryngol.* 1961;74:82-86.
22. Koybasioglu A, Tokcaer AB, Uslu S, et al. Accessory nerve function after modified radical and lateral neck dissections. *Laryngoscope.* 2000;110:73-77.
23. Patten C, Hillel AD. The 11th nerve syndrome. Accessory nerve palsy or adhesive capsulitis? *Arch Otolaryngol Head Neck Surg.* 1993;119:215-220.
24. Gordon SL, Graham WP, 3rd, Black JT, et al. Accessory nerve function after surgical procedures in the posterior triangle. *Arch Surg.* 1977;112:264-268.
25. Cappiello J, Piazza C, Giudice M, et al. Shoulder disability after different selective neck dissections (levels II-IV versus levels II-V): a comparative study. *Laryngoscope.* 2005;115:259-263.
26. Terrell JE, Welsh DE, Bradford CR, et al. Pain, quality of life, and spinal accessory nerve status after neck dissection. *Laryngoscope.* 2000;110:620-626.
27. Takamura Y, Miyauchi A, Tomoda C, et al. Stretching exercises to reduce symptoms of postoperative neck discomfort after thyroid surgery: prospective randomized study. *World J Surg.* 2005;29:775-779.
28. Herring D, King AI, Connelly M. New rehabilitation concepts in management of radical neck dissection syndrome. A clinical report. *Phys Ther.* 1987;67:1095-1099.
29. Saunders WH, Johnson EW. Rehabilitation of the shoulder after radical neck dissection. *Ann Otol Rhinol Laryngol.* 1975;84:812-816.
30. Johnson EW, Aseff JN, Saunders W. Physical treatment of pain and weakness following radical neck dissection. *Ohio State Med J.* 1978;74:711-714.
31. van Wilgen CP, Dijkstra PU, van der Laan BF, et al. Shoulder complaints after neck dissection; is the spinal accessory nerve involved? *Br J Oral Maxillofac Surg.* 2003;41:7-11.
32. Stuiver MM, van Wilgen CP, de Boer EM, et al. Impact of shoulder complaints after neck dissection on shoulder disability and quality of life. *Otolaryngol Head Neck Surg.* 2008;139:32-39.
33. Packel L. Oncological diseases and disorders. In: Malone DJ, Bishop Lindsay KL, eds. *Physical therapy in acute care: A clinician's guide.* Thorofare, NJ: Slack Incorporated; 2006.
34. Tuohy SM, Savodnik A. Postsurgical rehabilitation in cancer. In: Stubblefield MD, O'Dell MW, eds. *Cancer Rehabilitation:Principles and Practice.* New York, NY: Demos Medical; 2009.
35. Taylor RJ, Chepeha JC, Teknos TN, et al. Development and validation of the neck dissection impairment index: a quality of life measure. *Arch Otolaryngol Head Neck Surg.* 2002;128:44-49.
36. Kizilay A, Kalcioglu MT, Saydam L, et al. A new shoulder orthosis for paralysis of the trapezius muscle after radical neck dissection: a preliminary report. *Eur Arch Otorhinolaryngol.* 2006;263:477-480.
37. McGarvey AC, Chiarelli PE, Osmotherly PG, et al. Physiotherapy for accessory nerve shoulder dysfunction following neck dissection surgery: a literature review. *Head Neck.* 2011;33:274-280.
38. McNeely ML, Parliament M, Courneya KS, et al. A pilot study of a randomized controlled trial to evaluate the effects of progressive resistance exercise training on shoulder dysfunction caused by spinal accessory neurapraxia/neurectomy in head and neck cancer survivors. *Head Neck.* 2004;26:518-530.
39. McNeely ML, Parliament MB, Seikaly H, et al. Effect of exercise on upper extremity pain and dysfunction in head and neck cancer survivors: a randomized controlled trial. *Cancer.* 2008;113:214-222.

Infarto agudo do miocárdio

Ronald De Vera Barredo

CASO 12

Um executivo de 54 anos chegou à unidade de emergência queixando-se de dor repentina no tórax e braço esquerdo. Ele está pálido, diaforético e diz sentir náuseas. Os diagnósticos diferenciais incluem etiologias gástricas e musculoesqueléticas, infarto agudo do miocárdio (IAM), pericardite e miocardite. As leituras do eletrocardiograma (ECG) de 12 derivações indicaram elevação do segmento ST nas derivações anteriores V1-6, I e aVL e depressão recíproca do segmento ST nas derivações inferiores. As enzimas cardíacas mostraram níveis elevados de creatinoquinase-MB e troponina. O cateterismo cardíaco revelou uma obstrução do ramo descendente anterior da artéria coronária esquerda. O paciente foi imediatamente agendado e submetido a uma cirurgia de revascularização miocárdica (CRM) sem complicações. Medicações relevantes administradas no hospital durante o período pós-cirúrgico incluem estatina, bloqueador beta-adrenérgico e inibidor da enzima conversora de angiotensina (IECA). Após passar uma noite na unidade de tratamento intensivo (UTI), o paciente foi transferido para a enfermaria dessa mesma unidade. Ele foi encaminhado para a fisioterapia durante a fase I (interna) de reabilitação cardíaca com uma alta hospitalar prevista em cinco dias. O paciente mora com sua esposa e dois filhos adolescentes. Fuma uma carteira de cigarros por dia e apresenta pressão arterial (PA) e níveis de colesterol elevados. Tem também diabetes e apresenta uma história de aterosclerose e doença arterial coronariana (DAC).

▶ Quais são os testes mais apropriados?
▶ Quais são os exames prioritários?
▶ Quais são as intervenções fisioterapêuticas mais apropriadas?
▶ Que precauções devem ser tomadas durante o exame e as intervenções de fisioterapia?
▶ Qual é o prognóstico de reabilitação do paciente?

DEFINIÇÕES-CHAVE

ATEROSCLEROSE: acúmulo de placas nas artérias.
CATETERISMO CARDÍACO: procedimento médico no qual um tubo longo, fino e flexível é inserido em um vaso sanguíneo (geralmente na virilha) e dirigido aos vasos cardíacos; realizado para diagnosticar e/ou tratar certas condições cardíacas.
CIRURGIA DE REVASCULARIZAÇÃO MIOCÁRDICA (CRM): procedimento cirúrgico envolvendo a remoção de uma porção de uma veia ou artéria e o enxerto deste vaso em uma artéria coronária bloqueada a fim de reverter a obstrução arterial.
CREATINOQUINASE-MB: isoenzima mais específica do músculo cardíaco; seu grau de elevação no soro reflete a extensão do infarto do músculo cardíaco.
DOENÇA ARTERIAL CORONARIANA (DAC): aterosclerose nas artérias coronárias.

Objetivos

1. Descrever a fisiopatologia do IAM.
2. Discutir o papel dos exames diagnósticos na determinação da presença do IAM.
3. Descrever o papel das medicações pós-CRM.
4. Explicar a estratégia multidisciplinar para a reabilitação cardíaca e o papel da fisioterapia durante a fase I da reabilitação cardíaca.
5. Descrever a utilidade da avaliação da atividade, da avaliação da resistência e dos testes de caminhada na reabilitação cardíaca precoce.
6. Elaborar um plano de tratamento adequado para o paciente na fase I da reabilitação cardíaca.

Considerações sobre a fisioterapia

Considerações sobre a fisioterapia para o tratamento do indivíduo durante a hospitalização e após o IAM na fase I da reabilitação cardíaca:

- ▶ **Cuidados/Objetivos do plano geral de fisioterapia:** aumentar a tolerância ao exercício e a capacidade funcional, maximizar a independência funcional e a segurança e minimizar comprometimentos secundários controlando os fatores de risco associados à condição
- ▶ **Intervenções fisioterapêuticas:** educação do paciente e cuidador sobre a redução dos fatores de risco; exercícios de amplitude de movimento e treinamento funcional; treinamento da resistência; teste de progressão dos exercícios antes da alta do paciente
- ▶ **Precauções durante a fisioterapia:** precauções cardíacas; monitoramento minucioso de sintomas; monitoramento consistente dos sinais vitais, sobretudo da PA; identificação das possíveis reações adversas aos medicamentos (RAMs) cardíacos
- ▶ **Complicações que interferem na fisioterapia:** hipotensão ortostática, resposta fisiológica anormal ao exercício, disfunção ventricular esquerda, insuficiência cardíaca, arritmias ventriculares, baixa capacidade funcional

Visão geral da patologia

A aterosclerose é uma doença na qual ocorre o acúmulo de placas nas artérias.[1] Quando a aterosclerose ocorre nas artérias coronárias, ocorre a DAC. O acúmulo de placas na

DAC impede o fluxo de sangue oxigenado para o coração. Com o comprometimento do fluxo sanguíneo nas artérias coronárias, o oxigênio necessário não chega ao tecido do miocárdio e ocorre a isquemia, resultando em sintomas e sinais como dor torácica (angina), diaforese e náuseas. Em geral, isso ocorre quando o estreitamento da artéria coronária é superior a 75%.[2] O ramo descendente anterior da artéria coronária esquerda supre o ventrículo esquerdo, a câmara do coração responsável pela maior carga de trabalho. O bloqueio não tratado causa lesão cardíaca permanente, caso o indivíduo não tenha morte imediata, razão pela qual o bloqueio do ramo descendente anterior da artéria coronária esquerda é conhecido como o "gerador de viúvas".[3]

Pacientes que sentem angina devido à DAC podem se submeter a diversos exames. O primeiro passo é descartar um IAM (ataque cardíaco) ou alguma condição potencialmente fatal por meio de exames, como os níveis de enzimas sanguíneas, ECG e raios X de tórax.[4] A elevação de algumas enzimas no soro tem sido tradicionalmente considerada específica de lesão cardíaca, incluindo creatinoquinase-MB e troponinas cardíacas. A troponina cardíaca I e a troponina cardíaca T tem sido usadas em vez de, ou junto com, os marcadores-padrão. A troponina cardíaca I é específica para a isquemia do miocárdio e a troponina cardíaca T é específica para lesão do miocárdio. A presença de um dos seguintes critérios satisfaz o diagnóstico de IAM, em evolução ou recente: (1) elevação típica e queda gradual (troponina) ou elevação e queda mais rápida (creatinoquinase-MB) de marcadores bioquímicos da necrose do miocárdio com pelo menos uma das seguintes manifestações: (a) sintomas isquêmicos, (b) apresentação de ondas Q patológicas no ECG, (c) alterações do ECG indicativas de isquemia (elevação ou depressão do segmento ST), ou (d) intervenção na artéria coronária (p. ex., angioplastia coronariana); (2) achados patológicos de um IM agudo.[3,5] O ECG é um exame indolor e não invasivo que avalia a atividade elétrica do coração. Os problemas cardíacos podem se manifestar como ritmos anormais consistentes com a condição. Por exemplo, neste estudo de caso apresentado, a elevação do segmento ST nas derivações anteriores V1-6, I e aVL e a depressão de ST recíproca nas derivações inferiores são consistentes com um IAM anterior.[6]

O cateterismo cardíaco é um procedimento médico utilizado para diagnosticar e/ou tratar determinadas condições cardíacas, realizado por meio de um tubo longo, fino e flexível que é, em geral, inserido em um vaso sanguíneo da virilha e dirigido até o coração. Um corante especial que é evidenciado no exame de raios X pode ser liberado do cateter. Conforme o corante se movimenta nas artérias coronárias, a extensão ou a gravidade do bloqueio arterial pode ser determinada. Esse procedimento é conhecido como angiografia cardíaca.[7] O cateterismo pode permitir a restauração do fluxo sanguíneo realizando-se uma angioplastia coronariana transluminal percutânea, na qual um cateter com balão é posicionado na área do bloqueio e inflado de modo a empurrar a placa contra a parede arterial, aumentando o diâmetro do vaso. Para prevenir um novo bloqueio das artérias coronárias, são utilizados *stents*.[8] Quando o(s) bloqueio(s) não podem ser tratados com angioplastia, a CRM é outra opção de intervenção. A CRM é realizada para aliviar a angina em pacientes que não responderam à medicação e que não são bons candidatos à angioplastia. A CRM é ideal para pacientes com múltiplos estreitamentos em diversos ramos da artéria coronária, o que em geral se observa em pacientes com diabetes. A CRM tem melhorado a sobrevida de longo prazo de pacientes com estreitamento significativo da artéria coronária principal esquerda e de pacientes com estreitamento significativo de múltiplas artérias, sobretudo daqueles com redução da função de bombeamento do músculo cardíaco.[9] Também conhecida como *bypass* da artéria coronária, a CRM utiliza a veia safena autógena ou enxertos arteriais (em geral a torácica interna/mamária ou, às vezes, a artéria radial ou gastrepiploica) para fazer o *bypass* de lesões estenóticas das artérias coronárias.[10]

Após a realização da CRM, são administradas as seguintes medicações pós-operatórias para reduzir a carga sobre o coração: estatinas para reduzir os níveis sanguíneos de colesterol, betabloqueadores para reduzir a frequência cardíaca (FC), a pressão sanguínea e a demanda do coração por oxigênio, e IECAs para tratar a pressão sanguínea elevada. Outras medicações podem ser administradas por curto prazo para prevenir o desenvolvimento de uma FC irregular (antiarrítmicos), para controlar o desconforto associado à cicatrização das incisões (analgésicos) ou para regular os movimentos intestinais (laxantes e/ou amolecedores de fezes).

Pacientes que passaram por cirurgias cardíacas como a CRM recebem reabilitação cardíaca como parte de seu regime de tratamento. A **reabilitação cardíaca** é um programa supervisionado por médicos, que ajuda a melhorar a saúde e o bem-estar de indivíduos com problemas cardíacos incluindo, mas não se restringindo a apenas, aqueles que apresentaram: IAMs, condições cardíacas (p. ex., DAC, angina ou insuficiência cardíaca) e cirurgias cardíacas como bypass, angioplastias e *stents*.[11-13] Como um programa multidisciplinar para promover a funcionalidade física, social e psicológica, a reabilitação cardíaca é orientada por quatro objetivos: estratificação do risco, melhora do bem-estar emocional e dos fatores psicológicos, redução dos fatores de risco de DAC e minimização de sintomas.[13] A reabilitação cardíaca consiste em três fases. A fase I é a de hospitalização do paciente e consiste em serviços de prevenção e reabilitação após um evento cardíaco. A fase II consiste em um programa supervisionado de exercícios ambulatoriais, em geral durante os primeiros três a seis meses, porém podendo continuar até um ano após o evento. A fase III é a fase de manutenção, que fornece por mais tempo serviços de prevenção e reabilitação para pacientes no âmbito ambulatorial/comunitário. Dependendo da fase, o programa pode ter avaliação médica, aconselhamento e educação e/ou suporte e treinamento.[11,12,14]

Existem resultados benéficos comprovados advindos da reabilitação cardíaca. **A reabilitação cardíaca tem melhorado a tolerância ao exercício e a capacidade para realizá-lo entre homens e mulheres, independentemente da idade.** Foram demonstradas melhoras nos níveis de lipídios e lipoproteínas, na angina e na insuficiência do ventrículo esquerdo. A estratégia multifatorial dos programas de reabilitação cardíaca exerceu um efeito positivo sobre o controle do peso corporal e da pressão sanguínea, redução do tabagismo, redução do estresse e ajuste e interação social. No caso dos indivíduos que participam, evidências sugerem que a reabilitação cardíaca reduz a mortalidade. Entretanto, esse resultado não é atribuído apenas ao exercício, mas também à natureza multifatorial dos programas de reabilitação cardíaca.[11,15]

Tratamento fisioterapêutico do paciente

Após a realização de uma CRM sem complicações, em geral os pacientes permanecem na UTI por um a dois dias. O paciente é, em seguida, transferido para uma unidade temporária, onde fica dois a cinco dias antes de ir para casa. Enquanto hospitalizado, o paciente inicia a reabilitação cardíaca interna (fase I). O foco primário da fase I da reabilitação cardíaca é a mobilização precoce após a cirurgia, progredindo para a realização de atividades de baixo impacto de acordo com a tolerância do indivíduo. A educação do paciente e de sua família é essencial durante esse período, considerando a presença de comorbidades e os fatores de estilo de vida que contribuíram para o evento cardíaco. A reabilitação cardíaca hospitalar também inclui a instrução sobre o automonitoramento da FC, o esforço percebido e os sinais e sintomas do desconforto cardíaco.

No tratamento do paciente, é essencial o papel da equipe de reabilitação cardíaca, que consiste não apenas no paciente e/ou seus familiares, mas também inclui médicos, enfermeiros, fisioterapeutas e terapeutas ocupacionais, nutricionistas e psicólogos ou outros especialistas em saúde mental.[16] Caso a equipe de reabilitação determine que o paciente é incapaz de voltar para casa após a liberação da unidade hospitalar de terapia intensiva, o paciente pode ser transferido para uma unidade de reabilitação interna, onde a fase I do programa será prolongada (i.e., fase I estendida) até a recuperação funcional ter chegado a um nível no qual o paciente possa ser liberado para casa com segurança.[17]

Exame, avaliação e diagnóstico

É provável que pacientes que se encontram em recuperação de uma CRM apresentem funções comprometidas. Os fatores que contribuem para tal comprometimento podem ser lesão direta do miocárdio; perda sanguínea levando à redução do volume sanguíneo, do hematócrito e dos níveis de albumina; restrições pós-cirúrgicas ao movimento e infecções pós-operatórias no tórax e nas incisões cirúrgicas do local do enxerto. Comprometimentos no local do membro doador também podem contribuir para o prejuízo funcional. Por exemplo, caso a veia safena tenha sido usada durante a cirurgia, o membro doador pode apresentar problemas de circulação, sensibilidade e força. Portanto, o fisioterapeuta precisa examinar a força, amplitude de movimento e sensibilidade dos membros e a condição tegumentar dos locais cirúrgicos e da incisão do membro doador. Como os valores dos exames laboratoriais de hematologia, coagulação sanguínea e química do soro alteram-se substancialmente após uma CRM com *bypass* cardiopulmonar não complicada, é essencial realizar uma revisão desses valores antes do início da fisioterapia.[18,19]

Após a CRM, o paciente é transferido de uma UTI para uma unidade semi-intensiva, onde será mantido sob contínuo monitoramento por telemetria.[20] O fisioterapeuta deve monitorar diretamente o ECG à procura de arritmias quando estiver trabalhando com o paciente ou alertar o técnico de telemetria antes de tratar o paciente, de modo que a FC e o ritmo cardíaco possam ser monitorados durante a fisioterapia. O fisioterapeuta deve estar atento aos sinais e sintomas de débito cardíaco inadequado, que pode oscilar desde uma taquicardia e poiquilotermia das extremidades até à redução da pulsação periférica, atividade mental alterada e hipotensão.[20] O fisioterapeuta também deve estar ciente de várias complicações cardíacas. A fibrilação atrial (FA) é a complicação mais comum após uma CRM e aumenta duas a cinco vezes o risco de acidente vascular cerebral (AVC). Caso a FA dure mais de 24 horas, a administração de medicamentos anticoagulantes auxilia a reduzir a probabilidade da formação de trombos e êmbolos. As arritmias ventriculares podem ocorrer a qualquer momento após a CRM, porém são comuns no início do período pós-operatório.[21] Embora rara, a efusão pericárdica, que leva ao tamponamento cardíaco, ocorre com maior frequência no início do estágio pós-operatório; entretanto, ela também pode se apresentar até seis meses após a cirurgia. A tríade de Beck manifestada por bulhas hipofonéticas, estase jugular e hipotensão representa um quadro típico do tamponamento cardíaco. Este também pode se apresentar com pulso paradoxal (queda > 10 mmHg na pressão sanguínea sistólica durante a inspiração), dispneia, dor torácica e tontura.[20,22,23]

O fisioterapeuta deve observar quaisquer sinais de comprometimento do sistema respiratório do paciente. Complicações pulmonares pós-operatórias originam-se de uma falta de insuflação pulmonar advinda de uma série de fatores convergentes, incluindo alteração respiratória para um padrão monótono e superficial sem suspiros periódicos após a cirurgia, postura deitada por longo período e disfunção diafragmática temporária.[24] Estas, por sua vez, levam à alteração pós-operatória da respiração e da tosse e à dispneia. A hipoxemia, comum após a CRM, pode se refletir na redução da saturação de oxigênio ($SatO_2$) observada na oximetria de pulso. O derrame pleural é uma complicação pós-operatória comum, que pode levar à dispneia. Os derrames podem advir de hemorragia secundária à colheita da artéria mamária interna. Enquanto derrames menores podem ser tratadas de forma conservadora e se resolvem espontaneamente, derrames maiores podem necessitar de toracocentese.[20] O fisioterapeuta precisa avaliar o estado respiratório do paciente, a eficiência da tosse e as bulhas respiratórias.

Como o foco primário da fase I da reabilitação cardíaca reside na mobilização precoce após a cirurgia, o fisioterapeuta deve conduzir uma atividade e/ou avaliação de resistência a fim de analisar as respostas fisiológicas do paciente às intensidades de atividade submáximas crescentes ou aos exercícios aeróbicos. Em geral, a análise inicia com uma avaliação de atividade na qual o paciente é transferido do decúbito dorsal para uma postura sentada e, finalmente, é colocado de pé. Durante essa progressão, são monitorados FC, ECG, PA, saturação por oximetria de pulso (SpO_2) e quaisquer sinais e sintomas do paciente. Caso suas respostas às alterações posturais sejam estáveis e consideradas seguras, pede-se ao paciente para realizar exercícios ativos simples ou algumas atividades da vida diária enquanto o fisioterapeuta continua a monitorar suas respostas fisiológicas e quaisquer sinais e sintomas.[25]

Caso as respostas fisiológicas do paciente durante a avaliação de atividades sejam seguras e adequadas, o fisioterapeuta pode realizar uma avaliação de resistência. O paciente é instruído a realizar uma locomoção progressiva no corredor por dois a três minutos, em um passo confortável e relaxado ditado por ele mesmo. Logo após, o fisioterapeuta monitora os sinais vitais do indivíduo e quaisquer outros sinais e sintomas enquanto ele continua a caminhar. O paciente também é indagado a respeito do seu próprio esforço por meio do uso de uma escala de esforço percebido. Se as respostas forem estáveis e seguras, ele deve receber orientações para aumentar a intensidade da locomoção durante outros dois a três minutos, quando suas respostas fisiológicas e quaisquer sinais e sintomas são reavaliados. Tal procedimento precisa ser repetido até o paciente informar uma escala de esforço percebido de "certa dificuldade" (13 em uma escala de 6-20) ou "certo esforço" (4 em uma escala de 1-10), quando o paciente manterá o passo até começar a se sentir fatigado. Ao final da avaliação, o fisioterapeuta anota o tempo total do exercício como uma medida de avaliação para a resistência.[25]

Uma alternativa para a avaliação de resistência é o uso de testes de caminhada cronometrada, como o Teste de Caminhada de Seis Minutos (TC6). Enquanto o *tempo* é o resultado primário na avaliação da resistência, a *distância* representa o parâmetro de interesse nos testes de caminhada cronometrados. O paciente é instruído a caminhar com um passo que o permita percorrer a maior distância possível de um curso estabelecido durante um período específico de tempo, com ou sem equipamento de apoio. Ao final do teste, os níveis de PA, FC, $SatO_2$, taxa de esforço percebido, dispneia e fadiga são registrados. A distância percorrida durante o teste de caminhada pode ser avaliada estimando-se o dispêndio de energia por equivalentes metabólicos das tarefas (EMTs) e/ou comparando-se a distância com os valores de referência. A velocidade de caminhada pode ser usada para calcular o consumo de oxigênio e os valores de EMT. De forma alternativa, a distância percorrida em um teste de caminhada pode ser comparada aos valores de referência publicados.[26] O TC6 é o teste de caminhada mais pesquisado e mais bem tolerado pelos pacientes com insuficiência respiratória ou cardiovascular. Os resultados do TC6 correlacionam-se fortemente com o consumo máximo de oxigênio; esse teste também se correlaciona, de forma moderada a intensa, com as avaliações funcionais.[25]

Plano de atendimento e intervenções

Devido à natureza multidisciplinar da reabilitação cardíaca, o fisioterapeuta trabalha de forma conjunta com a equipe de reabilitação cardíaca, enfatizando a importância e a necessidade de exercícios, alterações no estilo de vida, educação continuada, terapia comportamental e cognitiva e apoio emocional. Se a equipe determinar que um paciente não está em condições de receber alta após ser liberado da UTI, ele pode ser transferido para uma unidade semi-intensiva, onde a fase I do programa será prolongada (i.e., fase I estendida) até a recuperação funcional ter chegado a um nível no qual o paciente pode ser liberado para casa com segurança.[27]

Como a permanência hospitalar tem sido cada vez mais curta, os programas de fase I devem proporcionar ao paciente um ensino detalhado e uma prescrição de exercícios antes da sua volta para casa. Programas de fase I incluem uma rotina de exercícios individualizada, adequada às necessidades do paciente e baseada nos resultados de sua atividade e/ou avaliações de resistência. Os programas de fase I enfatizam orientações sobre o automonitoramento da FC, taxa de esforço percebido e sinais e sintomas de desconforto cardíaco durante e depois do exercício ou da atividade física.[17,27] O ensino é direcionado às atividades que podem ser realizadas durante a recuperação e às atividades que devem ser evitadas ou modificadas. Precauções relacionadas ao esterno constituem um exemplo de restrição de movimento prescrita aos indivíduos após cirurgias cardíacas nas quais o esterno é seccionado. As precauções relacionadas ao esterno geralmente focam a restrição de movimento dos membros superiores (MSs) e a minimização da carga sobre o esterno a partir da sustentação de peso pelos MSs. Entretanto, a literatura recente questiona a variedade, o impacto, a restrição e a eficiência dessas restrições, considerando que a base para essas precauções são mais teóricas do que empíricas.[28,29] O Quadro 12.1 apresenta exemplos representativos de precauções relacionadas ao esterno normalmente prescritas após uma CRM.[13,29]

Estratégias de modificações no estilo de vida (p. ex., parar de fumar, exercitar-se com regularidade, mudar a alimentação) a fim de reduzir o risco de futuros eventos cardíacos são ensinadas e enfatizadas em toda fase I. Por fim, os pacientes são informados a respeito dos programas de fase II disponíveis em sua comunidade.[27] O ato de fornecer ensino ao paciente sobre o tratamento cardíaco tem resultado em melhoras mensuráveis na pressão sanguínea, mortalidade, capacidade para exercícios e dieta. O tipo de estratégia instrucional (i.e., didática vs. comportamental) não influenciou o resultado; entretanto, a adesão aos princípios educacionais (tais como reforço, *feedback* e individualização), sim.[30]

O exercício é uma parte importante do processo de recuperação pós-CRM. Os exercícios de amplitude de movimento podem começar logo no início do processo, durante as primeiras 24 a 48 horas, passando de passivos a ativos assistidos e, eventualmente, a exercícios ativos. O fisioterapeuta pode prescrever exercícios para melhorar a expansão do tórax e facilitar a respiração.[22,31-33] Pacientes de baixo risco devem ser encorajados a realizar atividades de autocuidado à cabeceira da cama.[22] Quando o paciente é transferido para uma unidade semi-intensiva, espera-se que ele realize mais atividades funcionais na cama e fora dela, incluindo o ato de caminhar no quarto e, talvez, no corredor. Durante a realização dos exercícios ou das atividades funcionais, o fisioterapeuta precisa monitorar de forma contínua as respostas fisiológicas, o esforço percebido e quaisquer sinais e sintomas emergenciais do paciente. As orientações para terminar os *testes* de exercícios[31,34,35] podem ser usadas para determinar o momento de interromper uma *sessão* de exercícios (Quadro 12.2).

Os resultados da avaliação da atividade e da resistência conduzida antes do início dos exercícios fornecem ao fisioterapeuta medidas iniciais em relação às posições e às atividades funcionais que o paciente consegue realizar e tolerar. O Quadro 12.3 exemplifica atividades funcionais da fase I que demonstram progressão das atividades realizadas na cama ou próximo a ela para começar a caminhar ou a subir escadas.[36] Não existem etapas formalizadas entre essas atividades. Dessa forma, a progressão baseia-se na estabilidade da condição e das respostas fisiológicas do paciente à atividade e às avaliações de resistência.

Antes ou logo após a alta hospitalar, a maioria dos pacientes é submetida a um teste de exercícios de baixo impacto para determinar não apenas o nível do EMT, acima do qual as atividades domiciliares deste paciente *não* deverão ultrapassar, como também os EMTs máximos, em que o paciente deverá se enquadrar racionalmente quando estiver realizando exercícios ou atividades da vida diária em casa. Quase todas as atividades da vida diária podem ser realizadas com um custo de energia não superior a 4 EMTs. Entretanto, subir escadas requer 5 a 6 EMTs. Após duas a seis semanas de recuperação em casa, o paciente estará pronto para iniciar a fase II da reabilitação cardíaca.[22,37,38]

Quadro 12.1 PRECAUÇÕES RELACIONADAS AO ESTERNO

Precauções para restrição de movimento dos membros superiores	Precauções para redução da carga sobre o esterno a partir dos membros superiores
• Não realizar flexão bilateral do ombro acima de 90° • Não ingressar em esportes relacionados ao movimento unilateral ou bilateral dos membros superiores • Não realizar extensão dos ombros quando vestir a parte de cima das roupas • Evitar abdução horizontal do ombro com rotação externa extrema	• Não levantar mais que 4,5 kg unilateral ou bilateralmente • Não dirigir veículos motorizados • Não usar os braços para se empurrar ou puxar quando estiver entrando ou saindo da cama

Quadro 12.2 INDICAÇÕES ABSOLUTAS E RELATIVAS PARA A INTERRUPÇÃO DO EXERCÍCIO

Indicações absolutas	Indicações relativas

Sinais e sintomas
• Angina moderada a grave (grau 3-4)
• Cianose, palidez, outros sinais de perfusão inadequada
• Sinais ou sintomas do sistema nervoso crescentes, tais como ataxia, tontura ou quase síncope
Respostas fisiológicas
• Queda > 10 mmHg na PAS apesar do aumento da carga de trabalho além da evidência de isquemia
• Respostas anormais do ECG
  – Taquicardia ventricular persistente
  – Elevação de ST ≥ 1,0 mm nas derivações na ausência de ondas Q diagnósticas (outras que não V1 ou aVR)
Outras
• Incapacidade de monitorar respostas fisiológicas como ECG e PAS
• Paciente mostrou o desejo de interromper
	Sinais e sintomas
	• Angina crescente
	• Fadiga, dispneia, dor muscular, claudicação da perna
	• Aparência geral, como diminuição da temperatura da pele, transpiração fria e leve, cianose periférica
	Respostas fisiológicas
	• Alterações na pressão sanguínea
	  – Queda > 10 mmHg na PAS apesar do aumento da carga de trabalho além da evidência de isquemia
	  – Episódio hipertensivo (PAS > 250 mmHg e/ou PAD > 115 mmHg)
	• Respostas anormais do ECG
	  – Ritmos cardíacos anormais além da taquicardia ventricular contínua, tais como CVPs, taquicardia supraventricular, bloqueio cardíaco ou bradiarritmias
	  – Alterações de ST ou QRS, tais como depressão ST excessiva (> 2 mm de horizontalidade ou depressão do segmento ST descendente) ou deslocamento acentuado do eixo
	  – Desenvolvimento de bloqueio do ramo ou falha de condução intraventricular que não possam ser distinguidos da taquicardia ventricular

Abreviações: PAS, pressão arterial sistólica; ECG, eletrocardiograma; PAD, pressão arterial diastólica; CVP, contração ventricular prematura;.

Quadro 12.3 PROGRESSÃO DA TAREFA EM ATIVIDADES FUNCIONAIS DURANTE A FASE I DA REABILITAÇÃO CARDÍACA

Atividades funcionais	Atividades na cama e à beira da cama	Atividades em torno da cama e no quarto do hospital	Atividades no quarto e no corredor	Atividades fora do quarto
Mobilidade na cama	Paciente senta-se na cama com ajuda	Paciente senta-se na cama com assistência quando necessário	Senta-se na cama com independência	Contínua
Ficar de pé	Paciente levanta-se à beira da cama com assistência	Paciente levanta-se com assistência quando necessário	Paciente levanta-se com independência	Contínua
Caminhar	Não se aplica	Paciente caminha dentro do quarto, inclusive no banheiro, com assistência	Paciente caminha no corredor com assistência, 2-3 vezes ao dia	Paciente caminha no corredor com assistência, 3-4 vezes ao dia. Sobe escadas conforme permitido e tolerado
Autocuidado	Paciente realiza autocuidado na cama ou ao lado da cama	Realiza atividades de autocuidado no banheiro	Contínuo	Contínuo

Recomendações clínicas baseadas em evidências

SORT (*Strength of Recommendation Taxonomy*): Força da Taxonomia de Recomendação
A: Evidências consistentes, de boa qualidade e orientadas para o paciente
B: Evidências inconsistentes ou de qualidade limitada orientadas para o paciente
C: Evidências consensuais, orientadas para a doença, prática comum, opinião de especialista ou série de casos

1. A reabilitação cardíaca que envolve intervenções psicológicas, educacionais e de exercícios supervisionados é recomendada a todos os pacientes elegíveis após uma CRM. **Grau A**
2. A reabilitação cardíaca melhora a tolerância e a capacidade de realizar exercícios entre homens e mulheres, independentemente da idade. **Grau A**
3. As precauções relacionadas ao esterno após uma CRM são eficientes para reduzir a probabilidade de cicatrização anormal. **Grau C**

PERGUNTAS PARA REVISÃO

12.1 Qual dos seguintes resultados demonstra melhora na capacidade de exercício de um paciente que está passando por reabilitação cardíaca?
   A. Menor tempo para atingir o ponto de fadiga durante uma avaliação de resistência e maior distância percorrida durante um TC6.
   B. Maior tempo para atingir o ponto de fadiga durante uma avaliação de resistência e menor distância percorrida durante um TC6.
   C. Menor tempo para atingir o ponto de fadiga durante uma avaliação de resistência e menor distância percorrida durante um TC6.
   D. Maior tempo para atingir o ponto de fadiga durante uma avaliação de resistência e maior distância percorrida durante um TC6.

12.2 Ao dar orientações ao paciente sobre o desempenho nos exercícios, o fisioterapeuta deve enfatizar todas as seguintes variáveis instrucionais, *exceto*:
   A. Reforço.
   B. Meio de comunicação.
   C. Individualização.
   D. *Feedback*.

RESPOSTAS

12.1 **D.** Durante uma avaliação de resistência, um paciente com capacidade crescente para realizar exercícios é capaz de caminhar por um maior período de tempo antes de atingir o ponto de fadiga considerando a mesma intensidade. O paciente também conseguirá caminhar por uma *distância* mais longa em um TC6, em relação às suas avaliações iniciais.

12.2 **B.** A educação do paciente sobre o tratamento cardíaco tem demonstrado melhoras mensuráveis na pressão sanguínea, mortalidade, capacidade de realizar exercícios e dieta. O tipo de meio de comunicação não influencia o resultado; entretanto, a adesão aos princípios educacionais (tais como reforço, *feedback* e individualização), sim.[30]

REFERÊNCIAS

1. PubMed Health. http://www.nhlbi.nih.gov/health/health-topics/topics/atherosclerosis/. Accessed November 18, 2011.
2. Mercer University School of Medicine. The Internet Pathology Laboratory for Medical Education. http://library.med.utah.edu/WebPath/TUTORIAL/MYOCARD/MYOCARD.html. Accessed November 20, 2011.
3. Goodman CC, Smirnova IV. Ch 12: The cardiovascular system. In: Goodman CC, Fuller KS. *Pathology—Implications for the Physical Therapist*. 3rd ed. St. Louis, MO: Saunders Elsevier; 2009: 560-561.
4. eMedicineHealth. http://www.emedicinehealth.com/coronary_heart_disease/page5_em.htm. Accessed May 12, 2011.
5. Alpert JS, Thygesen K, Antman E, et al. Myocardial infarction redefined—a consensus document of The Joint European Society of Cardiology/American College of Cardiology Committee for the redefinition of myocardial infarction. *J Am Coll Cardiol*. 2000;36:959-969.
6. ECG Library. http://www.ecglibrary.com/ecghome.html. Accessed November 25, 2011.
7. PubMed Health. http://www.nhlbi.nih.gov/health/health-topics/topics/cath/. Accessed November 25, 2011.
8. WebMD. http://www.webmd.com/heart-disease/treatment-angioplasty-stents. Accessed November 28, 2011.
9. MedicineNet.com. http://www.medicinenet.com/coronary_artery_bypass_graft/page3.htm. Accessed November 28, 2011.
10. Watchie J. *Cardiovascular and pulmonary physical therapy a clinical manual*. 2nd ed. St. Louis, MO: Saunders Elsevier; 2010: 61.
11. eMedicineHealth. http://emedicine.medscape.com/article/319683-overview#aw2aab6b4. Accessed December 7, 2011.
12. American Heart Association. http://www.heart.org/HEARTORG/Conditions/More/CardiacRehab/What-is-Cardiac-Rehabilitation_UCM_307049_Article.jsp. Accessed December 7, 2011.
13. Goodman CC, Smirnova IV. Ch 12: The cardiovascular system. In: Goodman CC, Fuller KS. *Pathology—Implications for the Physical Therapist*. 3rd ed. St. Louis, MO: Saunders Elsevier; 2009: 545.
14. AACVPR/ACC/AHA 2007 Performance Measures on cardiac rehabilitation for referral to and delivery of cardiac rehabilitation/secondary prevention services. *J Am Coll Cardiol*. 2007;50:1400-1433.
15. Wenger NK. Current status of cardiac rehabilitation. *J Am Coll Cardiol*. 2008;51:1619-1631.
16. PubMed Health. http://www.nhlbi.nih.gov/health/health-topics/topics/rehab/. Accessed December 10, 2012.
17. Elrod CS. Patient adherence to self-monitoring recommendations taught in extended phase I cardiac rehabilitation. *Cardiopulm Phys Ther J*. 2007;18:3-14.
18. Wintz G, LaPier TK. Functional status in patients during the first two months following hospital discharge for coronary artery bypass surgery. *Cardiopulm Phys Ther J*. 2007;18:13-20.
19. Möhnle P, Schwann NM, Vaughn WK, et al. Perturbations in laboratory values after coronary artery bypass graft surgery with cardiopulmonary bypass. *J Cardiothorac Vasc Anesth*. 2005;19:19-25.
20. Mullen-Fortino M, O'Brien N. Caring for a Patient after Coronary Artery Bypass Graft. http://www.nursingcenter.com/pdf.asp?AID=819638. Accessed December 15, 2011.
21. Fuster V, et al. ACC/AHA/ESC 2006 guidelines for the management of patients with atrial fibrillation—executive summary: a report of the American College of Cardiology/

American Heart Association Task Force on Practice Guidelines and the European Society of Cardiology Committee for Practice Guidelines (Writing committee to revise the 2001 guidelines for the management of patients with atrial fibrillation). *Eur Heart J.* 2006; 27:1979-2030.
22. Medscape. http://emedicine.medscape.com/article/152083-overview. Accessed December 15, 2011.
23. Russo AM, O'Connor WH, Waxman HL. Atypical presentations and echocardiographic findings in patients with cardiac tamponade occurring early and late after cardiac surgery. *Chest.* 1993;104: 71-78.
24. Overend TJ, Anderson CM, Lucy SD, et al. The effect of incentive spirometry on postoperative pulmonary complications: a systematic review. *Chest.* 2001;120:971-978.
25. Watchie J. *Cardiovascular and Pulmonary Physical Therapy—A Clinical Manual.* 2nd ed. St. Louis, MO: Saunders Elsevier; 2010.
26. LaPier TK. Outcome measures in cardiopulmonary physical therapy: focus on walk tests. *Cardiopulm Phys Ther J.* 2004;15:17-21.
27. WebMD. http://www.webmd.com/heart-disease/cardiac-rehab-general-exercise-guidelines-for-phase-i. Accessed December 20, 2011.
28. Tuyl LJ, Mackney JH, Johnston CL. Management of sternal precautions following median sternotomy by physical therapists in Australia: a web-based survey. *Phys Ther.* 2012;92:83-97.
29. Cahalin LP, LaPier TK, Shaw DK. Sternal precautions: is it time for change? Precautions versus restrictions—a review of literature and recommendations for revision. *Cardiopulm Phys Ther J.* 2011;22:5-15.
30. Mullen PD, Mains DA, Velez R. A meta-analysis of controlled trials of cardiac patient education. *Patient Educ Couns.* 1992;9:143-162.
31. Goodman CC, Smirnova IV. Ch 12: The cardiovascular system. In: Goodman CC, Fuller KS. *Pathology—Implications for the Physical Therapist.* 3rd ed. Saunders Elsevier; 2009:546-547.
32. Westerdahl E, Lindmark B, Eriksson T, et al. Deep-breathing exercises reduce atelectasis and improve pulmonary function after coronary artery bypass surgery. *Chest.* 2005;128:3482-3488.
33. Haeffener MP, Ferreira GM, Barreto SS, et al. Incentive spirometry with expiratory positive airway pressure reduces pulmonary complications, improves pulmonary function and 6-minute walk distance in patients undergoing coronary artery bypass graft surgery. *Am Heart J.* 2008;156: e1-e8.
34. Fletcher GF, Balady GJ, Amsterdam EA, et al. Exercise standards for testing and training: a statement for healthcare professionals from the American Heart Association. *Circulation.* 2001;104:1694-1740.
35. Gibbons RJ, et al. ACC/AHA 2002 Guideline update for exercise testing: summary article: a report of the American College of Cardiology/American Heart Association Task Force on Practice Guidelines (Committee to Update the 1997 Exercise Testing Guidelines). *Circulation.* 2002;106: 1883-1892.
36. WebMD. http://www.webmd.com/heart-disease/cardiac-rehab-examples-of-phase-i--exercises-aftera-heart-attack. Accessed December 20, 2011.
37. Phase I Cardiac Rehabilitation. http://jan.ucc.nau.edu/~daa/heartlung/lectures/phase1.html. Accessed December 20, 2011.
38. Garrison SJ. *Handbook of Physical Medicine and Rehabilitation.* 2nd ed. Philadelphia, PA: Lippincott Williams & Wilkins; 2003.

Dispositivo de assistência ventricular esquerda

Jaime C. Paz

CASO 13

Um homem de 59 anos foi hospitalizado há sete dias devido à piora de uma insuficiência cardíaca congestiva (ICC). Primeiro, o paciente foi medicado com diuréticos e inotrópicos positivos, mas, recentemente, precisou implantar um dispositivo de assistência ventricular esquerda (DAVE) para alcançar a estabilidade hemodinâmica. Durante essa admissão hospitalar, o paciente foi incluído à lista de transplantes cardíacos em Status 1B. Você é consultado um dia após a colocação do DAVE em relação à mobilidade progressiva e à assistência com o planejamento da alta. A história de patologia pregressa do paciente consiste em ICC, hipertensão arterial (HA), diabetes melito (DM) do tipo 2, doença arterial coronariana (DAC) e asma. Ele é casado e vive em uma casa térrea que possui, na entrada, quatro degraus. Seus três filhos adultos moram perto de sua residência e são solícitos.

- Quais são as prioridades do exame?
- Com base na condição de saúde do paciente, quais seriam os possíveis fatores contribuintes para as limitações da atividade?
- Quais possíveis complicações poderiam interferir na fisioterapia?
- Quais são as intervenções de fisioterapia mais adequadas?
- Que precauções devem ser tomadas durante o exame e/ou as intervenções fisioterápicas?
- Descreva um plano de tratamento fisioterapêutico com base em cada estágio da condição de saúde.

DEFINIÇÕES-CHAVE

DISPOSITIVO DE ASSISTÊNCIA VENTRICULAR (DAV): dispositivo mecânico que auxilia o ventrículo esquerdo, direito ou ambos a melhorar o débito cardíaco; o mecanismo de bombeamento do DAV pode estar fora ou dentro do corpo.

INSUFICIÊNCIA CARDÍACA CONGESTIVA (ICC): incapacidade do ventrículo esquerdo de bombear sangue de maneira eficiente de acordo com as necessidades metabólicas do corpo; como resultado, o sangue se acumula na vascularização pulmonar, causando congestão e falta de ar.

STATUS 1B: trata-se de uma das várias designações definidas pela United Network of Organ Sharing, um sistema norte-americano de compartilhamento de órgãos sem fins lucrativos, estabelecido por lei federal americana em 1984 para classificar pacientes com diferentes prioridades para transplantes de órgãos; pacientes classificados no Status 1B encontram-se em segundo lugar na prioridade para um transplante de órgão (atrás de pacientes classificados no Status 1A), apresentam uma expectativa de vida de mais de sete dias sem transplante cardíaco e podem suportar um DAV por mais de 30 dias ou receber inotrópicos intravenosos contínuos em uma unidade de terapia não intensiva.

TRANSPLANTE CARDÍACO: substituição de um coração cronicamente doente por um coração doado vindo de um indivíduo recentemente falecido.

Objetivos

1. Descrever as indicações para o implante do DAVE.
2. Compreender os mecanismos envolvidos na assistência circulatória mecânica proporcionada pelo DAVE.
3. Identificar as reações adversas comuns aos medicamentos (RAMs) cardíacos que possam afetar o exame e/ou as intervenções fisioterapêuticas.
4. Listar potenciais complicações de um paciente após o implante de DAVE.
5. Elaborar a avaliação fisioterapêutica para essa população de pacientes.
6. Elaborar um plano de tratamento para o indivíduo com dispositivo circulatório mecânico.

Considerações sobre a fisioterapia

Considerações sobre a fisioterapia para o tratamento do indivíduo durante a internação e após o implante de DAVE:

▶ **Cuidados/Objetivos do plano geral de fisioterapia:** prevenir ou minimizar a perda da amplitude de movimento (ADM), da força e da capacidade funcional aeróbica; maximizar a independência funcional e a segurança enquanto minimiza os comprometimentos secundários; melhorar a qualidade de vida

▶ **Intervenções fisioterapêuticas:** educação do paciente e do cuidador em relação às precauções do DAVE, redução do risco de trombose venosa profunda (TVP) e do risco de quedas; treinamento de marcha; treinamento do cuidador para o mesmo fornecer

segurança durante a caminhada; prescrição de um programa de exercícios domiciliar e, quando indicado, encaminhamento para reabilitação continuada
- **Precauções durante a fisioterapia:** precauções do DAVE; supervisão física atenta para reduzir o risco de quedas; monitoramento minucioso dos sinais vitais e dos parâmetros do DAVE
- **Complicações que interferem na fisioterapia:** TVP, falta de ar com ou sem desconforto respiratório, infecção, insuficiência do DAVE

Visão geral da patologia

A insuficiência cardíaca é uma síndrome progressiva que resulta de diversas condições relacionadas aos sistemas cardiovascular e pulmonar. De acordo com os Centros de Controle de Doenças, o número de adultos não internados em casa de repouso com diagnóstico de insuficiência cardíaca é de 26,8 milhões e, aproximadamente, 204 de 100 mil indivíduos morrem por doenças cardíacas, incluindo a insuficiência cardíaca.[1] Em 2009, o National Heart, Lung and Blood Institute registrou que a prevalência de insuficiência cardíaca nos Estados Unidos corresponde a 5,7 milhões.[2]

A hipertensão e as insuficiências cardíaca isquêmica, cardíaca congênita, cardíaca valvular e pulmonar crônica podem progredir para uma disfunção do bombeamento cardíaco. As demandas continuadas sobre o sistema cardíaco irão, após um período de tempo, levar à insuficiência da bomba cardíaca em atender às necessidades metabólicas do corpo. A insuficiência cardíaca pode ocorrer no ventrículo direito ou esquerdo, assim como em ambos os ventrículos de forma simultânea.[3] A insuficiência cardíaca do lado esquerdo é comumente chamada de ICC, porque a incapacidade de o ventrículo esquerdo bombear leva à congestão pulmonar e à falta de ar.[4]

O tratamento médico da insuficiência cardíaca consiste no uso de diversos medicamentos com o objetivo de reduzir a carga de trabalho ventricular.[5] Os glicosídeos digitais cardíacos são inotrópicos positivos que melhoram a contratilidade do miocárdio para auxiliar o aumento do bombeamento ventricular. O glicosídeo cardíaco mais utilizado é a digoxina. Inotrópicos positivos também podem ser prescritos em conjunto com agentes diuréticos (p. ex., Lasix) a fim de aumentar a eficiência do bombeamento ventricular reduzindo o volume sanguíneo, o que pode diminuir a carga de trabalho cardíaca. Outra classe de agentes utilizada para controlar a insuficiência cardíaca inclui os inibidores da enzima conversora de angiotensina (IECAs). Os IECAs (p. ex., lisinopril, captopril) ajudam a reduzir a carga de trabalho do coração por diminuir o volume sanguíneo e a resistência periférica total. RAMs associadas à digoxina e aos diuréticos apresentam significativa importância clínica. As RAMs relacionadas à digoxina incluem arritmias cardíacas, fadiga e alterações do estado mental. Infelizmente, esses sinais e sintomas podem não ser diferenciados das manifestações clínicas de insuficiência cardíaca. Agentes diuréticos podem causar tontura, fraqueza e hipotensão ortostática. Os diuréticos de alça como o Lasix podem levar à depleção de potássio, o que pode causar cãibras musculares e arritmias cardíacas. Os diuréticos poupadores de potássio ou suplementos de potássio representam alternativas para afastar as reações adversas de diuréticos não poupadores de potássio. Os IECAs são responsáveis por reações adversas em menor número e menos sérias do que aquelas associadas a glicosídeos ou diuréticos. Os pacientes podem apresentar erupções cutâneas, desconforto gastrintestinal ou tosse seca.[5]

A classificação da insuficiência cardíaca é um componente essencial do tratamento da doença, para que seja atingido seu controle ideal. O sistema de classificação mais utilizado é a Classificação Funcional de Doenças Cardíacas da New York Heart Association (NYHA). A NYHA categoriza a insuficiência cardíaca com base em quatro classes progressivas, desde uma doença branda, que não leva a limitações da atividade física (classe I) a uma doença grave, que apresenta sinais e sintomas como fadiga, dispneia ou angina mesmo em repouso (classe IV).[6] Esse esquema de classificação fornece descrições adequadas da capacidade funcional de um paciente, mas não sugere estratégias de tratamento. Portanto, a American College of Cardiology e a American Heart Association criaram um sistema de quatro estágios para orientar o tratamento de pacientes com insuficiência cardíaca (Quadro 13.1).[7] Pacientes que progrediram para as classes III ou IV (na Classificação Funcional Revisada da NYHA) e para o estágio D (nos estágios da American College of Cardiology/American Heart Association) são indicados para o implante de DAVE a fim de otimizar o tratamento médico.[8]

Quadro 13.1 TERAPIA RECOMENDADA PELA AMERICAN COLLEGE OF CARDIOLOGY/AMERICAN HEART ASSOCIATION PARA PACIENTES COM INSUFICIÊNCIA CARDÍACA POR ESTÁGIOS[7,8]

Estágio	Descrição	Terapia recomendada
A	Ausência de anormalidades cardíacas estruturais ou funcionais, porém, encontra-se alto risco de desenvolvimento de insuficiência cardíaca devido às condições associadas ligadas à condição	Modificação do estilo de vida (p. ex., parar de fumar, aumentar os exercícios) Controlar a hipertensão Fornecer IECA ou BRA para pacientes elegíveis
B	Ausência de sinais ou sintomas de insuficiência cardíaca, porém, há presença de alterações estruturais fortemente relacionadas ao desenvolvimento da condição	Tratamento semelhante ao do estágio A, com a adição de betabloqueadores no caso de pacientes elegíveis
C	Presença de insuficiência cardíaca estrutural com sintomas atuais ou passados de insuficiência cardíaca	Tratamento semelhante ao do estágio A, com a adição de: • Diuréticos, em casos de retenção de fluido • IECAs • Betabloqueadores Para determinados pacientes • Hidralazina/nitratos • Digitálicos • Terapia de ressincronização cardíaca (*pacing* biventricular) • Desfibriladores implantáveis
D	Tratamento especializado para paciente em estágio terminal ou refratário a outros tratamentos tradicionais	Além dos tratamentos dos estágios A, B e C: • Transplante cardíaco • Inotrópicos crônicos paliativos • Dispositivos de assistência mecânica • Cirurgia ou fármacos experimentais • Centro de cuidados de longo prazo

Abreviações: IECAs, inibidores da enzima conversora de angiotensina; BRA, bloqueador do receptor de angiotensina.

Os DAVs têm sido usados nas últimas três décadas em pacientes com insuficiência cardíaca avançada.[8,9] Atualmente, os DAVs são utilizados como uma ponte para o transplante cardíaco ou como terapia de destino com o objetivo de substituir de forma parcial ou completa a função ventricular.[10] O coração original do paciente ainda está funcionando, embora de maneira inadequada, e os DAVs podem auxiliar o ventrículo direito (DAVD), o ventrículo esquerdo (DAVE) ou ambos os ventrículos.[11] Pacientes que estão aguardando o transplante com um DAV permanecerão com o suporte mecânico até que um coração de doador esteja disponível. Durante esse período, o DAV pode ajudar o paciente a melhorar sua capacidade e resistência funcional, o que pode levar a um resultado pós-transplante mais bem-sucedido. Caso o DAV tenha sido implantado como terapia de destino, infelizmente esse paciente não é um candidato a transplante e o DAV representa sua última opção de tratamento.

Esses equipamentos mecânicos de assistência circulatória apresentam uma caixa de controle externa conectada a um cabo implantado cirurgicamente e a um mecanismo de bomba. A caixa de controle externo costuma ser alimentada por uma bateria. A sincronização da bomba do DAV com o coração nativo é conseguida pelo tubo percutâneo que fica conectado ao controle do sistema externo.[10] Os componentes específicos e mecanismos variam de acordo com o tipo de dispositivo implantado. A assistência ao ventrículo é feita ultrapassando o(s) ventrículo(s) via grandes vasos ou fornecendo suporte após o sangue ter deixado o ventrículo. Algumas empresas fabricam DAVs com uma bomba pulsátil ou contínua (axial). Ambos os tipos de bombas propiciam melhora da capacidade funcional e qualidade de vida de pacientes com insuficiência cardíaca avançada.[12] O DAVE ilustrado na Figura 13.1 é o Heartmate II, fabricado pela Thoratec Corporation, que apresenta um mecanismo de bomba contínua.

Pacientes com implante de DAVE apresentaram melhoras na qualidade de vida quando avaliados pelo questionário *Minnesota Linving with Heart Failure*.[12] Tais melhoras na qualidade de vida também se refletiram em alterações na classificação desses pacientes pela NYHA da Classe IV para a classe I ou II, correlacionadas com uma melhora na capacidade funcional com o DAVE.[12,13] Pacientes com DAVE também mostraram melhoras na resistência aeróbica. Um ou dois anos após o implante do DAVE, os indivíduos caminharam cerca de 300 metros no Teste de Caminhada de Seis Minutos (TC6), dobrando a distância percorrida antes do implante do DAVE.[12] Essa capacidade funcional pós-DAVE avaliada pelo TC6 é consistente com pacientes categorizados pelo NYHA nas classes I e II.[12,13]

Complicações advindas do implante são consistentes com procedimentos cirúrgicos cardíacos. Pode haver arritmias, eventos tromboembólicos, acidente vascular cerebral (AVC), infecção, insuficiência respiratória, desconforto gastrintestinal e morte.[12,13] Pacientes com DAVE também podem apresentar complicações mecânicas, como disfunção valvular da bomba, desconexão de derivações e cabos e deterioração do mecanismo da bomba. As complicações mecânicas podem ser reparadas ou requerer a substituição por outro DAVE.[12,13] A prevalência de tais complicações é variável; a seleção do paciente e o estágio da doença no momento do implante parecem representar fatores que contribuem para o desenvolvimento de eventos adversos.[14] Pacientes que recebem implante de DAVE como terapia de destino têm um a dois anos de expectativa de vida.[12,14]

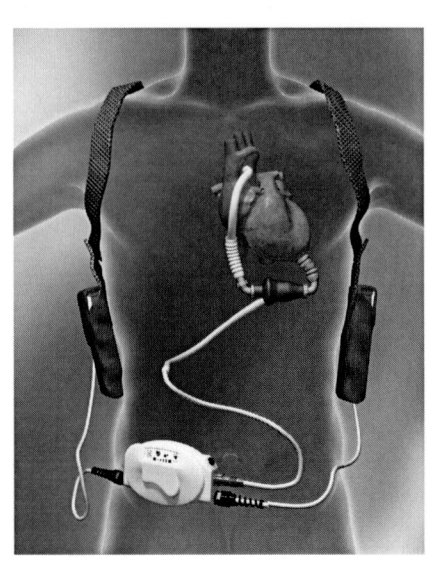

Figura 13.1 DAVE Heartmate II. (Reproduzida com permissão de Thoratec Corporation.)

Tratamento fisioterapêutico do paciente

Pacientes que receberam implante de DAVE apresentam muitas situações semelhantes às de outros pacientes com insuficiência cardíaca crônica, assim como fatores exclusivos do dispositivo circulatório mecânico. Provavelmente estarão presentes comorbidades significativas acompanhadas de perda de condicionamento, resultantes do comprometimento da hemodinâmica central e da atrofia muscular por falta de uso.[10] Compreender as propriedades mecânicas e a segurança do DAVE é essencial para definir parâmetros de monitoramento durante a atividade funcional e o exercício. Os fisioterapeutas precisam se familiarizar com as características individuais do DAVE específico que foi implantado em cada paciente. Em geral, esses dispositivos apresentam o volume sistólico, o débito cardíaco ou o fluxo para descrever a capacidade de fluxo sanguíneo que sai do aparelho. Além disso, os DAVEs possuem capacidades fixas ou adaptativas durante o exercício.[15] Considerações adicionais incluem o controle dos mecanismos de bomba externos, como a fonte de alimentação e o controlador do sistema, que precisam estar fixos a um coldre de ombro. Para proteger a derivação percutânea que sai do corpo do paciente durante o movimento, sempre deve ser usada uma faixa abdominal para garantir que não ocorra qualquer problema com essa ligação vital entre a caixa de controle e a bomba.[10]

Pacientes com DAVE também permanecem em tratamento farmacológico para otimização da estabilidade hemodinâmica durante o uso do dispositivo circulatório mecânico. Os agentes normalmente utilizados incluem betabloqueadores (p. ex., carvedilol) e IECAs ou bloqueadores dos receptores da angiotensina (BRAs). O tratamento com aspirina também é administrado em todos os pacientes que possuem um implante de HeartMate. Essa combinação de fármacos é muito importante para preservar a função do lado direito do coração e para ajudar a reduzir o efeito deletério da hipertensão sistêmica durante o uso prolongado de DAVE.[16]

O objetivo primário da reabilitação do paciente com DAVE é aperfeiçoar a capacidade funcional enquanto ele aguarda um transplante cardíaco (i.e., ponte para o transplante cardíaco) ou pelo resto de sua vida (i.e., terapia de destino). O objetivo primário do implante de DAVE (ponte para o transplante cardíaco ou terapia de destino), juntamente com o estado de saúde do paciente, determinará a duração da permanência na unidade de tratamento intensivo (UTI) e os objetivos seguintes que poderão ser alcançados.

Exame, avaliação e diagnóstico

Antes de ver o paciente, o fisioterapeuta precisa rever muito bem as informações de saúde do paciente, incluindo medicamentos, resultados de exames laboratoriais, precauções pós-operatórias e quaisquer exercícios ou restrições de mobilidade. O implante de um DAVE, em geral, requer uma esternotomia, e, por isso, devem ser seguidas as precauções para o esterno.[10,11,17] Os exames laboratoriais críticos a serem verificados são hemoglobina, hematócrito, contagem de plaquetas e tendências da pressão arterial (PA) e fluxo/débito cardíaco a partir do equipamento. Os exercícios ou a mobilização devem ser adiados caso a hemoglobina, o hematócrito e as contagens celulares não estejam dentro dos limites de segurança.

Em geral, o exame fisioterapêutico pode ser iniciado no **primeiro dia pós-cirúrgico**, desde que o paciente esteja hemodinamicamente estável para se movimentar.[10] O contato inicial com o paciente costuma ser feito na UTI, mas isso pode variar de acordo com o hospital. A revisão minuciosa do prontuário médico e a consulta à equipe médica auxiliam na adequação do exame físico a ser iniciado.[19,11,17,18] A fisioterapia deve ser finalizada e/ou interrompida e a equipe médica deve ser notificada quando o paciente apresentar falta de ar ou outros sintomas de intolerância ao exercício (p. ex., dor torácica ou palpitações), PA sistólica inferior a 80 mmHg ou reduzida em mais de 20 mmHg, fluxo do DAV inferior a 3L/min, volumes reduzidos, ou, ainda, quando o terapeuta observar hemorragia ou alterações neurológicas.[15]

Assim como com outros pacientes submetidos a cirurgias torácicas recentes, o exame de cabeceira inclui avaliação de estado mental, condição tegumentar, sensibilidade, ADM, força e mobilidade funcional do paciente.[10] Como esses indivíduos encontram-se em período durante hospitalização/pós-esternotomia, é essencial auscultar as bulhas pulmonares e a capacidade de tossir a fim de auxiliar a prevenção de complicações pulmonares pós-operatórias. Por fim, deve-se fazer uma revisão do equipamento de cabeceira do paciente para facilitar os preparativos para a mobilidade funcional.[17]

A realização do exame do nível de dor se faz necessária, pois os pacientes, em geral, relatam sentir dor no ponto de saída dos tubos, no abdome ou no tórax. O paciente pode apresentar uma tendência a favorecer o lado dos locais de saída, o que pode levar a uma postura cifótica ou escoliótica. A capacidade de manter a postura ereta é fundamental, pois uma postura de flexão ou curvada de lado pode causar obstruções no fluxo da bomba nos tubos do DAVE, resultando em taxas de fluxo reduzidas abaixo das demandas metabólicas.[15,17]

A avaliação contínua da resposta hemodinâmica de um paciente é muito importante durante o exame inicial e durante toda a atividade funcional e progressão do exercício. O eletrocardiograma (ECG) via telemetria monitora a frequência e o ritmo do coração nativo do paciente. Entretanto, devido à insuficiência cardíaca avançada do indivíduo, o débito cardíaco primário e a PA subsequente dependerão do DAVE.[17] O monitor da fonte do DAVE informa as taxas de fluxo e o débito cardíaco, que podem ser lidos na tela. Uma taxa de fluxo superior a 3-4 L/min é suficiente, na maioria dos dispositivos, para que se prossiga com a mobilização.[10,17] Caso o paciente esteja com um DAVE contínuo, como o Heartmate II, o pulso periférico não será palpável devido ao mecanismo de fluxo axial dessa bomba em particular. Portanto, o ECG será mais preciso para determinar a resposta da frequência cardíaca (FC) do paciente para a mobilização ou o exercício.[10] Como, provavelmente, o paciente estará recebendo betabloqueadores, a resposta da FC nativa durante o repouso e o exercício será mascarada.

Alguns DAVEs criam um fluxo *pulsátil*, que imita a sístole e a diástole fisiológicas. Caso o paciente tenha um DAVE com mecanismo pulsátil, podem ser feitas as avaliações-padrão da PA com um esfigmomanômetro e estetoscópio. Por outro lado, o Heartmate II cria um fluxo de sangue *contínuo* a partir do ventrículo esquerdo para a circulação sistêmica. Devido a esse fluxo contínuo, não é possível a medição da PA com o aparelho de pressão tradicional, pois os sons de Korotkoff, que representam as pressões sistólica e diastólica, não estão presentes. Como elas não podem ser detectadas, a pressão arterial média (PAM) é avaliada. A PAM fornece uma boa indicação de como o indivíduo com DAVE consegue se adaptar à atividade funcional. Caso o paciente esteja na UTI, a PAM pode ser avaliada com o ultrassom Doppler, que proporciona melhor detecção dos sons do que a ausculta com um estetoscópio. A fim de realizar essa avaliação, o fisioterapeuta utiliza um aparelho de pressão comum com o ultrassom Doppler para detectar o primeiro som audível após a liberação da pressão na braçadeira. Como as pressões sistólica e diastólica não serão audíveis, a única pressão representa a PAM.[19] Uma PAM entre 70 e 95 mmHg durante o repouso e em atividade é adequada para a maioria dos pacientes, dependendo da capacidade e dos ajustes da máquina.[10]

Para determinar a intensidade apropriada de exercício e a resposta à atividade, os fisioterapeutas podem monitorar a PA (ou PAM), a taxa de esforço percebido com a Escala de Borg e a saturação de oxigênio ($SatO_2$) estimada por oximetria de pulso. Uma taxa de esforço percebido entre 11 e 13 representa um nível de intensidade suficiente para essa população de pacientes realizar exercícios com segurança e alcançar benefícios pelo treinamento durante um período de tempo.[17] Independentemente do fato de um DAVE particular proporcionar um fluxo contínuo ou pulsátil, *todos* eles melhoram o débito cardíaco e o fluxo sanguíneo para a periferia. Portanto, oxímetros de pulso podem também ser usados em pacientes com DAVE para monitorar a $SatO_2$. As orientações para o monitoramento da $SatO_2$ são similares às usadas com outros pacientes sem DAVE (p. ex., manter acima de 90% $SatO_2$).

Avaliações de resultados empregadas com pacientes portadores de DAVE incluem o questionário Minnesota Living with Heart Failure,[12] a qualidade de vida relacionada com a saúde via SF-36,[20] a Avaliação de Independência Funcional[10] e o TC6.[12] O prognóstico depende de diversos fatores, como idade, número de comorbidades, período decorrido desde o implante do DAVE, mau funcionamento do dispositivo e complicações, como infecção pós-implante.[14,16,21] No caso de pacientes classificados no Status 1B aguardando por transplante, o tempo médio de espera por um coração de doador é de 78 dias.[22] Pacientes que receberam DAVE como terapia de destino, conforme mencionado, apresentam uma possível expectativa de vida entre um a dois anos.[12,14]

Plano de atendimento e intervenções

Tratar um paciente que possui um DAVE é semelhante e, ao mesmo tempo, diferente de tratar um paciente com ICC. Ao contrário de um indivíduo com ICC, uma pessoa com DAVE raramente apresenta restrição de fluidos a fim de manter a pré-carga (volume diastólico final), o que muitas vezes ajuda a manter o fluxo ou débito cardíaco das bombas mecânicas.[10] Entretanto, cada paciente é único, de modo que é necessária a confirmação de qualquer restrição de fluido antes das sessões de fisioterapia para garantir a segurança. Como os pacientes portadores de DAVE apresentam ICC, respondem bem a ambos os tipos de exercícios aeróbicos e de resistência.[23,24] Intervenções fisioterapêuticas hospitalares podem incluir exercícios de ADM dos membros superiores e inferiores e de fortalecimento, treinamento de transferência e locomoção, conservação de energia em atividades da vida diária, higiene pulmonar, condicionamento aeróbico e educação do paciente em relação ao cuidado adequado com os componentes externos do equipamento.[10,17,18] Durante as oito primeiras semanas após a cirurgia, as precauções relacionadas ao esterno devem ser implementadas durante as intervenções de fisioterapia. Tais precauções representam as restrições de movimento que são prescritas para permitir a cicatrização da incisão do esterno necessária para o implante do DAVE. As precauções relacionadas ao esterno incluem não levantar mais de 4,5 kg bilateralmente, não realizar esportes uni ou bilaterais com os membros superiores, não dirigir, não realizar tarefas que exijam elevar as mãos acima da cabeça e não realizar flexão ou abdução ativa do ombro > 90º.[25] Em geral, é permitida uma ADM do membro superior e um levantamento de 0,45 a 1,35 kg, quando não se observa instabilidade do esterno. Esta pode se manifestar por movimentação do esterno juntamente com dor e sensação de quebra ou estouro. Os pacientes devem ser instruídos a reduzir a ADM quando for observada uma instabilidade do esterno no local da incisão.[25] A presença de dor, sensibilidade, febre e/ou secreção purulenta no local da incisão podem ser indicativos de infecção.[26]

Pacientes que exibem manifestações clínicas de hipotensão ortostática ou tontura durante intervenções devem ser avaliados imediatamente, pois tais apresentações podem ser indicativas de oclusão de tubos ou mau funcionamento da bomba.[17] A prevenção de infecção nos locais de acesso dos tubos, assim como a proteção por meio de faixas abdominais, é fundamental para garantir o funcionamento adequado das bombas mecânicas. Os pacientes são proibidos de usar piscinas ou banheiras, mas podem tomar banho de chuveiro.[10] Um *kit* de água especialmente elaborado encontra-se disponível para ajudar a proteger os componentes do DAVE durante o banho.[27] A consulta com um enfermeiro ou terapeuta ocupacional será de grande ajuda nessa situação.

Pacientes com DAVE tendem a aumentar sua capacidade funcional e resistência aeróbica durante um período de 8 a 12 semanas.[17,28] Portanto, o foco do plano inicial de intervenção na UTI é prevenir complicações e maximizar a capacidade funcional, em preparação para o treinamento de resistência. O planejamento da liberação tem início assim que o paciente começa a se movimentar e sua disposição deve ser considerada para ajudar o foco das intervenções hospitalares. No caso deste paciente, com classificação 1B na lista de transplantes, existe uma possibilidade de que seja liberado para casa a fim de aguardar um doador adequado de órgãos. Caso o paciente necessite de reabilitação hospitalar posterior, então serão necessários encaminhamentos apropriados. Enquanto aguarda o transplante, o condicionamento aeróbico é essencial para promover bons resultados pós-transplante.

Recomendações clínicas baseadas em evidências

SORT (*Strength of Recommendation Taxonomy*): Força da Taxonomia de Recomendação
A: Evidências consistentes, de boa qualidade e recomendadas para o paciente
B: Evidências inconsistentes ou de qualidade limitada recomendadas para o paciente
C: Evidências consensuais, orientadas para a doença, prática comum, opinião de especialista ou série de casos

1. Indivíduos com insuficiência cardíaca categorizada nas classes III a IV pela NYHA e portadores de DAVE demonstram melhora na qualidade de vida e capacidade funcional quando comparados aos pacientes tratados apenas farmacologicamente. **Grau B**
2. O tratamento fisioterapêutico hospitalar de pacientes com DAVE pode ser realizado com segurança a partir do primeiro dia pós-cirúrgico. **Grau C**
3. O monitoramento hemodinâmico de indivíduos com DAVE deve levar em conta tanto o equipamento (p. ex., fluxos da bomba e fonte de alimentação [bateria]) quanto as variáveis do paciente (p. ex., ECG, queixas subjetivas de tontura e dor no local dos acessos, taxa de esforço percebido de Borg e PAM) para garantir uma mobilização segura. **Grau C**
4. O TC6 é uma avaliação de resultados apropriada para verificar a capacidade funcional e a resistência aeróbica de pacientes com DAVE. **Grau B**

PERGUNTAS PARA REVISÃO

13.1 Qual das seguintes afirmativas *melhor* se aplica ao tratamento farmacológico de um paciente durante a hospitalização e após o implante de DAVE?
   A. A bomba mecânica irá substituir ambos os medicamentos inotrópicos e cronotrópicos.
   B. Medicamentos cardíacos são necessários para ajudar a melhorar o funcionamento da bomba cardíaca natural e prevenir o mau funcionamento da bomba mecânica.
   C. O DAVE irá ajudar no fortalecimento do músculo cardíaco de modo que os medicamentos não mais serão necessários.
   D. Medicamentos cardíacos são necessários para auxiliar a cicatrização do tecido cardíaco e promover o desmame do DAVE durante a terapia de destino.

13.2 Qual dos seguintes sinais e sintomas é essencial monitorar a fim de auxiliar na determinação da eficiência da bomba mecânica?
   A. Taquicardia.
   B. Dor.
   C. Hiperventilação.
   D. Tontura.

RESPOSTAS

13.1 **B.** Pacientes portadores de DAVE, em geral, necessitam de betabloqueadores, IECAs e terapia com aspirina para auxiliar na prevenção da insuficiência ventricular direita, assim como da hipertensão sistêmica, a qual pode sobrecarregar a bomba mecânica. β-bloqueadores fornecem suporte cronotrópico (FC) enquanto os IECAs podem auxiliar a função inotrópica (contratilidade), mantendo o fluido adequado no sistema circulatório (opção A). Enquanto a realização de exercícios na presença de um DAVE pode ajudar a recuperar alguma função do músculo cardíaco, o apoio farmacológico será sempre necessário para suprir o coração cronicamente enfermo (opção C). O tecido cardíaco do paciente com insuficiência cardíaca avançada não irá, necessariamente, ser "curado", como ocorre nos casos de pacientes com isquemia prolongada do miocárdio (opção D).

13.2 **D.** O funcionamento reduzido da bomba do DAVE pode levar à hipotensão ortostática, manifestada por sensação de leveza ou tontura. A ocorrência de taquicardia não é provável, visto que o paciente está sob o efeito de betabloqueadores (opção A). A dor pode se originar em diversos aspectos da cirurgia e da cicatrização pós--cirúrgica, portanto é menos específica em relação à bomba mecânica (opção B). A hiperventilação pode resultar de um aumento de atividade, ou de ansiedade, e também é menos específica em relação à bomba mecânica (opção C).

REFERÊNCIAS

1. Centers for Disease Control. http://www.cdc.gov/nchs/fastats/heart.htm. Accessed August 5, 2011.
2. National Heart, Lung and Blood Institute. http://www.nhlbi.nih.gov/about/factbook/chapter4.htm#4_5. Accessed August 5, 2011.
3. Schoen FJ, Mitchell RN. The heart. In: Kumar V, Abbas AK, Fausto N, Mitchell RN. *Robbins Basic Pathology*. 8th ed. Philadelphia, PA: Saunders Elsevier; 2007:380-381.
4. Collins S. Cardiac system. In: Paz JC, West M. *Acute Care Handbook for Physical Therapists*. 3rd ed. St. Louis, MO: Saunders Elsevier; 2009:23-26.
5. Ciccone CD. *Pharmacology in Rehabilitation* (4th ed.). Philadelphia, PA: FA Davis; 2007: 331-346.
6. Data from the Criteria Committee of the New York Heart Association. *Nomenclature and Criteria for Diagnosis of Diseases of the Heart and Great Vessels* (9th ed.). Boston, MA: Little, Brown & Co; 1994:253-256.
7. Hunt SA, Baker DW, Chin MH, et al. American College of Cardiology/American Heart Association. ACC/AHA guidelines for the evaluation and management of chronic heart failure in the adult: executive summary. A report of the American College of Cardiology/American Heart Association Task Force on Practice Guidelines (Committee to revise Advanced heart failure on maximal medical therapy the 1995 Guidelines for the Evaluation and Management of Heart Failure). *J Am Coll Cardiol*. 2001;38:2101-2113.
8. Russell SD, Miller LW, Pagani FD. Advanced heart failure: a call to action. *Congestive Heart Fail*. 2008;14:316-321.
9. Smedira NG. Implantable left ventricular assist devices. In: Braunwald E, ed. *Harrison's Advances in Cardiology*. New York, NY: McGraw-Hill;2003:538-542.
10. Nissinoff J, Tian F, Therattil M, et al. Acute inpatient rehabilitation after left ventricular assist device implantation for congestive heart failure. *PMR*. 2011;3:586-589.

11. Mulgrew JA. Circulatory assist devices. In: Paz JC, West M. *Acute Care Handbook for Physical Therapists* (3rd ed.). St. Louis, MO: Saunders Elsevier; 2009;479-484.
12. Slaughter MS, Rogers JG, Milano CM, et al. Advanced heart failure treated with continuous-flow left ventricular assist device. *N Engl J Med.* 2009;361:2241-2251.
13. Allen JG, Weiss ES, Schaffer JM, et al. Quality of life and functional status in patients surviving 12 months after left ventricular assist device implantation. *J Heart Lung Transplant.* 2010;29: 278-285.
14. Lietz K, Long JW, Kfoury AG, et al. Outcomes of left ventricular assist device implantation as destination therapy in the post-REMATCH era: implications for patient selection. *Circulation.* 2007;116:497-505.
15. Nicholson C, Paz J. Total artificial heart and physical therapy management. *Cardiopulm Phys Ther.* 2010;21:13-21.
16. Klodell C, Staples ED, Aranda JM Jr, et al. Managing the post-left ventricular assist device patient. *Congestive Heart Fail.* 2006;12:41-45.
17. Humphrey R, Buck L, Cahalin L, et al. Physical therapy assessment and intervention for patients with left ventricular assist devices. *Cardiopulm Phys Ther.* 1998;9:3-7.
18. Sendura M, Mehtap M, Oztekin O. Physical therapy in the Intensive Care Unit in a patient with biventricular assist device. *Cardiopulm Phys Ther.* 2011; 22:31-34.
19. Measuring mean arterial pressure with a Doppler ultrasound. Personal communication with Dr. Therattil, Director, Spinal Cord Injury Medicine & Inpatient Rehabilitation Services Montefiore Medical Center, Asst Prof. Department of Rehabilitation Medicine Albert Einstein College of Medicine, Bronx, NY.
20. Kugler C, Malehsa D, Tegtbur U, et al. Health-related quality of life and exercise tolerance in recipients of heart transplants and left ventricular assist devices: a prospective, comparative study. *J Heart Lung Transplant.* 2011;30:204-210.
21. Schaffer JM, Allen JG, Weiss ES, et al. Infectious complications after pulsatile-flow and continuousflow left ventricular assist device implantation. *J Heart Lung Transplant.* 2011;30:164-174.
22. Organ Procurement and Transplant Network. Heart Kaplan-Meier Median Waiting Times For Registrations Listed: 1999-2004. Based on OPTN data as of August 19, 2011. http://optn.transplant.hrsa.gov/latestData/rptStrat.asp. Accessed August 29, 2011.
23. Davies EJ, Moxham T, Rees K, et al. Exercise based rehabilitation for heart failure. *Cochrane Database Syst Rev.* 2010;4:CD003331.
24. Haft J, Armstrong W, Dyke DB, et al. Hemodynamic and exercise performance with pulsatile and continuous-flow left ventricular assist devices. *Circulation.* 2007;116:I8-15.
25. Cahalin L, Lapier T, Shaw D. Sternal precautions: is it time for change? Precautions versus restrictions—a review of literature and recommendations for revision. *Cardiopulm Phys Ther.* 2011;22:5-15.
26. Crabtree TD, Codd JE, Fraser VJ, et al. Multivariate analysis of risk factors for deep and superficial sternal infection after coronary artery bypass grafting at a tertiary care medical center. *Sem Thorac Cardiovasc Surg.* 2004;16:53-61.
27. Thoratec Corporation. Frequently Asked Questions. http://www.thoratec.com/patients--caregivers/living-with-vad/faqs.aspx#. Accessed September 12, 2011.
28. de Jonge N, Kirkels H, Lahpor JR, et al. Exercise performance in patients with end-stage heart failure after implantation of a left ventricular assist device and after heart transplantation: an outlook for permanent assisting? *J Am Coll Cardiol.* 2001;37:1794-1799.

Doença pulmonar obstrutiva crônica

Lawrence P. Cahalin

CASO 14

Um homem de 56 anos foi hospitalizado no início de dezembro de 2011 com um diagnóstico de exacerbação da doença pulmonar obstrutiva crônica (DPOC). O paciente possui uma história de tabagismo de 76 maços por ano (dois maços por dia durante 38 anos). Ele apresenta um tórax em forma de barril evidente e um padrão respiratório paradoxal que piora com a atividade física. Os raios X de tórax evidenciam pulmões bastante aumentados, lucência aumentada, numerosas bolhas (maiores nos dois lobos superiores) e achatamento evidente do diafragma. O paciente foi hospitalizado duas vezes durante os últimos seis meses devido a semelhantes exacerbações da DPOC que produziram forte dispneia e fadiga, febre, redução da tolerância funcional e ao exercício, tosse excessiva (o que torna a respiração ainda mais difícil) e forte ansiedade. O paciente apresenta maior frequência de exacerbações no inverno (especialmente quando os familiares estão doentes) e tenta permanecer internado durante a maior parte da estação. Seis meses antes da atual internação, o paciente foi entubado e recebeu ventilação mecânica por uma semana. Entretanto, na internação mais recente, há três meses, ele foi submetido a um ensaio de pressão positiva nas vias aéreas a dois níveis (BiPAP), um tipo de ventilação mecânica não invasiva, que o afastou da necessidade de ser entubado e submetido a ventilação mecânica. A ficha de admissão da unidade de emergências mencionou, na atual hospitalização, que o paciente apresentava um padrão respiratório menos paradoxal do que na admissão anterior e que o paciente escolhia uma postura para facilitar sua respiração (sentado com o tronco flexionado e os dois antebraços descansando sobre as coxas). Os resultados do teste de função pulmonar (TFP) do paciente se mostraram estáveis durante o último ano (Quadro 14.1), porém seu nível de gasometria arterial (GA) tem apresentado piora progressiva (Quadro 14.3). Os valores de GA durante esta hospitalização revelam um nível bem mais elevado de dióxido de carbono e um nível inferior de oxigênio. A equipe médica está avaliando as condutas de entubação e ventilação mecânica *versus* um ensaio BiPAP devido a seus valores de GA, forte dispneia e fadiga, dificuldade respiratória e padrão respiratório paradoxal. No segundo dia após a admissão, o fisioterapeuta é convocado para examinar e tratar o paciente e ajudar a equipe médica a determinar o melhor plano de tratamento para o paciente (ventilação invasiva *versus* não invasiva).

- Que sinais observados no exame poderiam estar relacionados a este diagnóstico?
- Com base no diagnóstico do paciente, quais seriam os possíveis fatores contribuintes para a condição?
- Quais são as avaliações fisioterapêuticas de resultados mais apropriadas para pacientes hospitalizados com exacerbação aguda de DPOC?
- Qual é o prognóstico de reabilitação?
- Quais são as intervenções fisioterapêuticas mais apropriadas?
- Que precauções devem ser tomadas durante o exame e/ou as intervenções de fisioterapia?

DEFINIÇÕES-CHAVE

GASOMETRIA ARTERIAL (GA): teste sanguíneo, em repouso ou durante o exercício, que avalia os níveis de oxigênio (PaO_2), dióxido de carbono ($PaCO_2$) e, geralmente, o pH; os valores de referência são 75-100 mmHg para a PaO_2 e 35-45 mmHg para a $PaCO_2$.[1-6]

RESPIRAÇÃO PARADOXAL: padrão respiratório caracterizado pela movimentação do tórax superior para cima e para fora e pela projeção da região abdominal para dentro durante a inspiração; acredita-se que está associada à disfunção e/ou insuficiência da musculatura respiratória.

SATURAÇÃO DE OXIGÊNIO ($SatO_2$): porcentagem de oxigênio ligada às moléculas de hemoglobina do sangue; 96 a 100% são os valores de referência.[1-6]

TESTES DE FUNÇÃO PULMONAR (TFPs): testes respiratórios que fornecem informações sobre a expiração e a inspiração do ar pelos pulmões; técnicas de pletismografia ou diluição de hélio avaliam o volume de ar no interior dos pulmões; a espirometria fornece avaliações de fluxo de ar e volume e limita-se, frequentemente, aos movimentos expiratórios, como o volume expiratório forçado no primeiro segundo (VEF_1) e à capacidade vital forçada (CVF); os valores são medidos em litros ou litros/unidade de tempo, e os valores de referência dependerão do sexo, idade, altura e peso.

VENTILAÇÃO: movimento do ar para dentro e para fora dos pulmões.

VENTILAÇÃO MECÂNICA: método invasivo ou não invasivo para realizar a respiração parcial ou completa de um paciente incapaz de respirar de forma adequada e independente; fatores que costumam levar à ventilação mecânica incluem $PaCO_2$ crescente, PaO_2 decrescente, frequência respiratória (FR) acelerada, ventilação ineficiente e padrão respiratório paradoxal.

VENTILAÇÃO MECÂNICA NÃO INVASIVA POR PRESSÃO POSITIVA CONTÍNUA NAS VIAS AÉREAS (CPAP): ventilação administrada por meio de uma máscara nasal ou nasobucal que fornece um nível constante de pressão positiva durante a inspiração e a expiração.

VENTILAÇÃO MECÂNICA NÃO INVASIVA POR PRESSÃO POSITIVA NAS VIAS AÉREAS A DOIS NÍVEIS (BIPAP): ventilação administrada por meio de uma máscara nasal ou nasobucal que fornece dois diferentes níveis de ventilação por pressão positiva; a pressão positiva mais alta é administrada durante a inspiração e a menor pressão positiva é administrada durante a expiração.

Objetivos

1. Descrever a DPOC e as causas de uma exacerbação aguda dessa condição.
2. Identificar várias formas de avaliar resultados para quantificar a gravidade da DPOC e os fatores associados à sua exacerbação.
3. Descrever a forma pela qual um fisioterapeuta pode examinar e tratar um paciente com uma exacerbação aguda de DPOC.

Considerações sobre a fisioterapia

Considerações sobre a fisioterapia para o tratamento do indivíduo com uma exacerbação aguda de DPOC:

▶ **Cuidados/Objetivos do plano geral de fisioterapia:** prevenir ou minimizar a perda da amplitude de movimento (ADM), da força e da capacidade funcional aeróbica; reduzir a fraqueza respiratória e da musculatura esquelética periférica durante a ventilação mecânica; melhorar a qualidade de vida
▶ **Intervenções fisioterapêuticas:** educação do paciente em relação à respiração e à ventilação mecânica; fortalecimento respiratório e da musculatura esquelética periférica; treinamento de mobilidade funcional e exercícios para melhorar o estado funcional; técnicas de conservação de energia
▶ **Precauções durante a fisioterapia:** monitorar sinais vitais, dessaturação de oxigênio e elevação da PCO_2, fraqueza, fadiga e insuficiência dos músculos respiratórios
▶ **Complicações que interferem na fisioterapia:** ventilação mecânica invasiva, dessaturação de oxigênio

Visão geral da patologia

A DPOC abrange um conjunto de distúrbios pulmonares, incluindo enfisema, bronquite e asma, que impedem a expiração de ar pelos pulmões. A DPOC é um importante problema de saúde. Cerca de 24 milhões de adultos, nos Estados Unidos, apresentam essa doença, sendo a quarta causa de mortes. No ano 2000, a DPOC foi a condição responsável por 8 milhões de visitas ambulatoriais, 1,5 milhão de visitas às unidades de emergências, 726 mil hospitalizações e 119 mil óbitos.[7] O tabagismo é o fator de risco mais significativo para o desenvolvimento e a progressão da doença. Outros fatores de risco importantes são poluição do ar, infecções respiratórias, fatores genéticos e alergias. O prognóstico de pacientes com DPOC é, em geral, ruim, pois o diagnóstico não costuma ser estabelecido até que os pacientes com DPOC moderada a grave se tornem sintomáticos. O prognóstico é pior caso a exposição à poluição do ar e à fumaça do cigarro continue. Entretanto, se a DPOC for diagnosticada de maneira precoce e a exposição às condições desfavoráveis for eliminada, o prognóstico melhora.[7] Em geral, o diagnóstico e o prognóstico da DPOC são realizados por espirometria. O prognóstico também pode ser feito usando-se o índice de BODE, que consiste em um cálculo que se baseia em quatro fatores indicadores do risco de óbito de pacientes com DPOC. São eles: índice de massa corporal (IMC, *B*), obstrução do fluxo aéreo (*O*, medida por VEF_1), nível de dispneia (*D*) e capacidade de realizar exercícios (*E*, avaliada pelo desempenho no Teste de Caminhada de Seis Minutos [TC6]). O índice de BODE fornece uma avaliação objetiva, com maiores escores associados a uma pior sobrevida. O índice de BODE parece representar uma promessa para a quantificação da incapacidade associada à DPOC e ao prognóstico de pacientes com DPOC.[8]

O Quadro 14.1 mostra os resultados dos testes de função pulmonar (TFPs) do paciente, que foram realizados antes de sua última alta hospitalar, há três meses. Seus

Quadro 14.1 TESTES DE FUNÇÃO PULMONAR DO PACIENTE DESTE CASO E COMPARAÇÃO COM AS NORMAS PREVISTAS

	Observadas	Previstas	% de previstas
Resultados de espirometria			
VEF_1 (L)	0,42	2,7	16
CVF (L)	1,11	3,32	33
VEF_1/CVF	35	81	43
Resultados de pletismografia			
CPT (L)	7,17	4,99	144
VR (L)	6,06	1,78	340

Abreviações: VEF_1, volume expiratório forçado; CVF, capacidade vital forçada; CPT, capacidade pulmonar total; VR, volume residual.

valores diferem bastante dos valores previstos para um homem da mesma faixa etária sem DPOC.

O valor expiratório final (VEF_1) do paciente foi de 0,42 L, enquanto o valor previsto era de 2,7 L. Portanto a porcentagem do valor previsto para VEF_1 foi de apenas 16% (0,42/2,7 = 16%). Sua capacidade vital forçada (CVF) encontra-se reduzida para 1,11 L, representando 33% da porcentagem prevista, outra indicação de doença pulmonar obstrutiva grave. Desse modo, os resultados da espirometria indicam que este paciente expira apenas 16% do que seria esperado em um segundo de expiração e apenas 33% do que se espera durante uma expiração forçada completa não cronometrada. A razão VEF_1/CVF (0,42/1,11 = 38%) é uma medida útil, que ajuda a avaliar a gravidade da doença pulmonar obstrutiva.[1,2] Um indivíduo que não apresenta essa doença expira, em geral, cerca de 75% do ar absorvido após uma inspiração máxima.[1,2] Se uma pessoa apresenta a condição, a quantidade de ar expirado é reduzida, gerando uma razão VEF_1/CVF inferior a 75%.[1,2] Pode-se assumir que, quanto mais baixa a razão VEF_1/CVF (< 75%), mais grave é a doença pulmonar obstrutiva.[1,2] O paciente deste caso apresenta uma DPOC bastante grave, já que sua razão VEF_1/CVF é de apenas 38%. A razão VEF_1/CVF também distingue a doença pulmonar obstrutiva da restritiva – que está associada a uma razão VEF_1/CVF que se aproxima do valor 1.[1,2] Portanto um paciente com doença pulmonar restritiva (como uma lesão da medula espinal ou uma doença que limite a capacidade de inspiração) apresentará valores de VEF_1 e CVF muito semelhantes.

A Sociedade Torácica Americana publicou porcentagens de valores previstos de VEF_1, CVF e da capacidade de difusão de monóxido de carbono que estão associados à doença pulmonar branda, moderada ou grave (Quadro 14.2).[9]

Com base nos resultados da espirometria de três meses atrás, o atual paciente seria classificado como portador de DPOC grave, pois suas porcentagens dos valores previstos para VEF_1 (16%) e CVF (33%) são inferiores a 40 e 50%, respectivamente. Este paciente não conseguiu prender a respiração devido à dispneia grave, que impediu a avaliação da capacidade de difusão de monóxido de carbono. A incapacidade de

Quadro 14.2 CLASSIFICAÇÃO DA DOENÇA PULMONAR PELA SOCIEDADE TORÁCICA AMERICANA

Teste	Referência (% do previsto)	Doença branda (% do previsto)	Doença moderada (% do previsto)	Doença grave (% do previsto)
CVF	≥ 80	60-80	50-60	≤ 50
VEF_1	≥ 80	60-80	40-60	≤ 40
DLCO	80	60-80	40-60	≤ 40

Abreviações: CVF, capacidade vital forçada; VEF_1, volume expiratório forçado; DLCO, capacidade de difusão de monóxido de carbono.

prender a respiração e os fracos TFPs demonstraram a sua pífia reserva respiratória e justificam a frequência das exacerbações agudas da DPOC do paciente.

A fumaça inalada do cigarro destrói o parênquima pulmonar e resulta em grave sequestro de ar devido à destruição dos tecidos alveolar e brônquico, sem que haja uma via limpa para que o ar inalado seja removido.[1,2] O ar sequestrado comprime as vias aéreas (e reduz o diâmetro da via aérea de modo que menos ar pode ser expirado) e exerce pressão sobre as estruturas esqueléticas torácicas, originando um tórax característico em forma de barril.[1,2] O resultado final do sequestro de ar nos pulmões pode ser avaliado a partir dos resultados da pletismografia corporal, que fornece informações sobre o volume de ar contido no pulmão.[1,2] O Quadro 14.1 mostra os resultados da pletismografia do paciente antes de sua alta hospitalar em setembro de 2011. Uma reserva de ar significativa se torna aparente nos valores de sua capacidade pulmonar total (CPT) e do volume residual (VR). Sua CPT foi de 7,17 L (144% do previsto) e o VR observado foi de 6,06 L (340% do previsto). O VR é a quantidade de ar que permanece nos pulmões após uma expiração máxima. O paciente apresenta um aprisionamento de ar tão grave que o seu VR é muito maior do que deveria ser, sendo responsável não apenas pelo seu tórax em forma de barril, mas também pelo diafragma achatado observado na radiografia de tórax tirada na ocasião da admissão hospitalar. A ventilação subótima combinada ao aprisionamento de ar cria um ambiente, nos pulmões, no qual as infecções respiratórias podem se desenvolver e facilmente progredir para uma exacerbação aguda da DPOC. Os sinais e sintomas do paciente e uma compreensão dos mecanismos que dão origem aos seus TFPs alterados ajudam ao fisioterapeuta a estabelecer a intensidade da doença pulmonar deste indivíduo e a identificar opções terapêuticas específicas para otimizar a capacidade ventilatória e os resultados funcionais.[1,2]

Tratamento fisioterapêutico do paciente

O tratamento de um paciente com exacerbação aguda de DPOC requer uma estratégia de equipe, na qual o fisioterapeuta desempenha um papel importante.[3,4] O papel do fisioterapeuta geralmente envolve: (1) examinar padrão respiratório, saturação de oxigênio ($SatO_2$), sintomas e sinais vitais do paciente em repouso e durante atividades funcionais; (2) examinar os efeitos de alterações da postura corporal, exercícios respiratórios, treinamento funcional/exercícios, medicações e técnicas de desobstrução das vias aéreas monitorando a ausculta pulmonar, SatO$_2$ e sintomas; (3) examinar a força e resistência dos músculos respiratórios, bem como a expansão da parede torácica no repouso após a realização de tarefas funcionais; e (4) documentar o estado funcional no momento da alta (e, possivelmente, na admissão) por meio de um teste de caminhada.[3,4]

Exame, avaliação e diagnóstico

O estado atual do paciente com uma exacerbação aguda da DPOC pode ser mais bem avaliado revisando-se as hospitalizações anteriores e as estratégias terapêuticas previamente utilizadas. Os resultados de exames laboratoriais atuais, em especial os de GA, devem ser revistos.[3-6] O Quadro 14.3 mostra a GA deste paciente durante os seis meses anteriores.

As progressivas reduções na PaO$_2$ e no pH (refletindo o aumento do sequestro de dióxido de carbono e a capacidade reduzida dos rins de tamponar a acidez aumentada) e o aumento progressivo na PaCO$_2$ ilustram a piora da condição do paciente.

O exame físico deste paciente envolve exame do padrão respiratório, teste de força e resistência dos músculos respiratórios, ausculta pulmonar e um teste de caminhada com monitoramento estrito da SatO$_2$ via oxímetro de pulso. Os resultados dessas avaliações podem fornecer um diagnóstico e um prognóstico de fisioterapia mais específicos e gerar recomendações clínicas com base em evidências.[3-6]

O fisioterapeuta pode examinar o padrão respiratório visualmente, por palpação e/ou utilizando equipamentos sofisticados para examinar o movimento torácico e abdominal.[10] Em repouso, a respiração normal é, em geral, descrita como um processo não forçado, no qual os movimentos do tórax superior e abdome são iguais e sincronizados, ocorrendo em uma frequência de 10 a 12 respirações por minuto. O esforço extremo em indivíduos saudáveis ou naqueles com insuficiência pulmonar aumenta a FR e altera o padrão da respiração, levando a uma maior participação do movimento superior do tórax (i.e., maior uso dos músculos acessórios quando comparado ao movimento abdominal pelo uso do diafragma) para alcançar uma ventilação ótima. Essa dependência da respiração superior do tórax pode ser observada após esforço extremo em atletas inclinados para frente com as mãos posicionadas sobre os joelhos ou em pacientes inclinados para frente com os antebraços apoiados sobre um carrinho. A respiração superior do tórax é realizada utilizando-se os membros superiores como suporte

Quadro 14.3 GASOMETRIA ARTERIAL DO PACIENTE DESTE CASO DURANTE SUAS HOSPITALIZAÇÕES POR EXACERBAÇÃO AGUDA DE DPOC NOS ÚLTIMOS SEIS MESES			
Data	PaO$_2$ na admissão/alta	PaCO$_2$ na admissão/alta	pH na admissão/alta
6/2011	50 mmHg/70 mmHg	65 mmHg/54 mmHg	7,26/7,38
9/2011	48 mmHg/68 mmHg	68 mmHg/52 mmHg	7,24/7,38
12/2011	44 mmHg/68 mmHg	70 mmHg/50 mmHg	7,20/7,37

para elevá-lo e aumentar a ventilação nessa mesma região. Indivíduos com insuficiência pulmonar fazem uso da respiração superior quando apresentam comprometimento do diafragma por fraqueza, fadiga, paralisia ou paralisia simulada. A paralisia simulada do diafragma é observada em pacientes com forte hiperinflação dos pulmões, o que coloca o diafragma em uma posição biomecânica gravemente comprometida (encurtado-contraído). A radiografia de tórax deste paciente evidenciou um diafragma achatado consistente com grande hiperinflação dos pulmões, indicada pelos seus resultados de pletismografia. Essa posição biomecânica ruim compromete a contração do diafragma e contribui para o padrão respiratório paradoxal observado na sua admissão inicial. O padrão respiratório paradoxal é caracterizado por uma movimentação do tórax superior para cima e para fora e uma movimentação da área abdominal para dentro durante a inspiração. Esse movimento é considerado paradoxal, porque não representa o movimento normal e sincrônico do tórax superior e da região abdominal.[10]

O exame de força e resistência dos músculos respiratórios pode não ser realizado com frequência na UTI, porém, geralmente, inclui uma avaliação indireta do desempenho dos músculos inspiratórios via espirometria estimulante para examinar a capacidade inspiratória (volume de ar inalado). Como esses músculos vitais estão sujeitos a alterações frequentes de suas características contráteis devido a doenças, medicações e outras modalidades terapêuticas, tais como ventilação mecânica, treinamento dos músculos inspiratórios e/ou realização de exercícios, o exame da força dos músculos inspiratórios e expiratórios pode fornecer informações importantes para se entender melhor as manifestações da DPOC e dos efeitos das intervenções terapêuticas.[11] A avaliação de força e resistência dos músculos respiratórios deve ser adiada em pacientes que se encontram extremamente dispneicos e/ou demonstram um padrão respiratório paradoxal evidente. Entretanto, quando o paciente se mostrar mais confortável e o seu padrão respiratório normalizar, a força dos músculos respiratórios e a resistência inspiratória podem ser avaliadas.[11] Os testes de força dos músculos respiratórios também poderão ser realizados em indivíduos recebendo ventilação mecânica invasiva ou não invasiva a fim de determinar o momento de sua interrupção. Para realizar esses testes, o paciente deve usar um prendedor de nariz e sentar-se (em geral, com o tronco apoiado) formando um ângulo de 90° entre seus quadris e tronco. A pressão inspiratória máxima (PIM), a pressão expiratória máxima (PEM) e a resistência inspiratória podem ser avaliadas por equipamentos disponíveis no mercado ou com um esfigmomanômetro comum usado para medir a pressão sanguínea, com o tubo do manômetro preso a um bocal (mmHg podem ser convertidos em cmH$_2$O ao multiplicar-se mmHg x 1,36). No caso da PIM, o fisioterapeuta pede ao paciente para expirar por completo (próximo ao volume residual). Em seguida, o paciente deve inspirar o mais profundamente possível. O fisioterapeuta registra a PIM e pede ao paciente para repetir o teste até alcançar um valor estável. Em seguida, os valores do paciente podem ser comparados aos números de referência publicados.[12] Para a avaliação da resistência dos músculos inspiratórios, pede-se ao paciente para realizar uma inspiração com nível superior a 50% de PIM em uma *frequência* constante (usando um metrônomo ou cronômetro) enquanto é monitorado cada esforço inspiratório. O fisioterapeuta registra o número de inspirações ou o período de tempo durante o qual o paciente conseguiu continuar inspirando a um nível superior a 50% do PIM. O teste de resistência termina quando o paciente for incapaz de alcançar uma força inspiratória superior a 50% do PIM em duas tentativas consecutivas.[11]

O fisioterapeuta deve realizar uma ausculta pulmonar com o paciente no leito. Isso fornecerá informações importantes sobre o movimento do ar pelas vias aéreas, as bulhas pulmonares anormais características de doenças pulmonares particulares e a necessidade da realização de exercícios respiratórios, técnicas para remover a secreção e exercícios para a tosse.[13] A pode ser feita usando-se o diafragma do estetoscópio e um processo sistemático de avaliação dos campos pulmonares no tórax posterior e anterior. A avaliação da qualidade e da duração do som em áreas particulares do tórax durante a inspiração e a expiração ajuda a diferenciar as bulhas pulmonares normais e anormais. A presença de um som normalmente não ouvido em qualquer área constitui uma bulha pulmonar anormal e, em geral, irá requerer testes mais sofisticados para confirmar a patologia específica. Entretanto, dois achados específicos dignos de atenção são os seguintes: (1) *ausência* de som durante a inspiração e a expiração de um paciente (com movimentação simultânea da parede torácica); e (2) *presença* de bulhas pulmonares adventícias, como crepitações, roncos ou pieiras. A ausência de sons é sugestiva de mínima ou ausente ventilação dentro de uma área específica do pulmão, enquanto a presença de crepitações e roncos pode indicar a retenção de secreções pulmonares e a necessidade de mobilização.[13] O paciente deste caso demonstrou ambos os achados.

A administração de um teste de caminhada padronizado como o TC6 pode fornecer informações importantes sobre desempenho funcional, marcha, equilíbrio, estado cardiovascular e pulmonar, sintomas e respostas às intervenções terapêuticas.[14-17] É fundamental realizar a avaliação do esforço percebido do paciente e da SatO$_2$ (estimada por oximetria de pulso, SatO$_2$) antes, durante e depois da recuperação do teste. Se o paciente ter hipoxia (SatO$_2$ < 88-92%) em algum momento, deve ser oferecido oxigênio suplementar em repouso e durante o exercício para manter níveis seguros de oxigenação. No período da última alta hospitalar deste paciente, ele caminhou apenas 50% da distância prevista para sua idade quando avaliado pelo TC6.[14-17] Ele também apresentou respostas cardiovascular e pulmonar anormais ao exercício, conforme evidenciado no Quadro 14.4.

Os resultados do TC6 do paciente podem ser utilizados para determinar sua capacidade funcional no momento da alta, fornecer informações sobre a educação necessária a respeito da conservação de energia e do treinamento de exercícios e se o oxigênio suplementar deve ser recomendado para prevenir a dessaturação quando o paciente for

Quadro 14.4 RESULTADOS DO TC6 NO MOMENTO DA ALTA DAS HOSPITALIZAÇÕES POR EXACERBAÇÃO AGUDA DE DPOC

Data	Distância percorrida no TC6 no momento da alta	SpO$_2$ no momento da alta (ar ambiente; ao final do TC6)	RPE no momento da alta (ao final do TC6)
6/2011	180 m	88%	8/10
9/2011	178 m	86%	8/10
12/2011	190 m	88%	7/10

liberado do hospital. Além disso, a distância percorrida pelo paciente deste caso atingiu um nível considerado como mau prognóstico de sobrevida.[17]

Plano de atendimento e intervenções

O Quadro 14.5 mostra o Plano de atendimento e intervenções fornecido ao paciente durante suas duas admissões hospitalares anteriores e a atual. O tratamento médico apresenta terapia farmacológica ideal (oxigênio durante a hipoxemia, agonistas beta-adrenérgicos para inalação, anticolinérgicos para inalação, antibióticos e glicocorticoides sistêmicos, quando necessário) e ventilação invasiva e não invasiva. O autotratamento do paciente envolve o uso independente do Flutter (para facilitar a limpeza do muco, quando necessário), que ele aprendeu durante uma hospitalização anterior. As intervenções fisioterapêuticas incluíram drenagem postural, percussão e vibração torácica, respiração profunda e exercícios para tosse. O treinamento dos músculos inspiratórios foi realizado pelo *Threshold*, que requer o alcance de um nível específico de pressão inspiratória antes de o ar se movimentar através do dispositivo para o interior dos pulmões. Com o *Threshold*, o paciente pratica inalando 20% da pressão inspiratória máxima durante cinco minutos, duas vezes ao dia. Exercícios adicionais incluem bicicleta estacionária, treinamento de resistência sentado para extensão do joelho e flexão do ombro (com a faixa elástica amarela Thera Band) e caminhadas no corredor com um andador de rodinhas frontais. Os exercícios de ciclismo e resistência foram realizados com BiPAP durante a hospitalização atual, o que permitiu uma maior duração das atividades com menos dispneia e fadiga. O BiPAP também foi utilizado em todos os cinco dias para auxiliar na recuperação do exercício. Todos as atividades foram introduzidas gradualmente e realizadas com uma taxa de esforço percebido não superior a 4/10.

A principal diferença entre as hospitalizações anteriores e a atual foi o uso do BiPAP durante e após o treinamento funcional e de exercícios como parte da fisioterapia. Na verdade, o paciente sugeriu o uso do BiPAP durante os exercícios. Informou que o uso do BiPAP em casa o permitiu pedalar sua bicicleta estacionária em uma cadência mais rápida e por maior tempo. Em seguida, uma bicicleta estacionária foi trazida para o quarto do paciente e ele vestiu sua máscara BiPAP e começou a pedalar. Assim como informou acontecer em casa, o indivíduo conseguiu pedalar mais rápido e por mais tempo do que durante as hospitalizações anteriores. Além disso, o paciente também utilizou o BiPAP para se recuperar do exercício e após extensos testes médicos que foram realizados por vários dias. O uso do BiPAP também pareceu facilitar o treinamento dos músculos inspiratórios, que foi anteriormente limitado pela dispneia, fadiga e uma aparente falta de motivação.

As evidências que sustentam o **uso de BiPAP ou CPAP em pacientes com exacerbação aguda de DPOC no repouso** são fortes.[18-20] Em 2002, uma metanálise de oito estudos concluiu que o uso de ventilação não invasiva com pressão positiva (VNIPP) em pacientes com exacerbação aguda de DPOC reduziu de maneira significativa a mortalidade, a necessidade de ventilação mecânica e a duração da hospitalização.[19] Embora tenha sido observado um efeito favorável do uso de VNIPP em pacientes com exacerbação aguda de DPOC, uma metanálise mais recente em pacientes estáveis com DPOC grave mostrou melhora consistente na dispneia e na qualidade de vida, porém uma

Quadro 14.5 PLANO DE ATENDIMENTO E INTERVENÇÕES NAS ADMISSÕES PRÉVIAS E ATUAL			
Tipo de tratamento	Data (permanência hospitalar) 6/2011 (9 dias)	Data (permanência hospitalar) 9/2011 (7 dias)	Data (permanência hospitalar) 12/2011 (6 dias)
Médico Ventilação mecânica invasiva BiPAP	5 d 0 d	0 d 6 d	0 d 5 d
Fisioterapia Exercícios respiratórios TMI Ciclismo (sem resistência) Tubos de resistência Caminhada no corredor	10 min por 7 d – – – –	15 min por 5 d 10 min por 1 d 3 min por 1 d (40 revoluções/min) – 3 d (3-6 m, 2-3 vezes/dia)	10 min por 3 d 10 min por 3 d 3-5 min por 3 d (50 revoluções/min) 2 d (3-5 repetições por cada membro, em dias alternados) 4 d (3-6 m, 2-3 vezes/dia)
Autotratamento	10 min por 1 d	10 min por 6 d	15 min por 5 d

Abreviações: BiPAP, pressão positiva nas vias aéreas a dois níveis; TMI, treinamento dos músculos inspiratórios.

melhora menos significativa nas trocas gasosas, na hiperinflação pulmonar e no trabalho respiratório.[20] O paciente deste caso, hospitalizado com uma exacerbação aguda de DPOC, beneficiou-se do uso de VNIPP no repouso (i.e., BiPAP) por não necessitar de entubação ou ventilação mecânica, o que levou a uma hospitalização de menor duração do que nos casos das admissões anteriores.

Em pacientes com DPOC, os benefícios do **uso de BiPAP ou CPAP durante treinamento de exercícios e/ou funcional** também estão bem fundamentados na literatura.[21-25] Nenhum estudo examinou, de forma específica, os efeitos de VNIPP durante exercícios no momento de uma exacerbação *aguda* de DPOC. No entanto, uma revisão sistemática de 2002 com sete estudos sobre o uso de VNIPP durante o exercício em pacientes com DPOC mostrou que a utilização de VNIPP melhorou de maneira significativa os sintomas e a duração dos exercícios.[21] Diversos estudos subsequentes sobre o uso de VNIPP nesta população durante o exercício mostraram resultados semelhantes.[22-25] Um estudo mostrou que o uso de VNIPP permitiu o aumento da duração do exercício em pacientes com DPOC grave e tal melhora estava relacionada de forma significativa aos diversos parâmetros respiratórios básicos, incluindo a força e a resistência dos músculos respiratórios, a ventilação e a GA.[22] Pacientes com piores parâmetros para PIM e PEM, resistência dos músculos inspiratórios e ventilação apresentaram maiores ganhos na duração do exercício realizado com VNIPP.[22] Bianchi e colaboradores[23] examinaram o efeito de três diferentes modalidades de VNIPP (CPAP, ventilação com pressão de suporte e ventilação proporcional assistida) sobre a duração do exercício, dispneia e fornecimento de oxigênio suplementar em pacientes com DPOC grave. Eles observaram que todas as modalidades de VNIPP melhoraram bastante a duração do exercício e a dispneia e reduziram as necessidades de oxigênio suplementar, com a ventilação de apoio proporcional a uma maior melhora em todas as variáveis mencionadas. Um estudo mais recente mostrou que o uso de VNIPP (ventilação de apoio proporcional) melhorou de forma significativa a duração do exercício, a dispneia e a qualidade de vida de pacientes com DPOC moderada.[24] Por fim, em um trabalho atualmente sob revisão, pacientes que responderam bem ao uso de VNIPP tenderam a apresentar TFPs mais fracos, maior CPT e volume residual e pior tolerância ao exercício.[25] O paciente deste caso apresentou TFPs muito ruins, volume residual bastante elevado e pouca tolerância ao exercício em seu início, o que deve ter contribuído para o seu sucesso com o uso de VNIPP durante o exercício.

O exercício aeróbico ou o treinamento de força beneficiam os pacientes que apresentam exacerbação aguda de DPOC e devem ser incorporados ao plano de tratamento fisioterapêutico.[26-31] Em 2005, uma revisão sistemática de seis estudos examinou os efeitos da reabilitação respiratória (que incluiu pelo menos alguma forma de exercício físico) em pacientes com exacerbação aguda de DPOC e mostrou que a reabilitação respiratória reduziu as hospitalizações subsequentes e a mortalidade e melhorou a qualidade de vida e a capacidade de realizar exercícios.[27] Entretanto, o período de tempo em que o exercício foi implementado após a exacerbação aguda foi variável, e apenas dois dos seis estudos examinaram os efeitos do treinamento com exercícios durante a internação hospitalar.[27] Um artigo de revisão posterior sobre o efeito do exercício em pacientes com DPOC identificou algumas dessas questões e sugeriu um exame mais detalhado do efeito do exercício em unidades internas e ambulatoriais, com foco no treinamento da musculatura periférica.[28] Achados anteriores mostraram que, durante uma exacerbação aguda de DPOC, a força da musculatura esquelética periférica foi comprometida durante a permanência hospitalar e foi recuperada de maneira apenas parcial em cerca de 90 dias após a alta.[29] Uma revisão sistemática de nove estudos sobre o treinamento da musculatura periférica de pacientes com DPOC revelou que o treinamento de força melhorou a capacidade dos membros superiores e inferiores, porém não melhorou os TFPs, o estado psicológico, o nível de atividade ou a tolerância ao exercício.[30] Um achado mostrou relação importante entre a redução da força da musculatura esquelética e a inflamação sistêmica.[29] Portanto, uma preocupação inicial com a prescrição de exercícios para pacientes hospitalizados por exacerbação da DPOC veio à tona devido à possibilidade de que sua realização durante uma inflamação aguda pudesse aumentar a resposta inflamatória e, como consequência, comprometer a força da musculatura esquelética.[28-30] Porém, um estudo que examinou os efeitos da reabilitação pulmonar ambulatorial em pacientes após a hospitalização por exacerbação de DPOC (em 10 dias após a alta) não mostrou efeitos deletérios e os pacientes apresentaram melhora na sua capacidade de realizar exercícios e no seu estado de saúde, em comparação ao tratamento comum.[31] O paciente deste caso apresentou uma fraca tolerância inicial aos exercícios, que melhorou durante sua hospitalização, provavelmente devido ao tratamento médico e à progressão gradual dos exercícios de baixo nível que foram administrados nesse período.

A base de evidências para o uso de **treinamento dos músculos inspiratórios (TMI)** em pacientes com DPOC é forte.[32-34] Entretanto, nenhum estudo examinou os efeitos do TMI em pacientes com exacerbação *aguda* de DPOC. O treinamento dos músculos inspiratórios em indivíduos com DPOC tem sido estudado de maneira extensa, fato que originou três metanálises esclarecedoras.[32-34] A primeira metanálise, em 1992, analisou 17 estudos, e apenas uma avaliação de resultado (ventilação voluntária máxima) apresentou melhora significativa após TMI.[32] Porém, uma subanálise desses dados revelou que, em cinco estudos nos quais a carga de trabalho sobre TMI foi controlada, observou-se uma melhora importante nos níveis de dispneia e força dos músculos inspiratórios após TMI.[32] A segunda metanálise, em 2002, na qual 15 estudos (todos controlaram a carga de trabalho sobre TMI) foram analisados, revelou que o TMI melhorou a dispneia, assim como a força e a resistência dos músculos inspiratórios (com um aumento quase significativo da capacidade de realizar exercícios).[33] A terceira metanálise contemplou 32 estudos que mostraram que o TMI melhorou força e resistência dos músculos inspiratórios, dispneia, distância percorrida no teste de caminhada e qualidade de vida.[34] Um estudo importante de TMI em indivíduos com DPOC grave, diretamente relacionado a pacientes com uma exacerbação *aguda* de DPOC, mostrou que um TMI realizado em 60% de PIM por 30 minutos, seis dias por semana durante 12 meses, melhorou de forma significativa a dispneia, a PIM, a capacidade de realizar exercícios e a qualidade de vida, e reduziu de forma considerável as admissões hospitalares, o número de dias da hospitalização e a utilização do médico clínico geral.[35] Outro notável estudo sobre TMI em pacientes com DPOC mostrou que esse tipo de treinamento proporcionou aumento na proporção das fibras musculares intercostais do tipo I (em torno de 38%) e hipertrofia das fibras musculares intercostais do tipo II (em torno de 21%), acompanhadas por aumentos importantes na força e na resistência dos músculos inspiratórios.[36] Embora nenhum estudo tenha examinado os efeitos do TMI em indivíduos com exacerbação aguda de DPOC, o paciente deste caso tolerou o procedimento sem apresentar efeitos adversos. Além disso, a literatura mencionada reforça o conceito de que o TMI apresenta um potencial para reduzir a admissão hospitalar por exacerbação aguda de DPOC.[35]

Exercícios respiratórios e técnicas de remoção de secreções envolvem uma variedade de intervenções normalmente prescritas aos pacientes para melhorar a oxigenação e expelir as secreções.[37-42] Como um conjunto, as evidências para sustentar o seu uso são fracas, com a exceção da respiração frenolabial (RFL), que apresenta uma base de evidências mais forte.[37-41]

Uma revisão de 2002 considerou questionáveis as evidências que sustentam a respiração diafragmática em pacientes com DPOC devido ao fraco projeto e métodos do estudo para realizar a respiração diafragmática e ao uso de diversas avaliações dos resultados.[10] Os autores sugeriram que pacientes com DPOC moderada a grave com hiperinflação pulmonar evidente, sem movimentação adequada do diafragma e aumento do volume corrente durante a respiração diafragmática podem ser fracos candidatos a esse tipo de respiração. Por outro lado, indivíduos com DPOC que apresentam frequências respiratórias elevadas, baixos volumes correntes que aumentam durante a respiração diafragmática e níveis anormais de GA com movimento diafragmático adequado poderão se beneficiar da respiração diafragmática.[10] Os autores de uma revisão posterior sugeriram que a respiração diafragmática não deveria ser realizada por pacientes com DPOC devido ao fato de que quaisquer efeitos positivos da mesma teriam sido, principalmente, decorrentes da redução da FR.[38] Portanto os autores sugeriram que a RFL deveria ser realizada por essa população a fim de normalizar as frequências respiratórias. No caso do paciente deste caso, a RFL representou uma das formas mais eficientes e benéficas de reciclagem respiratória.[38] Um artigo de revisão de 2004 concluiu que esse tipo de respiração é eficaz e produz uma ventilação mais fisiológica e efetiva, melhorando o padrão respiratório e restabelecendo músculos respiratórios, volume corrente, trocas gasosas e consumo de oxigênio.[39] Essa mesma revisão, porém, questionou o uso da RFL para o tratamento da dispneia.[39] Entretanto, um estudo clássico de Bianchi e colaboradores[40] mostrou que a RFL efetuou melhoras na movimentação da parede torácica e na dispneia em pacientes com DPOC moderada. Em 2007, outro estudo confirmou que a RFL diminuiu de forma significativa a dispneia durante tarefas funcionais e proporcionou uma melhora continuada para a dispneia de esforço e para a função física de indivíduos com DPOC grave.[41]

É surpreendente o fato de que o uso de técnicas para remoção de secreções em pacientes com DPOC tem recebido uma atenção mínima.[37,42] Em 1998, uma revisão Cochrane de sete estudos revelou que a higiene broncopulmonar foi eficaz na limpeza do escarro em pacientes com DPOC e bronquiectasia, mas não apresentou efeito sobre os TFPs ou outras avaliações dos resultados.[42] Uma revisão atualizada de 2007 não apresentou estudos adicionais, entretanto, os autores indicaram que uma metanálise verdadeira não poderia ser realizada devido aos grupos diversificados de pacientes e avaliações dos resultados.[42] Em 2000, Bellone e colaboradores[37] examinaram os efeitos de três diferentes formas de remoção de secreções em pacientes com exacerbação aguda de bronquite crônica. As técnicas de remoção de secreções incluíram drenagem postural e percussão, pressão expiratória positiva oscilante (via Flutter) em posição sentada e expiração com a glote aberta com o corpo em postura inclinada (corpo semissentado, mas sem inclinação específica).[37] Todas as técnicas aumentaram de maneira significativa a produção de escarro 30 minutos após a sua administração, porém, a pressão expiratória positiva oscilante e a expiração com glote aberta produziram uma quantidade bastante superior de escarro do que a drenagem postural 60 minutos após a administração das técnicas.[37] O paciente deste caso recebeu previamente um dispositivo de Flutter e o considerou útil durante as exacerbações agudas da DPOC. O indivíduo também fez uso do dispositivo de Flutter em casa durante 5 a 10 minutos, duas vezes ao dia (em geral, pela manhã após acordar e à noite antes de ir para a cama) para auxiliar a liberação das secreções retidas.

É necessária a realização de um maior número de pesquisas em pacientes com exacerbação aguda de DPOC. Uma visão geral esclarecedora do tratamento fisioterapêutico de pacientes com distúrbios pulmonares (incluindo aqueles com exacerbação aguda de DPOC) foi publicada pela British Thoracic Society e pela Chartered Society of Physiotherapy e poderá servir como uma fonte útil de informações.[18]

Recomendações clínicas baseadas em evidências

SORT (*Strength of Recommendation Taxonomy*): Força da Taxonomia de Recomendação
A: Evidências consistentes, de boa qualidade e recomendadas para o paciente
B: Evidências inconsistentes ou de qualidade limitada orientadas para o paciente
C: Evidências consensuais, orientadas para a doença, prática comum, opinião de especialista ou série de casos

1. A ventilação mecânica não invasiva BiPAP ou CPAP reduz a mortalidade, a ne-

cessidade de ventilação mecânica e a duração da hospitalização em pacientes com exacerbação aguda de DPOC. **Grau A**
2. O uso de BiPAP ou CPAP durante atividades funcionais e/ou treinamento de exercícios melhora de maneira significativa os sintomas, a duração do exercício, a dispneia e a qualidade de vida em indivíduos com DPOC. **Grau A**
3. O exercício aeróbico ou o treinamento de força reduz hospitalizações subsequentes e a mortalidade, e melhora a qualidade de vida, a capacidade para realizar exercícios e a força dos membros superiores e inferiores em indivíduos com DPOC. **Grau B**
4. Em indivíduos com DPOC, o TMI melhora a ventilação voluntária máxima, dispneia, força e resistência dos músculos inspiratórios, capacidade para realizar exercícios, distância percorrida no teste de caminhada e qualidade de vida, e reduz as admissões hospitalares, número de dias de hospitalização e utilização do médico clínico geral. **Grau A**
5. Exercícios respiratórios, retreinamento respiratório, RFL e técnicas de remoção de secreções melhoram o padrão respiratório, restabelecimento do músculo respiratório, volume corrente, trocas gasosas, consumo de oxigênio e produção de escarro em indivíduos com DPOC. **Grau B, exceto no caso da respiração frenolabial, que é classificada como Grau A**

PERGUNTAS PARA REVISÃO

14.1 Exercícios de respiração diafragmática, em relação ao paciente deste caso:
   A. Não deveriam ser realizados.
   B. Deveriam ser realizados com cuidado enquanto se examina o movimento do tórax e do abdome.
   C. Deveriam ser realizados sem preocupação com o movimento do tórax e do abdome.
   D. Deveriam ser realizados várias vezes ao dia.

14.2 O uso de VNIPP pelo paciente deste caso, durante o exercício, *muito* provavelmente:
   A. Relaxou os músculos respiratórios durante o exercício e prejudicou a oxigenação.
   B. Exercitou os músculos respiratórios durante o exercício e prejudicou a oxigenação.
   C. Relaxou os músculos respiratórios durante o exercício e melhorou a oxigenação.
   D. Exercitou os músculos respiratórios durante o exercício e melhorou a oxigenação.

RESPOSTAS

14.1 **A.** O paciente deste caso possui um diafragma situado em uma posição biomecânica ruim (conforme observado nos raios X de tórax) devido à hiperinflação grave dos pulmões (evidenciada pelos resultados da pletismografia), o que contribuiu para um padrão respiratório paradoxal verificado em repouso na admissão e agravado com a realização de tarefas funcionais (tanto na admissão quanto na alta hospitalar). Pacientes com DPOC moderada a grave e hiperinflação dos pulmões, sem movimentação adequada do diafragma devido à posição biomecânica comprometida, podem ser fracos candidatos à respiração diafragmática. A RFL poderá representar a forma mais útil de respiração para o paciente.[10,38]

14.2 **C.** Uma revisão sistemática de 2002 de sete estudos sobre o uso de VNIPP durante o exercício em pacientes com DPOC mostrou que esse procedimento melhora de forma significativa os sintomas e a duração do exercício.[21] Vários estudos posteriores sobre o uso de VNIPP durante o exercício apresentaram resultados semelhantes, bem como vários achados relevantes para o paciente deste caso.[22-25] Um estudo mostrou que o uso de VNIPP aumentou a duração do exercício de pacientes com DPOC grave, e tal melhora estava relacionada de forma significativa a vários parâmetros respiratórios básicos, incluindo força e resistência dos músculos respiratórios, ventilação e GA.[22] Pacientes com piores parâmetros de pressão inspiratória e expiratória máxima, resistência dos músculos expiratórios e ventilação apresentaram melhoras mais importantes na duração dos exercícios com VNIPP.[22] Outro estudo examinou três diferentes modalidades de VNIPP (CPAP, ventilação com pressão de suporte e ventilação proporcional assistida), em relação a duração do exercício, dispneia e fornecimento de oxigênio suplementar em pacientes com DPOC grave, e observou que todas as modalidades de VNIPP melhoraram bastante a duração do exercício e a dispneia e reduziram a necessidade de oxigênio suplementar.[23] Esses estudos demonstram que a VNIPP auxilia a ventilação, o que reduz o trabalho dos músculos respiratórios (relaxando-os), e, dessa forma, adquire o potencial para melhorar a oxigenação, reduzindo a demanda de oxigênio devido aos músculos passarem a trabalhar com mais eficiência.

REFERÊNCIAS

1. West JB. *Respiratory Physiology—The Essentials.* 5th ed. Baltimore, MD: Williams & Wilkins; 1995.
2. West JB. *Pulmonary Pathophysiology—The Essentials.* 4th ed. Baltimore, MD: Williams & Wilkins; 1992.
3. American Association of Cardiovascular and Pulmonary Rehabilitation. *Guidelines for Pulmonary Rehabilitation Programs.* 4th ed. Champaign, IL: Human Kinetics Publishers; 2011.
4. Ries AL, Bauldoff GS, Carlin BW, et al. Pulmonary rehabilitation: Joint ACCP/AACVPR evidencebased clinical practice guidelines. *Chest.* 2007;131:4S-42S.
5. McCrory DC, Brown C, Gelfand SE, et al. Management of acute exacerbations of COPD: a summary and appraisal of published evidence. *Chest.* 2001;119:1190-1209.
6. Rabe KF, Hurd S, Anzueto A, et al. Global strategy for the diagnosis, management, and prevention of chronic obstructive pulmonary disease: GOLD executive summary. *Am J Respir Crit Care Med.* 2007;176:532-555.
7. Chronic Obstructive Pulmonary Disease Surveillance—United States, 1971-2000. http://www.cdc.gov/mmwr/preview/mmwrhtml/ss5106a1.htm. Accessed May 22, 2012.
8. Celli BR, Cote CG, Marin JM, et al. The body-mass index, airflow obstruction, dyspnea, and exercise capacity index in chronic obstructive pulmonary disease. *N Eng J Med.* 2004;350:1005-1012.
9. Pellegrino R, Viegi G, Brusasco V, et al. Interpretive strategies for lung function tests. *Eur Respir J.* 2005;26:948-968.

10. Cahalin LP, Braga M, Matsuo Y, et al. Efficacy of diaphragmatic breathing in persons with chronic obstructive pulmonary disease: a review of the literature. *J Cariopulm Rehabil.* 2002;22:7-21.
11. Reid WD, Dechman G. Considerations when testing and training the respiratory muscles. *Phys Ther.* 1995;75:971-982.
12. Black LF, Hyatt RE. Maximal respiratory pressures: normal values and relationship to age and sex. *Am Rev Respir Dis.* 1969;99:696-702.
13. Karnath B, Boyars MC. Pulmonary Auscultation. *Hospital Physician.* 2002;38:22-26 http://www.turner-white.com/pdf/hp_jan02_pulmonary.pdf. Accessed May 22, 2012.
14. Enright PL, Sherrill DL. Reference equations for the six-minute walk test in healthy adults. *Am J Resp Crit Care Méd.* 1998;158:1384-1387.
15. Cahalin L, Pappagianopoulos P, Prevost S, et al. The relationship of the 6-min walk test ot maximal oxygen consumption in transplant candidates with end-stage lung disease. *Chest.* 1995;108: 452-459.
16. Solway S, Brooks D, Lacasse Y, et al. A qualitative systematic overview of the measurement properties of functional walk tests used in the cardiorespiratory domain. *Chest.* 2001;119:256-270.
17. Pinto-Plata VM, Cote C, Cabral H, et al. The 6-min walk test distance: change over time and value as a predictor of survival in severe COPD. *Eur Respir J.* 2004;23:28-33.
18. Bott J, Blumenthal S, Buxton M, et al. Guidelines for the physiotherapy management of the adult, medical, spontaneously breathing patient. *Thorax.* 2009;64(Suppl 1):1-51.
19. Peter JV, Moran JL, Phillips-Hughes J, et al. Noninvasive ventilation in acute respiratory failure—a meta-analysis update. *Crit Care Méd.* 2002;30:555-562.
20. Kolodziej MA, Jensen L, Rowe B, et al. Systematic review of noninvasive positive pressure ventilation in severe stable COPD. *Eur Resp J.* 2007;30:293-306.
21. van't Hul A, Kwakkel G, Gosselink R. The acute effects of noninvasive ventilatory support during exercise on exercise endurance and dyspnea in patients with chronic obstructive pulmonary disease: a systematic review. *J Cardiopulm Rehabil.* 2002;22: 290-297.
22. van't Hul A, Gosselink R, Hollander P, et al. Acute effects of inspiratory pressure support during during exercise in patients with COPD. *Eur Resp J.* 2004;23:34-40.
23. Bianchi L, Foglio K, Pagani M, et al. Effects of proportional assist ventilation on exercise tolerance in COPD patients with chronic hypercapnia. *Eur Resp J.* 1998;11:422-427.
24. Barakat S, Michele G, Nesme P, et al. Effect of a noninvasive ventilatory support during exercise of a program in pulmonary rehabilitation in patients with COPD. *Int J Chron Obstruct Pulmon Dis.* 2007;2:585-591.
25. Cahalin LP, Kacmarek R, Wain J, et al. Exercise performance during assisted noninvasive ventilation with bi-level positive airway pressure (BiPAP) in patients with end-stage obstructive lung disease awaiting lung transplantation: results of a clinical pilot trial. Manuscript in review.
26. Troosters T. Rehabilitation and acute exacerbations in chronic obstructive pulmonary disease. *Advanced Med Technologies, Business Briefing: Global Healthcare,* 2004:1-5 www.touchbriefings.com/pdf/950/troosters.pdf. Accessed May 22, 2012.
27. Puhan MA, Scharplatz M, Troosters T, et al. Respiratory rehabilitation after acute exacerbation of COPD may reduce risk for readmission and mortality—a systematic review. *Resp Res.* 2005;6:54.
28. Morgan MD. Peripheral muscle training in COPD: still much to learn. *Thorax.* 2005;60:359-360.

29. Spruit MA, Gosselink R, Troosters T, et al. Muscle force during an acute exacerbation in hospitalized patients with COPD and its relationship with CXCL8 and IGF-I. *Thorax*. 2003;58:752-756.
30. O'Shea SD, Taylor NF, Paratz J. Peripheral muscle strength training in COPD: a systematic review. *Chest* 2004;126:903-914.
31. Man WD, Polkey MI, Donaldson N, et al. Community pulmonary rehabilitation after hospitalization for acute exacerbations of chronic obstructive pulmonary disease: randomised controlled study. *BMJ*. 2004;329:1209.
32. Smith K, Cook D, Guyatt GH, et al. Respiratory muscle training in chronic airflow limitation: a meta-analysis. *Am Rev Respir Dis*. 1992;145:533-539.
33. Lotters F, van Tol B, Kwakkel G, et al. Effects of controlled inspiratory muscle training in patients with COPD: a meta-analysis. *Eur Resp J*. 2002;20:570-576.
34. Gosselink R, De Vos J, van den Heuvel SP, et al. Impact of inspiratory muscle training in patients with COPD: what is the evidence? *Eur Resp J*. 2011;37:416-425.
35. Beckerman M, Magadle R, Weiner M, et al. The effects of 1 year of specific inspiratory muscle training in patients with COPD. *Chest*. 2005;128:3177-3182.
36. Ramirez-Sarmiento A, Orozco-Levi M, Guell R, et al. Inspiratory muscle training in patients with chronic obstructive pulmonary disease: structural adaptation and physiologic outcomes. *Am J Respir Crit Care Med*. 2002;166:1491-1497.
37. Bellone A, Lascioli R, Raschi S, et al. Chest physical therapy in patients with acute exacerbation of chronic bronchitis: effectiveness of three methods. *Arch Phys Med Rehabil*. 2000;81:558-560.
38. Dechman G Wilson CR. Evidence underlying breathing retraining in people with stable chronic obstructive pulmonary disease. *Phys Ther*. 2004;84:1189-1197.
39. Fregonezi GA de F, Resqueti VR, Guell Rous R. Pursed lips breathing. *Arch Bronconeumol*. 2004;40:279-282.
40. Bianchi R, Gigliotti F, Romagnoli I, et al. Chest wall kinematics and breathlessness during pursed-lip breathing in patients with COPD. *Chest*. 2004;125:459-465.
41. Nield MA, Soo Hoo GW, Roper JM, et al. Efficacy of pursed-lips breathing: a breathing pattern retraining strategy for dyspnea reduction. *J Cardiopulm Rehabil Prev*. 2007;27:237-244.
42. Jones AP, Rowe BH. Bronchopulmonary hygiene physical therapy for chronic obstructive pulmonary disease and bronchiectasis. *Cochrane Database Syst Rev*. 2000;(2):CD000045.

Câncer de pulmão pós-ressecção de lobo

Lindsey M. Montana

CASO 15

Uma mulher de 57 anos consultou o médico clínico geral, apresentando queixas de fadiga generalizada e uma tosse seca persistente durante o último mês. O exame para diagnóstico revelou uma massa localizada na região superior de seu pulmão esquerdo, que foi identificada como câncer pulmonar de células não pequenas (CPCNP) em estágio I. A paciente foi internada duas semanas depois para realizar uma broncoscopia flexível e uma toracotomia posterolateral esquerda planejada com lobectomia do lobo superior esquerdo. Dados relevantes de sua história pregressa incluem fibrilação atrial paroxísmica, hiperlipidemia e um histórico de tabagismo de 30 maços ao ano. A paciente foi encaminhada a uma avaliação fisioterapêutica no primeiro dia pós-cirúrgico devido a atelectasia do lobo inferior esquerdo e comprometimento da tosse. A paciente é uma eletricista recém-aposentada, envolvida ativamente na liga de boliche de sua comunidade. Ela vive com o marido e um neto adolescente em uma casa de dois andares. Sua alta hospitalar está programada para o quinto dia pós-cirúrgico.

▶ Com base na condição de saúde da paciente, quais seriam os possíveis fatores contribuintes para as limitações das atividades?
▶ Quais possíveis complicações poderiam interferir na fisioterapia?
▶ Quais são as intervenções fisioterapêuticas mais apropriadas?
▶ Qual é o prognóstico de reabilitação?
▶ Identifique os encaminhamentos a outros membros da equipe de saúde.

DEFINIÇÕES-CHAVE

ATELECTASIA: colapso e ausência de ar no tecido pulmonar.
BRONCOSCOPIA: inspeção interna da árvore traqueobrônquica com o uso de um broncoscópio (instrumento de visão flexível ou rígido).
ENFISEMA SUBCUTÂNEO: presença de ar livre nos tecidos subcutâneos (em geral, na pele sobre o tórax, o pescoço ou a face), resultante de um escapamento de ar dos pulmões.
HEMOPTISE: expectoração de sangue devido à hemorragia pulmonar ou brônquica.
PNEUMOTÓRAX: presença de ar no espaço pleural.

Objetivos

1. Compreender a incidência, a prevalência e os fatores de risco do CPCNP.
2. Descrever dois procedimentos cirúrgicos para a excisão do câncer de pulmão em estágio inicial.
3. Identificar possíveis complicações da cirurgia torácica que poderiam prolongar a internação hospitalar e/ou interferir nas intervenções fisioterapêuticas.
4. Descrever os principais elementos do exame, avaliação e diagnóstico de fisioterapia para um paciente durante a hospitalização e após a cirurgia pulmonar.
5. Elaborar um plano de tratamento fisioterapêutico adequado para um paciente durante a hospitalização e após a cirurgia pulmonar com base nos objetivos, nas intervenções e nas considerações discutidas neste caso.

Considerações sobre a fisioterapia

Considerações sobre a fisioterapia para o tratamento do indivíduo durante sua hospitalização e após a lobectomia devido a câncer de pulmão:

▶ **Cuidados/Objetivos do plano geral de fisioterapia:** prevenir ou minimizar a perda da amplitude de movimento (ADM), da força, da capacidade funcional aeróbica e o risco de complicações pós-operatórias; aperfeiçoar os volumes pulmonares, o transporte de oxigênio, a relação ventilação-perfusão e a desobstrução das vias aéreas; maximizar a qualidade de vida por meio da restauração da resistência física e da independência funcional
▶ **Intervenções fisioterapêuticas:** educação do paciente/cuidador em relação aos benefícios da mobilização precoce e frequente após a cirurgia pulmonar; redução do risco de pneumonia pós-operatória e atelectasia por meio de atividades de respiração profunda e de técnicas de desobstrução das vias aéreas (TDVAs) eficazes, exercícios de ADM da parede torácica e dos membros superiores, treinamento de marcha e movimentação em escadas, prescrição de um programa de exercícios domiciliar focado na progressão segura de exercícios/atividades e planejamento da alta hospitalar
▶ **Precauções durante a fisioterapia:** monitoramento consistente sinais vitais, resultados de exames laboratoriais e raios X de tórax; supervisão física minuciosa para reduzir o risco de quedas; controle dos diversos drenos e acessos

▶ **Complicações que interferem na fisioterapia:** atelectasia, pneumotórax, pneumonia, enfisema subcutâneo, fibrilação atrial (FA), hipoxemia, trombose venosa profunda (TVP), embolia pulmonar, insuficiência pulmonar aguda, insuficiência respiratória

Visão geral da patologia

O câncer de pulmão é o segundo tipo de câncer mais comum tanto em homens quanto em mulheres.[1] Com mais de 220 mil novos diagnósticos e quase 157 mil mortes/ano, estima-se que 400 mil indivíduos viviam nos Estados Unidos com câncer de pulmão em 2011.[1] Os CPCNPs representam 85 a 90% de todos os cânceres de pulmão diagnosticados e podem ser divididos em três subtipos: carcinoma de célula escamosa, adenocarcinoma e carcinoma de grandes células.[1] O **tabagismo** é o principal fator de risco para o desenvolvimento do câncer, seguido pelos fatores ambientais (exposição a asbesto, radiação, arsênico, poluição do ar) e pela história familiar ou pessoal da doença.[1] Os sinais e sintomas nem sempre estão presentes no estágio inicial da doença e podem ser: tosse persistente, hemoptise, dor torácica pleurítica, encurtamento da respiração, fadiga generalizada, perda de peso e infecções pulmonares recorrentes, tais como bronquite ou pneumonia.[1] Os tratamentos para o CPCNP são, em geral, multifacetados e consistem em um procedimento (cirurgia, quimioterapia ou radioterapia) ou na combinação deles.

A ressecção cirúrgica é o tratamento de escolha para os cânceres pulmonares localizados em estágio inicial.[2] As ressecções pulmonares podem ser realizadas por meio de uma variedade de técnicas cirúrgicas torácicas simples a complexas e são denominadas de acordo com a região do tecido pulmonar excisado (Quadro 15.1).[3]

A toracotomia posterolateral é a estratégia cirúrgica mais comum para ressecção de tumores pulmonares.[2] O acesso à cavidade torácica é alcançado por meio de uma incisão entre as costelas, no espaço intercostal mais conveniente para a localização da lesão.[2] A divisão cirúrgica do serrátil anterior, músculos intercostais, grande dorsal, trapézio e/ou músculos romboides pode ser realizada.[2,4] Ao final do procedimento, costuma-se inserir dois tubos torácicos para drenar o fluido serossanguíneo e o ar do espaço pleural durante o período pós-operatório.[3,4] Os tubos torácicos coletores podem ser conectados a um sistema de drenagem subaquática selada ou de sucção lenta do espaço pleural para facilitar a drenagem adequada, restaurar a pressão intrapleural negativa e

Quadro 15.1 TÉCNICAS COMUNS DE RESSECÇÃO PULMONAR

Técnica de ressecção	Região removida do pulmão
Ressecção em cunha	Pequena porção ou cunha
Segmentectomia	Segmento broncopulmonar completo
Lobectomia	Lobo completo
Ressecção broncoplástica/em luva	Lobo completo e uma porção do brônquio fonte
Pneumonectomia	Pulmão completo, o que pode ou não incluir a pleura adjacente

Reproduzido com permissão de Watchie J. Cardiovascular and Pulmonary Physical Therapy. 2ª ed. St. Louis, MO: Saunders Elsevier; 2010.

verificar a presença de escapamentos de ar.[3,4] Sempre que possível, técnicas cirúrgicas menos invasivas (como a cirurgia torácica videoassistida [CTVA] ou estratégias poupadoras dos músculos) são utilizadas para reduzir o trauma e o risco de complicações pós-operatórias.[5]

A CTVA é uma técnica cirúrgica minimamente invasiva empregada na excisão de um CPCNP bem definido em estágio inicial.[6] Os procedimentos da CTVA, em geral, são realizados com assistência robótica, efetuando-se três pequenas incisões que não interferem nas costelas.[5,6] As vantagens da CTVA incluem menor período de internação hospitalar, dor aguda pós-operatória reduzida e complicações pós-operatórias de menor número e gravidade, quando comparadas às observadas na toracotomia aberta.[5] As desvantagens incluem a imagem por vídeo em vez da visualização direta da cavidade torácica e as limitações da manipulação do instrumento e da percepção tátil por meio das pequenas incisões.[6]

As complicações pulmonares clinicamente significativas ocorrem após a cirurgia em 10 a 20% de todos os pacientes encaminhados a cirurgia torácica para ressecção pulmonar.[7] Tais complicações podem ser atelectasia, pneumonia, pneumotórax, insuficiência pulmonar aguda e síndrome do desconforto respiratório agudo.[7] As complicações cardíacas pós-operatórias graves, como as síndromes coronarianas agudas e a insuficiência cardíaca, ocorrem em apenas 2 a 4% desta população.[7] Dez a quinze por cento dos pacientes apresentam FA, uma complicação cardíaca menos importante, porém relevante, e 5 a 6% dos pacientes desenvolvem enfisema subcutâneo ou embolia pulmonar.[8,9] Indivíduos com comorbidades pré-operatórias significativas que levam à capacidade de difusão de monóxido de carbono reduzida para menos de 70% do previsto e pacientes que passaram por tratamentos pré-operatórios de quimioterapia se encontram, independentemente, em alto risco de sofrer complicações pulmonares pós-operatórias.[7]

Os fatores de prognóstico mais importantes para os indivíduos com CPCNP são o tipo celular primário, a agressividade da doença e o estadiamento no momento do diagnóstico.[1] Outros determinantes da sobrevida são a resposta ao tratamento do câncer, bem como o estado geral de saúde do paciente e os fatores de comorbidade.[1] As taxas de sobrevida de cinco anos para o CPCNP classificado em estágio I no momento do diagnóstico oscilam entre 45 a 49%, enquanto a sobrevida de cinco anos para o estágio IV é reduzida para apenas 1%.[1]

Tratamento fisioterapêutico do paciente

Na unidade de tratamento intensivo (UTI), o fisioterapeuta coordena o tratamento com os outros membros da equipe multidisciplinar e consulta novos serviços, quando necessário. Os membros da equipe envolvidos no tratamento de pacientes antes e após cirurgia pulmonar são a equipe cirúrgica toraco-oncológica, patologista, enfermeiro, fisioterapeuta, terapeuta respiratório, terapeuta ocupacional, responsável técnico pelo caso e assistente social. Serviços adicionais também podem ser incluídos: cardiologia, medicina pulmonar, medicina integrada, nutrição, programas antitabagismo e um representante do paciente. Como agregador de valor ao tratamento dado aos pacientes, é importante que o fisioterapeuta identifique o momento em que o paciente poderá se beneficiar do encaminhamento aos serviços complementares e discuta essas recomendações com a equipe médica.

O papel primário do fisioterapeuta, no caso de pacientes em estado agudo antes e após uma cirurgia pulmonar, é restaurar ou aperfeiçoar a capacidade funcional e de resistência do paciente, prevenir complicações pós-operatórias por meio da educação do paciente e de intervenções especializadas e estabelecer recomendações apropriadas para a sua alta.[4] As intervenções de tratamento podem variar conforme o estado geral do paciente, o tipo de abordagem cirúrgica e a quantidade de tecido pulmonar removido.

Exame, avaliação e diagnóstico

Antes de ver o paciente, o fisioterapeuta deve completar uma minuciosa revisão do prontuário, incluindo: histórico de saúde, história da doença atual, observações da cirurgia, medicamentos, resultados de exames laboratoriais, precauções pós-operatórias, parâmetros de frequência cardíaca (FC) e pressão sanguínea e a imagem pós-operatória mais recente do tórax. Os exames laboratoriais fundamentais de serem verificados incluem: hemoglobina, hematócrito, contagem de plaquetas, razão normalizada internacional (RNI) e contagem de leucócitos. Recomenda-se a revisão da internação hospitalar do paciente com o enfermeiro antes de iniciar-se a fisioterapia. São contraindicações absolutas para a fisioterapia: instabilidade hemodinâmica, arritmia cardíaca não controlada, falta de exames para descartar embolia pulmonar, hemoglobina < 7,0 g/dL, plaquetas < 10.000 e RNI > 3,0.[10] Os parâmetros laboratoriais e as normas específicas de contraindicação podem variar entre instituições e populações de pacientes. O fisioterapeuta deve conhecer e respeitar as orientações institucionais em todas as situações. Ele deve notificar a equipe cirúrgica e suspender a fisioterapia caso seja identificada qualquer contraindicação ao exercício no processo de revisão do prontuário.

Durante a observação da paciente, o fisioterapeuta precisa verificar a localização dos acessos, das incisões e dos curativos.[4] Imediatamente após a cirurgia, os pacientes podem apresentar diversos acessos, incluindo: acesso intravenoso (IV) central ou periférico, uma bomba de analgesia controlada pelo paciente (ACP) epidural ou IV, um ou mais tubos torácicos, cateter de Foley, oxigênio suplementar, telemetria e um dispositivo de monitoramento de oximetria de pulso. A Figura 15.1 mostra uma incisão de toracotomia posterolateral utilizada para ressecção pulmonar, um único tubo torácico inserido no lado esquerdo do tórax da paciente e uma inserção epidural e um curativo do lado direito da coluna. A Figura 15.2 mostra um sistema coletor para drenagem com tubo torácico (Fig. 15.2A), uma bomba de ACP (Fig. 15.2B) e uma unidade de sucção portátil com lata armazenadora (Fig. 15.2C), para fornecer apoio durante o transporte de pacientes que estejam recebendo sucção lenta da parede torácica no leito. É importante que todos os acessos sejam identificados e mantidos antes da mobilização para a segurança do paciente.

O fisioterapeuta obtém um histórico detalhado do paciente e uma avaliação funcional para estabelecer uma comparação completa das condições pré e pós-operatórias a fim de identificar novos comprometimentos. A dispneia, a dor e os sinais vitais são monitorados antes, durante e após as atividades funcionais para avaliar a tolerância do paciente. Um Teste de Caminhada de 6 Minutos (TC6) pode ser utilizado para a avaliação

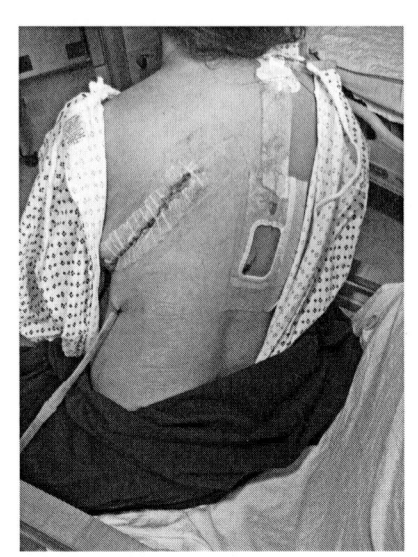

Figura 15.1 Paciente sentada à beira da cama dois dias após toracotomia posterolateral. Observar a incisão utilizada para ressecção pulmonar nas costas e no flanco superior esquerdo, um único dreno torácico do lado esquerdo do tórax da paciente e uma inserção epidural e um curativo do lado direito da coluna.

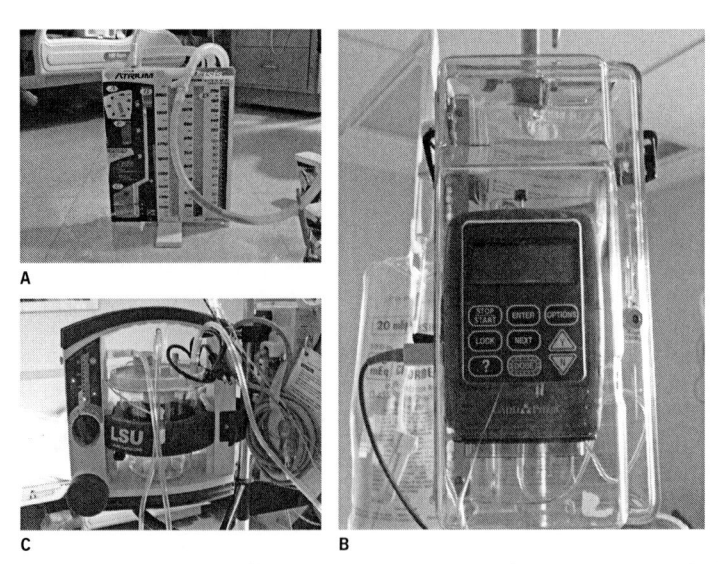

Figura 15.2 Equipamento específico ligado ao paciente após a toracotomia. **A.** Sistema coletor para drenagem com tubo torácico. **B.** Bomba de ACP. **C.** Unidade de sucção portátil com lata armazenadora.

objetiva da capacidade funcional em exercício.[11] A administração do TC6 é prática para os pacientes antes e após a cirurgia pulmonar na UTI, pois requer apenas um corredor de 30 m e um período de 6 minutos para ser realizado.[11] Equipamentos de apoio e oxigênio suplementar podem ser utilizados pelo paciente durante o teste, quando necessário.[11] O TC6 pode ser feito como avaliação inicial e repetido, em seguida, para avaliar o progresso do paciente e a eficácia do tratamento durante um período de tempo. A dose e o tempo das medicações, como broncodilatadores, administradas antes do teste precisam ser documentados, pois podem causar interferência no desempenho do paciente.[11]

O fisioterapeuta é responsável por examinar a expansão torácica e a postura. O tórax em repouso e dinâmico é observado e palpado considerando sua simetria, configuração, diâmetro, excursão, padrão respiratório e ativação muscular.[2,3] A postura e o posicionamento da coluna torácica, cintura escapular e caixa torácica são inspecionados. Pacientes com incisões da toracotomia posterolateral podem apresentar tônus muscular aumentado ipsilateral no tórax ipsilateral devido à dor e à inflamação. Caso tais alterações estejam presentes, a complacência reduzida da parede torácica pode contribuir para diminuir os volumes pulmonares e aumentar o trabalho de respiração durante o período pós-operatório de recuperação.[2] O uso dos músculos acessórios da respiração (vs. ativação diafragmática) e da ADM e a qualidade do movimento do membro superior devem ser observados pelo fisioterapeuta.[2]

A ausculta dos pulmões é realizada de maneira sistemática, comparando cada segmento broncopulmonar com o segmento contralateral correspondente, trabalhando no sentido craniocaudal.[2-4] O diafragma do estetoscópio é colocado contra a pele do paciente, o qual é instruído a inspirar e expirar profundamente pela boca. A postura sentada do paciente durante a ausculta é mais favorável, pois permite um melhor acesso à totalidade do espaço pulmonar, incluindo os aspectos anterior, posterior e lateral da parede torácica.[2-4] A redução das bulhas respiratórias é o achado mais comum após a cirurgia pulmonar; entretanto, podem ser observadas bulhas adventícias, caso o paciente apresente consolidação ou atelectasia.[2]

Por fim, a força e a eficiência da tosse do paciente devem ser examinadas. Devido à natureza das incisões torácicas e às colocações dos drenos torácicos, a tosse pode ser bastante dolorosa e difícil no caso de pacientes em fase aguda antes e após a cirurgia pulmonar. O volume inspiratório adequado, o fechamento da glote, a força expiratória e o fluxo respiratório são considerados, em conjunto, componentes de uma manobra de tosse eficaz.[3,4] Se qualquer um desses componentes estiver deficiente, o indivíduo pode não conseguir eliminar de maneira eficiente as secreções e pode apresentar um alto risco de complicações pulmonares pós-operatórias. Um limiar mínimo de volume expiratório forçado em um segundo (VEF_1) ≥ 60% da capacidade vital real de um paciente indica força muscular adequada para a expulsão das secreções.[4] A principal questão que o fisioterapeuta deve responder *clinicamente* é se a tosse do paciente é eficaz o suficiente para eliminar as secreções. Para tal, a tosse deve ser avaliada com uma inspiração espontânea e profunda, uma apneia separando o pico da inspiração da expiração (evidência de fechamento da glote), uma contração ativa dos grupos musculares intercostais e abdominais e uma expiração forçada levando à mobilização do ar e/ou das secreções.[4] As secreções expectoradas devem ser examinadas em relação aos parâmetros de quantidade, cor, viscosidade e odor.[2-4] As alterações concernentes ao escarro devem ser documentadas e informadas à equipe cirúrgica.

Plano de atendimento e intervenções

O plano e as intervenções de tratamento para pacientes críticos antes e após a cirurgia pulmonar são elaborados com base nos comprometimentos identificados durante o exame, a avaliação e o diagnóstico fisioterapêuticos. Os objetivos do tratamento neste campo são focados na otimização das funções do paciente, na prevenção de complicações pós-operatórias e no preparo do indivíduo para a alta hospitalar. São informados a segurança e a eficácia das técnicas para exercícios, assim como os benefícios de cada intervenção para aumentar a participação do paciente e sua aderência ao programa.

As intervenções com exercícios terapêuticos iniciam no primeiro dia pós-operatório e buscam, primariamente, o aumento dos volumes pulmonares, a expansão torácica, a mobilidade da parede torácica e a ADM do ombro. Atividades de respiração profunda, treinamento dos músculos inspiratórios e espirometria estimulante foram responsáveis por reduções de atelectasia, pneumonias e permanência hospitalar, quando comparadas aos grupos-controle.[12,13] Os pacientes são estimulados a realizar 10 repetições de pelo menos uma atividade de respiração profunda a cada hora durante o dia. Exemplos de atividades de respiração profunda: espirometria estimulante, respiração frenolabial, respiração diafragmática, respiração segmentar e exercícios para o ato de fungar. **As atividades de ADM da caixa torácica e do ombro** têm sido associadas à redução da dor no ombro, a um estado geral de menor dor na ocasião da alta hospitalar e à melhora da função física pós-operatória.[14] As atividades de ADM ativa e ativa assistida da caixa torácica e do ombro podem ser iniciadas no primeiro dia pós-operatório. Uma resistência leve com faixas elásticas de resistência (p. ex., Thera-Band) pode ser adicionada logo no terceiro dia pós-operatório.[15]

Para proporcionar ao paciente estratégias independentes de limpeza das vias aéreas, o fisioterapeuta precisa rever as técnicas de tosse de pressão e autoassistidas e de posicionamento no primeiro dia pós-operatório. Enfermeiros, terapeutas respiratórios e fisioterapeutas devem reforçar essas técnicas durante a permanência do paciente no hospital. TDVAs adicionais, incluindo percussão manual, vibração, drenagem postural e respiração cíclica ativa, são utilizadas de acordo com a necessidade. As TDVAs manuais são selecionadas quando indicadas claramente na apresentação do paciente e são utilizadas apenas quando os benefícios da intervenção ultrapassam os possíveis riscos. O posicionamento sobre o lado ipsilateral à incisão cirúrgica e às inserções dos torácicos não é contraindicado, e sim estimulado, pois é essencial que o paciente troque de posição com frequência para melhorar o transporte de oxigênio, a relação ventilação-perfusão e a drenagem postural adequada.[3,4] Deve-se tomar cuidados para garantir que os torácicos não fiquem torcidos, bloqueados ou elevados acima do nível do tórax durante os esforços posturais.[3,4]

Fisioterapia torácica é um termo amplo que pode se referir a qualquer uma das diversas TDVAs.[2-4] Evidências (mesmo de baixa qualidade) que examinam a eficiência da fisioterapia torácica antes e após a cirurgia pulmonar estão muito mal representadas e são inconclusivas na literatura atual. É uma prática comum usar as intervenções de fisioterapia torácica em *combinação* para desobstrução das vias aéreas e obtenção dos resultados ideais para o paciente. Por exemplo, uma TDVA manual, como uma percussão, pode ser usada em conjunto com uma drenagem postural, além do programa de tosse e de respiração profunda pelo paciente. O sucesso é incrementado, em seguida, com um programa de caminhadas regulares, aumento do tempo passado fora da cama e esforços assíduos de postura. Possíveis indicações, intervenções específicas, precauções e contraindicações das várias técnicas de tratamento que os fisioterapeutas podem utilizar para facilitar a limpeza das vias aéreas estão listadas no Quadro 15.2. Enquanto

Quadro 15.2 TÉCNICAS DE LIMPEZA DAS VIAS AÉREAS: INDICAÇÕES, INTERVENÇÕES, PRECAUÇÕES E CONTRAINDICAÇÕES

Indicações possíveis	Intervenções possíveis	Precauções relativas às técnicas manuais (percussão/vibração/*shaking*)	Contraindicações relativas às técnicas manuais (percussão/vibração/*shaking*)
Limpeza mucociliar comprometida	Posicionamento para drenagem postural	Osteoporose	Fraturas das costelas
Ventilação comprometida	Percussão	Metástase osteolítica da coluna	Metástase osteolítica das costelas
Atelectasia	Vibração	História de instabilidade cardíaca	Enxerto cutâneo ou miocutâneo recente sobre a parede torácica
Consolidação	Vibração	Incisão e localização do dreno	Enfisema subcutâneo
Inadequada relação V/Q	Atividades de respiração profunda	Dispositivos implantados na parede torácica (p. ex., acesso PICC, cateter Mediport, marca-passo, desfibrilador cardioversor implantável automático)	Bolhas pulmonares
Mobilidade da caixa comprometida	Espirometria estimulante	Confusão/agitação ativa	RNI elevado (> 3,0)
Tosse ineficaz	Técnicas manuais (p. ex., mobilização das costelas, relaxamento miofascial)	Embolia pulmonar	Plaquetas baixas (< 20.000)
Fraqueza da musculatura respiratória	Técnicas de tosse manual assistidas/autoassistidas	Plaquetas baixas (< 50.000)	Instabilidade cardíaca ativa
–	Inalação	Colocar os tubos de acesso no suporte/certificar-se de que o paciente não se alimentou nos 45 minutos anteriores ao tratamento	Hipertensão não controlada
–	Ciclo ativo da respiração	–	Hemorragia ativa
–	Drenagem autogênica	–	–
–	Locomoção	–	–
–	Sucção	–	–

Abreviações: PICC, cateter central de inserção periférica; RNI, razão normalizada internacional.

as TDVAs representam uma parte importante da reabilitação antes e após uma cirurgia pulmonar, a aplicabilidade, a adequação e as evidências contraditórias envolvendo individualmente as TDVAs encontram-se além do objetivo deste caso.

Além dos exercícios terapêuticos e das TDVAs, é importante encorajar o paciente a permanecer fora da cama e a se locomover com assistência o máximo possível durante o dia, para reduzir os riscos causados pela imobilidade e pelo repouso pós-operatórios, incluindo infecção, pneumonia, TVP, embolia pulmonar e hipoxemia.[4] A terapia com oxigênio pode ser utilizada de acordo com a prescrição médica no caso de pacientes que apresentam saturação reduzida de oxigênio periférico, quando sob esforço. Os tratamentos fisioterapêuticos podem ser coordenados com os medicamentos para dor e com as terapias respiratórias a fim de obter conforto e benefícios ideais para o paciente. Recomenda-se que os broncodilatadores inalados sejam administrados antes da fisioterapia para reduzir a resistência das vias aéreas e melhorar a mobilização das secreções, e que os antibióticos inalados (quando prescritos) sejam administrados após a remoção de secreções a fim de serem absorvidos de forma ideal.[4] As técnicas de conservação de energia podem ser implementadas para combater a fadiga pós-operatória e auxiliar os pacientes a permanecerem ativos durante o dia.[3,4] A distribuição de material educacional escrito entre os cuidadores, contendo a prescrição de exercícios para o paciente, os objetivos, o programa de exercícios domiciliar e as precauções pós-cirúrgicas é altamente recomendada para dar reforço e continuidade ao tratamento.

Recomendações clínicas baseadas em evidências

SORT (*Strength of Recommendation Taxonomy*): **Força da Taxonomia de Recomendação**
A: Evidências consistentes, de boa qualidade e recomendadas para o paciente
B: Evidências inconsistentes ou de qualidade limitada orientadas para o paciente
C: Evidências consensuais, orientadas para a doença, prática comum, opinião de especialista ou série de casos

1. O tabagismo aumenta o risco de câncer pulmonar. **Grau A**
2. Exercícios de ADM da caixa torácica e dos ombros realizados imediatamente após a cirurgia pulmonar reduzem a dor do ombro e a dor generalizada no momento da alta hospitalar. **Grau B**
3. Intervenções fisioterapêuticas manuais de tórax (percussão, vibração, *shaking*, etc.) diminuem a incidência de atelectasia pós-operatória devido a cirurgia pulmonar. **Grau C**

PERGUNTAS PARA REVISÃO

15.1 Um homem de 66 anos foi encaminhado à fisioterapia no primeiro dia pós-toracotomia posterolateral direita para pneumonectomia total direita. Que porção do pulmão direito desse paciente foi removida?
   A. Um segmento broncopulmonar completo.
   B. Um lobo completo.

C. Uma pequena porção ou cunha.
D. O pulmão direito completo.

15.2 Um fisioterapeuta está completando a revisão do prontuário de uma mulher de 87 anos que passou por uma cirurgia torácica videoassistida esquerda com três ressecções em cunha no lobo superior direito. Qual das seguintes observações representa uma contraindicação para a avaliação fisioterapêutica?
A. FA controlada com uma frequência ventricular de 91 bpm.
B. Nível de hemoglobina de 13,1 g/dL.
C. Tomografia computadorizada de angiografia pendente para descartar a possibilidade de embolia pulmonar.
D. Contagem de plaquetas de 170.000.

15.3 Um fisioterapeuta está ensinando uma mulher de 74 anos após uma toracotomia posterolateral direita com lobectomia do lobo inferior direito a respeito das posturas pós-operatórias e da limpeza das vias aéreas. Qual das seguintes afirmações é a *mais* apropriada?
A. Evitar o posicionamento do lado ipsilateral à incisão e ao dreno torácico.
B. Evitar a prática de respirações profundas para minimizar a dor pós-operatória.
C. Mudar de posição com frequência para aperfeiçoar a drenagem postural.
D. Minimizar as tentativas de tosse para prevenir o esforço sobre a incisão cirúrgica.

RESPOSTAS

15.1 **D.** O termo pneumonectomia se refere à excisão de um pulmão inteiro.[3] Uma segmentectomia é a remoção de um segmento broncopulmonar completo (opção A). A remoção de um lobo é uma lobectomia (opção B) e a remoção de uma pequena porção ou cunha é uma ressecção em cunha (opção C).

15.2 **C.** A fisioterapia é contraindicada no caso de pacientes que estão aguardando resultados de imagem para descartar a possibilidade de embolia pulmonar. Essa condição é uma complicação pós-operatória potencialmente fatal, que deve ser descartada ou tratada apropriadamente antes do início da fisioterapia.[2] A hemoglobina e as plaquetas se encontram dentro dos limites normais (opções B e D). A FA controlada (opção A) não representa uma contraindicação para a fisioterapia.

15.3 **C.** Pacientes que passaram por cirurgia pulmonar são encorajados a trocar de posição com frequência para aperfeiçoar a drenagem postural, a relação ventilação--perfusão e o transporte de oxigênio.[3,3] Os pacientes também são encorajados a incorporar a postura do lado ipsilateral à incisão e ao dreno torácico em sua rotina de posturas, bem como a realizar respirações profundas e manobras de tosse eficaz.[3,4]

REFERÊNCIAS

1. American Cancer Society Website. http://www.cancer.org. Accessed November 26, 2011.
2. Hillegass EA, Sadowsky HS. *Essentials of Cardiopulmonary Physical Therapy*. 2nd ed. Philadelphia, PA: WB Saunders Co.; 2001.

3. Watchie J. *Cardiovascular and Pulmonary Physical Therapy.* 2nd ed. St. Louis, MO: Saunders Elsevier; 2010.
4. Frownfelter D, Dean E. *Cardiovascular and Pulmonary Physical Therapy.* 4th ed. St. Louis, MO: Mosby Elsevier; 2006.
5. Cattaneo SM, Park BJ, Wilton AS, et al. Use of video-assisted thoracic surgery for lobectomy in the elderly results in fewer complications. *Ann Thorac Surg.* 2008;85:231-236.
6. Park BJ, Flores RM, Rusch VW. Robotic assistance for video-assisted thoracic surgical lobectomy: technique and initial results. *J Thorac Cardiovasc Surg.* 2006;131:54-59.
7. Amar D, Munoz D, Shi W, et al. A clinical prediction rule for pulmonary complications after thoracic surgery for primary lung cancer. *Anesth Analg.* 2010;110:1343-1348.
8. Whitson BA, Andrade RS, Boettcher A, et al. Video-assisted thorascopic surgery is more favorable than thoracotomy for resection of clinical stage I non-small cell lung cancer. *Ann Thorac Surg.* 2007;83:1965-1970.
9. Cerfolio RJ, Bryant AS, Maniscalco LM. Management of subcutaneous emphysema after pulmonary resection. *Ann Thorac Surg.* 2008;85:1759-1765.
10. Memorial Sloan-Kettering Cancer Center. *Institutional Policy on Safe Activity Guidelines for Patients Receiving Oncology Rehabilitation.* New York, NY. Accessed November 2011.
11. American Thoracic Society. ATS statement: guidelines for the six-minute walk test. *Am J Respir Crit Care Med.* 2002;166:111-117.
12. Shannon VR. Role of pulmonary rehabilitation in the management of patients with lung cancer. *Curr Opin Pulm Med.* 2010;16:334-339.
13. Weiner P, Man A, Weiner M, et al. The effect of incentive spirometry and inspiratory muscle training on pulmonary function after lung resection. *J Thorac Cardiovasc Surg.* 1997;113:552-557.
14. Reeve J, Stiller K, Nicol K, et al. A postoperative shoulder exercise program improves function and decreases pain following open thoracotomy: a randomised trial. *J Physiother.* 2010;56:245-252.
15. Memorial Sloan-Kettering Cancer Center. *Post-Operative Pulmonary Program for Patients Receiving Thoracic Surgery.* New York, NY. Accessed November 2011.

Fibrose cística

John D. Lowman
Anne K. Swisher

CASO 16

A paciente é uma estudante de pós-graduação de 25 anos cursando seu doutorado em bioquímica. Ela foi diagnosticada com fibrose cística (ΔF508/ΔF508) em seu exame de recém-nascida. Sua história de saúde pregressa aponta duas hospitalizações por exacerbação aguda de fibrose cística (aos 17 e 19 anos) e um diagnóstico de diabetes relacionada a essa doença há um ano. Ela apresenta insuficiência pulmonar devido à fibrose cística "moderada" (volume expiratório forçado no primeiro segundo [VEF_1] de 62% na última visita clínica).[1] Sua última cultura de escarro foi positiva para *Staphylococcus aureus*, mas negativa para *Burkholderia cepacia*. Em geral, ela produz cerca de 30 mL/dia de escarro amarelo esverdeado, a partir da combinação de uma oscilação de alta frequência na parede torácica (The Vest) com um sistema de pressão expiratória positiva vibratória (PEP; Acapella) uma a duas vezes por dia. Ela caminha para a faculdade todos os dias, incluindo seis quarteirões de subida no caminho de volta para casa, sobe as escadas da faculdade (seu laboratório localiza-se no quinto andar) e joga futebol no time da instituição. Entretanto, nas últimas semanas, sua produção diária de muco aumentou para cerca de 100 mL com alteração da cor para marrom esverdeado, e o muco se tornou mais espesso e de expectoração mais difícil. Ela começou a receber antibiótico por inalação (Tobi) e aumentou a frequência da limpeza de suas vias aéreas. A paciente também se queixou de mal-estar generalizado, diminuição de apetite, aumento da dispneia e fadiga nas pernas após subir escadas/caminhar em aclive. Devido a esses sintomas, ela tem ido de carro à faculdade, tem utilizado o elevador e interrompeu todas as formas de exercício. Ontem, ela deu entrada no departamento de emergência após vários episódios de hemoptise clara (~250 mL em < 24 horas), falta de ar no repouso e uma nova dor do lado direito do tórax. A paciente recebeu o diagnóstico de exacerbação pulmonar da fibrose cística e pneumotórax espontâneo do lobo superior direito e foi admitida na unidade pulmonar térrea. O fisioterapeuta foi chamado para realizar sua avaliação e tratamento no segundo dia após a admissão hospitalar.

▶ Com base na condição de saúde da paciente, quais seriam os possíveis fatores contribuintes para as limitações das atividades?
▶ Quais são as prioridades do exame?

- Quais são os testes e as avaliações mais apropriadas?
- Quais são as intervenções fisioterapêuticas mais apropriadas?
- Que precauções devem ser tomadas durante as intervenções fisioterapêuticas?

DEFINIÇÕES-CHAVE

EXACERBAÇÃO PULMONAR: piora aguda de sintomas respiratórios, incluindo aumento da tosse e produção de escarro, falta de ar, dor torácica, perda de apetite, perda de peso, tolerância reduzida ao exercício e queda da função pulmonar; em geral, requer tratamento com antibióticos intravenosos em uma unidade hospitalar.

HEMOPTISE: expectoração de sangue ou muco com sangue; pode oscilar de pequena quantidade de muco (< 5 mL) com manchas de sangue a quantidades significativas (> 240 mL) de sangue puro vermelho brilhante; o tratamento varia desde um monitoramento domiciliar até admissão hospitalar por embolia da artéria brônquica.

PNEUMOTÓRAX: acúmulo de ar no espaço pleural, levando a um pulmão colapsado; ocorre de forma espontânea na fibrose cística; pode ser tratado com observação, aspiração por agulha ou inserção de um tubo torácico, dependendo da gravidade.

Objetivos

1. Descrever o envolvimento multissistêmico da fibrose cística.
2. Descrever e reconhecer as complicações pulmonares comuns associadas à exacerbação pulmonar da fibrose cística.
3. Listar os medicamentos comuns utilizados no tratamento agudo e crônico da fibrose cística e descrever as suas potenciais reações adversas (RAMs) e como podem influenciar o tratamento fisioterapêutico.
4. Desenvolver uma estratégia de exame para avaliar os problemas comuns identificados pela paciente, relacionados à fisioterapia, em um indivíduo com exacerbação pulmonar de fibrose cística.
5. Selecionar ferramentas de mensuração apropriadas de resultados para avaliar a eficiência das intervenções.
6. Elaborar um plano de tratamento apropriado para o comprometimento cardiopulmonar e musculoesquelético esperado no caso de um indivíduo com exacerbação pulmonar de fibrose cística.

Considerações sobre a fisioterapia

Considerações sobre a fisioterapia para o tratamento do indivíduo com exacerbação pulmonar de fibrose cística:

- **Cuidados/Objetivos do plano geral de fisioterapia:** melhorar a higiene das vias aéreas; reduzir a dispneia de esforço e exercício; melhorar a tolerância aos exercícios aeróbicos e anaeróbicos; melhorar a postura, flexibilidade e mobilidade torácica; investigar a incontinência urinária ao esforço
- **Intervenções fisioterapêuticas:** educação do paciente e do cuidador em relação às técnicas de desobstrução das vias aéreas (TDVAs) e à importância do treinamento com exercícios aeróbicos e de resistência; exercícios terapêuticos (aeróbicos, de resistência, flexibilidade e estratégias respiratórias); terapia manual; oxigênio suplementar; quando indicado, encaminhamento para fisioterapia ambulatorial para uma rotina posterior

avançada de exercícios domiciliares independentes e/ou tratamento da incontinência urinária ao esforço
▶ **Precauções durante a fisioterapia:** monitoramento minucioso dos sinais vitais, incluindo oximetria de pulso (SpO_2) e dispneia percebida; reconhecimento de possíveis RAMs
▶ **Complicações que interferem na fisioterapia:** hemoptise moderada a maciça, pneumotórax, insuficiência respiratória (hipoxemia e/ou hipercapnia), hiperglicemia e hipoglicemia

Visão geral da patologia

A fibrose cística é uma doença de herança autossômica recessiva e representa a doença genética fatal mais comum entre os caucasianos.[2] Atualmente, a doença é diagnosticada, de forma geral, no exame do recém-nascido. Historicamente, é Tconsiderada uma doença pediátrica, mas não é mais uma doença apenas infantil – mais de 90% dos indivíduos com a doença nascidos após 1986 sobreviveram até a idade adulta (≥ 18 anos) e a idade média de sobrevida dos indivíduos com fibrose cística aumentou de 27 anos, em 1986, para 38 anos, em 2010.[3]

A fibrose cística é causada por uma mutação no gene regulador da condutância transmembrânica da fibrose cística (CFTR).[2] O CFTR é responsável pela condução de cloreto através da membrana apical das células epiteliais das glândulas exócrinas. Nos pulmões, a incapacidade do cloreto de penetrar nas células epiteliais pelo canal CFTR, somada ao transporte de sódio através do seu canal específico, leva a uma secreção deficiente de fluido pelas células epiteliais e à perda de volume de líquido das superfícies aéreas. Essa depleção de fluido das superfícies aéreas origina secreções hiperviscosas e a obstrução mucosa no pulmão. Secreções espessas e obstruções também ocorrem em todas as outras glândulas exócrinas (p. ex., pâncreas, fígado, vasos deferentes, pele).[4] Como consequência, além do comprometimento pulmonar, a fibrose cística causa distúrbios gastrintestinais,[5] esterilidade[6] e intolerância ao calor.[7]

O comprometimento pulmonar, em geral, inclui tamponamento das mucosas das vias aéreas distais e bronquiectasia relacionada. A bronquiectasia é uma destruição irreversível dos brônquios causada por inflamação e infecção reincidentes. Os brônquios tornam-se dilatados, mais finos e facilmente entram em colapso. Conforme o agravamento da bronquiectasia, ela pode envolver as artérias brônquicas e causar hemoptise.[8] A hemoptise costuma ser moderada e evidenciada por escarro com manchas de sangue ou pequenas quantidades de sangue vermelho brilhante. A hemoptise maciça é definida como sangramento agudo: 240 mL em um período de 24 horas ou sangramento recorrente maior que 100 mL/dia durante alguns dias.[8] O tratamento da hemoptise maciça envolve hospitalização com administração intravenosa de antibióticos, interrupção de anti-inflamatórios não esteroides (que atuam inibindo a função plaquetária), tomografia computadorizada (TC) de tórax, broncoscopia e embolização da artéria brônquica, caso o paciente esteja clinicamente instável.[9]

O pneumotórax é uma complicação comum em pacientes com fibrose cística. Não existe uma explicação conclusiva para a patogênese do pneumotórax espontâneo nessa doença, mas hipóteses sugerem a ruptura de um cisto enfisematoso ou de bolhas subpleurais, bem como aumento da pressão e do volume alveolar devido ao tamponamento mucoso que pode levar o ar para o mediastino, resultando em ruptura pleural.[10] Cerca de um em cada cinco adultos com fibrose cística apresentará um pneumotórax. A maioria dos indivíduos que desenvolve um pneumotórax apresenta insuficiência pulmonar moderada a grave. A hemoptise, em geral, encontra-se presente (~20% do tempo) com o pneumotórax. Os sintomas mais frequentes são a dispneia de caráter agudo (65%) e a dor torácica (50%).[10] O tratamento de um pneumotórax na fibrose cística inclui a colocação de um dreno torácico, caso o pneumotórax seja de grande extensão ou o paciente esteja clinicamente instável. Caso se trate de um pneumotórax recorrente, pode ser realizada uma pleurodese. Esse procedimento envolve a inserção de uma substância entre as pleuras para provocar a sua fusão. Procedimentos e intervenções que aumentem a pressão intrapulmonar devem ser interrompidos de forma temporária, incluindo espirometria, pressão positiva nas vias aéreas a dois níveis (BiPAP), terapias de PEP, ventilação percussiva intrapulmonar, viagens aéreas e levantamento de peso (devido ao risco de manobra de Valsalva).[9]

Embora o comprometimento pulmonar (incluindo bronquiectasia) seja quase universal na fibrose cística, esta é uma doença multissistêmica, apresentando diversas complicações não pulmonares relevantes para o fisioterapeuta.[11] Em geral, a insuficiência pancreática ocorre em crianças jovens, mas o diabetes relacionado à fibrose cística (DRFC) ocorre mais em adultos. O DRFC é semelhante, mas não igual, ao diabetes melito tipo 1 ou 2. Indivíduos com DRFC apresentam, ao mesmo tempo, deficiência e resistência à insulina, porém, menos pronunciada do que ocorre no diabetes tipo 1 ou 2.[12] A prevalência de DRFC em pacientes com mais de 20 anos é quase de 50%, e um número muito maior é intolerante à glicose. O DRFC não apenas requer automonitoramento e medicação adicionais, mas também está associado a menor peso corporal, diminuição da função pulmonar e aumento da mortalidade.[12] O DRFC é tratado com insulina; durante exacerbações pulmonares, torna-se necessário um maior monitoramento da insulina. Como se espera um menor metabolismo da glicose durante uma exacerbação pulmonar, a glicose sanguínea deve ser monitorada antes das intervenções com exercícios, as quais podem causar hipoglicemia.

A doença óssea relacionada à fibrose cística (DORFC) representa outra complicação não pulmonar relevante. Devido aos fatores nutricionais, ao uso de glicocorticoides e, talvez, à redução da atividade física, praticamente todos os indivíduos com fibrose cística apresentam risco de desmineralização óssea.[13] Cerca de 20% dos adultos com fibrose cística apresentam DORFC e quase todos os pacientes encaminhados ao transplante pulmonar apresentam DORFC.[12] As taxas de fraturas devido à DORFC são elevadas, em especial nas mãos, nos antebraços, nas costelas e nas vértebras. Quase 50% dos pacientes que se encontram na lista do transplante pulmonar apresentam fraturas vertebrais, que também levam a uma cifose significativa.[12] O exercício regular de levantamento de peso é recomendado como prevenção e tratamento da DORFC,[12] mas devem ser tomadas precauções no sentido de evitar atividades que imponham forças de compressão excessivas sobre a coluna, sobretudo no caso de indivíduos com osteoporose evidente. Outras incapacidades musculoesqueléticas relacionadas à fibrose cística que poderiam ser avaliadas pelo fisioterapeuta apontam comprometimento da postura e dor nas costas,[14] comprometimento da função muscular[15] e incontinência urinária de esforço.[16]

Originalmente chamada de "fibrose cística do pâncreas",[17] a fibrose cística é hoje mais conhecida por seu envolvimento pulmonar. A patologia pulmonar é o principal fator contribuinte para a mortalidade de pacientes com a doença[4] e, em geral, exige hospitalização por uma "exacerbação pulmonar".[18] Embora não exista uma definição estabelecida de exacerbação pulmonar de fibrose cística, os sinais e sintomas envolvem aumento da tosse e da produção de escarro, diminuição da tolerância ao exercício, declínio no percentil peso-por-idade, apetite reduzido, hemoptise, febre e novas bulhas respiratórias adventícias.[18] Exacerbações pulmonares tornam-se mais frequentes e graves de acordo com a progressão da doença e estão associadas ao aumento da morbidade e mortalidade.[18] A grande maioria de adultos com fibrose cística necessitará de tratamento para uma exacerbação pulmonar pelo menos uma vez por ano.[19] O tratamento de uma exacerbação pulmonar decorrente dessa doença, de forma geral, envolve uma admissão hospitalar para a administração intravenosa de várias classes de antibióticos, uma maior frequência de terapias de limpeza das vias aéreas e a continuação das terapias de manutenção crônica.[20] As terapias de manutenção para o tratamento da fibrose cística geralmente incluem a inalação diária de medicamentos como salina hipertônica e dornase alfa (um mucolítico), inalação intermitente de tobramicina (um antibiótico) e intervenções fisioterapêuticas (TDVAs e exercícios).[2]

Tratamento fisioterapêutico do paciente

O tratamento de pacientes com fibrose cística requer uma equipe multidisciplinar. Quase todos os indivíduos com essa doença nos Estados Unidos são cuidados pelos centros de tratamento de fibrose cística autorizados pela Cystic Fibrosis Foundation, que incluem acesso a pneumologistas especializados nessa condição, especialistas em enfermagem clínica, terapeutas respiratórios, fisioterapeutas, nutricionistas, assistentes sociais, psicólogos e farmacêuticos clínicos.[11,21] Atualmente, existem 115 centros de tratamento de fibrose cística autorizados nos Estados Unidos, incluindo 95 programas para adultos.[22] Os pacientes são atendidos pela equipe de tratamento como parte de um esquema ambulatorial trimestral. Eles também são tratados por uma equipe interdisciplinar quando hospitalizados devido a uma exacerbação pulmonar.

Exame, avaliação e diagnóstico

Com base no diagnóstico e na lista de problemas fisioterapêuticos típicos de pacientes com fibrose cística, a reunião de dados iniciais (incluindo o prontuário e uma anamnese com o paciente) é orientada por hipóteses.[23] Devem ser observados as medicações, os resultados de exames laboratoriais, os níveis da gasometria arterial (GA), os resultados dos testes de função pulmonar e as radiografias de tórax.

As medicações e o momento em que são administradas irão orientar o fisioterapeuta em relação às possíveis RAMs e auxiliar na programação do período ideal para a realização das intervenções. O Quadro 16.1 mostra as medicações prescritas com frequência e seus principais efeitos nos indivíduos com fibrose cística. Medicações comuns prescritas a um paciente hospitalizado com exacerbação pulmonar devido a essa condição podem ser Pulmozyme (dornase alfa) inalável, Tobi (tobramicina), Combivent

Quadro 16.1 MEDICAMENTOS COMUMENTE UTILIZADOS PARA FIBROSE CÍSTICA[11]

Categoria e forma de administração	Nome comum (patente)	Modo de ação	Comentários
Mucolítico (inalado)	Dornase alfa (Pulmozyme)	Afina o muco para facilitar sua eliminação	Melhora função pulmonar, reduz exacerbações
Antibiótico (intravenoso)	–	Combate a infecção bacteriana	Pode ocorrer resistência antimicrobiana
Antibiótico (oral)	Azitromicina (Zithromax)	Combate a infecção bacteriana e é agente anti-inflamatório	Pode ocorrer resistência antimicrobiana; azitromicina melhora a função pulmonar e reduz exacerbações
Antibiótico (inalado)	Tobramicina (Tobi) Colistina (Coly-Mycin) Gentamicina Ceftazidima	Combate a infecção bacteriana	Pode ocorrer resistência antimicrobiana; Tobi melhora a função pulmonar; pode ocorrer broncospasmo com colistina
Salina hipertônica (inalada)	Hyper-Sal	Aumenta a hidratação da superfície das vias aéreas	Melhora a função pulmonar, reduz exacerbações
AINEs	Ibuprofeno	Reduz a inflamação das vias aéreas	Retarda a perda de função pulmonar
Glicocorticoides (oral ou intravenoso)	Prednisona Prednisolona	Reduz a inflamação das vias aéreas	Geralmente usado para exacerbações agudas. RAMs incluem intolerância à glicose, perda óssea e miopatia
Agonistas do receptor beta$_2$-adrenérgico (inalados)	Albuterol Salmeterol	Relaxa a musculatura lisa das vias aéreas	Melhora a função pulmonar. RAMs incluem taquicardia e tremor
Agentes antimuscarínicos (inalados)	Ipratropium (Atrovent)	Relaxa a musculatura lisa das vias aéreas	Melhora a função pulmonar
Repositor da enzima pancreática (oral)	Pancrelipase	Auxilia a digestão de carboidratos, proteínas e gorduras	Melhora a digestão e absorção de nutrientes e o ganho de peso

Abreviações: AINEs, anti-inflamatórios não esteroides; RAMs, reações adversas a medicamentos.
Adaptado com permissão de Swisher AK, Downs AM, Dekerlegand RL. CF 101 for the Physical Therapist. Cystic Fibrosis Foundation; 2010.

(albuterol e ipratropium) e salina hipertônica; tobramicina intravenosa (antibiótico aminoglicosídeo), ceftazidima (antibiótico betalactâmico) e prednisolona (glicocorticoide); insulina subcutânea e pancrelipase oral. Com frequência, pacientes adultos apresentam um cateter central de inserção periférica ou um Port-a-Cath (um acesso central permanente) implantado devido à terapia intravenosa frequente.

Embora alguns médicos sugiram que o Pulmozyme seja administrado antes das TDVAs, não existem fortes evidências para que se tenha rigidez em relação ao momento ou à sequência de realização dessas múltiplas intervenções.[24] A preferência do paciente em relação ao período de realização das intervenções de fisioterapia também deve ser considerada com a inalação de salina hipertônica.[25] Entretanto, no caso de pacientes que respondem ao uso de broncodilatadores (p. ex., Combivent), provavelmente é melhor programar a limpeza das vias aéreas e as intervenções com exercícios após a administração desses medicamentos. No caso de pacientes recebendo medicação intravenosa, as sessões de exercícios devem ser programadas, de forma ideal, para quando eles não estiverem sendo infundidos, de modo que possam ter maior mobilidade. Os efeitos catabólicos dos glicocorticoides (administrados para reduzir a inflamação das vias aéreas associada às exacerbações da fibrose cística) sobre músculos e ossos podem ser atenuados com exercícios de levantamento de peso e treinamento de resistência,[26,27] portanto é importante observar que esta paciente está recebendo glicocorticoide intravenoso (prednisolona). A glicose sanguínea deve ser monitorada antes do exercício para prevenir os episódios hipoglicêmicos nos pacientes em tratamento com insulina devido à DRFC ou à hiperglicemia induzida por prednisolona.

Os resultados dos exames laboratoriais e da GA também fornecem importantes dados iniciais para ajudar a elaborar uma estratégia de exame e um plano de tratamento. Um painel metabólico básico e um hemograma completo podem auxiliar o terapeuta na prevenção de uma resposta adversa à atividade física. É provável que pacientes que apresentam alta contagem de leucócitos (i.e., leucocitose) ou um baixo índice de hemoglobina e hematócrito (i.e., anemia) se mostrem fatigados, seja durante o repouso, seja durante a atividade física. A anemia pode representar uma preocupação em particular no caso de pacientes com hemoptise significativa. Os resultados da cultura do escarro fornecem ao fisioterapeuta uma indicação da variedade de organismos e da gravidade da doença pulmonar. A maioria dos pacientes adultos com fibrose cística apresenta infecção crônica por *Pseudomonas aeruginosa*. Outros agentes infecciosos típicos podem ser *Staphylococcus aureus, Haemophilus influenzae* e *Burkholderia cepacia*.[28] Enquanto todos esses organismos são transmitidos com facilidade, a *B. cepacia* é muito contagiosa e responsável pelo aumento da morbidade e mortalidade pós-transplante pulmonar;[28] portanto precauções extras devem ser tomadas no sentido de prevenir a sua transmissão entre pacientes. Os resultados da GA nem sempre são avaliados no momento da admissão por exacerbação pulmonar, a menos que o paciente esteja muito enfermo. Quando disponíveis, os valores da GA fornecem dados importantes sobre a ventilação do paciente (capacidade de se livrar do gás carbônico) e o estado de oxigenação (habilidade de transferir oxigênio para o sangue). Pacientes no estágio final da fibrose cística podem desenvolver insuficiência respiratória aguda ou crônica (hipoxemia e/ou hipercapnia; $PaO_2 < 80$ mmHg e $PaCO_2 > 45$ mmHg, respectivamente).

O VEF_1 é um dos diversos testes de função pulmonar que podem ser usados para classificar pacientes com fibrose cística como portadores de função pulmonar normal ($\geq 90\%$ do previsto) ou de insuficiência pulmonar branda (70-89% do previsto), moderada (40-69% do previsto) ou grave ($< 40\%$ do previsto).[29] Conhecer a gravidade da doença pulmonar de um paciente pode ajudar o fisioterapeuta a antecipar suas limitações em relação às atividades físicas e a estabelecer objetivos realistas. A radiografia de tórax e a TC de tórax, em geral, indicam a presença de uma infecção aguda localizada; essa informação pode ajudar o fisioterapeuta a determinar as posições mais importantes a serem utilizadas na drenagem postural.

Com base nos dados obtidos a partir do registro médico, a entrevista deve ser orientada por hipóteses e deve abordar os problemas identificados do paciente. Os problemas esperados no caso de indivíduos com fibrose cística envolvem: (1) secreções de difícil eliminação, (2) falta de ar, (3) fadiga, (4) resistência reduzida/baixa tolerância ao exercício, (5) dor nas costas e (6) incontinência urinária ao esforço. A anmnese e os sistemas revistos, incluindo os sinais vitais durante o repouso, devem investigar essas queixas comuns. Em seguida, com base na lista de problemas identificados no paciente e nos dados iniciais coletados, é formulada uma estratégia de exame.

Avaliações e testes fisioterapêuticos específicos são usados para avaliar posteriormente os problemas específicos comuns de pacientes com fibrose cística. Tais verificações podem ser avaliações da ventilação e respiração/trocas gasosas, limpeza das vias aéreas, capacidade aeróbica, desempenho muscular, postura e dor.[11,30]

Importantes avaliações da ventilação e respiração/trocas gasosas incluem exame físico do tórax, oximetria de pulso e classificação da dispneia. A ausculta das bulhas pulmonares pode fornecer ao fisioterapeuta uma ideia da gravidade da doença pulmonar, bem como da resposta ao tratamento. Crepitações são muito comuns em pacientes com a doença, ocorrendo em mais de 25% dos adultos durante visitas clínicas rotineiras, comparadas às pieiras presentes em apenas 5% dos adultos com fibrose cística.[31] Durante uma exacerbação pulmonar, as crepitações são muito mais comuns. Essas bulhas respiratórias adventícias geralmente diminuem durante a hospitalização e podem melhorar logo após intervenções fisioterapêuticas, com a limpeza das secreções.

A dispneia, que ocorre em repouso e/ou durante o esforço, representa uma das queixas mais comuns dos pacientes com fibrose cística[32] e pode ser de difícil tratamento devido aos seus componentes qualitativos e quantitativos.[33] A escala de dispneia do Medical Research Council é uma medida simples, autoadministrada, confiável e válida (Quadro 16.2).[34] A escala de dispneia/falta de ar do Medical Research Council não quantifica a dispneia, mas descreve sua ocorrência imprevista (graus 1 e 2) ou classifica a limitação de atividade associada (graus 3-5).[35]

As formas mais comuns utilizadas para quantificar a dispneia, sobretudo durante o exercício, são a Escala CR10 de Borg[36,37] e a Escala Visual Analógica (EVA).[38] A Escala CR10 de Borg é uma avaliação confiável e válida, que utiliza uma escala de razão e categorias de 0 a 10;[39] ela *não* apresenta natureza linear, assim permite maior especificidade na quantificação da dispneia além da gravidade "moderada" e é utilizada com mais frequência na reabilitação pulmonar do que a EVA.[37,40] A EVA para dispneia consiste em uma linha vertical ou horizontal de 100 mm de comprimento com âncoras nas duas extremidades (i.e., da "ausência de falta de ar" à "falta de ar extrema") e o paciente

Quadro 16.2 ESCALA DE DISPNEIA/FALTA DE AR DO MEDICAL RESEARCH COUNCIL	
Grau	Grau de falta de ar relacionada às atividades
1	Não comprometidas pela falta de ar exceto em esforço extremo
2	Falta de ar durante uma corrida no plano ou uma caminhada em subida leve
3	Caminha no plano mais lentamente do que indivíduos da mesma idade devido à falta de ar ou precisa parar para respirar após ~1,6 km (ou após 15 minutos) quando caminha em seu próprio passo
4	Interrompe a caminhada para respirar após andar 0,9 m (ou após alguns minutos) no plano
5	Muita falta de ar para sair de casa ou após se vestir ou despir

Reproduzido com permissão de Fletcher CM, Elmes PC, Fairbairn AS, Wood CH. Significance of Respiratory Symptons and the Diagnosis of Chronic Bronchitis in a Working Population. Br Med J. 1959;2:257-266.

coloca uma marca na linha para situar seu nível de dispneia. A diferença mínima clinicamente importante representa 1 unidade da Escala CR10 de Borg e 10-20 mm para EVA.[41] O uso correto da Escala CR10 de Borg é muito importante. Para obter mais informações em relação à sua utilização em treinamento e reabilitação, consulte a obra de Borg, Borg's Perceived Exertion and Pain Scales.[39]

As trocas gasosas são mais bem avaliadas por uma análise da GA, porém a medida da saturação de oxigênio por oximetria de pulso (SpO_2) é muito menos invasiva, mais barata e pode ser feita durante a atividade física. A precisão do sinal dos oxímetros de pulso diminui com hipoxemia (< 70%), pele escura, artefato de locomoção (p. ex., caminhada) e circulação periférica ruim. Idealmente, a SpO_2 deve permanecer estável durante o exercício, porém, em geral, observa-se uma queda com a atividade ou o exercício, indicando um comprometimento das trocas gasosas em pacientes com fibrose cística. O grau e o tempo de qualquer queda devem ser documentados juntamente com o nível da atividade que a provocou. Os valores de segurança para SpO_2 em atividades geralmente são considerados como > 88 a 90%,[42,43] porém, durante uma avaliação inicial, pode ser aceitável uma queda temporária de 80 a 85%.

Uma avaliação posterior da limpeza das vias aéreas inclui uma história específica das TDVAs atualmente utilizadas pelo paciente e uma observação para garantir que cada técnica seja realizada da maneira correta. Além disso, o fisioterapeuta deve avaliar a eficiência da tosse do paciente, bem como a quantidade e a qualidade do escarro (cor, viscosidade, odor).[11,30]

A capacidade/resistência aeróbica pode ser considerada um "sinal vital" nos casos de fibrose cística, visto que o consumo de oxigênio (VO_2) máximo é um dos fatores mais relacionados a sobrevida na fibrose cística.[44] Entretanto, a avaliação do VO_2 máximo raramente é realizada durante uma hospitalização. Em seu lugar, os testes de campo são usados como marcadores substitutos para o VO_2 máximo.[45] Esses testes são mais baratos, mais convenientes e podem ser usados para orientar a prescrição de exercícios. Os três testes utilizados com mais frequência na população com essa doença são o Teste de Degrau de 3 Minutos, o Teste de Caminhada de 6 Minutos (TC6) e o Teste do Círculo de Marcha Progressiva (TCM).[11] O TD3 requer um degrau de 15 cm e um metrônomo (120 batidas/minuto); o paciente dá um passo acima e um passo abaixo com uma taxa de 30 passos/minuto, e os resultados costumam ser a alteração na frequência cardíaca (FC), na SpO_2 e dispneia.[46] O Teste de Degrau de 3 Minutos não prediz o VO_2 máximo, mas identifica os indivíduos que podem não apresentar dessaturação durante uma caminhada no plano (p. ex., TC6).[11]

O TC6 deve ser realizado de uma forma padronizada (condizente com as orientações da Sociedade Torácica Americana),[47] incluindo um corredor ≥ 30 m (percursos mais curtos reduzem o tempo devido ao maior número de curvas), estímulo padronizado (a cada 60 segundos) e, idealmente, pelo menos uma prática de caminhada.[48] O principal resultado do TC6 é a distância percorrida, embora alterações na FC, na SpO_2 e dispneia, produto de saturação da distância[49] e trabalho da caminhada de seis minutos[50,51] representem outros resultados possíveis. O TC6, em geral, é realizado antes e depois do transplante pulmonar.[52,53] Entretanto, a menos que o paciente esteja em estado terminal da doença pulmonar, o TC6 será provavelmente um teste submáximo, já que muitos pacientes são capazes de caminhar ou correr.

O TCM é um teste progressivo, que pode ser importante para muitos pacientes, em especial para aqueles hospitalizados com uma exacerbação pulmonar. O TCM requer dois cones e uma gravação em áudio do "bipe".[54] Os pacientes começam a caminhar em um percurso oval de 10 m em torno de dois cones afastados 9 m entre si (um "círculo" = 10 m). A cada minuto, a frequência de "bipes" aumenta e os pacientes devem passar ao próximo cone antes do "bipe". Um teste completo requer 15 minutos para ser finalizado, e os últimos estágios geralmente impõem passos mais rápidos/de corrida. O TCM foi validado tanto em crianças quanto em adultos com fibrose cística,[55,56] pode ser usado para estimar VO_2 máximo[55] e tem sido utilizado em pacientes hospitalizados.[57,58] A avaliação primária do resultado é a distância percorrida (número de voltas até que o paciente não mais consiga manter o passo necessário), assim como alterações na FC, na SpO_2 e dispneia.

O desempenho muscular, em geral, está comprometido em pacientes com fibrose cística[15] e costuma receber muita atenção como um alvo potencial para intervenção. Embora o teste muscular manual de força possa estar relativamente normal (4+ a 5/5), isso não significa que a força e a resistência musculares não estejam comprometidas. O salto vertical em altura,[59-61] as repetições cronometradas de flexões e abdominais[61] e o tempo de equilíbrio na prancha isométrica[62] podem fornecer avaliações objetivas do desempenho dos músculos dos membros inferiores, superiores e centrais com um equipamento mínimo. Além disso, o desempenho dos músculos inspiratórios representa outra área para avaliação e intervenção,[63] mas é provável que seja mais bem avaliado em uma unidade ambulatorial, e não em uma UTI.

Uma postura ruim e a presença de dor nas costas são comprometimentos comuns em pacientes com fibrose cística.[64] O alinhamento postural deve ser observado em relação a curvaturas exageradas da coluna, cabeça projetada para frente e elevação e protração escapular. Quando indicado, a mobilidade articular da coluna, das costelas e do ombros pode ser avaliada.[65] A distância da curvatura para a lateral (avaliação da flexão lateral do tronco), a ADM de flexão do ombro (medida bruta da combinação de extensão torácica, mobilidade da escápula e mobilidade glenoumeral) e a distância do ângulo acromial são testes simples e objetivos, que podem ser usados como avaliações de resultados para intervenções posturais e de flexibilidade.[60,65] A distância do ângulo acromial é medida como a sua distância à parede na posição de pé, que representa uma medida grosseira de cifose torácica, mobilidade escapular e rigidez peitoral.

Com base nos problemas relatados na entrevista, nos problemas adicionais não identificados pela paciente descobertos durante o exame e nos problemas previstos, uma lista precisa de condições é desenvolvida e são geradas hipóteses para explicar a existência do problema (ou a probabilidade de sua ocorrência). Tanto no caso de pacientes hospitalizados quanto dos não internados, essa lista pode ser bastante semelhante e envolve: (1) comprometimento da limpeza das vias aéreas, (2) resistência comprometida, (3) desempenho muscular ventilatório e periférico comprometido, (4) postura comprometida e dor musculoesquelética e (5) incontinência urinária ao esforço.

Plano de atendimento e intervenções

Um plano de tratamento deve ser desenvolvido a partir dessa lista de problemas, incluindo o estabelecimento de objetivos, critérios de testes e estratégicas e táticas de intervenção (Quadro 16.3).

A fibrose cística é uma condição de saúde crônica, por isso a habilidade do paciente e de sua família em lidarem com a doença é fundamental para o prognóstico. Nos primeiros anos da criança com essa doença, o conhecimento dos pais sobre a saúde é um fator importante na estruturação de momentos de orientação e educação que preencham suas necessidades. Na idade adulta, o nível de conhecimento do paciente sobre sua saúde deve ser avaliado e as estratégias precisam ser implementadas de modo a garantir que o conhecimento não represente uma barreira para a eficiência do autotratamento. As instruções de qualidade dadas no sentido de promover independência, saúde e condicionamento completo devem formar a base de todas as intervenções terapêuticas.

As técnicas de desobstrução das vias aéreas (TDVAs) melhoram a limpeza das secreções, aumentam a ventilação/trocas gasosas e podem melhorar os sintomas respiratórios e a tolerância ao exercício.[66] De acordo com orientações recentes de prática clínica, as TDVAs "devem ser realizadas com frequência em todos os pacientes" com fibrose cística.[67] A tradicional "fisioterapia torácica" (definida como drenagem postural, percussão e vibração/*shaking*) tem sido o esteio do tratamento de pacientes com a doença. Embora não existam fortes evidências científicas para sustentar a fisioterapia torácica,[68] ela é considerada um padrão de tratamento e representa a TDVA padrão com a qual todas as novas terapias são comparadas. Essas "novas" terapias envolvem: (1) oscilação de alta frequência da parede torácica, (2) ventilação percussiva intrapulmonar, (3) pressão expiratória positiva (PEP), (4) ciclo ativo da respiração, (5) drenagem autogênica e (6) exercícios.

A oscilação de alta frequência da parede torácica (p. ex., The Vest, SmartVest) envolve o uso, pelo paciente, de uma cinta ou veste inflável em torno de seu tórax; o ar é bombeado para dentro e para fora do equipamento em altas frequências para vibrar o tórax de fora para dentro (de forma semelhante à vibração manual) a fim de afrouxar e mobilizar as secreções.[11] Essa técnica tem sido considerada tão eficaz quanto a fisioterapia torácica, podendo ser autoadministrada.[69] A ventilação percussiva intrapulmonar funciona com base no mesmo princípio de fluxo de ar oscilante de alta frequência, exceto quanto ao fato de que é bombeado por meio de um bocal. A ventilação percussiva intrapulmonar é a técnica mais nova e muito menos comum, mas um pequeno-estudo piloto a considerou tão eficaz quanto a fisioterapia torácica tradicional.[70]

Os dispositivos de PEP produzem uma pressão expiratória de 10 a 20 cm H20. Acredita-se que tal pressão durante a expiração auxilie a mobilização de secreções, mantendo abertas as vias aéreas distais, promovendo a ventilação colateral e prolongando a expiração. A PEP também pode incluir PEP vibratória ou oscilatória (p. ex., acapella e Flutter). A terapia com PEP é mais eficaz do que outras TDVAs, é mais barata do que oscilação de alta frequência da parede torácica e ventilação percussiva intrapulmonar e alguns pacientes preferem PEP em vez de fisioterapia torácica manual.[71]

O ciclo ativo da técnica de respiração e a drenagem autogênica são técnicas respiratórias que a paciente pode fazer de maneira independente e sem equipamentos. O ciclo ativo da técnica de respiração é fácil de aprender e de ensinar. Ele envolve ciclos repetidos de (1) controle respiratório (respiração contínua tranquila), (2) expansão torácica (respirações com capacidade vital máxima com retenção máxima da inspiração) e (3) técnica de expiração forçada (um suspiro forçado ou "jato"). O ciclo ativo pode ser realizado na posição sentada ou em várias posições de drenagem postural. O fisioterapeuta também pode realizar percussão e/ou vibração durante a fase de expansão torácica.[11] **O ciclo ativo da técnica de respiração é tão eficaz quanto outras TDVAs e pode**

Quadro 16.3 MODELO DE PLANO DE TRATAMENTO PARA PROBLEMAS TÍPICOS, PREVISTOS OU IDENTIFICADOS, DE PACIENTES COM FIBROSE CÍSTICA

Problemas	Objetivos	Critérios para testes	Estratégias de intervenção	Táticas de intervenção
Comprometimento da desobstrução das vias aéreas	Paciente perceber que a expectoração do escarro foi facilitada	Realizar de forma independente e correta uma técnica alternativa de desobstrução das vias aéreas, exceto PEP	Técnicas de limpeza das vias aéreas	*Método*: ciclo ativo de respiração *Duração*: 10-15 minutos *Frequência*: 4 vezes ao dia durante a hospitalização
Falta de ar	Dispneia de 1 em repouso na Escala CR10 de Borg	Redução da frequência respiratória no repouso	Estratégias respiratórias	Respiração frenolabial Respiração relaxada
	Dispneia de ≤ 5 durante esforço na Escala CR10 de Borg	Redução da frequência respiratória em atividade relativa submáxima	Ver estratégias abaixo para o Problema "Caminhar longas distâncias"	
Caminhar longas distâncias e correr	Caminhar ≥ 600 m em 6 minutos (com ou sem oxigênio suplementar)	Redução da resposta ventilatória ao exercício submáximo (menor frequência respiratória, dispneia reduzida, SpO_2 mais elevada para uma dada FiO_2)	Estratégias respiratórias	Respiração frenolabial no esforço Respiração pausada (p. ex., inspirar em dois tempos, expirar em quatro tempos)
			Treinamento de exercícios aeróbicos	*Método*: caminhada na esteira *Intensidade*: velocidade da TC6 ~80% de patamar *Frequência*: diária *Duração*: inicialmente, três sessões de 5-10 minutos, progredindo para uma sessão de ≥ 30 minutos na ocasião da alta

(Continua)

Quadro 16.3 MODELO DE PLANO DE TRATAMENTO PARA PROBLEMAS TÍPICOS, PREVISTOS OU IDENTIFICADOS, DE PACIENTES COM FIBROSE CÍSTICA *(Continuação)*

Problemas	Objetivos	Critérios para testes	Estratégias de intervenção	Táticas de intervenção
				A paciente é encorajada a caminhar de forma independente na enfermaria do hospital 2-3 vezes ao dia em um ritmo confortável (utilizando oxigênio suplementar)
			Treinamento de exercícios de resistência	Ver táticas abaixo para o Problema "Subindo escadas e aclives"
			Oxigênio suplementar	Taxa de fluxo de oxigênio com cânula nasal padrão titulada para manter $SpO_2 \geq 90\%$ no exercício
Subindo escadas e aclives	Subir um lance de escadas em 20 segundos, sem corrimão (com oxigênio suplementar, quando indicado)	20 repetições do ato de sentar e levantar em 30 segundos	Treinamento de exercícios de resistência	3 grupos de 10 repetições de "saltos em agachamento" em dias alternados
		Força de extensão bilateral do joelho 5/5		10 repetições do ato de sentar e levantar a cada vez que a paciente levantar da cama, cadeira ou toalete
				Subir 10-12 degraus na clínica de fisioterapia antes e depois de caminhar na esteira
Incontinência urinária de esforço	Durante o próximo ano, a paciente não apresentará qualquer episódio de incontinência urinária de esforço	A paciente é independente realização de exercícios para a musculatura do assoalho pélvico e entende quando existe a probabilidade de ocorrer incontinência	Exercícios de resistência	Ensinar exercícios para a musculatura do assoalho pélvico

ser preferível em vez da tradicional fisioterapia torácica.[72,73] A drenagem autogênica é mais difícil de ser ministrada, requer um fisioterapeuta experiente e um paciente motivado, por isso a UTI pode não ser o local ideal para ensinar essa técnica.

Um dos diversos benefícios do exercício é que ele melhora a eliminação das secreções, em especial os exercícios que requerem respiração profunda e que envolvem "vibração" torácica (p. ex., corrida, caminhada, saltos em agachamento, pequenos trampolins[74,75]). Embora os exercícios aeróbicos *não* devam ser o único método de limpeza das vias aéreas, eles representam um importante auxílio e também são responsáveis por outros benefícios além dessa função.[67]

Pacientes com hemoptise e pneumotórax necessitam de precauções especiais.[9] Em casos de hemoptise significativa, todas as TDVAs devem ser interrompidas. A formação de coágulo pode ser prejudicada pela vibração, oscilação e cisalhamento causados pelas TDVAs. Nos casos de pacientes com hemoptise branda a moderada, deve-se conversar com o pneumologista antes de se prosseguir com uma limpeza, provavelmente menos vigorosa, das vias aéreas. No caso de hemoptise branda (< 5 mL), a terapia normal de desobstrução cuidadosa das vias aéreas poderá ser continuada.[9]

No caso de pacientes com pneumotórax agudo ou recente, independentemente da extensão, terapias com ventilação percussiva intrapulmonar ou PEP não devem ser utilizadas e o exercício deve ser interrompido, caso o paciente apresente um pneumotórax extenso. Outras TDVAs podem ser apropriadas e utilizadas com cautela. No caso de um pequeno pneumotórax, ou se houver um dreno torácico inserido, as TDVAs devem ser mantidas com cautela.[9] Em casos com inserção de um dreno torácico, os pacientes costumam sentir dor durante a oscilação de alta frequência da parede torácica e a fisioterapia torácica. Portanto, o ciclo ativo da técnica de respiração pode representar a técnica de desobstrução mais apropriada em tais circunstâncias.

O leitor pode consultar normas e orientações mais recentes de prática clínica para fibrose cística[11,67] e/ou textos cardiopulmonares[30,76] para informações mais específicas em relação às evidências e aplicações de cada uma dessas TDVAs.

O exercício terapêutico representa um esteio da fisioterapia, o que não é diferente no caso de pacientes com fibrose cística.[77] Na verdade, a frase "Exercício é medicina"[78] é usada com frequência em relação a essa doença.[79,80] Importantes aspectos do exercício terapêutico, no caso de paciente com exacerbação pulmonar de fibrose cística, apontam: (1) treinamento da capacidade/resistência aeróbica, (2) treinamento de força, energia e resistência para músculos esqueléticos (incluindo músculos do assoalho pélvico), (3) exercícios de flexibilidade e (4) estratégias respiratórias.

Exercícios aeróbicos têm sido fundamentais nas recomendações para pacientes com fibrose cística. Da mesma forma que no caso de qualquer outra população, os princípios incluem método, intensidade, frequência e duração.[81] O *método* do exercício aeróbico no hospital costuma envolver caminhadas nos corredores, porém, quando houver equipamentos disponíveis, poderão ser incluídas caminhadas na esteira, bicicleta ergométrica e/ou treinamento de circuito. Conforme a condição da paciente melhorar, poderão ser usados aparelhos de *stepping* e treinamento de subida em escadas. Os saltos em agachamento ou o ato de pular corda são outras atividades aeróbicas que podem ser realizadas em espaços relativamente pequenos.

A *intensidade* do exercício é avaliada pelo monitoramento da frequência cardíaca (FC) e da taxa de dispneia. Como ocorre um aumento quase linear na FC de acordo com o aumento do ritmo de trabalho e de VO_2, a FC é o método mais comum utilizado para avaliação da intensidade. A FC alvo pode ser determinada por vários métodos. Por exemplo, sinais ou sintomas adversos, como dessaturação de oxigênio ou dispneia grave, que interrompam a caminhada do paciente durante um teste de exercícios iniciais ocorrem, em geral, em uma frequência reprodutível; a FC alvo para a prescrição do exercício deve, então, ser estabelecida em cerca de 5 batimentos por minuto (bpm) abaixo daquele ponto.[81] Em pacientes com fibrose cística moderada a grave, o pico da FC durante o TC6 ou TCM pode representar a frequência cardíaca máxima ($FC_{máx}$) e pode ser usado para calcular a FC alvo para a prescrição do exercício. Caso um teste máximo não possa ser realizado, a $FC_{máx}$ pode ser estimada com base na idade. Embora a equação ($FC_{máx}$ = 220 – idade) seja familiar para a maioria dos fisioterapeutas, ela superestima a $FC_{máx}$ no caso de pacientes com menos de 40 anos. Uma equação revisada para o cálculo da $FC_{máx}$ prevista para a idade ($FC_{máx}$ = 208 – 0,7 x idade) representa uma estimativa mais precisa.[82] Após a $FC_{máx}$ ser determinada (seja de forma direta ou por estimativa), uma porcentagem da $FC_{máx}$ pode ser usada para definir a intensidade do exercício, sendo que, em geral, 70 a 85% da $FC_{máx}$ ou 60 a 80% da frequência cardíaca de reserva (FCR) (FCC = $FC_{máx}$ - $FC_{repouso}$; faixa de FC alvo = ([FCR × intensidade percentual] + $FC_{repouso}$) é considerada como de intensidade "moderada" a "forte".[81] Os pacientes podem aprender a monitorar sua própria FC ou utilizar monitores de FC comprados em lojas. Como a taxa de dispneia também está relacionada a VO_2,[83] ela pode ser usada para a prescrição do exercício. Uma taxa de dispneia de 3 a 5 na escala CR10 de Borg é geralmente usada para uma intensidade de exercício aeróbico de "moderada" a "forte", porém, algumas recomendações incluem exercícios de maior intensidade (4 a 6).[84] Entretanto, uma taxa de dispneia de 6 está, provavelmente, próxima do limiar anaeróbico[85] e não poderá ser sustentada por mais de alguns minutos. Portanto, uma taxa de 3 a 4 deve ser usada caso a resistência seja o objetivo primário; já uma taxa de 5 a 6 pode ser usada com treinamento de intervalo ou se o objetivo for aumentar a capacidade de trabalho aeróbico.

Segundo as recomendações para adultos saudáveis,[81] a *frequência* típica dos programas de reabilitação pulmonar para pacientes externos é de três a cinco dias por semana, com o objetivo de que o exercício "se torne parte de uma rotina diária".[86] No caso de pacientes hospitalizados com uma exacerbação aguda, podem ser indicadas diversas sessões com exercícios de menor *duração*, talvez com exercícios aeróbicos mais intensos sendo monitorados diariamente pelo fisioterapeuta e exercícios de caminhada de intensidade baixa a moderada que possam ser realizados de forma independente. Por exemplo, pacientes com doença aguda poderiam realizar turnos de exercícios de curta duração seguidos por breves intervalos de descanso (p. ex., 2 a 4 repetições de uma caminhada de 5 minutos, intercaladas por um descanso de 2 minutos), com o objetivo de possibilitar a realização de um exercício de intensidade moderada ou superior durante 20 a 30 minutos contínuos na ocasião da alta.[81,87] O treinamento em intervalos também pode ser uma alternativa eficaz para o treinamento típico de resistência no caso de pacientes muito debilitados ou daqueles que apresentam dispneia grave no esforço. Intervalos mais curtos entre os exercícios permitem que os pacientes atinjam uma intensidade de treinamento benéfica (moderada a alta), quando realizados apenas durante um breve período.[88] Embora alguns estudos sugiram a necessidade de oito semanas de treinamento para os pacientes alcançarem melhora significativa de seus sintomas, tolerância ao exercício e qualidade de vida,[89] outros apontam aumentos significativos na resistência e VO$_2$ máximo a partir do treinamento aeróbico durante a hospitalização por uma exacerbação pulmonar de fibrose cística, sendo estes superiores aos resultados advindos das terapias farmacológicas e de limpeza das vias aéreas.[90,91]

O treinamento com exercícios de resistência para a musculatura periférica não vem sendo tão estudado quanto o treinamento com exercícios aeróbicos.[92] O treinamento de resistência durante uma internação hospitalar, no caso de uma exacerbação pulmonar por fibrose cística, tem sido considerado eficaz para a melhora não apenas da força, mas também da massa muscular.[90,91] Não existem recomendações específicas para o treinamento de resistência de indivíduos com fibrose cística, assim os programas para esse tipo de terapia podem ser elaborados com base em evidências de populações saudáveis com os objetivos de melhorar a força, energia e hipertrofia muscular e aumentar a densidade óssea. Evidências indiretas em outras populações sugerem que os exercícios de resistência aumentam a densidade óssea e auxiliam no controle da glicose sanguínea.[93]

O *método* do treinamento de resistência pode incluir pesos livres ou equipamentos, quando disponíveis, assim como faixas/tubos de resistência e calistenia (em especial quando os pacientes não podem sair de seus quartos devido à preocupação com o controle de infecções). Os halteres, faixas/tubos e calistenia apresentam a vantagem de compor exercícios possíveis de serem realizados em casa. Qualquer que seja o método, o exercício deve ser confortável durante toda a amplitude do movimento e deve envolver os principais grupos musculares dos membros superiores, membros inferiores e centrais.[94] O Quadro 16.4 fornece uma lista de exercícios que podem ser realizados em um quarto de hospital ou em casa.

A *intensidade* e o número de repetições de qualidade que podem ser realizadas são inversamente proporcionais, de modo que o número de repetições de um exercício pode ser usado para estimar a intensidade. A intensidade deve ser alta o suficiente para a última repetição ser "difícil, senão impossível, enquanto for mantida a boa forma".[94] Sabe-se que a realização de três a 10 repetições melhora de maneira significativa a densidade óssea, em comparação a um maior número de repetições. A paciente deve manter uma forma consistente em toda a *duração* da repetição (durante as fases concêntrica e excêntrica). Em relação ao número de grupos de repetições, costuma-se utilizar de um a três, porém não parecem resultar em benefícios para a força ou hipertrofia além dos observados em um grupo bem realizado. A maioria dos estudos de treinamento de resistência sugere uma frequência de duas a três vezes por semana (em dias alternados) para um treinamento objetivando hipertrofia, força e energia.[94] O controle respiratório durante o treinamento de resistência e a prevenção da manobra de Valsalva são importantes. Idealmente, essa medida inclui inspiração durante a fase concêntrica ou com movimentos de flexão do tronco e expiração durante a fase excêntrica ou com movimentos de extensão do tronco.[95]

Embora provavelmente não seja um problema inicial identificado pela paciente, a avaliação da **incontinência urinária ao esforço** revela uma alta proporção de indivíduos com fibrose cística que perdem urina com frequência, em especial durante episódios

Quadro 16.4 EXEMPLOS DE EXERCÍCIOS DE RESISTÊNCIA

Extremidades inferiores	Centrais	Extremidades superiores
Agachamentos	Ato de sentar e levantar	Flexões
Agachamentos unipodais	Flexões	Exercícios com pesos para bíceps
Saltos em agachamento	Super-homem	Mergulho no banco para tríceps
Saltos de coelho	Prancha	Halteres

de tosse. Após identificada, um programa individualizado de exercícios musculares para o assoalho pélvico pode melhorar o desempenho muscular e reduzir a perda de urina.[96] Embora a melhora no desempenho muscular possa demorar semanas, o fisioterapeuta de terapia intensiva pode iniciar um programa de exercícios, sugerir algumas técnicas simples para auxiliar na redução da perda de urina e fornecer encaminhamento a clínicas de fisioterapia ambulatorial apropriadas para o tratamento posterior da incontinência urinária ao esforço. Uma técnica que tem sido recomendada para ser ensinada a todos os pacientes com fibrose cística é a "*knack*", uma contração ativa da musculatura do assoalho pélvico (semelhante a quando se deseja interromper a urina) antes de tossir.[97] Além disso, dicas de como esvaziar a bexiga antes de realizar TDVAs e fazê-las em posturas adequadas podem ser bastante úteis.

No caso de programas de exercícios aeróbicos e de resistência, um aquecimento e um esfriamento adequados incluindo exercícios aeróbicos de baixa intensidade e exercícios de flexibilidade são apropriados para ajudar a reduzir o risco de lesão musculoesquelética. Infelizmente, de forma geral, a intensidade do treinamento de exercícios aeróbicos e de resistência fica abaixo do limiar necessário para se alcançar resultados significativos do ponto de vista clínico para o paciente. Portanto um novo exame comum se faz necessário para garantir a progressão adequada do exercício a um nível superior aos limiares de intensidade requeridos para um benefício terapêutico continuado.[98]

A flexibilidade dos indivíduos com fibrose cística diminui com a idade e é mais pronunciada do que em controles saudáveis.[59] Massery[65,99] chamou a atenção para a relação entre os sistemas musculoesquelético, neuromuscular e respiratório e descreveu o sucesso de um programa domiciliar para melhorar postura, flexibilidade e controle motor em uma criança de 9 anos com fibrose cística moderada. Um programa abrangente de fisioterapia ambulatorial de seis semanas incluindo exercícios aeróbicos, ciclo ativo da técnica de respiração e exercícios posturais resultou em melhora na mobilidade torácica (i.e., circunferência torácica máxima em três níveis) e na flexibilidade do tronco (i.e., inclinação para frente, flexão lateral, rotação do tronco e hiperextensão do tronco) em crianças com fibrose cística.[100] Em outro estudo ambulatorial, o teste de alcance na posição sentada (avaliando o tendão do jarrete e a flexibilidade da região lombar) realizado em crianças resultou em melhora após um programa de exercícios de flexibilidade estática e dinâmica.[59] Mesmo durante uma hospitalização de sete a 10 dias devido a exacerbação pulmonar, foram observadas melhoras na postura e flexibilidade a partir de intervenções de consciência corporal e alongamento estático e dinâmico em dias alternados.[91] A ioga e o pilates, em geral, envolvem exercícios de flexibilidade do corpo todo, porém o fisioterapeuta pode precisar incluir o alongamento de grupos musculares específicos identificados como rígidos durante o exame físico (p. ex., flexores do pescoço, músculos peitorais, flexores laterais do tronco, extensores lombares e flexores do quadril).[11,65]

Táticas específicas de respiração controlada que auxiliam no alívio da dispneia em pacientes com doença pulmonar obstrutiva incluem respiração frenolabial, respiração diafragmática, relaxamento e respiração pausada (alterando o "ciclo de trabalho" de inspiração e expiração).[101] O conjunto de evidências se posiciona a favor da respiração frenolabial.[102] Até onde sabemos, existe apenas um único estudo que investigou estratégias respiratórias em pacientes com fibrose cística; ele mostrou que um novo treinamento respiratório realizado com um *biofeedback* (incluindo respiração frenolabial e diafragmática) levou a melhora na FEV1 e na capacidade vital forçada e reduziu a frequência respiratória (FR) e o uso dos músculos acessórios.[103]

Muitos pacientes com doença pulmonar obstrutiva (que inclui fibrose cística) aprendem a realizar a respiração frenolabial sozinhos. Esse tipo de respiração reduz muito a FR, a ventilação por minuto, a $PaCO_2$ e a dispneia enquanto aumenta a SpO_2 e o volume corrente.[104,105] Quando a FR diminui, se estabelece um tempo de expiração mais longo, o que reduz a dispneia, prevenindo ou minimizando a hiperinflação dinâmica (um aumento lento na capacidade residual funcional durante o exercício causado pelo aprisionamento de ar). Com a redução da FR, o ritmo de trabalho respiratório também é reduzido,[106] o que provavelmente explica a recuperação mais rápida pós-exercício quando os pacientes realizam a respiração frenolabial.[107] Ela, de forma geral, é fácil de ser ensinada e rápida de ser aprendida. Entretanto, a respiração frenolabial não é uma tática na qual se deva insistir caso os pacientes não a aprendam rápido ou se não for observada melhora na dispneia.[108] A respiração diafragmática pode requerer um pouco mais de tempo para ser aprendida por aqueles acostumados a um padrão respiratório comprometido. A respiração diafragmática representa uma parte importante do aprendizado para se relaxar e respirar de maneira eficiente (reduzindo o trabalho respiratório). Ela atua como um importante auxílio no uso em conjunto com as terapias de limpeza das vias aéreas.[95]

Terapias manuais, incluindo mobilização da coluna e da articulação intercostal e mobilização dos tecidos moles, também têm reduzido a dor e a dispneia tanto em pacientes ambulatoriais quanto durante a hospitalização por uma exacerbação pulmonar.[109] Em particular, a mobilização das costelas e as mobilizações de extensão e rotação torácica podem auxiliar na restauração da mobilidade da parede torácica. Deve-se ter cautela no caso de pacientes com uma história de fratura vertebral em cunha devido à osteoporose relacionada à fibrose cística.[11]

Embora o "ar ambiente" na maioria das altitudes contenha oxigênio suficiente para a vida normal, pacientes com exacerbação pulmonar por fibrose cística geralmente necessitam de oxigênio suplementar para compensar a hipoxemia. Muitos consideram a dessaturação ($SpO_2 \leq 88\%$) durante o sono ou atividade como uma indicação para o "uso de oxigênio intermitente".[110] A dessaturação noturna e no exercício representa uma preocupação particular para pacientes com fibrose cística, e **o uso de oxigênio suplementar durante sono e exercício** pode prevenir a condição, melhorar a qualidade do sono e a tolerância ao exercício.[111] Em geral, o fisioterapeuta é o primeiro membro da equipe interdisciplinar a medir a dessaturação de oxigênio de um paciente quando avalia sua limitação de atividade e queixas de dispneia. Mesmo quando os pacientes não estão fazendo uso de oxigênio suplementar durante o descanso, essa "dose" de oxigênio em repouso pode não ser suficiente para o exercício ou mesmo para a realização de atividades da vida diária. Embora a terapia com oxigênio melhore a SpO_2 e o desempenho no exercício, ela pode levar a um leve aumento, e talvez clinicamente insignificante, da retenção de CO_2.[111,112] Como o oxigênio médico é considerado um "fármaco prescrito", qualquer aplicação, interrupção ou alterações na sua forma de administração ou dose requer prescrição médica.[42] Um documento da Associação Americana de Fisioterapia intitulado *Administração de Oxigênio Durante a Fisioterapia* mostra que médicos podem prescrever uma dose durante o repouso ou exercício de forma a manter a SpO_2 acima de um determinado limiar (p. ex., "titular FiO_2 para manter $SpO_2 > 88\%$").[113] Esse tipo de prescrição permite ao fisioterapeuta aumentar a taxa de fluxo da sonda nasal ou mesmo mudar para um equipamento alternativo (p. ex., máscara de Venturi ou máscara de retorno parcial ou sem retorno) para garantir a oxigenação adequada durante a atividade.[42,114] Caso haja alguma dúvida sobre a prescrição ou caso ela precise ser alterada para a atividade física/exercício, o fisioterapeuta deve contatar o médico.[42] Além disso, como nem todos os equipamentos são semelhantes, em especial os portáteis e conservadores de oxigênio, o monitoramento da oximetria de pulso e a titulação do oxigênio durante o exercício devem ser realizadas "utilizando o equipamento que o paciente fará uso em seguida".[114]

Além de produzir benefícios tangíveis e imediatos na capacidade aeróbica, no desempenho muscular, na flexibilidade e na postura,[90,91] o programa de exercícios intra-hospitalar, no caso de indivíduos com fibrose cística, delineia a atividade física apropriada que deverá ser encorajada quando estes deixarem o hospital. Permitir que pacientes se tornem independentes fora das sessões de fisioterapia deve ser objetivo final. Jerry Cahill, um adulto com fibrose cística, possui um site informativo sobre exercícios com ideias adicionais para indivíduos com essa doença, abrangendo todos os tópicos estudados nesta sessão de intervenção.[115]

Recomendações clínicas baseadas em evidências

SORT (*Strength of Recommendation Taxonomy*): Força da Taxonomia de Recomendação
A: Evidências consistentes, de boa qualidade e recomendadas para o paciente
B: Evidências inconsistentes ou de qualidade limitada orientadas para o paciente
C: Evidências consensuais, orientadas para a doença, prática comum, opinião de especialista ou série de casos

1. O tempo de inalação do dornase alfa (Pulmozyme) não altera o tempo das TDVAs no caso de indivíduos com fibrose cística. **Grau A**
2. O ciclo ativo de respiração é uma técnica substituta apropriada para outras TDVAs (fisioterapia torácica tradicional, oscilação de alta frequência da parede torácica e PEP oscilatória) em indivíduos com fibrose cística. **Grau B**
3. O treinamento de exercícios para indivíduos com fibrose cística apresenta benefícios de curto e longo prazo. **Grau B**
4. É importante investigar a incontinência urinária ao esforço em indivíduos com fibrose cística por ser uma condição frequentemente subestimada e que pode ser tratada com sucesso. **Grau B**
5. O uso de oxigênio suplementar durante o sono e o exercício pode prevenir a dessaturação do oxigênio arterial, melhorar a qualidade do sono e da tolerância ao exercício em indivíduos com fibrose cística. **Grau A**

PERGUNTAS PARA REVISÃO

16.1 Um homem de 30 anos foi hospitalizado com hemoptise branda e pneumotórax discreto no lobo superior esquerdo. Ele está sendo tratado com antibióticos intravenosos para uma exacerbação pulmonar aguda de fibrose cística e está recebendo oxigênio suplementar a uma taxa de 2 L/minuto em repouso; existe uma ordem determinada para que a taxa de fluxo seja titulada a fim de manter SpO_2 > 90%. Sua distância percorrida no TCM realizado durante o exame fisioterapêutico inicial foi de 460 m (nível 7) usando oxigênio. Qual das seguintes TDVAs seria *mais* aplicável?
   A. Ciclo ativo de respiração.

B. Ventilação percussiva intrapulmonar.
C. Pressão de expiração positiva oscilatória.
D. Drenagem postural com percussão e vibração manual.

16.2 Após caminhar na esteira com uma inclinação de 5% e uma velocidade de 2,75 mph durante cinco minutos em uma sessão de tratamento, o paciente referido na pergunta 16.1 apresentou um nível de dispneia de 6/10 na Escala CR10 de Borg e uma SpO_2 de 86%. Qual é a ação *mais* apropriada a ser tomada pelo fisioterapeuta?
A. Diminuir a velocidade da esteira.
B. Diminuir a inclinação da esteira.
C. Aumentar a taxa de fluxo de oxigênio.
D. Interromper a sessão de exercícios.

16.3 Usando a Escala CR10 de Borg para classificar a intensidade, qual das seguintes faixas de dispneia percebida seria a *mais* apropriada para um programa contínuo com 20 minutos de exercícios aeróbicos em um ciclo estacionário?
A. 1 a 2.
B. 3 a 4.
C. 5 a 6.
D. 7 a 8.

RESPOSTAS

16.1 **A.** A técnica do ciclo ativo de respiração e a drenagem autogênica são técnicas apropriadas para pacientes com hemoptise moderada. Além disso, elas não envolvem altos níveis de pressão expiratória positiva. A ventilação percussiva intrapulmonar (opção B) e a pressão de expiração positiva oscilatória (opção C) fornecem, ambas, níveis elevados de pressão positiva para os pulmões. Em pacientes com um pneumotórax atual ou recente, essa pressão positiva deve ser evitada (pois poderia induzir a liberação de ar para o interior do espaço pleural). Ainda existe a preocupação, no caso de pacientes com hemoptise branda a moderada, de que a percussão e a vibração manual (opção D) possam influenciar a formação de coágulo.

16.2 **C.** Reduzir a velocidade (opção A) ou a inclinação (opção B) da esteira seria apropriado se o oxigênio suplementar *não* estivesse disponível ou se não houvesse uma ordem no prontuário para titular o oxigênio de acordo com a atividade. Qualquer uma dessas opções reduziria a intensidade do exercício e, provavelmente, melhoraria a oxigenação e diminuiria a falta de ar. Entretanto, aumentar a taxa de fluxo de oxigênio (opção C) para, talvez, 4 L/minuto, melhoraria a oxigenação e, provavelmente, reduziria a falta de ar, permitindo a continuidade da sessão de exercícios. Uma dispneia de 6 na Escala CR10 de Borg e uma SpO_2 de 86% não representam valores "perigosos", de modo que não é necessário interromper a sessão de exercícios (opção D), a menos que ele não responda ao aumento do oxigênio suplementar e continue a dessaturar e a relatar falta de ar crescente.

16.3 **B.** Uma dispneia de 3 a 5 na Escala CR10 de Borg está geralmente relacionada a uma intensidade de exercícios aeróbicos "moderada" a "forte". Durante uma sessão aeróbica contínua de 20 minutos, a resistência, provavelmente, é o objetivo primário. Um escore de 3 a 4 é apropriado, caso a resistência seja o objetivo primário. Um escore de 1 a 2 (opção A) não representaria uma intensidade suficiente para se alcançar benefícios aeróbicos. Um escore de 5 a 6 (opção C) poderia ser usado com treinamento em intervalos (mas não durante um turno de exercícios contínuo por 10 minutos), e um escore de 7 a 8 (opção D) seria muito elevado para ser mantido, mesmo durante alguns minutos.

REFERÊNCIAS

1. Schluchter MD, Konstan MW, Drumm ML, et al. Classifying severity of cystic fibrosis lung disease using longitudinal pulmonary function data. *Am J Respir Crit Care Med.* 2006;174:780-786.
2. O'Sullivan BP, Freedman SD. Cystic fibrosis. *Lancet.* 2009;373:1891-1904.
3. Cystic Fibrosis Foundation. *Cystic Fibrosis Foundation Patient Registry 2010 Annual Data Report.* Bethesda, MD; 2011.
4. Rowe SM, Miller S, Sorscher EJ. Cystic fibrosis. *N Engl J Med.* 2005;352:1992-2001.
5. Stallings VA, Stark LJ, Robinson KA, et al. Evidence-based practice recommendations for nutrition-related management of children and adults with cystic fibrosis and pancreatic insufficiency: results of a systematic review. *J Am Diet Assoc.* 2008;108:832-839.
6. Harris A, Coleman L. Ductal epithelial cells cultured from human foetal epididymis and vas deferens: relevance to sterility in cystic fibrosis. *J Cell Sci.* 1989;92:687-690.
7. Bar-Or O, Hay JA, Ward DS, et al. Voluntary dehydration and heat intolerance in cystic fibrosis. *Lancet.* 1992;339:696-699.
8. Flume PA, Yankaskas JR, Ebeling M, et al. Massive hemoptysis in cystic fibrosis. *Chest.* 2005;128: 729-738.
9. Flume PA, Mogayzel PJ, Robinson KA, et al. Cystic fibrosis pulmonary guidelines: pulmonary complications: hemoptysis and pneumothorax. *Am J Respir Crit Care Med.* 2010;182:298-306.
10. Flume PA. Pneumothorax in cystic fibrosis. *Chest.* 2003;123:217-221.
11. Swisher AK, Downs AM, Dekerlegand RL. *CF 101 for the Physical Therapist.* Cystic Fibrosis Foundation; 2010.
12. Curran DR, McArdle JR, Talwalkar JS. Diabetes mellitus and bone disease in cystic fibrosis. *Semin Respir Crit Care Med.* 2009;30:514-530.
13. Conway SP, Morton AM, Oldroyd B, et al. Osteoporosis and osteopenia in adults and adolescents with cystic fibrosis: prevalence and associated factors. *Thorax.* 2000;55:798-804.
14. Tattersall R, Walshaw MJ. Posture and cystic fibrosis. *J R Soc Med.* 2003;96(Suppl 43):18-22.
15. Swisher A. Not just a lung disease: peripheral muscle abnormalities in cystic fibrosis and the role of exercise to address them. *Cardiopulm Phys Ther J.* 2006;17:9-14.
16. Nankivell G, Caldwell P, Follett J. Urinary incontinence in adolescent females with cystic fibrosis. *Paediatr Respir Rev.* 2010;11:95-99.
17. Anderson DH. Cystic fibrosis of the pancreas and its relation to celiac disease: a clinical and pathologic study. *Am J Dis Child.* 1938;56:344-399.
18. Ferkol T, Rosenfeld M, Milla CE. Cystic fibrosis pulmonary exacerbations. *J Pediatr.* 2006;148:259-264.
19. Rabin HR, Butler SM, Wohl ME, et al. Pulmonary exacerbations in cystic fibrosis. *Pediatr Pulmonol.* 2004;37:400-406.
20. Flume PA, Mogayzel PJ, Robinson KA, et al. Cystic fibrosis pulmonary guidelines: treatment of pulmonary exacerbations. *Am J Respir Crit Care Med.* 2009;180:802-808.
21. Kerem E, Conway S, Elborn S, et al. Standards of care for patients with cystic fibrosis: a European consensus. *J Cyst Fibros.* 2005;4:7-26.

22. Cystic Fibrosis Foundation. Locations, Locations, Locations. Available from: http://www.cff.org/aboutCFFoundation/Locations/FindACareCenter/. Accessed February 5, 2012.
23. Rothstein JM, Echternach JL, Riddle DL. The Hypothesis-Oriented Algorithm for Clinicians II (HOAC II): a guide for patient management. *Phys Ther.* 2003;83:455-470.
24. Dentice R, Elkins M. Timing of dornase alfa inhalation for cystic fibrosis. *Cochrane Database Syst Rev.* 2011(5):CD007923.
25. Dentice R, Elkins M, Bye P. A randomized trial of the effect of timing of hypertonic saline inhalation in relation to airway clearance physiotherapy in adults with cystic fibrosis. *Pediatric Pulmonology.* 2010;45(S33):384.
26. LaPier TK. Glucocorticoid-induced muscle atrophy: the role of exercise in treatment and prevention. *J Cardiopulm Rehabil.* 1997;17:76-84.
27. Braith RW, Conner JA, Fulton MN, et al. Comparison of alendronate vs alendronate plus mechanical loading as prophylaxis for osteoporosis in lung transplant recipients: a pilot study. *J Heart Lung Transplant.* 2007;26:132-137.
28. Chaparro C, Maurer J, Gutierrez C, et al. Infection with Burkholderia cepacia in cystic fibrosis: outcome following lung transplantation. *Am J Respir Crit Care Med.* 2001;163:43-48.
29. Flume PA, O'Sullivan BP, Robinson KA, et al. Cystic fibrosis pulmonary guidelines: chronic medications for maintenance of lung health *Am J Respir Crit Care Med.* 2007;176:957-969.
30. Mejia-Downs A, Bishop KL. Physical therapy associated with airway clearance dysfunction. In: DeTurk WE, Cahalin LP, eds. *Cardiovascular and pulmonary physical therapy: an evidence-based approach.* 2nd ed. New York, NY: McGraw-Hill Medical; 2011:xi, 778 p.
31. VanDevanter DR, Rasouliyan L, Murphy TM, et al. Trends in the clinical characteristics of the U.S. cystic fibrosis patient population from 1995 to 2005. *Pediatr Pulmonol.* 2008;43:739-744.
32. Leroy S, Perez T, Neviere R, et al. Determinants of dyspnea and alveolar hypoventilation during exercise in cystic fibrosis: impact of inspiratory muscle endurance. *J Cyst Fibros.* 2011;10:159-165.
33. American Thoracic Society. Dyspnea. Mechanisms, assessment, and management: a consensus statement. American Thoracic Society. *Am J Respir Criti Care Med.* 1999;159:321-340.
34. Darbee J, Ohtake P. Outcome measures in cardiopulmonary physical therapy: Medical Research Council (MRC) dyspnea scale. *Cardiopulm Phys Ther J.* 2006;17:29-37.
35. Stenton C. The MRC breathlessness scale. *Occup Med (Lond).* 2008;58:226-227.
36. Burdon JG, Juniper EF, Killian KJ, et al. The perception of breathlessness in asthma. *Am Rev Respir Dis.* 1982;126:825-828.
37. Kendrick KR, Baxi SC, Smith RM. Usefulness of the modified 0-10 Borg scale in assessing the degree of dyspnea in patients with COPD and asthma. *J Emerg Nurs.* 2000;26:216-222.
38. Mahler DA. The measurement of dyspnea during exercise in patients with lung disease. *Chest.* 1992;101(5 Suppl):242S-247S.
39. Borg G. *Borg's Perceived Exertion and Pain Scales.* Champaign, IL: Human Kinetics; 1998.
40. Mador MJ, Rodis A, Magalang UJ. Reproducibility of Borg scale measurements of dyspnea during exercise in patients with COPD. *Chest.* 1995;107:1590-1597.
41. Ries AL. Minimally clinically important difference for the UCSD Shortness of Breath Questionnaire, Borg scale, and visual analog scale. *COPD.* 2005;2:105-110.
42. Crouch R. Oxygen use in physical therapy practice. *Cardiopulm Phys Ther J.* 2008;19:49-52.
43. McDonald CF, Crockett AJ, Young IH. Adult domiciliary oxygen therapy. Position statement of the Thoracic Society of Australia and New Zealand. *Med J Aust.* 2005;182:621-626.
44. Nixon PA, Orenstein DM, Kelsey SF, et al. The prognostic value of exercise testing in patients with cystic fibrosis. *N Engl J Med.* 1992;327:1785-1788.
45. Noonan V, Dean E. Submaximal exercise testing: clinical application and interpretation. *Phys Ther.* 2000;80:782-807.

46. Narang I, Pike S, Rosenthal M, et al. Three-minute step test to assess exercise capacity in children with cystic fibrosis with mild lung disease. *Pediatr Pulmonol.* 2003;35:108-113.
47. ATS. ATS Statement: Guidelines for the Six-Minute Walk Test. *Am J Respir Crit Care Med.* 2002;166:111-117.
48. Troosters T, Gosselink R, Decramer M. Six minute walking distance in healthy elderly subjects. *Eur Respir J.* 1999;14:270-274.
49. Lettieri CJ, Nathan SD, Browning RF, et al. The distance-saturation product predicts mortality in idiopathic pulmonary fibrosis. *Respir Med.* 2006;100:1734-141.
50. Carter R, Holiday DB, Nwasuruba C, et al. 6-minute walk work for assessment of functional capacity in patients with COPD. *Chest.* 2003;123:1408-1415.
51. Cunha MT, Rozov T, de Oliveira RC, et al. Six-minute walk test in children and adolescents with cystic fibrosis. *Pediatr Pulmonol.* 2006;41:618-622.
52. Kadikar A, Maurer J, Kesten S. The six-minute walk test: a guide to assessment for lung transplantation. *J Heart Lung Transplant.* 1997;16:313-319.
53. Tuppin MP, Paratz JD, Chang AT, et al. Predictive utility of the 6-minute walk distance on survival in patients awaiting lung transplantation. *J Heart Lung Transplant.* 2008;27:729-734.
54. Singh SJ. Modified Shuttle Test. Dept. of Respiratory Medicine, Glenfield Hospital NHS Trust; contact: leslie.shortt@uhl-tr.nhs.uk.
55. Bradley J, Howard J, Wallace E, Elborn S. Validity of a modified shuttle test in adult cystic fibrosis. *Thorax.* 1999;54:437-439.
56. Selvadurai HC, Cooper PJ, Meyers N, et al. Validation of shuttle tests in children with cystic fibrosis. *Pediatr Pulmonol.* 2003;35:133-138.
57. Cox NS, Follett J, McKay KO. Modified shuttle test performance in hospitalized children and adolescents with cystic fibrosis. *J Cyst Fibros.* 2006;5:165-170.
58. Phillips A, Lee L, Britton L, et al. The efficacy of a standardized exercise protocol in inpatient care of patients with cystic fibrosis. *Pediatr Pulmonol.* 2008;43(S31):385.
59. Gruber W, Orenstein DM, Braumann KM, et al. Health-related fitness and trainability in children with cystic fibrosis. *Pediatr Pulmonol.* 2008;43:953-964.
60. Lowman J, Moore K, Peeples A, et al. Reliability of musculoskeletal outcome measures. *Pediatr Pulmonol.* 2010;45(S33):387.
61. Sahlberg M, Svantesson U, Magnusson Thomas E, et al. Muscular strength after different types of training in physically active patients with cystic fibrosis. *Scand J Med Sci Sports.* 2008;18:756-764.
62. Christiansen J, Thompson L, McNamara J, et al. Cystic fibrosis core strengthening and respiratory exercise program (CSREP). *Pediatr Pulmonol.* 2010;45(S33):387.
63. Enright S, Chatham K, Ionescu AA, et al. Inspiratory muscle training improves lung function and exercise capacity in adults with cystic fibrosis. *Chest.* 2004;126:405-411.
64. Parasa RB, Maffulli N. Musculoskeletal involvement in cystic fibrosis. *Bull Hosp Jt Dis.* 1999;58:37-44.
65. Massery M. Musculoskeletal and neuromuscular interventions: a physical approach to cystic fibrosis. *J R Soc Med.* 2005;98 Suppl 45:55-66.
66. Murray MP, Pentland JL, Hill AT. A randomised crossover trial of chest physiotherapy in non-cystic fibrosis bronchiectasis. *Eur Respir J.* 2009;34:1086-1092.
67. Flume PA, Robinson KA, O'Sullivan BP, et al. Cystic fibrosis pulmonary guidelines: airway clearance therapies. *Respir Care.* 2009;54:522-537.
68. van der Schans C, Prasad A, Main E. Chest physiotherapy compared to no chest physiotherapy for cystic fibrosis. *Cochrane Database Syst Rev.* 2000(2):CD001401.
69. Scherer TA, Barandun J, Martinez E, et al. Effect of high-frequency oral airway and chest wall oscillation and conventional chest physical therapy on expectoration in patients with stable cystic fibrosis. *Chest.* 1998;113:1019-1027.

70. Marks JH, Hare KL, Saunders RA, et al. Pulmonary function and sputum production in patients with cystic fibrosis: a pilot study comparing the PercussiveTech HF device and standard chest physiotherapy. *Chest.* 2004;125:1507-1511.
71. Elkins MR, Jones A, van der Schans C. Positive expiratory pressure physiotherapy for airway clearance in people with cystic fibrosis. *Cochrane Database Syst Rev.* 2006(2):CD003147.
72. Robinson KA, McKoy N, Saldanha I, et al. Active cycle of breathing technique for cystic fibrosis. *Cochrane Database Syst Rev.* 2010(11):CD007862.
73. Syed N, Maiya AG, Siva Kumar T. Active Cycles of Breathing Technique (ACBT) versus conventional chest physical therapy on airway clearance in bronchiectasis—a crossover trial. *Advances in Physiotherapy.* 2009;11:193-198.
74. Sahlberg M, Strandvik B. Trampolines are useful in the treatment of cystic fibrosis patients. *Pediatr Pulmonol.* 2005;40:464.
75. Currant J, Mahony M. Trampolining as an adjunct to regular physiotherapy in children with cystic fibrosis. *Ir Med J.* 2008;101:188.
76. Downs A. Airway clearance interventions. In: Frownfelter DL, Dean E, eds. *Cardiovascular and Pulmonary Physical Therapy Evidence and Practice.* 5th ed. St. Louis, MO: Mosby; 2013.
77. Bradley J, Moran F. Physical training for cystic fibrosis. *Cochrane Database Syst Rev.* 2008(1): CD002768.
78. American College of Sports Medicine. Exercise is Medicine. 2008; Avaialable from: http://exerciseismedicine.org/. Accessed February 2, 2012.
79. Exercise is Medicine. Exercising with Cystic Fibrosis. Available from: http://www.exerciseismedicine.org/documents/YPH_CysticFibrosis.pdf. Accessed February 8, 2012.
80. Wheatley CM, Wilkins BW, Snyder EM. Exercise is medicine in cystic fibrosis. *Exerc Sport Sci Rev.* 2011;39:155-160.
81. American College of Sports Medicine., Thompson WR, Gordon NF, Pescatello LS. *ACSM's Guidelines for Exercise Testing and Prescription.* 8th ed. Philadelphia, PA: Lippincott Williams & Wilkins; 2010.
82. Tanaka H, Monahan KD, Seals DR. Age-predicted maximal heart rate revisited. *J Am Coll Cardiol.* 2001;37:153-156.
83. Mejia R, Ward J, Lentine T, et al. Target dyspnea ratings predict expected oxygen consumption as well as target heart rate values. *Am J Respir Crit Care Med.* 1999;159:1485-1489.
84. Nici L, Donner C, Wouters E, et al. American thoracic society/european respiratory society statement on pulmonary rehabilitation. *Am J Respir Crit Care Med.* 2006;173:1390-1413.
85. Horowitz MB, Mahler DA. Dyspnea ratings for prescription of cross-modal exercise in patients with COPD. *Chest.* 1998;113:60-64.
86. Mahler DA. Pulmonary rehabilitation. *Chest.* 1998;113(4 Supplement):263S-268S.
87. Ries AL, Bauldoff GS, Carlin BW, et al. Pulmonary rehabilitation: Joint ACCP/AACVPR evidence-based clinical practic guidelines. *Chest.* 2007;131:4S-42S.
88. Langer D, Hendriks E, Burtin C, et al. A clinical practice guideline for physiotherapists treating patients with chronic obstructive pulmonary disease based on a systematic review of available evidence. *Clin Rehabil.* 2009;23:445-462.
89. Troosters T, Casaburi R, Gosselink R, et al. Pulmonary rehabilitation in chronic obstructive pulmonary disease. *Am J Respir Crit Care Med.* 2005;172:19-38.
90. Selvadurai HC, Blimkie CJ, Meyers N, et al. Randomized controlled study of in-hospital exercise training programs in children with cystic fibrosis. *Pediatr Pulmonol.* 2002;33:194-200.
91. Lee L, Phillips A, Britton L, et al. Combined aerobic and resistance exercise training for inpatients with cystic fibrosis. *Cardiopulm Phys Ther J.* 2008;19:139-140.
92. Shoemaker MJ, Hurt H, Arndt L. The evidence regarding exercise training in the management of cystic fibrosis: a systematic review. *Cardiopulm Phys Ther J.* 2008;19:75-83.

93. Dwyer TJ, Elkins MR, Bye PT. The role of exercise in maintaining health in cystic fibrosis. *Curr Opin Pulm Med*. 2011;17:455-460.
94. Carpinelli RN, Otto RM, Winett RA. A critical analysis of the ACSM position stand on resistance training: Insufficient evidence to support recommended training protocols. *JEPonline*. 2004;7:1-60.
95. Frownfelter D, Massery M. Facilitating ventilation patterns and breathing strategies. In: Frownfelter D, Dean E, eds. *Cardiovascular and Pulmonary Physical Therapy*. St. Louis, MO: Mosby; 2013.
96. McVean RJ, Orr A, Webb AK, et al. Treatment of urinary incontinence in cystic fibrosis. *J Cyst Fibros*. 2003;2:171-176.
97. Button B, Holland A. Physiotherapy for cystic fibrosis in Australia: a consensus statement. Available from: http://www.thoracic.org.au/physiotherapyforcf.pdf. Accessed February 22, 2012.
98. Avers D, Brown M. White paper: strength training for the older adult. *J Geriatr Phys Ther*. 2009;32: 148-158.
99. Massery M. Refered by the cystic fibrosis clinic's PT: Treatment of posture and pain. *Pediatr Pulmonol*. 2008;43(S31):112-114.
100. Elbasan B, Tunali N, Duzgun I, et al. Effects of chest physiotherapy and aerobic exercise training on physical fitness in young children with cystic fibrosis. *Ital J Pediatr*. 2012;38:2.
101. Gosselink R. Controlled breathing and dyspnea in patients with chronic obstructive pulmonary disease (COPD). *J Rehabil Res Dev*. 2003;40:25-33.
102. Hillegass E. Breathing retraining for individuals with chronic obstructive pulmonary disease—a role for clinicians. *Chron Respir Dis*. 2009;6:43-44.
103. Delk KK, Gevirtz R, Hicks DA, et al. The effects of biofeedback assisted breathing retraining on lung functions in patients with cystic fibrosis. *Chest*. 1994;105:23-28.
104. Mueller RE, Petty TL, Filley GF. Ventilation and arterial blood gas changes induced by pursed lips breathing. *J Appl Physiol*. 1970;28:784-789.
105. Tiep BL, Burns M, Kao D, et al. Pursed lips breathing training using ear oximetry. *Chest*. 1986;90:218-221.
106. Lowman JD, Jr. Breathing exercises for patients with COPD: To teach or not to teach. *Phys Ther*. 2003;83:948-951.
107. Garrodl R, Dallimore K, Cook J, et al. An evaluation of the acute impact of pursed lips breathing on walking distance in nonspontaneous pursed lips breathing chronic obstructive pulmonary disease patients. *Chron Respir Dis*. 2005;2:67-72.
108. Dechman G, Wilson CR. Evidence underlying breathing retraining in people with stable chronic obstructive pulmonary disease. *Phys Ther*. 2004;84:1189-1197.
109. Lee A, Holdsworth M, Holland A, et al. The immediate effect of musculoskeletal physiotherapy techniques and massage on pain and ease of breathing in adults with cystic fibrosis. *J Cyst Fibros*. 2009;8:79-81.
110. Stoller JK, Panos RJ, Krachman S, et al. Oxygen therapy for patients with COPD: current evidence and the long-term oxygen treatment trial. *Chest*. 2010;138:179-187.
111. Elphick HE, Mallory G. Oxygen therapy for cystic fibrosis. *Cochrane Database Syst Rev*. 2009(1): CD003884.
112. Coates AL. Oxygen therapy, exercise, and cystic fibrosis. *Chest*. 1992;101:2-4.
113. APTA. Oxygen Administration During Physical Therapy. 2011; Available from: http://www.apta.org/OxygenAdministration/. Accessed February 2, 2012.
114. Casaburi R. Long-term oxygen therapy: state of the art. *Pneumonol Alergol Pol*. 2009;77:196-199.
115. Cahill J. CF Wind Sprints. 2011; Available from: http://www.cfwindsprints.com/. Accessed May 22, 2012.

Transplante de fígado

David W. Mandel

CASO 17

Um homem de 56 anos acabou de passar por uma cirurgia de transplante de fígado devido a uma cirrose hepática em estágio terminal, após aguardar na lista de transplantes por 11 meses. Ele foi retirado da ventilação mecânica 12 horas após a cirurgia e está respirando normalmente com 2 L/min de O_2 via sonda nasal. Foi colocado um cateter venoso central na sua veia jugular interna esquerda para o acesso de fluidos e medicamentos intravenosos; dois drenos de Jackson-Pratt saem de sua grande incisão abdominal. O paciente também está com um cateter urinário de Foley. Antes da cirurgia, uma desnutrição proteica significativa (perda muscular), fadiga, ascite e encefalopatia hepática limitaram sua mobilidade e qualidade de vida. Após a cirurgia, a ascite e a encefalopatia foram sendo resolvidas, mas persiste o edema escrotal e do membro inferior. Medicações relevantes para imunossupressão incluem: Prograf (tracolimus), prednisolona e ciclosporina. O cirurgião que realizou o transplante pediu ao fisioterapeuta para realizar avaliação e tratamento hoje, no primeiro dia após a cirurgia. Além disso, existem ordens para que o paciente saia da cama no início do primeiro dia pós-cirúrgico.

▶ Com base na condição de saúde do paciente, quais seriam os possíveis fatores contribuintes para as limitações das atividades?
▶ Quais possíveis complicações poderiam interferir na fisioterapia?
▶ Que precauções devem ser tomadas durante o exame e as intervenções de fisioterapia?
▶ Qual é o prognóstico de reabilitação?

DEFINIÇÕES-CHAVE

ASCITE: acúmulo de fluido na cavidade peritoneal em torno dos intestinos; associada a edema escrotal e bipedal.
CIRROSE: substituição progressiva de hepatócitos normais por tecido nodular fibrótico que compromete o funcionamento do fígado.
ENCEFALOPATIA HEPÁTICA: confusão e nível de consciência reduzido devido a fatores resultantes da insuficiência hepática crônica.
HIPERTENSÃO DA VEIA PORTA: pressão aumentada da veia porta (leva o sangue venoso para o fígado a partir do estômago, intestinos, pâncreas e baço) devido a cicatrização do tecido hepático e trombose.
MANOBRA DE VALSALVA: aumento repentino na pressão intra-abdominal devido à tentativa de uma expiração forçada com uma via aérea ocluída.
VARIZES ESOFÁGICAS: veias submucosas extremamente dilatadas no esôfago devido à hipertensão da veia porta.

Objetivos

1. Descrever a condição de desnutrição energético-proteica que ocorre como resultado da cirrose hepática.
2. Identificar avaliações de resultados de força e desempenho funcional no paciente pós-transplante de fígado com desnutrição energético-proteica.
3. Identificar valores laboratoriais críticos que precisam ser checados antes do tratamento do paciente.
4. Compreender as precauções associadas ao tratamento dessa população de pacientes.
5. Prescrever um programa de exercícios de resistência para auxiliar na reversão ou redução da falência muscular.

Considerações sobre a fisioterapia

Considerações sobre a fisioterapia para o tratamento do indivíduo durante a hospitalização e após o transplante de fígado devido à cirrose hepática crônica:

- **Cuidados/Objetivos do plano geral de fisioterapia:** prevenir ou minimizar a fragilidade cutânea, a perda da amplitude de movimento e o risco de atelectasia, pneumonia e infecção; maximizar a mobilidade funcional e melhorar a qualidade de vida
- **Intervenções fisioterapêuticas:** mobilidade no leito e treinamento de transferência, locomoção e treinamento de marcha, treinamento de postura, exercícios respiratórios, atividades de resistência, fortalecimento muscular
- **Precauções durante a fisioterapia:** evitar a manobra de Valsalva para prevenir o risco de hemorragia das varizes esofágicas e lesão no local da cirurgia abdominal; monitorar sinais vitais investigando hipotensão ortostática; observar as restrições de levantamento de peso (≤ 9 kg) durante seis semanas para prevenir a deiscência da cicatriz cirúrgica; enfatizar a lavagem das mãos e a limpeza do equipamento para minimizar infecções devido à imunossupressão farmacológica do paciente; realizar supervisão minuciosa com intervenções de mobilidade e exercícios devido à encefalopatia

▶ **Complicações que interferem na fisioterapia:** ascite, edema escrotal e de membro inferior, infecção, pneumonia, deiscência da cicatriz cirúrgica, hematêmese a partir das varizes esofágicas, trombose venosa hepática, quedas

Visão geral da patologia

A cirrose hepática não tem cura, por isso o transplante se tornou uma modalidade de tratamento fundamental para prolongar a sobrevida e melhorar a qualidade de vida. O transplante é realizado em pacientes com cirrose biliar primária, colangite esclerosante primária, atresia biliar, deficiência de alfa-1-antitripsina, cirrose de Laennec (relacionada ao álcool), cirrose pelo vírus da hepatite B e da hepatite C, cirrose criptogênica e insuficiência hepática fulminante.[1] A cirrose avançada secundária à infecção por hepatite C é a indicação mais comum para o transplante hepático nos Estados Unidos. Com base nos dados da Organ Procurement and Transplantation Network (um departamento de saúde e serviços humanos dos Estados Unidos), a atual taxa de sobrevida de um ano após transplante hepático é de 81% para necrose relacionada a hepatite, 89% para insuficiência hepática colestática e 86% para cirrose biliar.

A cirrose hepática é uma doença catabólica que leva a uma profunda falência muscular.[2] A prevalência de falência muscular grave (caquexia) ou de desnutrição energético-proteica se aproxima de 80% em indivíduos com cirrose.[2,3] Entretanto, a percepção da falência muscular pelo paciente é mais lenta, porque a perda do tecido magro é mascarada pelo ganho de peso devido ao acúmulo de fluido ascítico resultante da incapacidade de o fígado comprometido regular o equilíbrio de fluido.[2] Fatores adicionais que contribuem para a desnutrição energético-proteica são redução da ingestão de proteínas na dieta, má absorção, atividade reduzida e aumento do gasto energético de repouso.[2,4-6] Clinicamente, a perda de tecido muscular é mais grave do que a perda de gordura corporal em indivíduos com cirrose hepática e está associada a um pior prognóstico.[3,7] A insuficiência hepática crônica altera as fibras de contração rápida do tipo II, e tais alterações podem persistir por até nove meses após o transplante.[8-10]

O procedimento cirúrgico para o transplante de fígado estimula o processo inflamatório e aumenta a produção de citocinas, levando a uma posterior depleção de massa corporal, que inclui todos os tecidos celulares metabolicamente ativos do corpo (músculos, órgãos, fluido intracelular e extracelular e ossos). Os níveis séricos de albumina e de proteína diminuem após a cirurgia. Tem sido constatada uma perda de gordura total do corpo de até 200 g durante os primeiros sete dias após a cirurgia hepática.[11] Durante as primeiras duas semanas posteriores ao transplante hepático, os indivíduos podem vir a perder um adicional de 10% de seus estoques de proteína corporal.[12] O aumento do gasto energético de repouso e do metabolismo de alimentos leva ao comprometimento da reserva de proteína pós-transplante.[12] Portanto, devido à perda continuada e à restauração limitada da massa muscular, os indivíduos apresentarão comprometimento prolongado da força, do desempenho de atividades e da qualidade de vida após receberem um novo fígado.

Durante a cirurgia, é necessário realizar uma grande incisão abdominal e uma retração significativa da caixa torácica para acessar a cavidade abdominal. Com frequência, os indivíduos queixam-se de dor musculoesquelética significativa no local da cirurgia durante várias semanas até meses após o transplante hepático. Existem diversas artérias e veias que são reconectadas durante a cirurgia. A artéria hepática, que fornece sangue oxigenado para o fígado, encontra-se em risco de sofrer trombose, o que levaria à rejeição do órgão. O novo fígado é desnervado. Portanto, em vez de ocorrer controle neural direto, o SNC sinaliza a liberação de hormônios para o interior da corrente sanguínea a fim de possibilitar ao fígado a regulação correta da glicose.[13]

Os pacientes pós-transplante recebem altas doses de várias medicações distintas que, individualmente ou em combinação, podem prejudicar a força muscular e a função cardiovascular. A farmacopeia pós-transplante hepático em geral inclui imunossupressores, antifúngicos, antivirais, antibióticos, anti-hipertensivos, reguladores da glicose, antidepressivos e/ou antiosteoporóticos.[14] Os glicocorticoides, uma classe comum de fármacos imunossupressores, têm sido relacionados à fraqueza muscular.[15] O imunossupressor ciclosporina pode afetar o sistema nervoso simpático, levando à redução da frequência cardíaca (FC) e da respiração mitocondrial do músculo esquelético.[16] Medicamentos pós-operatórios também complicam os resultados dos testes de exercícios, pois vários mascaram a resposta da frequência cardíaca ao exercício e comprometem a contratilidade muscular e a habilidade de os músculos utilizarem ATP.[14,16,17] Portanto, os medicamentos administrados aos indivíduos pós-transplante podem comprometer a força e as funções e limitar a tolerância ao exercício durante a reabilitação.

Tratamento fisioterapêutico do paciente

Após o transplante de fígado, os pacientes, em geral, passam as primeiras 24 ou 48 horas na unidade de tratamento intensivo (UTI). Os pacientes são desmamados do suporte ventilatório em 24 horas e é permitido que deixem o leito com assistência no primeiro dia pós-cirúrgico. Em seguida, eles são transferidos para o andar por mais cinco ou seis dias. Os fisioterapeutas trabalham com a equipe de transplante (cirurgiões, enfermeiros, coordenadores, hepatologistas e nutricionistas) no sentido de desenvolver objetivos funcionais e determinar a segurança das intervenções e o quão rapidamente o paciente pode progredir no tratamento. A imunossupressão para prevenir a rejeição do órgão coloca o paciente em alto risco de infecção nosocomial. Para reduzir esse risco, a equipe de transplante visa liberar o paciente para casa logo que ele se encontrar clinicamente estável. Indivíduos com insuficiência hepática crônica costumam apresentar redução progressiva de força muscular e desempenho funcional enquanto aguardam a cirurgia de transplante. O principal objetivo do fisioterapeuta, logo após o transplante hepático, é melhorar a mobilidade funcional de modo a permitir um retorno seguro para casa. O segundo objetivo da fisioterapia é prescrever ao paciente um programa de exercícios domiciliar a fim de melhorar sua força muscular, resistência e mobilidade funcional, buscando estimular a qualidade de vida e a volta ao trabalho.

Exame, avaliação e diagnóstico

Antes de ver o paciente, o fisioterapeuta precisa ter informações de seu prontuário, como resultados de exames laboratoriais, precauções pós-operatórias e quaisquer exercícios ou restrições de mobilidade recomendados pelos cirurgiões. Os exames laboratoriais importantes a serem conferidos, como indicativos da função hepática e da anemia, incluem albumina, bilirrubina total, razão normalizada internacional (RNI), hemoglobina e hematócrito. Os pacientes não costumam receber anticoagulantes (p. ex., Coumadin) após um transplante hepático, a menos que o cirurgião acredite que o paciente se encontra em alto risco de sofrer trombose da veia hepática. Se o paciente estiver recebendo Coumadin, a RNI deverá estar elevada para a anticoagulação terapêutica. As enzimas hepáticas elevadas que devem ser monitoradas, indicativas de comprometimento hepático, são a fosfatase alcalina, a alanina aminotransferase (ALT) e a aspartato aminotransferase (AST). Após o transplante de fígado, todos esses exames laboratoriais retornam aos níveis normais. Entretanto, em geral, indivíduos com hepatite C continuam a apresentar níveis elevados durante toda a vida. Como acontece com todos os pacientes pós-cirúrgicos, eletrólitos como sódio, potássio e cálcio devem ser monitorados, pois, quando se encontram alterados, podem aumentar o risco de fraqueza muscular, comprometimentos sensoriais, comprometimentos cognitivos, arritmias cardíacas e convulsões. Caso os resultados de exames laboratoriais estejam anormais, o fisioterapeuta deve se comunicar com o chefe de enfermagem do transplante do paciente antes de iniciar qualquer intervenção terapêutica.

Uma inspeção cutânea minuciosa deverá ser realizada para avaliar áreas de pressão, pois o paciente apresenta força e mobilidade reduzidas e esteve deitado durante todo o procedimento cirúrgico e no leito da UTI com suporte ventilatório. As cicatrizes cirúrgicas, os acessos intravenosos e os locais dos drenos deverão ser monitorados à procura de sinais de infecção.

A pneumonia é uma das principais causas de sepse e mortalidade após o transplante de fígado.[18] As avaliações de ausculta pulmonar, tosse, capacidade vital e pressão inspiratória máxima devem ser realizadas pelo fisioterapeuta na ocasião da avaliação inicial e reavaliadas com frequência. Essas medidas são facilmente realizadas no leito e devem ser feitas com o paciente deitado, sentado e de pé.

Após o transplante hepático, os indivíduos ficam enfraquecidos devido tanto ao procedimento cirúrgico quanto ao declínio progressivo crônico de sua força muscular e funções. Avaliações funcionais simples de força, como os **exercícios de ponte, o teste de elevação dos calcanhares (um ou os dois) de pé e o teste de sentar e levantar da cadeira em 30 segundos**, podem ser realizadas à beira do leito. Existem poucas evidências publicadas sobre essas avaliações na população pós-transplante hepático. A força do flexor plantar tem sido avaliada por meio do teste de elevação dos calcanhares em pacientes que aguardam o transplante hepático.[19,20] Embora não existam orientações para esta população, a realização de 25 repetições do teste de elevação dos calcanhares para cada membro tem sido proposta como referência da força normal em indivíduos saudáveis.[20] O teste de sentar e levantar da cadeira em 30 segundos tem mostrado boa confiabilidade quando repetido (ICC = 0,84) em uma mesma população de candidatos a transplante renal.[21] Após o paciente chegar à fase subaguda de recuperação (cerca de duas semanas após o transplante), o Teste de Caminhada de 6 Minutos (TC6) é uma medida que pode ser realizada em um corredor mínimo de 30 m para avaliar o desempenho funcional e a capacidade aeróbica.[22,23] O TC6 tem sido usado principalmente para prever a mortalidade de candidatos ao transplante hepático; entretanto existem diversos estudos que utilizam o TC6 para avaliar o desempenho funcional e a qualidade de vida de indivíduos pós-transplante hepático.[24-27]

Plano de atendimento e intervenções

Além de trabalhar os achados específicos no exame, as intervenções fisioterapêuticas devem incluir a educação do paciente em relação à nutrição, em especial quanto à suplementação proteica necessária ao fortalecimento muscular, e um programa domiciliar de exercícios de resistência progressiva (ERP) para os membros inferiores (a ser iniciado de imediato) e para os membros superiores e musculatura central (a ser iniciado seis semanas após o transplante). O programa de ERP é confuso devido às restrições ao levantamento de peso impostas aos indivíduos após todos os tipos de cirurgia abdominal.[28] Não existem orientações baseadas em evidências que sustentem a prescrição de **restrições para o levantamento de peso** durante as primeiras seis semanas após uma cirurgia abdominal. Entretanto, os cirurgiões ainda fazem essas restrições conservadoras para reduzir a probabilidade de hérnias e deiscência do local cirúrgico. Nessa população, é de grande importância acompanhar tais restrições para prevenir qualquer dano ou rejeição ao fígado recém-transplantado.

Para reduzir a probabilidade de atelectasia e pneumonia, o paciente deve ser orientado a respeito da técnica correta para proteção da sua incisão abdominal de modo a poder realizar uma tosse eficaz. Exercícios de respiração diafragmática e espirometria estimulatória devem ser realizados em 10 respirações a cada hora, durante a primeira semana após a cirurgia. A respiração segmentar deve ser ensinada com base nos achados auscultatórios durante o exame. Por exemplo, se foram observadas, durante a ausculta pulmonar, bulhas respiratórias diminuídas no segmento basilar lateral do lobo inferior direito, o fisioterapeuta pode posicionar a mão sobre aquele segmento para fornecer estímulo tátil e pedir ao paciente que dirija uma respiração lenta e profunda para aquela área.

Para diminuir a dor e o desconforto da mobilidade no leito, o paciente deve ser orientado a "girar por inteiro" – ou seja, os quadris e ombros devem se movimentar ao mesmo tempo para prevenir a tensão sobre a incisão abdominal. A dor na incisão abdominal e o abdome distendido devido à ascite podem, inicialmente, impedir atividades de decúbito ventral. Vestir roupas íntimas como cuecas de malha ou uma fralda antes de se movimentar proporciona suporte e conforto ao escroto edematoso do paciente durante a movimentação.

Medicações pós-transplante são administradas para inibir o sistema imune a fim de impedir a rejeição do órgão. Embora sejam precauções padrão, o fisioterapeuta deve estar atento para a lavagem correta das mãos e a limpeza frequente de todo o equipamento trazido para o quarto do paciente para o treinamento de mobilidade e exercícios (p. ex., treino de marcha e órteses).

Antes de realizar qualquer exercício de mobilidade, os drenos e a sonda de Foley do paciente devem ser esvaziados para reduzir o risco de tracionar os tecidos do indivíduo, causando dor e escapamento. Os acessos intravenosos devem ser afastados e as bombas intravenosas devem ser desconectadas para permitir a mobilização do paciente para fora do leito e sua locomoção.

Após a cirurgia, o indivíduo pode apresentar volume sanguíneo reduzido e desenvolver hipotensão ortostática na primeira vez que se sentar e levantar. A pressão sanguínea, frequência cardíaca e oximetria de pulso (SpO_2) devem ser monitoradas antes, durante e depois das intervenções.

O estado mental alterado devido à encefalopatia hepática se resolve progressivamente após a cirurgia. Os comandos e as instruções dadas ao paciente devem ser simples para garantir segurança e desempenho adequados durante a mobilização e os exercícios. O paciente e seus cuidadores precisam saber que todos os movimentos e exercícios devem ser realizados sempre com supervisão e/ou assistência, a fim de prevenir lesões e complicações até que a cognição e a consciência de segurança do paciente melhorem.

Exercícios aeróbicos, como caminhada e ciclismo, são bastante benéficos no sentido de melhorar a função e a resistência de indivíduos com insuficiência hepática crônica e não prejudicam o fígado.[29] Porém, exercícios aeróbicos de caminhada não são suficientes para melhorar a força muscular.[30,31] A realização de ERPs é necessária para estimular a síntese proteica e auxiliar na reversão do comprometimento da falência muscular catabólica.[32] Embora as restrições de levantamento de peso ≤ 9 kg durante seis semanas sejam impostas para prevenir a deiscência da incisão cirúrgica,[28] ERPs podem ser indicados inicialmente para as extremidades inferiores, já que não foram documentadas restrições para os exercícios das extremidades inferiores nesta população ou em qualquer população relacionada que tenha sofrido cirurgia abdominal. As prescrições de intensidade e duração dos exercícios devem seguir as orientações do American College of Sports Medicines: exercitar-se três a quatro dias por semana, com um dia de recuperação entre cada dia de exercício.[33] O fisioterapeuta deve orientar o paciente a enfatizar a redução da contração excêntrica, parte da contração destinada à síntese de proteína muscular.[34] Pacientes com história de coagulopatia e varizes esofágicas relacionadas à insuficiência hepática devem aprender as técnicas respiratórias apropriadas para prevenir a realização da manobra de Valsalva durante os exercícios de resistência. Ensinar ao paciente a contar em voz alta cada repetição ou o tempo de espera de uma contração previne o fechamento da glote e a manobra de Valsalva. O trabalho conjunto com um nutricionista é ideal para a prescrição adequada de suplementação proteica para a dieta do paciente. A adição de proteína é essencial para prevenir o consumo catabólico da massa muscular recém-adquirida como energia durante o treinamento.[35]

Recomendações clínicas baseadas em evidências

SORT (*Strength of Recommendation Taxonomy*): Força da Taxonomia de Recomendação
A: Evidências consistentes, de boa qualidade e recomendadas para o paciente
B: Evidências inconsistentes ou de qualidade limitada orientadas para o paciente
C: Evidências consensuais, orientadas para a doença, prática comum, opinião de especialista ou série de casos

1. Fisioterapeutas podem utilizar os exercícios de ponte, o TC6, o teste de elevação dos calcanhares e o teste de sentar e levantar da cadeira em 30 segundos para avaliar a força e o desempenho funcional de indivíduos pós-transplante hepático. **Grau B**
2. Seguir as restrições de levantamento de peso após uma cirurgia abdominal reduz o risco de deiscência da incisão abdominal. **Grau C**
3. ERPs melhoram a força muscular em pacientes pós-transplante hepático devido à insuficiência hepática crônica. **Grau B**

PERGUNTAS PARA REVISÃO

17.1 A desnutrição energético-proteica afeta de forma significativa a força muscular e a mobilidade funcional de indivíduos com insuficiência hepática crônica. Que outra complicação advinda da insuficiência hepática crônica apresenta o maior impacto no desempenho funcional?
   A. Encefalopatia hepática.
   B. Prurido.
   C. Icterícia.
   D. Ascite.

17.2 Durante exercícios de resistência, a SpO_2 do paciente cai para 87%. Ele se queixa de fadiga leve, porém quer continuar. Qual das seguintes atitudes do fisioterapeuta seria apropriada neste momento?
   A. Interromper o exercício e a terapia do paciente e chamar o cirurgião do transplante.
   B. Ensinar ao paciente como não realizar a manobra de Valsalva durante os exercícios de resistência.
   C. Ensinar ao paciente uma tosse eficaz usando um travesseiro para proteção.
   D. Ensinar ao paciente o treinamento dos músculos inspiratórios.

RESPOSTAS

17.1 **D.** Embora as condições de encefalopatia, prurido e icterícia (opções A, B e C) influenciem de forma significativa a qualidade de vida do paciente, a ascite é a que mais afetaria seu desempenho funcional. O abdome dilatado de fluido no espaço peritoneal afeta o giro e o posicionamento no leito. O centro de massa do corpo fica deslocado para frente, o que prejudica as transferências e o equilíbrio. Para compensar a mudança de posição do centro de massa, o paciente deve expandir sua postura, flexionar os joelhos e deslocar a parte superior do tronco para trás. Tais alterações da postura normal de pé e da biomecânica da marcha aumentam as demandas de energia e a fadiga. Além disso, o grande volume de fluido no abdome impede a descida do diafragma, limitando muito a função respiratória e o volume pulmonar. As trocas gasosas tornam-se limitadas, diminuindo a disponibilidade de oxigênio para o tecido muscular. A eficiência do movimento fica reduzida, o que, mais adiante, afeta o gasto de energia e limita o desempenho funcional e a qualidade de vida.

17.2 **B, C, D.** Existem várias razões para a queda de SpO_2. O exercício ou a terapia não devem ser interrompidos de maneira imediata (opção A) antes que seja tentada a resolução do problema. Durante exercícios de resistência, a maioria dos pacientes segura a respiração e consegue vencer, realizando essencialmente uma manobra de Valsalva, a qual causa a queda da saturação de oxigênio e é contraindicada nessa população devido ao risco aumentado de hemorragia das varizes esofágicas e de lesão da incisão abdominal (opção B). Após a cirurgia abdominal, a maioria dos pacientes não realiza respirações profundas e não tosse de maneira eficiente devido à dor abdominal. Instruir o paciente a proteger de forma correta a incisão abdominal com um travesseiro ou cobertor, em geral, reduz a dor o suficiente para permitir inspirações profundas e uma tosse mais eficaz. A limpeza das vias aéreas melhora a saturação de oxigênio (opção C). A musculatura respiratória é tão suscetível à perda catabólica quanto a musculatura dos membros. A força dos músculos respiratórios pode ser trabalhada com exercícios de resistência usando-se um equipamento de treinamento dos músculos inspiratórios. Primeiro, o fisioterapeuta mede a pressão inspiratória máxima (PIM) do paciente. Para o treinamento de força dos músculos respiratórios, o fisioterapeuta estabelece inicialmente o nível de resistência do equipamento de treinamento dos músculos inspiratórios (TMI) em 30% da PIM medida no paciente. Se esse nível de resistência for muito difícil para o indivíduo, então ele deve ser reduzido (p. ex., 10% da PIM) até que o paciente possa alcançar o objetivo de 30% da PIM. Caso a SpO_2 do paciente caia *sempre* que o fisioterapeuta realizar uma intervenção, então o chefe da enfermagem do transplante deverá ser notificado.

REFERÊNCIAS

1. Killenberg PG, Clavien PA. *Medical Care of the Liver Transplant Patient: Total Pre-, Intra-, and Postoperative Management*. 3rd ed. Oxford: Blackwell Science; 2006.
2. Vintro AQ, Krasnoff JB, Painter P. Roles of nutrition and physical activity in musculoskeletal complications before and after liver transplantation. *AACN Clin Issues*. 2002;13:333-347.
3. Plauth M, Schutz ET. Cachexia in liver cirrhosis. *Int J Cardiol*. 2002;85:83-87.
4. Greco AV, Mingrone G, Benedetti G, Capristo E, Tataranni PA, Gasbarrini G. Daily energy and substrate metabolism in patients with cirrhosis. *Hepatology*. 1998;27:346-350.
5. Yamanaka H, Genjida K, Yokota K, et al. Daily pattern of energy metabolism in cirrhosis. *Nutrition*. 1999;15:749-754.
6. Muller MJ, Bottcher J, Selberg O, et al. Hypermetabolism in clinically stable patients with liver cirrhosis. *Am J Clin Nutr*. 1999;69:1194-1201.
7. Pasini E, Aquilani R, Dioguardi FS. Amino acids: chemistry and metabolism in normal and hypercatabolic states. *Am J Cardiol*. 2004;93(8A):3A-5A.
8. Hussaini SH, Soo S, Stewart SP, et al. Risk factors for loss of lean body mass after liver transplantation. *Appl Radiat Isot*. 1998;49:663-664.
9. Rothstein JM. Muscle biology. Clinical considerations. *Phys Ther*. 1982;62(12):1823-1830.
10. Franssen FM, Wouters EF, Schols AM. The contribution of starvation, deconditioning and ageing to the observed alterations in peripheral skeletal muscle in chronic organ diseases. *Clin Nutr*. 2002;21:1-14.
11. Gupta R, Thurairaja R, Johnson CD, Primrose JN. Body composition, muscle function and psychological changes in patients undergoing operation for hepatic or pancreatic disease. *Pancreatology*. 2001;1:90-95.
12. Plank LD, Metzger DJ, McCall JL, et al. Sequential changes in the metabolic response to orthotopic liver transplantation during the first year after surgery. *Ann Surg*. 2001;234:245-255.
13. Perseghin G, Regalia E, Battezzati A, et al. Regulation of glucose homeostasis in humans with denervated livers. *J Clin Invest*. 1997;100:931-941.
14. Krasnoff JB. Liver disease, transplant, and exercise. *Clin Exercise Physiol*. 2001;3:27-37.
15. Horber FF, Scheidegger JR, Grunig BE, Frey FJ. Thigh muscle mass and function in patients treated with glucocorticoids. *Eur J Clin Invest*. 1985;15:302-307.
16. Beyer N, Aadahl M, Strange B, et al. Improved physical performance after orthotopic liver transplantation. *Liver Transpl Surg*. 1999;5:301-309.

17. Torregrosa M, Aguade S, Dos L, et al. Cardiac alterations in cirrhosis: reversibility after liver transplantation. *J Hepatol*. 2005;42:68-74.
18. Weiss E, Dahmani S, Bert F, et al. Early-onset pneumonia after liver transplantation: microbiological findings and therapeutic consequences. *Liver Transpl*. 2010;16:1178-1185.
19. Leitao AV, Castro CL, Basile TM, Souza TH, Braulio VB. Evaluation of the nutritional status and physical performance in candidates to liver transplantation. *Rev Assoc Med Bras*. 2003;49: 424-428.
20. Lunsford BR, Perry J. The standing heel-rise test for ankle plantar flexion: criterion for normal. *Phys Ther*. 1995;75:694-698.
21. Bohannon RW, Smith J, Hull D, Palmeri D, Barnhard R. Deficits in lower extremity muscle and gait performance among renal transplant candidates. *Arch Phys Med Rehabil*. 1995;76:547-551.
22. Alameri HF, Sanai FM, Al Dukhayil M, et al. Six Minute Walk Test to assess functional capacity in chronic liver disease patients. *World J Gastroenterol*. 2007;13:3996-4001.
23. Mandel D. Comparison of targeted resistance exercise with usual care progressive ambulation postliver transplantation. *J Acute Care Phys Ther*. Fall 2010;1:31-32.
24. Jonsson BI, Overend TJ, Kramer JF. Functional measures following liver transplantation. *Physiotherapy Canada*. 1998;50:141-146.
25. van Ginneken BT, van den Berg-Emons RJ, Kazemier G, Metselaar HJ, Tilanus HW, Stam HJ. Physical fitness, fatigue, and quality of life after liver transplantation. *Eur J Appl Physiol*. 2007;100:345-353.
26. Foroncewicz B, Mucha K, Szparaga B, et al. Rehabilitation and 6-minute walk test after liver transplantation. *Transplant Proc*. 2011;43:3021-3024.
27. Beyer N, Aadahl M, Strange B, et al. Improved physical performance after orthotopic liver transplantation. *Liver Transpl Surg*. 1999;5:301-309.
28. Gerten KA, Richter HE, Wheeler TL II, et al. Intraabdominal pressure changes associated with lifting: implications for postoperative activity restrictions. *Am J Obstet Gynecol*. 2008;198:306.e1-e5.
29. Ritland S, Foss NE, Gjone E. Physical activity in liver disease and liver function in sportsmen. *Scand J Soc Med Suppl*. 1982;29:221-226.
30. Sarsan A, Ardic F, Ozgen M, Topuz O, Sermez Y. The effects of aerobic and resistance exercises in obese women. *Clin Rehabil*. 2006;20:773-782.
31. Rooks DS, Kiel DP, Parsons C, Hayes WC. Self-paced resistance training and walking exercise in community-dwelling older adults: effects on neuromotor performance. *J Gerontol A Biol Sci Med Sci*. 1997;52:M161-M168.
32. Roubenoff R, Wilson IB. Effect of resistance training on self-reported physical functioning in HIV infection. *Med Sci Sports Exerc*. 2001;33:1811-1817.
33. American College of Sports Medicine Position Stand. The recommended quantity and quality of exercise for developing and maintaining cardiorespiratory and muscular fitness, and flexibility in healthy adults. *Med Sci Sports Exerc*. 1998;30:975-991.
34. Evans WJ. Protein nutrition, exercise and aging. *J Am Coll Nutr*. 2004;23(6 Suppl):601S-609S.
35. Agin D, Gallagher D, Wang J, Heymsfield SB, Pierson RN Jr, Kotler DP. Effects of whey protein and resistance exercise on body cell mass, muscle strength, and quality of life in women with HIV. *AIDS*. 2001;15:2431-2440.

Cirurgia de *bypass* gástrico

Erin E. Jobst

CASO 18

Uma mulher negra de 43 anos com um índice de massa corporal (IMC) de 49 foi hospitalizada ontem para uma cirurgia bariátrica eletiva. Ela foi preparada para um procedimento de *bypass* gástrico em Y de Roux por laparoscopia, mas foi preciso alterar para um *bypass* gástrico em Y de Roux aberto devido ao seu grande panículo adiposo abdominal. Sua história de patologia pregressa aponta hipertensão, apneia do sono obstrutiva, osteoartrite, diabetes melito e doença do refluxo gastresofágico (DRGE). A medicação pré-operatória incluiu fármacos anti-inflamatórios não esteroides (AINEs), metformina e insulina. Antes da hospitalização, a paciente conseguia caminhar distâncias limitadas em sua comunidade sem a ajuda de órteses, mas estava limitada pela dor em seus dois joelhos. Ela faz uso de um equipamento para pressão positiva contínua nas vias aéreas (CPAP) há quatro anos para o tratamento da apneia do sono obstrutiva. A paciente trouxe seu equipamento de CPAP para usar à noite durante sua estada hospitalar. O fisioterapeuta foi chamado para avaliar e tratar a paciente antes de sua alta para uma casa térrea, onde vive sozinha. O cirurgião bariátrico determinou que ela deverá seguir "precauções abdominais" e usar uma faixa abdominal sempre que estiver fora do leito.

▸ Quais são as prioridades do exame?
▸ Quais são as intervenções fisioterapêuticas mais apropriadas?
▸ Quais possíveis complicações poderiam interferir na fisioterapia?
▸ Qual é o prognóstico de reabilitação?

DEFINIÇÕES-CHAVE

APNEIA DO SONO OBSTRUTIVA (ASO): lapsos repetitivos da respiração durante o sono causados pela obstrução da via aérea superior; os fatores de risco são idade avançada, sexo masculino, obesidade e circunferência do pescoço aumentada.

BARIÁTRICA: ramo da medicina especializado em fornecer tratamento de saúde para indivíduos com excesso de peso, definidos de forma variável como aqueles com: IMC > 30 kg/m2, peso corporal > 135 kg ou sobrepeso de mais de 45 a 90 kg.

EQUIPAMENTO DE PRESSÃO POSITIVA CONTÍNUA NAS VIAS AÉREAS (CPAP): máquina que fornece ar comprimido para uma máscara colocada sobre o nariz ou nariz e boca a fim de manter as vias aéreas abertas e prevenir a apneia do sono.

ÍNDICE DE MASSA CORPORAL (IMC): peso em relação à altura (peso/altura^2); medida clínica comum que tem sido adotada como representante válida da gordura corporal.

PANÍCULO ADIPOSO ABDOMINAL: camada de excesso de pele e gordura subcutânea na região abdominal inferior de indivíduos com obesidade mórbida.

PROCEDIMENTO CIRÚRGICO ABERTO: o cirurgião realiza grandes incisões que possibilitam o acesso direto e a visualização das estruturas envolvidas.

PROCEDIMENTO CIRÚRGICO LAPAROSCÓPICO: o cirurgião realiza várias incisões pequenas e utiliza pequenos instrumentos e uma câmera para orientar a cirurgia.

Objetivos

1. Conhecer as classificações de obesidade e as recomendações para a identificação de candidatos elegíveis para a cirurgia bariátrica.
2. Compreender as duas grandes categorias de procedimentos cirúrgicos bariátricos (restritivo e e as recomendações para alimentação e exercícios pós-operatórios.
3. Definir as precauções abdominais prescritas aos pacientes após uma cirurgia abdominal aberta.
4. Identificar as complicações de curto (p. ex., vômito) e longo prazo (p. ex., novo ganho de peso, não adesão à dieta e ao exercício) após a cirurgia bariátrica e as estratégias para minimizar esses problemas.
5. Listar os benefícios de longo prazo da cirurgia bariátrica.
6. Prescrever um programa de exercícios aeróbicos e de resistência de intensidade apropriada para o indivíduo durante a hospitalização e após a cirurgia de *bypass* gástrico.
7. Listar as barreiras comuns para os exercícios regulares após a cirurgia bariátrica e as possíveis soluções para cada uma delas.

Considerações sobre a fisioterapia

Considerações sobre a fisioterapia para o tratamento do indivíduo durante a hospitalização e após a cirurgia de *bypass* gástrico aberta no caso de obesidade mórbida:

▶ **Cuidados/Objetivos do plano geral de fisioterapia:** prevenir ou minimizar a perda da amplitude de movimento, força e capacidade funcional aeróbica; reduzir o risco de trombose venosa profunda (TVP); melhorar a qualidade de vida
▶ **Intervenções fisioterapêuticas:** educação do paciente em relação às precauções abdominais, redução do risco de TVP e de complicações pulmonares; treinamento de marcha; prescrição de um programa domiciliar de exercícios para facilitar a manutenção da perda de peso e prevenir a redução da força devido à perda de massa muscular; encaminhamento para programas/locais de exercícios ambulatoriais e grupos de apoio para cirurgia bariátrica
▶ **Precauções durante a fisioterapia:** precauções abdominais; monitoramento dos sinais vitais; manutenção da cabeceira do leito com cerca de 25° de elevação
▶ **Complicações que interferem na fisioterapia:** vômito, síndrome de *dumping*, lesões dos nervos periféricos dos membros superiores, hérnia abdominal incisional

Visão geral da patologia

O sobrepeso e a obesidade são definidos como o acúmulo excessivo de gordura que pode prejudicar a saúde.[1] Embora existam várias ferramentas usadas em centros de pesquisa para determinar de forma precisa a porcentagem de gordura corporal (p. ex., absorciometria por duplo feixe de raios X [DXA], pletismografia por deslocamento de ar), o IMC e circunferência abdominal são as duas medidas clínicas utilizadas com mais frequência para avaliar a gordura corporal. Na maioria dos indivíduos, o IMC e a circunferência abdominal estão intimamente relacionados à gordura corporal.[2,3] Hoje, 66% dos adultos americanos são considerados em sobrepeso (IMC de 25 a 29,9) ou obesos (IMC ≥ 30), e mais de um terço é obeso.[4,5] A Organização Mundial da Saúde lista três graus de obesidade com base no aumento do IMC: grau I, 30-34,9; grau II, 35-39,9; e grau III, ≥ 40.[6] O Quadro 18.1 lista a terminologia confusa e, algumas vezes, redundante que tem sido usada para descrever os diferentes graus de obesidade.

A prevalência da obesidade varia de acordo com o grupo racial e étnico. Entre 1999 e 2008, a prevalência total ajustada pela idade de mulheres americanas foi de 35,5%. Entretanto, no caso de mulheres negras não hispânicas, a taxa de obesidade foi

Quadro 18.1 DESCRIÇÕES CLÍNICAS USADAS PARA CLASSIFICAR OS GRAUS DE OBESIDADE

Graus de obesidade	Definição
Extrema	IMC ≥ 35 (graus II e III)
Mórbida	IMC ≥ 40 (grau III); correspondendo a 45 kg acima do peso ideal
Grave	IMC ≥ 35[7] ou ≥ 40[8]
Super	IMC ≥ 50[9]
Super-super	IMC ≥ 60[10]

de 49,6%, comparada a 33% de mulheres brancas não hispânicas.[5,11] A taxa de obesidade grau III entre mulheres negras não hispânicas também está aumentando. No caso de mulheres brancas não hispânicas entre 40 e 59 anos, quase 18% apresentam um IMC ≥ 40,5 a partir dos 10% observados no mesmo grupo em 2001.

A obesidade afeta todos os sistemas orgânicos. As comorbidades comuns relacionadas à obesidade são diabetes tipo 2, doença cardiovascular (p. ex., TVP, hipertensão, hiperlipidemia), síndrome da hipoventilação, asma, ASO, osteoartrite (OA), DRGE, depressão, diversos tipos de câncer e até mesmo redução da expectativa de vida.[12-15] Mesmo em indivíduos obesos, uma pequena perda de 5 a 10% do peso corporal inicial traz benefícios metabólicos e cardíacos significativos para a saúde.[14,16-19] Entretanto, existe um único ensaio clínico mostrando a eficácia de uma dieta e de uma intervenção com exercícios em adultos com IMC ≥ 35.[7] Nesse ensaio randomizado simples-cego, 101 adultos com obesidade grave perderam 8 a 10% de seu peso inicial e apresentaram uma redução proporcional da pressão sanguínea, circunferência abdominal e resistência à insulina durante uma intervenção de um ano no estilo de vida.[7] Assim, no caso da maioria dos milhões de adultos americanos obesos, as intervenções de estilo de vida e farmacológicas (p. ex., sibutramina, orlistat) não representaram estratégias de perda de peso bem-sucedidas.[20,21]

A cirurgia bariátrica surgiu como a intervenção mais eficaz para perda e manutenção de peso em indivíduos com obesidade de grau III.[22-24] Em 1991, o National Institute of Health estabeleceu recomendações de consenso para identificar candidatos elegíveis para a cirurgia bariátrica. Tais recomendações são indivíduos com obesidade mórbida (IMC > 40 kg/m^2) ou com IMC > 35 kg/m^2 apresentando comorbidades relacionadas à obesidade, incapacitantes ou potencialmente fatais. Além disso, os candidatos precisam ter falhado em tentativas de perda de peso não cirúrgicas, não apresentar contraindicações médicas e psicológicas para a cirurgia e estar motivados e bem informados.[25] Desde 1991, os cirurgiões vêm realizando procedimentos bariátricos em indivíduos que não se encaixam nesses critérios. Novos critérios que expandem a faixa do IMC, a idade e a gravidade da comorbidade estão sendo propostos.[26] Caso sejam amplamente aceitos, o conjunto de candidatos elegíveis para cirurgia bariátrica deverá aumentar bastante.

As informações sobre perda de peso na literatura bariátrica são conflitantes.[27-29] Em ensaios publicados sobre intervenções não cirúrgicas, a perda de peso é descrita em termos da porcentagem do peso corporal inicial. Por outro lado, o método mais comum usado para registrar a perda de peso após a cirurgia bariátrica é a porcentagem de perda do excesso de peso. O percentual de perda do excesso de peso (%EWL) geralmente é definido pela fórmula: [(perda de peso/excesso de peso) × 100], em que o excesso de peso = peso pré-cirúrgico – "peso ideal".[24,27] Um problema óbvio com essa definição é a forma como o "peso ideal" é estabelecido. Na verdade, a variação do "peso ideal" usado na equação tem levado a uma variação no %EWL em diferentes estudos.[30] Um resultado de perda de peso bem-sucedida tem sido definido como uma perda de 50% ou mais do excesso de peso[25] que seja mantida por pelo menos cinco anos após a cirurgia.[31] Em uma revisão sistemática de mais de 10 mil resultados de cirurgias bariátricas, o %EWL médio para todos os tipos de procedimentos de cirurgia bariátrica foi de 61%. O %EWL variou de 40% após procedimentos bariátricos simples (primariamente restritivos, p. ex., banda gástrica) a > 70% após procedimentos mais complexos (restritivos; p. ex., desvio duodenal).[24] A perda do excesso de peso atinge o seu máximo 12 a 18 meses após a cirurgia bariátrica e o %EWL de 50% foi registrado em cerca de dois terços dos pacientes em sete a 10 anos após procedimentos seguros.[23,32]

Os benefícios da cirurgia bariátrica se estendem além da perda de peso. Diversos procedimentos bariátricos proporcionam melhora ou resolução de comorbidades como diabetes, ASO, hipertensão, hiperlipidemia e DRGE em 75 a 100% dos pacientes.[10,22,24] Estudos de longo prazo mostraram que a cirurgia bariátrica também reduz a mortalidade. O risco de morte em relação ao tempo foi cerca de 35% inferior entre pacientes com obesidade extrema que passaram por cirurgia bariátrica, comparados àqueles que não a fizeram.[33,34]

Os procedimentos de cirurgia bariátrica são amplamente classificados em categorias com base no fato de restringirem a ingestão alimentar, causarem má absorção ou produzirem uma combinação de ambas as situações. A escolha de determinado procedimento se baseia no IMC, nos fatores relacionados ao paciente, nas comorbidades físicas e psicológicas e nas cirurgias prévias.[10] Compreender se um procedimento é restritivo, disabsortivo ou misto restritivo/disabsortivo é importante para o tratamento clínico e para a prevenção de complicações pós-operatórias. Os procedimentos principalmente restritivos (p. ex., banda gástrica ajustável e gastroplastia vertical com bandagem) diminuem o tamanho do estômago, mas permitem que os nutrientes completem sua passagem normal pelo intestino delgado. O *bypass* gástrico em Y de Roux (BGYR) é um procedimento restritivo e disabsortivo que tem sido considerado como o procedimento de perda de peso de referência, representando > 80% de todas as cirurgias bariátricas realizadas nos Estados Unidos.[35] No BGYR, uma grande porção do estômago e do duodeno é contornada (Fig. 18.1). Inicialmente, uma pequena bolsa estomacal é criada, separando-se a porção superior do restante do estômago (usando grampos e reforço com pontos). Esse procedimento reduz o estômago do tamanho de uma bola de futebol para aproximadamente o tamanho de uma bola de golfe (≤ 10-30 mL).[36] Em seguida, o jejuno é cortado e sua porção superior (ou média) é trazida para cima e conectada à nova bolsa estomacal. Essa porção do intestino delgado que é ligada à bolsa estomacal recém-criada é chamada de ramo de Roux; ele se liga à bolsa por meio de uma pequena saída. Por fim, o estômago restante, o duodeno e a porção desconectada do jejuno proximal (chamada de ramo biliopancreático) são anastomosados ao íleo. Tal procedimento cria um ramo intestinal comum de comprimento variável no qual as enzimas digestivas e o ácido do estômago, fígado e pâncreas se reúnem ao alimento ingerido que vem do ramo de Roux. Após o procedimento de BGYR, o alimento entra pela boca, desce pelo esôfago, entra na pequena bolsa estomacal, passa para o ramo de Roux pela primeira anastomose e, eventualmente, para o ramo comum (via anastomose distal) para se misturar ao ácido e às enzimas digestivas do ramo biliopancreático. O procedimento de BGYR é *restritivo*, porque a bolsa estomacal restringe muito o volume de alimento que pode ser recebido, e é *disabsortivo*, pois o alimento não entra em contato com a maior parte do estômago e duodeno, reduzindo de maneira significativa a absorção de diversos nutrientes e calorias. Portanto, menos alimento pode ser ingerido e um menor número de calorias pode ser absorvido. Outras cirurgias bariátricas menos comuns restritivas/disabsortivas incluem o duodenal *switch*, a derivação biliopancreática e o BGYR de ramo muito longo. Pacientes que sofreram um BGYR laparoscópico apresentam uma perda de %EWL de 60 a 70%, e cerca de 75% dos indivíduos tiveram suas comorbidades resolvidas ou melhoradas.[25,37] Por outro lado, os procedimentos principalmente

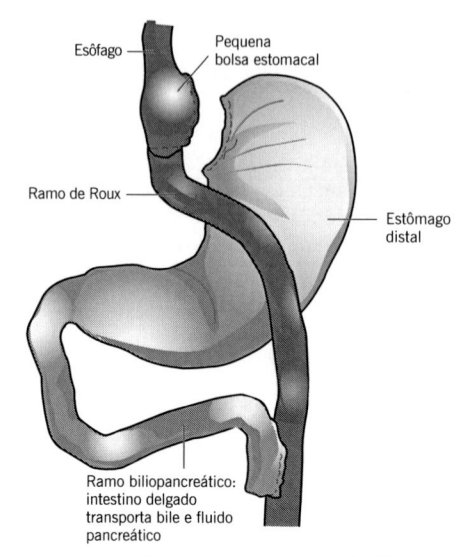

Figura 18.1 Diagrama do procedimento de bypass gástrico em Y de Roux (BGYR). (Reproduzida com permissão de Greenberger NJ, Blumberg RS, Burakoff R. *CURRENT Diagnosis & Treatment: Gastroenterology, Hepatology & Endoscopy*. 2ª ed. Copyright © McGraw-Hill Companies, Inc. Todos os direitos reservados. Figura 19-1.)

restritivos com bandagem levaram a um %EWL de apenas 45 a 50% com uma melhora menos previsível das comorbidades.[24]

O número de procedimentos bariátricos aumentou de maneira considerável na última década. Em 1998, cerca de 13 mil pessoas nos Estados Unidos foram selecionadas para serem submetidas à cirurgia bariátrica.[35] Em 2008, mais de 220 mil indivíduos passaram por um procedimento cirúrgico bariátrico.[36] O risco total de morte e de eventos adversos agudos pós-operatórios é relativamente baixo. Em um estudo multicêntrico de 4.776 adultos submetidos a procedimentos em 10 clínicas de 2005 a 2007, a taxa de morte no trigésimo dia entre pacientes submetidos a BGYR ou um procedimento laparoscópico com bandagem gástrica ajustável foi de 0,3%; apenas 4,3% apresentaram pelo menos um resultado adverso importante.[38] A TVP (ou tromboembolia venosa) ou uma nova intervenção operatória abdominal ocorreu em 0,4% e 2,6% dos casos, respectivamente.[38] A frequência relativa é baixa, no entanto pode-se esperar que o número *absoluto* de eventos adversos aumente conforme o número de procedimentos cirúrgicos bariátricos aumentar. Médicos envolvidos no tratamento desses indivíduos devem ser conhecedores de procedimentos e dos perfis com maior probabilidade de complicações pós-operatórias. O procedimento cirúrgico e as características do paciente que têm sido associados a um aumento da probabilidade de resultados adversos incluem: BGYR aberto ou laparoscópico (quando comparado ao procedimento gástrico laparoscópico com bandagem ajustável),[38] IMC muito elevado (> 50 kg/m^2),[38,39] incapacidade para caminhar 60 m,[38] história de TVP ou tromboembolia venosa,[38,39] ASO não diagnosticada ou não tratada,[38,39] sexo masculino,[39-41] pacientes com mais de 45 anos,[39-41] pressão sanguínea elevada,[39-41] diabetes melito[39-41] e asma.[39-41]

Estratégias laparoscópicas minimamente invasivas, que apresentam menores taxas de morbidade e mortalidade em relação aos procedimentos abertos, têm contribuído para o aumento significativo do número de cirurgias bariátricas realizadas. Em 2009, a duração média da hospitalização por procedimentos bariátricos laparoscópicos foi de cerca de três dias.[32,42] Em comparação com o BGYR aberto, o BGYR laparoscópico reduz a perda sanguínea, a necessidade de uso de opioides, a duração da estada hospitalar e as complicações na incisão.[43-45] Em um acompanhamento de 155 pacientes por três anos, randomicamente selecionados para um BGYR aberto ou laparoscópico, ocorreu um menor número de hérnias abdominais nas incisões após a técnica laparoscópica (5%), em relação ao procedimento aberto (39%).[46] Apesar da redução significativa das hérnias pós-cirúrgicas, o BGYR laparoscópico pode não ser possível no caso de pacientes com hérnias ventrais muito grandes, IMC elevado com obesidade central, aderências intra-abdominais graves ou hepatomegalia.[10]

Tratamento fisioterapêutico do paciente

Para maximizar a possibilidade de o paciente obter um resultado bem-sucedido, o fisioterapeuta deve ser conhecedor das possíveis complicações de curto e longo prazo associadas aos procedimentos cirúrgicos bariátricos, assim como da progressão nutricional e das recomendações de exercícios pós-cirúrgicos. Muitos hospitais onde as cirurgias bariátricas são realizadas com frequência possuem uma equipe multidisciplinar abrangente que fornece tratamento pré e pós-operatório para o candidato à cirurgia bariátrica. Possíveis candidatos ao procedimento costumam ter seis a 12 meses de aconselhamento com um psicólogo ou auxiliar de enfermagem, assistente social, nutricionista e cirurgião.[47] Programas pré-operatórios ideais envolvem avaliações médicas, nutricionais e psicológicas, avaliação de exercícios e uma avaliação do entendimento do paciente a respeito da cirurgia.[48] Tais programas incluem educação extensa sobre a cirurgia e a disponibilidade de tempo necessária para a terapia de acompanhamento e as alterações comportamentais pós-cirúrgicas recomendadas – incluindo a adesão às recomendações nutricionais e aos exercícios frequentes.[49-51]

Após a cirurgia bariátrica, os pacientes devem seguir um regime alimentar específico por cerca de 12 semanas. Os pacientes não poderão se alimentar por um ou dois dias[52] e, em seguida, iniciarão uma dieta líquida transparente e passarão a líquidos viscosos.[53] Os pacientes, de forma geral, recebem uma dieta pastosa por pelo menos um dia antes da alta hospitalar.[54] Durante os próximos três meses, os indivíduos são aconselhados a fazer várias pequenas refeições, progredindo de alimentos pastosos a moles. No terceiro mês de acompanhamento pós-cirúrgico, os pacientes são aconselhados a passar para uma alimentação normal, embora o tamanho da refeição deva ser limitado a uma ou uma xícara e meia de alimento devido à capacidade reduzida do estômago.[53] Nos primeiros seis meses após a cirurgia, comer demais ou muito rápido pode provocar vômito ou dor intensa sob o esterno.[52] A suplementação de longo prazo com vitaminas e minerais costuma ser recomendada para todos os pacientes após a cirurgia bariátrica. Aqueles que foram submetidos a procedimento disabsortivo (p. ex., BGYR) necessitam de suplementação de reposição mais extensa (p. ex., ferro, vitamina B_{12}, cálcio, vitamina D) para prevenir deficiências nutricionais.[55,56] Também se recomenda que os pacientes comam 60 a 120 g de proteína todos os dias para auxiliar na manutenção da massa corporal magra durante a perda de peso e para a manutenção do peso por longo prazo.[55]

O papel do fisioterapeuta durante o tratamento do paciente durante e após a cirurgia bariátrica é dobrado. O primeiro papel é semelhante ao desempenhado com qualquer paciente pós-operatório: diminuir a probabilidade de complicações pós-operatórias imediatas (p. ex., tromboembolismos, complicações pulmonares, hérnia incisional), ensinar a alteração da mobilidade após as restrições prescritas pelo cirurgião (p. ex., girar em bloco, usar a faixa abdominal) e avaliar a capacidade do paciente de retornar para casa com segurança. Os fisioterapeutas também devem estar cientes de duas complicações comuns após uma cirurgia bariátrica: vômito e síndrome de *dumping*. Um a dois terços dos pacientes apresentam vômito pós-operatório.[57] Acredita-se que o vômito seja devido à capacidade de volume limitada da nova e pequena bolsa gástrica. Para diminuir o vômito pós-operatório, os pacientes devem ser estimulados a beber 30 a 60 mL de líquido ao longo do dia.[53] A síndrome de *dumping*, causada pelo consumo de açúcar refinado ou de alimentos ricos em energia, ocorre inicialmente em cerca de 75% dos pacientes que passaram por BGYR.[23,58] Os sinais e sintomas são cólicas e dores abdominais, taquicardia, náuseas, tremor, rubor, sensação de leveza, síncope e diarreia. Acredita-se que a síndrome de *dumping* ocorra devido aos peptídeos liberados pelo intestino quando o alimento não passa pelo estômago e penetra no intestino delgado.[59] No caso de alguns pacientes, essa desagradável síndrome de *dumping* pode contribuir para a perda de peso condicionando-os a evitar o consumo de líquidos ricos em calorias e de alimentos açucarados.[53,55] Embora os pacientes devam consumir apenas pequenas quantidades de líquidos durante o período crítico no hospital, é possível que bebam um excesso de sucos de frutas (ou refrigerantes) e apresentem os sinais e sintomas da síndrome de *dumping*. O fisioterapeuta deve estar ciente de tal ocorrência, que não é incomum. A adaptação da dieta representa o primeiro objetivo do tratamento dessa síndrome.

O segundo papel do fisioterapeuta no tratamento dessa população de pacientes é fornecer a educação e o estímulo necessários para reduzir a probabilidade de ocorrência de complicações de longo prazo e melhorar a capacidade do paciente de atingir e manter sua perda de peso e os benefícios que a cirurgia bariátrica traz para a saúde. É comum um novo ganho de peso após a cirurgia bariátrica. Em 2010, uma recomendação de prática clínica da Sociedade de Endocrinologia mostrou que se pode esperar que 20 a 25% do peso perdido após a cirurgia bariátrica seja novamente adquirido em um período de 10 anos.[55] Em geral, os procedimentos restritivos estão mais comumente associados a um novo ganho de peso do que os com um componente disabsortivo. Caso ocorra o ganho de peso, ele, em geral, começa 18 a 24 meses após a cirurgia.[53] Os fisioterapeutas podem ajudar os pacientes a entender o autotratamento necessário após a cirurgia bariátrica por meio da educação. Os **preditores da manutenção bem-sucedida da perda de peso** publicados incluem expectativas pré-operatórias realistas,[55] adesão às visitas pós-operatórias programadas,[60] concordância com as recomendações nutricionais, atividade física regular por pelo menos 150 minutos por semana[61] e avaliação periódica para prevenir e tratar a gula ou outros transtornos psiquiátricos.[60,62] Em geral, os pacientes informam uma maior atividade física ao longo do tempo, em relação ao período anterior à cirurgia bariátrica.[22] Entretanto, de todas as recomendações pós-cirúrgicas, o exercício apresenta a mais elevada taxa de não adesão no acompanhamento de 12 meses após a cirurgia.[49] Portanto, é importante que o fisioterapeuta do hospital forneça, lembre e reforce as recomendações específicas de exercícios durante toda a hospitalização da paciente, de modo a incentivá-la a maximizar o sucesso de sua perda de peso e a boa forma física ao longo do tempo.

Exame, avaliação e diagnóstico

Ao receber um paciente bariátrico (geralmente definido com peso > 157 kg), muitos hospitais iniciam protocolos multidisciplinares ou recomendações para um tratamento mais eficiente, seguro e digno desta população.[63,64] Tais recomendações especificam materiais adequados ao peso e ao tamanho do indivíduo, que devem estar disponíveis (p. ex., cama, elevador mecânico, barra de trapézio sobre a cama, cadeiras de rodas, lençóis), assim como programas para o manejo seguro desses indivíduos. Além disso, pacientes bariátricos hospitalizados para procedimentos eletivos costumam ser encorajados a trazer sua própria roupa para o hospital a fim de evitar o constrangimento de ter que usar dois jalecos quando tiver que se locomover pelo hospital.

Antes de ver o paciente, o fisioterapeuta precisa obter informações pertinentes de seu prontuário, incluindo resultados de exames laboratoriais, restrições pós-operatórias à mobilidade e se o cirurgião instruiu o paciente a utilizar uma faixa abdominal quando deixar o leito. Os exames laboratoriais importantes de serem testados incluem hemoglobina, hematócrito, contagem de células sanguíneas e contagem de plaquetas. Os exercícios ou a mobilização devem ser adiados caso esses valores não se encontrem dentro dos limites de segurança. O tratamento de pacientes bariátricos deve incluir um plano elaborado para criar um ambiente amigável para o paciente. Antes de iniciar o exame, o fisioterapeuta deve levar para o quarto da paciente ou garantir que haja acesso direto a um aparelho bariátrico de pressão sanguínea, um (ou dois) jalecos extragrandes, calças e/ou robes grandes e um andador bariátrico com rodinhas. É de responsabilidade do fisioterapeuta garantir que a capacidade de peso de qualquer equipamento físico usado para auxiliar a mobilização do paciente bariátrico esteja de acordo com as necessidades do indivíduo em particular. Por exemplo, a capacidade de peso de um andador com rodinhas comum pode ser de 112 kg, enquanto a capacidade de peso da maioria dos andadores bariátricos com rodinhas é de 157 kg. No preparo da avaliação da capacidade de locomoção do paciente, o fisioterapeuta deve posicionar uma cadeira sem braços (ou uma grande cadeira de rodas) no corredor, de modo a permitir que a paciente se sente de modo confortável. Se o cirurgião tiver solicitado à paciente para usar uma faixa abdominal ao se locomover para fora do leito, deve ser obtida uma faixa do tamanho necessário. Algumas vezes, pode-se precisar de duas faixas para usar em conjunto a fim de construir uma bandagem segura e confortável.

Durante a entrevista da paciente, o fisioterapeuta deve perguntar-lhe se possuía alguma restrição de mobilidade pré-cirúrgica, bem como que tipo de atividades precisará realizar ao deixar o hospital e se haverá alguém disponível para ajudá-la em casa. O fisioterapeuta avalia o nível de dor da paciente antes, durante e depois da sessão de terapia. A analgesia pós-operatória multimodal (p. ex., anestésicos locais na incisão,

AINEs, doses modestas de opioides e analgesia epidural contínua) promove a mobilização precoce e minimiza a depressão respiratória.[54,65] A maioria dos adultos admitida para cirurgia bariátrica eletiva é independente em relação a mobilidade no leito, transferências e locomoção em distâncias limitadas com ou sem o uso de órteses antes da hospitalização.[66] Os pacientes, em geral, são encorajados a deixar o leito e caminhar no próprio dia da cirurgia ou no dia seguinte. Caso os pacientes precisem de assistência física para se mover no leito e para transferências funcionais, os fisioterapeutas devem se planejar com antecedência, com atenção especial para evitar a possibilidade de lesão. Recomendações de manejo do paciente (para transferências, reposicionamento e higiene pessoal) encontram-se disponíveis e servem como um guia sequencial para a formulação de perguntas em relação às capacidades físicas e cognitivas do paciente.[67] Dessa forma, as respostas orientarão o profissional de saúde a escolher a técnica mais segura para o manejo do indivíduo. A garantia de que a atividade seja segura tanto para o paciente quanto para o fisioterapeuta poderá incluir o uso de elevadores mecânicos e/ou profissionais extras.

Quando o fisioterapeuta entrou no quarto, a paciente deste caso estava recostada com a cabeceira da cama elevada em cerca de 30º. Essa posição de elevação tem sido associada a maiores volumes pulmonares, menor incidência de atelectasia e aumento da saturação do oxigênio arterial em adultos com obesidade grave.[68] Portanto, a tradicional transferência da posição deitada para sentada deve incorporar pelo menos esse grau de elevação da cabeceira. A paciente estava usando uma faixa abdominal sobre a incisão e o fisioterapeuta se certificou de que estava segura antes de ela iniciar sua primeira transferência para fora do leito. A paciente conseguiu, sozinha, girar seu corpo para sentar à beira da cama. Uma breve revisão dos sistemas e um teste de força dos membros superiores e inferiores podem ser realizados nessa posição. O fisioterapeuta também deve avaliar a presença de neuropatias ulnares e/ou lesões de estiramento do plexo braquial, pois essas lesões são muito comuns em pacientes hospitalizados com IMCs mais elevados.[54] Elas podem ser consequência da compressão do nervo ulnar devido à abdução excessiva do braço, ao apoio inadequado dos braços estendidos ou ao posicionamento prolongado de flexão do cotovelo que ocorre durante a cirurgia. As neuropatias ulnares também podem resultar da compressão continuada sobre o nervo no sulco ulnar, o que pode ocorrer quando pacientes obesos descansam seus braços sobre as grades da cama (em especial se não estiverem em leitos de maior largura) ou sobre o tórax ou abdome. Os indivíduos devem ser orientados a evitar tais posições para minimizar esse risco.

O fisioterapeuta deve observar como a paciente se senta na beira da cama e garantir que possa fazê-lo de forma independente antes de pedir a ela para levantar-se. Quando estiver trabalhando com pacientes bariátricos, o fisioterapeuta deve observar os diferentes padrões biomecânicos que indivíduos obesos demonstram durante as transferências e locomoção, quando comparados aos indivíduos de peso normal. Por exemplo, os fisioterapeutas, de maneira geral, orientam os pacientes a inclinar seus troncos para frente a fim de iniciar uma transferência da posição sentada para a de pé. Entretanto, indivíduos obesos tendem a apresentar flexão limitada do tronco e movimentam seus pés para trás a partir da posição inicial sentada para realizar essa tarefa.[69] A paciente deste caso também apresenta um grande panículo abdominal, o que deixa seus quadris abduzidos antes de iniciar a transferência da posição sentada para a de pé. Nesse ponto, o fisioterapeuta deve determinar se a paciente poderá se levantar de forma independente (ou com assistência mínima) ou se será indicado o uso de um elevador mecânico. Caso a paciente necessite mais do que uma assistência mínima, tanto a paciente quanto o fisioterapeuta se encontrarão em risco de lesão devido ao peso excessivo. O **Egresso Teste de Dionne** (DET) é um simples teste funcional elaborado em três partes para simular as etapas de uma transferência da cama para a cadeira, sem deixar de lado a segurança do paciente.[70,71] Antes de iniciar o DET, a paciente deve sentar-se próxima a uma grade suspensa e travada para sustentar o peso dos membros superiores e/ou fornecer equilíbrio, quando necessário. Inicialmente, pede-se à paciente para realizar três repetições de uma transferência da posição sentada para a de pé na beira da cama. A primeira repetição consiste em uma elevação das nádegas de apenas 2,5 a 5 cm da superfície da cama a fim de testar a habilidade da paciente em sustentar todo o peso de seu corpo nos membros superiores. Na segunda e terceira repetições, o fisioterapeuta pede à paciente para levantar-se por completo. Ao se levantar após a terceira repetição, o fisioterapeuta pede à paciente para deambular no próprio local (com uma largura escolhida por ela para seu passo) três vezes. A paciente deve elevar o pé do chão a cada passo. No último estágio do DET, a paciente precisa dar um passo para frente e para longe da cama, o que irá requerer o deslocamento do peso do corpo para o pé em ação e, em seguida, trará o pé de volta à posição inicial. Caso a paciente bariátrica não consiga completar com sucesso qualquer segmento do teste (p. ex., hesitar sobre o membro em ação, perder o equilíbrio) ou requisitar mais do que uma assistência mínima, Dionne recomenda o uso de um elevador mecânico para realizar a mobilização para fora do leito. Em um estudo-piloto com 15 pacientes bariátricos internados em um hospital comunitário, o DET apresentou confiabilidade moderada entre avaliadores ($K = 0,659$), entre três fisioterapeutas com experiência na administração do teste e 15 enfermeiros recém treinados para o mesmo fim.[71] A validade do DET (i.e., o ato de passar ou falhar no teste estar relacionado à falha do paciente) ainda não foi testada. Entretanto, sua simplicidade e confiabilidade sugerem que possa ser um auxílio útil para a avaliação da mobilização de pacientes bariátricos.

Plano de atendimento e intervenções

A mobilização precoce após a cirurgia é indicada para o indivíduo que passou por procedimento de *bypass* gástrico. As únicas restrições de mobilidade para esta paciente são as precauções abdominais. Enquanto as restrições específicas podem variar de acordo com a instituição e/ou cirurgião, as precauções abdominais, em geral, são: (1) não levantar peso superior a 4,5 kg; (2) não se inclinar a mais de 90° nos quadris; (3) não realizar manobras de Valsalva e (4) usar uma cinta elástica macia segura por velcro. O principal objetivo dessas precauções é proteger a incisão e reduzir a probabilidade de ocorrer uma hérnia incisional devido à redução da pressão intra-abdominal e ao uso dos músculos abdominais. Os pacientes são geralmente aconselhados a seguir essas precauções por quatro a oito semanas, dependendo da extensão da(s) incisão(ões), da preferência do cirurgião e do tamanho do paciente. Para deixar o leito, os pacientes são aconselhados a "girar em bloco" a partir da posição de decúbito dorsal (com joelhos dobrados) no sentido lateral a fim de limitar as contrações abdominais. Em seguida, a paciente pode usar seus membros superiores para ajudar na transição da posição lateral para sentada; essa transição, em geral, representa a maior dor que a paciente irá sentir durante a mobilização na unidade. Para reduzir a dor durante as transferências e facilitar a capacidade da paciente para fazer respirações profundas, o fisioterapeuta pode aconselhá-la a aplicar uma contrapressão sobre o local da incisão com um travesseiro. Alguns cirurgiões aconselham os pacientes a usarem uma cinta abdominal após *qualquer* procedimento cirúrgico abdominal. As hérnias incisionais são muito menos comuns após os procedimentos bariátricos laparoscópicos do que após os abertos (0,45% *vs.* 9-20%).[53,72] A prevenção dessas hérnias é sempre uma prioridade, porque a obesidade abdominal em conjunto com a perda de peso precoce e a desnutrição induzidas pela cirurgia bariátrica levam à necessidade de reparação cirúrgica das hérnias. Não existem evidências de que as cintas abdominais reduzam a probabilidade de ocorrência de hérnias incisionais; entretanto, o **uso de uma cinta abdominal** reduz a dor e aumenta a distância percorrida após a cirurgia. Em um ensaio controlado randomizado de 75 adultos que sofreram uma cirurgia abdominal importante, os indivíduos que fizeram uso de uma faixa abdominal elástica desde o primeiro dia pós-cirúrgico não apresentaram alteração nos níveis de dor pós-cirúrgica, em contraste com aqueles do grupo-controle (sem faixa), cuja avaliação da dor foi significativamente mais elevada durante toda a hospitalização. Indivíduos que usaram faixa abdominal (colocada antes de deixar o leito e utilizada em todos os momentos fora dele) caminharam uma média de 45% em relação aos seus níveis pré-operatórios, quando avaliados no quinto dia pós-operatório, enquanto os pacientes que não fizeram uso da faixa caminharam uma média de apenas 33% dos seus níveis pré-operatórios.[73]

Após o primeiro dia pós-cirúrgico, a maioria dos pacientes encontra-se quase independente em relação a mobilidade no leito, transferências e caminhadas no corredor sem a ajuda de um equipamento de apoio. A maior parte dos indivíduos volta às suas atividades normais em três a cinco semanas e retorna ao trabalho cerca de um mês após a cirurgia. Durante os dias de internação hospitalar, o fisioterapeuta atua como o principal educador no que diz respeito às recomendações de exercícios após a cirurgia bariátrica. O fisioterapeuta deve reconhecer que muitos pacientes bariátricos lutam contra a necessidade de alterarem seus comportamentos, comer de forma diferente e/ou contra a incerteza que a perda de peso traz após o *bypass* gástrico. Além disso, os fisioterapeutas devem ser conhecedores do fato de que os resultados de sucesso de longo prazo após o *bypass* gástrico dependerão em parte da rotina de exercícios físicos; entretanto, um ano após a cirurgia, 41% não realizam exercícios.[50] Assim, o fisioterapeuta deve utilizar esse período como uma oportunidade para fortalecer a paciente e fornecer a ela as ferramentas necessárias para o sucesso nos desafios impostos adiante ao seu estilo de vida.

A perda de peso significativa após o *bypass* gástrico gera redução importante da força muscular e não causa melhoras na capacidade de realizar exercícios.[74,75] Carey e colaboradores[75] mostraram que 30 a 35% da perda de peso nos primeiros seis meses após o *bypass* gástrico em Y de Roux representa uma perda na massa livre de gordura. Essa atrofia do músculo esquelético é acompanhada por uma redução na força muscular. Stegen e colaboradores[74] avaliaram a força muscular e a capacidade aeróbica de 15 adultos com obesidade mórbida, quatro meses após o *bypass* gástrico. Oito indivíduos participaram de um programa de treinamento de força e aeróbico de 12 semanas (sessões de treinamento de 75 minutos, três vezes por semana); sete indivíduos participaram como controles não treinados. Ambos os grupos mostraram perda de peso semelhante na massa de gordura e na massa livre de gordura. Entretanto, enquanto os indivíduos não treinados perderam 16% da força de seus quadríceps e mais de um terço da força de seus bíceps e tríceps, o grupo treinado não apresentou perda de força no braço e apresentou uma *melhora* de 72% na força de seus quadríceps. O programa de treinamento de 12 semanas também melhorou a capacidade funcional dos indivíduos, conforme avaliação feita pelo número de repetições do ato de sentar e levantar em 30 segundos e pela distância percorrida no Teste de Caminhada de Seis Minutos (TC6).

O objetivo da rotina de exercícios é eliminar qualquer efeito esquelético negativo da perda rápida de peso e melhorar o condicionamento físico. Não existem ensaios controlados randomizados comparando diferentes protocolos de atividades físicas após a cirurgia bariátrica. Os protocolos são derivados da experiência com esta população de pacientes e representam opiniões de especialistas. A Sociedade Americana de Cirurgia Bariátrica e Metabólica recomenda que todos os pacientes comecem a caminhar no primeiro dia após a cirurgia bariátrica.[76] A maioria dos pacientes que passou por um procedimento bariátrico continua a utilizar a caminhada como sua atividade aeróbica de escolha.[53] Um valor apropriado para iniciar a atividade pode ser três a cinco minutos de caminhada.[53] A expectativa é de que os pacientes sejam capazes de aumentar aos poucos tanto a duração quanto a intensidade de seu programa de caminhada.[66] O fisioterapeuta pode fornecer recomendações objetivas úteis para a paciente progredir em seu programa de exercícios. Durante a primeira semana pós-cirúrgica, um patamar para a distância total caminhada pode ser calculado usando-se um pedômetro. Durante a segunda semana, a paciente deve caminhar o número diário médio de passos que ela efetuou durante a primeira semana. Da terceira até a oitava semana pós-cirúrgica, a paciente deve aumentar sua contagem mínima de passos diários para 250 a 500 passos por semana até alcançar o objetivo de 10 mil passos por dia.[76] A adesão geralmente é mais eficaz com o acúmulo da atividade ao longo do dia do que em turnos únicos de exercício.[53] O fisioterapeuta deve conversar com a paciente sobre a melhor forma de incorporar a caminhada ao longo de seu dia, o que permite que ela seja um colaborador ativo em seu próprio tratamento. O treinamento de força para preservar a massa muscular magra precisa ser praticado, embora não tenha sido estabelecido o momento ideal para esse início. Na unidade hospitalar após a cirurgia, os exercícios isométricos e resistidos são, em geral, estimulados (p. ex., ficar de pé ou de lado com abdução de quadril de um único membro ou levantar e agachar sobre as duas pernas). Stegen e colaboradores[74] observaram melhora significativa na força e nenhum efeito adverso com um programa de treinamento de peso (60-75% dos valores máximos de uma repetição) iniciado em adultos apenas um mês após a cirurgia de *bypass* gástrico. Os exercícios de resistência devem focar os principais grupos musculares do tronco e dos membros superiores e inferiores. Programas apropriados sugerem um grupo de 12 a 15 repetições até um momento próximo da exaustão para cada grupo muscular principal, realizado duas a três vezes por semana.

A paciente atual conseguiu caminhar 84 m no corredor do hospital sem equipamento de apoio. O fator limitante da distância percorrida foi a dor em ambos os joelhos. A OA de joelho é um dos maiores problemas musculoesqueléticos de pacientes obesos e o efeito do IMC aumentado sobre o risco de OA é maior em mulheres do que em homens.[77] Durante a fase de apoio do ciclo de caminhada, 60 a 80% das maiores forças aplicadas aos membros inferiores são feitas transversalmente à articulação medial do joelho.[78] O peso corporal aumenta essa carga de compressão; para cada quilo de peso adicional, as forças compressoras aplicadas transversalmente ao compartimento medial do joelho aumentam em 4 kg.[79] Após a cirurgia bariátrica, a frequência de dor no joelho pode cair de 57 para 14%.[80] O fisioterapeuta deve encorajar a paciente informando que a sua dor no joelho irá melhorar com a antecipação da perda de peso. Como os exercícios com levantamento de peso foram muito dolorosos, o fisioterapeuta sugeriu que a paciente tentasse fazer uso de uma bicicleta ergométrica inclinada na academia do hospital. A paciente achou esse exercício desagradável, mas não doloroso. O fisioterapeuta colaborou com ela no sentido de desenvolver um programa diário de exercícios que fosse mais indolor, conveniente e agradável. A paciente disse que se pudesse ouvir música, conseguiria aproveitar a atividade com a bicicleta. O fisioterapeuta indicou o site da Arthritis Foundation para a paciente e localizou programas de exercícios tanto no solo quanto na água adequados para indivíduos obesos.[81] O fisioterapeuta prescreveu exercícios de fortalecimento para o quadríceps (grupos de repetições do quadríceps) e glúteo médio (abdução lateral de quadril), pois o fortalecimento desses músculos pode melhorar a dor e a funcionalidade de pacientes com OA de joelho[82] e reduzir as forças aplicadas transversalmente ao joelho.[83] Por fim, o profissional forneceu recomendações à paciente para observar se a sua rotina de exercícios foi intensa demais. A intensidade do exercício pode estar muito alta caso seja observada uma dispneia mais que branda, ocorra uma transpiração excessiva, os músculos se sintam fracos ou queimando logo após o exercício ou se o grupo de músculos exercitado estiver dolorido no dia seguinte.[76]

Para prevenir o ganho de peso após a cirurgia bariátrica, os pacientes precisam seguir as recomendações em relação à dieta e aos exercícios. No caso dos exercícios, recomenda-se que os pacientes participem de pelo menos 150 minutos de atividade física de intensidade moderada (ou superior) por semana.[61] Dentre todas as modificações comportamentais recomendadas após o procedimento bariátrico, a adesão ao exercício costuma ser a menos cumprida pelos indivíduos. Em um estudo de 100 pacientes, a não adesão às recomendações foi de 2% para o ato de beber refrigerantes, 37% para fazer lanches e 41% para o ato de não se exercitar.[49] O Quadro 18.2 apresenta as barreiras comuns à atividade regular e as possíveis soluções que o fisioterapeuta pode iniciar com os pacientes. Os fisioterapeutas devem informar os pacientes sobre os grupos de apoio bariátricos pós-operatórios e estar cientes de qualquer programa que possa ser oferecido ou realizado nas dependências do hospital. O comparecimento e a participação em grupos de apoio melhoram os resultados pós-operatórios e ajudam a prevenir e a tratar o ganho de peso.[84]

Recomendações clínicas baseadas em evidências

SORT (*Strength of Recommendation Taxonomy*): **Força da Taxonomia de Recomendação**
A: Evidências consistentes, de boa qualidade e recomendadas para o paciente
B: Evidências inconsistentes ou de qualidade limitada orientadas para o paciente
C: Evidências consensuais, orientadas para a doença, prática comum, opinião de especialista ou série de casos

Quadro 18.2 BARREIRAS COMUNS AO EXERCÍCIO REGULAR E POSSÍVEIS SOLUÇÕES

Barreira ao exercício	Possíveis soluções
Frustrações com as recomendações de exercício	• Reforçar os benefícios do exercício: manutenção da perda de peso, aumento da capacidade funcional, redução da dor articular, aumento da força[61,74,75,82] • Fornecer recomendações precisas para o treinamento de força e aeróbico (p. ex., número de minutos ou passos por dia, valor específico para o treinamento de força)
Relutância para se exercitar em locais públicos	• Programas de exercícios domiciliares • Programas de exercícios especificamente elaborados para indivíduos com sobrepeso/obesos[82]
Falta de tempo	• Incorporar as atividades ao longo do dia
Dor articular	• Encorajar descanso, gelo, compressão e elevação das articulações doloridas • Não usar saltos – mesmo um salto de 3,5 cm aumenta o torque sobre a articulação do joelho[85] • Encaminhar o indivíduo a fisioterapeutas especializados em pacientes com obesidade, hidroterapia e/ou podometria (p. ex., muitos indivíduos com obesidade apresentam pés chatos e seriam beneficiados por apoios do arco) • Encaminhar ao médico clínico geral para prescrição de medicamentos analgésicos (os indivíduos geralmente precisam evitar AINEs devido ao aumento do risco de hemorragia gastrintestinal após a cirurgia)[53,77]
Falta de interesse ou motivação	• Escolher exercícios que sejam práticos, agradáveis e que possam ser integrados com facilidade ao estilo de vida diário • Encaminhar a grupos de apoio bariátricos supervisionados, o que é recomendado a todos os pacientes durante pelo menos seis meses após a cirurgia bariátrica[53] – Site ASMBS,[36] grupos de apoio hospitalares

1. Preditores da manutenção bem-sucedida da perda de peso após a cirurgia bariátrica incluem expectativas pré-operatórias realistas, adesão à agenda de consultas pós-operatórias, obediência às recomendações nutricionais, atividade física regular de pelo menos 150 minutos por semana e avaliação periódica para prevenir e tratar a gula ou outros transtornos psiquiátricos. **Grau A**
2. O DET, que simula as etapas de uma transferência da cama para a cadeira, é um teste confiável e útil para avaliação da mobilização de pacientes bariátricos. **Grau C**
3. Faixas abdominais elásticas usadas após uma cirurgia abdominal importante reduzem a dor e aumentam a distância percorrida após a cirurgia. **Grau B**

PERGUNTAS PARA REVISÃO

18.1 Qual dos seguintes indivíduos está *mais* sujeito a apresentar complicações após um procedimento bariátrico?
   A. Uma mulher de 42 anos com OA de joelho e um IMC de 40 kg/m².
   B. Uma mulher de 58 anos com um IMC de 52 kg/m², apneia do sono obstrutiva e história de TVP.

C. Um homem de 45 anos com um IMC de 42 kg/m² e DRGE.
D. Uma mulher de 55 anos com um IMC de 42 kg/m² e OA de joelho.

18.2 Um fisioterapeuta está caminhando no corredor com um paciente que passou por um procedimento de *bypass* gástrico em Y de Roux há três dias. O paciente repentinamente se queixa de cólicas, dor abdominal e sensação de leveza. Esses achados são *mais* indicativos de:
A. Hipotensão ortostática.
B. Hérnia incisional.
C. Síndrome de *dumping*.
D. OA de joelho.

RESPOSTAS

18.1 **B.** A taxa total de complicações pós-operatórias para procedimentos cirúrgicos bariátricos é baixa. Entretanto, como o número desses procedimentos aumentando, pode-se esperar que o número absoluto de eventos adversos aumente. Os médicos devem conhecer os procedimentos e os perfis que aumentam a probabilidade de complicações pós-operatórias. O procedimento cirúrgico e as características dos pacientes associadas à probabilidade aumentada de resultados adversos incluem IMC muito elevado (> 50 kg/m²),[38,39] incapacidade de caminhar 60 m,[38] história de TVP ou tromboembolismo venoso,[38,39] ASO não diagnosticada ou não tratada,[39-41] pressão sanguínea elevada,[39-41] diabetes melito[39-41] e asma.[39-41]

18.2 **C.** A síndrome de *dumping*, causada pelo consumo de açúcar refinado ou de alimentos ricos em energia, é sentida no início por cerca de 75% dos pacientes que passaram por BGYR.[23,58] Os sinais e sintomas são cólicas e dores abdominais, taquicardia, náuseas, tremor, rubor, sensação de leveza, síncope e diarreia. Embora os pacientes devam consumir apenas pequenas quantidades de líquidos durante a fase aguda da estada hospitalar, é possível que bebam um excesso de sucos de frutas e experimentem sinais e sintomas da síndrome de *dumping*. A sensação de leveza é um sintoma de hipotensão ortostática, no entanto esta ocorre, em geral, durante transições iniciais de postura (p. ex., sentar ou levantar) e não se apresenta com dor abdominal (opção A). As hérnias incisionais são raras após procedimentos bariátricos laparoscópicos (0,45%)[53] e ocorrem mais provavelmente durante períodos de pressão intra-abdominal aumentada, como durante um levantamento de peso, a realização de uma manobra de Valsalva ou uma torção (opção B). A osteoartrite de joelho é comum em indivíduos obesos e os sintomas são dor e rigidez do joelho (opção D).

REFERÊNCIAS

1. World Health Organization. Obesity and overweight fact sheet. No. 311. Available at: http://www.who.int/mediacentre/factsheets/fs311/en/index.html. Accessed May 2, 2012.
2. WIN-Weight-control Information Network. An information service of the NIDDK. Available at: http://win.niddk.nih.gov/publications/tools.htm. Accessed May 1, 2012.
3. Flegal KM, Shephard JA, Looker AC, et al. Comparisons of percentage body fat, body mass index, waist circumference, and waist-stature ratio in adults. *Am J Clin Nutr*. 2009;89:500-508.

4. Adult Obesity Facts. Centers for Disease Control and Prevention. Available at: http://www.cdc.gov/obesity/data/adult.html. Accessed May 2, 2012.
5. Flegal KM, Carroll MD, Ogden CL, Curtin LR. Prevalence and trends in obesity among US adults, 1999-2008. *JAMA*. 2010;303:235-241.
6. Global Database on Body Mass Index. World Health Organization. Available at: http://apps.who.int/bmi/index.jsp?introPage=intro_3.html. Accessed May 2, 2012.
7. Goodpaster BH, Delany JP, Otto AD, et al. Effects of diet and physical activity interventions on weight loss and cardiometabolic risk factors in severely obese adults: a randomized trial. *JAMA*. 2010;304:1795-1802.
8. Samaha FF, Iqbal N, Seshadri P, et al. A low-carbohydrate as compared with a low-fat diet in severe obesity. *N Engl J Med*. 2003;348:2074-2081.
9. Sturm R. Increases in morbid obesity in the USA: 2000-2005. *Public Health*. 2007;121:492-496.
10. Farrell TM, Haggerty SP, Overby DW, Kohn GP, Richardson WS, Fanelli RD. Clinical application of laparoscopic bariatric surgery: an evidence-based review. *Surg Endosc*. 2009;23:930-949.
11. Overweight and Obesity Statistics. WIN-Weight-control Information Network. Available at: http://win.niddk.nih.gov/publications/PDFs/stat904z.pdf. Accessed May 2, 2012.
12. Must A, Spadano J, Coakley EH, Field AE, Colditz G, Dietz WH. The disease burden associated with overweight and obesity. *JAMA*. 1999;282:1523-1529.
13. Overweight, obesity, and health risk. National Task Force on the Prevention and Treatment of Obesity. *Arch Intern Med*. 2000;160:898-904.
14. Clinical Guidelines on the Identification, Evaluation, and Treatment of Overweight and Obesity in Adults: The Evidence Report. NIH publication 98–4083. Available at: www.nhlbi.nih.gov/guidelines/obesity/ob_gdlns.pdf. Accessed May 2, 2012.
15. Mizuno T, Shu IW, Makimura H, Mobbs C. Obesity over the life course. *Sci Aging Knowledge Environ*. 2004(24):re4.
16. Yanovski SZ, Yanovski JA. Obesity. *N Engl J Med*. 2002;346:591-602.
17. Dixon JB, Anderson M, Cameron-Smith D, O'Brien PE. Sustained weight loss in obese subjects has benefits that are independent of attained weight. *Obes Res*. 2004;12:1895-1902.
18. Tuomilehto J, Lindstrom J, Eriksson JG, et al; Finnish Diabetes Prevention Study Group. Prevention of type 2 diabetes mellitus by changes in lifestyle among subjects with impaired glucose tolerance. *N Engl J Med*. 2001;344:1343-1350.
19. Gregg EW, Gerzoff RB, Thompson TJ, Williamson DF. Intentional weight loss and death in overweight and obese U.S. adults 35 years of age and older. *Ann Intern Med*. 2003;138:383-389.
20. Goodrick GK, Poston WS II, Foreyt JP. Methods for voluntary weight loss and control: update 1996. *Nutrition*. 1996;12:672-676.
21. Wing RR. Behavioral approaches to the treatment of obesity. In: Bray GA, Bouchard C, James WPT, eds. *Handbook of Obesity*. New York: Marcel Dekker, Inc.; 1998:855-873.
22. Sjöström L, Lindroos AK, Peltonen M, et al; Swedish Obese Subjects Study Scientific Group. Lifestyle, diabetes, and cardiovascular risk factors 10 years after bariatric surgery. *N Engl J Med*. 2004;351:2683-2693.
23. Pories WJ, Swanson MS, MacDonald KG, et al. Who would have thought it? An operation proves to be the most effective therapy for adult-onset diabetes mellitus. *Ann Surg*. 1995;222: 339-350.
24. Buchwald H, Avidor Y, Braunwald E, et al. Bariatric surgery: a systematic review and meta-analysis. *JAMA*. 2004;292:1724-1737.
25. NIH conference Gastrointestinal surgery for severe obesity. Consensus Development Conference Panel. *Ann Intern Med*. 1991;115:956-961.

26. Yermilov I, McGory ML, Shekelle PW, Ko CY, Maggard MA. Appropriateness criteria for bariatric surgery: beyond the NIH guidelines. *Obesity*. 2009;17:1521-1527.
27. Dixon JB, McPhail T, O'Brien PE. Minimal reporting requirements for weight loss: current methods not ideal. *Obes Surg*. 2005;15:1034-1039.
28. Bray GA, Bouchard C, Church TS, et al. Is it time to change the way we report and discuss weight loss? *Obesity*. 2009;17:619-621.
29. Sharma AM, Karmali S, Birch DW. Reporting weight loss: is simple better? *Obesity*. 2010;18:219.
30. Montero PN, Stefanidis D, Norton HJ, Gersin K, Kuwada T. Reported excess weight loss after bariatric surgery could vary significantly depending on calculation method: a plea for standardization. *Surg Obes Relat Dis*. 2011;7:531-534.
31. Fobi MA. Surgical treatment of obesity: a review. *J Natl Med Assoc*. 2004;96:61-75.
32. Picot J, Jones J, Colquitt JL, et al. The clinical effectiveness and cost-effectiveness of bariatric (weight loss) surgery for obesity: a systematic review and economic evaluation. *Health Technol Assess*. 2009;13:215-357.
33. Sjöström L, Narbro K, Sjöström CD, et al. Swedish Obese Subjects Study. Effects of bariatric surgery on mortality in Swedish obese subjects. *N Engl J Med*. 2007;357:741-752.
34. Adams TD, Gress RE, Smith SC, et al. Long-term mortality after gastric bypass surgery. *N Engl J Med*. 2007;357:753-761.
35. Santry HP, Gillen DL, Lauderdale DS. Trends in bariatric surgical procedures. *JAMA*. 2005;294: 1909-1917.
36. American Society of Metabolic and Bariatric Surgery. Available at: http://asmbs.org. Accessed May 4, 2012.
37. Colquitt J, Clegg A, Loveman E, Royle P, Sidhu MK. Surgery for morbid obesity. *Cochrane Database Syst Rev*. 2005;4:CD003641.
38. Flum DR, Belle SH, King WC, et al; Longitudinal Assessment of Bariatric Surgery (LABS) Consortium. Perioperative safety in the longitudinal assessment of bariatric surgery. *N Engl J Med*. 2009;361:445-454.
39. Ballantyne GH, Svahn J, Capella RF, et al. Predictors of prolonged hospital stay following open and laparoscopic gastric bypass for morbid obesity: body mass index, length of surgery, sleep apnea, asthma, and the metabolic syndrome. *Obes Surg*. 2004;14:1042-1050.
40. Dallal RM, Mattar SG, Lord JL, et al. Results of laparoscopic gastric bypass in patients with cirrhosis. *Obes Surg*. 2004;14:47-53.
41. Cooney RN, Haluck RS, Ku J, et al. Analysis of cost outliers after gastric bypass surgery: what can we learn? *Obes Surg*. 2003;13:29-36.
42. Agency for Healthcare Research and Quality. Healthcare Cost and Utilization Project (HCUP). Available at: http://hcupnet.ahrq.gov/HCUPnet.jsp. Accessed May 14, 2012.
43. Nguyen NT, Goldman C, Rosenquist CJ, et al. Laparoscopic versus open gastric bypass: a randomized study of outcomes, quality of life, and costs. *Ann Surg*. 2001;234:279-291.
44. Westling A, Gustavsson S. Laparoscopic vs open Roux-en-Y gastric bypass: a prospective, randomized trial. *Obes Surg*. 2001;11:284-292.
45. Lujan JA, Frutos MD, Hernandez Q, et al. Laparoscopic versus open gastric bypass in the treatment of morbid obesity: a randomized prospective study. *Ann Surg*. 2004;239:433-437.
46. Puzziferri N, Austrheim-Smith IT, Wolfe FM, Wilson SE, Nguyen NT. Three-year follow-up of a prospective randomized trial comparing laparoscopic versus open gastric bypass. *Ann Surg*. 2006;243:181-188.
47. Sammons DE. Roux-en-Y gastric bypass: a surgical treatment for morbid obesity. *Am J Nurs*. 2002;102:24A-D.

48. Korenkov M, Sauerland S, Junginger T. Surgery for obesity. *Curr Opin Gastroenterol.* 2005;21: 679-683.
49. Elkins G, Whitfield P, Marcus J, Symmonds R, Rodriguez J, Cook T. Noncompliance with behavioral recommendations following bariatric surgery. *Obes Surg.* 2005;15:546-551.
50. Evans RK, Bond DS, Demaria EJ, Wolfe LG, Meador JG, Kellum JM. Initiation and progression of physical activity after laparoscopic and open gastric bypass surgery. *Surg Innov.* 2004;11:235-239.
51. Hochwalt C, Anderson R. Laparoscopic Roux-en-Y bariatric gastric bypass in an adolescent. *JAAPA.* 2009;22:27-30.
52. Mayo Clinic. Gastric bypass surgery. What you can expect. Available at: http://www.mayoclinic.com/health/gastric-bypass/MY00825/DSECTION=what-you-can-expect. Accessed May 14, 2012.
53. McMahon MM, Sarr MG, Clark MM, et al. Clinical management after bariatric surgery: value of a multidisciplinary approach. *Mayo Clin Proc.* 2006;81:S34-S45.
54. McGlinch BP, Que FG, Nelson JL, Wrobleski DM, Grant JE, Collazo-Clavell ML. Perioperative care of patients undergoing bariatric surgery. *Mayo Clin Proc.* 2006;81:S25-S33.
55. Heber D, Greenway FL, Kaplan LM, Livingston E, Salvador J, Still C. Endocrine and nutritional management of the post-bariatric surgery patient: an Endocrine Society Clinical Practice Guideline. *J Clin Endocrinol Metab.* 2010;95:4823-4843.
56. Shikora SA, Kim JJ, Tarnoff ME. Nutrition and gastrointestinal complications of bariatric surgery. *Nutr Clin Pract.* 2007;22:29-40.
57. Mitchell JE, Lancaster KL, Burgard MA, et al. Long-term follow-up of patients' status after gastric bypass. *Obes Surg.* 2001;11:464-468.
58. Monteforte MJ, Turkelson CM. Bariatric surgery for morbid obesity. *Obes Surg.* 2000;10:150-154.
59. Ukleja A. dumping syndrome: pathophysiology and treatment. *Nutr Clin Pract.* 2005;20:517-525.
60. Pontiroli AE, Fossati A, Vedani P, et al. Post-surgery adherence to scheduled visits and compliance, more than personality disorders, predicts outcome of bariatric restrictive surgery in morbidly obese patients. *Obes Surg.* 2007;17:1492-1497.
61. Evans RK, Bond DS, Wolfe LG, et al. Participation in 150 min/wk of moderate or higher intensity physical activity yields greater weight loss after gastric bypass surgery. *Surg Obes Relat Dis.* 2007;3:526-530.
62. van Hout GC, Verschure SK, van Heck GL. Psychosocial predictors of success following bariatric surgery. *Obes Surg.* 2005;15:552-560.
63. Muir M, Archer-Heese G. Essentials of a bariatric patient handling program. *Online Journal of Issues in Nursing.* 2009;14: Manuscript 5.
64. SafeLiftingPortal. Available at: http://www.safeliftingportal.com/. Accessed May 14, 2012.
65. Chand B, Gugliotti D, Schauer P, Steckner K. Perioperative management of the bariatric surgery patient: focus on cardiac and anesthesia considerations. *Clev Clin J Med.* 2006;73:S51-S56.
66. Collazo-Clavell ML, Clark MM, McAlpine DE, Jensen MD. Assessment and preparation of patients for bariatric surgery. *Mayo Clin Proc.* 2006;81:S11-S17.
67. Patient Care Ergonomics Resource Guide: Safe Patient Handling and Movement. Developed by the Patient Safety Center of Inquiry (Tampa, FL), Veterans Health Administration and Department of Defense. October 2001. Available at: www.visn8.va.gov/patientsafetycenter/resguide/ErgoGuidePtOne.pdf. Accessed May 14, 2012.

68. Dixon BJ, Dixon JB, Carden JR, et al. Preoxygenation is more effective in the 25 degrees head-up position than in the supine position in severely obese patients: a randomized controlled study. *Anesthesiology*. 2005;102:1110-1115.
69. Sibella F, Galli M, Romei M, Montesano A, Crivellini M. Biomechanical analysis of sit-to-stand movement in normal and obese subjects. *Clin Biomech*. 2003;18:745-750.
70. Dionne's Safe Patient Handling and Bariatric Rehabilitation. Choice Physical Therapy, Inc. 5233 Indian Circle, Gainesville, GA 30506. Seminar presented April 8, 2011 in Portland, OR.
71. Smith BK. A pilot study evaluating physical therapist-nurse inter-rater reliability of Dionne's Egress Test in morbidly obese patients. *Acute Care Perspectives*. 2008 Available at: http://www.thefreelibrary.com/A+pilot+study+evaluating+physical+therapist-nurse+inter-rater...-a 0200409972. Accessed May 15, 2012.
72. Podnos YD, Jimenez JC, Wilson SE, Stevens CM, Nguyen NT. Complications after laparoscopic gastric bypass: a review of 3464 cases. *Arch Surg*. 2003;138:957-961.
73. Cheifetz O, Lucy SD, Overend TJ, Crowe J. The effect of abdominal support on functional outcomes in patients following major abdominal surgery: a randomized controlled trial. *Physiother Can*. 2010;62:242-253.
74. Stegen S, Derave W, Calders P, Van Laethem C, Pattyn P. Physical fitness in morbidly obese patients: effect of gastric bypass surgery and exercise training. *Obes Surg*. 2011;21:61-70.
75. Carey DG, Pliego GJ, Raymond RL, Skau KB. Body composition and metabolic changes following bariatric surgery: effects on fat mass, lean mass and basal metabolic rate. *Obes Surg*. 2006;16:469-77.
76. Petering R, Webb CW. Exercise, fluid, and nutrition recommendations for the postgastric bypass exerciser. *Curr Sports Med Rep*. 2009;8:92-97.
77. Hooper MM. Tending to the musculoskeletal problems of obesity. *Cleve Clin J Med*. 2006;73: 839-845.
78. Baliunas AJ, Hurwitz DE, Ryals AB, et al. Increased knee joint loads during walking are present in subjects with knee osteoarthritis. *Osteoarthritis Cartilage*. 2002;10:573-579.
79. Messier SP, Gutenkunst DJ, Davis C, DeVita P. Weight loss reduces knee-joint loads in overweight and obese older adults with knee osteoarthritis. *Arthritis Rheum*. 2005;52:2026-2032.
80. McGoey BV, Deitel M, Saplys RJ, Kliman ME. Effect of weight loss on musculoskeletal pain in the morbidly obese. *J Bone Joint Surg Br*. 1990;72:322-333.
81. Arthritis Foundation—Programs for better living. Available at: http://www.arthritis.org/programs.php. Accessed May 14, 2012.
82. Fransen M, Crosbie J, Edmonds J. Physical therapy is effective for patients with osteoarthritis of the knee: a randomized controlled clinical trial. *J Rheumatol*. 2001;28:156-164.
83. Chang A, Hayes K, Dunlop D, et al. Hip abduction moment and protection against medial tibiofemoral osteoarthritis progression. *Arthritis Rheum*. 2005;52:3515-3519.
84. Orth WS, Madan AK, Taddeucci RJ, Coday M, Tichansky DS. Support group meeting attendance is associated with better weight loss. *Obes Surg*. 2008;18:391-394.
85. Kerrigan DC, Johansson JL, Bryant MG, Boxer JA, Della Croce U, Riley PO. Moderate-heeled shoes and knee joint torques relevant to the development and progression of knee osteoarthritis. *Arch Phys Med Rehabil*. 2005;86:871-875.

Dor lombar no setor de emergência

Jeff Hartman

CASO 19

Um homem de 30 anos procurou o setor de triagem rápida do departamento de emergência de uma cidade do interior, apresentando trauma classificado como de gravidade de nível IV. O paciente informou uma história de seis meses de dor lombar (DL) e foi inicialmente avaliado por um enfermeiro especializado. A avaliação do enfermeiro não demonstrou evidências de trauma. A dor estava localizada na região lombar com irradiação para a parte posterior de ambos os membros inferiores, estendendo-se até os joelhos. O paciente negou qualquer sintoma de náusea, vômito ou febre e informou não ter apresentado qualquer alteração nos seus hábitos intestinais ou urinários. Durante os últimos meses, ele fez várias visitas ao departamento pelo mesmo problema e informou que o único tratamento prescrito para seus sintomas até hoje foi o uso de opiáceos para dor. O paciente não trabalhou nos últimos dois anos e não possui plano de saúde. O fisioterapeuta foi consultado para avaliação e tratamento deste paciente no setor de emergência.

▶ Quais são os testes e exames mais apropriados?
▶ Como os fatores contextuais deste indivíduo poderiam influenciar ou alterar o tratamento?
▶ Quais possíveis complicações poderiam limitar a eficiência da fisioterapia?
▶ Quais são as intervenções de fisioterapia mais apropriadas?
▶ Identifique os fatores psicológicos (ou psicossociais) aparentes neste caso.
▶ Que questões relevantes permanecem não respondidas sobre o paciente?

DEFINIÇÕES-CHAVE

EXTRUSÃO DE DISCO: quando o núcleo pulposo do disco intervertebral encontra-se rompido através do anel fibroso, causando uma ampla variedade de sinais e sintomas dependendo dos tecidos lesionados.
TRAUMA DE NÍVEL IV: muitos departamentos de emergência nos Estados Unidos fazem a triagem de pacientes classificando-os em diferentes níveis de trauma conforme a gravidade de sua condição; o sistema de triagem, em geral, classifica o paciente em uma escala de I-V, de forma que o indivíduo com trauma de nível I apresenta uma lesão potencialmente fatal e os classificados nos níveis IV e V não apresentam riscos de morte e têm menos necessidades diagnósticas.
TRIAGEM RÁPIDA: o serviço de triagem rápida de um departamento de emergência permite que os pacientes em condições agudas, mas não potencialmente fatais, sejam tratados de forma mais rápida e, em seguida, liberados; esse sistema é elaborado para melhorar a eficiência e reduzir o tempo de espera do paciente no setor.[1]

Objetivos

1. Descrever as diferenças entre a avaliação de um paciente realizada por um fisioterapeuta e uma avaliação realizada por um médico e um enfermeiro especializado no departamento de emergência.
2. Explicar como o fisioterapeuta pode contribuir para o tratamento de um paciente no referido setor.
3. Descrever os tipos de pacientes tratados pelos fisioterapeutas e como sua estratégia de exame e tratamento difere da de outros profissionais da área da saúde.

Considerações sobre a fisioterapia

Considerações sobre a fisioterapia para o tratamento do indivíduo que se apresenta no departamento de emergência com DL:

▶ **Cuidados/Objetivos do plano geral de fisioterapia:** alívio da dor e aumento da funcionalidade; estratégias de autotratamento e prevenção; compreensão do paciente a respeito de sua condição atual e de seu prognóstico; plano individualizado de acompanhamento
▶ **Intervenções fisioterapêuticas:** técnicas manuais, modalidades e exercícios terapêuticos para alívio da dor e melhora funcional; educação do paciente em relação ao seu diagnóstico e prognóstico; opções para tratamento posterior e após a alta hospitalar; programa domiciliar de exercícios
▶ **Diagnósticos diferenciais:** patologia de disco degenerativa ou traumática (p. ex., protrusão, extrusão ou sequestro), espondilolistese traumática ou congênita progressiva, infecção local ou patologia inflamatória (p. ex., discite, abscesso), neoplasia
▶ **Complicações que interferem na fisioterapia:** falta de compreensão interprofissional e respeito pelas contribuições potenciais do fisioterapeuta ao tratamento do paciente; diferenciação entre achados objetivos e ganhos secundários; opções limitadas para o

tratamento em uma única visita; barreiras psicológicas (p. ex., plano de saúde limitado, emprego, motivação pessoal)

Visão geral da patologia

Os departamentos de emergência dos Estados Unidos estão enfrentando muitos desafios, tais como o número de pacientes e os longos períodos de espera,[2] insatisfação dos indivíduos atendidos, altos custos[3] e uma capacidade decrescente de fornecer um tratamento seguro.[4] Eles estão, de maneira contínua, avaliando operações e procurando novas maneiras de torná-las mais eficientes e eficazes. Para auxiliar na provisão de serviços de saúde, muitos departamentos norte-americanos estão se utilizando de enfermeiros especializados e médicos assistentes como prolongadores da função do médico e estão expandindo para o uso de fisioterapeutas. Em 1998, o Carondelet St. Joseph's Hospital, em Tucson, Arizona, foi o primeiro hospital no país a contratar um fisioterapeuta de tempo integral no departamento de emergência. Desde então, ele serviu como um modelo para outros programas em todo o país. Líderes do Grupo de Interesse Especial do Departamento de Emergência da American Physical Therapy Association (APTA) estimam que, hoje, 15 a 20 departamentos de emergência nos Estados Unidos contrataram fisioterapeutas de meio expediente ou tempo integral e mais setores encontram-se em estágios iniciais de desenvolvimento do programa.

A profissão de fisioterapeuta tem avançado de maneira rápida com o aumento do ingresso no nível básico, da realização de cursos e das pesquisas na área de fisioterapia. Atualmente, 96% dos programas de cursos de nível básico oferecem cursos de doutorado clínico em fisioterapia,[5] tornando o ingresso nessa graduação uma escolha profissional. As áreas de conteúdo básico do currículo do doutorado são anatomia, fisiologia, biomecânica, neurociências, ortopedia, farmacologia, radiologia, patologia, ciências comportamentais, raciocínio clínico e prática baseada em evidências. Os profissionais formados nos programas de doutorado clínico em fisioterapia são treinados quanto ao pensamento crítico e integrado e à avaliação médica de patologia não musculoesquelética. Os fisioterapeutas ministram uma grande variedade de intervenções físicas e educacionais, que os capacita a trabalhar em vários setores distintos, incluindo o departamento de emergência. Estudos demonstraram que os fisioterapeutas atuam com eficiência e segurança quando colaboram com outros profissionais no diagnóstico e tratamento de distúrbios musculoesqueléticos e neuromusculares.[6] Como resultado da utilização dos **fisioterapeutas no departamento**, os hospitais têm apresentado redução do período de espera para ser atendido por um médico, redução do tempo total[7] e aumento da satisfação do paciente.[7,8] Além disso, os fisioterapeutas facilitam um acompanhamento mais eficiente nos serviços ambulatoriais, incluindo a fisioterapia ambulatorial.[7] Informalmente, as unidades que possuem fisioterapeutas apresentaram uma qualidade mais elevada de tratamento, melhores resultados com os pacientes, redução de custos e maiores rendas e redução dos erros médicos.

Mais de 80% dos pacientes vistos nos departamentos de emergência dos Estados Unidos apresentaram condições que não representavam ameaça à vida, muitas delas envolvendo dor crônica.[9] Enquanto os médicos e os enfermeiros especialistas do departamento de emergência são bem treinados para diagnosticar condições médicas, eles são limitados ao tratamento farmacológico e ao encaminhamento a outros profissionais. Como resultado, os fisioterapeutas são consultados para dar assistência no diagnóstico e tratamento de uma grande variedade de condições, tais como lesões agudas e crônicas da coluna e dos membros, ferimentos, vertigem posicional, bem como para aplicar gesso e talas em fraturas e deslocamentos em situações de emergência ou não.[10] Os fisioterapeutas também auxiliam a equipe médica no planejamento da alta realizando as avaliações funcionais e de equilíbrio e oferecendo recomendações para modificações de trabalho apropriadas. Por fim, esses profissionais auxiliam a equipe médica na avaliação de pacientes que possam obter ganhos secundários, como os que buscam obter medicamentos de uso controlado ou que possuem interesse de realizar processos jurídicos contra a instituição. Os fisioterapeutas levam para o departamento um nível avançado de conhecimento e capacidade para tratar de maneira adequada diversas condições, bem como a habilidade para realizar testes e avaliações adicionais que confirmam o diagnóstico médico ou auxiliam o estabelecimento do diagnóstico em andamento e o processo de planejamento da alta hospitalar.

Comparados aos outros profissionais de saúde do setor de emergência, os **fisioterapeutas são capazes de passar mais tempo com os pacientes**. Quando são são vistos por um fisioterapeuta no departamento, os pacientes passam 36% do tempo total de sua visita interagindo com esse profissional, comparado a 20 e 19% com o médico e com o enfermeiro, respectivamente.[8] Como resultado do convívio direto com o paciente, os fisioterapeutas podem ter mais tempo para explicar o diagnóstico de forma minuciosa e educar o paciente sobre seu atual prognóstico e o plano de tratamento futuro. Esse tempo extra despendido com o profissional de saúde pode reduzir a ansiedade, o estresse e a dor e, em geral, fortalecer o paciente. Esse fato pode maximizar o progresso e a recuperação do paciente e minimizar o risco de complicações. Com esse tempo adicional utilizado para educar o paciente, os fisioterapeutas auxiliam na prevenção de novas visitas caras e frequentes ao departamento de emergência.[11] Além disso, muitos pacientes avaliados em departamento urbanos não possuem plano de saúde e, em geral, não podem pagar o custo dos serviços que recebem. Portanto, a capacidade de prevenir novas visitas representa um benefício prático para os hospitais que possuem fisioterapeutas atuando no setor de emergência.

Tratamento fisioterapêutico do paciente

O paciente deste caso foi avaliado na triagem rápida por um enfermeiro especializado e foi dado o diagnóstico de DL biomecânica. O paciente não recebeu qualquer medicação devido à preocupação dos profissionais com o padrão de seu comportamento de procura por fármacos de venda controlada, já que ele fez diversas visitas aos departamentos de emergência da área, recebendo opiáceos para dor a cada visita. Como o paciente foi diagnosticado com DL biomecânica crônica, o fisioterapeuta foi chamado para investigar se ele seria indicado para consulta. Durante a revisão do prontuário, o profissional observou que o paciente nunca havia sido avaliado ou tratado com um fisioterapeuta e que não parecia apresentar um padrão de visitas repetidas ao departamento devido a outras condições. O profissional achou que o paciente merecia uma avaliação minuciosa e aceitou a referência.

Exame, avaliação e diagnóstico

As informações reunidas a partir da avaliação do enfermeiro especializado revelaram um homem jovem com dor aguda, de aparecimento insidioso, durante os últimos seis meses. O paciente foi atendido no departamento de emergência por três vezes anteriores e recebeu medicamentos para a dor que não causaram alívio de longo prazo. O exame do enfermeiro não evidenciou sensibilidade na linha média, porém observou "tônus e espasmo" aumentados na musculatura lombar e redução da amplitude de movimento (ADM) da coluna limitada pela dor. Não foram apresentados sinais de pés planos e não foi observada qualquer anormalidade na marcha. Os reflexos patelares encontravam-se simétricos e íntegros e a força foi avaliada em cerca de 5/5 no membro inferior direito e 4/5 no esquerdo. O paciente apresentou um teste positivo de elevação da perna reta esquerda, com a presença de dor no lado direito da região lombar, e a sensibilidade estava aparentemente íntegra. O diagnóstico formal estabelecido foi de ciatalgia e o enfermeiro decidiu que não havia necessidade de exame por imagem. O enfermeiro registrou que o tempo total de atendimento com o paciente foi de 10 minutos.

Durante a avaliação fisioterapêutica, o paciente revelou o aparecimento de dor aguda enquanto jogava uma partida de basquete há seis meses. Devido à gravidade de sua dor, ele não conseguiu terminar o jogo e foi ao departamento médico na manhã seguinte. O paciente recebeu medicamentos para dor (opiáceos), sendo liberado para casa. Quando o fisioterapeuta pediu ao paciente para ser mais específico na descrição de seus sintomas, ele explicou que a dor foi inicialmente constante, passando a ser aguda apenas nas costas e que, em seguida, desceu por ambas as pernas para a parte de trás dos joelhos e panturrilhas. No momento da avaliação, ele descreveu seus sintomas como rigidez e dor constantes na região lombar e ísquios, com "agulhadas" intermitentes e dor penetrante. Ele admitiu que classificaria sua dor como 7 ou 8 em uma EVA de 10 pontos, e não como 10 conforme havia informado ao enfermeiro; ele disse que estava tentando enfatizar o fato de que está realmente "sofrendo". Durante alguns dias após o incidente inicial, o paciente apresentou alguma incontinência urinária, que foi logo resolvida. Ele não achou necessário informar esse fato ao enfermeiro por não achar que estivesse relacionado a sua dor nas costas ou na perna. O paciente pareceu muito frustrado com a falta de atenção dispensada à sua lesão e aos sintomas subsequentes e disse que apreciou o tempo utilizado pelo fisioterapeuta investigando o problema.

Quando observado de pé, o paciente apresentou uma lordose lombar diminuída e retração paravertebral. Um possível "degrau" foi palpado em L4/5, sugerindo uma possível espondilolistese. A ADM do tronco estava muito limitada, com a flexão limitada à capacidade de alcançar seus joelhos, e a extensão limitada apenas ligeiramente à posição neutra. Ambos os flexores dos quadris do paciente estavam encurtados, mesmo na posição de decúbito dorsal.

O exame neurológico revelou achados significativos. O paciente apresentou clônus bilateral de quatro batimentos que poderia ser indicativo de lesão do neurônio motor superior. Ele apresentou um teste de elevação da perna reta positivo bilateral a 35° e um teste de Slump positivo (i.e., a dor do paciente foi reproduzida quando sentado com o tronco flexionado para frente e os joelhos estendidos). Ambos os testes de elevação da perna reta e de Slump são testes para a mobilidade neurodinâmica que aumentam o estresse mecânico sobre as estruturas neurais, colocando o paciente em várias posições. Esses testes têm a finalidade de determinar se as estruturas neurais estão inflamadas ou adaptativamente encurtadas. Em particular, os testes de elevação da perna reta e de Slump avaliam o plexo lombossacral sobrecarregando o nervo ciático. Em pacientes com hérnia de disco lombar, o teste de Slump se mostrou mais sensível (84%) do que o de elevação da perna reta (52%). Entretanto, este último mostrou-se um pouco mais específico (89%) do que o teste de Slump (83%). Portanto, o teste de Slump pode ser usado com mais frequência como uma ferramenta sensível para o exame físico de pacientes com sintomas de hérnia de disco lombar para descartar essa condição, em caso de resultado negativo. Por outro lado, devido à sua maior especificidade, um teste de elevação da perna reta positivo pode ajudar a identificar pacientes que apresentam hérnia com compressão da raiz nervosa e necessitam de cirurgia.[12] O teste de miótomos demonstrou fraqueza bilateral nas regiões L4/5 e S1. Em uma escala de 0 a 4+, os reflexos patelares chegaram a 3+ e os reflexos de Aquiles, a 4+ em ambos os lados. O sinal de Hoffman foi negativo.

Devido aos achados neurológicos significativos, o processo de avaliação foi terminado mais cedo do que o normal e elementos de uma avaliação fisioterapêutica completa, como o teste muscular manual, o teste de flexibilidade e a avaliação do desempenho articular, não foram realizados. O fisioterapeuta discutiu os achados com enfermeiro. Com base no mecanismo de lesão, na presença de achados significativos no neurônio motor superior, no sinal do "degrau" em L4/5, na incontinência urinária prévia e nas repetidas visitas ao departamento de emergência, o fisioterapeuta recomendou muito a realização de ressonância magnética (RM), exame da coluna lombar e consulta posterior, dependendo dos resultados observados. A essa altura, o enfermeiro e o fisioterapeuta discutiram diversos diagnósticos diferenciais. Inicialmente, pode haver como hérnia de disco, extrusão ou sequestro, que tenha pressionado a coluna vertebral e possa continuar a causar problemas como a estenose do canalmedular. Em segundo lugar, devido ao possível "degrau" palpável quando de pé, houve preocupação relacionada a uma instabilidade vertebral, como uma espondilolistese causada por fratura traumática ou malformação congênita. Menos prováveis, mas dignas de preocupação, seriam as patologias como tumores, câncer ósseo ou abscesso ao redor da coluna ou na região intra-abdominal pressionando a coluna vertebral, a cauda equina ou os nervos periféricos. O médico em serviço foi consultado e a equipe médica concordou com a indicação de uma RM, que foi prescrita pelo primeiro. A partir dos achados da RM, a impressão detalhada foi de: (1) protrusão discal em L4/5 causando estenose moderada a grave do canal medular e estenose foraminal moderada bilateral (com a esquerda em piores condições que a direita); (2) extrusão discalem L5/S1 com migração cranial. O saco dural foi escondido por completo pela estenose grave do canal medular. O disco herniado se estendeu ao recesso subarticular com o lado direito em piores condições do que o esquerdo. A estenose foraminal bilateral moderada foi observada com hipertrofia das facetas e do ligamento amarelo.

Em 2007, Ball e colaboradores[13] pesquisaram as condutas da prática entre fisioterapeutas, médicos e enfermeiros especializados no departamento de emergência e observaram algumas diferenças significativas entre os profissionais em relação a instruções prescritas aos pacientes, tendências de encaminhamentos e apoio estrutural. Eles observaram que as **instruções dadas pelos fisioterapeutas** eram, em geral, mais detalhadas, e a satisfação do paciente era maior em relação a conselhos e informações recebidas, explicação dos resultados e do que iria acontecer em seguida e tratamento completo. Murphy e colaboradores[14] observaram uma diferença na qualidade da instrução dos exercícios entre médicos e fisioterapeutas. Eles observaram que os médicos, em geral, limitavam sua instrução ao encorajamento verbal, como "caminhe mais" e "seja mais ativo", enquanto os fisioterapeutas são qualificados para atuar de forma mais específica e trabalhar as barreiras que impedem os pacientes de realizar exercícios. Williams e colaboradores[15] observaram que 43% de 165 médicos norte-americanos de departamentos de emergência analisados não se sentiam preparados para prescrever exercícios adequados. Com base nesses estudos e em evidências informais, pode-se formular a hipótese de que, se o fisioterapeuta não fosse um membro da equipe do departamento, é provável que o paciente deste caso tivesse sido mandado para casa com uma descrição geral de "exercícios para o ciático" e um grupo genérico de exercícios para as costas. Dependendo do profissional, ele teria recebido outra prescrição de opiáceos para sua dor e talvez uma medicação anti-inflamatória. Além disso, ele poderia ter sido classificado como "paciente que busca medicamentos controlados" em seu prontuário, o que iria influenciar qualquer visita futura ao departamento de emergência. Esse é um cenário bastante comum em departamentos desse tipo dos Estados Unidos e pode ser evitado ou minimizado com a inclusão de fisioterapeutas nessas unidades.

Plano de atendimento e intervenções

Uma vez que os achados da RM foram discutidos e os neurocirurgiões concluíram que a cirurgia não seria indicada, o fisioterapeuta retornou e passou um período educando o paciente sobre os achados da RM e seu prognóstico. Foi explicado que, como não foi confirmada uma regressão da função neurológica e a presença de sinais de compressão da medula espinal (anestesia em sela, fraqueza progressiva e incontinência), o tratamento conservador seria a escolha. O fisioterapeuta orientou o paciente a monitorar seus sintomas em relação à compressão da medula e a voltar ao departamento caso esses sintomas ocorressem. Ele recebeu um bom prognóstico, caso siga as recomendações fornecidas pela equipe médica.

O indivíduo sentiu-se estimulado pelo fato de haver uma "razão" para a sua dor e disse que essa informação diminuiu sua ansiedade. Ele também mencionou compreender a magnitude do problema da medula, por isso aceitaria a dor por enquanto. Ele disse que será difícil, mas o fato de possuir certo controle e planejamento da situação lhe deu esperanças e possibilitou desenvolver melhores estratégias para lidar com ela.

Após a discussão inicial de sua situação, o processo de avaliação continuou e incluiu avaliação do desempenho articular e testes de ADM e flexibilidade das articulações periféricas, flexibilidade e movimentos acessórios passivos da coluna. Os achados significativos foram bilaterais: flexão do quadril a 110º (limitada pela retração das cápsulas posteriores do quadril), extensão do quadril a 10º (limitada pela retração dos flexores do quadril) e rigidez dos tendões da panturrilha. O paciente também apresentou hipomobilidade branda das regiões da coluna torácica inferior e lombar superior a partir de T8-L2 e não conseguiu utilizar os músculos transverso abdominal e multífidos. O teste manual específico dos músculos não foi realizado nesse momento.

O tratamento se concentrou na aquisição de maior mobilidade e capacidade funcional da coluna com diversas técnicas manuais e exercícios. O fisioterapeuta realizou técnicas de mobilização da articulação do quadril anterior, inferior e posterior de graus III e IV em ambas as posições de decúbito dorsal e ventral, juntamente com o alongamento dos flexores do quadril e dos tendões da panturrilha. Além das técnicas de alongamento e mobilização, foi realizada, de forma semelhante, a mobilização intervertebral passiva e o alongamento da coluna torácica. O paciente observou um aumento na mobilidade e uma redução na sua dor para 4/10 em seguida. As técnicas de tração lombar manual e posicional e de mobilização neural foram tentadas, mas nenhuma delas teve sucesso na redução de seus sintomas.

Como as técnicas manuais e de alongamento trouxeram benefícios, o paciente recebeu a prescrição de automobilização e exercícios de alongamento para realizar em casa e exercícios de estabilização central focados na contração dos multífidos e transverso abdominal conforme descrito por Richardson e Jull.[16] O paciente foi instruído sobre como progredir nesses exercícios em termos de repetições e dificuldade, conforme sua força e controle forem melhorando no futuro. O fisioterapeuta passou um período discutindo e praticando a posição da "coluna neutra" e explicou como usar seus quadris e pernas para se curvar e levantar. O profissional discutiu a utilização de calor para a contração e rigidez muscular, gelo para inflamações agudas e o uso de medicamentos prescritos pelo enfermeiro. O fisioterapeuta também enfatizou que o tempo é um fator significativo na sua cura e que ele precisará ter paciência durante esse processo.

Provavelmente, o enfermeiro ou o médico recomendariam ao paciente que continuasse seu acompanhamento com seu clínico geral e marcasse consulta com o cirurgião de coluna local. Neste caso, o paciente não tinha um médico clínico geral e suas limitações financeiras o impediam de ver um especialista, a menos que fosse muito necessário. Devido a essa situação, o fisioterapeuta fez contato com o chefe do caso, que lhe forneceu uma lista de clínicas locais sem custo ou de custo reduzido, assim como de programas de plano de saúde aos quais ele poderia recorrer.

Recomendações clínicas baseadas em evidências

SORT (*Strength of Recommendation Taxonomy*): Força da Taxonomia de Recomendação
A: Evidências consistentes, de boa qualidade e recomendadas para o paciente
B: Evidências inconsistentes ou de qualidade limitada orientadas para o paciente
C: Evidências consensuais, orientadas para a doença, prática comum, opinião de especialista ou série de casos

1. A inclusão de fisioterapeutas na equipe de saúde de departamentos de emergência dos hospitais reduz os períodos de espera e de estada, aumenta a satisfação do paciente, proporciona encaminhamento mais eficiente aos serviços ambulatoriais e reduz a frequência de novas visitas ao departamento de emergência. **Grau B**
2. No departamento, os fisioterapeutas geralmente passam um período maior com os pacientes, em comparação aos médicos e enfermeiros especializados. **Grau B**
3. Os fisioterapeutas das unidades de tratamento primário, como o departamento de emergência, costumam fornecer instruções mais detalhadas, sobretudo em relação

à implantação de exercícios, quando comparadas às fornecidas pelos médicos e enfermeiros especializados. **Grau C**

PERGUNTAS PARA REVISÃO

19.1 Qual das seguintes afirmações *não* representa uma razão para explicar por que os fisioterapeutas são uma parte instrumental da equipe de saúde no departamento de emergência?
   A. Os fisioterapeutas apresentam, em geral, um maior período de interação com o paciente do que os médicos e enfermeiros especializados.
   B. Os fisioterapeutas atuam de forma eficiente e segura na colaboração com outros profissionais em relação a diagnósticos e tratamentos de problemas musculoesqueléticos e neuromusculares.
   C. Os fisioterapeutas podem, em geral, oferecer mais opções de tratamento para condições musculoesqueléticas comuns.
   D. Os fisioterapeutas são mais bem treinados em diagnosticar problemas musculoesqueléticos.

19.2 A presença de fisioterapeutas nos departamentos de emergência dos hospitais dos Estados Unidos tem sido associada a todas as afirmações seguintes, *exceto*:
   A. Tempos de espera reduzidos.
   B. Aumento da satisfação do paciente.
   C. Redução do número de encaminhamentos para serviços ambulatoriais.
   D. Custos reduzidos.

RESPOSTAS

19.1 **D.** Os fisioterapeutas não são mais bem treinados para diagnosticar problemas musculoesqueléticos, mas possuem habilidades com as quais complementam a equipe de saúde, auxiliando no diagnóstico e tratamento de diversas condições.

19.2 **C.** Os fisioterapeutas desempenham um papel significativo no planejamento da liberação e das recomendações para o paciente no departamento de emergência. Os fisioterapeutas facilitam os encaminhamentos para uma variedade de profissionais, incluindo médicos de clínica geral, especialistas e fisioterapeutas ambulatoriais. Portanto, os fisioterapeutas podem ajudar a *aumentar* o número de referências ambulatoriais.

REFERÊNCIAS

1. Wiler JL, Gentle C, Halfpenny JM, et al. Optimizing emergency department front-end operations. *Ann Emerg Med*. 2010;55:142-160.
2. United States Government Accountability Office Report to the Chairman, Committee on Finance, U.S. Senate. Hospital Emergency Departments: Crowding Continues to Occur, and Some Patients Wait Longer than Recommended Time Frames. April 2009. Available at: www.gao.gov/new.items/d09347.pdf. Accessed May 23, 2012.
3. The American College of Emergency Physicians. Available at: http://www.acep.org/content.aspx?id=25908. Accessed May 23, 2012.

4. Magid DJ, Sullivan AF, Cleary PD, et al. The safety of emergency care systems: results of a survey of clinicians in 65 US emergency departments. *Ann Emerg Med.* 2009;53:715-723.
5. The American Physical Therapy Association. Available at: http://www.apta.org/PTEducation/Overview/. Accessed May 23, 2012.
6. Daker-White G, Carr AJ, Harvey I, et al. A randomized controlled trial: shifting boundaries of doctors and physiotherapists in orthopaedic outpatient departments. *J Epidemionl Community Health.* 1999;53:643-650.
7. Lebec MT, Jogodka CE. The physical therapist as a musculoskeletal specialist in the emergency department. *J Orthop Sports Phys Ther.* 2009;39:221-229.
8. McClellen CM, Greenwood R, Benger JR. Effect of an extended scope physiotherapy service on patient satisfaction and the outcome of soft tissue injuries in an adult emergency department. *Emerg Med J.* 2006;23:384-387.
9. Wilsey BL, Fishman SM, Ogden C, Tsodikov A, Bertakis KD. Chronic pain management in the emergency department: a survey of attitudes and beliefs. *Pain Med.* 2008;9:1073-1080.
10. Lebec MT, Cernohous S, Tenbarge L, Gest C, Severson K, Howard S. Emergency department physical therapist service: a pilot study examining physician perceptions. *IJAHSP.* 2010;8:1-12. Available at: http://ijahsp.nova.edu. Accessed May 23, 2012.
11. Richardson B, Shepstone L, Poland F, et al. Randomised controlled trial and cost consequences study comparing initial physiotherapy assessment and management with routine practice for selected patients in an accident and emergency department of an acute hospital. *Emerg Med J.* 2005;22:87-92.
12. Majlesi J, Togay H, Unalan H, Toprak S. The sensitivity and specificity of the Slump and the Straight Leg Raising tests in patients with lumbar disc herniation. *J Clin Rheumatol.* 2008;14:87-91.
13. Ball ST, Walton K, Hawes S. Do emergency department physiotherapy practitioner's, emergency nurse practitioners and doctors investigate, treat and refer patients with closed musculoskeletal injuries differently? *Emerg Med J.* 2007;24:185-188.
14. Murphy BP, Greathouse D, Matsui I. Primary care physical therapy practice models. *J Orthop Sports Phys Ther.* 2005;35:699-707
15. Williams JM, Chinnis AC, Gutman D. Health promotion practices of emergency physicians. *Am J Emerg Med.* 2000;18:17-21.
16. Richardson CA, Jull GA. Muscle control-pain control. What exercises would you prescribe? *Man Ther.* 1995;1:2-10.

Eletroterapia no tratamento da dor

Joyce M. Campbell

CASO 20

Um homem de 60 anos foi hospitalizado há cinco dias após uma queda enquanto jogava tênis. As radiografias revelaram duas fraturas pélvicas não deslocadas do lado direito e a ressonância magnética (RM) revelou uma disfunção interna do joelho direito, assim como alterações degenerativas leves a moderadas na coluna lombar e sacral. Dois dias atrás, seu joelho direito foi reparado com uma cirurgia. O membro inferior direito apresenta um leve edema e o paciente afirma sentir dor leve a moderada no joelho operado. Foi liberado pelo médico para começar a caminhar sem transferir o peso para o pé direito, encostando apenas os dedos no chão para equilíbrio do membro inferior direito. Ele está limitado pela dor na região lombar, no períneo, no quadril esquerdo, na parte posterior da perna esquerda e na sola do pé. O paciente consegue caminhar 6 m com auxílio de um andador com rodinhas frontais apoiando-se na ponta dos dedos do lado direito. O caminhar é limitado pela dor e por uma incapacidade de manter a extensão do joelho esquerdo na postura. O paciente estava fazendo uso de fentanil (intramuscular) até hoje, quando sua medicação para dor foi alterada para oxicodona (oral), preparando-o para receber alta hospitalar. Uma revisão de sua história de patologias pregressas revela que o paciente veio à fisioterapia ambulatorial há dois anos devido a uma DL e no quadril (maior no lado esquerdo do que no direito). Naquela ocasião, ele demonstrou fraqueza muscular nos extensores do quadril, flexores plantares, eversores do tornozelo e extensores dos dedos. Ele apresentou melhora durante quatro semanas de fisioterapia e, de acordo com uma reavaliação feita seis meses depois, a força muscular de seu membro inferior voltou ao normal (5/5 no teste manual muscular). Na época, os exames de raio X e RM já demonstravam alterações degenerativas leves a moderadas na coluna lombar. Há um mês, ele foi visto no departamento de emergência devido ao aparecimento repentino de uma DL grave que ocorreu quando estava se exercitando na academia; nesse dia, foi liberado com uma medicação para dor e com a recomendação de repouso. O paciente receberá alta em dois a quatro dias. Ele vive sozinho em um prédio de vários andares; é um corretor de investimentos que dirige até o trabalho, onde tem que caminhar cerca de um quarteirão do estacionamento ao seu escritório. Nos últimos anos, ele tem jogado tênis pelo menos duas a três vezes por semana. No segundo dia após a cirurgia, o fisioterapeuta foi chamado para avaliar e tratar esse paciente e fornecer recomendações para sua futura reabilitação.

- Com base na condição de saúde do paciente, quais seriam os fatores contribuintes para as limitações das atividades?
- Quais são as prioridades da avaliação?
- Que precauções devem ser tomadas durante a avaliação fisioterapêutica?
- Quais são as intervenções fisioterapêuticas mais apropriadas neste momento?

DEFINIÇÕES-CHAVE

CURVA DE DURAÇÃO DE FORÇA: exame eletrodiagnóstico usado para investigar desenervação muscular parcial ou completa; a duração de pulso varia de 300 a 0,01 ms e a intensidade (mA) necessária para produzir uma pequena contração muscular é plotada contra a duração do pulso; pulsos individuais (tempo de elevação instantânea, corrente unidirecional) são aplicados com eletrodos cutâneos; uma curva suave com cronaxia inferior a 1 ms é considerada normal.[9,10]

DEGENERAÇÃO WALLERIANA: desintegração do axônio e quebra da sua bainha de mielina distal do ponto de separação ou morte do axônio.[3,7,8]

DERMÁTOMO: área da pele suprida por ramos cutâneos de um único nervo espinal.

DESENERVAÇÃO PARCIAL DO MÚSCULO (ou AXONOTMESE PARCIAL DO NERVO): perda do fornecimento nervoso para uma porção das fibras musculares de um músculo; pode ser devido à lesão parcial do nervo periférico ou à perda de um segmento espinal (corno anterior, raízes motoras ou nervo espinal); a reinervação de fibras musculares pode ocorrer por novo crescimento axonal (1-3 mm/dia) ou brotamento terminal de axônios motores remanescentes no território original da unidade motora (condição esperada em cerca de seis meses após a lesão).[3,7,8]

DOR CRÔNICA: dor que permanece por mais tempo do que a cicatrização do tecido normal, é maior do que se esperaria de acordo com a extensão da lesão e ocorre na ausência de lesão tecidual identificável.[1]

ELETRONEUROMIOGRAFIA (ENMG): exames eletrodiagnósticos realizados com eletrodos cutâneos (exames de força-duração, exames dos potenciais motor e sensorial), eletrodos intramusculares (exames eletromiográficos [EMGs] intramusculares diagnósticos), ou eletrodos de fio fino (exames EMGs cinesiológicos).

ESTIMULAÇÃO ELÉTRICA NERVOSA TRANSCUTÂNEA (TENS): uso de estimulação elétrica (EE) com o propósito de modular a dor.

MIÓTOMO: músculos que recebem a inervação de um nervo espinal ou segmento motor individual (p. ex., o miótomo S1 pode ser avaliado por meio do teste manual dos músculos glúteo máximo [L5, S1, S2], sóleo [S1, S2], fibular longo [L5, S1] e extensor do hálux [L5, S1]); caso estejam disponíveis os exames EMGs intramusculares, o miótomo S1 pode ser minuciosamente avaliado testando-se esses mesmos músculos e também a cabeça longa do bíceps femoral (S1, S2), a cabeça curta do bíceps femoral (L5, S1), o gastrocnêmio medial (S1, S2), o gastrocnêmio lateral (L5, S1) e os extensores espinais para o segmento espinal S1.[2-6]

NERVO PERIFÉRICO: inclui corno anterior motor, raízes motoras, nervo espinal, ramos dorsal e anterior, via do plexo, ramos dos nervos específicos, fibras sensoriais aferentes, corpos celulares sensoriais e fibras sensoriais suprindo o corno dorsal da medula espinal. Patologia do corno anterior, das raízes e/ou do nervo espinal leva à fraqueza muscular em um padrão miotômico (p. ex., S1). Patologia de um nervo periférico individual, como o nervo tibial, leva à fraqueza na distribuição daquele nervo. Caso a patologia das fibras sensoriais seja no nervo espinal, nos corpos celulares sensoriais e/ou nas fibras sensoriais centrais, as anormalidades sensoriais serão dermatômicas. Se o comprometimento sensorial estiver localizado distalmente (p. ex., nervo sural), as anormalidades sensoriais serão na distribuição do nervo sensorial.

NEUROPRAXIA: bloqueio na condução nervosa.
POTENCIAIS DE FIBRILAÇÃO: potenciais elétricos espontâneos gerados por fibras musculares isoladas que não são mais inervadas; observáveis apenas com eletrodos EMGs intramusculares.[2-4]
POTENCIAL DE AÇÃO DA UNIDADE MOTORA: potencial de ação que reflete a atividade elétrica da parte de uma única unidade motora anatômica que se encontra dentro da faixa de registro de um eletrodo intramuscular.[2-4]
POTENCIAL DE AÇÃO DA UNIDADE MOTORA GRANDE-GIGANTE: potencial elétrico (observável apenas com eletrodos EMGs intramusculares) gerado por uma única unidade motora que adquiriu mais fibras musculares do que ocorrem na proporção inicial de inervação; fibras musculares adicionais na unidade motora produzem uma amplitude mais elevada.[2-4]

Objetivos

1. Identificar possíveis reações adversas aos medicamentos (RAMs) analgésicos opioides que possam afetar o exame ou as intervenções fisioterapêuticas e descrever possíveis soluções terapêuticas.
2. Descrever procedimentos de exame para a avaliação fisioterapêutica de um paciente com trauma recente e uma história de DL e no quadril.
3. Reconhecer padrões de dor no nervo periférico e fraqueza muscular.
4. Discutir o uso da EE para modular a dor.
5. Identificar quando e por que um encaminhamento para uma ENMG será apropriado.
6. Descrever exames de ENMG apropriados para serem recomendados ao paciente (por um fisioterapeuta especializado ou por um médico) a fim de determinar se ele seria um candidato atual ou futuro com potencial para se tornar livre da dor, fortalecer os músculos fracos, suspender quaisquer órteses que tenha utilizado durante a reabilitação e/ou retornar à prática de esportes para lazer.
7. Definir marcos de avaliação de ENMG que possam orientar a progressão das intervenções fisioterapêuticas do paciente durante o curso da reabilitação.
8. Descrever educação e instruções domiciliares apropriadas ao paciente no momento da alta, bem como durante todo o período de reabilitação.
9. Descrever um plano de tratamento fisioterapêutico adequado após a liberação da unidade de tratamento intensivo (UTI).

Considerações sobre a fisioterapia

Considerações sobre a fisioterapia para o tratamento do indivíduo com neuropatia periférica, dor e fraqueza muscular causada por trauma e/ou doença articular degenerativa:

▶ **Cuidados/Objetivos do plano geral de fisioterapia:** prevenir ou minimizar o risco de trombose venosa profunda (TVP); modular a dor; minimizar o risco de quedas e maximizar a independência funcional e a segurança enquanto caminha com um andador e apoio parcial do seu membro inferior após a cirurgia

- **Intervenções fisioterapêuticas:** educação do paciente em relação ao risco de TVP e risco de quedas; prescrição de órtese de membro inferior para estabilizar o joelho durante a locomoção com um andador; treinamento de marcha e escadas; EE para modular a dor; prescrição de um programa domiciliar de exercícios; encaminhamento à fisioterapia ambulatorial para reabilitação pós-cirúrgica do joelho direito e fortalecimento do membro inferior esquerdo
- **Precauções durante a fisioterapia:** imobilização e apoio parcial apenas encostando dois dedos no chão para pós-cirúrgico de joelho; órtese de membro inferior esquerdo para reduzir o risco de quedas e permitir um aumento na distância da caminhada funcional
- **Complicações que interferem na fisioterapia:** imobilização do joelho direito e precauções para a sustentação de peso; dor pós-cirúrgica no joelho direito; dor no períneo e quadril, perna e pé esquerdos; bloqueio do joelho esquerdo em postura associada à fraqueza da panturrilha esquerda

Visão geral da patologia

A EE tem sido utilizada para controlar a dor de diversas condições desde a década de 1960. O uso do sistema de EE tanto cutânea quanto implantada foi originalmente baseado em evidências neurofisiológicas conhecidas como a teoria da "comporta" de Melzack e Wall, publicada pela primeira vez em 1965.[11-13] A teoria da comporta postula que a atividade nas fibras nervosas somatossensoriais primárias de condução rápida e de maior diâmetro modula a atividade dos neurônios do corno dorsal, que são responsáveis pela transmissão da informação nociva ao cérebro. Quando a atividade aferente é aumentada nas fibras nervosas sensoriais de maior diâmetro por entrada sensorial (ou por EE), a atividade nas vias nocivas é reduzida, levando à diminuição da percepção da dor. Alguns anos mais tarde, demonstrou-se que a EE sobre certas áreas periféricas também leva à liberação de endorfinas pela glândula hipófise. As endorfinas suprimem a dor, pois reduzem os impulsos ascendentes de dor da periferia para o cérebro.[13] Nos anos 1970, formulou-se a hipótese de que a EE dos nervos periféricos (em pontos de acupuntura) era necessária para a liberação de endorfinas.[14] Mais adiante, pesquisadores demonstraram que a EE confortável sobre os membros, e não apenas sobre os nervos periféricos, também levou ao estímulo de endorfinas.[15] Independentemente dos mecanismos fisiológicos, parece que a EE pode estimular os mecanismos endógenos do corpo de supressão da dor.

Tem-se realizado intensas pesquisas para entender os mecanismos endógenos e eletricamente estimulados da dor; no entanto, **a eficácia da EE no controle da dor** em ensaios clínicos não está clara.[16,17] Fatores que geram controvérsias em estudos elaborados para avaliar a habilidade da EE em modular a dor incluem a falta de homogeneidade entre os indivíduos, variabilidade nos parâmetros e protocolos da EE (além da quantidade de tempo/dias em que a EE esteve disponível para os indivíduos) e a acomodação do sistema nervoso quando a EE é utilizada durante um período de tempo prolongado. Uma das principais preocupações nesses estudos é que os indivíduos não possuem acesso imediato constante à EE; para funcionar como supressora da dor, o paciente deve ter acesso à EE, quando necessário, em um esquema de 24 horas. Embora a modulação efetiva e continuada da dor após a EE possa durar de uma a várias horas, ainda não se conhece um sistema de redução da dor por 24 horas.[18-20] A EE cutânea (p. ex., estimulação nervosa elétrica transcutânea [TENS]) para modulação da dor em pacientes que apresentam DL e no membro inferior pode ser um auxílio útil para tratar a dor em fase aguda (um a dois meses após seu aparecimento), mas não tem se mostrado eficaz por um período prolongado em pacientes com DL crônica.[21] Apesar do significativo esforço das pesquisas, nenhum tipo isolado de EE (p. ex., em forma de onda, taxa de repetição de pulso, intensidade, modulação ou colocação de eletrodos) tem ocasionado alívio *ótimo* da dor. Os mecanismos fisiológicos propostos que baseiam as intervenções de TENS para o controle da dor incluem bloqueio do canal medular, inibição da dor descendente, liberação de opioides endógenos e ativação de receptores da serotonina, norepinefrina e muscarínicos.[22] Os eletrodos cutâneos devem ser colocados próximos ao local da lesão ou dor, ou sobre a via nervosa que vai para o cérebro a fim de afetar os campos dos neurônios sensibilizados.[22] Um equipamento barato de EE (que custa, nos Estados Unidos, de U$ 65 a U$ 100) pode ser disponibilizado e utilizado quando necessário pelo paciente 24 horas por dia, enquanto ele estiver aguardando o diagnóstico da causa primária de sua dor. Pode ser utilizada uma forma de onda confortável (bifásica equilibrada de 300 microssegundos) em combinação com uma taxa de repetição de pulso (40-100 pulsos por segundo).[23]

Caso seja possível identificar a localização exata e a causa responsável pela dor, devem ser tomadas medidas apropriadas para remover ou diminuir sua causa, e a dor do paciente deve ser minimizada ou resolvida. Caso os problemas não tenham sido resolvidos e na falta de tais resultados positivos, o paciente será considerado "portador de dor crônica". A dor crônica é referida como não protetora e não serve a um propósito biológico. A dor pode ser considerada crônica se estiver presente após o período normal de cicatrização do tecido, se for maior do que o esperado para a extensão da lesão e se ocorrer na ausência de alteração tissular identificável.[1,22] Os fisioterapeutas estão preparados para identificar padrões de comprometimento nervoso. A identificação precisa do envolvimento do nervo pode determinar o estágio na unidade de tratamento intensivo (UTI) e durante todo o período de reabilitação. Testes musculares manuais específicos, avaliação de sensibilidade e análise observacional da marcha podem revelar a necessidade de posterior avaliação a fim de identificar a origem da dor do paciente. Como os fisioterapeutas da UTI já realizam essas avaliações, pouco ou nenhum tempo adicional é necessário para resolver esse tipo de problema. Por exemplo, o paciente deste caso sente dor no períneo, no quadril, na região posterior da perna e no pé do lado *não operante*. Esse é um padrão comum de dor quando o nervo espinal S1 ou as raízes sensoriais estão comprometidos. É importante reconhecer que a dor no quadril também pode ser causada por patologia no nervo espinal S1.[2,3,8,24,25] O controle tibial inadequado em posição com bloqueio de joelho é esperado devido à grande contribuição do segmento S1 ao músculo sóleo e a outros flexores plantares. Se a avaliação do músculo glúteo máximo e de outros que recebem inervação de S1 revelar fraqueza, seria útil confirmar a suspeita de um problema em S1, pois o glúteo máximo recebe pelo menos 50% de seu suprimento nervoso a partir desse segmento espinal.[5,6,24,26,27]

A avaliação da fraqueza miotômica costuma ser mal interpretada na literatura e nas escalas de avaliação clínica. É comum encontrar instruções para se testar um músculo e representar um miótomo. Por exemplo, o leitor pode receber a informação de que se os músculos fibulares longo e curto estão fracos, o paciente apresenta um problema com o miótomo S1.[28] Alternativamente, uma outra fonte sugere o teste do sóleo para determinar a existência de um déficit no miótomo S1.[29] Entretanto, testar apenas um músculo restringe a conclusão à força daquele músculo e de seu suprimento nervoso específico. Em outras palavras, testar um músculo representativo (ou dois) não reflete a integridade de todo o miótomo. A avaliação apropriada do miótomo S1 *exige* testar músculos que recebam uma contribuição significativa de S1 (igual ou superior a 50%), porém supridos por diferentes nervos periféricos. A fraqueza do sóleo (miótomos S1 e S2; nervo tibial posterior), do fibular longo (miótomos L5 e S1; nervo fibular superficial), do extensor longo do hálux (miótomos L5 e S1; nervo fibular profundo) e do glúteo máximo (miótomos L5, S1 e S2; nervo glúteo inferior) na ausência de fraqueza nos músculos que não recebem inervação de S1 sugeriria fortemente um problema nesse miótomo. Alguns livros de ortopedia sugerem o uso da "força" de um movimento articular para avaliar a integridade miotomal. Por exemplo, tem-se sugerido que a dorsiflexão do tornozelo represente o miótomo L4.[30] Entretanto, os músculos responsáveis pela dorsiflexão do tornozelo recebem significativa contribuição dos miótomos L4, L5 e S1, de modo que uma fraca dorsiflexão do tornozelo não seria suficiente para corroborar a hipótese de um déficit do miótomo L4.[2,6,31]

Quando as avaliações clínicas (teste sensorial, teste muscular manual, análise de marcha) revelarem uma possível disfunção nervosa,[6,27] o fisioterapeuta poderá investigar a desenervação com um teste eletrodiagnóstico tradicional como a curva de força-tempo antes de encaminhar o caso para posterior avaliação de ENMG (eletromiografia intramuscular, bem como estudos do potencial motor e sensorial evocado). O teste de força-tempo é realizado com eletrodos cutâneos. Ele é de realização fácil e rápida e encontra-se no escopo da prática do nível inicial dos fisioterapeutas. Caso exista desenervação parcial dos músculos fracos, serão evidentes a cronaxia prolongada e a curva de força-tempo.[9]

A ausência de achados de desenervação parcial nos estudos eletrodiagnósticos não descarta um problema com o miótomo S1. É possível que o comprometimento das fibras sensoriais de S1, juntamente com a neuropraxia das fibras motoras de S1, possa explicar a dor e a fraqueza do paciente. Caso o comprometimento motor seja mais grave, é possível que exista alguma desenervação de fibras musculares mais profundas que não tenha sido detectada pelo teste da curva de força-tempo. Também é possível que os problemas anteriores do paciente (até dois anos atrás, de acordo com seu histórico de saúde) tenham levado à desenervação parcial com reinervação das fibras musculares órfãs pelo brotamento terminal, o que resultaria em um menor número de unidades motoras grandes.[2-4,7] Embora cada unidade motora possua a capacidade de adotar quatro a cinco vezes o número de fibras musculares na sua estrutura original,[32,33] existem desvantagens nesse brotamento terminal extenso. Por exemplo, o músculo reinervado fica mais fraco do que o original e a fadiga ocorre de forma mais rápida do que na configuração normal da unidade motora (conforme esperado na condição pós-pólio). A axonotmese das fibras motoras de S1 leva ao novo crescimento axonal em uma taxa de 1-3 mm/dia a partir do ponto de lesão no nervo periférico. Considerando a distância do nervo espinal S1 até a perna e o pé, seriam necessários de 1,5 a 2 anos para que os axônios voltassem a crescer e a inervar as fibras musculares órfãs. De forma simultânea, o brotamento terminal nos territórios da unidade motora de axônios saudáveis é iniciado. Esse último processo ganha a competição para reinervar as fibras musculares em cerca de seis meses.[3,4,7,8] Para documentar de maneira minuciosa a natureza e a gravidade do problema do nervo espinal S1, são necessários **exames de ENMG** (incluindo eletromiografia intramuscular, estudo do potencial motor e sensorial evocado dos nervos fibulares tibial e profundo). Não seria incomum se os profissionais médicos e os financiadores do plano de saúde deferissem a avaliação de ENMG deste paciente até ele ser liberado do hospital. Entretanto, a avaliação de ENMG precoce poderia resolver a sua dor atual, melhorar sua locomoção e funcionalidade, melhorar a reabilitação pós-cirúrgica do joelho e o trabalho específico do fortalecimento de seus músculos enfraquecidos, bem como de futuras necessidades de órteses. Por exemplo, se o exame de ENMG identificou que a condução do nervo espinal S1 do lado não operacional do paciente foi bloqueada e/ou que algumas das fibras musculares inervadas por S1 perderam seu suprimento nervoso, não se poderia esperar que a força, capacidade de trabalho ou resistência à fadiga desses músculos melhorassem neste momento. Na verdade, o uso excessivo dos músculos parcialmente desenervados por exercício resistido ou por EE pode inibir a capacidade de os neurônios motores reconectarem-se às fibras musculares desenervadas.[31,34-35] Pode-se esperar que o brotamento terminal nos músculos desenervados de forma parcial esteja completo em seis meses, se a causa do comprometimento nervoso tiver sido resolvida. Nesse momento, surge uma janela de oportunidade para que ocorra uma melhora no desempenho muscular, embora a força e a capacidade de trabalho desses músculos possam jamais retornar ao nível anterior à lesão e a fadiga apareça mais rápido após a formação de unidades motoras grandes a gigantes. Uma vez remediada a causa do comprometimento nervoso, a dor a ele associada deve melhorar de maneira significativa. Se a degeneração Walleriana ainda estiver em progresso (durante o mês após a axonotmese), a dor forte nos músculos envolvidos pode persistir. Uma vez completada a degeneração axonal, o paciente deve apresentar pouca ou nenhuma dor na distribuição S1.

Tratamento fisioterapêutico do paciente

Enquanto o indivíduo deste caso parece ser um paciente da área de ortopedia com uma equipe de tratamento de enfermeiros, fisioterapeutas, cirurgiões ortopedistas e um médico especialista para controle da dor, o papel do fisioterapeuta na fase pós-operatória inclui a realização de um exame minucioso da etiologia de sua dor e dos padrões de fraqueza, com quaisquer encaminhamentos necessários para outros profissionais, como ortopedista biotécnico, especialista em ENMG e neurologista. Os papéis específicos do fisioterapeuta são os seguintes: prever possíveis RAMs e modificar as avaliações e intervenções de maneira adequada; prevenir ou minimizar complicações pós-operatórias; avaliar ADM, sensibilidade, dor, força muscular, marcha e habilidade de realizar tarefas funcionais respeitando as precauções pós-operatórias; realizar intervenções para modulação da dor que possam ser usadas 24 horas por dia; fornecer equipamento e treinamento necessários para movimentação com segurança; educar o paciente em relação às precauções pós-operatórias para o joelho, bem como quanto aos sinais e sintomas de TVP e embolia pulmonar que precisariam de tratamento médico emergencial imediato; avaliar o progresso para a caminhada independente e a volta à prática de esportes por lazer; encaminhar para avaliação eletrodiagnóstica em um futuro muito próximo;

e encaminhar para fisioterapia ambulatorial a fim de obter opiniões específicas sobre a condição durante todo o período de reabilitação.

Exame, avaliação e diagnóstico

Antes de ver o paciente, o fisioterapeuta precisa obter as informações do prontuário, inclusive histórico de patologias pregressas, medicamentos, resultados de exames laboratoriais, precauções pós-operatórias e quaisquer exercícios ou restrições de mobilidade. Logo após a cirurgia, é importante avaliar hemoglobina, hematócrito, contagem de plaquetas, pressão sanguínea, frequência cardíaca (FC) e frequência respiratória (FR).[36,37]

Quando a revisão da lista de medicamentos do paciente revelar o uso de analgésicos opioides como a oxicodona, a terapia deve ser programada para obter-se máxima vantagem da eficiência de modulação da dor, e as RAMs devem ser observadas. Seria apropriado programar a fisioterapia para uma a três horas após a administração de oxicodona, já que seu pico de eficiência costuma ser observado 60 minutos após a ingestão e a duração de ação é de três a quatro horas. A avaliação do estado de alerta e da tontura do paciente ao se sentar e levantar é de particular importância devido à possibilidade de o medicamento causar sonolência, lentidão mental e hipotensão ortostática. Náuseas e vômitos podem ocorrer, acompanhados de depressão respiratória em alguns casos.[38,39]

Durante as apresentações, o fisioterapeuta avalia o nível de alerta e orientação do paciente. Devem ser feitas perguntas específicas em relação ao nível funcional anterior do paciente, incluindo dor nas costas e na perna esquerda, e ao estado atual desde a cirurgia. A investigação de TVP, os testes de sensibilidade e a avaliação da amplitude do movimento articular são realizados com mais facilidade com o paciente em decúbito dorsal. A localização e a intensidade da dor podem ser avaliadas em decúbito dorsal, durante a movimentação no leito e preparação da transferência para a saída do leito. O teste muscular manual pode ser modificado para ajustar-se às precauções recebidas pelo paciente e à tolerância à dor. O teste de músculos específicos é essencial para o processo de reconhecimento dos padrões nervosos (de miótomo *versus* nervos periféricos específicos). É possível realizar um exame que leve quase o mesmo tempo que um "teste muscular completo", mas que permita ao fisioterapeuta adquirir informações sobre miótomos, componentes importantes do plexo e nervos periféricos. Esta autora desenvolveu um Guia de Bolso para o Teste Muscular Manual (*Pocket Guide to Manual Muscle Testing*) para que os fisioterapeutas possam realizar um teste muscular manual (TMM) que permita a distinção entre os padrões de fraqueza causados por disfunção de miótomo, do plexo ou de nervos periféricos específicois (Fig. 20.1). O fisioterapeuta inicia o teste com o músculo do topo da lista e continua a testar cada um dos músculos especificados (de acordo com a liberação médica do paciente para se movimentar e sustentar peso). Após identificar os músculos fracos, o fisioterapeuta segue as setas para determinar se existe um padrão nervoso específico (listado do lado direito da coluna) ou um padrão segmentar espinal (listado do lado esquerdo da coluna). Quando o exame estiver completo e a fraqueza muscular for identificada, o fisioterapeuta poderá concluir que existe um padrão de fraqueza representando um miótomo, uma parte de um plexo, um ou mais nervos periféricos ou que não existe qualquer padrão nervoso específico. Como exemplo, se um paciente demonstra fraqueza muscular apenas no sóleo, abdutor

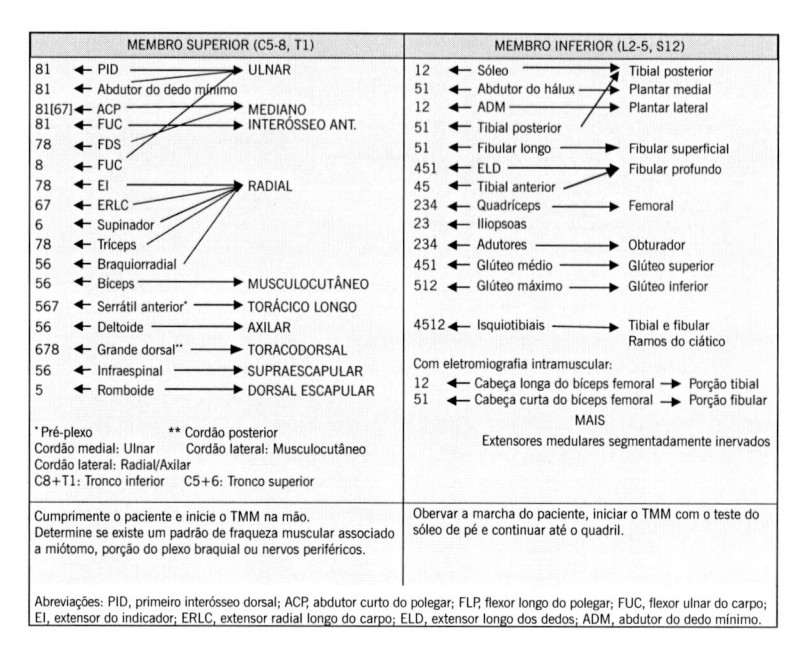

MEMBRO SUPERIOR (C5-8, T1)		MEMBRO INFERIOR (L2-5, S12)	
81 ← PID → ULNAR		12 ← Sóleo → Tibial posterior	
81 ← Abdutor do dedo mínimo		51 ← Abdutor do hálux → Plantar medial	
81[67] ← ACP → MEDIANO		12 ← ADM → Plantar lateral	
81 ← FUC → INTERÓSSEO ANT.		51 ← Tibial posterior	
78 ← FDS		51 ← Fibular longo → Fibular superficial	
8 ← FUC		451 ← ELD → Fibular profundo	
78 ← EI → RADIAL		45 ← Tibial anterior	
67 ← ERLC		234 ← Quadríceps → Femoral	
6 ← Supinador		23 ← Iliopsoas	
78 ← Tríceps		234 ← Adutores → Obturador	
56 ← Braquiorradial		451 ← Glúteo médio → Glúteo superior	
56 ← Bíceps → MUSCULOCUTÂNEO		512 ← Glúteo máximo → Glúteo inferior	
567 ← Serrátil anterior* → TORÁCICO LONGO		4512 ← Isquiotibiais → Tibial e fibular Ramos do ciático	
56 ← Deltoide → AXILAR		Com eletromiografia intramuscular:	
678 ← Grande dorsal** → TORACODORSAL		12 ← Cabeça longa do bíceps femoral → Porção tibial	
56 ← Infraespinal → SUPRAESCAPULAR		51 ← Cabeça curta do bíceps femoral → Porção fibular	
5 ← Romboide → DORSAL ESCAPULAR		MAIS Extensores medulares segmentadamente inervados	
*Pré-plexo **Cordão posterior Cordão medial: Ulnar Cordão lateral: Musculocutâneo Cordão lateral: Radial/Axilar C8+T1: Tronco inferior C5+6: Tronco superior			
Cumprimente o paciente e inicie o TMM na mão. Determine se existe um padrão de fraqueza muscular associado a miótomo, porção do plexo braquial ou nervos periféricos.		Obervar a marcha do paciente, iniciar o TMM com o teste do sóleo de pé e continuar até o quadril.	
Abreviações: PID, primeiro interósseo dorsal; ACP, abdutor curto do polegar; FLP, flexor longo do polegar; FUC, flexor ulnar do carpo; EI, extensor do indicador; ERLC, extensor radial longo do carpo; ELD, extensor longo dos dedos; ADM, abdutor do dedo mínimo.			

Figura 20.1 Guia de Bolso para o Teste Muscular Manual: estratégia rápida e fácil para distinguir padrões de fraqueza causados por disfunção de miótomo, do plexo ou de nervos periféricos individuais.

do hálux, abdutor do dedo mínimo e tibial posterior, seria correto concluir que existe um problema com o nervo tibial posterior. Por outro lado, se o paciente demonstrar fraqueza nesses músculos e também no fibular longo e glúteo máximo, seria apropriado questionar se o paciente apresenta uma disfunção do nervo espinal S1.

É importante lembrar que, se for identificado um padrão nervoso de fraqueza, aqueles músculos que acusaram 4/5 em vez de 5/5 no TMM perderam pelo menos 50% da sua capacidade de geração de força.[6,26,27] A ferramenta natural de avaliação para corrigir o TMM dos músculos principais como o sóleo é uma análise observacional da marcha: estabilidade de quadril, joelho e tornozelo do paciente na fase de apoio e flexão de cada articulação para o progresso do membro na fase de balanço. Tais observações ficam comprometidas quando o paciente faz uso de um apoio para se locomover, porém a instabilidade articular evidente necessita de intervenção para que se tenha segurança na locomoção. O registro da capacidade de locomoção com apoio parcial do membro inferior, incluindo a distância máxima percorrida, é essencial.

Neste paciente com trauma agudo e história de DL, a sua dor atual no períneo, no quadril, na perna e na sola do pé poderia ser interpretada pela equipe de saúde como superior e mais demorada do que seria esperado pelas fraturas pélvicas e cirurgia recente do joelho contralateral. Se o fisioterapeuta reconhecer um padrão nervoso espinal de S1 (tanto motor quanto sensorial) e se for realizada uma avaliação de ENMG, a causa da dor – que poderia ser compressão do nervo espinal S1 – poderia ser definida e provavelmente resolvida durante o período agudo de reabilitação. Entretanto, se o padrão do nervo espinal não for avaliado e reconhecido de forma correta, a dor do paciente pode ser considerada como "ausência de alteração tecidual identificável". O resultado da avaliação inadequada enquadra este paciente na classificação de "dor crônica" e a sua dor poderá ser tratada como uma doença, em vez de uma manifestação de uma condição curável.[1,22]

Plano de atendimento e intervenções

Para promover a segurança na caminhada e reduzir o risco de quedas, pacientes com bloqueio de joelho devido à fraqueza da panturrilha podem ser estabilizados com uma órtese de membro inferior.[27] Tal medida se torna muito importante quando há restrição de sustentação de peso pelo outro membro inferior. Os pacientes precisam ser ensinados em relação à importância do uso da órtese para auxiliar na prevenção de quedas e melhorar a resistência durante a caminhada com um andador. O fortalecimento muscular pode ser ou não um objetivo específico para o paciente com lesão presente ou anterior do nervo periférico. Até que sejam conhecidos os resultados do exame de ENMG, é necessário o uso continuado da órtese de membro inferior.

O encaminhamento para o exame de ENMG pode ser considerado uma parte importante da terapia intensiva do paciente com uma dor que excede a localização e/ou gravidade esperada, em especial na presença de um padrão nervoso de fraqueza muscular (como o padrão miotomal S1 observado neste paciente). O encaminhamento deve pedir testes específicos e exame EMG diagnóstico intramuscular dos músculos funcionais enfraquecidos (com base no TMM e na análise da marcha). O fisioterapeuta deve obter **informações a partir dos exames de ENMG** para estabelecer o objetivo apropriado a fim de melhorar o desempenho muscular e para permitir a previsão das necessidades futuras de órteses. A partir dos exames EMGs, é importante verificar a presença de fibrilações durante o repouso, a amplitude e a frequência de disparo dos primeiros potenciais da unidade motora recrutada, a estratégia de recrutamento da unidade motora empregada para aumentar a produção de força e a capacidade para recrutar um conjunto suficiente de unidades motoras com esforço aumentado.[2-4,8] O paciente deve ser instruído sobre as implicações de tais achados para o tratamento de sua dor e fraqueza muscular no presente e no futuro. É fundamental diferenciar a dor que pode ser tratada agora (p. ex., por descompressão cirúrgica de um nervo espinal) de um padrão de dor crônica que levará a um diagnóstico médico distinto e a um caminho de reabilitação específico.[1] O Quadro 20.1 mostra os possíveis achados a partir de exames de ENMG do paciente, os resultados e os prazos esperados, assim como as implicações fisioterapêuticas.

O paciente com fraturas pélvicas e reparo cirúrgico do joelho costuma ser encaminhado para a fisioterapia ambulatorial pelo cirurgião. Também é apropriado que o fisioterapeuta de terapia intensiva faça um encaminhamento para o fisioterapeuta ambulatorial. A documentação dos achados da avaliação fisioterapêutica e das evidências de encaminhamento ajudou a estabelecer o estágio para intervenção apropriada no momento ideal durante todo o período de reabilitação.

Quadro 20.1 IMPLICAÇÕES FISIOTERAPÊUTICAS DOS ACHADOS DO EXAME DE ENMG PARA O PACIENTE DESTE CASO E BASE PARA A EDUCAÇÃO DO PACIENTE DURANTE SUA REABILITAÇÃO INTENSIVA E AMBULATORIAL

Achados do exame de ENMG	Resultado esperado com a intervenção	Tempo estimado	Implicações fisioterapêuticas
Comprometimento sensorial de S1	Resolução da dor	Imediatamente após intervenção médica/cirúrgica	Maior facilidade para mobilidade no leito, transferências, caminhadas
Neuropraxia de S1 (ou contribuição neuropráxica para fraqueza)	Melhora da força muscular	Imediatamente após intervenção médica/cirúrgica	Se a neuropraxia for responsável pela fraqueza muscular: volta ao 5/5 no TMM. Se a neuropraxia for *parcialmente* responsável pela fraqueza muscular: melhora do fortalecimento muscular. Avaliar a interrupção do uso da órtese de membro inferior
Axonotmese de S1 com desenervação parcial de músculos que recebem inervação de S1	Brotamento terminal irá levar à reinervação, resultando em alguma melhora da força muscular	Aproximadamente seis meses após intervenção médica/cirúrgica	Haverá uma janela de oportunidade para fortalecer os músculos quando a reinervação estiver completa. Poderá alcançar força de 4/5 ou 5/5 no TMM, porém se espera fadiga mais precoce do que antes da lesão. Avaliar a interrupção do uso da órtese de membro inferior
Axonotmese de S1 anterior com brotamento terminal (seis meses ou mais antes da atual lesão)	Não esperar alteração no desempenho muscular	Uma vez formadas, as unidades motoras grandes e de rápido acionamento serão permanentes	Não esperar fortalecimento muscular. Esperar fadiga precoce. Pode ser necessário o uso continuado da órtese de membro inferior

Recomendações clínicas baseadas em evidências

SORT (*Strength of Recommendation Taxonomy*): Força da Taxonomia de Recomendação

A: Evidências consistentes, de boa qualidade e recomendadas para o paciente
B: Evidências inconsistentes ou de qualidade limitada recomendadas para o paciente
C: Evidências consensuais, orientadas para a doença, prática comum, opinião de especialista ou série de casos

1. A EE pode reduzir de forma efetiva a dor durante o período de reabilitação intensiva. **Grau B**
2. A eletromiografia intramuscular e os achados nos estudos do potencial motor evocado de ENMG são as únicas ferramentas clínicas para identificar o bloqueio de condução nervosa, assim como a desenervação parcial atual e/ou anterior do músculo. **Grau A**
3. Achados de exames de ENMG fornecem uma base objetiva para a melhora esperada no desempenho muscular, geração de força e resistência à fadiga. **Grau C**

PERGUNTAS PARA REVISÃO

20.1 Um paciente de 65 anos que acabou de passar por uma cirurgia no joelho e que não recebeu precauções para a sustentação de peso no membro cirúrgico queixa-se de dor de grau 7 a 9 (em uma escala até 10) no quadril *contralateral* (não cirúrgico) e na perna durante mobilização no leito, transferências e caminhada com o auxílio de um andador. Ele está sendo medicado com analgésico opioide e a dor do lado não cirúrgico ainda está interferindo em suas transferências e locomoção. Qual é a ação *mais* apropriada para o fisioterapeuta?
   A. Pedir ao enfermeiro para autorizar medicação adicional para a dor durante o dia.
   B. Indagar (em uma reunião de equipe) se ele poderia ser um paciente com "dor crônica".
   C. Contatar o cirurgião e pedir uma avaliação no seu quadril não cirúrgico para verificar a origem das queixas de dor do paciente e se seria indicado um encaminhamento a exame de ENMG a fim de determinar se a sua dor se origina de um problema do nervo espinal S1.
   D. Deduzir que esse padrão de dor é típico de uma pessoa idosa.

20.2 Espera-se que a EE para redução da dor seja *mais* bem-sucedida:
   A. Quando é utilizada uma corrente monofásica (alta voltagem).
   B. Quando são colocados eletrodos cutâneos próximos à lesão ou à fonte da dor, ou ao longo da via nervosa e quando a EE está disponível 24 horas por dia, se necessário.
   C. Quando a EE é usada uma vez ao dia durante 20 minutos.
   D. Quando são colocados eletrodos cutâneos bilateralmente sobre a coluna cervical proximal.

20.3 Um paciente caminha com o joelho flexionado e encontra-se em risco de queda devido à "queimação" do joelho após percorrer uma curta distância. Qual é a ação *mais* adequada do fisioterapeuta?
   A. Seria adequado prescrever exercícios de fortalecimento para a extensão do joelho.
   B. A fim de demonstrar um problema de S1, seria necessário realizar um teste muscular manual no glúteo médio, sóleo, fibular longo e extensor do hálux na avaliação inicial.
   C. A fim de demonstrar um problema de S1, seria necessário realizar um teste muscular manual no glúteo médio, tibial anterior, gastrocnêmio e isquiotibiais na avaliação inicial.

D. Seria necessário realizar o teste muscular manual nos extensores do joelho.

20.4 Um indivíduo na UTI demonstra níveis 3+ a 4/5 no TMM em músculos supridos pelo segmento espinal S1. Qual é a ação *mais* adequada do fisioterapeuta?
  A. Questionar se este seria um padrão nervoso de aparecimento recente e/ou de seis meses ou mais.
  B. Considerar se o paciente é um candidato para melhorar sua força muscular e resistência à fadiga hoje ou em qualquer momento futuro ou se ele precisa de uma órtese de membro inderior ou de ajuda para se locomover com segurança.
  C. Encaminhar este paciente imediatamente para exame de ENMG com pedido de informações específicas que justifiquem a intervenção fisioterapêutica e a educação do paciente.
  D. Todas as respostas anteriores.

RESPOSTAS

20.1 **C.** A dor do paciente é mais grave do que a prevista e apresenta uma localização inesperada após a cirurgia do joelho, podendo levar a um diagnóstico médico de "síndrome de dor crônica". É importante descartar a dor referida na irradiação de S1 da patologia de quadril. Se a dor no quadril, no períneo e no membro for secundária a um problema verificável do nervo espinal S1, a intervenção cirúrgica pode ser dirigida para a resolução do nervo espinal S1. Caso não seja observado padrão do nervo espinal S1 e exista evidência unilateral de degeneração do quadril no lado dolorido, é apropriada a realização de uma intervenção cirúrgica no quadril. Na ausência de exame de ENMG, pacientes com dor no quadril podem ser submetidos a artroplastia de quadril e não apresentar alívio de sua dor. Com o exame de ENMG adequado, a etiologia da dor pode ser definida como comprometimento do nervo espinal S1. Embora seja comum que indivíduos idosos apresentem alterações degenerativas nos quadris, a dor pode se originar de um comprometimento do nervo S1, e não de uma patologia degenerativa de quadril.

20.2 **B.** A EE para a redução da dor tem tido sucesso com diversas formas de ondas. É adequado colocar eletrodos cutâneos próximos à fonte da dor ou ao longo da via nervosa a fim de atingir os neurônios que suprem as estruturas na área da lesão (pele, músculo e articulação). Embora possa ocorrer um período de uma a duas horas de maior alívio da dor, a EE deve estar disponível para o paciente durante todo o dia a fim de permitir o tratamento ideal da dor.

20.3 **B.** O paciente que caminha com o joelho flexionado só pode fazê-lo tendo um forte quadríceps, devido à maior demanda sobre os extensores do joelho com a manutenção da flexão do joelho na cadeia cinética fechada (opções A e D). A fraqueza significativa do sóleo e de outros músculos da panturrilha leva ao controle tibial inadequado para o suporte de um membro. No caso de fraqueza da panturrilha, é essencial realizar o teste de força nos outros músculos do miótomo S1, incluindo um músculo dos diferentes nervos periférico proximal e distal.

20.4 **D.** Este é o momento de o fisioterapeuta de terapia intensiva documentar o padrão potencial do nervo espinal S1 e encaminhar para um exame de ENMG com um pedido de informação específica para justificar a intervenção fisioterapêutica (agora ou futura). O fisioterapeuta de terapia intensiva estabelece o momento da intervenção durante o período de reabilitação. A internação hospitalar do paciente crítico não permite a sua avaliação completa para reabilitação, mas a investigação minuciosa e o encaminhamento podem ser fundamentais para o sucesso de longo prazo do paciente.

REFERÊNCIAS

1. Merskey H, Bogduk N. *Classification of Chronic Pain: Description of Chronic Pain Syndromes and Definition of Pain Terms.* Seattle: IASP Press; 1994.
2. Chu-Andrews J, Johnson RJ. *Electrodiagnosis: An Anatomical and Clinical Approach.* Philadelphia: JB Lippincott; 1986.
3. Dumitru D, Amato AA, Zwarts MJ. *Electrodiagnostic Medicine.* 2nd ed. Philadelphia: Hanley & Belfus, Inc.; 2002.
4. Johnson E, Pease JW, eds. *Practical Electromyography.* 3rd ed. Baltimore: Williams & Wilkins; 1997.
5. Kendall HO, Kendall FP, Wadsworth GE. Muscles, *Testing and Function.* 2nd ed. Baltimore: Williams & Wilkins; 1971.
6. Hislop JH, Montgomery J. *Daniels and Worthingham's Muscle Testing: Techniques of Manual Examination.* 8th ed. St. Louis: Saunders Elsevier; 2007.
7. Sumner AJ. *The Physiology of Peripheral Nerve Disease.* Philadelphia: WB Saunders, 1980.
8. Sunderland SS. *Nerves and Nerve Injuries.* Edinburgh: Churchill Livingstone; 1978.
9. Haymaker W, Woodhall B. *Peripheral Nerve Injuries: Principles of Diagnosis.* Philadelphia: WB Saunders; 1953.
10. Johnson EW, ed. *Practical Electromyography.* Baltimore: Williams & Wilkins; 1980.
11. Melzack R, Wall PD. Pain mechanisms: a new theory. *Science.* 1965;150:971-978.
12. Wall PD, Sweet WH. Temporary abolition of pain in man. *Science.* 1967;155:108-109.
13. Fields HL, Basbaum AI. Central nervous system mechanisms of pain modulation. In: Wall PD, Melzack R, eds. *Textbook of Pain.* 3rd ed. New York: Churchill Livingstone; 1999:243-257.
14. Chapman CR, Wilson ME, Gehrig JD. Comparative effects of acupuncture and transcutaneous stimulation on the perception of painful dental stimuli. *Pain.* 1976;2:265-283.
15. Salar G, Job I, Mingrino S, Bosio A, Trabucchi M. Effect of transcutaneous electrotherapy on CSF beta-endorphin content in patients without pain problems. *Pain.* 1981;10:169-172.
16. McMahon SB, Koltzenberg M. *Textbook of Pain.* 5th ed. Edinburgh: Churchill Livingstone; 2006.
17. Loeser JD, Butler SHC, Chapman R, Turk DC. *Bonica's Management of Pain.* Philadelphia: Lippincott Williams & Wilkins; 2001.
18. Deyo RA, Walsh NE, Martin DC, Schoenfeld LS, Ramamurthy S. A controlled trial of transcutaneous electrical nerve stimulation (TENS) and exercise for chronic low back pain. *N Eng J Med.* 1990;322:1627-1634.
19. Grimmer KA. A controlled double blind study comparing the effects of strong burse mode TENS and high rate TENS on painful osteoarthritic knees. *Austral J Physiother.* 1992;48:49-56.
20. Johnson MI, Ashton CH, Thrompson JW. An in-depth study of long-term users of transcutaneous electrical nerve stimulation (TENS): implications for clinical use of TENS. *Pain.* 1991;44: 221-229.

21. Khadilkar A, Odebiyi DO, Brosseau L, Wells GA. Transcutaneous electrical nerve stimulation (TENS) versus placebo for chronic low-back pain. *Cochrane Database Syst Rev.* 2008;4:CD003008.
22. Robinson AJ, Snyder-Mackler L. *Clinical Electrophysiology.* 3rd ed. Baltimore, MD: Lippincott Williams & Wilkins; 2008.
23. Bowman BR, Baker LL. Effects of waveform parameters on comfort during transcutaneous neuromuscular electrical stimulation. *Ann Biomed Eng.* 1985;13:59-74.
24. Liveson JA, Spielholz NI. *Peripheral Neurology: Case Studies in Electrodiagnosis.* Philadelphia: FA Davis Company; 1979.
25. Goodman CC, Snyder TEK. *Differential Diagnosis for Physical Therapists: Screening for Referral.* St. Louis: Saunders Elsevier; 2007.
26. Sharrard WJ. The distribution of the permanent paralysis in the lower limb in poliomyelitis: a clinical and pathological study. *J Bone Joint Surg Br.* 1955;37B:540-548.
27. Perry J, Burnfield JM. *Gait Analysis: Normal and Pathological Function.* 2nd ed. Thorofare, NJ, Slack Inc.; 2010.
28. Hoppenfeld S. *Physical Examination of the Spine and Extremities.* New York: Appleton-Century-Crofts; 1976.
29. Maynard FM Jr, Bracken MB, Creasey G, et al. International standards for neurological and functional classification of spinal cord injury. *Spinal Cord.* 1997;35:266-274.
30. Magee DJ. *Orthopedic Physical Assessment.* 5th ed. St. Louis: Saunders Elsevier; 2008.
31. Herbison GJ, Jaweed MM, Ditunno JF Jr. Exercise therapies in peripheral neuropathies. *Arch Phys Med Rehabil.* 1983;64:201-205.
32. Thompson W, Jansen JK. The extent of sprouting of remaining motor units in partly denervated immature and adult rat soleus muscle. *Neuroscience.* 1977;2:523-535.
33. Desmedt JE, ed. Motor unit types, recruitment and plasticity in health and disease. *Progress in Clinical Neurophysiology.* Volume 9. Basel: S. Karger; 1981.
34. Lieber RL. *Skeletal Muscle Structure, Function & Plasticity: The Physiological Basis of Rehabilitation.* 2nd ed. Philadelphia: Lippincott Williams & Wilkins; 2002.
35. Sanes JR. Axon guidance during reinnervation of skeletal muscle. *Trends in Neurosci.* 1985;8: 523-528.
36. Paz JC, West MP. *Acute Care Handbook For Physical Therapists.* 2nd ed. Boston: Butterworth Heinemann; 2002.
37. Goodman CC, Fuller KS. *Pathology–Implications for the Physical Therapist.* 3rd ed. St. Louis: Saunders Elsevier; 2009.
38. Panus PC, Katzung B, Jobst EE, Tinsley SL, Masters SB, Trevor AJ. *Pharmacology for the Physical Therapist.* New York, McGraw Hill Medical; 2009.
39. Ciccone CD. *Pharmacology in Rehabilitation.* 3rd ed. Philadelphia: F.A. Davis; 2002.

Fratura por compressão vertebral

Karen Kemmis

CASO 21

Uma mulher caucasiana de 72 anos foi hospitalizada quatro dias atrás com queixa de dor forte nas costas. A dor apareceu de forma repentina após levantar sua neta de um ano de idade (9,5 kg) acima da cabeça. As radiografias evidenciam uma fratura aguda moderada por compressão vertebral em T7 e fraturas menores por compressão de T6 e T8, que não parecem ser recentes. Sua história de patologias pregressas inclui histerectomia com ooforectomia aos 43 anos, fratura do pulso esquerdo há 20 anos após uma queda quando tropeçou em um meio-fio quebrado, dor lombar (DL) e no quadril direito devido à osteoartrite (OA) e hiperlipidemia controlada com atorvastatina (20 mg/dia). Ela vem controlando sua dor nas costas e no quadril com ibuprofeno (400 mg tomados de acordo com a necessidade). Nunca passou por uma avaliação para osteoporose ou por um exame de densitometria óssea por absorciometria por duplo feixe de raios X (DXA). Após a alta hospitalar, ela consultou um endocrinologista a fim de ter sua osteoporose avaliada. O fisioterapeuta foi chamado para avaliar e tratar a paciente dois dias antes de sua alta, quando voltará para sua casa de dois andares, onde vive com o marido. O cirurgião ortopedista não forneceu qualquer precaução para a sua locomoção e ela tem permissão para se locomover de acordo com a tolerância à dor. Atualmente, a paciente informa um nível de dor de 7/10 na Escala de Classificação Numérica (ECN) na altura de T7. Ela também sente dor no quadril direito quando levanta peso (2/10). No momento da internação, começou a receber morfina por meio de uma bomba de analgesia controlada pela paciente. Apresentou reações adversas aos medicamentos (RAMs), como sensação de leveza, desequilíbrio, náuseas e constipação. A paciente pediu a interrupção dos medicamentos "fortes" para dor e sua substituição por outros fármacos e pelo tratamento de dor não farmacológico. Antes deste incidente, ela era muito ativa, participando de sessões de hidroginástica duas vezes por semana e jogando tênis em duplas uma vez por semana.

▶ Quais são as prioridades da avaliação?
▶ Quais são as avaliações mais apropriadas para os resultados fisioterapêuticos antropométricos, de postura, marcha e equilíbrio?
▶ Quais são as intervenções fisioterapêuticas mais apropriadas?

- Que precauções devem ser tomadas durante o exame e as intervenções fisioterapêuticas?
- Quais possíveis complicações poderiam interferir na fisioterapia?
- Como os fatores contextuais desta paciente poderiam influenciar ou alterar o tratamento?
- Com base na condição de saúde da paciente, quais seriam os possíveis contribuintes para as limitações das atividades?

DEFINIÇÕES-CHAVE

ABSORCIOMETRIA POR DUPLO FEIXE DE RAIOS X (DXA): exame de imagem para avaliar a densidade mineral óssea (DMO); considerado como referência, é a técnica mais comumente utilizada para o diagnóstico de osteoporose.
FRATURA POR COMPRESSÃO VERTEBRAL: osso da coluna quebrado; local comum de fraturas em indivíduos com osteoporose; a fratura pode ser clínica ou morfométrica (identificada por uma alteração na forma de um osso, e não pela dor ou outros sintomas).
HISTERECTOMIA COM OOFORECTOMIA: remoção cirúrgica do útero e dos ovários.
OSTEOPOROSE: doença na qual se observam ossos porosos, perda de massa óssea e rompimento da arquitetura e força óssea levando ao aumento do risco de fraturas.

Objetivos

1. Identificar os fatores de risco para a osteoporose.
2. Selecionar testes e medidas fundamentais a serem incluídas no exame de um indivíduo com osteoporose e fratura recente por compressão vertebral.
3. Descrever precauções para a movimentação de um indivíduo com osteoporose e fratura(s) vertebral(is).
4. Identificar intervenções para tratar comprometimentos e limitações funcionais de um indivíduo com osteoporose e fratura vertebral.
5. Prescrever um programa domiciliar de exercícios adequado a um indivíduo com osteoporose.

Considerações sobre a fisioterapia

Considerações sobre a fisioterapia para o tratamento do indivíduo com osteoporose e fratura vertebral:

- **Cuidados/Objetivos do plano geral de fisioterapia:** reduzir a dor; melhorar a marcha e o equilíbrio para reduzir o risco de quedas; melhorar o controle postural e a mecânica corporal para reduzir o risco de fraturas vertebrais; maximizar o retorno seguro às atividades anteriores incluindo programas de exercícios; melhorar a qualidade de vida
- **Intervenções fisioterapêuticas:** educação do paciente em relação a osteoporose, risco de fraturas e complicações; instruções de postura e mecânica corporal para reduzir o risco de fraturas vertebrais; iniciar um programa de exercícios seguro e eficaz
- **Precauções durante a fisioterapia:** precauções para os movimentos da coluna, supervisão para reduzir o risco de quedas
- **Complicações que interferem na fisioterapia:** dor, problemas de equilíbrio, RAMs

Visão geral da patologia

A osteoporose é uma doença caracterizada por perda de massa óssea, deterioração do tecido ósseo e rompimento da arquitetura óssea, levando a uma diminuição da força óssea e a um aumento do risco de fraturas. A Organização Mundial da Saúde define osteoporose em termos de DMO medida por DXA no quadril ou coluna, que é ≥ 2,5 desvios padrões abaixo da média da população de referência de jovens normais (saudáveis com 30 anos). Uma valor de DXA de 1 a 2,5 desvios padrões abaixo da média de referência é considerado como baixa densidade óssea ou osteopenia. A osteoporose pode ser deduzida clinicamente se um indivíduo apresenta uma fratura de fragilidade (sofrida a partir da própria altura em pé ou mais baixa). Estima-se que 10 milhões de americanos sofrem de osteoporose e 33,6 milhões apresentam baixa DMO, o que os coloca em risco de desenvolver osteoporose. Depois dos 50 anos, o risco de fratura relacionada à osteoporose é de cerca de uma em cada duas e um em cada cinco, para mulheres e homens caucasianos, respectivamente. Os locais mais comuns de fratura osteoporótica são as vértebras, o quadril e o antebraço distal.[1]

Existem diversos **fatores de risco** para osteoporose e fraturas osteoporóticas, incluindo fatores do estilo de vida como dieta com baixos níveis de cálcio e vitamina D, atividade física inadequada, ingestão excessiva de álcool, tabagismo e quedas. Outros riscos envolvem distúrbios endócrinos e gastrintestinais (que causam má absorção de vitaminas e minerais), história familiar de fratura de quadril e uso de certos medicamentos (p. ex., glicocorticoides, anticonvulsivos, anticoagulantes e fármacos quimioterápicos).[1] O risco de fratura de um indivíduo pode ser estimado usando-se o FRAX, uma ferramenta desenvolvida pela Organização Mundial da Saúde, que abrange os fatores de risco conhecidos e a densidade óssea do colo do fêmur por DXA a fim de determinar a probabilidade de um indivíduo sofrer uma fratura osteoporótica importante ou de quadril em 10 anos (http://www.shef.ac.uk/FRAX/). Ao se utilizar o FRAX, é importante escolher a região geográfica de residência apropriada e a origem étnica do indivíduo (quando disponível) para a estimativa mais precisa do risco de fratura. Fatores de risco significativos usados no instrumento podem ser idade (o risco aumenta com a idade), sexo (mulheres apresentam maior risco durante a vida), peso e altura (baixo índice de massa corporal [IMC] aumenta o risco), fratura prévia (incluindo fratura vertebral morfométrica), história parental de uma fratura de quadril, tabagismo atual, uso de glicocorticoide (tendo feito uso de ≥ 5 mg/dia de prednisona oral por ≥ 3 meses), artrite reumatoide, osteoporose secundária, ingestão de álcool de três ou mais drinques por dia e baixa densidade óssea no colo do fêmur.[2] O aumento da cifose torácica também tem se mostrado como um fator de risco independente para fraturas futuras. Um estudo prospectivo de mulheres residentes na comunidade, com idades entre 47 e 92 anos, mostrou que o aumento da cifose torácica estava associado a fraturas futuras (coluna ou membros) mesmo após ser feito o controle para baixa DMO e história de fratura.[3]

Fraturas vertebrais geram diversas consequências, como perda de altura e um aumento da cifose torácica (que pode piorar com o tempo); dificuldades respiratórias, dores abdominais e desconforto digestivo; diminuição da qualidade de vida, mobilidade e energia; dor e deterioração da função física; e aumento da morbidade e mortalidade em longo prazo.[4-9] Muitas fraturas vertebrais são assintomáticas – mais de dois terços das fraturas por compressão vertebral não são detectadas pelo indivíduo.[10] No ano seguinte à ocorrência de uma fratura, quase 20% das mulheres sofrem outra fratura vertebral.[11] Mulheres com osteoporose e hipercifose torácica possuem força muscular reduzida e maior oscilação corporal, instabilidade de marcha e maior risco de quedas.[12] Katzman e colaboradores[13] mostraram que o aumento da cifose torácica em mulheres mais velhas residentes na comunidade estava associado à piora da mobilidade, demonstrada por um desempenho mais lento no teste Timed Up and Go (TUG). A maioria das pesquisas sobre fraturas vertebrais tem sido feita em mulheres; entretanto é provável que resultados semelhantes sejam observados em homens.

Enquanto diversos fatores de risco para osteoporose não são modificáveis (p. ex., sexo, idade, história pessoal e familiar), ainda é possível reduzir o risco de osteoporose e fraturas. A principal prevenção pode ser feita ao se determinar o risco de osteoporose e fratura de um indivíduo e ao melhorar a saúde óssea com a ingestão adequada de cálcio e vitamina D, exercícios de sustentação de peso e fortalecimento muscular, interrupção do tabagismo e da ingestão excessiva de álcool e tratamento de outros fatores de risco específicos para quedas e fraturas. Uma fratura de pulso costuma ser a primeira indicação de que uma pessoa possui osteoporose.[1] Infelizmente, a maioria dos indivíduos que sofre uma fratura de pulso não tem conhecimentos sobre osteoporose, não passa por uma avaliação da DMO ou não inicia um tratamento para osteoporose. A American Academy of Orthopaedic Surgeons e a National Osteoporosis Foundation se reuniram em uma campanha para aumentar a consciência e melhorar o diagnóstico precoce e a educação a fim de reduzir a progressão da osteoporose e o risco de fratura. Os fisioterapeutas podem facilitar esse processo por meio da educação do paciente. Uma vez que a pessoa tenha sido diagnosticada com osteoporose, ela é aconselhada a iniciar ou manter as alterações preventivas no seu estilo de vida e a considerar intervenções farmacológicas. Como a maioria das fraturas osteoporóticas resulta de uma queda, as estratégias de prevenção de quedas devem ser aplicadas a todos os indivíduos com osteoporose.[1]

Tratamento fisioterapêutico do paciente

Existem diversas intervenções apropriadas para um indivíduo com osteoporose e fratura vertebral recente. Um exame e uma avaliação completos orientam as intervenções escolhidas. Possíveis tratamentos envolvem modalidades para controlar a dor, exercícios terapêuticos, treinamento funcional (mantendo a coluna neutra) e prescrição de um equipamento de apoio para diminuir o estresse sobre a coluna e o risco de quedas. A paciente poderá se beneficiar da consulta com um cirurgião ortopedista ou radiologista indicado para intervenção cirúrgica (cifoplastia ou vertebroplastia), um endocrinologista ou outro médico especialista em osteoporose para iniciar o acompanhamento médico a fim de determinar se possui osteoporose primária ou secundária e um terapeuta ocupacional para prescrever equipamentos que auxiliem nas atividades da vida diária (incluindo os atos de se vestir e de higiene pessoal). A paciente também poderá se beneficiar do apoio psicológico para controlar a dor e a função reduzida e para ajudar a lidar com o diagnóstico da doença. Antes da liberação, a paciente deve conseguir realizar movimentos seguros que diminuam a probabilidade de futuras fraturas. Ela deve conseguir verbalizar ou demonstrar exercícios seguros de postura, mecânica corporal, melhor saúde óssea e maximizar a volta às suas atividades da vida diária (AVDs) e de lazer.

Exame, avaliação e diagnóstico

O fisioterapeuta deve realizar uma revisão do prontuário antes do exame. Informações importantes incluem história de patologias pregressas e cirúrgica, medicamentos, precauções para exercícios ou mobilidade, ambiente de vida e estado funcional anterior em termos de autocuidados, atividades domésticas, de trabalho e lazer. Antes do exame, o fisioterapeuta deve avaliar o nível de dor da paciente, quaisquer registros de sensação de leveza ou tontura e compreender as precauções para sua movimentação. Sinais vitais (pressão sanguínea, frequência cardíaca [FC], frequência respiratória [FR]) devem ser avaliados em repouso e conforme indicado durante o exame e intervenções. A dor pode ser avaliada usando-se uma ECN e pedindo-se à paciente para classificar seu nível de dor de 0 (ausência de dor) a 10 (a pior dor imaginável).

A extensão do exame baseia-se na tolerância da paciente à atividade. Deve ser avaliada a mobilidade no leito, a necessidade de órtese e a dor. Um exame posterior desta paciente pode incluir a medida precisa da altura, índice cifótico (IC) usando-se uma trena flexível de agrimensor, marcha, equilíbrio e mecânica corporal.

Técnicas não invasivas, como a altura e o IC, podem auxiliar o fisioterapeuta a determinar se um indivíduo possui uma nova fratura por compressão vertebral ou cifose clínica. A altura pode ser medida utilizando-se um estadiômetro de parede, que tem se mostrado preciso para avaliações seriadas da altura. Um estadiômetro consiste em uma régua vertical com uma haste presa que é posicionada sobre o topo da cabeça. Uma perda de altura superior a 2 cm *sugere* nova fratura por compressão vertebral naqueles que se encontram em risco de fraturas. Esta paciente deve ter sua altura avaliada com frequência para monitorar qualquer alteração que justifique uma radiografia vertebral a fim de detectar uma nova fratura.[4] O IC é uma medida do grau de cifose torácica, que pode ser repetida para determinar uma melhora ou piora da condição ao longo do tempo. Ele pode ser medido usando-se uma régua flexível, um marcador lavável e um papel milimetrado. A paciente fica de pé o mais ereta que puder e a régua é posicionada sobre sua coluna desde a sétima vértebra cervical até a junção lombossacral (com ambos os pontos sendo assinalados com o marcador). O fisioterapeuta coloca a régua moldada sobre o papel milimetrado, traça a curva e calcula a altura e a largura torácica. Um vídeo instrucional encontra-se disponível na American Physical Therapy Association Section on Geriatrics.[14] O índice cifótico é igual à largura torácica dividida pelo comprimento torácico multiplicado por 100. Uma cifose clínica é definida como um IC ≥ 13.[15] Para a verificação dessa medida, a paciente deve conseguir manter-se por 5 a 10 minutos de pé, embora possa ser fornecido algum apoio para os membros superiores (p. ex., encostar-se sobre a pia ou o balcão no quarto do hospital).

A marcha pode ser avaliada pelo TUG. Esse teste é rápido, de fácil realização, confiável, pode ser realizado com um equipamento de apoio e relaciona-se à Escala de Equilíbrio de Berg. Valores normais para adultos idosos capazes de realizar o TUG por três minutos foram determinados por uma metanálise. Os valores de referência são 8,1, 9,2 e 11,3 segundos para aqueles com idades entre 60 e 69, 70 e 79 e 80 e 99, respectivamente.[16] Além disso, o fisioterapeuta pode calcular a velocidade de marcha do paciente.

Como várias fraturas osteoporóticas resultam diretamente de uma queda, o equilíbrio estático e dinâmico deve ser avaliado quando possível. Na unidade de tratamento intensivo (UTI), em especial se a paciente apresentar dor significativa, pode não ser possível a realização de um teste extenso. O equilíbrio estático pode ser avaliado com um teste de posicionamento sobre um membro. O teste é realizado com a paciente descalça. A paciente é instruída a ficar de pé em apoio unipodal durante o maior tempo possível. O teste deve ser interrompido se o pé de base se deslocar, se o pé elevado tocar o chão ou se o membro inferior elevado se apoiar na perna estendida. Adultos independentes (≥ 50 anos) que sofreram quedas no ano anterior apresentaram um tempo de permanência de 9,6 segundos, em relação aos 31,3 segundos daqueles que não sofreram quedas.[17] Em uma metanálise, os tempos normais de permanência sobre uma perna foram de 27,0, 17,2 e 8,5 segundos para indivíduos com idades entre 60 e 69, 70 e 79 e 80 e 89, respectivamente.[18] Devido aos elevados níveis de dor (7/10 no ECN), é provável que esta paciente tolere o teste de equilíbrio dinâmico (p. ex., Escala de Equilíbrio de Berg e Índice de Marcha Dinâmica) neste momento, porém estes serão testes benéficos no futuro.

A mecânica corporal pode ser examinada por meio da observação de tarefas comuns. As atividades podem incluir mobilidade no leito, transferências, locomoção, cuidados pessoais (vestir e despir calças, roupas íntimas, meias e sapatos) e simulações de tarefas domésticas (p. ex., inclinar-se como se estivesse alcançando algo em um porta-malas de carro, forno, secadora de roupas ou lavadora de pratos) e atividades da comunidade (p. ex., girar-se quando sentada como se estivesse saindo de um carro). Como esta paciente sofreu uma fratura vertebral brincando com sua neta, também pode ser avaliada a simulação de atividades relacionadas ao cuidado de crianças.

Uma vez realizados os testes e medidas apropriados, o fisioterapeuta pode avançar para avaliação, diagnóstico e prognóstico. Algumas considerações a serem feitas com esta paciente são seus elevados níveis de dor, os resultados dos testes e medidas e o impacto de um novo diagnóstico de osteoporose. O diagnóstico fisioterapêutico desta paciente, de acordo com o *Guide to Physical Therapist Practice*, pode incluir o comprometimento associado à fratura e ao distúrbio da coluna e/ou à redução do risco de desmineralização esquelética com base na fratura patológica e/ou na postura comprometida por uma cifose ou cifoescoliose.[19] O prognóstico é bom, considerando seu nível de atividade anterior e a expectativa de que a dor aguda por fratura vertebral se resolva em 6 a 12 semanas.[20] Minimizar as complicações durante as primeiras semanas e educar sobre a mobilização segura e o exercício continuado melhora o prognóstico.

Plano de atendimento e intervenções

Em uma recente revisão sistemática sobre tratamento conservador de fraturas vertebrais osteoporóticas durante os últimos 45 anos, foi observado um consenso em relação às seguintes intervenções: curto período de repouso absoluto, medicação para dor, coletes e fisioterapia.[20] Intervenções fisioterapêuticas específicas incluem mobilização precoce, instrução sobre movimentos seguros, exercícios de postura para diminuir a cifose torácica, fortalecimento para melhorar o alinhamento da coluna e estratégias para prevenção de quedas. Há controvérsias sobre o uso das técnicas de aumento vertebral como a cifoplastia e a vertebroplastia.[20]

Para o tratamento da dor, prefere-se o uso de acetaminofeno ou salicilatos e fármacos anti-inflamatórios não esteroides (AINEs) aos medicamentos opioides, os quais apresentam diversas RAMs, como constipação, retenção urinária, disfunção respiratória, déficits cognitivos e alterações de equilíbrio que podem aumentar o risco de quedas. Relaxantes musculares podem ser benéficos, porém a sonolência e a tontura devem ser monitoradas para prevenir desequilíbrio e quedas. Alguns medicamentos específicos para osteoporose, incluindo calcitonina, teriparatida e bifosfonados, também podem ser benéficos para o alívio da dor.[20] Opções de intervenções não farmacológicas para o tratamento da dor incluem modalidades fornecidas pelo fisioterapeuta. Não existem evidências que apoiem diretamente o uso de calor, gelo, estimulação nervosa elétrica transcutânea (TENS) ou estimulação interferencial para controlar a dor de uma fratura por compressão vertebral especificamente. Entretanto, o fisioterapeuta pode iniciar um ensaio de uma modalidade seletiva e avaliar a dor da paciente a fim de determinar sua eficácia.

Alguns médicos recomendam e prescrevem o uso de colete para a coluna por um indivíduo com fratura recente por compressão vertebral. Os coletes para coluna (órteses) podem inibir o movimento da coluna para auxiliar no controle da dor aguda e proporcionar suporte visando reduzir a fadiga dos músculos das costas. O uso de um colete nas primeiras seis a oito semanas pode melhorar a capacidade de ser mais ativa com menos medicação para dor. O colete precisa ser confortável, fácil de ser colocado e tirado, leve e permitir a respiração normal. Órteses toracolombares comuns (OTLs) geralmente são denominadas pelas companhias que as fabricam. Estão incluídas a Jewett, a cruciforme de hiperextensão espinal anterior, o colete termoplástico de Cheneau, o colete de Taylor, o colete de Knight-Taylor ou a OTL feita sob medida. O colete de um paciente com fratura por compressão torácica deve mantê-lo em uma posição de hiperextensão torácica e impedir a flexão da coluna.[20] O uso de um andador com rodinhas também pode auxiliar o paciente fornecendo suporte para a coluna torácica por meio dos membros superiores. O fisioterapeuta deve instruir a paciente em relação à postura ereta adequada enquanto estiver caminhando e para evitar levantar o andador, o que aumenta o estresse sobre a coluna. A paciente também deve aprender a carregar itens mais próximos de seu peito ou abdome, o que reduz o estresse sobre a coluna. Embora as "precauções para levantamento de peso" (evitar levantar > 2-4,5 kg) sejam dadas com frequência aos indivíduos com fraturas por compressão, não existem evidências de que essa recomendação reduz o risco de futuras fraturas por compressão vertebral.

É importante facilitar a mobilização precoce da paciente enquanto a dor da coluna é minimizada. Recomendações de exercícios para controle dos músculos centrais podem ajudar a promover a contração adequada dos estabilizadores da coluna. Hodges e Richardson[21,22] demonstraram que, em adultos sem DL, os músculos multífidos e abdominal contraem-se antes do movimento dos membros superiores e inferiores. Entretanto, naqueles com DL, ocorre uma disfunção no controle motor dos estabilizadores profundos da coluna (p. ex., transverso abdominal).[21] Exercícios específicos para os estabilizadores têm sido responsáveis pela redução da taxa de recorrência de DL.[23] Embora o referido trabalho tenha sido realizado em indivíduos com DL, os mesmos princípios poderiam ser aplicados a esta paciente com dor torácica de caráter agudo. Ela poderia ser instruída a iniciar exercícios suaves de estabilização da coluna/controle central em uma posição confortável (p. ex., deitada com os joelhos dobrados) enquanto mantém sua coluna neutra. Em seguida, o fisioterapeuta poderia ensiná-la a realizar mobilidade no leito, transferências e locomoção utilizando os estabilizadores centrais para sustentar a coluna (com ou sem um colete).

A orientação sobre movimentos seguros – com manutenção de uma *coluna neutra* – é essencial durante a fase aguda para preparar a paciente para uma alta hospitalar segura. Neste caso, considera-se coluna neutra a manutenção da lordose cervical fisiológica, cifose torácica e lordose lombar na tentativa de evitar compressão excessiva sobre os corpos vertebrais, o que poderia contribuir para futuras fraturas por compressão. O fisioterapeuta examina a mecânica corporal ao observar atividades típicas da rotina da paciente. Existem evidências de que **a flexão da coluna, e não sua extensão, está associada a um aumento significativo do risco de novas fraturas por compressão vertebral** em mulheres com osteoporose pós-menopausa. Mulheres que realizaram alongamentos de flexão do tronco quando sentadas e exercícios de fortalecimento abdominal de elevação e abaixamento do tronco na reabilitação da DL apresentaram um número significativamente maior de fraturas subsequentes de compressão vertebral (89% com novas fraturas) quando comparadas àquelas que receberam a prescrição de extensão lombar em pronação e exercícios de retração escapular quando sentadas (16% com novas fraturas).[24] Evidências biomecânicas mostram que a cifose torácica aumentada, a flexão do tronco durante atividades e o ato de sustentar peso na frente do corpo causaram maior estresse sobre a coluna.[25,26] A paciente deve ser encorajada a manter as curvaturas normais da coluna, evitar o aumento de flexão da coluna, dobrar-se e girar a partir dos quadris, e não da coluna, e evitar projetar-se para frente quando segurar objetos. A paciente pode não apresentar força e amplitude de movimento suficientes nos membros para permitir movimentos adequados, necessitando de intervenções específicas para solucionar tais déficits.

Exercícios para promover uma melhor postura devem ser iniciados assim que a paciente conseguir realizá-los. Em um pequeno ensaio controlado randomizado simples-cego, Bennell e colaboradores[27] demonstraram que o exercício diário em casa, a terapia manual e a educação direcionada para a melhora da postura reduziram a DL e melhoraram a qualidade de vida relacionada à saúde e à função física em homens e mulheres com fratura vertebral osteoporótica dolorosa. Os exercícios foram dirigidos para a correção da postura por meio de alongamento da região anterior do ombro e fortalecimento da musculatura cervical, da região superior das costas, centrais e dos membros inferiores. As intervenções de terapia manual incluíram a colocação de taping postural, mobilizações vertebrais posteroanteriores e massagem dos tecidos moles dos eretores da coluna, romboides e trapézios superiores. Embora os participantes tenham apresentado fraturas vertebrais em um período anterior de três meses a cinco anos, técnicas adequadas podem ser aplicadas nesta paciente com base na sua tolerância. Apresentar osteoporose e hipercifose torácica pode reduzir o equilíbrio e aumentar a disfunção da mobilidade e o risco de quedas.[12,13] Portanto, programas de prevenção de quedas direcionados a comprometimento do equilíbrio, força muscular reduzida, cifose torácica aumentada e propriocepção reduzida devem ser iniciados com esta paciente quando ela puder tolerar os exercícios.

Equipamentos que podem ser necessários no momento da alta hospitalar são uma unidade de TENS portátil, andador com rodinhas, uma cadeira para o banho (e barras de segurança se a paciente não conseguir se levantar sem auxílio), vaso sanitário elevado, caso ela seja incapaz de sentar-se e levantar com a coluna neutra, e equipamento adaptativo (p. ex., calçadeira, esponja com cabo extensor, alcançadores de objetos, equipamentos de banheiro e calçadeiras de cabo longo). Se a paciente usa um colete que é vestido em decúbito dorsal, o marido pode precisar de treinamento para ajudá-la. Para uma transferência segura para casa, a paciente deve aprender a realizar transferências para o carro com flexão e rotação limitadas da coluna. Em algumas centros de treinamento em hospitais, pode-se usar um simulador de transferência para carros para praticar a entrada e saída do assento, tanto do lado do passageiro quanto do lado do motorista.O fisioterapeuta pode, também, usar a área de saída do hospital para praticar a entrada e a saída do carro.

No momento da alta, esta paciente deve receber uma recomendação para fisioterapia domiciliar ou ambulatorial a fim de modificar e garantir um progresso seguro do exercício, estratégias de tratamento da dor e dar continuidade à implementação da redução do risco de quedas na sua casa e comunidade. O programa de exercícios multidisciplinar deve focar os comprometimentos, as limitações funcionais e as incapacidades relacionadas à fratura por compressão vertebral. Em geral, as intervenções devem incluir fortalecimento e alongamento para corrigir erros posturais, promover uma mecânica corporal segura e prevenir futuras fraturas vertebrais; exercícios de treinamento de força e sustentação de peso para maximizar o ganho de massa óssea no quadril e na coluna; exercícios para melhorar o equilíbrio e reduzir o risco de quedas; e intervenções para melhorar a função e a qualidade de vida. Exercícios domiciliares direcionados para o fortalecimento dos músculos extensores da coluna têm prevenido a progressão da hipercifose em mulheres de meia-idade.[28] Um programa comunitário de exercícios em grupo liderado por um fisioterapeuta concentrado em exercícios de correção de postura levou à redução da cifose e ao aumento de força do músculo extensor da coluna, ADM e desempenho físico em mulheres (72,0 ± 4,2 anos de idade) com hipercifose.[29] **Exercícios de fortalecimento progressivo das costas** (extensão do tronco em decúbito ventral com pesos na parte superior das costas) realizados em mulheres pós-menopausa levaram a um aumento da força do músculo extensor das costas, maior densidade óssea e menor incidência de futuras fraturas por compressão vertebral.[30]

Exercícios de alta intensidade (p. ex., máquinas de resistência para movimentos laterais, extensão do quadril, extensão do joelho e fortalecimento do tronco) podem aumentar a densidade óssea, o equilíbrio, a massa muscular e a força de mulheres pós-menopausa.[31] Em uma revisão Cochrane de 2011 de ensaios controlados randomizados, foi estabelecido que os exercícios mais eficazes para atenuar a perda de massa óssea no quadril após a menopausa são o treinamento de força e resistência progressiva sem sustentação de peso; para a coluna, os programas combinados de treinamento de força e exercícios de sustentação de peso são os mais eficazes.[32] Uma vez que a fratura vertebral tenha sido curada e que a dor na coluna seja apenas mínima ou ausente, o programa de exercícios da paciente deverá incluir treinamento de força e atividades de sustentação de peso.

Um programa de exercícios multidimensional domiciliar também pode melhorar as medidas de qualidade de vida de mulheres idosas com fraturas vertebrais osteoporóticas.[33] Um programa comunitário de 10 semanas com exercícios para melhorar o equilíbrio e a força muscular (incluindo estabilização da coluna) reduziu a dor e o uso de medicação analgésica e melhorou função, qualidade de vida, equilíbrio e força de mulheres pós-menopausa com história de fratura por compressão vertebral.[34]

Após o retorno para casa, se a dor da paciente persistir, ela poderá optar por uma técnica de aumento vertebral, como a cifoplastia ou vertebroplastia. Tais procedimentos têm se mostrado eficazes na redução da dor, mas apresentam riscos associados, como a possibilidade de uma nova fratura nas vértebras adjacentes. Caso a paciente não se submeta a esses procedimentos, deverá ser orientada a permanecer vigilante em relação à postura adequada e à mecânica corporal e a ingressar em um programa de exercícios para reduzir os riscos de problemas futuros.

Recomendações clínicas baseadas em evidências

SORT (*Strength of Recommendation Taxonomy*): Força da Taxonomia de Recomendação
A: Evidências consistentes, de boa qualidade e recomendadas para o paciente
B: Evidências inconsistentes ou de qualidade limitada recomendadas para o paciente
C: Evidências consensuais, orientadas para a doença, prática comum, opinião de especialista ou série de casos

1. Existem diversos fatores de risco identificáveis para determinar o risco de um indivíduo sofrer uma fratura osteoporótica. **Grau A**
2. Muitas fraturas osteoporóticas das vértebras e do quadril resultam diretamente de uma queda. **Grau A**
3. Os fisioterapeutas podem utilizar técnicas não invasivas (p. ex., medidas precisas de altura e índice cifótico) para identificar uma possível e nova fratura por compressão vertebral ou cifose clínica. **Grau B**
4. A flexão da coluna aumenta o risco de fraturas por compressão vertebral. **Grau C**
5. Exercícios auxiliam na prevenção de fraturas por compressão vertebral. **Grau B**

PERGUNTAS PARA REVISÃO

21.1 Qual das seguintes afirmações *não* é verdadeira sobre as fraturas por compressão vertebral?
   A. Uma perda de altura superior a 2 cm sugere uma nova fratura por compressão vertebral em um indivíduo sob risco de sofrer tal condição.
   B. Uma fratura vertebral clínica ou morfométrica é uma indicação clínica de osteoporose.
   C. Sempre existe dor no aparecimento de uma fratura por compressão vertebral.
   D. Fraturas por compressão vertebral aumentam a mortalidade.

21.2 Um fisioterapeuta da UTI recebe recomendação para ver um paciente com uma nova fratura por compressão vertebral. O paciente apresenta níveis moderados de dor (5/10) durante mobilidade no leito, transferências e locomoção sem ajuda de órtese. Intervenções apropriadas neste momento incluiriam todas as seguintes, *exceto:*
   A. Instrução e realização de atividades com uma coluna neutra, incluindo dobrar-se a partir dos quadris em vez de flexionar a coluna durante AVDs.
   B. Treinamento de marcha com um andador de rodinhas como suporte para a coluna, por meio dos membros superiores.
   C. Educação sobre importância da postura adequada, mecânica corporal e estratégias para prevenção de quedas a fim de prevenir futuras fraturas.

D. Fortalecimento dos músculos centrais com flexão da coluna, como exercícios abdominais de levantamento do tronco para promover a estabilidade da coluna.

RESPOSTAS

21.1 **C.** A maioria das fraturas por compressão vertebral é silenciosa e assintomática para o paciente. Devido a esse fato, é importante que a pessoa entenda o seu risco para osteoporose e a necessidade de ter a sua altura medida todos os anos a fim de determinar uma perda que indique possível nova fratura vertebral. Se a pessoa apresentar redução substancial de altura, pode ser indicado um exame radiográfico para diagnosticar a fratura vertebral. Se a pessoa apresenta risco de desenvolver osteoporose, deve tomar medidas para promover a saúde óssea e reduzir o risco de fraturas, incluindo alterações do estilo de vida e movimentos seguros durante atividades e exercícios.

21.2 **D.** As atividades devem ser realizadas com a coluna em posição neutra para evitar compressão dos corpos vertebrais. Exercícios leves de estabilização dos músculos centrais podem ser indicados para este paciente, porém devem ser realizados com a coluna em uma posição neutra. Esta, em geral, é conseguida com o paciente em decúbito dorsal, com os joelhos flexionados, sobre uma superfície confortável. Movimentos de flexão da coluna, como abdominais, estão associados ao aumento do risco de fraturas por compressão vertebral.[23]

REFERÊNCIAS

1. National Osteoporosis Foundation. Clinician's Guide to Prevention and Treatment of Osteoporosis. Available at: http://www.nof.org/professionals/clinical-guidelines. Accessed May 24, 2012.
2. FRAX® WHO Fracture Risk Assessment Tool. Available at: http://www.shef.ac.uk/FRAX/. Accessed December 14, 2011.
3. Huang MH, Barrett-Connor E, Greendale GA, Kado DM. Hyperkyphotic posture and risk of future osteoporotic fractures: the Rancho Bernardo study. *J Bone Miner Res.* 2006;21:419-423.
4. Siminoski K, Jiang G, Adachi JD, et al. Accuracy of height loss during prospective monitoring for detection of incident vertebral fractures. *Osteoporos Int.* 2005;16:403-410.
5. Cortet B, Roches E, Logier R, et al. Evaluation of spinal curvatures after a recent osteoporotic vertebral fracture. *Joint Bone Spine.* 2002;69:201-208.
6. Fechtenbaum J, Cropet C, Kolta S, Horlait S, Orcel P, Roux C. The severity of vertebral fractures and health-related quality of life in osteoporotic postmenopausal women. *Osteoporos Int.* 2005;16:2175-2179.
7. Cortet B, Houvenagel E, Puisieux F, Roches E, Garnier P, Delcambre B. Spinal curvatures and quality of life in women with vertebral fractures secondary to osteoporosis. *Spine.* 1999;24:1921-1925.
8. Oleksik AM, Ewing S, Shen W, van Schoor NM, Lips P. Impact of incident vertebral fractures on health related quality of life (HRQOL) in postmenopausal women with prevalent vertebral fractures. *Osteoporos Int.* 2005;16:861-870.
9. Hasserius R, Karlsson MK, Jonsson B, Redlund-Johnell I, Johnell O. Long-term morbidity and mortality after a clinically diagnosed vertebral fracture in the elderly—a 12- and 22-year follow-up of 257 patients. *Calcif Tissue Int.* 2005;76:235-242.

10. Cummings SR, Melton LJ. Epidemiology and outcomes of osteoporotic fractures. *Lancet.* 2002;359: 1761-1767.
11. Lindsay R, Silverman SL, Cooper C, et al. Risk of new vertebral fracture in the year following a fracture. *JAMA.* 2001;285:320-323.
12. Sinaki M, Brey RH, Hughes CA, Larson DR, Kaufman KR. Balance disorder and increased risk of falls in osteoporosis and kyphosis: significance of kyphotic posture and muscle strength. *Osteoporos Int.* 2005;16:1004-1010.
13. Katzman WB, Vittinghoff E, Ensrud K, Black DM, Kado DM. Increasing kyphosis predicts worsening mobility in older community-dwelling women: a prospective cohort study. *J Am Geriatr Soc.* 2011;59:96-100.
14. APTA Section on Geriatrics Instructional Video: Kypholordosis Measurement Using a Flexible Curve. Available at: http://www.geriatricspt.org/store/index.cfm?carttoken=0&action=ViewDetails&itemid=13709. Accessed December 28, 2011.
15. Chow RK, Harrison JE. Relationship of kyphosis to physical fitness and bone mass on postmenopausal women. *Am J Phys Med.* 1987;66:219-227.
16. Bohannon RW. Reference values for the Timed Up and Go Test: a descriptive meta-analysis. *J Geriatr Phys Ther.* 2006;29:64-68.
17. Hurvitz EA, Richardson JK, Werner RA, Ruhl AM, Dixon MR. Unipedal stance testing as an indicator of fall risk among older outpatients. *Arch Phys Med Rehabil.* 2000;81:587-591.
18. Bohannon RW. Single limb stance times: a descriptive meta-analysis of data from individuals at least 60 years of age. *Topics in Geriatr Rehab.* 2006;22:70-77.
19. American Physical Therapy Association. Guide to Physical Therapist Practice, 2nd ed. *Phys Ther.* 2001;81:9-746.
20. Longo UG, Loppini M, Denaro L, Maffulli N, Denaro V. Osteoporotic vertebral fractures: current concepts of conservative care. *Br Med Bull.* 2011; Nov 29. [Epub ahead of print]
21. Hodges PW, Richardson CA. Inefficient muscular stabilization of the lumbar spine associated with low back pain. A motor control evaluation of transversus abdominis. *Spine.* 1996;21:2640-2650.
22. Hodges PW, Richardson CA. Contraction of the abdominal muscles associated with movement of the lower limb. *Phys Ther.* 1997;77:132-142.
23. Hides JA, Jull GA, Richardson CA. Long-term effects of specific stabilizing exercises for first-episode low back pain. *Spine.* 2001;26:E243-E248.
24. Sinaki M, Mikkelsen BA. Postmenopausal spinal osteoporosis: flexion versus extension exercises. *Arch Phys Med Rehabil.* 1984;65:593-596.
25. Briggs AM, van Dieën JH, Wrigley TV, et al. Thoracic kyphosis affects spinal loads and trunk muscle force. *Phys Ther.* 2007;87:595-607.
26. Schultz AB, Andersson GBJ, Haderspeck K, Ortengren R, Nordin M, Bjork R. Analysis and measurement of lumbar trunk loads in tasks involving bends and twists. *J Biomech.* 1982;15:669-675.
27. Bennell KL, Matthews B, Greig A, et al. Effects of an exercise and manual therapy program on physical impairments, function and quality-of-life in people with osteoporotic vertebral fracture: a randomised, single-blind controlled pilot trial. *BMC Musculoskelet Disord.* 2010;11:36.
28. Ball JM, Cagle P, Johnson BE, Lucasey C, Lukert BP. Spinal extension exercises prevent natural progression of kyphosis. *Osteoporos Int.* 2009;20:481-489.
29. Katzman WB, Sellmeyer DE, Stewart AL, Wanek L, Hamel KA. Changes in flexed posture, musculoskeletal impairments, and physical performance after group exercise in community-dwelling older women. *Arch Phys Med Rehabil.* 2007;88:192-199.

30. Sinaki M, Itoi E, Wahner HW, et al. Stronger back muscles reduce the incidence of vertebral fractures: a prospective 10 year follow-up of postmenopausal women. *Bone.* 2002;30:836-841.
31. Nelson ME, Fiatarone MA, Morganti CM, Trice I, Greenberg RA, Evans WJ. Effects of high-intensity strength training on multiple risk factors for osteoporotic fractures. A randomized controlled trial. *JAMA.* 1994;272:1909-1914.
32. Howe TE, Shea B, Dawson LJ, et al. Exercise for preventing and treating osteoporosis in postmenopausal women. *Cochrane Database of Syst Rev.* 2011;Jul 6(7):CD000333.
33. Papaioannou A, Adachi JD, Winegard K, et al. Efficacy of home-based exercise for improving quality of life among elderly women with symptomatic osteoporosis-related vertebral fractures. *Osteoporos Int.* 2003;14:677-682.
34. Malmros B, Mortensen L, Jensen MB, Charles P. Positive effects of physiotherapy on chronic pain and performance in osteoporosis. *Osteoporos Int.* 1998;8:215-221.

Úlcera por pressão

Rose Hamm

CASO 22

Uma mulher de 39 anos foi transferida de outro hospital há quatro dias após sofrer um acidente de automóvel que causou uma lesão incompleta da medula espinal (LM) na altura de C5-6 e a uma fratura em T5. Ela foi transferida para o atual hospital para submeter-se a uma neurocirurgia a fim de descomprimir e estabilizar sua medula. Na internação atual, ela apresentou uma suspeita de lesão tissular profunda na região sacral. Após dois dias, esta progrediu para uma úlcera por pressão que não pode ser classificada. No terceiro dia (uma semana após seu acidente inicial), a paciente passou por uma cirurgia de medula. No primeiro dia pós-operatório, o fisioterapeuta foi chamado para avaliar e tratar a úlcera por pressão sacral. A paciente é casada, vive com seu marido e dois filhos em uma casa de dois andares e trabalha em regime de meio expediente como assistente de um advogado.

▶ Com base no diagnóstico da paciente, quais seriam os possíveis fatores contribuintes para a úlcera por pressão?
▶ Qual é o papel da reabilitação no aperfeiçoamento do potencial de cicatrização?
▶ Quais são as intervenções fisioterapêuticas mais apropriadas?
▶ Identifique encaminhamentos para outros membros da equipe de saúde.

DEFINIÇÕES-CHAVE

FRATURA TRAUMÁTICA: fratura cominutiva do corpo vertebral que resulta em fragmentos ósseos que podem se espalhar e comprometer o tecido adjacente.
LESÃO INCOMPLETA DA MEDULA ESPINAL: lesão que não compromete por completo a medula espinal, resultando em função sensorial e/ou motora parciais abaixo do nível neurológico de comprometimento, incluindo parte da função do segmento sacral mais inferior.
SUSPEITA DE LESÃO TISSULAR PROFUNDA: área localizada de pele intacta de coloração púrpura ou castanha, ou bolha sanguinolenta devido ao dano nos tecidos moles, decorrentes de pressão e/ou cisalhamento; pode ser precedida por um tecido que se apresenta dolorido, endurecido, amolecido, esponjoso e mais quente ou frio em relação ao tecido adjacente.[1]
ÚLCERA POR PRESSÃO QUE NÃO PODE SER CLASSIFICADA: perda total de tecido espesso, na qual a base da úlcera está coberta por esfacelo (amarelo, marrom, cinza, esverdeado ou castanho) e/ou há escara (marrom, castanha ou negra) no leito da lesão.[1]

Objetivos

1. Realizar avaliação subjetiva e objetiva de um paciente com úlcera por pressão.
2. Diagnosticar uma úlcera por pressão pela profundidade do tecido envolvido e classificá-la precisamente de acordo com o sistema de classificação em estágios do National Pressure Ulcer Advisory Panel (NPUAP).
3. Identificar os equipamentos especiais necessários para facilitar a cicatrização da lesão.
4. Desenvolver uma estratégia para eliminar os fatores contribuintes com base na avaliação da paciente e da lesão.
5. Desenvolver estratégias apropriadas a fim de prevenir o desenvolvimento de outras lesões.
6. Selecionar superfícies para a redistribuição adequada da pressão para um paciente portador de úlcera por pressão.
7. Desenvolver um plano de tratamento para melhorar a cicatrização da lesão, incluindo o método de debridamento, a escolha dos curativos e as tecnologias biofísicas.
8. Descrever o foco da educação do paciente e da família no caso do indivíduo com úlceras por pressão.
9. Recomendar tratamento apropriado após a liberação da unidade de tratamento intensivo (UTI).

Considerações sobre a fisioterapia

Considerações sobre a fisioterapia para o tratamento do indivíduo que apresenta úlcera por pressão:

▶ **Cuidados/Objetivos do plano geral de fisioterapia:** prevenir perda posterior de tecido no local da lesão; melhorar a cicatrização da lesão com debridamento, curativos

úmidos e modalidades biofísicas; educar paciente, família e/ou cuidadores para alterar o posicionamento a fim de aliviar o peso sobre o local da ferida; prevenir infecções; aumentar a funcionalidade sem causar fricção ou descamação no local da lesão; selecionar superfícies para a redistribuição adequada da pressão a fim de estimular a cicatrização da lesão
- **Intervenções fisioterapêuticas:** educação do paciente, família e/ou cuidador em relação aos fatores contribuintes e às estratégias para eliminar esses fatores, em especial as técnicas de reposicionamento e transferência adequadas; debridamento do tecido necrótico; escolha do curativo adequado para manter o equilíbrio da umidade, reduzir a carga bacteriana e proteger a lesão do ambiente externo (p. ex., ultrassom, pressão negativa, estimulação elétrica [EE]) visando estimular a cicatrização
- **Precauções durante a fisioterapia:** precauções para evitar infecções, precauções para proteger a medula, posicionamento para alívio do peso, controle da umidade (pela lesão e pela incontinência), controle da dor
- **Complicações que interferem na fisioterapia:** ingestão inadequada de proteína, reações adversas aos medicamentos (RAMs), imobilidade, sensibilidade reduzida, déficits de força e amplitude de movimento, precauções para aspiração, comorbidades, comprometimento do controle da glicose sanguínea

Visão geral da patologia

Em 2004, os Centers for Medicare and Medicaid Service (CMS) criaram os padrões do "presente na internação" para hospitais e unidades de tratamento de longo prazo, que levaram a um aumento de consciência de que todos os profissionais dessas unidades são responsáveis pela prevenção e pelo tratamento de úlceras por pressão. O padrão dos CMS afirma que: "Com base na avaliação completa de um paciente, a unidade deve garantir que o indivíduo admitido sem úlceras por pressão não irá desenvolvê-las a menos que a sua condição clínica demonstre que elas seriam inevitáveis".[2] Como resultado, úlceras por pressão com perda de tecido em sua espessura total, classificadas como estágio III ou IV (Quadro 22.1) tornam-se parte de uma lista de "eventos impossíveis", significando que as úlceras por pressão nunca deveriam ocorrer em pacientes nos quais elas sejam previsíveis.[2] Enquanto as recomendações dos CMS certamente melhoraram a educação fornecida aos profissionais de saúde e as medidas preventivas em todas as unidades, a prevalência nacional de úlceras por pressão nas unidades de tratamento intensivo (UTI) oscila entre 14 e 17%[3] e a incidência nessas mesmas unidades foi de 7% em 2000.[4] Esta última estatística é muito preocupante, pois indica que 7% dos indivíduos admitidos na UTI adquiriram úlceras por pressão *durante* sua estada hospitalar, de modo que as medidas preventivas não têm sido 100% eficazes.

Uma úlcera por pressão é definida pelo NPUAP como "uma lesão localizada na pele e/ou no tecido subjacente, em geral sobre uma proeminência óssea, resultante de pressão isolada ou de pressão combinada com cisalhamento e/ou fricção".[1] Os fatores contribuintes para o desenvolvimento de úlceras por pressão incluem pressão, cisalhamento, fricção e umidade. Compreender como cada um desses fatores afeta o tecido e causa necrose é importante tanto para a prevenção quanto para o tratamento das úlceras por pressão.

A pressão é a força por unidade de área exercida de maneira perpendicular a qualquer superfície de um objeto. Uma força perpendicular sobre (ou abaixo) de uma superfície óssea leva à lesão dos tecidos moles profundos diretamente adjacentes à proeminência óssea. Entretanto, essa lesão inicial pode não atingir de forma imediata as camadas cutâneas mais superficiais, portanto pode não ser identificável em uma avaliação cutânea em até alguns dias após a ocorrência da lesão inicial. Um exemplo desse tipo de pressão ocorre sobre a tuberosidade do ísquio de um indivíduo que passa longos períodos em uma cadeira de rodas sem um travesseiro ou sem outros meios para aliviar a pressão e/ou redistribuição. O tempo necessário para ocorrer a necrose do tecido depende tanto desta variável quanto da quantidade de pressão. Por exemplo, uma úlcera por pressão pode advir de uma pequena pressão efetuada durante um longo período de tempo ou de uma grande pressão exercida por um curto período de tempo. O tempo de pressão necessário para causar lesão tecidual também depende da composição corporal do paciente e da quantidade de tecidos moles que cobre as proeminências ósseas. Pressões diretas contínuas de quatro a seis vezes a pressão sanguínea sistólica de um indivíduo podem causar necrose tecidual em menos de uma hora enquanto pressões inferiores à pressão sanguínea sistólica podem levar mais de 12 horas para produzir lesão tecidual.[5]

O cisalhamento difere da pressão no sentido de que representa a força por unidade de área exercida *paralelamente* à superfície de um objeto. O cisalhamento tende a ocorrer entre as proeminências ósseas e os tecidos moles durante as atividades de movimentação (p. ex., quando um paciente desliza para baixo no leito ou senta-se em uma postura caída na cadeira de rodas realiza transferências com deslizamentos). Essas forças de cisalhamento distorcem os capilares abaixo da epiderme, causam hemorragia intersticial e promovem a hipoxia dos tecidos mais profundos. As forças de cisalhamento tendem a criar erosões e seios adicionais à lesão diretamente sobre a proeminência óssea. Assim como ocorre com a pressão, algum tempo deve ser decorrido entre a lesão tecidual inicial e as alterações observáveis na pele.

A fricção é a resistência ao movimento em uma direção paralela quando duas superfícies se atritam. A fricção gera bolhas sanguinolentas ou abrasões de espessura parcial (p. ex., bolhas no calcanhar quando ele desliza para cima e para baixo nos lençóis da cama ou no uso um sapato novo). O fluido claro da bolha indica que houve lesão superficial na epiderme e/ou derme com uma resposta inflamatória, mas não houve hemorragia.

A umidade contribui para a formação da ferida por diminuir a força da pele, tornando-a mais suscetível à abrasão e abrindo portas para a entrada de bactérias na pele e no tecido subcutâneo. A umidade pode advir da incontinência urinária ou fecal, sudorese, drenagem da ferida ou exsudação linfática.

Além das forças mecânicas de pressão, cisalhamento, fricção e umidade, existem fatores intrínsecos e extrínsecos que aumentam o risco de um indivíduo desenvolver uma úlcera por pressão: dieta pobre em proteínas, baixo índice de massa corporal (IMC < 21 com perda de peso involuntária[6]), alterações cutâneas relacionadas à idade, instabilidade hemodinâmica exacerbada por alterações de posição no leito, pele seca e rachada, imobilidade, medicamentos, neuropatia motora ou sensorial, contraturas e necessidade de usar órteses ou próteses.[7] Três condições específicas que colocam os indivíduos com lesões da medula espinal em risco de desenvolver úlcera por pressão são imobilidade devido à paralisia ocorrida abaixo do nível da lesão, perda sensorial que impede a detecção do aumento de pressão e da lesão tecidual e fluxo sanguíneo inadequado no tecido como resultado do comprometimento de mecanismos neurais e reguladores metabólicos.[7]

Úlceras por pressão são classificadas de acordo com a profundidade da lesão tecidual, por meio de um sistema de estadiamento desenvolvido pelo NPUAP e pelo European Pressure Ulcer Advisory Panel que foi revisto pela última vez em 2007 (Quadro 22.1). Classificar a úlcera por pressão usando os critérios, sinais e sintomas listados no sistema de classificação pode ajudar o profissional a identificar o mecanismo específico da lesão tecidual e, dessa forma, desenvolver um plano de tratamento mais eficaz. Por exemplo, se a úlcera se apresenta com uma bolha cheia de fluido, as atividades que causam a fricção daquela área em particular podem ser modificadas a fim de eliminar a fricção. Entretanto, se se apresentar com erosões profundas, as posições e atividades que produzem cisalhamento devem ser identificadas e eliminadas. Quando se classifica as lesões por meio do sistema NPUAP, as mesmas não são classificadas de forma a regredir no estágio. Por exemplo, uma úlcera por pressão de estágio III que foi totalmente reepitelizada com alterações na coloração da pele não será redefinida como uma condição de estágio I. Em vez disso, será descrita como uma úlcera de estágio III que se encontra na fase de remodelamento da cicatrização da lesão.

Melhorar a cicatrização da úlcera por pressão em qualquer estágio envolve a participação de toda a equipe de saúde (médicos, enfermeiros, fisioterapeutas, terapeutas ocupacionais, nutricionistas, assistentes sociais e gestores de casos) no tratamento do paciente. O tratamento de todos os processos de doença é importante para manter a nutrição da pele e para o auxílio sistêmico da cicatrização local da lesão, em especial se o paciente tiver diabetes. Valores de glicemia inferiores a 180 mg/dL são recomendados para que ocorra uma cicatrização ideal da lesão.[8] Níveis elevados de glicose sanguínea podem ser uma indicação de infecção não detectada, em especial se a lesão apresentar erosões e seios que possam ser locais de abscessos escondidos. Um baixo IMC também tem sido associado ao alto risco para desenvolver úlcera por pressão, e a ingestão deficiente de proteínas impede a cicatrização por não disponibilizar os substratos necessários para a cura da lesão.[7,9]

Tratamento fisioterapêutico do paciente

No caso de qualquer paciente da UTI que esteja em risco de desenvolver ou que já apresente uma úlcera por pressão, é necessário um envolvimento multidisciplinar para prevenir a lesão e/ou tratá-la com sucesso. Os CMSs recomendam que, no momento da admissão hospitalar, seja feita uma avaliação completa da pele e que o médico documente qualquer lesão presente.[11] Além disso, recomenda-se realizar uma avaliação de risco pelo NPUAP para auxiliar na determinação do risco total do paciente para a formação de uma úlcera, visando identificar os fatores de risco específicos e auxiliar no desenvolvimento de um plano individualizado de prevenção ou tratamento.[1] A ferramenta usada com mais frequência na previsão do risco de úlcera por pressão é a Escala de Braden, que tem sido validada para pacientes adultos com diferentes tons de pele, em todas as unidades.[12,13] O Quadro 22.2 mostra a **Escala de Braden** com seis fatores de risco individuais (percepção sensorial, umidade, atividade, mobilidade, nutrição e

Quadro 22.1 SISTEMA INTERNACIONAL DE CLASSIFICAÇÃO DE ÚLCERAS POR PRESSÃO PELO NPUAP-EPUAP[10]

Categoria/estágio I: eritema que não embranquece	Pele intacta com hiperemia de uma área localizada que não embranquece, geralmente sobre proeminência óssea. A pele de cor escura pode não apresentar embranquecimento visível: sua cor pode diferir da pele ao redor. A área pode apresentar-se dolorosa, endurecida, amolecida, mais quente ou mais fria comparativamente ao tecido adjacente. A categoria/estágio I pode ser difícil de detectar em pessoas de pele com tonalidades escuras. Poderá indicar pessoas "em risco".
Categoria/estágio II: perda parcial de espessura dérmica	A perda parcial da espessura se apresenta como úlcera superficial com o leito de coloração vermelho pálida, sem esfacelo. Pode apresentar-se ainda como uma bolha preenchida com exsudato seroso, intacta ou aberta/ rompida. Apresenta-se como uma úlcera superficial brilhante ou seca sem esfacelo ou arroxeamento. Este estágio não deve ser usado para descrever *skin tears*, abrasões da pele por adesivos, dermatite perineal, maceração ou escoriação. O arroxeamento indica suspeita de lesão tissular profunda.
Categoria/estágio III: perda total da espessura dérmica	Perda de tecido em sua espessura total. A gordura subcutânea pode estar visível, porém sem exposição de osso, tendão ou músculo. Esfacelo pode estar presente sem prejudicar a identificação da profundidade da perda tissular. Pode incluir descolamento e túneis. A profundidade da úlcera por pressão em categoria/estágio III varia conforme a localização anatômica. A asa do nariz, orelha, as regiões occipital e maleolar não possuem tecido subcutâneo e, portanto, as úlceras podem ser rasas neste estágio. Em contraste, áreas com adiposidade significativa podem desenvolver úlceras por pressão em categoria/estágio III bastante profundas. Ossos e tendões não são visíveis nem diretamente palpáveis.
Categoria/estágio IV: perda total da espessura tecidual	Perda total de tecido com exposição óssea, de músculo ou tendão. Pode haver presença de esfacelo ou escara em algumas partes do leito da ferida. Frequentemente inclui descolamento e túneis. A profundidade da úlcera por pressão em categoria/estágio IV varia conforme a localização anatômica. A asa do nariz, orelha, as regiões occipital e maleolar não possuem tecido subcutâneo e, portanto, as úlceras podem ser rasas neste estágio. As úlceras em categoria/estágio IV podem estender-se aos músculos e/ou estruturas de suporte (p. ex., fáscia, tendão ou cápsula articular), possibilitando a ocorrência de osteomielite. A exposição de osso/tendão é visível ou diretamente palpável.
Não classificáveis: profundidade desconhecida	Perda total de tecido, na qual a base da úlcera está coberta por esfacelo (amarelo, marrom, cinza, esverdeado ou castanho) e/ou há escara (marrom, castanha ou negra) no leito da lesão. A verdadeira profundidade e, portanto, a categoria/estágio da úlcera não pode ser determinada até que suficiente esfacelo e/ou escara sejam removidos para expor a base da úlcera. Escara estável (seca, aderente, intacta, sem eritema ou flutuação) nos calcâneos serve como "cobertura natural (biológica) corporal" e não deve ser removida.
Suspeita de lesão tissular profunda: profundidade desconhecida	Área localizada de pele intacta de coloração púrpura ou castanha ou bolha sanguinolenta, devidas a dano no tecido mole, decorrente de pressão e/ou cisalhamento. A área poderá ser precedida por tecido que se apresente dolorido, firme, inconsistente, amolecido, mais quente ou mais frio, quando comparado ao tecido adjacente. A lesão tecidual profunda pode ser de difícil detecção em indivíduos com tons de pele escuros. A evolução poderá incluir uma fina bolha sobre um leito de ferida escuro. A ferida poderá, em seguida, evoluir e ficar coberta por uma fina escara. A evolução poderá ser rápida expondo camadas adicionais de tecido, mesmo sendo feito o tratamento ideal.

fricção e cisalhamento) que são avaliados em uma escala de 1 a 4 ou 1 a 3. Uma escala total para os seis fatores de risco oscila entre 6 e 23. Quanto mais baixo o escore total, mais alto é o risco de desenvolvimento de uma úlcera. Qualquer adulto hospitalizado com um escore < 16 é considerado em risco de desenvolvê-la, e adultos idosos com escores < 18 podem ser considerados em risco.[14] Em um estudo prospectivo de 200 idosos internados em uma unidade de enfermagem especializada, o risco de desenvolvimento de úlcera por pressão foi efetivamente previsto pelos escores individuais avaliados pela Escala de Braden no momento da admissão. Indivíduos com escores de 15 e 16 apresentaram chance de 50 a 60% de desenvolvimento de uma úlcera por pressão de estágio I. Indivíduos com escores de 12 a 14 apresentaram risco moderado, com 65 a 90% de chance de desenvolver uma úlcera por pressão de estágios I ou II. Aqueles com escores < 12 apresentaram o risco mais elevado, com 90 a 100% de risco de desenvolver uma úlcera por pressão de estágio II ou profunda.[15]

O papel do fisioterapeuta se estende desde o desenvolvimento e ensino de estratégias de prevenção (consistentes com as recomendações do NPUAP e baseadas no conhecimento do fisioterapeuta sobre a análise de movimento) até o tratamento intensivo e extenso de uma úlcera existente. O envolvimento dos fisioterapeutas no tratamento de úlceras por pressão varia entre as instituições dependendo da prática do local (debridamento cortante), competências dos departamentos e cultura individual do hospital (p. ex., se as responsabilidades do tratamento da lesão são divididas entre fisioterapeutas e equipe de enfermagem especializada). O mais importante critério é que o profissional tratando o paciente tenha formação específica para o tratamento da lesão baseado em evidências. Entretanto, fisioterapeutas iniciantes são treinados para o tratamento básico da lesão, incluindo o uso de modalidades específicas como a EE e o ultrassom para facilitar a cicatrização da ferida.

No caso de paciente imóvel ou com atividade limitada, a realização de uma avaliação fisioterapêutica é apropriada para aumentar a funcionalidade e a participação no reposicionamento tanto quanto possível. Um programa individualizado apresentando as recomendações para a mobilização deve estar visível no quarto do paciente, de modo que todas as disciplinas envolvidas no tratamento possam agir de forma consistente em relação ao posicionamento do paciente para evitar pressão prolongada sobre qualquer parte do corpo. Embora o programa de posicionamento tradicional seja o de reposicionar ou virar o paciente a cada duas horas, estudos têm mostrado que a lesão tecidual pode ocorrer em menos de duas horas em algumas situações. Portanto, o NPUAP recomenda programar o reposicionamento com base nos fatores de risco do paciente e na superfície de apoio que está sendo usada.[10] Além disso, as forças de cisalhamento produzidas entre as superfícies ósseas e o tecido subcutâneo adjacente são maiores do que aquelas na superfície e possivelmente causam lesão tecidual profunda, que pode progredir para a formação de seios profundos e erosões.[12] Além do reposicionamento, **o NPUAP recomenda que pacientes com alto risco de desenvolver úlceras por pressão** sejam colocados sobre um colchão de espuma de maior densidade, uma superfície de apoio ativa ou um colchão ou colchonete de pressão alternada. Todos os posicionamentos troca de decúbito devem ser realizados com técnicas que eliminem ou minimizem o cisalhamento e a fricção, em especial sobre o sacro, os calcanhares e os cotovelos (p. ex., técnica de "levantar e carregar" quando estiver movimentando o paciente, em vez de deslizá-lo).

Quadro 22.2 ESCALA DE BRADEN PARA A PREVISÃO DO RISCO DE ÚLCERA POR PRESSÃO[16]				
Percepção sensorial Capacidade de responder corretamente ao desconforto relacionado à pressão	*1. Completamente limitada:* Indiferente (não geme, não hesita e não sinaliza) aos estímulos de dor, devido ao nível reduzido de consciência ou sedação Ou Capacidade limitada para sentir dor na maior parte da superfície corporal	*2. Muito limitada:* Reage apenas aos estímulos de dor, não pode sinalizar o desconforto exceto gemendo ou com inquietação Ou Apresenta um comprometimento sensorial que limita a capacidade de sentir dor ou desconforto na metade de seu corpo	*3. Levemente limitada:* Responde a comandos verbais, mas não pode sinalizar sempre o desconforto ou a necessidade de ser movimentado Ou Apresenta algum comprometimento sensorial que limita a capacidade de sentir dor ou desconforto em um ou dois membros	*4. Sem comprometimento:* Responde ao comando verbal Não apresenta déficit sensorial que poderia limitar a capacidade de sentir dor ou de informar dor ou desconforto
Umidade Frequência de exposição da pele à umidade	*1. Constantemente úmida:* Sudorese, urina, etc. mantêm a pele úmida quase sempre A umidade é detectada toda vez que o paciente é movimentado	*2. Úmida:* Pele quase sempre úmida O lençol deve ser trocado pelo menos uma vez a cada deslocamento	*3. Ocasionalmente úmida:* Pele ocasionalmente úmida, exigindo uma troca extra de lençol cerca de uma vez ao dia	*4. Raramente úmida:* Pele geralmente seca; a troca de lençóis pode ser feita apenas nos intervalos rotineiros
Atividade Frequência de atividade física	*1. Acamado:* Confinado ao leito	*2. Confinado à cadeira:* Capacidade de andar bastante limitada ou inexistente Incapaz de sustentar o próprio peso e/ou deve ser colocado em uma cadeira ou cadeira de rodas	*3. Caminha ocasionalmente:* Caminha ocasionalmente durante o dia, porém por distâncias muito curtas, com ou sem assistência Passa a maior parte do tempo de cada deslocamento no leito ou na cadeira	*4. Caminha frequentemente:* Fora do quarto, caminha pelo menos duas vezes ao dia e, no interior do quarto, pelo menos uma vez a cada duas horas durante os períodos de caminhada
Mobilidade Capacidade de mudar e controlar a posição do corpo	*1. Completamente imóvel:* Não realiza nem mesmo pequenas alterações no corpo ou na posição dos membros sem assistência	*2. Muito limitada:* Executa alterações ocasionais no corpo ou na posição dos membros, porém é incapaz de realizar mudanças frequentes ou significativas de forma independente	*3. Levemente limitada:* Realiza mudanças frequentes, porém pequenas no corpo ou na posição dos membros de forma independente	*4. Sem limitações:* Realiza mudanças de posição significativas e frequentes sem assistência

(Continua)

Quadro 22.2 ESCALA DE BRADEN PARA A PREVISÃO DO RISCO DE ÚLCERA POR PRESSÃO[16] (Continuação)

	1. Muito pobre:	2. Provavelmente inadequada:	3. Adequada:	4. Excelente:
Nutrição Padrão de ingestão alimentar	Nunca se alimenta de uma refeição completa. Raramente come > 1/3 de qualquer alimento oferecido. Come ≤ 2 porções de proteínas (carne ou laticínios) por dia. Toma muito pouco líquido. Não ingere um suplemento alimentar líquido *Ou* NPO ou mantido em dieta de líquidos claros ou IV por > 5 dias	Raramente ingere uma refeição completa e, em geral, ingere apenas ½ de qualquer alimento oferecido. Ingestão de proteína inclui apenas 3 porções de carne ou laticínios por dia. Às vezes toma um suplemento alimentar *Ou* Recebe menos quantidade do que a ideal de dieta líquida ou alimentação por sonda	Ingre > ½ da maioria das refeições. Ingere um total de 4 porções de proteína (carne, laticínios) por dia. Às vezes recusa uma refeição, porém em geral, ingere um suplemento quando oferecido *Ou* Recebe alimentação por sonda ou do regime parenteral, que provavelmente supre a maior parte das necessidades nutricionais	Ingere a maior parte de cada refeição. Nunca recusa uma refeição. Geralmente ingere um total de 4 ou mais porções de carne e laticínios. Às vezes come entre as refeições. Não necessita de suplementação
	1. Problema:	2. Possível problema:	3. Sem problema aparente:	
Fricção e cisalhamento	Requer assistência moderada a máxima para se mover. É impossível se erguer completamente sem deslizar sobre os lençóis. Desliza com frequência para baixo no leito ou na cadeira, necessitando de reposicionamento frequente com assistência máxima. Espasticidade, contraturas ou agitação levam à fricção quase constante	Movimenta-se de maneira fraca ou requer assistência mínima. Durante um movimento, a pele pode deslizar um pouco contra os lençóis, cadeira, grades ou outros dispositivos. Mantém uma postura relativamente boa na cadeira ou leito durante a maior parte do tempo, porém escorrega às vezes	Movimenta-se no leito e na cadeira com independência e possui força muscular suficiente para se levantar completamente durante o movimento. Mantém sempre boa postura no leito ou na cadeira	
			ESCORE TOTAL	

Abreviações: IV, intravenoso; NPO, *nil per os* (nada pela boca).
Reproduzido com permissão de Prevention Plus: Home of the Braden Scale. Braden Scale for Predicting Pressure Sore Risk. Copyright © Barbara Braden e Nancy Bergstreom, 1988. Reimpressão autorizada. Todos os direitos reservados. Disponível em http://www.bradenscale.com/products.htm. 21 de janeiro, 2012.

No caso de pacientes com lesões graves da medula espinal com capacidade limitada ou ausente para participar do reposicionamento, podem ser necessárias precauções adicionais, especialmente antes da cirurgia de estabilização. Qualquer movimento giratório deve ser realizado com a técnica do "rolar em bloco" (i.e., evitando rotação da coluna) com pessoal suficiente para manter uma posição estável da coluna durante o movimento; o paciente deve ser transferido para um leito rotatório assim que possível.[17] A fim de evitar o cisalhamento do sacro, o leito deve ser mantido sempre o mais plano possível.[18] Um estudo de fatores que influenciaram o desenvolvimento de úlceras por pressão durante a fase aguda após lesão medular mostrou que a imobilização por um período superior a seis horas estava associada à formação de úlcera.[19] Após lesão aguda da medula espinal, o fluxo sanguíneo para a pele da região sacral após duas horas de carga de pressão foi inferior ao observado nos indivíduos com lesões ortopédicas ou indivíduos normais (sem lesão), com um maior tempo de reperfusão e um menor tempo para desenvolver hiperemia.[20] Com base nesses estudos, recomenda-se um número mais frequente de movimentos giratórios em pacientes com lesão medular aguda.

As questões de nutrição inadequada são encaminhadas à nutricionista, a qual pode recomendar suplementação proteica com base na avaliação da pré-albumina do paciente. Quando necessário, uma fonoaudióloga pode avaliar a segurança na deglutição. A incontinência intestinal e urinária é controlada pela enfermagem com cuidado meticuloso da pele na região perineal.

As recomendações para os pacientes que apresentam úlceras por pressão dependem do estágio, da localização da ferida e da fase da cicatrização (inflamação, proliferação ou remodelamento).[10] Para indivíduos com úlceras por pressão em estágio I/II ou lesões teciduais profundas, recomendam-se o reposicionamento, a proteção da pele com curativos de espuma siliconados e/ou barreiras contra umidade, a nutrição ideal e a educação do paciente/cuidador para prevenir a progressão da lesão tecidual.[1] Outros fatores de risco identificados no momento da avaliação inicial devem ser considerados. Uma vez observada a lesão tecidual, aconselha-se realizar avaliação mais frequente da pele a fim de detectar qualquer progresso da lesão. Na maioria dos casos, leitos adaptados (p. ex., colchões de ar, leitos de ar fluidizado) não são necessários se o paciente conseguir se reposicionar de forma independente; entretanto é necessário evitar a elevação prolongada da cabeceira da cama ou se sentar/deitar em posição de desleixo para prevenir posterior cisalhamento sobre o sacro e cóccix. É preferível sentar na beira da cama para comer do que sentar na cama, devido à redução do cisalhamento no sacro.

Úlceras de estágio III/IV necessitam de tratamento local mais intenso, além de mais atenção ao reposicionamento a fim de eliminar qualquer posição que exerça pressão direta sobre a área envolvida. Por exemplo, se o paciente apresenta uma úlcera no trocânter maior do fêmur direito, o programa de mobilização incluirá apenas o decúbito dorsal e o posicionamento deitado de lado a 30º para a esquerda (a posição deitada de lado a 30º é definida como deitar com o sacro sustentado por um travesseiro ou uma cunha de espuma formando um ângulo de 30º com a cama). No caso da atual paciente que apresenta uma úlcera sacral que não pode ser classificada (que poderia ser estágio III/IV após debridamento), o esquema de posicionamento deve incluir deitar-se de lado a 30º para a esquerda e direita com travesseiros ou uma cunha de espuma, porém sem a o decúbito dorsal. **O debridamento, o uso de curativos com antimicrobianos para manter o equilíbrio adequado da umidade e a utilização de tecnologias biofísicas** são recomendados para facilitar a cicatrização, esteja previsto ou não o fechamento cirúrgico. As camas com baixa perda de ar, de ar fluidizado ou de pressão alternada são recomendadas, sendo a escolha influenciada pelo estado funcional do paciente e pela extensão, número e localização das úlceras por pressão.[21] Quando os calcanhares estão envolvidos, um trapézio aéreo é benéfico para o paciente utilizá-lo durante a movimentação no leito a fim de evitar fricção e pressão direta. Recomendam-se a colocação de travesseiros sob as panturrilhas e o uso de protetores de pé para os calcanhares ficarem "flutuando" a fim de eliminar o contato direto com o leito.[10]

Os fisioterapeutas especializados no tratamento de feridas podem participar do debridamento cortante/seletivo, dependendo da prática e da política da unidade. Tem-se mostrado que a **EE de contato direto**[10] e a terapia por pressão negativa na lesão facilitam a cicatrização de úlceras por pressão em estágios II, III e IV; estudos precoces mostraram que o ultrassom de baixa frequência sem contato pode auxiliar na cura da lesão tecidual profunda.[22] O fisioterapeuta trabalha diretamente com toda a equipe para determinar os objetivos relacionados ao tratamento da úlcera por pressão (p. ex., fechamento por intenção secundária vs. fechamento cirúrgico com um tampão). Atividades funcionais que formam a base do plano de tratamento do fisioterapeuta precisam ser modificadas para evitar pressão direta, cisalhamento ou fricção sobre a área afetada.

Exame, avaliação e diagnóstico

A avaliação da paciente inicia com uma minuciosa revisão do prontuário para determinar fatores de risco, comorbidades e qualquer outra história que possa ter contribuído para a formação da ferida e/ou impedido a sua cicatrização. Os medicamentos que inibem a cascata de cicatrização da lesão precisam ser identificados. Estes incluem glicocorticoides, anti-inflamatórios não esteroides (AINEs), agentes quimioterápicos usados no tratamento do câncer e fármacos imunossupressores. Em alguns casos, trabalhar em conjunto com o médico para alterar os medicamentos durante o processo de cicatrização pode ser de grande ajuda. Anticoagulantes podem facilmente causar sangramento na paciente durante o tratamento, por isso o debridamento ultrassônico, enzimático ou autolítico é aconselhado em vez do debridamento mecânico ou penetrante. A identificação de medicamentos para dor que possam ser usados antes do tratamento, quando necessário, pode ser obtida na história subjetiva, revisão do prontuário e discussão com o enfermeiro da paciente. Os resultados de exames laboratoriais que indicam possível cicatrização prejudicada incluem: pré-albumina < 16 mg/dL; albumina < 3,5 g/dL com hidratação normal; transferrina < 179 mg/dL; hemoglobina < 12 g/dL; hematócrito < 33%; colesterol sérico < 160 mg/dL; contagem de linfócitos totais < 1.800 mm3; nitrogênio ureico sanguíneo/creatinina > 10:1; glicose sanguínea > 200 mg/dL.[7]

O fisioterapeuta também deve checar a contagem de plaquetas e a razão normalizada internacional (RNI) no prontuário da paciente. Uma baixa contagem de plaquetas ou uma alta RNI indicam que a paciente se encontra em alto risco de sofrer hemorragia.

A revisão do prontuário é seguida por uma avaliação subjetiva que, em geral, pode fornecer mais informações a respeito da etiologia da lesão do que a avaliação da própria lesão. Questões específicas sobre qualquer evento que tenha ocorrido quando a lesão foi detectada, ou antes, podem auxiliar na identificação da causa precipitante. O fisioterapeuta deve avaliar a paciente em decúbito e sentada, superfícies de apoio e estado funcional (p. ex., observar como a paciente se movimenta no leito, realiza transferências, senta-se e se locomove). Tais informações auxiliam, depois, na determinação da causa específica da lesão. É indicada uma avaliação musculoesquelética (amplitude de movimento, força e anormalidades ósseas) das áreas do corpo envolvidas, sobretudo se estiver sendo considerado o uso de protetores rígidos de pé. O exame neurológico enfatiza a avaliação de sensibilidade, reflexos, espasticidade e problemas do campo visual que possam prejudicar a mobilidade.[7]

A dor pode ser avaliada usando-se uma Escala Visual Analógica (EVA), a Escala de Faces de Wong-Baker (ver Fig. 2.1) ou o Instrumento de Observação de Dor do Paciente Crítico. A determinação da causa da dor pode fornecer alguma indicação da causa da lesão. Por exemplo, se a paciente possui órteses, moldes ou tubos e apresenta queixas de dor naquela área, o equipamento pode ser a causa da pressão e da lesão tecidual.

Em seguida, é realizada uma avaliação completa da lesão. O Quadro 22.3 aponta os componentes de uma avaliação de lesão.

O tipo de tecido da ferida é observado para determinar a profundidade da lesão e estabelecer o diagnóstico da classificação. A fase da cicatrização (inflamatória, proliferativa ou remodelamento) é também determinada pelo tipo de tecido. Por exemplo, se a lesão for principalmente constituída de tecido desvitalizado, ainda estará na fase inflamatória da cicatrização. Caso haja uma quantidade substancial de tecido de granulação, a lesão estará na fase proliferativa da cicatrização. Se a ferida estiver com epitélio, se encontrará na fase de remodelamento. A documentação escrita da lesão é confirmada com fotografias digitais que podem ser incluídas no prontuário escrito ou eletrônico.

Plano de atendimento e intervenções

O componente mais importante do tratamento de uma úlcera por pressão em qualquer estágio é a redistribuição da pressão. Durante a fase aguda da lesão da medula espinal, a movimentação em bloco requer vários membros da equipe a fim de manter a coluna da paciente em posição neutra durante toda a tarefa. Superfícies de apoio ativo que alteram a pressão contra a pele de um paciente, não importando o fato de o indivíduo movimentar-se na superfície, podem ser preferidas a fim de reduzir o risco de movimento da coluna durante o processo de giro. Como exemplos, pode-se citar colchões de pressão alternada ou de rotação lateral. Seu uso é recomendado o mais rapidamente possível após a lesão medular, em especial se a cirurgia de estabilização for retardada

---

Quadro 22.3 AVALIAÇÃO DA LESÃO

- Medida de comprimento, largura, profundidade e de quaisquer erosões ou seios que possam ser avaliados
- Visualização do tecido do interior da ferida, incluindo escara, exsudato, músculo, osso, tendão, fáscia, tecido de granulação e gordura subcutânea
- Presença de secreção, incluindo tipo (serosa, sanguínea, purulenta e combinações destas) e quantidade (escassa, mínima, moderada, pesada e copiosa)
- Condição da pele circunjacente (p. ex., eritema, maceração, descoloração, escoriação)
- Estado das bordas da ferida (p. ex., iguais ou desiguais, enroladas, com epitélio) que possa fornecer uma indicação da sua fase de cicatrização ou ausência de progresso do processo
- Presença de odor que possa indicar infecção

por qualquer razão.[23] Quando for possível e seguro, a família e/ou cuidadores serão incluídos no auxílio do reposicionamento. Todos os profissionais da saúde precisam ser consistentes na educação da paciente e de sua família para que o tratamento seja mais eficaz. Pacientes com fraturas instáveis de coluna podem ter que atrasar o tratamento local de sua lesão até depois da cirurgia de estabilização a fim de minimizar o risco de comprometimento posterior da medula espinal; entretanto estratégias para o alívio da pressão ainda são recomendadas durante esse período.

O tratamento local da ferida, dependendo da extensão da lesão tecidual e da fase de cicatrização, é referido em detalhes nas recomendações do NPUAP.[10] Em resumo, as lesões em estágios I e II costumam ser tratadas com sucesso com abordagem conservadora (reposicionamento, cobertura com curativo protetor e nutrição aperfeiçoada). Os curativos sem adesivos (p. ex., espumas com silicone) são recomendados para evitar despedaçamento da pele e maceração da pele circunjacente. Recomendam-se reavaliações mais frequentes da área afetada com o instrumento de avaliação de risco a fim de auxiliar na prevenção da progressão da úlcera.

Úlceras por pressão em estágios III e IV necessitam de alívio da pressão mais significativo, com reposicionamentos mais frequentes ou camas especializadas (p. ex., colchão com baixa perda de ar ou camas fluidizadas a ar). O debridamento do tecido necrótico é o primeiro passo do tratamento tópico da ferida. Esse processo pode ser realizado no leito, com debridamento cortante, pois um indivíduo com lesão medular geralmente não apresenta dor (o paciente com uma lesão medular incompleta pode ser uma exceção). A lavagem pulsada com sucção, em geral, é usada para amolecer e desprender o tecido necrótico e para limpar a ferida de exsudato e bactérias. O debridamento enzimático pode ajudar a amolecer a escara e facilitar o processo de debridamento cortante; entretanto ele sozinho não é suficiente para a perda tecidual extensa que ocorre nas úlceras em estágios III ou IV. A escolha do curativo principal (curativo sobre ou no leito da ferida) é baseada na presença de micróbios no interior da ferida e na quantidade e no tipo de secreção presente. Os curativos principais de feridas infectadas incluem substâncias não tóxicas como prata iônica ou nanocristalina, cadexômero de iodo ou mel de Manuka. A escolha do curativo secundário (o curativo que ancora ou contém o curativo principal) baseia-se no nível de atividade do paciente.

Se a lesão é classificada como tissular profunda, o ultrassom de baixa frequência sem contato impede que o tecido se transforme em escara necrótica.[22] Uma vez removido todo o tecido necrótico da ferida, indica-se a terapia da ferida por pressão negativa caso ela seja profunda. No caso desta paciente (cuja úlcera sacral foi inicialmente de classificação impossível, porém, após o debridamento, foi classificada em estágio IV devido à perda de tecido até o osso), o tratamento da ferida por pressão negativa foi iniciado na UTI e continuado após sua transferência para uma unidade de reabilitação intensiva. A EE também pode ser incluída no plano de tratamento, pois esta facilita o fechamento da ferida em todas as fases da cicatrização.[24] O plano de tratamento é desenvolvido em colaboração com o médico, que determina se a cicatrização da lesão se seguirá por intenção secundária (sem cirurgia) ou se será indicada a colocação de um tampão. Mais uma vez, as tecnologias biofísicas (aquelas modalidades que promovem uma alteração celular biológica quando aplicadas sobre a ferida) devem aguardar até obter-se a estabilização da coluna e até a paciente conseguir tolerar o posicionamento para o tratamento efetivo.

Recomendações clínicas baseadas em evidências

SORT (*Strength of Recommendation Taxonomy*): Força da Taxonomia de Recomendação
A: Evidências consistentes, de boa qualidade e recomendadas para o paciente
B: Evidências inconsistentes ou de qualidade limitada orientadas para o paciente
C: Evidências consensuais, orientadas para a doença, prática comum, opinião de especialista ou série de casos

1. A Escala de Braden pode ser usada para prever o risco de úlceras por pressão e tem sido validada para adultos com diferentes colorações de pele em todos os ambientes clínicos. **Grau A**
2. O reposicionamento frequente, a suplementação proteica e os colchões de espuma de alta especificação ou colchonetes com suporte ativo e alternação de ar são estratégias preventivas recomendadas para pacientes com risco de formação de úlcera por pressão, bem como para o tratamento de úlceras por pressão existentes. **Grau A**
3. A remoção de tecido necrótico, o debridamento e o uso de curativos que mantêm o equilíbrio da umidade na ferida, fornecem agentes antimicrobianos e minimizam a fricção são recomendados para as úlceras por pressão em estágios II, III e IV. **Grau A**
4. A EE por contato direto é recomendada para facilitar a cicatrização de úlceras por pressão em estágios II, III e IV. **Grau A**

PERGUNTAS PARA REVISÃO

22.1 Uma paciente relata dor no calcanhar direito. No exame, o fisioterapeuta encontra uma bolha com fluido claro de cerca de 2 cm de diâmetro. Com base na classificação do NPUAP, a ferida seria diagnosticada como:
   A. Suspeita de lesão tissular profunda.
   B. Estágio I.
   C. Estágio II.
   D. Úlcera que não pode ser classificada.

22.2 A superfície de apoio recomendada a um paciente com uma úlcera por pressão sacral em estágio III seria:
   A. Colchão de espuma.
   B. Colchonete de ar.
   C. Colchonete de caixa de ovo.
   D. Colchão com baixa perda de ar.

22.3 Seios e erosões são observados com frequência nas úlceras por pressão do cóccix em estágios III e IV. Qual das seguintes tarefas funcionais seria o fator contribuinte *mais* provável em um paciente com mobilidade?
   A. Sentar na cama com o encosto elevado em ângulo de 45 ou 60°.
   B. Realizar transferências, na prancha de deslizamento, do leito para a cadeira de rodas.
   C. Sentar em uma cadeira de rodas sem uma almofada de apoio.
   D. Girar de um lado para outro em um colchão normal.

22.4 Qual dos seguintes medicamentos *mais* provavelmente inibiria a cicatrização da ferida de um paciente que apresenta lúpus eritematoso sistêmico?
A. Anticoagulantes.
B. Glicocorticoides.
C. Paracetamol.
D. Anti-hipertensivos.

RESPOSTAS

22.1 **C.** A bolha com fluido indica uma resposta inflamatória *entre* as camadas da pele e apresenta, portanto, espessura parcial. Se a bolha for sanguinolenta, indicando lesão capilar no tecido subcutâneo, será classificada como suspeita de lesão tissular profunda (opção A). Uma úlcera por pressão em estágio I apresenta pele intacta com hiperemia de uma área localizada que não embranquece (opção B). Uma úlcera por pressão que não pode ser classificada apresenta lesão com perda total de tecido e provavelmente inclui em sua evolução uma bolha fina sobre um leito *escuro* da ferida, e não a bolha descrita com fluido claro (opção D).
22.2 **D.** Camas com pressão alternada (p. ex., colchão com baixa perda de ar) são recomendadas a qualquer paciente que apresente uma úlcera por pressão em estágio III ou IV. As opções A, B e C não reduziriam *de forma significativa* a pressão sobre o local da lesão tecidual.
22.3 **A.** O ato de sentar-se na cama produz cisalhamento no tecido profundo adjacente ao sacro e cóccix, causando lesão tecidual profunda que formará seios e erosões. As transferências em pranchas de deslizamento causam fricção sobre a região glútea (opção B) e é muito provável que ficar sentado em uma cadeira de rodas sem uma almofada cause pressão direta sobre as tuberosidades dos ísquios (opção C). Girar de um lado para outro em um colchão normal é um método aceito para o reposicionamento de um paciente com mobilidade (opção D).
22.4 **B.** Os glicocorticoides inibem a cicatrização da ferida devido aos seus efeitos anti-inflamatórios. As células necessárias ao processo de cicatrização da ferida durante a fase inflamatória não são atraídas para o tecido lesionado e a cicatrização pode não progredir.

REFERÊNCIAS

1. National Pressure Ulcer Advisory Panel. Available at: http://www.npuap.org/pr2.htm. Accessed September 25, 2011.
2. Black JM, Edsberg LE, Baharestani MM, et al. Pressure ulcers: avoidable or unavoidable? Results of the National Pressure Ulcer Advisory Panel Consensus Conference. *Ostomy Wound Manage*. 2011;57:24-37.
3. Whittington KT, Briones R. National prevalence and incidence study: 6-year sequential acute care data. *Adv Skin Wound Care*. 2004;17:490-494.
4. Whittington K, Patrick M, Roberts JL. A national study of pressure ulcer prevalence and incidence in acute care hospitals. *J Wound Ostomy Continence Nurs*. 2000;27:209-215.
5. Salcido R, Lee A, Ahn C. Heel pressure ulcers: purple heel and deep tissue injury. *Adv Skin Wound Care*. 2011;24:374-380.
6. Posthauer ME. Nutritional assessment and healing. In: Sussman C, Bates-Jensen B, eds. *Wound Care: A Collaborative Practice Manual for Health Professionals*. 3rd ed. Baltimore, MD: Lippincott Williams & Wilkins; 2007:52-84.

7. Rappl LM, Sprigle SH, Lane RT. Prevention and treatment of pressure ulcers. In: McCulloch JM, Kloth LC, eds. *Wound Healing: Evidence-based Management*. 4th ed. Philadelphia, PA: FA Davis; 2010: 292-332.
8. Bloomgarden ZT. Intensive diabetes management. Available at: http://www.medscape.com/viewarticle/480753. Accessed January 22, 2012.
9. Patterson GK, Martindale. Nutrition and wound healing. In: McCulloch JM, Kloth LC, eds. *Wound Healing: Evidence-based Management*. 4th ed. Philadelphia, PA: FA Davis; 2010:44-50.
10. European Pressure Ulcer Advisory Panel and National Pressure Ulcer Advisory Panel. Prevention and treatment of pressure ulcers: quick reference guide. Washington DC: National Pressure Ulcer Advisory Panel; 2009. Available at: http://www.npuap.org/wp-content/uploads/2012/02/Final_Quick_Prevention_for_web_2010.pdf. Accessed May 25, 2012.
11. Welker K. How to code for present on admission. *Today's Hospitalist*. Posted 9/2008. Available at: http://www.todayshospitalist.com/index.php?b=articles_read&cnt=649. Accessed January 21, 2012.
12. Braden B, Bergstrom N. Clinical utility of the Braden Scale for predicting pressure sore risk. *Decubitus* 1989;2:44-46, 50-51.
13. Kring DL. Reliability and validity of the Braden Scale for predicting pressure ulcer risk. *J Wound Ostomy Continence Nurs*. 2007;34:399-406.
14. Bates-Jensen BM. Pressure ulcers: pathophysiology and prevention. In: Sussman C, Bates-Jensen B, eds. *Wound Care: A Collaborative Practice Manual for Health Professionals*. 3rd ed. Baltimore, MD: Lippincott Williams & Wilkins; 2007:336-373.
15. Bergstrom N, Braden B. A prospective study of pressure sore risk among institutionalized elderly. *J Am Geriatr Soc*. 1992;40:747-758.
16. Prevention Plus. Home of the Braden Scale. Available at: http://www.bradenscale.com/products.htm. Accessed January 21, 2012.
17. Denton M, McKinlay MA. Cervical cord injury and critical care. *Cont Edu Anaesth Crit Care Pain*. 2009;9:82-86.
18. Wuermser L, Ho CH, Chiodo AE, Priebe MM, Kirshblum SC, Scelza WM. Spinal cord injury medicine. 2. Acute care management of traumatic and non-traumatic injury. *Arch Phys Med Rehabil*. 2007;88:S55-S61.
19. Curry K, Casady L. The relationship between extended periods of immobility and decubitus ulcer formation in the acutely spinal-cord injured individual. *J Neurosci Nurs*.1992;24:185-189.
20. Sae-Sai W, Wipke-Tevis DD, Williams DA. The effect of clinically relevant pressure duration on sacral skin blood flow and temperature in patients after acute spinal cord injury. *Arch Phys Med Rehabil*. 2007;88:1673-1680.
21. Norton L, Couutts P, Sibbald RG. Beds: practical pressure management for surfaces/mattresses. *Adv Skin Wound Care*. 2011;24:324-332.
22. Honaker J, Forston M, Davis E, Wiesner M, Morgan J. Effect of noncontact low-frequency ultrasound treatment on suspected deep tissue injury healing. Poster presentation at NPUAP 2011 National Conference.
23. Rechtine GR, Conrad BP, Bearden BG, Horodyski MB. Biomechanical analysis of cervical and thoracolumbar spine motion in intact and partially and completely unstable cadaver spine models with kinetic bed therapy or traditional log roll. *J Trauma: Injury, Infection, Crit Care*. 2007;62: 383-388.
24. Gardner SE, Frantz RA, Schmidt FL. Effect of electrical stimulation on chronic wound healing: a meta-analysis. *Wound Repair Regen*. 1999;7:495-503.

Polineuropatia desmielinizante inflamatória crônica

Doris Chong
Leslie B. Glickman
Paz Susan Cabanero-Johnson

CASO 23

Uma mulher de 55 anos com histórico de leucemia, hepatite C e cirrose hepática chegou ao hospital com dor lombar (DL) progressiva, fadiga, adormecimento dos membros e fraqueza generalizada. O diagnóstico inicial feito pelo seu médico clínico geral foi de ciatalgia e provável recorrência do câncer. Exames diagnósticos realizados durante sua internação hospitalar, que incluíram uma punção lombar e repetidos estudos de condução nervosa, confirmaram um diagnóstico de polineuropatia desmielinizante inflamatória crônica (PDIC). A paciente foi hospitalizada para receber tratamentos médicos e intervenções. Sua terapia farmacológica é prednisona oral, plasmaférese, tratamento com imunoglobulina intravenosa (IgIV), lactulose, morfina, pantoprazol, enoxaparina, oxicodona, temazepam e gabapentina. No segundo dia após a internação hospitalar, o fisioterapeuta foi chamado para avaliar e tratar a paciente, assim como fornecer as recomendações para sua alta. A paciente trabalhava como contadora antes do aparecimento de seus sintomas. Ela vive em uma casa térrea com seu marido, que se encontra disponível para ajudá-la em tempo integral.

▶ Com base na condição de saúde, no histórico médico e na manifestação da doença atual da paciente, quais seriam os possíveis fatores contribuintes para as limitações das atividades?
▶ Quais são as prioridades da avaliação fisioterapêutica?
▶ Quais são os testes mais adequados para os resultados fisioterapêuticos?
▶ Quais são as intervenções de fisioterapia mais apropriadas?
▶ Que precauções devem ser tomadas durante o exame e as intervenções fisioterapêuticas?
▶ Quais possíveis complicações poderiam interferir na fisioterapia?

338 CASOS CLÍNICOS EM FISIOTERAPIA DE CUIDADO INTENSIVO

DEFINIÇÕES-CHAVE

ESTUDO DE CONDUÇÃO NERVOSA: teste elétrico realizado, em geral, nos nervos sensorial e motor, utilizado para determinar a competência da condução do impulso nervoso.
IMUNOGLOBULINA INTRAVENOSA (IgIV): produto sanguíneo extraído do plasma que contém o anticorpo imunoglobulina G; é administrado por IV e normalmente usado no tratamento de doenças autoimunes ou de infecções agudas.

Objetivos

1. Descrever o diagnóstico médico e os diagnósticos diferenciais da PDIC.
2. Descrever as apresentações clínicas comuns da PDIC.
3. Descrever as intervenções médicas comuns para a PDIC.
4. Explicar as reações adversas aos medicamentos (RAMs) das intervenções médicas na PDIC que podem afetar o exame e/ou as intervenções fisioterapêuticas.
5. Descrever a importância da combinação de terapia médica, reabilitação e colaboração interdisciplinar no tratamento da PDIC.
6. Listar os fatores que podem influenciar o prognóstico fisioterapêutico do paciente com PDIC.
7. Elaborar um plano de tratamento adequado ao paciente com PDIC, considerando as comorbidades e a evolução variável de saúde.

Considerações sobre a fisioterapia

Considerações sobre a fisioterapia para o tratamento do indivíduo com PDIC:

▶ **Cuidados/Objetivos do plano geral de fisioterapia:** prevenir ou minimizar a perda da ADM, força e capacidade funcional aeróbica; minimizar dor e fadiga; maximizar a tolerância à atividade funcional e a segurança; minimizar os comprometimentos secundários; melhorar a qualidade de vida
▶ **Intervenções fisioterapêuticas:** educação do paciente e do cuidador em relação a mobilidade funcional, prognóstico e plano de tratamento fisioterapêutico; ADM e treinamento de força; treinamento de mobilidade funcional; treinamento de tolerância à atividade gradual; treinamento de equilíbrio ao sentar; colaboração interdisciplinar
▶ **Precauções durante a fisioterapia:** monitorar e respeitar a dor não sobrecarregando a paciente; monitorar a fadiga excessiva; monitorar sinais vitais, especialmente após a IgIV; monitorar o risco de quedas devido à fraqueza grave
▶ **Complicações que interferem na fisioterapia:** dor; resposta da paciente à terapia médica; comorbidades; atraso do início do tratamento devido à dificuldade de se estabelecer o diagnóstico; fraqueza grave e comprometedora

Visão geral da patologia

A PDIC é uma doença autoimune comum dos nervos periféricos, que leva a fraqueza progressiva, perda sensorial e arreflexia.[1] A distinção da PDIC de outras condições neurológicas pode ser difícil devido à sua heterogeneidade. A patologia e a patogênese da PDIC são complexas e mal compreendidas. Um ativador desconhecido libera substâncias que atravessam a barreira hematencefálica e lesionam a bainha de mielina e os axônios dos nervos periféricos por meio da toxicidade das linfocinas.[2,3] Estudos mostraram que a PDIC pode ocorrer após vacinação contra influenza, imunização com toxina tetânica ou carcinoma hepatocelular.[4-6]

A prevalência registrada da PDIC oscila de 1,24 a 7,7 por 100 mil em todo o mundo.[7-12] Nos Estados Unidos, a incidência anual está entre 1,6 e 8,9 por 100 mil.[13] A PDIC afeta indivíduos de todas as idades e de ambos os sexos, porém é mais prevalente entre pessoas de 40 a 60 anos.[14] Existem três cursos clínicos típicos da PDIC: monofásico, recorrente e progressivo. Os pacientes que apresentam um curso monofásico passam por um único episódio de deterioração seguido de melhora continuada. Um curso recorrente apresenta pelo menos duas deteriorações distintas e pelo menos um período de melhora entre as recorrências. Um curso progressivo mostra uma deterioração gradativa sem retorno. O curso clínico da PDIC é heterogêneo, portanto os prognósticos variam. Dentre os pacientes que apresentam um curso monofásico ou recorrente, 61% demonstram sintomas mínimos não incapacitantes.[15] Por outro lado, apenas 8% dos pacientes com um curso progressivo apresentaram pequenos sintomas.[15] Para diagnosticar a PDIC e classificar a condição em categorias possíveis, prováveis ou definidas, são utilizados certos critérios clínicos, laboratoriais e eletrodiagnósticos.[16,17] As apresentações clínicas obrigatórias que preenchem os critérios para o diagnóstico de PDIC incluem as seguintes: (1) pelo menos dois meses de apresentação progressiva de sintomas; (2) disfunção motora significativa; (3) fraqueza simétrica proximal e distal; e (4) arreflexia ou hiporreflexia.[16,17] Todas essas apresentações clínicas mencionadas devem estar presentes para o estabelecimento de um diagnóstico definido, provável ou possível. Entretanto, critérios laboratoriais e eletrodiagnósticos para o diagnóstico definitivo da PDIC variam entre especialistas e instituições em termos do nível de sensibilidade e especificidade.[18] Segundo os critérios laboratoriais, é necessário um nível proteico no fluido cerebrospinal (LCS) > 45 mg/dL para que o diagnóstico seja considerado.[17] De acordo com os critérios eletrodiagnósticos, geralmente a presença de três das quatro características anormais seguintes é necessária para um diagnóstico definido de PDIC: (1) redução na velocidade de condução de dois ou mais nervos motores; (2) bloqueio de condução/dispersão temporal de um ou mais nervos motores; (3) latência distal prolongada de dois ou mais nervos motores; e (4) onda F ausente ou latências de onda F mínimas prolongadas de dois ou mais nervos motores.[16,17] É importante saber que não existe consenso em torno de um único conjunto de critérios eletrodiagnósticos para a PDIC. Foram definidos pelo menos 16 conjuntos de critérios diagnósticos na literatura e sua sensibilidade e especificidade variam.[19] A escolha do conjunto de critérios depende dos objetivos do exame (pesquisa *vs.* ensaios clínicos e diagnóstico *vs.* efeito do tratamento).[19]

Embora exista uma falta de consenso sobre os critérios laboratoriais e eletrodiagnósticos para a PDIC, um ensaio de tratamento bem-sucedido, na ausência de características clínicas, laboratoriais e eletrodiagnósticas, também pode auxiliar no estabelecimento de um diagnóstico de neuropatia desmielinizante.[16,20,21] Embora não faça parte da prática dos fisioterapeutas diagnosticar um paciente do ponto de vista médico, deter este conhecimento facilitará o encaminhamento ao médico em caso de suspeita de PDIC.

Como a PDIC é uma condição bastante heterogênea, sua manifestação clínica exata difere de um indivíduo a outro. A apresentação clínica típica da PDIC envolve sintomas progressivos crônicos desenvolvidos durante dois meses ou mais, com fraqueza simétrica dos músculos de ambas as extremidades proximal e distal, comprometimento motor e/ou sensorial e ausência ou redução dos reflexos dos tendões profundos, com ou sem envolvimento do nervo craniano; a doença pode ser de caráter progressivo ou recorrente.[16,22] Variantes clínicas podem ser classificadas de acordo com as estruturas envolvidas, como os nervos cranianos ou o sistema nervoso central (SNC),[22-26] ou de acordo com a apresentação clínica, como distal *versus* proximal e simétrica *versus* assimétrica.[27,28] Outra sugestão de classificação é por sintomas funcionais, como um padrão exclusivamente motor, exclusivamente sensorial ou atáxico.[29-32]

O diagnóstico diferencial da PDIC pode incluir polineuropatia com gamopatia monoclonal de significado indeterminado, síndrome de polineuropatia, organomegalia, endocrinopatia, proteína M e alterações da pele e doença de Charcot-Marie-Tooth. A idade de aparecimento, o curso clínico, a apresentação eletrofisiológica e a resposta à terapia médica dessas doenças são distintas da PDIC.[33-35] O conhecimento de sintomas atípicos, variantes clínicas, diagnósticos diferenciais e de suas diferentes respostas ao tratamento médico ajuda os fisioterapeutas a diferenciarem a condição das demais e a formularem um prognóstico de reabilitação e um plano de tratamento mais precisos.

A terapia médica mais utilizada para a PDIC inclui prednisona, plasmaférese e IgIV. Uma revisão sistemática Cochrane mostrou eficácia semelhante, de curto prazo, entre esses três agentes.[36] Portanto, a primeira escolha de tratamento dependerá da história de saúde do indivíduo, do seu estado de saúde atual, dos custos, das RAMs e dos fatores administrativos.

A prednisona é uma intervenção médica primária e de custo/benefício popular.[29] A literatura sugere a dose inicial de 1 a 1,5 mg/kg/dia ou 60 a 100 mg/dia.[14,17,29,37,38] Pacientes com PDIC apresentaram melhora em seus escores de força e incapacidade logo nas primeiras duas semanas após o início da terapia com prednisona.[39] O tratamento deve continuar até que a força volte ao normal ou a condição atinja um platô, o que geralmente ocorre entre três e seis meses.[17]

A plasmaférese e a IgIV também são intervenções comuns de primeira escolha para a PDIC, podendo ser prescritas junto com prednisona.[40,41] A terapia com IgIV tem demonstrado alta taxa de resposta e eficácia de longo prazo.[40] Entretanto, a IgIV é mais cara em relação à prednisona. Em geral, ela é administrada em uma dose de 2 g/kg durante dois a cinco dias.[14,17,29,37,38] A plasmaférese é menos usada devido à sua natureza invasiva, à necessidade de equipamento especial e ao custo elevado.[41,42] Não existe recomendação específica sobre a frequência e o esquema de tratamento; a prática geral é realizar cinco substituições de plasma durante sete a dez dias.[29,42] Embora a plasmaférese proporcione rápida melhora aos pacientes com PDIC, seus efeitos são temporários, durando apenas quatro a oito semanas, em geral.[17]

Terapias alternativas são uma opção quando os pacientes não respondem às intervenções tradicionais ou quando a condição é recorrente.[29,43] Seja qual for a terapia escolhida, deve-se iniciar a intervenção médica o mais cedo possível até a melhora alcançar um platô é uma recomendação comum.[38]

Assim como as apresentações clínicas e o curso da condição, o prognóstico da PDIC é heterogêneo. Pacientes com PDIC costumam apresentar equilíbrio funcional reduzido, diminuição da qualidade de vida e fadiga aumentada.[44] Em geral, pacientes com ocorrência subaguda, sintomas simétricos e anormalidades dos nervos distais em estudos de condução nervosa apresentam melhores prognósticos em relação àqueles com início crônico, apresentação assimétrica e desmielinização dos segmentos nervosos proximais.[9,45]

Tratamento fisioterapêutico do paciente

Como a PDIC é uma condição heterogênea e a investigação para um diagnóstico preciso pode ser extensa, não é raro que os fisioterapeutas das UTIs tratem os pacientes com suspeita de neuropatias desmielinizantes antes da confirmação de um diagnóstico definitivo. É importante que os fisioterapeutas não eduquem o paciente a respeito do diagnóstico e prognóstico médico, e sim facilite a comunicação precoce com os médicos, caso a apresentação clínica seja sugestiva de PDIC ou de condições similares a esta. Nas UTIs, a equipe de tratamento dos pacientes com suspeita ou diagnóstico de PDIC em geral é formada por neurologistas, fisiatras ou especialistas em estudos eletrodiagnósticos, enfermeiros, psicólogos, assistentes sociais, terapeutas respiratórios e especialistas em reabilitação. Os fisioterapeutas desempenham um papel importante ao informar, à equipe multidisciplinar, a função neurológica e o estado de mobilidade funcional do paciente de forma cronológica e objetiva. Os neurologistas utilizam essas informações para auxiliar no diagnóstico, avaliar a resposta do paciente à terapia médica e determinar a necessidade de modificação ou terapias alternativas. Caso o paciente não responda ao tratamento médico, deve-se considerar um diagnóstico diferencial.

O principal papel do fisioterapeuta nas UTIs, no caso de pacientes com PDIC, é avaliar a mobilidade funcional do indivíduo e prepará-lo para o próximo nível de tratamento. Os papéis específicos do fisioterapeuta são examinar e tratar os sistemas musculoesquelético, neurológico, cardiopulmonar e tegumentar. Em particular, as intervenções incluem manter e/ou melhorar a ADM, força, tolerância à atividade e mobilidade funcional; melhorar ou minimizar a dor e as complicações associadas à imobilidade; implantar um programa de mobilização com base no estado funcional do paciente; educar a equipe de enfermagem sobre mobilização segura e precoce; educar o paciente e sua família em relação a dor, posicionamento e mobilidade; monitorar as RAMs advindas das terapias médicas, como a IgIV e a plasmaférese; e monitorar a resposta do paciente a estas para facilitar um melhor plano completo de tratamento. O tratamento bem-sucedido do paciente com PDIC depende tanto das intervenções dos médicos quanto da reabilitação, pois as terapias médicas são essenciais para reverter os processos inflamatórios, o que permite que o paciente obtenha melhores resultados por meio da reabilitação.

Exame, avaliação e diagnóstico

Antes de ver o paciente, é importante rever a história da doença atual e a apresentação clínica presente. As informações podem ajudar o fisioterapeuta a diferenciar a condição de outros possíveis diagnósticos e a formular um prognóstico de reabilitação e um plano de tratamento mais precisos. Além disso, o conhecimento da apresentação clínica principal ajuda a priorizar procedimentos de exame, já que a paciente apresenta vários sistemas comprometidos.

O fisioterapeuta precisa adquirir dados do prontuário de saúde da paciente relativos a resultados de exames laboratoriais, medicamentos, resultados de testes eletrodiagnósticos e quaisquer restrições a exercícios ou mobilidade. Como esta paciente apresenta uma história de leucemia e insuficiência hepática, o fisioterapeuta deve checar hemoglobina, hematócrito, contagem de plaquetas e exames de função renal da paciente. O profissional também deve rever a lista de medicamentos e prever possíveis RAMs e sua influência no tratamento da paciente.

A prednisona, que é usada para reduzir e reverter o processo inflamatório causado pela PDIC, provoca várias reações adversas significativas. As RAMs mais relevantes para um paciente hospitalizado incluem instabilidade emocional, ganho de peso, osteoporose, miopatia esteroidal, pressão sanguínea elevada, aumento do risco de infecções, glaucoma, catarata, aparência cushingoide e afinamento da pele.[29] O fisioterapeuta deve ter em mente as reações adversas causadas pela prednisona e as precauções relativas a exercícios durante as atividades. Ele deve estar preparado para a oscilação de emoções da paciente, que podem variar entre a euforia e o choro – inclusive durante a mesma sessão de terapia. Nesse caso, o fisioterapeuta pode tranquilizar a paciente e o marido de que a instabilidade emocional é uma reação adversa comum da prednisona.

A IgIV tem provado sua eficiência no tratamento da PDIC. As RAMs da IgIV incluem calafrios, náuseas, mialgia, exantema, dores de cabeça, anafilaxia, insuficiência renal e eventos tromboembólicos.[29,38] É comum a equipe de enfermagem monitorar os sinais vitais do paciente em intervalos frequentes (p. ex., a cada cinco minutos) durante a administração inicial de IgIV. Em geral, não é recomendado que o fisioterapeuta trabalhe com o paciente que está recebendo IgIV; o profissional deverá, portanto, programar as sessões terapêuticas em torno do programa de administração da IgIV.

A plasmaférese é menos utilizada devido à sua natureza invasiva, à necessidade de equipamento especial e ao alto custo.[41,42] O fisioterapeuta deve monitorar de forma minuciosa os sinais vitais à procura de possíveis reações agudas, como vertigem, fadiga, anemia, parestesia, hipotensão, náusea, vômito e arritmia cardíaca.[29,41] A identificação de tais reações adversas garante a segurança da paciente durante o tratamento fisioterapêutico.

Além das principais terapias médicas para a PDIC, esta paciente também está recebendo lactulose para a cirrose hepática, pantoprazol (Protonix) para o refluxo gastresofágico, enoxaparina (Lovenox) para anticoagulação preventiva devido à mobilidade reduzida, temazepam (Restoril) para insônia e ansiedade e morfina, oxicodona e gabapentina para dor. A dor é uma queixa significativa desta paciente, por isso seu controle adequado melhora a participação na fisioterapia. O fisioterapeuta deve trabalhar em conjunto com a equipe de enfermagem na pré-medicação da dor e com outros terapeutas de reabilitação para definir o espaçamento das sessões terapêuticas.

O fisioterapeuta inicia o exame físico realizando uma revisão dos sistemas. A PDIC pode afetar múltiplos sistemas, por essa razão é importante avaliar os sistemas cardiopulmonar, tegumentar, musculoesquelético e neuromuscular, bem como utilizar os achados para orientar e priorizar o exame detalhado. Quanto ao sistema cardiopulmonar, o fisioterapeuta deve avaliar os sinais vitais da paciente em diferentes posições, quando possível. Em relação ao sistema tegumentar, deve ser dada especial atenção à condição da pele, já que pacientes com PDIC, em geral, sofrem uma rápida redução da mobilidade. Além do comprometimento da sensibilidade, os pacientes apresentam risco de desenvolver ruptura da pele. Além disso, a prednisona atrasa a cicatrização da ferida e aumenta o risco de ruptura da pele. A análise do sistema musculoesquelético fornece informações aproximadas sobre a ADM e a força da paciente. A investigação do sistema neuromuscular fornece informações sobre a cognição e a função sensoriomotora aproximada da paciente, como a coordenação e o equilíbrio.

O exame comum de comprometimento de pacientes com PDIC inclui avaliação de dor, ADM, força, sensibilidade, coordenação e reflexos tendinosos profundos. A paciente deste caso está alerta e cognitivamente intacta, portanto a Escala de Classificação Numérica da Dor é um teste adequado para examinar sua dor. Consiste em uma escala ordinal em que 0 equivale a ausência de dor e 10 significa a pior dor possível. Ela também é uma escala aplicável em pacientes com DL.[46] Nas UTIs, a ADM e a força são, em geral, examinadas primeiro pela observação da mobilidade funcional a fim de determinar quais articulações precisarão ser posteriormente examinadas. O exame detalhado pode ser realizado por goniometria e teste muscular manual; entretanto a posição da paciente pode necessitar de alteração devido à sua mobilidade limitada. O comprometimento sensorial é comum em pacientes com PDIC. Procedimentos para avaliar a percepção de toque suave, temperatura, propriocepção, cinestesia, vibração e discriminação de dois pontos devem ser incluídos no exame fisioterapêutico. Os testes costumam ser realizados nas extremidades, da região distal para a proximal. Nas UTIs, devido à restrição de tempo, a atenção, em geral, é voltada ao toque suave e à propriocepção. É importante saber que pacientes com PDIC costumam apresentar um conjunto de comprometimentos sensoriais; podem ser necessários procedimentos adicionais para a avaliação sensorial de acordo com o progresso da paciente.

A coordenação pode estar prejudicada em pacientes com PDIC devido ao comprometimento da força e da sensibilidade. Os problemas de coordenação também podem ser originados de variantes atáxicas da PDIC.[30-32] A realização de testes com movimentos alternados rápidos e de dedo-nariz-dedo fornece informações preliminares sobre a coordenação do paciente e como o comprometimento da coordenação pode influenciar a mobilidade funcional. A arreflexia é uma apresentação clínica importante e um critério diagnóstico para a PDIC; portanto a avaliação dos reflexos tendinosos profundos utilizando-se um martelo de reflexo nos tendões principais (p. ex., bíceps, tríceps, quadríceps e Aquiles) deve ser incluída no exame fisioterapêutico. Se os reflexos tendinosos profundos estiverem intactos, diagnósticos diferenciais devem ser considerados.

O exame fisioterapêutico de atividade inclui a avaliação de mobilidade funcional geral, marcha e equilíbrio (quando possível) do paciente. Não existem instrumentos padronizados para avaliar atividades específicas validados em pacientes com PDIC; portanto instrumentos padronizados genéricos costumam ser utilizados. Para a mobilidade funcional geral, a **Medida de Independência Funcional** tem se mostrado confiável em diferentes tipos de unidades, pacientes e avaliadores.[47] Se o paciente possui capacidade suficiente para realizar atividades de equilíbrio dinâmico e marcha, os testes destas categorias devem ser incluídos. Como as habilidades funcionais variam muito em pacientes com PDIC, a escolha de testes depende do estado de mobilidade do paciente. Além disso, o tempo e o equipamento são considerações comuns na unidade de tratamento intensivo (UTI) durante a escolha das medidas de resultados padronizadas. A Escala de

Equilíbrio de Berg,[48,49] o Timed Up and Go (TUG)[50] e a velocidade de marcha[51] são exemplos de avaliações padronizadas de resultados de equilíbrio e marcha, validados e apropriados para pacientes das UTIs com diversos diagnósticos. No entanto, o fisioterapeuta deve selecionar testes que possuam boas propriedades psicométricas.

Plano de atendimento e intervenções

Em geral, os pacientes com PDIC apresentam um conjunto de diferentes características clínicas, por isso é importante priorizar intervenções fisioterapêuticas para maximizar a recuperação funcional e preparar o paciente para o próximo nível de tratamento. Para esta paciente, as prioridades incluem reduzir a DL a fim de facilitar sua participação na mobilização funcional, melhorar a tolerância ao se sentar para aumentar a resistência e prevenir complicações secundárias e melhorar a mobilidade funcional como um todo. A resposta da paciente às intervenções médicas ainda não foi determinada, portanto o fisioterapeuta deve ser cuidadoso ao informá-la sobre seu prognóstico funcional. O profissional deve monitorar com cuidado alterações na funcionalidade da paciente para iniciar alterações no plano de tratamento e revisar o prognóstico quando for apropriado.

Para tratar a DL, pode ser empregada uma combinação de medicamentos e intervenções fisioterapêuticas. A causa da dor pode estar relacionada ao alongamento excessivo dos nervos desmielinizados e aos músculos enfraquecidos, e a dor pode ser o resultado da imobilidade. Exercícios suaves de ADM dentro dos limites fisiológicos e da tolerância à dor, junto com a mobilidade precoce, podem auxiliar na redução da dor desta paciente. A colaboração com a equipe de enfermagem quanto à pré-medicação antes das sessões de fisioterapia pode aumentar a participação da paciente. Não se sabe se o calor ou a estimulação elétrica (EE) são eficazes no tratamento da dor de pacientes com PDIC. Entretanto, se os pacientes apresentarem comprometimentos sensoriais, a aplicação de calor ou EE pode não ser apropriada. Assim como em outras populações de pacientes, é necessário testar a sensibilidade do paciente antes de aplicar tais recursos. Além disso, a comunicação com os neurologistas é de grande ajuda para identificar se o uso dessas intervenções é adequado.

Melhorar a tolerância ao sentar-se é outro objetivo fisioterapêutico comum para pacientes na UTI, sobretudo aos encaminhados a uma unidade de reabilitação hospitalar, pois essas unidades costumam exigir que os pacientes sejam capazes de tolerar pelo menos três horas de terapias de reabilitação. Para alcançar esse objetivo, a colaboração multidisciplinar entre fisioterapeuta, terapeuta ocupacional e enfermeiros é a essência do sucesso. Todos os profissionais de saúde precisam identificar e apreciar a importância de se aumentar o tempo que o paciente passa fora do leito a fim de encorajá-lo e ajudá-lo a melhorar sua tolerância ao se sentar. Além de aumentar o tempo sentado, também se sabe que a mobilização precoce é fundamental para prevenir complicações secundárias, como pneumonia, trombose venosa profunda (TVP) e ruptura da pele.[52] Aumentar a tolerância do indivíduo ao sentar-se e da mobilidade precoce são passos iniciais importantes para a recuperação funcional do paciente.

A fadiga é outra queixa comum de pacientes com PDIC;[44] portanto é importante monitorar a resposta do paciente às terapias de reabilitação para evitar fadiga excessiva. O aumento da dor e a diminuição do estado funcional são **sinais comuns de sobrecar-**

ga. Neste caso, o fisioterapeuta deve orientar a paciente, seu marido e outros membros da equipe de saúde sobre os sinais de sobrecarga e deve respeitar os sintomas da paciente interrompendo ou modificando a intensidade das intervenções, quando necessário. Uma prática comum é alternar intervenções entre mobilidade funcional e exercícios suaves de ADM e/ou fortalecimento, pelo menos no estágio agudo da condição. Além disso, o fortalecimento com mobilidade funcional é preferível ao fortalecimento isolado. No estágio crônico da PDIC, os pacientes parecem conseguir tolerar **exercícios de alta intensidade**, obtendo resultados positivos relacionados à fadiga e à qualidade de vida.[53] Pesquisadores mostraram que um programa de 12 semanas de exercícios de bicicleta de alta intensidade (70-90% da frequência cardíaca máxima prevista para a faixa etária) acarretou melhora significativa no condicionamento cardiovascular, na força muscular e na qualidade de vida, bem como uma redução de 20% da fadiga em pacientes com PDIC e síndrome de Guillain-Barré. Entretanto, os resultados não se aplicam aos pacientes de terapia intensiva, portanto é necessário o monitoramento atento da dor e da fadiga no estágio agudo.

A **colaboração interdisciplinar** é um aspecto importante no plano fisioterapêutico completo desta paciente.[54] Além de colaborar, ao lado dos membros da equipe, para a mobilidade precoce e o programa de medicação da dor, o fisioterapeuta desempenha um papel importante ao alertar a equipe sobre os efeitos positivos ou negativos da terapia médica observados, visto que existe uma relação positiva entre a resposta à terapia médica e o estado funcional. Enquanto a melhora funcional e motora são fortes sinais da resposta positiva à terapia médica, alterações neurológicas e declínio funcional podem indicar RAMs e devem ser comunicadas à equipe imediatamente. Além disso, a comunicação frequente e detalhada pode ajudar a reduzir as frustrações da paciente e aumentar sua motivação em direção à recuperação.

Recomendações clínicas baseadas em evidências

SORT (*Strength of Recommendation Taxonomy*): Força da Taxonomia de Recomendação
A: Evidências consistentes, de boa qualidade e recomendadas para o paciente
B: Evidências inconsistentes ou de qualidade limitada orientadas para o paciente
C: Evidências consensuais, orientadas para a doença, prática comum, opinião de especialista ou série de casos

1. Em pacientes com PDIC, os fisioterapeutas podem usar a Medida de Independência Funcional para estabelecer um estado de mobilidade funcional inicial e avaliar as alterações. **Grau C**
2. O monitoramento estrito da fadiga e dos sinais e sintomas do trabalho excessivo minimiza os efeitos adversos da terapia de reabilitação e promove a melhora funcional gradual. **Grau C**
3. Um programa de exercícios de alta intensidade no *estágio crônico* da PDIC reduz a fadiga e melhora o condicionamento físico e a qualidade de vida. **Grau B**
4. A colaboração interdisciplinar e a comunicação relativa ao programa de medicação, à mobilidade precoce e ao estado funcional melhoram o plano de tratamento

completo por meio de ajustes dinâmicos médicos e da terapia de reabilitação.
Grau C

PERGUNTAS PARA REVISÃO

23.1 Um fisioterapeuta vem aplicando exercícios de ADM e fortalecimento, bem como treinamento de mobilidade funcional em um paciente com PDIC na UTI. No terceiro dia da fisioterapia, o paciente se queixa de aumento de dor e desconforto em seus membros inferiores. Qual das seguintes ações é a *mais* apropriada?
   A. Testar a sensibilidade dos membros inferiores do paciente e aplicar calor em caso de sensibilidade inalterada.
   B. Examinar a mobilidade funcional do paciente, observar as alterações e interromper o exercício de fortalecimento.
   C. Informar os sintomas do paciente ao neurologista e pedir alterações na medicação.
   D. Permitir que o paciente descanse durante o dia, reavaliá-lo no próximo dia e observar as alterações.

23.2 Uma paciente hospitalizada com PDIC informou ao fisioterapeuta que estava tonta e que sentia palpitações cardíacas. A paciente acabou de receber uma medicação. Que intervenção médica é a *mais* provável responsável por essa reação adversa?
   A. Prednisona.
   B. IgIV.
   C. Plasmaférese.
   D. Gabapentina.

23.3 Qual dos seguintes exercícios é o *mais* apropriado para um paciente hospitalizado com PDIC, que apresenta fraqueza no quadríceps e consegue se movimentar com assistência mínima de um andador?
   A. Exercícios de extensão do joelho em decúbito dorsal com pesos de 0,9 kg, 10 repetições, 2 a 3 séries por dia.
   B. Subir e descer um lance de escadas com assistência, 1 a 2 vezes por dia.
   C. Bicicleta reclinada por 30 minutos a 70% da frequência cardíaca máxima prevista para a faixa etária.
   D. Sentar e levantar com apoio de um andador, 5 repetições, 2 a 3 vezes por dia.

RESPOSTAS

23.1 **B.** Uma queixa de dor aumentada e desconforto em uma parte significativa da área corporal podem indicar fadiga por trabalho excessivo. Outro sinal importante de trabalho excessivo é o declínio funcional. Portanto, examinar o estado funcional do paciente e comparar os resultados com o dia *anterior* pode fornecer ao fisioterapeuta uma indicação de que a terapia foi muito intensa. A reavaliação do estado funcional do paciente após um dia de descanso não fornece ao terapeuta uma ideia clara sobre a intensidade da terapia (opção D). A prática comum é interromper o exercício de fortalecimento e focar os exercícios suaves de ADM e mobilidade funcional. A comunicação com neurologistas sobre as alterações nos sintomas do paciente é uma medida apropriada; entretanto está além do objetivo da prática do fisioterapeuta determinar a adequação da medicação (opção C).

23.2 **C.** É muito comum pacientes sentirem hipotensão aguda e arritmia cardíaca durante ou logo após a plasmaférese devido ao mecanismo da terapia. A prática comum adotada pelos fisioterapeutas de reabilitação é trabalhar com os pacientes *antes* da plasmaférese, pois é provável que eles sejam incapazes de tolerar posturas eretas ou exercícios após o procedimento. Os fisioterapeutas devem monitorar a frequência cardíaca e a pressão sanguínea quando estiverem trabalhando com pacientes que estejam recebendo plasmaférese.

23.3 **D.** O fortalecimento associado à mobilidade funcional é recomendado em vez de exercícios isolados de fortalecimento (opções A e C). Este paciente requer assistência mínima para movimentação, de modo que talvez seja inseguro utilizar as escadas como exercício de fortalecimento (opção B). O treinamento nas escadas também pode ser vigoroso demais e causar fadiga por excesso de trabalho. Portanto, a melhor opção é utilizar movimentos de sentar e levantar como um método para fortalecer o quadríceps; essa é uma tarefa funcional e adequada para o estado funcional do paciente.

REFERÊNCIAS

1. Hughes RA, Bouche P, Cornblath DF, et al. European Federation of Neurological Societies/Peripheral Nerve Society guideline on management of chronic inflammatory demyelinating polyradiculoneuropathy: report of a joint task force of the European Federation of Neurological Societies and the Peripheral Nerve Society. *Eur J Neurol.* 2006;13:326-332.
2. Kieseier BC, Dalakas MC, Hartung HP. Immune mechanisms in chronic inflammatory demyelinating neuropathy. *Neurology*. 2002;59(Suppl 6):S7-S12.
3. Rezania K, Gundogdu B, Soliven B. Pathogenesis of chronic inflammatory demyelinating polyradiculoneuropathy. *Front Biosci.* 2004;9:939-945.
4. Brostoff JM, Beitverda Y, Birns J. Post-influenza vaccine chronic inflammatory demyelinating polyneuropathy. *Age Ageing.* 2008;37:229-230.
5. Pritchard J, Mukherjee R, Hughes RA. Risk of relapse of Guillain-Barre syndrome or chronic inflammatory demyelinating polyradiculoneuropathy following immunisation. *J Neurol Neurosurg Psychiatry.* 2002;73:348-349.
6. Arguedas MR, McGuire BM. Hepatocellular carcinoma presenting with chronic inflammatory demyelinating polyradiculoneuropathy. *Dig Dis Sci.* 2000;45:2369-2373.
7. McLeod JG, Pollard JD, Macaskill P, Mohamed A, Spring P, Khurana V. Prevalence of chronic inflammatory demyelinating polyneuropathy in New South Wales, Australia. *Ann Neurol.* 1999;46:910-913.
8. Lunn MP, Manju H, Choudhary PP, Hughes RA, Thomas PK. Chronic inflammatory demyelinating polyradiculoneuropathy: a prevalence study in south east England. *J Neurol Neurosurg Psychiatry.* 1999;66:677-680.
9. Mygland A, Monstad P. Chronic polyneuropathies in Vest-Agder, Norway. *Eur J Neurol.* 2001;8: 157-165.
10. Chio A, Cocito D, Bottacchi E, et al. Idiopathic chronic inflammatory demyelinating poly neuropathy: an epidemiological study in Italy. *J Neurol Neurosurg Psychiatry.* 2007;78:1349-1353.

11. Lijima M, Koike H, Hattori N, et al. Prevalence and incidence rates of chronic inflammatory demyelinating polyneuropathy in the Japanese population. *J Neurol Neurosurg Psychiatry*. 2008;79:1040-1043.
12. Rajabally YA, Simpson BS, Beri S, Bankart J, Gosalakkal JA. Epidemiologic variability of chronic inflammatory demyelinating polyneuropathy with different diagnostic criteria: study of a UK population. *Muscle Nerve*. 2009;39:432-438.
13. Laughlin RS, Dyck PJ, Melton LJ, Leibson C, Ransom J, Dyck PJ. Incidence and prevalence of CIDP and the association of diabetes mellitus. *Neurology*. 2009;73:39-45.
14. Kissel JT. The treatment of chronic inflammatory demyelinating polyradiculoneuropathy. *Semin Neurol*. 2003;23:169-180.
15. Mygland A, Monstad P, Vedeler C. Onset and course of chronic inflammatory demyelinating polyneuropathy. *Muscle Nerve*. 2005;31:589-593.
16. Lewis RA. Chronic inflammatory demyelinating polyneuropathy. *Neurol Clin*. 2007;25:71-87.
17. Saperstein DS. Chronic acquired demyelinating polyneuropathies. *Semin Neurol*. 2008;28:168-184.
18. Magda P, Latov N, Brannagan TH III, Weimer LH, Chin RL, Sander HW. Comparison of electrodiagnostic abnormalities and criteria in a cohort of patients with chronic inflammatory demyelinating polyneuropathy. *Arch Neurol*. 2003;60:1755-1759.
19. Bromberg MB. Review of the evolution of electrodiagnostic criteria for chronic inflammatory demyelinating polyradiculoneuropathy. *Muscle Nerve*. 2011;43:780-794.
20. Latov N. Diagnosis of CIDP. *Neurology*. 2002;59(Suppl 6):S2-S6.
21. Rotta FT, Sussman AT, Bradley WG, Ram Avyar D, Sharma KR, Shebert RT. The spectrum of chronic inflammatory demyelinating polyneuropathy. *J Neurol Sci*. 2000;173:129-139.
22. Misra UK, Kalita J, Yadav RK. A comparison of clinically atypical with typical chronic inflammatory demyelinating polyradiculoneuropathy. *Eur Neurol*. 2007;58:100-105.
23. Alwan AA, Mejico LJ. Ophthalmoplegia, proptosis, and lid retraction caused by cranial nerve hypertrophy in chronic inflammatory demyelinating polyradiculoneuropathy. *J Neuroophthalmol*. 2007;27:99-103.
24. Hemmi S, Kutoku Y, Inoue K, Murakami T, Sunada Y. Tongue fasciculations in chronic inflammatory demyelinating polyradiculoneuropathy. *Muscle Nerve*. 2008;38:1341-1343.
25. Kokubun N, Hirata K. Neurophysiological evaluation of trigeminal and facial nerves in patients with chronic inflammatory demyelinating polyneuropathy. *Muscle Nerve*. 2007;35:203-207.
26. Pineda AAM, Ogata K, Osoegawa M, et al. A distinct subgroup of chronic inflammatory demyelinating polyneuropathy with CNS demyelination and a favorable response to immunotherapy. *J Neurol Sci*. 2007;255:1-6.
27. Katz JS, Saperstein S, Gronseth G, Amato AA, Barohn RJ. Distal acquired demyelinating symmetrical neuropathy. *Neurology*. 2000;54:615-620.
28. Lewis RA, Summer AJ, Brown MJ, Asbury AK. Multifocal demyelinating neuropathy with persistent conduction block. *Neurology*. 1982;32:958-964.
29. Gorson KC, Ropper AH. Chronic inflammatory demyelinating polyradiculoneuropathy (CIDP): a review of clinical syndromes and treatment approaches in clinical practice. *J Clin Neuromuscul Dis*. 2003;4:174-189.
30. Yato M, Ohkoshi N, Sato A, Shoji S, Kusunoki S. Ataxic form of chronic inflammatory demyelinating polyradiculoneuropathy (CIDP). *Eur J Neurol*. 2000;7:227-230.

31. Ohkoshi N, Harada K, Nagata H, et al. Ataxic form of chronic inflammatory demyelinating polyradiculoneuropathy: clinical features and pathological study of the sural nerves. *Eur Neurol.* 2001;45:241-248.
32. Mazzucco S, Ferrari S, Mezzina C, Tomelleri G, Bertolasi L, Rizzuto N. Hyperpyrexia--triggered relapses in an unusual case of ataxic chronic inflammatory demyelinating polyradiculoneuropathy. *J Neurol Sci.* 2006;27:176-179.
33. Notermans NC, Franssen H, Eurelings M, Van der Graaf Y, Wokke JH. Diagnostic criteria for demyelinating polyneuropathy associated with monoclonal gammopathy. *Muscle Nerve.* 2000;23:73-79.
34. Dispenzieri A. POEMS syndrome. *Hematology Am Soc Hematol Educ Program.* 2005:360-367.
35. Pareyson D. Differential diagnosis of Charcot-Marie-Tooth disease and related neuropathies. *J Neurol Sci.* 2004;25:72-82.
36. van Schaik IN, Winer JB, De Hann R, Vermeulen M. Intravenous immunoglobulin for chronic inflammatory demyelinating polyradiculoneuropathy (Review). *Cochrane Database Syst Rev.* 2002;2:CD001797.
37. Said G. Chronic inflammatory demyelinating polyneuropathy. *Neuromuscul Disord.* 2006;16:293-303.
38. Toothaker TB, Brannagan TH. Chronic inflammatory demyelinating polyneuropathies: current treatment strategies. *Curr Neurol Neurosci Rep.* 2007;7:63-70.
39. Hughes R, Benas S, Willison H, et al. Randomized controlled trial of intravenous immunoglobulin versus oral prednisolone in chronic inflammatory demyelinating polyradiculoneuropathy. *Ann Neurol.* 2001;50:195-201.
40. Hughes R. The role of IVIg in autoimmune neuropathies: the latest evidence. *J Neurol.* 2008;225(Suppl 3):7-11.
41. Hahn AG, Bolton CF, Pillay N, et al. Plasma-exchange therapy in chronic inflammatory demyelinating polyneuropathy: a double-blind, sham-controlled, cross-over study. *Brain.* 1996;119:1055-1066.
42. Mehndiratta MM, Singh AC. Plasmapheresis for chronic inflammatory demyelinating polyradiculoneuropathy. *Curr Allergy Asthma Rep.* 2007;7:274-279.
43. Kuitwaard K, van Doorn PA. Newer therapeutic options for chronic inflammatory demyelinating polyradiculoneuropathy. *Drugs.* 2009;69:987-1001.
44. Westblad ME, Forsberg A, Press R. Disability and health status in patients with chronic inflammatory demyelinating polyneuropathy. *Disabil Rehabil.* 2008;24:1-6.
45. Kuwabara S, Misawa S, Mori M, Tamura N, Kubota M, Hattori T. Long term prognosis of chronic inflammatory demyelinating polyneuropathy: a five year follow up of 38 cases. *J Neurol Neurosurg Psychiatry.* 2006;77:66-70.
46. Childs JD, Piva SR, Fritz JM. Responsiveness of the numeric pain rating scale in patients with low back pain. *Spine (Phila Pa 1976).* 2005;30:1331-1334.
47. Ottenbacher KJ, Hsu Y, Granger CV, Fiedler RC. The reliability of the functional independence measure: a quantitative review. *Arch Phys Med Rehabil.* 1996;77:1226-1232.
48. Berg KO, Wood-Dauphinee SL, Williams JI, Maki B. Measuring balance in the elderly: validation of an instrument. *Can J Public Health.* 1992;83(Suppl 2):S7-S11.
49. Graham D, Newton RA. Relationship between balance abilities and mobility aids in elderly patients at discharge from an acute care setting. *Physiother Res Int.* 1999;4:293-301.

50. Podsiadlo D, Richardson S. The timed "Up & Go": a test of basic functional mobility for frail elderly persons. *J Am Geriatr Soc.* 1991;39:142-148.
51. Salbach NM, Mayo NE, Higgins J, Ahmed S, Finch LE, Richards CL. Responsiveness and predictability of gait speed and other disability measures in acute stroke. *Arch Phys Med Rehabil.* 2001;82:1204-1212.
52. Morris PE. Moving our critically ill patients: mobility barriers and benefits. *Crit Care Clin.* 2007;23:1-20.
53. Garssen MP, Bussman JB, Schmitz PI, et al. Physical training and fatigue, fitness, and quality of life in Guillain-Barré syndrome and CIDP. *Neurology.* 2004;63:2393-2395.
54. Chong DY, Glickman LB, Cabanero-Johnson PS. Chronic inflammatory demyelinating polyradiculoneuropathy from a physical therapist's perspective: a case report. *J Acute Care Phys Ther.* 2010;1:4-13.

Neuropatia periférica no HIV/aids

Judith R. Gale

CASO 24

Um homem de 52 anos foi hospitalizado há quatro dias com a história de uma semana de dor abdominal aguda, febre, náuseas e vômitos. A tomografia computadorizada (TC) revelou pancreatite aguda. Ele foi medicado com antibióticos intravenosos (IV), analgésicos opioides e nutrição parenteral total (NPT). Ele está sendo tratado NPO desde sua admissão. Sua história de patologias pregressas inclui síndrome da imunodeficiência adquirida (aids) diagnosticada há 13 anos, neuropatia periférica. Sua contagem de cluster of differentation 4 (CD4) é 54 e a carga viral não foi detectável. A medicação atual inclui fentanil, imipenem/cilastatina, testosterona transdérmica, atazanavir, abacavir e lamivudina. O paciente trabalha como advogado e vive com seu companheiro há 11 anos. O fisioterapeuta foi chamado para ver o paciente hoje a fim de realizar atividades de fortalecimento, resistência e marcha. Sua hospitalização será mantida por mais três a quatro dias e, em seguida, o paciente receberá alta.

▶ Que limitações funcionais você esperaria com base na condição de saúde do paciente?
▶ Quais são as prioridades da avaliação?
▶ Quais são as intervenções fisioterapêuticas mais apropriadas?
▶ Que precauções devem ser tomadas durante a avaliação e as intervenções de fisioterapia?
▶ Quais possíveis complicações poderiam interferir na eficácia das intervenções?

DEFINIÇÕES-CHAVE

CARGA VIRAL: quantidade de vírus da imunodeficiência humana (HIV) circulante no sangue, descrita pelo número de cópias de HIV/mL de sangue; os valores oscilam desde o indetectável (quando nenhum vírus foi encontrado) a > 50.000/mL.

CONTAGEM DE CD4: número de células T expressando CD4 circulantes no sangue, descrita como número de células/µL de sangue; às vezes, as células CD4 são chamadas de células T-*helper*, sendo fundamentais para a iniciação da resposta imune coordenada contra organismos estranhos; o valor de referência é de cerca de 500 a 1.500 células/µL.

NPO: abreviatura da frase latina *nil per os*, significando "nada pela boca"; indivíduos com a recomendação NPO não podem comer nem beber por diversas razões.

NUTRIÇÃO PARENTERAL TOTAL (NPT): suprir todas as necessidades nutricionais de um indivíduo por via intravenosa, ignorando o trato gastrintestinal; fonte nutricional quando os indivíduos não podem comer nem beber.

SÍNDROME DA CAQUEXIA: perda não intencional de massa corporal magra, geralmente associada à aids.

Objetivos

1. Compreender as implicações da contagem de CD4 e da carga viral na saúde de um indivíduo infectado pelo HIV.
2. Descrever os sinais e sintomas da neuropatia periférica relacionada à infecção por HIV.
3. Identificar as causas e sequelas da síndrome da caquexia.
4. Discutir os benefícios dos exercícios aeróbicos e de resistência no tratamento de caquexia fraqueza e falta de condicionamento relacionados à infecção por HIV.

Considerações sobre a fisioterapia

Considerações sobre a fisioterapia para o tratamento do indivíduo com HIV/aids, síndrome da caquexia e neuropatia periférica:

- **Cuidados/Objetivos do plano geral de fisioterapia:** maximizar a funcionalidade aumentando a força geral; aumentar a resistência para permitir a realização independente de atividades da vida diária (AVDs); reduzir a dor e a disestesia associadas à neuropatia periférica; promover a locomoção independente com ou sem órtese
- **Intervenções fisioterapêuticas:** educação do paciente em relação à perda de força e resistência no repouso absoluto; exercícios de fortalecimento geral e resistência; treinamento de marcha em superfícies planas e escadas; mobilização articular e de tecidos moles; alongamento e microcorrentes para os pés
- **Precauções durante a fisioterapia:** precauções padrão; monitorar sinais vitais antes e durante o exercício
- **Complicações que interferem na fisioterapia:** náuseas/vômito; neuropatia periférica

Visão geral da patologia

Existem quase 1,2 milhão de indivíduos nos Estados Unidos vivendo com a infecção pelo vírus da imunodeficiência humana (HIV). Mais de 490 mil estão vivendo com a aids, a doença crônica, progressiva e potencialmente fatal causada pelo HIV. Existem cerca de 50 mil novas infecções por HIV a cada ano.[1,2] Portanto, é bastante provável que os fisioterapeutas entrem em contato com pacientes com essa doença em algum momento de suas carreiras. O termo "HIV" é usado para o vírus e para a própria infecção; já a expressão "aids" é usada para os estágios finais da infecção por HIV; o vírus e a doença costumam ser referidos em conjunto como HIV/aids. Para tratar com sucesso aqueles com HIV/aids, os profissionais de saúde devem conhecer a reação típica ao tratamento médico e às intervenções fisioterapêuticas, os exames laboratoriais usados para monitorar o progresso da doença, os estágios da infecção por HIV e da aids, as intervenções farmacológicas e prováveis reações adversas aos medicamentos (RAMs) e as comorbidades comuns.

Os exames laboratoriais importantes para o monitoramento da HIV/aids incluem a contagem de CD4 e a carga viral. A contagem de CD4 indica como o sistema imune está trabalhando (i.e., quantas células CD4 ainda estão circulando) e a carga viral mostra o sucesso da medicação no tratamento da infecção (i.e., quantas partículas infecciosas de HIV foram destruídas). Indivíduos com baixas contagens de CD4 (< 350 células/µL) são mais suscetíveis a infecções oportunistas, pois possuem menos células CD4 para combatê-las. Aqueles com alta carga viral (> 10.000 cópias/mL) possuem maior risco de contrair a doença conforme o vírus destrói mais células CD4.[3] O tratamento com fármacos antirretrovirais é recomendado àqueles com contagens de CD4 inferiores a 500 células/µL.[4] Muitos indivíduos soropositivos para o HIV (i.e., que possuem anticorpos circulantes contra o HIV) apresentam contagens de CD4 superiores a 500 células/µL, não apresentam carga viral e podem permanecer relativamente "saudáveis" por vários anos. A HIV/aids é classificada em três estágios. O estágio 1 é quando o indivíduo é soropositivo para HIV, apresenta uma contagem de CD4 igual ou maior que 500 células/µL e não apresenta condições definidas para a aids (Quadro 24.1). O estágio 2 é quando o indivíduo apresenta uma contagem de CD4 de 200 a 499 células/µL, pode ter doenças recorrentes, mas não apresenta condições definidas para a doença. Indivíduos no estágio 2 respondem normalmente ao tratamento durante as remissões da doença. O estágio 3 é quando a contagem de CD4 do indivíduo cai para menos de 200 células/µL ou quando há presença de uma ou mais condições diagnósticas da aids.[5,6]

Como as medicações e os protocolos mais recentes reduziram de forma drástica a progressão da HIV/aids, os indivíduos estão vivendo mais e começando a apresentar diversas comorbidades e problemas crônicos de saúde. Além dos problemas crônicos que afetam a população idosa em geral, indivíduos com HIV/aids contraem muitas doenças que pessoas saudáveis com sistema imune intacto não contraem. A recuperação pode ser mais lenta e menos completa. Doenças e condições que, em geral, afetam aqueles com HIV/aids são hepatites B e C, tuberculose, síndrome da caquexia, pancreatite, neuropatia periférica e hiperlipidemia.[4]

Quadro 24.1 DOENÇAS CARACTERÍSTICAS DA AIDS OU INFECÇÕES OPORTUNISTAS[7]
Candidíase de brônquios, traqueia, pulmões, esôfago
Câncer cervical invasivo
Coccidioidomicose disseminada ou extrapulmonar
Criptococose extrapulmonar
Criptosporidiose intestinal crônica por > 1 mês
Doença do citomegalovírus (exceto fígado, baço ou linfonodos) Doença do citomegalovírus, retinite
Encefalopatia (relacionada ao HIV)
Herpes simples: úlceras crônicas por > 1 mês ou bronquite, pneumonia ou esofagite
Histoplasmose disseminada ou extrapulmonar
Isosporíase intestinal crônica por > 1 mês
Sarcoma de Kaposi
Linfoma de Burkitt, imunoblástico ou cerebral primário
Complexo do *Mycobacterium avium*
Mycobacterium, outras espécies, disseminada ou extrapulmonar
Mycobacterium tuberculosis, qualquer local
Pneumonia por *Pneumocystis jiroveci* (*Pneumocystis carinii*)
Pneumonia recorrente
Leucoencefalopatia multifocal progressiva
Septicemia recorrente por *Salmonella*
Toxoplasmose cerebral
Síndrome da caquexia por HIV

Abreviações: aids, síndrome da imunodeficiência adquirida; HIV, vírus da imunodeficiência humana.

A pancreatite aguda é muito comum em pacientes com HIV/aids. Sua ocorrência nessa população chega a ser 800 vezes superior à observada na população geral.[8,9] Ela é mais comum em mulheres e está associada, em geral, a infecções oportunistas, como as por citomegalovírus, ou a alguns medicamentos usados no tratamento da HIV/aids. As baixas contagens de CD4, que indicam aumento da imunossupressão, também estão associadas à pancreatite aguda.[9-11] Pacientes hospitalizados com pancreatite aguda, em geral, queixam-se de dor abdominal aguda que pode estar associada ao ato de comer, náusea e vômito. Os alimentos e os líquidos são completamente restritos (i.e., NPO) para limitar de forma significativa a secreção de enzimas pancreáticas a fim de permitir que a inflamação do pâncreas se resolva. Em seguida, os pacientes são colocados em NPT. Eles podem solicitar opiáceos IV para o alívio da dor.[9] A redução da mobilidade devido a dor, náusea e vômito costuma levar à fraqueza generalizada e à falta de condicionamento.

A síndrome da caquexia relacionada ao HIV é uma complicação comum da HIV/aids e é definida como uma perda de peso involuntária superior a 10% do peso inicial durante o último ano ou de 5% durante os últimos seis meses, em geral acompanhada de diarreia ou fraqueza e febre. Ela é caracterizada por uma perda preferencial de massa corporal magra devido à nutrição inadequada (causada por paladar alterado pelas medicações, anorexia, náusea/vômito, diarreia, infecções gastrintestinais, lesões orais), à má absorção, ao metabolismo alterado ou a deficiências hormonais. Tais complicações e fatores contribuintes são mais comuns em indivíduos com aids do que nos estágios iniciais da infecção por HIV. A caquexia é tratada com a administração de hormônios, esteroides anabólicos e suplementos nutricionais e por meio do controle da carga viral e da competência imunológica.[12]

A neuropatia periférica simétrica distal é um problema de saúde não fatal geralmente associado à aids, embora possa ocorrer em qualquer estágio da infecção por HIV. É o distúrbio neurológico mais comum observado em indivíduos com HIV/aids.[14,15] Sua causa exata é desconhecida, porém parece estar associada ao próprio vírus, às RAMs antirretrovirais, à baixa contagem de CD4 e à alta carga viral. Outros fatores de risco incluem envelhecimento, fatores nutricionais, infecção por citomegalovírus e perda de peso.[7,14,16] Embora não seja considerada uma condição de saúde séria, pode ser debilitante e causar um profundo impacto na qualidade de vida. Os indivíduos podem apresentar vários sintomas nos pés e, algumas vezes, nas mãos. Os sinais e sintomas incluem disestesia, entorpecimento doloroso, formigamento, sensibilidade reduzida, atrofia muscular intrínseca e arreflexia nos tornozelos. O desconforto pode se tornar tão grande a ponto de o toque dos lençóis ser intolerável. Os sinais e sintomas da neuropatia levam a desvios da marcha, perda de funcionalidade e independência reduzida. O tratamento médico atual inclui o uso de analgésicos de venda liberada e controlada, anticonvulsivos e antidepressivos. Em um estudo com 450 indivíduos sobre o autotratamento da neuropatia periférica relacionada ao HIV, terapias complementares (reflexologia e meditação) foram avaliadas como superiores, em eficácia, às atividades (tomar um banho quente, elevar os pés, esfregar os pés), aos exercícios (caminhada), às medicações (de venda liberada e controlada), aos suplementos (vitamina B, cálcio, magnésio) e ao uso de substâncias (álcool, drogas).[17] Evidências que sustentam o uso da capsaicina para diminuir os sintomas da neuropatia periférica têm se mostrado inconsistentes, embora, em alguns casos, pareça funcionar bem.[18-20] Ainda não há cura para o HIV/aids, mas existem diversas classes diferentes de medicamentos que inibem o progresso da doença de maneira significativa. Estas incluem inibidores da transcriptase reversa de nucleosídeos e nucleotídeos, inibidores da transcriptase reversa não nucleosídica, inibidores de proteases, inibidores da entrada, inibidores da fusão e inibidores da integrase. Cada classe de fármacos funciona em um ponto diferente do ciclo do HIV. Todos esses medicamentos apresentam efeitos adversos, sendo mais comuns a fadiga, diarreia, náusea/vômito, anorexia e cólica abdominal.[13] Desde a introdução da terapia antirretroviral altamente ativa em 1996, que *combina* várias classes de fármacos em regimes terapêuticos, as taxas de sobrevivência de indivíduos com HIV/aids elevaram-se bastante. A expectativa de vida após o diagnóstico era de 6,8 anos em 1993, 10,5 anos em 1996 e subiu para 30 a 50 anos em 2008.[21,22]

Em outubro de 2011, o Departamento de Saúde e Recursos Humanos dos Estados Unidos publicou as mais recentes **normas para o tratamento antirretroviral**,[23] recomendando quando deve ser iniciado o tratamento farmacológico para HIV/aids (Quadro 24.2).

Tratamento fisioterapêutico do paciente

O paciente hospitalizado com complicações de HIV/aids costuma necessitar de fisioterapia para maximizar a independência e voltar ao nível anterior de funcionalidade. Com

Quadro 24.2 NORMAS PARA O INÍCIO DO TRATAMENTO ANTIRRETROVIRAL DA INFECÇÃO POR HIV[23]

História de uma enfermidade característica da aids
Contagem de CD4 < 350
Mulheres grávidas para prevenir transmissão vertical
Diagnóstico de nefropatia associada ao HIV, independentemente da contagem de células CD4
Indivíduos coinfectados com o HBV e o HIV, independentemente da contagem de células CD4, em caso de recomendação do tratamento para HBV
Pacientes com contagem de CD4 entre 350 e 500
Quando não houver consenso em relação ao início do tratamento antirretroviral em pacientes com contagem de células CD4 > 500; cerca de 50% dos especialistas o recomendam enquanto os 50% restantes o consideram opcional

frequência, certo grau de comprometimento da resistência física e da força é aparente. Este paciente havia estado muito enfermo há quase duas semanas quando o fisioterapeuta o avaliou. Além de náusea, vômito e dor relacionados à pancreatite, ele também apresentou sinais e sintomas relacionados à síndrome da caquexia e à neuropatia periférica. A caquexia está exacerbada pela história recente de distúrbio gastrintestinal, pelo estado de NPO e pelo repouso absoluto prolongado. A neuropatia periférica pode levar à posterior deterioração do estado funcional do paciente devido à sensibilidade alterada nos pés e ao consequente comprometimento do equilíbrio. A intervenção fisioterapêutica deve ser iniciada logo que os sintomas sistêmicos e a dor do paciente estiverem controlados.

Exame, avaliação e diagnóstico

A revisão do prontuário informa, ao fisioterapeuta, a história médica e social do paciente, as medicações atuais, os resultados de exames laboratoriais, os sinais vitais e quaisquer restrições para atividades. No caso deste paciente, o fisioterapeuta deve estar ciente das possíveis RAMs relacionadas aos dois novos medicamentos que ele iniciou durante esta hospitalização: fentanil e imipenem/cilastatina. As RAMs incluem tontura, sonolência, depressão respiratória e convulsões. Os resultados de exames laboratoriais de interesse no caso deste paciente são a sua contagem muito baixa de CD4 e a carga viral não detectada. Clinicamente, isso reflete que, embora o vírus não esteja se replicando de forma rápida, o paciente está muito suscetível à doença ou à infecção, pois seu sistema imune está enfraquecido. Portanto, o fisioterapeuta deve estar atento para seguir as precauções padrão. É importante, também, rever os exames de eritrócitos (hemoglobina e hematócrito), pois a anemia é um problema frequente nessa população de pacientes, e valores baixos nos exames irão apontar a necessidade de exame físico e intervenções.

Considerando a dor aguda do paciente e a gravidade da falta de condicionamento, é aconselhada a realização de um exame eficiente e minucioso. Entretanto, o exame deste paciente não deve exigir muitos testes e medidas especiais. É provável que a história subjetiva corrobore o que foi observado durante a revisão do prontuário e permitirá avaliar o nível de consciência, adequação e boa vontade do paciente para participar das intervenções fisioterapêuticas. O exame geral de fisioterapia deve ser iniciado com a avaliação dos sinais vitais, incluindo frequência cardíaca (FC) e respiratória (FR) e pressão sanguínea. Esta pode ser seguida pela avaliação de mobilidade no leito, força geral e transferências. Devido à neuropatia periférica registrada do paciente e à sua recente imobilidade, o exame dos sinais e sintomas da neuropatia periférica deve ser priorizado. Este envolve o teste de sensibilidade, reflexos dos membros inferiores, força, amplitude de movimento (ADM) dos membros inferiores e equilíbrio. A sensibilidade dos membros inferiores costuma ser testada por meio de um leve toque com uma pequena bola de algodão, entretanto a maioria dos indivíduos com neuropatia periférica não tolera tal procedimento em seus pés. A disestesia, uma sensação desagradável ao toque suave, é comum, portanto esses indivíduos reagem melhor a um toque firme do que a um toque leve. As avaliações de sensibilidade com o monofilamento de Semmes Weinstein são mais bem toleradas. A sensibilidade costuma estar reduzida em um padrão de lotação simétrico, embora possa estar limitado apenas aos pés. Os reflexos geralmente estão intactos nos joelhos e ausentes nos tornozelos. É provável que os extensores dos dedos do pé e os tendões de Aquiles estejam muito tensos, limitando a ADM e talvez puxando os dedos para uma posição conhecida como dedos em martelo. Foi observado um atraso no recrutamento do músculo do tornozelo, levando à redução da capacidade para desfazer uma inclinação lateral.[24] Portanto, as avaliações do equilíbrio tanto estático quanto dinâmico devem ser realizadas antes do início das atividades de marcha. Estas devem incluir a postura de pé com os olhos abertos e com os olhos fechados, equilíbrio sobre um único pé e com elementos que causam desequilíbrio. Um teste formal que incorpora essas atividades, como a **Avaliação da Mobilidade Orientada pelo Desempenho de Tinetti (AMOD)**[25] ou o Teste de Equilíbrio de Berg,[26] pode ser adequado para avaliar o risco de quedas. A AMOD é um teste clínico confiável e válido para o equilíbrio e a marcha em idosos, mas também tem sido usada em indivíduos com neuropatia periférica.[27] Se o paciente apresentar resistência suficiente para tolerar 10 a 15 minutos de atividade, a AMOD é um teste facilmente administrado na unidade de tratamento intensivo (UTI), necessitando apenas de uma cadeira dura sem braços, um curto corredor e um cronômetro. A AMOD avalia o paciente por meio de uma escala ordinal de três pontos que vai de 0 a 2, com 0 indicando o mais alto nível de comprometimento e o 2 indicando ausência de comprometimento. Um escore perfeito (i.e., ausência de comprometimento) para o componente de equilíbrio é 16 e um escore perfeito para o componente da marcha é 12, com um resultado final de 28. Indivíduos com resultados entre 18 e 24 (em um máximo de 28) apresentam um risco de queda moderado e aqueles com resultados abaixo de 19 apresentam um risco de queda elevado.[28] Por fim, como o paciente trabalha e se movimenta de forma independente na comunidade, deve-se verificar sua capacidade para subir escadas. Os sinais vitais devem ser reavaliados após essas atividades e qualquer sinal de desconforto ou de intolerância ao exercício deve ser observado durante o desempenho.

Aplicando o Modelo da Classificação Internacional de Funcionalidade, Incapacidade e Saúde a este caso, são observadas limitações óbvias da estrutura e funcionalidade do corpo na sua condição atual e na história prévia de síndrome da caquexia e neuropatia periférica. É provável que tais comprometimentos estejam limitando as atividades e a participação devido à fadiga, à fraqueza, à falta de condicionamento geral e aos distúrbios da marcha.[6] Os diagnósticos fisioterapêuticos deste paciente incluem força reduzida, sobretudo nos membros inferiores, resistência reduzida devido ao repouso absoluto prolongado e à síndrome da caquexia, neuropatia periférica relacionada ao HIV e comprometimento do equilíbrio.

Plano de atendimento e intervenções

Este paciente receberá alta em alguns dias, por isso a maximização da independência funcional deve ser enfatizada. Tem sido mostrado que exercícios de fortalecimento e equilíbrio reduzem de maneira significativa o risco de queda em indivíduos com neuropatia periférica diabética.[24,29] Como as neuropatias periféricas causadas pelo diabetes e pelo HIV se apresentam de forma bastante semelhante, é provável que esses exercícios beneficiem os pacientes com neuropatia relacionada ao HIV. O Quadro 24.3 apresenta um exemplo de programa de exercícios diários para indivíduos com neuropatia periférica.

Exercícios de resistência e aeróbicos de intensidade moderada têm se mostrado seguros e benéficos para indivíduos com HIV/aids. O exercício não diminui a contagem de CD4 nem aumenta a carga viral, portanto não compromete o sistema imune do paciente. Também não existe associação entre o exercício e o desenvolvimento de doenças. Além disso, exercícios de resistência aumentam a massa corporal magra e melhoram a força de pessoas infectadas pelo HIV.[13,30] O exercício ajuda a diminuir a depressão e a ansiedade nesta população de pacientes.[30] Exercícios aeróbicos de intensidade moderada têm causado aumento no consumo máximo de oxigênio ($VO_{2máx}$) e aumento do período de tempo até sentir fadiga em indivíduos com HIV/aids que participam de um programa de treinamento de exercícios aeróbicos e de resistência.[31,32] Os exercícios incluem treinamento em esteira a 50 e até 70% da $FC_{máx}$ prevista para a faixa etária e exercícios de resistência com pesos livres, equipamentos de exercícios pneumáticos e com placas.[31] Embora isso possa estar além das capacidades atuais deste paciente, ele pode se beneficiar de um programa combinado de exercícios aeróbicos e de resistência quando sua doença atual tiver melhorado. Espera-se que ele consiga iniciar um programa de menor intensidade antes de ser liberado. O fisioterapeuta pode ajudar o paciente a iniciar atividades de resistência prescrevendo um programa domiciliar de exercícios leves usando faixas ou tubos de resistência (p. ex., faixa elástica suave Thera-Band amarela).

A neuropatia periférica pode responder à fisioterapia. Em um estudo de caso envolvendo dois indivíduos com neuropatia periférica relacionada ao HIV, uma combinação de **microcorrentes, mobilização da articulação e dos tecidos moles e alongamento** reduziu os sintomas da doença.[33] Mobilizações articulares dos pés, dos dedos dos pés e dos tornozelos são uma intervenção apropriada, visto que muitos pacientes com neuropatia apresentam movimentos acessórios passivos e fisiológicos passivos reduzidos nos pés e tornozelos[34] além de dormência/formigamento ou disestesia. Os indivíduos receberam graus III e IV antes e depois das mobilizações das pequenas articulações dos pés e dos dedos dos pés, bem como da articulação talocrural.[33] A disestesia e/ou parestesia podem responder à mobilização dos tecidos moles, que costuma ser mais bem tolerada com o uso de uma compressão firme no pé. Foi realizada uma massagem forte no tecido profundo do pé para diminuir a sensibilidade ao toque, melhorar a flexibilidade dos tecidos moles e promover a circulação. Essa intervenção levou à diminuição do uso de medicamentos para dor, bem como à melhora da qualidade de vida e da independência funcional.[33] O alongamento dos extensores dos dedos do pé e dos tendões de Aquiles

Quadro 24.3 EXERCÍCIOS DE FORTALECIMENTO E EQUILÍBRIO PARA INDIVÍDUOS COM NEUROPATIA PERIFÉRICA[24,29]	
Exercício	Descrição e progressão
Posição unipodal	Segurar-se em um balcão firme, primeiro com o apoio das duas mãos e, depois, com uma mão ou nenhum apoio. Ficar de pé o máximo possível sobre uma perna, até o ponto de fadiga ou perda de equilíbrio. Repetir com a perna oposta.
Dedos dos pés elevados/calcanhares elevados	Progredir até a ausência de apoio das mãos e de ambas as pernas para uma única perna. Iniciar com uma série de 10 repetições e aumentar para uma série a cada 5 sessões de exercícios.
Agachamento na parede	Ficar de pé com as costas contra a parede e os pés a ~ 30-50 cm da parede. Dobrar quadris e joelhos em flexão de ~ 45° – como se estivesse "sentando em uma cadeira". Progressão: aumentar gradualmente o tempo "sentado em uma cadeira".
Fazer um 8	Andar descrevendo um 8 enquanto segura a mão do fisioterapeuta ou acompanhante. Progredir para fazer o mesmo procedimento sozinho.
Caminhada em *tandem*	Caminhar com o calcanhar de um pé tocando na frente do dedo do outro pé, com a mão para o lado, sobre um balcão firme. Realizar 4 séries de pelo menos 10 passos. Progredir para a caminhada em *tandem* sem a ajuda das mãos.
Arremesso de bola sobre bola de ginástica	Sentar sobre uma bola de ginástica e arremessar uma bola pequena para o fisioterapeuta ou acompanhante. No início, a bola deve ser lançada diretamente para o paciente. Testar, de forma progressiva, o equilíbrio arremessando a bola em direções que exijam que o paciente aumente o deslocamento necessário para alcançar a bola.
Inversão/eversão do tornozelo	Ficar de pé sobre uma perna e segurar-se em um suporte firme com uma ou ambas as mãos. Deslocar o peso medial e lateralmente (causando a inversão e eversão do tornozelo), até o ponto de fadiga ou perda de equilíbrio. Progredir para o deslocamento de peso sem a ajuda das mãos.
Caminhar sobre um tapete para exercícios ou outra superfície irregular	Começar com os braços estendidos para ajudar no equilíbrio. Progredir para cruzar os braços na frente do tórax.

também pode permitir um contato mais normal do pé com o chão durante a fase de apoio da marcha.

Recomendações clínicas baseadas em evidências

SORT (*Strength of Recommendation Taxonomy*): Força da Taxonomia de Recomendação
A: Evidências consistentes, de boa qualidade e recomendadas para o paciente
B: Evidências inconsistentes ou de qualidade limitada orientadas para o paciente
C: Evidências consensuais, orientadas para a doença, prática comum, opinião de especialista ou série de casos

1. A medicação antirretroviral deve ser iniciada quando a contagem de CD4 for inferior a 350 e/ou o indivíduo apresentar uma história de enfermidade característica da aids. **Grau A**
2. A AMOD pode ser usada para prever o risco de quedas em adultos com neuropatia periférica. **Grau C**
3. Os exercícios de resistência e aeróbicos de intensidade moderada são seguros e benéficos para os indivíduos com HIV/aids. **Grau A**
4. Microcorrentes, mobilização articular e mobilização dos tecidos moles aplicadas aos pés de indivíduos com neuropatia periférica reduzem o uso de analgésicos opioides, melhoram a qualidade da marcha e promovem a independência funcional. **Grau B**

PERGUNTAS PARA REVISÃO

24.1 Um paciente com HIV/aids de longo prazo e pancreatite aguda se apresenta com tontura, vertigem e falta de ar enquanto o fisioterapeuta está realizando uma avaliação de equilíbrio. A medicação que *mais* provavelmente causa esse efeito é:
A. Abacavir.
B. Fentanil.
C. Lamivudina.
D. Atazanavir.

24.2 Um paciente diagnosticado com aids apresenta uma contagem de CD4 de 112 e uma carga viral de 15.000. Isso significa que:
A. O sistema imune do paciente é forte e os medicamentos estão controlando bem o vírus.
B. O sistema imune do paciente está enfraquecido e os medicamentos estão controlando bem o vírus.
C. O sistema imune do paciente é forte e os medicamentos não estão controlando o vírus de maneira adequada.
D. O sistema imune do paciente está enfraquecido e os medicamentos não estão controlando o vírus de forma adequada.

24.3 Indivíduos com síndrome da caquexia...
A. Devem evitar fármacos que promovem o crescimento muscular, como esteroides anabólicos.
B. Podem melhorar sua resistência com exercícios a 50% da $FC_{máx}$ prevista para a faixa etária.
C. Não podem ganhar massa magra utilizando suplementos nutricionais.
D. Não devem ser considerados porque esta não é uma complicação séria da HIV/aids.

RESPOSTAS

24.1 **B.** O fentanil é um analgésico opioide. Suas reações adversas podem ser tontura, sonolência, vertigem e depressão respiratória. Os medicamentos usados para tratar a infecção por HIV, em geral, causam desconforto gastrintestinal (opções A, C, D).
24.2 **D.** A contagem normal de CD4 oscila de 500 a 1.500 células/µL, em média. A contagem de CD4 reflete a saúde do sistema imune. Uma contagem celular de 112

indica que um número inadequado de células CD4 está disponível para lutar contra infecções e doenças. A carga viral reflete como a medicação está controlando os vírus. O ideal é que a carga viral não seja detectada. Quando se encontra acima de 10.000 cópias/mL, indica que a medicação não está sendo tão eficaz quanto deveria.

24.3 **B.** A síndrome da caquexia é uma complicação séria da infecção por HIV (opção D). Ela pode causar aumento da morbidade e da mortalidade, além de diminuir o estado funcional e a qualidade de vida. Exercícios aeróbicos a 50 e até 70% da $FC_{máx}$ prevista para a faixa etária têm se mostrado responsáveis pelo aumento da $VO_{2máx}$ e do tempo necessário para que a fadiga seja atingida em pacientes com síndrome da caquexia por HIV. Outros tratamentos para essa síndrome incluem o uso de esteroides anabólicos (opção A), hormônios e suplementos nutricionais (opção C).

REFERÊNCIAS

1. Centers for Disease Control and Prevention: HIV in the United States. Available at: http://www.cdc.gov/hiv/resources/factsheets/us.htm. Accessed January 11, 2012.
2. AVERTing HIV and AIDS. Available at: http://www.avert.org/usa-statistics.htm. Accessed January 11, 2012.
3. Hopkin TB. *Lab Notes: Guide to Lab and Diagnostic Tests.* Philadelphia, PA: FA Davis Company; 2005.
4. National Institutes of Health: AIDSinfo; HIV and its treatment. Available at: http://aidsinfo.nih.gov/education-materials/fact-sheets. Accessed January 12, 2012.
5. 2012 Case Definitions: Nationally Notifiable Conditions Infectious and Non-Infectious Case. Atlanta, GA; Centers for Disease Control and Prevention; 2012. Available at: wwwn.cdc.gov/nndss/document/2012_Case%20Definitions.pdf. Accessed January 12, 2012.
6. US Department of Health and Human Services, Health Resources and Services Administration, HIV/AIDS Bureau. Guide for HIV/AIDS Clinical Care. HIV classification: CDC and WHO staging systems. Rockville, MD. 2011. Available at: www.newarkema.org/pdf/reports/CM_Jan2011.pdf. Accessed January 12, 2012.
7. Centers for Disease Control and Prevention. MMWR - Recommendations and Reports. Available at: http://www.cdc.gov/mmwr/preview/mmwrhtml/00018871.htm. Accessed January 2, 2013.
8. Bush ZM, Kosmiski LA. Acute pancreatitis in HIV-infected patients: are etiologies changing since the introduction of protease inhibitor therapy? *Pancreas.* 2003;27:e1-e5.
9. Trindade AJ, Huysman AM, Huprikar SS, Kim MK. A case study and review of pancreatitis in the AIDS population. *Dig Dis Sci.* 2008;53:2616-2620.
10. Riedel DJ, Gebo KA, Moore RD, Lucas GM. A ten-tear analysis of the incidence and risk factors for acute pancreatitis requiring hospitalization in an urban HIV clinical cohort. AIDS. *Patient Care STDS.* 2008;22:113-121.
11. Leurquin-Sterk G, Schepers K, Delhaye M, Goldman S, Verset L, Matos C. Diffuse pancreatic lesion mimicking autoimmune pancreatitis in HIV-infected patient: successful treatment by antiretroviral therapy. *J Pancreas.* 2011;12:477-481.
12. Polsky B, Kotler D, Steinhart C. Treatment guidelines for HIV-associated wasting. *HIV Clin Trials.* 2004;5:50-61.
13. Dudgeon WD, Phillips KD, Carson JA, Brewer RB, Durstine JL, Hand GA. Counteracting muscle wasting in HIV-infected individuals. *HIV Med.* 2006;7:299-310.
14. Dorsey SG, Morton PG. HIV peripheral neuropathy: pathophysiology and clinical implications. *AACN Clinical Issues.* 2006;17:30-36.

15. Gonzalez-Duarte A, Cikurel K, Simpson DM. Managing HIV peripheral neuropathy. *Curr HIV/AIDS Rep.* 2007;4:114-118.
16. Evans SR, Ellis RJ, Chen H, et al. Peripheral neuropathy in HIV: prevalence and risk factors. *AIDS.* 2011;25:919-928.
17. Nicholas PK, Kemppainen JK, Canaval GE, et al. Symptom management and self-care for peripheral neuropathy in HIV/AIDS. *AIDS Care.* 2007;19:179-189.
18. Paice JA, Ferrans CE, Lashley FR, Shott S, Vizgirda V, Pitrak D. Topical capsaicin in the management of HIV-associated peripheral neuropathy. *J Pain Symptom Manag.* 2000;19:45-52.
19. Gonzalez-Duarte A, Cikurél K, Simpson D. Managing HIV peripheral neuropathy. *Curr HIV/AIDS Rep.* 2007;4:114-118.
20. Tesfaye S, Selvarajah D. Recent advances in the pharmacological management of painful diabetic neuropathy. *Br J Diabetes Vasc Dis.* 2009;9:283-287.
21. Harrison KM, Song R, Zhang X. Life expectancy after HIV diagnosis based on national HIV surveillance data from 25 states, United States. *J Acquir Immune Defic Syndr.* 2010;53:124-130.
22. Antiretroviral Therapy Cohort Collaboration. Life expectancy of individuals on combination antiretroviral therapy in high-income countries: a collaborative analysis of 14 cohort studies. *Lancet.* 2008;372:293-299.
23. US Department of Health and Human Services. Panel on Antiretroviral Guidelines for Adults and Adolescents. Guidelines for the use of antiretroviral agents in HIV-1-infected adults and adolescents. 2011;34. Available at: http://www.aidsinfo.nih.gov/ContentFiles/AdultandAdolescentGL.pdf. Accessed January 11, 2012.
24. Richardson JK, Sandman D, Vela S. A focused exercise regimen improves clinical measures of balance in patients with peripheral neuropathy. *Arch Phys Med Rehabil.* 2001;82:205-209.
25. Tinetti ME. Performance oriented assessment of mobility problems in elderly patients. *J Am Geriatr Soc.* 1986;34:119-126.
26. Berg K, Wood-Dauphinée SL, Williams JI, Gayton D. Measuring balance in the elderly: preliminary development of an instrument. *Physiother Canada.* 1989;41:304-308.
27. Volkert V, Hassan A, Hassan MA, et al. Effectiveness of monochromatic infrared photo energy and physical therapy for peripheral neuropathy: changes in sensation, pain, and balance—a preliminary, multi-center study. *Phys Occup Ther Geriatr.* 2005;24:1-17.
28. Shumway-Cook A, Wollacott MH. *Motor Control: Theory and Practical Applications.* 2nd ed. Baltimore, MD: Lippincott Williams & Wilkins; 2001.
29. Kruse RL, LeMaster JW, Madsen RW. Fall and balance outcomes after an intervention to promote leg strength, balance, and walking in people with diabetic peripheral neuropathy: "feet first" randomized controlled trial. *Phys Ther.* 2010;90:1568-1579.
30. Dudgeon WD, Phillips KD, Bopp CM, Hand GA. Physiological and psychological effects of exercise interventions in HIV disease. *AIDS Patient Care STDS.* 2004;18:81-98.
31. Hand GA, Phillips KD, Dudgeon WD, Lyerly GW, Durstine JL, Burgess SE. Moderate intensity exercise training reverses functional aerobic impairment in HIV-infected individuals. *AIDS Care.* 2008;20:1066-1074.
32. O'Brien K, Tynan AM, Nixon S, Glazier RH. Effects of progressive resistive exercise in adults living with HIV/AIDS: systematic review and meta-analysis of randomized trials. *AIDS Care.* 2008;20: 631-653.
33. Gale J. Physiotherapy intervention in two people with HIV or AIDS-related peripheral neuropathy. *Physiother Res Int.* 2003;8:200-209.
34. Williams DS III, Brunt D, Tanenberg RJ. Diabetic neuropathy is related to joint stiffness during late stance phase. *J Appl Biomech.* 2007;23:251-260.

Doença terminal: fisioterapia em cuidados paliativos

Karen Mueller

CASO 25

Um homem de 91 anos, de biotipo ectomorfo e com uma história de 25 anos de doença de Parkinson (DP) foi transportado de ambulância para o departamento de emergência com queixas de confusão mental e fraqueza. O paciente vive com a filha de 70 anos, que informou ter encontrado seu pai confuso, desorientado e incapaz de sair da cama naquela manhã. Ela negou qualquer alteração no esquema de medicação, mas estava preocupada que seu pai estivesse desidratado por ter ficado exposto ao calor no dia anterior. Há cerca de três anos, o paciente era ativo na sua comunidade e independente para atividades da vida diária (AVDs) e mobilidade. Durante os últimos dois anos, seu estado cognitivo e físico piorou bastante. Ele precisou fazer uso de um andador para locomoção e também perdeu 9 kg. O paciente vinha recebendo fisioterapia ambulatorial até três meses atrás, quando desenvolveu uma infecção grave do trato urinário e precisou de uma hospitalização de três dias. De acordo com a filha, o nível de energia dele piorou de forma considerável. Nesse momento, o paciente mudou-se para a casa da filha e fez uma procuração em nome dela. Durante o último mês, a locomoção piorou a ponto de precisar de assistência mínima para caminhar curtas distâncias em casa. Ele também teve dois episódios de asfixia durante as refeições na última semana. O paciente apresenta diversas comorbidades, como hipertensão, hiperlipidemia, osteoporose e a colocação de um marca-passo cardíaco há três anos devido à bradicardia. Suas medicações rotineiras incluem alendronato, Aricept, carbidopa/levidopa, Celebrex, citalopram, Cozaar, Namenda, aspirina e cálcio. O paciente foi hospitalizado para exames e acompanhamento. Os raios X de tórax revelaram opacidades basilares aumentadas e congestão vascular com uma pequena efusão esquerda, consistente com pneumonia. Uma tomografia computadorizada (TC) da cabeça não mostrou alteração em relação aos três anos anteriores e apresentou-se normal, exceto por atrofia e uma alteração isquêmica crônica de um pequeno vaso. Durante uma internação hospitalar de duas semanas, o paciente passou por uma insuficiência multissistêmica. Continuou a demonstrar confusão moderada e déficits de orientação e esteve, algumas vezes, agitado. Em diversas ocasiões, informou ver "estranhos objetos" em seu quarto. Após as refeições, percebe-se sons estertores e os sons expiratórios das vias respiratórias superiores; foi confirmado o diagnóstico de pneumonia por aspiração e foram iniciadas cuidados para deglutição. A opção de utilizar uma sonda de gastrostomia endoscópica percutânea via jejuno foi sugerida, porém o paciente e sua filha foram contra esta medida. Ele continuou a apresentar redução de apetite, o que levou a uma perda de 3 kg de peso. A avaliação fisioterapêutica hospitalar observou comprometimentos na rigidez, acinesia/bradicinesia e perda da capacidade de extensão do tronco, da cintura pélvica e do membro inferior, que contribuíram para a perda de mobilidade funcional. Foram realizadas 10 intervenções fisioterapêuticas em sessões de 30 minutos. Enfatizou-se a melhora da amplitude de movimento do tronco e dos membros, o fortalecimento e as atividades para promover a mobilidade funcional. O paciente apresentou um progresso mínimo devido ao mal-estar generalizado, à fraqueza e à rigidez grave. Algumas vezes, ele parecia inquieto e com dor. A mobilidade no leito oscilou entre a necessidade de assistência máxima a moderada e precisou de assistência máxima para transferências de pé em torno do próprio eixo. O paciente conseguia ficar de pé por 5 a 10 segundos, porém não conseguia se locomover. Ele precisou de assistência máxima para todas as AVDs, incluindo a alimentação. Inicialmente, esperava--se que o paciente voltasse para casa com a filha assim que sua condição se estabilizasse. Entretanto, devido à dependência completa do paciente para as AVDs, essa opção não foi mais considerada viável. O médico do paciente sugeriu encaminhamento a uma clínica de cuidados paliativos. A filha concordou, informando que seu pai tem o desejo expresso anteriormente em um documento legal (diretiva antecipada), em que diz não querer receber tratamento agressivo uma vez que se torne dependente em termos de mobilidade.

- Como fisioterapeuta tratando deste paciente na unidade de tratamento intensivo (UTI) do hospital, baseado em que motivos você apoiaria a recomendação de uma avaliação de cuidados paliativos a este paciente?
- Qual é o papel do fisioterapeuta nos cuidados paliativos?
- Que medidas de resultados são recomendadas para a avaliação fisioterapêutica na área de cuidados paliativos?
- Considerando os comprometimentos do paciente, que intervenções seriam apropriadas em termos de conforto, mobilidade e tratamento da dor?
- Como você priorizaria os comprometimentos e as limitações funcionais deste paciente para uma intervenção eficaz?

DEFINIÇÕES-CHAVE

DIRETIVA ANTECIPADA DE VONTADE: documento legal que detalha opções para a provisão de tratamento de saúde quando o indivíduo está incapacitado. Elementos específicos incluem uma Procuração Restrita ao Tratamento de Saúde (autorização escrita dada por um indivíduo a outro para agir em seu nome em relação às decisões do tratamento de saúde) e um Testamento Vital (inclui preferências a respeito do uso de tratamento para prolongar a vida e outras intervenções); pode incluir uma Ordem de Não Ressuscitar e uma Procuração para Saúde Mental.

PROCURAÇÃO: autorização escrita dada por um indivíduo a outro para que aja em seu nome em relação a quaisquer assuntos legais.

TRATAMENTO PALIATIVO: objetiva melhorar a qualidade de vida de indivíduos portadores de uma doença séria e crônica; prioriza a melhora do conforto por meio da prevenção e do tratamento dos sintomas de desconforto; pacientes recebendo tratamento paliativo podem ainda estar envolvidos em medidas curativas, como quimioterapia e radioterapia.

TRATAMENTO TERMINAL: estratégia interdisciplinar para promover conforto, dignidade e qualidade de vida para indivíduos em condições terminais.

UNIDADE DE CUIDADOS PALIATIVOS: prioriza o conforto e a qualidade de vida do paciente em vez da cura da doença; geralmente apropriada para indivíduos portadores de doença terminal e com expectativa de vida igual ou inferior a seis meses.

Objetivos

1. Descrever a evolução física da DP e os sintomas que representariam indicações para uma unidade de cuidados paliativos.
2. Descrever os benefícios do tratamento terminal da Medicare* fornecidos por fisioterapeutas.
3. Listar os profissionais que fazem parte da equipe interdisciplinar central nas unidades de tratamento terminal credenciadas pela Medicare.
4. Descrever estratégias que possam ser úteis para um fisioterapeuta interessado em prestar serviços à população de indivíduos recebendo tratamento terminal.
5. Definir a educação fornecida pelo fisioterapeuta que possa ser útil à equipe interdisciplinar central e à equipe de enfermagem em uma unidade de cuidados paliativos.
6. Listar os requisitos para a iniciação dos serviços de tratamento terminal da Medicare.
7. Descrever ferramentas de avaliação confiáveis e válidas que possam ser adequadas a um indivíduo recebendo tratamento terminal.

Considerações sobre a fisioterapia

Considerações sobre a fisioterapia para o tratamento do idoso com DP em estágio terminal durante sua transição para os cuidados paliativos:

▶ **Cuidados/Objetivos do plano geral de fisioterapia:** minimizar a perda da amplitude de movimento (ADM), força e capacidade funcional aeróbica; diminuir a dor;

promover a redução da rigidez para melhorar os padrões de movimento funcional; melhorar a qualidade de vida
▶ **Intervenções fisioterapêuticas:** educação do paciente e da família em relação ao posicionamento para garantir conforto e proteção da pele; treinamento de mobilidade modificada para melhorar os padrões de movimento funcional; técnicas de conservação de energia; exercícios de respiração e relaxamento para reduzir a dor e a congestão; estratégias de redução de edema
▶ **Precauções durante a fisioterapia:** transferência lenta para a postura ereta a fim de reduzir o risco de hipotensão ortostática; atividade gradativa para prevenir o desconforto cardiovascular
▶ **Complicações que interferem na fisioterapia:** dor grave, agitação, inquietação terminal, morte cerebral.

Visão geral da patologia

A DP, de forma geral, é reconhecida como um distúrbio neurológico crônico progressivo, que envolve sinais motores cardinais de bradicinesia, tremor no repouso e instabilidade postural. Uma avaliação objetiva dos comprometimentos motores relacionados à DP pode ser realizada por meio de uma sequência contínua em cinco estágios (do estágio 1, com sinais unilaterais, ao estágio 5, com incapacitação total) descrita por Hoehn e Yahr em 1967[1] ou por meio da Escala de Avaliação Unificada da Doença de Parkinson, inicialmente publicada em 1987.[2]

Ao mesmo tempo em que existem significativas evidências apoiando o valor da intervenção fisioterapêutica na melhora de funcionamento físico, força, equilíbrio, velocidade da marcha e qualidade de vida dos pacientes nos estágios iniciais e intermediários da DP (estágios 1 a 3 de Hoehn e Yahr),[3-6] tais evidências são mínimas para indivíduos que se encontram em estágio terminal.

Quando a trajetória da DP progride para os estágios mais avançados, a função física deteriora até chegar à incapacitação total, quando o indivíduo fica restrito ao leito ou a uma cadeira de rodas (se assistido) (estágio 5 de Hoehn e Yahr). Os últimos estágios da doença são complicados pela demência progressiva e, em alguns casos, pelo aparecimento de sintomas psicóticos, como alucinações. Embora não se conheça a patogênese exata dessa demência no estágio terminal, novas evidências atribuem-na à infiltração de corpos de Lewy no córtex cerebral, nos núcleos do tronco cerebral e no sistema colinérgico do prosencéfalo basal.[7] Além disso, tem sido postulado que os sinais e sintomas da doença de Parkinson com demência e a demência com corpos de Lewy podem se manifestar de forma simultânea.[8] Portanto, na ausência de medidas objetivas confiáveis e válidas que possibilitem o diagnóstico diferencial preciso entre essas condições, os médicos devem confiar na observação clínica e nos métodos de intervenção existentes. Por exemplo, alucinações visuais geralmente são observadas em pacientes com demência com corpos de Lewy, mas não em pacientes com doença de Parkinson com demência.[8]

Além do desenvolvimento de demência progressiva, pacientes com DP enfrentam um conjunto de complicações sistêmicas nos estágios terminais. A insuficiência do sistema autônomo (causada pela infiltração de corpos de Lewy no hipotálamo, neurônios de projeção pré-ganglionares parassimpáticos do nervo vago e neurônios pós-ganglionares simpáticos da medula espinal)[9] causa complicações cardiovasculares, como hipotensão ortostática, arritmia sinusal respiratória e variabilidade reduzida da frequência cardíaca (FC). No caso deste paciente, os comprometimentos cardiovasculares exigiram o uso de um marca-passo cardíaco devido à bradicardia grave. A infiltração dos corpos de Lewy também está envolvida na disfunção autonômica da glândula submandibular relacionada à DP (o que, juntamente com a postura da cabeça anteriorizada, contribui para o ato de babar) e do esôfago inferior e laringe (o que contribui para a disfagia e os déficits da fala). Tais déficits autonômicos combinados aos déficits dos músculos respiratórios levam à disfunção tanto obstrutiva quanto restritiva,[10,11] submetendo os pacientes com DP a um risco de desenvolver asfixia e pneumonia por aspiração. Assim, a disfunção respiratória é uma das principais causas de morte de indivíduos com DP em estágio terminal.[12]

A função do sistema gastrintestinal fica gravemente comprometida no estágio terminal da DP, ameaçando a capacidade de manter uma nutrição oral adequada. Os comprometimentos incluem constipação, redução do olfato, saciedade precoce, redução do tempo de trânsito gástrico e náuseas. Em uma revisão sistemática de 1.134 pacientes com DP, 24% foram identificados com desnutrição e até 60% estavam em risco de apresentar essa condição.[13] A náusea e o vômito também podem ser reações adversas a medicamentos (RAMs) da terapia de reposição com dopamina. Taxas mais elevadas de ingestão desses medicamentos têm sido associadas a um menor índice de massa corporal.[13]

A presença de dor na DP é pouco compreendida, porém evidências recentes sugerem que a sua prevalência pode chegar a 83%.[14] Cinco tipos diferentes de dor têm sido descritas em pacientes com DP: dor musculoesquelética (devido a rigidez, doença reumática ou deformidade esquelética), dor neuropática radicular (devido à lesão da raiz ou neuropatia periférica ou focal), dor distônica (relacionada aos efeitos da medicação anti-Parkinson), dor neuropática central (relacionada aos efeitos da medicação anti-Parkinson) e acatisia (percepção desagradável de inquietação – uma RAM antiparkinsoniano).[15] Apesar da prevalência da dor entre pacientes com DP parecer alta, em geral, esse sintoma não é reconhecido, talvez porque muitos pacientes não conseguem verbalizar o desconforto. Dessa forma, até 40% dos pacientes com DP não recebem medicação analgésica apropriada, aumentando o nível de debilidade.[15]

Apesar da gravidade do declínio sistêmico total na DP, os pacientes em estágio terminal da doença não recebem tanto tratamento paliativo e terminal como aqueles que apresentam outras doenças neurodegenerativas, como a esclerose lateral amiotrófica (ELA) e a esclerose múltipla.[16,17] A fim de analisar possíveis razões para tal disparidade, um estudo recente comparou as experiências de 50 cuidadores de pacientes em estágio terminal da ELA com 52 cuidadores de indivíduos com DP em estágio terminal.[17] Os autores escolheram, de forma intencional, a ELA, como uma doença terminal que apresenta uma necessidade bem documentada de tratamento em uma unidade de cuidados paliativos, a fim de enfatizar as necessidades de terapia paliativa e terminal para os pacientes com DP. Os cuidadores foram questionados a respeito dos sintomas, níveis de desconforto e experiências psicossociais de seus pacientes no último mês de vida. Além disso, o estudo explorou a percepção dos cuidadores a respeito do uso de seus serviços pelos pacientes e de duas preferências de tratamento. Os resultados revelaram similaridades marcantes entre as experiências dos indivíduos com ELA e DP. Especificamente, ambos os grupos classificaram seu nível de sofrimento como 4, em uma escala até 6 (1

= nenhum e 6 = grave). A dor foi classificada como grave ou muito grave (um nível ≥ 4) em 42% de pacientes com DP e 52% de pacientes com ELA. Entretanto, 72% das pessoas com DP não receberam medicação para dor no último mês, em relação a apenas 19% daquelas com ELA. Indivíduos com DP demonstraram um nível de confusão mais grave do que aqueles com ELA, porém não houve diferença entre os grupos em relação à prevalência e gravidade da depressão e ansiedade. Enquanto a dispneia e o desconforto respiratório foram significativamente maiores em pacientes com ELA, ambos os grupos elegeram a dificuldade para se alimentar como o sintoma físico mais comum e grave de suas doenças. Embora 56% dos pacientes com DP tenham recebido tratamento terminal, assim como 64% daqueles com ELA, a duração média do tratamento terminal foi bem mais curta para os indivíduos com DP (três semanas), em comparação àqueles com ELA (oito semanas). Por fim, apenas 25% dos pacientes com DP faleceram em casa, em contraste com mais de 50% daqueles com ELA. Os autores concluíram com a seguinte colocação: "Pacientes com DP tiveram sofrimento comparável àqueles com ELA, apresentando um nível de confusão mais frequente e profundo, no entanto os pacientes com DP são beneficiados por um menor número de semanas antes de chegar ao óbito. Pesquisas futuras irão servir a esta população [...] para melhorar a qualidade do tratamento no final da vida".[18]

As disparidades descritas nesse estudo são relevantes considerando-se a prevalência crescente da DP em relação à ELA (1 milhão de indivíduos comparados a 30 mil, respectivamente).[19,20] Portanto, os pacientes com DP provavelmente se encontram em risco de continuar recebendo menos tratamento terminal, em um período no qual um maior número de indivíduos irá precisar dele. A fim de melhor atender às necessidades de tratamento de saúde dos pacientes atuais e futuros com DP, as barreiras ao acesso aos cuidados paliativos deverão ser identificadas e resolvidas. Dois estudos recentes forneceram informações valiosas sobre a natureza e o impacto de tais barreiras. Hasson e colaboradores[21] exploraram a percepção dos cuidadores a respeito das necessidades de tratamento paliativo e terminal de 15 pacientes com DP. O estudo revelou que muitos cuidadores e familiares desconheciam a adequação da intervenção de cuidados paliativos nos estágios terminais da DP e que a comunicação com os profissionais de saúde era inadequada para promover o entendimento de tais benefícios. Além disso, a natureza imprevisível do estágio terminal da DP, com o seu potencial de aparecimento rápido de complicações possivelmente fatais (p. ex., pneumonia por aspiração), tornou difícil a determinação do momento ideal para o início do tratamento paliativo e terminal. Evidências posteriores sugerem que a incerteza sobre as necessidades de cuidados paliativos dos pacientes com DP em estágio terminal também ocorre entre os profissionais de saúde. Um estudo abordando a visão de profissionais de saúde sobre as necessidades de tratamento paliativo dos pacientes com DP sugere que o valor de seus serviços, como medida de conforto, é geralmente negligenciado. Além disso, muitos cuidadores desconhecem as situações multissistêmicas desenvolvidas pelos pacientes em estágio terminal da DP, o que limita o acesso do paciente aos serviços de saúde paliativos e terminais.[22]

A National Hospice and Palliative Care Organization (NHPCO) tem liberado relatórios anuais para orientar os padrões de utilização das unidades de cuidados paliativos nos Estados Unidos durante os últimos anos.[23] De acordo com a publicação de 2010, 83% dos 1,56 milhão de pacientes recebendo cuidados paliativos em 2009 estavam cobertos pelos benefícios do tratamento terminal da Medicare.[23] Os serviços de tratamento terminal da Medicare tiveram início em 1982. O início adequado dos serviços das unidades de cuidados paliativos tem se mostrado uma estratégia de custo/benefício para o tratamento terminal. Um estudo da Universidade de Duke mostrou que o uso das unidades de cuidados paliativos reduziu os gastos da Medicare em uma média de US$ 2.309 durante o último ano de vida – período de tempo em que ocorrem 25% de todas as despesas do Medicare.[24]

Nos últimos anos, a NHPCO registrou um declínio progressivo no número de pacientes que receberam cuidados paliativos para o câncer. Embora esse diagnóstico ainda seja o mais comum entre os indivíduos que recebem esses serviços, ele apresentou uma redução de 50 para 41% na última década. O segundo diagnóstico mais comum (13,1% em 2009) é o de uma condição conhecida como "debilidade, inespecífica" (ICD-9 CM 799,3), que se refere a uma insuficiência sistêmica progressiva que, ao final, leva o adulto a falecer. Pacientes que se qualificam para receber benefícios de tratamento terminal pela Medicare, sob o diagnóstico de debilidade inespecífica, costumam demonstrar insuficiência sistêmica generalizada devido a um conjunto de comorbidades relacionadas a uma doença degenerativa crônica ou trauma. Na ausência de uma categoria diagnóstica reconhecida especialmente relacionada à DP, o diagnóstico de debilidade inespecífica fornece uma categoria que capacita esses pacientes a serem qualificados para os benefícios do tratamento terminal pela Medicare. Assim, pacientes com DP em estágio terminal devem apresentar um ou mais dos seguintes sintomas nos últimos 12 meses[25]: perda de massa muscular (caquexia), incapacidade para manter as necessidades nutricionais (inanição) evidenciada por uma perda de 10% do peso corporal, febre recorrente, septicemia, pneumonia por aspiração ou infecção recorrente do trato urinário. Além desses critérios, a Medicare exige um laudo médico atestando que o paciente possui expectativa de vida de seis meses ou menos. Também, para receber os benefícios do tratamento terminal pela Medicare, os pacientes devem se certificar que não estão mais à procura de medidas curativas para sua condição. No caso de um indivíduo com DP que obteve acesso ao tratamento terminal com o diagnóstico de debilidade inespecífica, estará implícito o não uso de medidas prolongadoras da vida, exceto quando usadas apenas para conforto.[23] No presente momento, não está claro o papel da medicação antiparkinsoniana no contexto do *conforto*. Como resultado da falta de consenso, quando o paciente deste caso foi acolhido na unidade de cuidados paliativos, sua medicação antipParkinsoniana foi interrompida, inicialmente, até se tornar evidente que a privação aumentava dor, rigidez e sintomas cognitivos. Desse modo, um número crescente de médicos de unidades de cuidados paliativos recomenda o uso da medicação antipParkinsoniana como medida de *conforto*, garantindo a sua cobertura pelo plano de tratamento terminal da Medicare.

Pacientes recebendo tratamento terminal pela Medicare (na Categoria A) recebem dois períodos iniciais de 90 dias, seguidos por períodos ilimitados de 60 dias, até quando a documentação mostrar a *necessidade e adequação continuada* dos benefícios. Essa situação leva a uma característica da unidade de cuidados paliativos que não é amplamente reconhecida – a possibilidade da liberação da unidade devido à melhora do estado de saúde além dos critérios de admissão nessa unidade. Os pacientes também podem cancelar tratamento terminal a qualquer momento (p. ex., para retomar medidas curativas). A análise de 2010 da NHPCO mostrou que 243 mil pacientes foram liberados dos cuidados terminais em 2009 (os números exatos de pacientes que melhoraram ou que procuraram medidas curativas não foram informados).[23] Após os pacientes obterem acesso ao tratamento terminal da Medicare, dependendo de suas vontades e dos recursos disponíveis em sua comunidade, podem receber cuidados em suas casas (68,6% de todos os pacientes em 2010), em uma clínica de cuidados paliativos (21,2% em 2009) ou em uma casa de repouso (18,9% em 2010).[23]

Tratamento fisioterapêutico do paciente

As clínicas de cuidados paliativos credenciadas pela Medicare requerem o envolvimento de diversos profissionais de saúde para compor a equipe multidisciplinar central. Esta inclui médicos, enfermeiros, assistentes sociais e capelães. A cobertura de serviços principais, medicamentos e equipamento médico permanente é fornecida às unidades credenciadas pela Medicare por meio de uma taxa diária para cada paciente. Em 2010, essa taxa diária era de US$ 163,00. Os fisioterapeutas não fazem parte do "serviço principal" da equipe da clínica de cuidados paliativos. Isso significa que a Medicare não exige que os serviços de fisioterapia sejam fornecidos a todos os pacientes. Os fisioterapeutas fazem parte de um grupo de profissionais de saúde (juntamente com terapeutas ocupacionais e fonoaudiólogos) que devem estar disponíveis em um regime de consulta ou "de acordo com a necessidade". Esse nível de envolvimento é mantido por uma mudança de política da Medicare (Seção 418.92, "condições de participação") que ocorreu em 2008. Tal mudança de política foi revista para incluir a seguinte norma: "A fisioterapia, a terapia ocupacional e a fonoaudiologia devem estar disponíveis e, quando fornecidas, serem consistentes com os padrões de prática aprovados e providos por profissionais que satisfaçam às qualificações especificadas na Seção 484 deste capítulo (indivíduos licenciados em suas disciplinas relevantes)".[26]

Embora a mudança de política da Medicare sugira que o fisioterapeuta é um componente importante da equipe principal de saúde, programas individuais de unidades de cuidados paliativos devem desenvolver suas próprias normas de inclusão. E, mais importante, os fisioterapeutas devem ser orientados a respeito do valor dos serviços de fisioterapia nos cuidados paliativos a fim de habilitar de forma completa o paciente. Os fisioterapeutas devem trabalhar no sentido de eliminar as barreiras educacionais, institucionais e políticas que impedem a entrada eficiente, coordenada e no momento certo dos pacientes no sistema de tratamento terminal. Além disso, os fisioterapeutas precisam defender a inclusão de seus serviços por meio do desenvolvimento de pesquisa de resultados, educação e iniciativas políticas em suas unidades de trabalho, bem como na comunidade e nos redutos profissionais e sociais de influência.

Em 2008, a American Physical Therapy Association (APTA) aprovou a formação de um grupo de interesse especial em Tratamento Paliativo e Terminal no setor de Oncologia. Desde sua criação, esse grupo instruiu os membros da APTA a respeito do papel dos fisioterapeutas na área de cuidados paliativos e desenvolveu alianças com a NHPCO e outras agências relacionadas para promover esses esforços. Em 2011, a Comissão de Delegados da APTA (o corpo organizador criador das políticas) aprovou de forma unânime uma diretriz intitulada "O Papel do Fisioterapeuta no Tratamento Paliativo e Terminal" (Comissão de Delegados da APTA RC 17-11).[27] A aprovação dessa diretriz levou à formação de um grupo de 17 membros que está atualmente desenvolvendo um plano de ação para promover a educação, pesquisa e prática clínica relacionadas às intervenções fisioterapêuticas no tratamento terminal.

Fisioterapeutas que prestam serviços na unidade de cuidados paliativos o fazem por meio de uma variedade de contratos de pagamentos. Estes incluem o faturamento de contratos diretos ou por meio de empregos em hospitais, agências de saúde domiciliares ou casas de repouso. O pagamento dos serviços de fisioterapia é administrado como parte de uma diária de cada paciente, o que inclui a cobertura dos serviços principais (i.e., medicamentos, equipamento e enfermagem, serviços médicos e sociais). Os fisioterapeutas devem demonstrar o valor de seus serviços em relação aos benefícios sobre os serviços principais. Muitos fisioterapeutas (incluindo este autor) estão demonstrando com sucesso seu papel como membro importante da equipe principal no tratamento paliativo.

Todas as intervenções realizadas no paciente na unidade de cuidados paliativos são administradas no contexto de um plano de tratamento interdisciplinar coordenado. As Condições de Participação da Medicare (que fornecem normas para o reembolso do tratamento na clínica)[26] dizem que cada paciente em uma clínica de cuidados paliativos credenciada pela Medicare recebe um plano de tratamento interdisciplinar no momento de sua admissão e que a equipe deve atualizar esse plano pelo menos a cada duas semanas. Portanto, a maioria das clínicas promove encontros semanais com a equipe principal, que facilitam a coordenação do tratamento dos pacientes existentes e dos novos. Os registros de cada profissional da equipe principal fornecem um quadro completo do estado de cada paciente e de seu sistema de apoio. O paciente e seus familiares também podem solicitar a opção de participar da equipe principal de atendimento. O modelo dessa equipe na unidade de cuidados paliativos previne muitas armadilhas de comunicação que podem impedir a qualidade do tratamento e gerar uma insatisfação por parte do paciente. Pela coordenação abrangente de cada aspecto do tratamento, os pacientes e seus familiares podem tratar cada elemento que compõe sua qualidade de vida no momento em que for mais necessário. Como os fisioterapeutas não são considerados membros principais da equipe, podem pensar que sua presença não seria adequada ou necessária nos encontros semanais. Entretanto, de acordo com a experiência deste autor, uma presença consistente nos encontros semanais da equipe principal é inestimável para educar os membros da equipe em relação ao valor dos serviços fisioterapêuticos. Além disso, os fisioterapeutas podem identificar os pacientes que seriam beneficiados por seus exames e intervenções.

Exame, avaliação e diagnóstico

Independentemente da posição do paciente na continuidade do tratamento (i.e., hospitalização urgente, reabilitação ou tratamento paliativo/terminal), o papel do fisioterapeuta permanece o mesmo. No contexto da Classificação Internacional de Funcionalidade, Incapacidade e Saúde[28] da Organização Mundial da Saúde, esse papel se refere à avaliação e ao tratamento dos sistemas e das estruturas do corpo que coordenam e executam os movimentos direcionados a objetivos.

Na unidade de cuidados paliativos, as medidas funcionais relacionadas a resistência, velocidade da marcha e equilíbrio podem fornecer informações úteis para o embasamento de intervenções objetivas. Por exemplo, medidas como o **teste Timed Up and Go**

(**TUG**) e o teste de caminhada de 10 minutos fornecem informações importantes sobre a velocidade da marcha, que foi recentemente identificada como o "sexto sinal vital".[29] Estudos recentes correlacionaram a redução na velocidade da marcha com declínio funcional,[30] aumento do risco de quedas[31] e taxas de mortalidade mais elevadas.[32] Nesses estudos, velocidades de marcha iguais ou inferiores a 0,6 m/s foram identificadas como o limiar para o risco da ocorrência de eventos adversos. Nessa velocidade, os indivíduos estão limitados à locomoção doméstica (em geral com assistência de apoio, como um andador). Na unidade de cuidados paliativos, os pacientes costumam demonstrar redução significativa da velocidade de caminhada devido a diversas causas fisiológicas, neurológicas e musculoesqueléticas. Em pacientes com DP em estágio terminal, a rigidez, a bradicinesia e a perda da estabilidade postural contribuem para a redução da velocidade da marcha. O TUG envolve a orientação do paciente sobre como se levantar de uma cadeira com braços, caminhar três minutos, girar, voltar para a cadeira e se sentar. Os valores de referência foram estabelecidos de acordo com a faixa etária, para adultos com mais de 59 anos. Em idosos frágeis, escores superiores a 30 segundos sugerem a necessidade de um equipamento de apoio e de dependência para realizar as AVDs.[33] Estudos em andamento estão empregando o TUG em uma população de pacientes nas unidades de tratamento paliativo e terminal; esses resultados poderão fornecer dados em relação à trajetória de declínio da velocidade da marcha nesta população. Além disso, as informações poderão auxiliar na definição do possível uso do TUG para definir intervenções apropriadas, bem como no ajuste do tempo das mesmas.

A capacidade de passar da posição sentada para a postura de pé é um pré-requisito importante para a caminhada. A perda dessa capacidade pode levar à fraqueza dos membros inferiores e aos déficits de equilíbrio, ambos contribuindo para o aumento do risco de queda.[34] O **Teste de Sentar e Levantar por Cinco Vezes** faz o indivíduo levantar cinco vezes da forma mais rápida possível com os braços cruzados sobre o tórax. Foram desenvolvidos valores de referência para o Teste de Sentar e Levantar por Cinco Vezes relativos à faixa etária, indicando aumento do risco de queda naqueles que levam: mais de 11,4 segundos (no caso de indivíduos de 60-69 anos), mais de 12,6 segundos (70-79 anos) e mais de 14,8 segundos (80-89 anos).[35] Um estudo de 2011 realizado com 7.421 mulheres residentes na comunidade (idade média de 80 anos) também mostrou uma relação entre um escore superior a 15 segundos e o comprometimento cognitivo.[36]

Existem várias avaliações utilizadas nas unidades de tratamento paliativo e terminal para o prognóstico da probabilidade de morte.[37,38] A **Escala de Desempenho em Cuidados Paliativos (EDCP)** é uma ferramenta de avaliação confiável e válida, que avalia cinco domínios em uma escala de 11 pontos.[38] O desempenho do paciente é avaliado em reduções de 10%, de forma que o total oscila de 100% (saudável) a 0% (morte). Os cinco domínios e seus descritores de limites incluem: (1) locomoção (de "total" a "restrito ao leito"); (2) evidência de doença (de "ausente" a "doença grave"); (3) autocuidado (de "total" a "dependência total"); (4) ingestão oral (de "normal" a "apenas com assistência"); e (5) nível de consciência (de "total" a "apático ou coma"). Com base no escore médio de cada um desses cinco fatores, a sobrevida média estimada estará entre 1 dia e 145 dias. A EDCP possui critérios de sobrevivência para pacientes com câncer e para aqueles com todos os diagnósticos possíveis em uma unidade hospitalar ou clínica de cuidados paliativos. Dependendo dos identificadores específicos para a extensão da doença, o paciente deste caso deve se situar em algum valor entre 40 (tempo de sobrevida média estimada de 18 dias em uma unidade de cuidados paliativos) e 60 (sobrevida média estimada de 29 dias). Estudos recentes estão fornecendo informações adicionais sobre as contribuições dos sintomas específicos para os resultados da EDCP.[38,39] Por exemplo, um estudo recente correlacionou menores escores na EDCP com níveis superiores de dispneia.[39] Embora a EDCP seja bastante utilizada como uma ferramenta para a admissão na unidade de cuidados paliativos a fim de quantificar os elementos do diagnóstico de "debilidade inespecífica", não existem estudos que acompanhem de maneira específica a trajetória de pacientes com DP. Tais estudos seriam de grande ajuda na identificação de pontos de referência específicos dos comprometimentos multissistêmicos presentes na fase terminal da DP.

Downing e colaboradores[37] propuseram um alicerce progressivo de três níveis que pode ser usado para orientar a avaliação e a intervenção fisioterapêutica na unidade de cuidados paliativos. Esse alicerce é conhecido como funcionalidade, conforto e segurança. Os pacientes situados nos domínios "funcionalidade" e "segurança" podem passar por exames fisioterapêuticos para a avaliação de força, resistência, mobilidade e equilíbrio. Pacientes no domínio "conforto" podem passar por exames relacionados a respostas fisiológicas, como FC e FR, escala de classificação de dor, medidas das circunferências dos membros (no caso de pacientes com edema) e saturação de oxigênio. Estas últimas medidas representam uma forma útil de avaliar a eficiência das intervenções baseadas no conforto.

A avaliação da qualidade de vida é uma parte importante do exame fisioterapêutico e existem várias ferramentas para esse propósito. Algumas dessas medidas são específicas para doenças, como a Escala de Impacto do Acidente Vascular.[40] Em relação ao final da vida, também existem várias medidas que podem ser encontradas em sites, como a City of Hope Pain & Palliative Care Resource Center[41] e a Toolkit of Instruments to Measure End of Life Care.[42] Essas avaliações incluem aquelas voltadas ao paciente, aos cuidadores e à equipe de tratamento de saúde.

O paciente descrito neste caso foi acolhido na unidade de cuidados paliativos e participou de uma consulta inicial com o fisioterapeuta dois dias depois. Antes dessa consulta, o fisioterapeuta da unidade entrou em contato com a equipe de saúde domiciliar do paciente e com os fisioterapeutas de terapia intensiva para conhecer o estado do paciente na liberação e as estratégias para melhorar a transferência de tratamento. A avaliação fisioterapêutica da unidade de cuidados paliativos incluiu medidas funcionais de mobilidade no leito, equilíbrio ao se sentar e transferências. A avaliação da funcionalidade/estrutura corporal incluiu a ADM da FR, a eficiência da tosse e a orientação.

Plano de atendimento e intervenções

Pesquisas limitadas examinando o impacto da **fisioterapia na unidade de tratamento paliativo** sugerem que os pacientes se beneficiam das intervenções que visam melhorar a funcionalidade[43] e o estado respiratório,[44] reduzir a fadiga[45] e o estresse[46] e promover a educação do paciente/família.[47] Embora esses estudos sejam baseados em observações clínicas de um pequeno número de indivíduos, eles representam um ponto de partida válido para a exploração continuada das intervenções e dos resultados ideais.

Em um estudo feito por Mueller e Decker,[48] 164 pacientes na unidade de cuidados paliativos foram analisados em encontros semanais de equipes interdisciplinares durante o período de um ano. Dos 164 indivíduos, 47 foram encaminhados à fisioterapia. Apenas 12, destes 47, sobreviveram tempo suficiente para completar as avaliações anteriores e posteriores às intervenções. A Escala Funcional Específica do Paciente[49-51] foi usada para identificar e quantificar os resultados almejados pelo paciente nas intervenções fisioterapêuticas. Os indivíduos identificaram cinco áreas de problemas. Os problemas identificados com maior frequência foram a redução da mobilidade e a dor; as três áreas restantes foram edema, dispneia e ansiedade. Todos os sete indivíduos que apresentaram problemas de mobilidade sofreram uma alteração clinicamente significativa em pelo menos um de seus objetivos na Escala Funcional Específica do Paciente. Os objetivos funcionais desses indivíduos incluíram mobilidade no leito, transferência, ficar de pé e caminhar. No caso dos cinco indivíduos que classificaram a dor como seu principal problema, a intervenção fisioterapêutica foi responsável por uma redução estatisticamente significativa. O estudo identificou nove intervenções isoladas nos pacientes. As duas mais aplicadas foram o treinamento de mobilidade (92%) e a educação familiar (83%). Estas foram seguidas pelas intervenções não farmacológicas para o tratamento da dor (38%), incluindo estimulação elétrica nervosa transcutânea (TENS), massagem, alongamento, colocação de talas e relaxamento orientado. Os achados desse estudo reforçam o fato de que os pacientes em uma unidade de cuidados paliativos continuam a ter objetivos relacionados à melhora ou à manutenção da funcionalidade e que as intervenções fisioterapêuticas podem incluir estratégias não farmacológicas eficazes para o controle da dor. Esse estudo mostrou que os pacientes da unidade de cuidados paliativos podem alcançar melhoras por meio da educação sobre conservação de energia, da introdução apropriada de órteses e da educação familiar. Muitos pacientes dessas unidades apresentam objetivos funcionais específicos que podem exigir intervenções fisioterapêuticas de curto prazo. Por exemplo, um dos pacientes do estudo pediu uma intervenção fisioterapêutica para conseguir caminhar até a sua sala de jantar para a ceia de Ação de Graças. Após conseguir esse objetivo, o paciente abandonou os exercícios seguintes e faleceu logo em seguida. Esse exemplo ressalta a ideia de que as necessidades dos pacientes da unidade de cuidados paliativos são mais bem atendidas por meio de estratégias levemente diferentes das intervenções fisioterapêuticas.

Briggs denominou essas estratégias de "reabilitação às avessas" e "reabilitação leve".[52] A reabilitação às avessas tem a intenção elaborar as intervenções com base na necessidade crescente de segurança e assistência eficaz para a mobilização em face do declínio físico. Por exemplo, um paciente com ELA e sua família precisarão de mudanças contínuas para melhorar a funcionalidade e independência, que poderá envolver, inicialmente, o uso de uma bengala para facilitar a mobilidade. De acordo com a progressão da doença, o paciente poderá precisar de um andador e, por fim, de uma cadeira de rodas elétrica. Portanto, um papel importante do fisioterapeuta é integrar a avaliação contínua do paciente com o conhecimento da doença a fim de ajudá-lo e sua família a ajustarem tais alterações. No caso do paciente aqui apresentado, a reabilitação às avessas o ajudaria a identificar estratégias seguras e eficazes e equipamentos de apoio para mobilidade no leito, transferências para a cadeira de rodas e posicionamento adequado. Este paciente precisou de uma cama hospitalar para auxiliar nos procedimentos giratórios e o ato de sentar-se. Além disso, foi recomendado o uso de um colchão de ar para manter a integridade da pele. Um ajuste na altura da cama facilitou as transferências. O uso de uma prancha de deslizamento facilitou as transferências entre superfícies de nível. Além disso, tanto a equipe da unidade de cuidados paliativos quanto a filha do paciente aprenderam métodos para ajudar o paciente com segurança, e foi considerada a opção de um elevador elástico mecânico para uso futuro. O indivíduo precisou usar uma cadeira de rodas reclinável com descansos móveis para as pernas. Foram adicionados apoios para o tronco a fim de auxiliar no posicionamento da linha média.

A reabilitação leve é um conceito para ajustar a frequência, intensidade e duração das sessões de tratamento, visando melhorar o nível de participação e o desenvolvimento da capacidade do paciente. Enquanto a intervenção fisioterapêutica diária é uma característica dos programas convencionais de reabilitação, os pacientes atendidos na unidade de cuidados paliativos estão mais inclinados a receber sessões em regimes *semanais*. Em muitos casos, uma consulta de fisioterapia pode ser completada em uma ou duas visitas, com as intervenções seguintes sendo realizadas pelo paciente e sua família. O envolvimento da fisioterapia também pode ser episódico, com base nas alterações do estado e das necessidades do paciente. Muitos indivíduos com doença terminal não toleram mais do que alguns minutos de atividade contínua antes de se cansar. Portanto, o fisioterapeuta deve monitorar sinais de fadiga, oferecer períodos de descanso frequentes e modificar as atividades de acordo com a tolerância do paciente. Além disso, o fisioterapeuta pode ajudar o paciente a prolongar a sua tolerância à atividade por meio de instruções sobre técnicas de conservação de energia. Por exemplo, pacientes com insuficiência respiratória terminal sentem cada vez mais falta de ar durante as atividades funcionais. A percepção da falta de ar causa ansiedade, levando a um ciclo de estratégias respiratórias ineficazes e posterior desconforto emocional. Nesses casos, o fisioterapeuta pode fornecer instruções sobre a respiração frenolabial lenta e os exercícios respiratórios que promovem relaxamento. Essas técnicas também podem ser ensinadas aos cuidadores do paciente.

Um elemento importante do tratamento farmacológico na unidade de cuidados paliativos é o controle da dor. A fim de reduzir a dor, agitação e ansiedade, este paciente recebeu uma prescrição de 30 mg de MS Contin a cada 12 horas para controle inicial da dor. O sulfato de morfina líquida e o Ativan foram administrados por via sublingual conforme a necessidade, no caso de dor forte. Devido ao efeito constipante dos opioides, o paciente também foi submetido a um protocolo de tratamento intestinal (envolvendo o uso de amolecedores de fezes). As medicações antiparkinsonianas (carbidopa e levodopa) foram inicialmente interrompidas (assim como o Aricept e o Namenda) na sua admissão na unidade. Em seguida, observou-se um aumento significativo da rigidez, além de períodos mais frequentes de confusão e desorientação. Após um mês, a filha do paciente pediu que essas medicações fossem retomadas. Reconhecendo a importância desses medicamentos como medida de conforto, o médico da equipe concordou.

O cuidado com o conforto é um elemento central da fisioterapia oferecida na unidade de cuidados paliativos. Intervenções como a mobilização suave da ADM, o tratamento do linfedema e o uso de terapias podem complementar as medidas farmacológicas valiosamente. Quanto ao paciente deste caso, buscou-se melhorar a mobilidade do tórax e promover padrões de respiração segmentar por meio do tratamento. Foram utilizados exercícios para promover a extensão e a rotação do tronco a fim de manter a elasticidade muscular e reduzir a tensão. O valor de tais intervenções como medidas de conforto foi notado pela observação de que o paciente dormiu muito bem nos dias em que elas foram realizadas. As intervenções fisioterapêuticas também incluíram massagem suave e compressas em torno das pernas do paciente para reduzir o edema. A equipe da unidade de cuidados paliativos foi encorajada a transferir o paciente para a cadeira de rodas durante as refeições. O paciente gostou de sentar-se na varanda da frente da clínica de cuidados paliativos com seus amigos e familiares e observou-se que ele estava menos agitado após passar algum tempo dessa maneira.

No caso deste paciente, as intervenções fisioterapêuticas focaram a preservação do ato de sentar-se na cadeira de rodas, a otimização das transferências e a mobilidade no leito. Foram fornecidas instruções à equipe e aos familiares em relação a ADM assistida ativa, exercícios no leito focados na rotação do tronco e posicionamento ideal em sua cadeira de rodas reclinável para a alimentação assistida. O tratamento com base no conforto incluiu ADM dos membros e tronco (particularmente da caixa torácica para facilitar a expansão do tórax) e tosse assistida. O paciente foi visto uma vez por semana durante um mês, com o acompanhamento fornecido pela sua família e pela equipe da clínica de cuidados paliativos. Essas intervenções capacitaram o indivíduo a ficar ereto em uma cadeira de rodas duas vezes por dia durante duas horas enquanto se alimenta, a ser visitado por amigos e a sentar-se na varanda da clínica com sua filha. A dor e a constipação do paciente foram bem controladas. Entretanto, apesar de suas limitações para engolir, a filha pediu que lhe fosse permitido comer ou beber quando desejasse. O paciente continuou a piorar, recusando alimento e fluidos na última semana. Sua congestão aumentou significativamente nos últimos três dias; entretanto, a dor foi bem controlada e ele faleceu em paz.

Recomendações clínicas baseadas em evidências

SORT (*Strength of Recommendation Taxonomy*): Força da Taxonomia de Recomendação
A: Evidências consistentes, de boa qualidade e recomendadas para o paciente
B: Evidências inconsistentes ou de qualidade limitada orientadas para o paciente
C: Evidências consensuais, orientadas para a doença, prática comum, opinião de especialista ou série de casos

1. O teste TUG pode ser usado para determinar se a velocidade da marcha de um indivíduo idoso é igual ou inferior a 0,6 m/s, que é um valor limiar para a ocorrência de eventos adversos, como declínio funcional, aumento do risco de quedas e taxas de mortalidade mais elevadas. **Grau A**
2. O tempo que um idoso leva para completar o Teste de Sentar e Levantar Cinco Vezes pode ser calculado para determinar o aumento do risco de quedas. **Grau B**
3. No caso de indivíduos recebendo cuidados paliativos em hospital ou clínica, o desempenho nos cinco domínios da EDCP pode ser usado para estimar a sobrevida média (de 1 dia a 145 dias). **Grau A**
4. A fisioterapia oferecida aos pacientes da unidade de cuidados paliativos reduz o estresse e melhora a funcionalidade, o estado respiratório e a fadiga. **Grau B**

PERGUNTAS PARA REVISÃO

25.1 Um indivíduo com DP classificada no estágio 4 por Hoehn e Yahr está sendo considerado para a internação na unidade de cuidados paliativos. Qual das seguintes afirmações confirmaria a adequação de um encaminhamento a esse tipo de unidade?
   A. O indivíduo encaixa-se em um ou mais critérios de "debilidade inespecífica".
   B. O indivíduo não se beneficia mais de medicações para a DP.
   C. O médico do indivíduo atestou uma provável expectativa de vida igual ou inferior a seis meses.
   D. Opções A e C.

25.2 Elementos de intervenção fisioterapêutica em uma unidade de cuidados paliativos incluem:
   A. Estratégias não farmacológicas para o controle da dor.
   B. Intervenções que buscam o conforto.
   C. Intervenções que buscam melhorar a funcionalidade.
   D. Todas as anteriores.

25.3 As condições para receber atendimento em uma unidade de cuidados paliativos pela Medicare, para que ocorra o seu financiamento, afirmam que os serviços de fisioterapia:
   A. Dependem apenas do arbítrio do diretor médico da unidade.
   B. Devem estar disponíveis e ser fornecidos por profissionais licenciados.
   C. Devem estar disponíveis e podem ser fornecidos por profissionais não licenciados.
   D. Devem ser oferecidos a qualquer paciente da unidade de cuidados paliativos.

RESPOSTAS

25.1 **D.** A opção B é a resposta menos desejável devido ao reconhecimento crescente de que as medicações para DP podem ajudar a manter a funcionalidade motora ideal, a deglutição, a fala e a função cognitiva. O uso desses medicamentos também pode ajudar a minimizar a dor e o desconforto, o que é o objetivo central da intervenção na unidade de cuidados paliativos.

25.2 **D.** Todas as respostas representam benefícios baseados em evidências da intervenção fisioterapêutica na unidade de cuidados paliativos. Alguns pacientes podem até conseguir aumentar a força e funcionalidade na unidade de cuidados paliativos. Com base no nível da doença do paciente, as intervenções também podem ser orientadas para melhorar a segurança e a funcionalidade em meio ao declínio da saúde.

25.3 **B.** Os serviços de fisioterapia devem estar disponíveis e ser prestados por profissionais licenciados. A opção A não é correta, porque qualquer membro da equipe principal da unidade pode encaminhar um paciente a uma consulta de fisioterapia. O paciente também pode pedir um encaminhamento. Nem todos os pacientes de uma unidade terminal estarão aptos a uma consulta fisioterapêutica, pois alguns são admitidos nos estados ativos da morte (opção D).

REFERÊNCIAS

1. Hoehn MM, Yahr MD. Parkinsonism: onset, progression and mortality. *Neurology*. 1967;17:427-442.
2. Fahn S, Elton RL, Committee UD. Unified Parkinson's disease rating scale. In: Fahn S, Marsden CD, Calne D, Goldstein M, eds. *Recent Developments in Parkinson's Disease*. Florham Park, NJ. Macmillan Healthcare Information; 1987;153-163.
3. Pellecchia MT, Grasso A, Biancardi LG, Squillante M, Bonavita V, Barone P. Physical therapy in Parkinson's disease: an open long-term rehabilitation trial. *J Neurol*. 2004;251:595-598.
4. Nieuwboer A, De Weerdt W, Dom R, Bogaerts K. Prediction of outcome of physical therapy in advanced Parkinson's disease. *Clin Rehabil*. 2002;16:886-893.
5. Schenkman M, Ellis T, Christiansen C, et al. Profile of functional limitations and task performance among people with early- and middle-stage Parkinson disease. *Phys Ther*. 2011;91:1339-1354.
6. Goodwin VA, Richards SH, Taylor RS, Taylor AH, Campbell JL. The effectiveness of exercise interventions for people with Parkinson's disease: a systemic review and meta-analysis. *Mov Disord*. 2008;23:631-640.
7. Metzler-Baddeley C. A review of cognitive impairments in dementia with Lewy bodies relative to Alzheimer's disease and Parkinson's disease with dementia. *Cortex*. 2007;43:583-600.
8. Henchcliffe C, Dodel R, Beal MF. Biomarkers of Parkinson's disease and dementia with Lewy bodies. *Prog Neurobiol*. 2011;95:601-613.
9. Jain S. Multi-organ autonomic dysfunction in Parkinson disease. *Parkinsonism Relat Disord*. 2011;17:77-83.
10. Yamada H, Murahashi M, Takahashi H, et al. Respiratory function impairment in patients with Parkinson's disease: a consideration on the possible pathogenetic relation to autonomic dysfunction. *Rinsho Shinkeigaku*. 2000;40:125-130.
11. De Pandis MF, Starace A, Stefanelli F, et al. Modification of respiratory function parameters in patients with severe Parkinson's disease. *Neurol Sci*. 2002 Sept;23(Suppl 2):569-570.
12. Ebihara S, Saito J, Kanda A, et al. Impaired efficacy of cough in patients with Parkinson disease. *Chest*. 2003;124:1009-1015.
13. Sheard JM, Ash S, Silburn PA, Kerr GK. Prevalence of malnutrition in Parkinson's disease: a systemic review. *Nutr Rev*. 2011;69:520-532.
14. Boivie J. Pain in Parkinson's disease (PD). *Pain*. 2009;141:2-3.
15. Beiske AG, Loge JH, Ronningen A, Svensson E. Pain in Parkinson's disease: prevalence and characteristics. *Pain*. 2009;141:173-177.
16. Goy ER, Carter J, Ganzini L. Neurologic disease at the end of life: caregiver descriptions of Parkinson disease and amyotrophic lateral sclerosis. *J Palliat Med*. 2008;11:548-554.
17. Campbell CW, Jones EJ, Merrills J. Palliative and end-of-life care in advanced Parkinson's disease and multiple sclerosis. *Clin Med*. 2010;10:290-292.
18. Alliance for Aging Research. Prevalence and incidence of neurological disease. In: *Chronic Disease and Medical Innovation in an Aging Nation: The Silver Book*. Available at: http://www.silverbook.org/browse.php?id=49. Accessed January 4, 2012.
19. Snell K, Pennington S, Lee M, Walker R. The place of death in Parkinson's disease. *Age Ageing*. 2009;38:617-619.
20. ALS Association. Who gets ALS? Available at: http://www.alsa.org/about-als/who-gets-als.html. Accessed January 4, 2012.

21. Hasson F, Kernohan WG, McLaughlin M, et al. An exploration into the palliative and end-of--life experiences of carers of people with Parkinson's disease. *Palliat Med.* 2010;24:731-736.
22. Waldron M, Kernohan WG, Hasson F, Foster S, Cochrane B, Payne C. Allied health professional's views on palliative care for people with advanced Parkinson's disease. *Int J Ther Rehab.* 2011;18:48-58.
23. National Hospice and Palliative Care Organization. NHPCO Facts and Figures: Hospice Care in America: 2010 edition. Available at: http://www.nhpco.org/files/public/Statistics_Research/Hospice_Facts_Figures_Oct-2010.pdf. Accessed January 4, 2012.
24. Taylor DH, Ostermann J, Van Houtven CH, Tulsky JA, Steinhauser K. What length of hospice use maximizes reduction in medical expenditures near death in the US Medicare program? *Social Sci Med.* 2007;65:1466-1478.
25. Briggs R, Mueller K. Hospice and end of life. In: Guccione AA, Wong RA, Avers D, eds. *Geriatric Physical Therapy.* 3rd ed. St. Louis: Elsevier; 2011.
26. Centers for Medicare and Medicaid Services. Medicare conditions of participation, section 418.92. 2008. Available at: http://edocket.access.gpo.gov/cfr_2008/octqtr/pdf/42cfr418.98.pdf. Accessed January 4, 2012.
27. American Physical Therapy Association. House passes position and plan on PT role in hospice and palliative care. *PT in Motion.* June 17, 2011. Available at: http://www.apta.org/PTinMotion/NewsNow/2011/6/17/HospicePalliative/. Accessed January 15, 2012.
28. World Health Organization. Towards a common language for functioning, disability and health: ICF: The international classification of functioning, disability and health; 2002. Available at: www.who.int/classifications/icf/training/icfbeginnersguide.pdf. Accessed May 28, 2012.
29. Fritz S, Lusardi M. White paper: "walking speed: the sixth vital sign". *J Geriatr Phys Ther.* 2009;32:46-49.
30. Brach JS, VanSwearingen JM, Newman AB, Kriska AM. Identifying early decline of physical function in community-dwelling older women: performance-based and self-report measures. *Phys Ther.* 2002;82:320-328.
31. Maki BE. Gait changes in older adults: predictors of falls or indicators of fear. *J Am Geriatr Soc.* 1997;45:313-320.
32. Hardy SE, Perera S, Roumani YF, Chandler JM, Studenski SA. Improvement in usual gait speed predicts better survival in older adults. *J Am Geriatr Soc.* 2007;55:1727-1734.
33. Bohannon RW. Reference values for the timed up and go test: a descriptive meta-analysis. *J Geriatr Phys Ther.* 2006;29:64-68.
34. Whitney SL, Wrisley DM, Marchetti GF, Gee MA, Redfern MS, Furman JM. Clinical measurement of sit-to-stand performance in people with balance disorders: validity of data for the Five-Times- Sitto- Stand Test. *Phys Ther.* 2005;85:1034-1045.
35. Bohannon RW. Reference values for the five-repetition sit-to-stand test: a descriptive meta-analysis of data from elders. *Percept Mot Skill* s 2006;103:215-222.
36. Annweiler C, Schott AM, Abellan van Kan G, et al. The Five-Times-Sit-to-Stand test, a marker of global cognitive functioning among community-dwelling older women. *J Nutr Health Aging.* 2011;15:271-276.
37. Downing GM, Lynd PJ, Gallaher R, Hoens A. Challenges in understanding functional decline, prognosis and transitions in advanced illness. *Topics in Geriatric Rehabilitation.* 2011;27:18-28.
38. Anderson F, Downing GM, Hill J, Casorso L, Lerch. Palliative performance scale (PPS): a new tool. *J Palliat Care.* 1996;12:5-11.

39. Olajide O, Hanson L, Usher BM, Qaqish BF, Schwartz R, Bernard S. Validation of the palliative performance scale in the acute tertiary care hospital setting. *J Palliat Med.* 2007;10:111-117.
40. Duncan PW, Bode RK, Min Lai S, Perera S. Rasch analysis of a new stroke-specific outcome scale: the Stroke Impact Scale. *Arch Phys Med Rehabil.* 2003;84:950-963.
41. City of Hope Pain & Palliative Care Resource Center. Available at: http://prc.coh.org/res_inst.asp. Accessed January 13, 2012.
42. TIME: Toolkit of Instruments to Measure End of Life Care. Available at: http://www.chcr.brown.edu/pcoc/toolkit.htm. Accessed January 13, 2012.
43. Mackey KM, Sparling JW. Experiences with older women with cancer receiving hospice care: significance for physical therapy. *Phys Ther.* 2000;80:459-469.
44. Syrett E, Taylor J. Non-pharmacological management of breathlessness: a collaborative nursephysiotherapist approach. *Int J Palliat Nurs.* 2003;9:150-156.
45. Donnelly CM, Lowe-Strong A, Rankin JP, Campbell A, Allen JM, Gracey JH. Physiotherapy management of cancer-related fatigue: a survey of UK current practice. *Supportive Care Cancer.* 2010;18:817-825.
46. Marcant D, Rapin CH. Role of physiotherapist in palliative care. *J Pain Symptom Manage.* 1993;8: 68-71.
47. Toot J. Physical therapy and hospice: concept and practice. *Phys Ther.* 1984;64:665-671.
48. Mueller K, Decker I. Impact of physical therapy intervention on patient-centered outcomes in a community hospice. *Topics in Geriatric Rehabilitation.* 2011;27:2-9.
49. Physical Therapy Resources: The Patient Specific Functional Scale. Government of Western Australia. *Transport Accident Commission.* Available at: http://www.tac.vic.gov.au/upload/Patientspecific.pdf. Accessed September 6, 2010.
50. Chatman AB, Hyams SP, Neel JM, et al. The patient-specific functional scale: measurement properties in patients with knee dysfunction. *Phys Ther.* 1997;77:820-829.
51. Stratford P, Gill C, Westaway M, Binkley J. Assessing disability and change on individual patients: a report of a patient specific measure. *Physiother Can.* 1995;47:258-262.
52. Briggs R. Clinical decision making for physical therapists in patient-centered end-of-life care. *Topics in Geriatric Rehabilitation.* 2011;27:10-17.

Queimaduras – um caso de paciente pediátrico

David John Lorello

CASO 26

Um menino de 6 anos foi internado na unidade de tratamento intensivo (UTI) após sofrer queimaduras em 40% da superfície corporal total em ambos os membros inferiores, nádegas, genitália, abdome inferior e região lombar das costas. O paciente estava brincando em torno de uma fogueira com seus irmãos mais velhos quando tentou pular sobre ela e suas calças pegaram fogo. Em pânico, a criança começou a correr. Por fim, sua família conseguiu pegá-lo e apagar o fogo. Na chegada ao hospital, foi diagnosticado o desenvolvimento de uma síndrome compartimental em ambas as pernas e ele foi levado às pressas para a sala de cirurgia, onde foram realizadas escarotomias em ambas as pernas. O paciente voltou da sala entubado e sedado. O fisioterapeuta irá avaliá-lo em menos de 12 horas após sua admissão. O menino retornará à sala de cirurgia à tarde para uma excisão cirúrgica das queimaduras, bem como possíveis enxertos. Após essa cirurgia, o paciente será extubado.

▶ Quais são as prioridades da avaliação?
▶ Com base na condição de saúde do paciente, quais seriam os possíveis fatores contribuintes para as limitações das atividades?
▶ Quais são as intervenções fisioterapêuticas mais apropriadas?
▶ Quais possíveis complicações poderiam interferir na fisioterapia?

DEFINIÇÕES-CHAVE

AUTOENXERTO: a pele é retirada de uma área não queimada do paciente e transplantada para cobrir uma área lesionada do mesmo paciente.
ESCAROTOMIA: incisão em uma escara queimada (barreira rígida de tecido morto) realizada para aliviar a pressão no interior de um membro, dedo ou tronco a fim de restaurar a circulação para o tecido potencialmente viável.
FASCIOTOMIA: incisão feita na fáscia para aliviar a pressão no interior de um membro ou do tronco.
TECIDO DE GRANULAÇÃO: tecido vascularizado composto por fibroblastos e células inflamatórias que se formam nas feridas em cicatrização; apresenta-se como tecido vermelho e úmido.

Objetivos

1. Descrever a classificação das queimaduras.
2. Compreender a fisiologia da queimadura, incluindo os sistemas afetados e as fases da cicatrização da ferida.
3. Compreender os principais comprometimentos associados a uma queimadura grave.
4. Descrever o plano de tratamento adequado para cada fase de cicatrização da ferida.

Considerações sobre a fisioterapia

Considerações sobre a fisioterapia para o tratamento da criança com uma queimadura grave:

- ▶ Cuidados/Objetivos do plano geral de fisioterapia: prevenir a perda da amplitude de movimento (ADM) ou a contratura; atingir o nível de força e resistência cardiovascular anterior à lesão; maximizar a independência funcional com mobilização e marcha
- ▶ Intervenções fisioterapêuticas: ADM e alongamento; deslizamento do tendão; colocação de talas de posicionamento; exercícios aeróbicos e de resistência; educação da família em relação aos exercícios e à mobilização
- ▶ Precauções durante a fisioterapia: monitorar os sinais vitais; respeitar as limitações pós-cirúrgicas
- ▶ Complicações que interferem na fisioterapia: síndrome compartimental; tendões expostos; ossificação heterotópica

Visão geral da patologia

O avanço no tratamento médico de grandes queimaduras, incluindo técnicas cirúrgicas, tratamento da ferida, curativos e pele artificial, tornou possível sobreviver a lesões que antes eram fatais. Entretanto, queimaduras deixam comprometimentos físicos que podem levar anos para serem reabilitados. É responsabilidade do fisioterapeuta auxiliar na prevenção de tais comprometimentos e ajudar esses pacientes a readquirir a funcionalidade que perderam. O fisioterapeuta deve possuir um grande conhecimento sobre a anatomia da pele, a cicatrização e o tratamento de feridas para realizar essa tarefa. O Quadro 26.1 mostra a incidência de queimaduras em crianças nos Estados Unidos.[1]

Representando o maior órgão do corpo, a pele o protege de infecções e lesões, impede a perda de fluido corporal, regula a temperatura corporal, recebe estímulos externos, atua como indicador de eventos internos (p. ex., um eritema cutâneo sinaliza infecção) e ajuda a determinar a identidade de um indivíduo. As queimaduras podem causar a perda de algumas ou de todas essas funções.

A pele consiste em epiderme, derme e tecido subcutâneo, sob o qual se encontram estruturas como fáscia, músculos, tendões, ligamentos, nervos, osso e órgãos (Fig. 26.1). É necessário um amplo conhecimento dessas camadas da pele para classificar a profundidade de uma queimadura e prever que funções serão perdidas de acordo com a profundidade e extensão da lesão. A camada mais superficial, a epiderme, possui uma espessura que varia entre 0,05 e 1,5 mm. Essa camada avascular recebe os nutrientes celulares necessários a partir do plexo vascular que chega à derme mais profunda.[2-4] Existem cinco camadas no interior da epiderme: córnea, lúcida (encontrada apenas nas palmas das mãos e solas dos pés), granulosa, espinhosa e basal.[2-4] A camada mais profunda da epiderme é o extrato basal, onde ficam os queratinócitos que produzem a proteína protetora queratina. Outras células importantes da epiderme são os melanócitos (produzem o pigmento melanina), as células de Merkel (mecanorreceptores que fornecem informações a partir do toque suave) e as células de Langerhans (células dendríticas que regulam a resposta imune na pele).[2-5]

São importantes estruturas da epiderme: folículos pilosos (limitados pelo epitélio que é contínuo à epiderme), glândulas sebáceas (contidas no folículo piloso, produzem o sebo que lubrifica a pele e o pelo) e glândulas sudoríparas (secretam suor para auxiliar o corpo a dissipar o calor e a se resfriar).[2-4] A membrana basal é o tecido conectivo entre a epiderme e a derme. Essa membrana atua como um alicerce onde as cristas da epiderme emitem projeções para o interior da derme. Essa série de cristas – conhecida como *rete pegs* – ancora a derme à epiderme, impedindo as forças de cisalhamento entre as camadas.[2-4]

Quadro 26.1 ESTATÍSTICAS DE QUEIMADURAS EM CRIANÇAS NOS ESTADOS UNIDOS[1]
~ 88 mil crianças ≤ 14 anos foram tratadas nos departamentos de emergência dos hospitais devido a queimaduras.
~ 62 mil queimaduras foram térmicas e ~ 26 mil foram por escaldadura.
A maioria das crianças ≤ 4 anos hospitalizadas devido a essa condição sofreu queimaduras por escaldadura (65%) ou por contato (20%).
A maioria das queimaduras por escaldadura em crianças pequenas é causada por alimentos ou líquidos quentes derramados na cozinha.
Mais de um terço das crianças entre 6 e 14 anos informou ter brincado com fogo pelo menos uma vez. Os meninos brincam duas vezes mais com fogo.

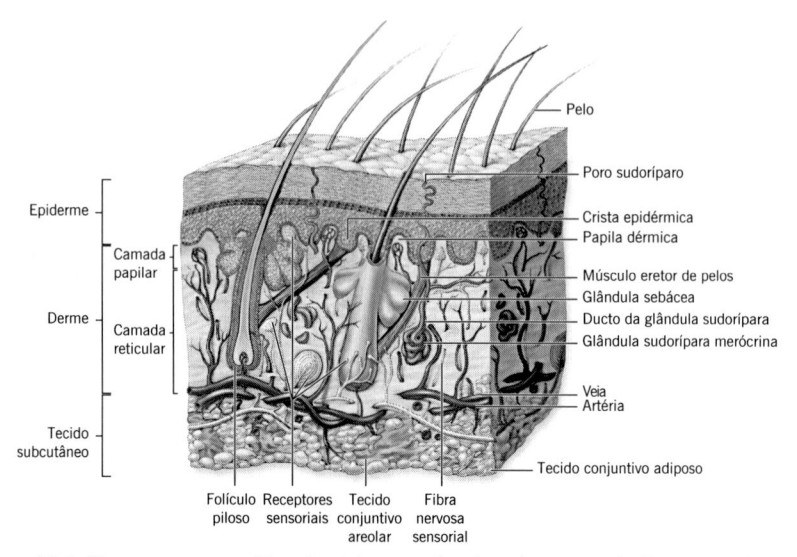

Figura 26.1 Diagrama esquemático das três camadas da pele com apêndices, vascularização e principais receptores sensoriais. (Reproduzida com permissão de Mescher AL. *Junqueira's Basic Histology: Text and Atlas.* 12ª edição. Disponível em: http>//www.accessmedicine.com. Copyright © The McGraw-Hill Companies, Inc. Todos os direitos reservados.)

Abaixo da epiderme, encontra-se a derme, que é mais espessa. Sua espessura pode variar de 2 a 4 mm. Ela é uma camada altamente vascularizada, que nutre a si mesma e a epiderme. A derme consiste em duas camadas distintas. A derme papilar é a camada superior e acomoda-se à epiderme. A camada mais profunda e espessa é a derme reticular, a qual contém feixes de colágeno que proporcionam elasticidade à pele.[2-4] As estruturas internas da derme incluem o músculo liso responsável pela elevação dos pelos (i.e., arrepios), vasos sanguíneos (fornecem nutrição e auxiliam na termorregulação), vasos linfáticos e nervos (fibras aferentes que trazem a informação sensorial de temperatura, dor, toque, coceira e pressão).[2-4] Abaixo da derme, encontra-se uma camada subcutânea de tecido adiposo e tecido conectivo, que fornece energia, amortecimento e isolamento para as estruturas mais profundas.[2-4]

As queimaduras são classificadas com base no mecanismo, na profundidade e no tamanho da lesão. Os seis principais mecanismos de lesão incluem escaldadura, chama, contato (superfície aquecida), química, eletricidade e radiação. Conhecer o mecanismo causador pode fornecer pistas ao fisioterapeuta sobre o quão grave pode ser a lesão. Por exemplo, a exposição da pele à água a 70 °C durante um segundo pode causar uma queimadura profunda de espessura parcial. Em geral, um óleo quente pode atingir temperatura superior a 176 °C.[4] Como o óleo pode permanecer em altas temperaturas por períodos mais longos do que a água, sopas ou cremes podem causar queimaduras mais profundas do que a água quente.

O método tradicional de classificação da profundidade da queimadura era feito por meio das denominações de primeiro, segundo ou terceiro graus. Essas classificações foram substituídas por termos clínicos mais descritivos, como superficial (primeiro grau), de espessura parcial superficial e de espessura parcial profunda (segundo grau) e de espessura total (terceiro grau).[6] As queimaduras superficiais envolvem toda a epiderme, assim como a camada papilar (superior) da derme. As de espessura parcial superficiais são vermelhas, úmidas e liberam líquidos (Fig. 26.2). Podem ser observadas bolhas, e a ferida clareia com facilidade. Essas são queimaduras extremamente dolorosas, pois as terminações nervosas da derme estão expostas ou danificadas. Como as estruturas mais profundas da derme ficam intactas, em geral, as lesões de espessura parcial superficiais curam em 7 a 21 dias, deixando uma cicatriz mínima.[6-8] Uma queimadura de espessura parcial profunda envolve não apenas a epiderme e a camada papilar da derme, mas também a camada reticular da derme (Fig. 26.3). As queimaduras de espessura parcial profundas podem se apresentar com pintas brancas, rosadas ou em vermelho escuro. As bolhas são grandes e a queimadura pode ser ainda bastante dolorosa, já que muitos nociceptores permanecem intactos. Como alguns folículos pilosos e glândulas sebáceas permanecem intactos, a ferida pode sofrer reepitelização. Se a queimadura for grande ou levar mais de 21 dias para curar, um cirurgião pode considerar a realização de enxerto de pele para conseguir um fechamento mais rápido da lesão. As queimaduras de espessura parcial profundas apresentam risco de gerar cicatrizes hipertróficas e contraturas. Em casos de má nutrição ou infecção, essas queimaduras podem se tornar lesões de espessura total.[6-8] As queimaduras de espessura total envolvem a epiderme, toda a extensão da derme e o tecido subcutâneo (Fig. 26.4). Elas podem apresentar coloração branca, amarela, marrom, crestada e/ou endurecida. Como todos os vasos sanguíneos sofreram trombose e os nociceptores e outros receptores cutâneos foram destruídos pela queimadura, a lesão é seca e a dor é pequena ou ausente. Os folículos pilosos ficam destruídos, por isso qualquer pelo restante cairá com facilidade. Se a lesão for muito pequena, pode se permitir a cura por si só, por meio do crescimento intraepitelial; porém, na maioria das vezes, essas lesões necessitam de debridamento cirúrgico e enxerto de pele. As queimaduras de espessura total também apresentam risco de gerar cicatrizes hipertróficas e contraturas.[6-8]

Além da profundidade de uma queimadura, a porcentagem da superfície corporal lesionada deve ser calculada. Apenas as áreas de lesões de espessura parcial e de espessura total são incluídas no cálculo. Os métodos para o cálculo da superfície corporal queimada incluem a Regra dos Nove e a classificação de Lund-Browder.[3] A Regra dos Nove, na qual cada parte do corpo representa 9% ou um múltiplo de 9% da superfície corporal, é o método mais simples e mais comum de cálculo da superfície corporal queimada. Entretanto, esse método não é preciso quando se calcula a queimadura de uma criança ou um bebê. O **sistema de classificação de Lund-Browder** leva em consideração o fato de que a cabeça de uma criança representa uma área maior e que os membros inferiores, uma menor área do que no adulto. Esse é um sistema mais preciso para o cálculo da superfície corporal total lesionada em crianças e bebês.[9]

A maior parte das queimaduras que atingem mais de 25% da superfície corporal causa reações sistêmicas do corpo.[9] Um dos primeiros sistemas afetados por uma queimadura importante é o sistema cardiovascular. Ocorre, quase que de imediato, um aumento significativo na permeabilidade capilar, causando edema. O fluido plasmático

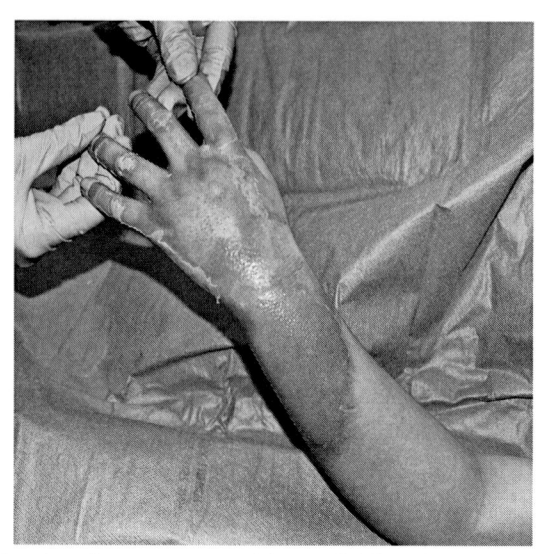

Figura 26.2 Queimadura de espessura parcial superficial no dorso da mão e antebraço.

é perdido no local da lesão por evaporação. Esse estado de hipovolemia, também conhecido como choque hipovolêmico, diminui o débito cardíaco e a pressão sanguínea, aumenta a frequência cardíaca (FC), diminui a eliminação de urina e pode, eventualmente, ocasionar insuficiência renal.[8,10] A insuficiência pulmonar é uma das princi-

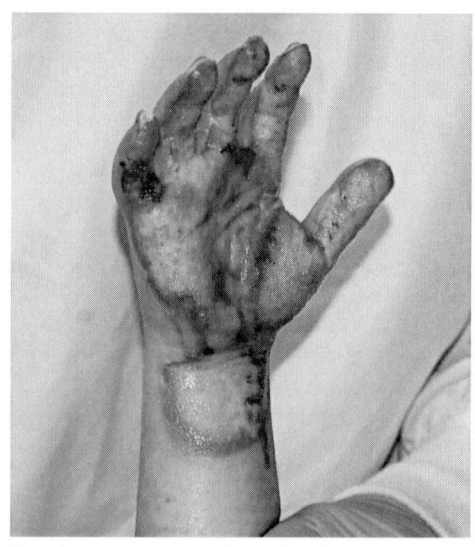

Figura 26.3 Queimadura de espessura parcial profunda na palma da mão de uma criança. Pode se apresentar com manchas de coloração branca, rosa ou vermelho escuro.

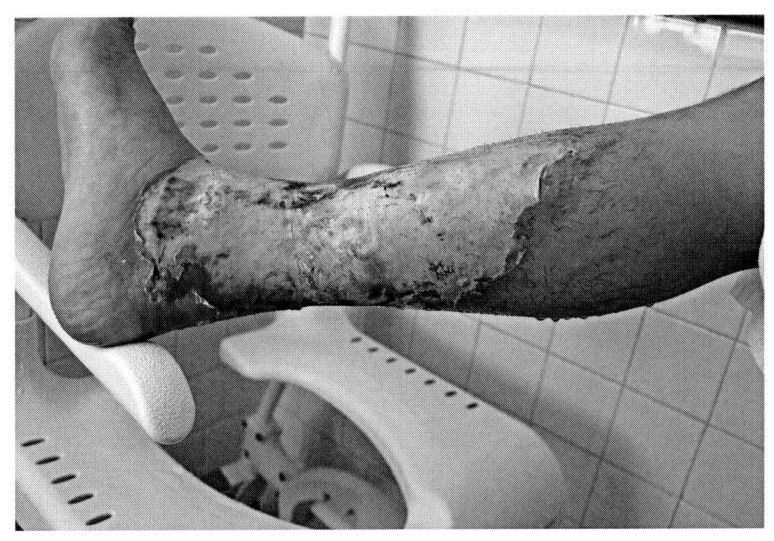

Figura 26.4 Queimadura de espessura total na perna. Pode se apresentar com coloração branca, marrom e/ou crestada.

pais causas de morte do paciente queimado. O comprometimento da inspiração pode causar aumento da resistência das vias aéreas, hipertensão arterial pulmonar e redução da complacência pulmonar. As queimaduras do tronco podem causar edema, levar à diminuição da expansão torácica e ao comprometimento da ventilação.[8,10] O sistema gastrintestinal reage com dilatação gástrica e íleo paralisado, que pode ocorrer em resposta ao choque. Pacientes queimados também apresentam uma incidência aumentada de úlceras.[11] Em resposta à queimadura, o corpo entra em um estado hipermetabólico a fim de fornecer a energia necessária para iniciar a cicatrização da lesão. Os estoques de energia são mobilizados a partir da gordura e dos músculos. O catabolismo muscular aumentado pode levar à perda de massa muscular.[8,10] Devido às exigências metabólicas da queimadura e ao repouso absoluto prolongado que pode acompanhar tais lesões, os pacientes podem desenvolver uma perda de densidade mineral óssea (DMO), o que coloca os pacientes em risco de sofrer fraturas.[12] Também podem se desenvolver alterações escolióticas em pacientes pediátricos com queimaduras assimétricas do tronco.[13] Outra importante causa de morbidade e mortalidade em queimados é a infecção. Além da perda da pele, que atua como defesa imunológica primária do corpo, queimaduras em grandes áreas corporais podem causar imunossupressão. Esse fato predispõe o paciente à sepse e à insuficiência múltipla de órgãos.[8,10]

A cicatrização da lesão pode ser dividida em três fases: inflamatória, proliferativa e remodeladora/maturação.[3] A fase inflamatória inicia no momento da lesão e pode durar de dois a cinco dias. Ocorre uma reação vascular imediata: vasoconstricção para interromper a hemorragia, seguida pela vasodilatação para trazer os nutrientes aos tecidos adjacentes.[3,14,15] Também ocorre uma resposta celular na qual neutrófilos e macrófagos começam a livrar as feridas de bactérias e resíduos estranhos. A lesão é caracterizada por vermelhidão, edema, calor, dor e redução da ADM.[3,14] A fase proliferativa começa em torno do terceiro ao quinto dia após a lesão e pode durar até três semanas. Ela é caracterizada por angiogênese (formação de novos vasos sanguíneos), formação de tecido de granulação (os fibroblastos penetram a ferida e produzem matriz extracelular de colágeno e elastina, surgindo um tecido vermelho e úmido no interior do leito da ferida), contração da ferida (os miofibroblastos aproximam as margens da ferida) e epitelização (os queratinócitos das margens da ferida e do interior dos folículos pilosos migram pela ferida).[3,14,15] O final da epitelização marca o início da fase de remodelamento/maturação. Essa fase final pode durar de seis meses a três anos. Durante esse período, o colágeno organiza-se de forma paralela e cria feixes mais fortes. O novo colágeno é gerado na ferida enquanto o colágeno velho é removido (*turnover* do colágeno). A sua síntese deve ser igual à sua degradação durante essa fase – deixando uma cicatriz plana e maleável. Se a síntese do colágeno for superior à sua degradação, pode ocorrer uma cicatrização hipertrófica.[3,14]

Todas as fases de cicatrização da ferida necessitam de oxigênio. A queimadura desenvolve um tecido necrótico sobre a superfície da ferida, o que impede o acesso do oxigênio, mantém as bactérias, sustenta a infecção e retarda a cicatrização. Queimaduras mais superficiais podem ser tratadas usando-se uma variedade de curativos que proporcionam um ambiente limpo e úmido. As queimaduras de espessura total necessitam de remoção cirúrgica da escara. Quando se sabe que a lesão de uma queimadura irá levar mais de 21 dias para curar, é necessária uma intervenção cirúrgica. As queimaduras que levam mais de 21 dias para curar também apresentam risco de gerar cicatrizes hipertróficas e retrações. A remoção da escara por excisão tangencial permite ao cirurgião preservar o tecido subjacente.[7,16] Na excisão tangencial, o médico realiza o debridamento de finas camadas de tecido queimado até alcançar o tecido saudável e viável.[7,16] Uma vez removido o tecido queimado, a ferida precisa ser coberta por uma nova pele. Existem dois tipos de enxerto de pele: de espessura parcial (contém a epiderme e uma fina porção da derme) e de espessura total (contém a epiderme e toda a extensão da derme).[3,7,16] Às vezes, o leito da lesão excisada não está saudável o bastante para aceitar a pele do próprio paciente. Em queimaduras que abrangem superfícies mais extensas da pele, o paciente pode não ter áreas de pele não queimada disponíveis para cobrir a grande área de superfície da lesão. Nessas situações, são usados os enxertos temporários. A pele de cadáver (conhecida como aloenxerto ou homoenxerto) ou a pele suína (xenoenxerto) podem ser usadas até que esteja disponível um local do doador (área de pele não queimada) ou quando a ferida estiver saudável o suficiente para receber um enxerto com a própria pele (autoenxerto).[3,7,16] Outros métodos de fechamento da lesão incluem substitutos da pele e curativos biossintéticos, como os autoenxertos de células epiteliais de cultura, Biobrane e Integra. Pacientes que sofreram queimaduras que abrangem grandes áreas de superfície corporal e possuem poucos locais disponíveis para coleta podem se beneficiar dos autoenxertos de células epiteliais de cultura. Para esse procedimento, é feita uma biópsia da pele saudável do paciente. A biópsia é enviada a um laboratório onde células epidérmicas serão geradas em folhas de pele a partir do material. Após três semanas, as células estarão prontas para serem colocadas sobre a queimadura limpa do paciente. Os autoenxertos de células epiteliais de cultura são menos duráveis que os autoenxertos porque a derme não está presente.[7,16] Biobrane é um curativo com uma membrana de duas camadas: uma camada mais interna constituída de uma rede de nylon que permite o crescimento fibrovascular e uma camada mais externa de silástico (silicone e plástico) que funciona como uma barreira.[7] Fluido e exsudato podem se acumular sob a membrana e os curativos precisam ser removidos todos os dias. Integra é outro tipo de curativo constituído de uma membrana de bicamada, que é usada em queimaduras de espessura total e sobre áreas com tendões expostos. A camada superior é de silicone, que atua como uma nova epiderme para controlar a perda de umidade. A camada inferior é uma substituição da derme, feita de colágeno bovino, que funciona como uma matriz para os fibroblastos. Após duas a três semanas, a camada de silicone pode ser removida e um autoenxerto fino pode ser colocado sobre a lesão.[7,17]

Tratamento fisioterapêutico do paciente

O fisioterapeuta é um membro de uma extensa equipe que trata o paciente com queimaduras graves. A equipe da unidade de queimados consiste no paciente e seus familiares, cirurgiões gerais e cirurgiões plásticos, auxiliares do médico (p. ex., médicos assistentes e enfermeiros especializados), enfermeiros, nutricionistas, farmacêuticos, terapeutas respiratórios, terapeutas infantis, terapeutas ocupacionais, fonoaudiólogos, psicólogos, assistentes sociais e pesquisadores. Cada membro da equipe é fundamental para a recuperação funcional do indivíduo que sofreu a queimadura. Este modelo de tratamento ajuda cada área a alcançar seus objetivos e permite ao paciente alcançar seus melhores resultados funcionais.

No tratamento de um paciente com queimaduras graves, a fisioterapia tende a começar em 24 horas após a entrada na UTI e acontece normalmente durante todas as fases da cicatrização da lesão. O tratamento inclui prevenção da perda da ADM, treinamento de força e cardiovascular, bem como treinamento de mobilização e marcha. A fase de cicatrização da ferida e o tratamento cirúrgico, em geral, orientam o tratamento e o desenvolvimento de objetivos.

Exame, avaliação e diagnóstico

Antes de ver o paciente pela primeira vez, é fundamental que o fisioterapeuta leia o prontuário. É importante conhecer o mecanismo da lesão, o percentual da área corporal queimada, a localização e a profundidade das queimaduras, bem como saber se houve trauma simultâneo. Esse procedimento ajuda o fisioterapeuta a ter uma noção do que o espera antes de entrar no quarto do paciente. O fisioterapeuta deve saber se foram realizados procedimentos cirúrgicos desde a entrada na UTI, se existe uma história de saúde significativa, o nível de mobilidade anterior à lesão e a história social incluindo dinâmica familiar e ambiente escolar. É importante falar com o enfermeiro do paciente antes de entrar no quarto. Enfermeiros são valiosas fontes de informação. Às vezes, nem todas as informações são encontradas no prontuário, e dados pertinentes sobre o paciente e sua família podem ser obtidos. Também é importante saber, a partir da comunicação com a enfermagem, quais equipamentos médicos estão sendo usados no momento. Em geral, pacientes na UTI possuem acessos intravenosos periféricos, sondas de alimentação nasoentérica, monitores cardíacos e sondas urinárias.

É fundamental que o fisioterapeuta conheça o regime da medicação atual do paciente para reduzir a dor e saiba se a dor está sendo bem controlada. Geralmente, o indivíduo na UTI de queimados utiliza medicação para dor crônica, dor aguda e dor pós procedimento. Os medicamentos típicos prescritos são analgésicos opioides (morfina, oxicodona, fentanil, hidromorfona, metadona), benzodiazepínicos (midazolam, lorazepam) e agentes anestésicos (cetamina, propofol), que podem ser usados para sedação.[18,19] Controlar a dor do paciente durante sua estada na UTI é importante não só para a relação entre o fisioterapeuta e o paciente, mas também para as relações enfermeiro-paciente, enfermeiro-fisioterapeuta, família-paciente e família-fisioterapeuta. Pode-se levar algum tempo para alcançar a analgesia correta. O enfermeiro pode informar que o paciente está com tanta dor que não poderá ser avaliado pelo fisioterapeuta. Se o fisioterapeuta sabe que o paciente irá sofrer uma cirurgia mais tarde, esta seria uma excelente oportunidade para avaliar a ADM passiva enquanto ele está anestesiado. Uma vez reunidas todas as informações, o fisioterapeuta pode iniciar a avaliação.

É importante avaliar inicialmente a consciência e a capacidade de atender a comandos do paciente. Se ele estiver sedado, deve-se monitorar seus sinais vitais durante a avaliação. É comum a presença de taquicardia como consequência da queimadura extensa; no entanto, o fisioterapeuta deve estar atento para a possibilidade de a avaliação induzir aumentos inadequados na FC ou na pressão sanguínea.

O fisioterapeuta deve aproveitar qualquer oportunidade para se envolver, seja na ocasião da troca de um curativo, seja na sala de operação para observar as lesões. A ADM pode estar limitada pelos curativos, portanto é importante avaliá-la quando os mesmos forem removidos. As avaliações da ADM ativa devem ser realizadas com o paciente consciente, mesmo que esteja submetido a ventilação. Além disso, pode-se avaliar certa mobilidade no leito com um paciente ventilado na presença de um terapeuta respiratório ou de um enfermeiro. Se o paciente estiver sedado e incapaz de atender a comandos, a ADM passiva poderá ser avaliada. Caso seja encontrada resistência durante o exame, pode ser que a dor não esteja sendo controlada da maneira adequada. O exame pode precisar esperar até que a dor esteja mais bem controlada, como durante uma troca de curativo ou antes de uma cirurgia. As avaliações goniométricas da ADM devem priorizar as articulações afetadas pela queimadura, mas também devem ser feitas nas articulações não afetadas. Segundo o planejamento médico, o paciente será extubado após o próximo procedimento cirúrgico, por isso a força, a mobilidade e a marcha precisam ser avaliadas em um momento posterior. Durante as primeiras 48 horas após a entrada na UTI, o paciente também recebeu reposição volêmica para prevenir o choque. A avaliação de mobilidade e marcha geralmente é atrasada até o paciente ter recebido toda a reposição.

Os objetivos baseiam-se em diversos fatores, incluindo a fase da cicatrização da lesão, a extensão e a profundidade da queimadura, o estado de saúde, a idade e a condição física e mental atual do paciente. Com frequência, os objetivos são alterados com base nos procedimentos cirúrgicos devido às restrições pós-operatórias de mobilidade e às alterações no estado do paciente. O objetivo principal é prevenir a perda de ADM, em especial nas articulações afetadas pela queimadura. Outros objetivos incluem o retorno aos níveis anteriores de força, resistência cardiovascular, mobilidade, marcha e independência nas atividades da vida diária (AVDs). No caso de crianças pequenas e bebês, um objetivo comum é demonstrar os marcos de desenvolvimento da coordenação motora fina e global apropriados para a faixa etária.

Plano de atendimento e intervenções

Inicialmente, o paciente se encontra na fase inflamatória de cicatrização da lesão. Ele também está recebendo reposição volêmica. O edema pode se apresentar de forma prevalente durante os primeiros dias. Como o indivíduo não conseguirá sair da cama até ter sua saúde estabilizada, o controle do edema é um dos principais objetivos. A **ADM ativa e o posicionamento das extremidades queimadas** acima do nível do coração ajudam a reduzir o edema. O posicionamento é importante não apenas para reduzir o edema, mas também para prevenir contraturas. Na unidade de tratamento de pacientes queimados, não é raro escutar a afirmação: "A posição de conforto é a posição de deformidade". Sempre que um paciente não conseguir mover suas articulações, é importante manter os tecidos alongados para prevenir retração dos tecidos moles. O Quadro 26.2 descreve o posicionamento correto das áreas do corpo afetadas, bem como os efeitos do posicionamento impróprio. Este paciente (com queimaduras em ambos os membros inferiores, no abdome e nas costas) deve ser posicionado com os joelhos em extensão, quadris em rotação neutra e extensão neutra e tornozelos em dorsiflexão neutra. Como a elevação da cabeça é importante enquanto o paciente está sendo ventilado, colocar a cama na posição de Trendelenburg invertida (i.e., pés em nível abaixo da cabeça) permite a elevação segura da cabeceira da cama e evita a flexão do quadril (para reduzir o risco de contraturas por flexão do quadril). Entretanto, como o controle do edema é crítico nos primeiros dias pós-queimadura, a elevação das pernas para reduzir o edema é uma preocupação maior do que posicionar os quadris em extensão neutra. Uma vez que a porção anterior dos quadris tenha recebido o autoenxerto, a posição de Trendelenburg invertida será ideal para o posicionamento do quadril.

Além das sequelas fisiológicas associadas às queimaduras (pele retraída, perda de massa muscular, capacidade aeróbica reduzida), o repouso absoluto decorrente de uma queimadura significativa também causa efeitos deletérios, incluindo redução da massa muscular e redução da capacidade aeróbica.[20,21] Pacientes com queimaduras encontram-se em um momento difícil para mobilização devido às lesões; porém, conservá-los no leito apenas exacerba o problema. Após o paciente ficar estável em termos de saúde, a mobilização e a marcha devem ser iniciadas assim que possível. Como a dor pode ser o principal fator limitante, o paciente pode necessitar de um tempo adicional para aprender a se movimentar. As queimaduras dos membros inferiores *não* representam uma contraindicação para a mobilização e a marcha. Antes de o paciente se levantar, os membros inferiores devem ser protegidos com curativos de compressão/elásticos para prevenir o retorno venoso e a hipotensão ortostática que ocorrem geralmente ao se levantar. Assim que ele conseguir se levantar e dar alguns passos, a marcha deverá progredir durante toda a hospitalização. No caso de indivíduos que foram entubados por longos períodos de tempo ou que estão muito frágeis em termos de saúde para iniciar a mobilização e a marcha, uma mesa inclinada pode ser usada para iniciar o posicionamento ereto e promover a tolerância à postura. As queimaduras da superfície plantar

Quadro 26.2 POSICIONAMENTO DAS ÁREAS AFETADAS POR QUEIMADURAS

Área com talas	Posição desejada	Efeitos do posicionamento impróprio
Cabeça/pescoço (aspecto anterior)	• Neutra • Leve extensão • Elevação da cabeceira a 30-45°	• Retração por inclinação lateral • Retração por rotação • Retração por flexão • Retração dos músculos faciais
Axila	• Abdução a 90° • Antebraço supinado (palma voltada para cima) • Adução horizontal a 20° (para manter o ombro no plano escapular)	• ADM do ombro reduzida • Capacidade funcional comprometida • Capacidade reduzida para realizar movimentos acima da cabeça • Síndrome de impacto • Lesão/rompimento do manguito rotador
Cotovelo	• Cotovelo em extensão completa • Antebraço supinado • Cotovelo elevado acima do nível do ombro	• Incapacidade para flexionar e/ou estender completamente o cotovelo • Movimentos de mão à boca comprometidos • Capacidade funcional/AVDs comprometidas
Mão	• Pulso: extensão 15-40° • Articulações metacarpofalângicas: flexão 70-90° • Articulações interfalângicas completamente estendidas • Polegar posicionado para preservar o 1º espaço interdigital • Mão elevada acima do nível do cotovelo e coração	• Coordenação motora fina reduzida • Capacidade funcional/AVDs comprometidas • Movimentos motores grosseiros comprometidos
Tronco	• Linha média	• Escoliose • Discrepância perceptível no comprimento da perna • ADM completa do tronco comprometida • Expansão das costelas/do tórax comprometida • Comprometimento respiratório
Quadril	• Abdução a 15-20° • Extensão neutra (ou aumentada) • Rotação neutra	• Marcha comprometida • Postura ereta diminuída • Dor na região lombar • Discrepância perceptível no comprimento da perna • Sintomas semelhantes à ciática
Joelho	• Extensão completa	• Marcha comprometida • Discrepância perceptível no comprimento da perna
Pé/tornozelo	• Dorsiflexão neutra	• Contratura por flexão plantar • Deformidade em equino e varo

Abreviações: ADM, amplitude de movimento; AVDs, atividades da vida diária.

do pé podem ser extremamente dolorosas durante a caminhada, porém, ainda assim, os pacientes devem sair do leito e a marcha deve ser estimulada. Sapatos ortopédicos (*cast shoes*) não comerciais acolchoados com espuma podem ser usados para proteger a parte de baixo do pé durante uma atividade de sustentação de peso.

É importante que o paciente movimente-se não apenas durante a fisioterapia, mas também nos períodos programados fora do leito ao longo do dia. É importante trabalhar em conjunto com a equipe da unidade de queimados para manter o paciente em um programa regular. Um exemplo seria manter este paciente levantado durante todas as refeições e fora do leito em todas as visitas. Quanto mais um paciente se movimenta, mais fácil se torna a sua mobilização. Baker e colaboradores[22] avaliaram os resultados da reabilitação física e psicológica de 83 jovens adultos (18-28 anos) que sofreram queimaduras quando crianças. Os indivíduos tiveram queimaduras que afetaram, no mínimo, 30% da superfície total do corpo pelo menos dois anos antes das avaliações. As medidas dos resultados físicos incluíram força, mobilidade e desempenho nas AVDs. Os resultados psicológicos incluíram problemas comportamentais e incidência de doença psiquiátrica. A área mais impactada foi a força dos flexores do pulso, que limitou o desempenho nas AVDs. Queimaduras que abrangem uma maior área corporal também se correlacionam com um menor valor médio de força geral. Indivíduos com queimaduras que afetam uma maior superfície corporal (> 50%) também demonstraram força reduzida para o ato de apertar ou pegar alguma coisa. Os autores concluíram que os profissionais de reabilitação devem incluir programas que desenvolvam a força muscular geral em crianças com queimaduras graves.[22]

Programas de exercícios para pacientes pediátricos queimados demonstraram um aumento de força,[23-25] massa muscular magra[24-26] e função pulmonar[27] e uma redução do número de intervenções cirúrgicas necessárias até dois anos após a liberação da unidade hospitalar.[28] Esses programas de exercícios foram conduzidos como parte dos programas ambulatoriais, seis meses após a alta; entretanto todos os autores reforçaram a importância do exercício para os pacientes pediátricos queimados. Este é o motivo pelo qual nossa unidade incorpora exercícios fisioterapêuticos no início da reabilitação dos pacientes. No caso de crianças muito jovens, que não conseguem acompanhar um programa de exercício disciplinado, brincadeiras podem fazer parte da reabilitação. Além de ajudarem a melhorar a força e a mobilidade, as brincadeiras auxiliam no desenvolvimento de habilidades de aprendizado social e de comportamentos competitivos.[29] Muitos hospitais possuem especialistas em terapia infantil com experiência em ajudar as crianças e suas famílias a lidar com eventos desafiadores da vida diária. Eles podem ajudar oferecendo brincadeiras que auxiliem a alcançar os objetivos da reabilitação (p. ex., usar o membro queimado para pegar brinquedos, caminhar até a sala de brinquedos).

No tratamento do paciente queimado, existem casos em que o movimento é contraindicado. O fisioterapeuta deve estar familiarizado com todos os protocolos pós-cirúrgicos. No caso de enxertos temporários, como um aloenxerto ou xenoenxerto, em geral, a ADM e a movimentação são encorajadas no primeiro dia pós-cirúrgico. Entretanto, após um paciente ter recebido um autoenxerto, os protocolos podem incluir a imobilização do membro ou da parte do corpo que recebeu o enxerto até o quinto dia pós cirúrgico. Cinco dias costuma ser o tempo necessário para ocorrer a vascularização do novo autoenxerto e para se formar suficiente colágeno entre o enxerto e o leito da lesão a fim de prevenir o cisalhamento.[14] Um curativo Integra, feito de uma matriz em bicamada, pode levar 10 dias até sua aderência, de modo que o cirurgião pode indicar imobilização durante todo esse tempo. Autoenxertos de células epiteliais cultivadas são muito frágeis, de modo que a mobilização da área enxertada não é possível antes de se passarem 14 dias após o procedimento. Durante esse período, a articulação enxertada é entalada para manter o alongamento tecidual máximo. O fisioterapeuta deve aprender a usar equipamentos protetores e talas para o posicionamento adequado da articulação. Existem diversas fontes excelentes de talas que podem ser usadas pelo fisioterapeuta.[30-34] Enquanto a articulação enxertada estiver imobilizada, é importante continuar a exercitar as áreas não enxertadas e não envolvidas. Pacientes que apresentam comprometimento apenas dos membros superiores podem conseguir sair do leito; o fisioterapeuta deve ensinar, ao paciente, a melhor maneira de se movimentar sem o uso do membro enxertado.

Uma vez determinada a aderência do autoenxerto, é importante iniciar o movimento da área enxertada assim que possível. A lesão se encontra agora na fase de maturação da cicatrização e começa a se contrair. A **natureza contrátil do tecido de cicatrização** – se for tecido lesionado que cura por si próprio ou se for um autoenxerto – requer uma força oposta para manter a extensão do tecido, seja por meio de movimento ou de uma tala.[35] A movimentação pode ser difícil, pois as áreas de onde foram retiradas as peles doadoras estão extremamente doloridas. A maioria dos pacientes informa que a dor associada ao local doador é pior do que a queimadura original.

Em relação à queimadura, existem algumas complicações das quais o fisioterapeuta deve estar ciente para decidir quando tratar o paciente queimado. A primeira são os tendões expostos. O fisioterapeuta deve conhecer os protocolos de cada cirurgião para mobilização das articulações que possuem tendões expostos. Algumas unidades não permitem a realização de *qualquer* ADM para garantir que o tendão permaneça intacto. Outras unidades podem permitir um deslize suave do tendão para prevenir adesões, desde que o mesmo seja mantido úmido por meio de curativos durante toda a sessão de mobilização. A segunda complicação é a síndrome compartimental que se desenvolve em pacientes com queimaduras circunferenciais dos membros. A combinação do edema e da queimadura inelástica em torno do membro pode causar um aumento de pressão *no interior* do membro. Esta ocasiona redução no fluxo sanguíneo para músculos e nervos, resultando em necrose tecidual. Pacientes com síndrome compartimental precisam passar por uma cirurgia de emergência para aliviar a pressão, seja por uma escarotomia ou uma fasciotomia. Pacientes conscientes que informam entorpecimento ou formigamento do membro distal devem ser imediatamente encaminhados para a atenção da equipe de queimados. No caso de indivíduos sedados, o fisioterapeuta deve palpar o membro distal em busca de pulsação e também para checar a temperatura. Membros distais que se apresentam frios ao toque e/ou pulsação que não pode ser palpada devem ser encaminhados de forma imediata para a atenção da equipe de queimados. Outra complicação que pode ocorrer em pacientes com queimaduras é a ossificação heterotópica (OH). A OH é o desenvolvimento de um osso lamelar maduro no tecido mole.[36] Nas pessoas queimadas, ela ocorre em torno das articulações afetadas pela queimadura,[36,37] sendo mais comum no cotovelo, ombro, quadril e joelho.[36] Foi formulada a hipótese de que a imobilização frequente das articulações em conjunto com a ADM forçada durante a fisioterapia possa desencadear a OH.[37] Sinais e sintomas da OH incluem perda de ADM em uma articulação, edema e eritema. Os pacientes, em geral, queixam-se de dor na articulação afetada. Como o paciente pode estar sedado e incapaz de expressar de maneira verbal sua dor e o eritema é difícil de ser observado por causa da pele lesada, o fisioterapeuta costuma ser a primeira pessoa a suspeitar de OH devido à perda repentina da ADM. No estágio inicial, a OH pode não ser visualizada por imagem. Uma perda repentina da ADM sem outra explicação (p. ex., retração da cicatriz) deve chamar a atenção da equipe de queimados e a possibilidade de OH deve ser considerada. A ADM e o alongamento agressivos da articulação afetada com possível OH são contraindicados. Se o paciente estiver consciente, pode realizar a ADM ativa em uma faixa indolor. Se o paciente estiver sedado, pode ser feita uma ADM passiva suave até o ponto de resistência na articulação afetada.

Eventualmente, as queimaduras do paciente serão cobertas. Esse pode ser um momento agitado, pois o planejamento da alta é o objetivo principal da equipe de queimados. A transição do hospital para uma unidade de reabilitação, uma clínica de enfermagem especializada, uma unidade subaguda ou para casa com fisioterapia ambulatorial pode ser um período bem estressante para o paciente e sua família. Em geral, ocorre um atraso no reinício da fisioterapia durante essa transição, de modo que não é raro um paciente perder um pouco da sua ADM e funcionalidade. O fisioterapeuta pode ser fundamental para tornar a transição o mais fácil possível, estabelecendo as bases durante a hospitalização do indivíduo. Proporcionar educação contínua ao paciente e sua família, retirar o indivíduo do leito e mobilizá-lo regularmente, ensinar aos familiares a realização de exercícios frequentes e atividades recreativas e orientar o paciente e sua família sobre todos os equipamentos e talas para o seu posicionamento ajudam a tornar essa transição mais fácil.

Recomendações clínicas baseadas em evidências

SORT (*Strength of Recommendation Taxonomy*): **Força da Taxonomia de Recomendação**
A: Evidências consistentes, de boa qualidade e recomendadas para o paciente
B: Evidências inconsistentes ou de qualidade limitada orientadas para o paciente
C: Evidências consensuais, orientadas para a doença, prática comum, opinião de especialista ou série de casos

1. Em crianças com queimaduras, o sistema de classificação de Lund-Browder é mais preciso do que a Regra dos Nove para calcular a porcentagem de superfície corporal afetada pelas lesões. **Grau A**
2. A ADM ativa e o posicionamento dos membros queimados acima do nível do coração reduzem o edema. **Grau B**
3. O treinamento de exercícios seis meses após a queimadura aumenta a força e a massa muscular magra, melhora a função pulmonar e leva a um menor número de liberações cirúrgicas de retração das queimaduras em crianças com queimaduras graves. **Grau B**
4. A ADM ativa e passiva, o posicionamento e as talas previnem a redução na ADM associada à queimadura. **Grau C**

PERGUNTAS PARA REVISÃO

26.1 Os sinais clínicos de uma queimadura de espessura parcial superficial são:
A. Ferida insensível branca, crestada, endurecida e seca.
B. Ferida úmida, vermelha e com secreção extremamente dolorosa.
C. Ferida dolorosa de coloração branca, rosa ou vermelho escuro e úmida.
D. Vermelha, dolorosa, sem bolhas.

26.2 Você está avaliando um paciente adulto que sofreu uma combinação de queimaduras de espessura parcial profunda e de espessura total na face, metade proximal do tronco anterior, em torno do membro superior direito e sobre a parte anterior do membro superior esquerdo. Usando a Regra dos Nove, qual é a área de superfície corporal afetada do paciente?
A. 25% da superfície corporal total.
B. 27% da superfície corporal total.
C. 36,5% da superfície corporal total.
D. 40% da superfície corporal total.

26.3 O plano de tratamento *mais* apropriado ao paciente que está no seu quinto dia pós-operatório depois de receber um autoenxerto no joelho direito seria:
A. Exercícios de ADM ativa para todos os membros, sentar na beira da cama, treinamento de transferência e de marcha.
B. Joelho direito com tala em extensão, exercícios no leito de ADM ativa para o membro inferior esquerdo e ambos os membros superiores.
C. Repouso absoluto.
D. Repouso com ADM ativa para todos os membros, exceto para o membro inferior direito.

RESPOSTAS

26.1 **B.** Queimaduras de espessura parcial superficiais envolvem toda a epiderme e a camada papilar (superior) da derme. A aparência é vermelha, úmida e com secreção. Bolhas podem estar presentes. A ferida clareia com facilidade. Queimaduras superficiais envolvem apenas a epiderme; a pele fica vermelha e não apresenta bolhas (opção D). Queimaduras de espessura parcial profundas possuem manchas de cor branca, rosa ou vermelho escuro e também são dolorosas (opção C). As queimaduras de espessura total envolvem a epiderme, toda a extensão da derme e o tecido subcutâneo; elas são brancas, amarelas, marrons, crestadas e/ou endurecidas. Nesse último caso, a dor é pequena ou ausente devido à destruição de todos os nociceptores (opção A).

26.2 **B.** Para calcular a área de superfície corporal queimada de um adulto usando a Regra dos Nove, a face representaria 4,5%, a metade proximal do tronco anterior seria 9%, a porção circunferencial do membro superior direito seria 9% e a parte anterior do membro superior esquerdo representaria 4,5%. Portanto, a área de superfície corporal total queimada é 27%.

26.3 **A.** No quinto dia pós-cirúrgico, o enxerto já sofreu suficiente vascularização para formar colágeno entre o enxerto e o leito da lesão a fim de prevenir o cisalhamento. O paciente pode iniciar a ADM ativa da articulação enxertada e pode começar a sair do leito. Manter a tala do joelho direito aumenta o risco de perda da ADM em torno da articulação (opção B). O treinamento da marcha pode ser introduzido neste momento para ajudar a combater os riscos associados ao repouso absoluto. O repouso absoluto não deve ser encorajado (opções C e D) porque está relacionado à perda de massa muscular, ao desenvolvimento de úlceras por pressão e ao aumento do risco de trombose venosa profunda (TVP) e pneumonia.[38,39]

REFERÊNCIAS

1. Fire Safety and Burn Injury Statistics (2011). Available at: http://www.childrenshospital.org/az/Site903/mainpageS903P0.html. Accessed January 15, 2011.
2. Falkel JE. Anatomy and physiology of the skin. In: Richard RL, Staley MJ, eds. *Burn Care and Rehabilitation: Principles and Practice*. Philadelphia, PA: FA Davis; 1993:10-28.
3. Myers BA. *Wound Management: Principles and Practice*. New Jersey: Prentice Hall; 2004.
4. Pham TN, Gibran NS, Heimbach DM. Evaluation of the burn wound. In: Herndon DN, ed. *Total Burn Care*. Philadelphia, PA: Elsevier Saunders; 2007:119-126.
5. Kaplan DH, Jenison MC, Saeland S, Shlomchik WD, Sclomchik MJ. Epidermal Langerhans cell-deficient mice develop enhanced contact hypersensitivity. *Immunity*. 2005;23:611-620.
6. Bessey PQ. Wound Care. In: Herndon DN, ed. *Total Burn Care*. Philadelphia, PA: Elsevier Saunders; 2007:127-135.
7. Muller M, Gahankari D, Herndon DN. Operative wound management. In: Herndon DN, ed. *Total Burn Care*. Philadelphia, PA: Elsevier Saunders; 2007:177-195.
8. Johnson C. Pathologic manifestations of burn injury. In: Richard RL, Staley MJ, eds. *Burn Care and Rehabilitation: Principles and Practice*. Philadelphia, PA: FA Davis; 1993:29-48.
9. Hartford CE, Kealy P. Care of outpatient burns. In Herndon DN. *Total Burn Care*. Philadelphia, PA: Elsevier Saunders; 2007:67-80.
10. Cakir B, Yegen BC. Systemic responses to burn injury. *Turk J Med Sci*. 2004;34:215-226.
11. Wolf SE. Critical care in the severely burned: organ support and management of complications. In Herndon DN, ed. *Total Burn Care*. Philadelphia, PA: Elsevier Saunders; 2007:454-476.
12. Mayes T, Gottschlich M, Scanlon J, Warden GD. Four-year review of burns as an etiologic factor in the development of long bone fractures in pediatric patients. *J Burn Care Rehabil*. 2003;24:279-284.
13. Dutcher K, Johnson C. Neuromuscular and musculoskeletal complications. In: Richard RL, Staley MJ, eds. *Burn Care and Rehabilitation: Principles and Practice*. Philadelphia, PA: FA Davis; 1993:576-602.
14. Greenhalgh DG, Staley MJ. Burn wound healing. In: Richard RL, Staley MJ, eds. *Burn Care and Rehabilitation: Principles and Practice*. Philadelphia, PA: FA Davis; 1993:70-102.
15. Sussman C, Bates-Jensen BM. Wound healing physiology and chronic wound healing. In: Sussman C, Bates-Jensen BM, eds. *Wound Care: A Collaborative Practice Manual for Physical Therapists and Nurses*. Gaithersburg, MD: Aspen Publishers; 2001.
16. Miller SF, Staley MJ, Richard RL. Surgical Management of the Burn Patient. In: Richard RL, Staley MJ, eds. *Burn Care and Rehabilitation: Principles and Practice*. Philadelphia, PA: FA Davis; 1993:177-197.
17. Integra Bilayer Matrix Wound Dressing. Available at: http://ww.integra-ls.com/products/?product=122. Accessed November 3, 2008.
18. Meyer WJ, Patterson DR, Jaco M, Woodson L, Thomas C. Management of pain and other discomforts of burn patients. In Herndon DN, ed. *Total Burn Care*. Philadelphia, PA: Elsevier Saunders; 2007:797-818.

19. Richardson P, Mustard L. The management of pain in the burns unit. Burns. 2009;35:921-936.
20. Bloomfield SA. Changes in musculoskeletal structure and function with prolonged bed rest. *Med Sci Sports Exerc.* 1997;29:197-206.
21. Convertino VA, Bloomfield SA, Greenleaf JE. An overview of the issues: physiological effects of bed rest and restricted physical activity. *Med Sci Sports Exerc.* 1997;29:187-190.
22. Baker CP, Russell WJ, Meyer W III, Blakeney P. Physical and psychologic rehabilitation outcomes for young adults burned as children. *Arch Phys Med Rehabil.* 2007;88(12 Suppl 2):S57-S64.
23. Cucuzzo NA, Ferrando A, Herndon DN. The effects of exercise programming vs traditional outpatient therapy in the rehabilitation of severely burned children. *J Burn Care Rehabil.* 2001;22: 214-220.
24. Suman OE, Thomas SJ, Wilkins JP, Mlcak RP, Herndon DN. Effect of exogenous growth hormone and exercise on lean mass and muscle function in children with burns. *J Appl Physiol.* 2003;94: 2273-2281.
25. Suman OE, Spies RJ, Celis MM, Mlcak RP, Herndon DN. Effects of a 12-wk resistance exercise program on skeletal muscle strength in children with burn injuries. *J Appl Physiol.* 2001;91: 1168-1175.
26. Al-Mousawi AM, Williams FN, Mlcak RP, Jeschke MG, Herndon DN, Suman OE. Effects of exercise training on resting energy expenditure and lean mass during pediatric burn rehabilitation. *J Burn Care Res.* 2010;31:400-408.
27. Suman OE, Mlcak RP, Herndon DN. Effect of exercise training on pulmonary function in children with thermal injury. *J Burn Care Rehabil.* 2002;23:288-293.
28. Celis MM, Suman OE, Huang TT, Yen P, Herndon DN. Effect of a supervised exercise and physiotherapy program on surgical interventions in children with thermal injury. *J Burn Care Rehabil.* 2003;24:57-61.
29. Mahaney NB. Restoration of play in a severely burned three-year-old child. *J Burn Care Rehabil.* 1990;11:57-63.
30. Coppard BM, Lohman H. *Introduction to Splinting: A Clinical Reasoning and Problem-Solving Approach*. 3rd ed. St. Louis, MO: Mosby Elsevier; 2008.
31. Jacobs M, Austin A. *Splinting the Hand and the Upper Extremity: Principles and Process*. Baltimore, MD: Lippincott Williams & Wilkins; 2003.
32. Goga-Eppenstine P, Hill JP, Philip PA, Philip M, Seifert TM, Yasukawa AM. *Casting Protocols for the Upper and Lower Extremities*. Gaithersburg, MD: Aspen Publishers; 1999.
33. Ricks NR, Meagher DP Jr. The benefits of plaster casting for lower-extremity burns after grafting in children. *J Burn Care Rehabil.* 1992;13:465-468.
34. Daugherty MB, Car-Collins JA. Splinting techniques for the burn patient. In: Richard RL, Staley MJ, eds. *Burn Care and Rehabilitation: Principles and Practice*. Philadelphia, PA: FA Davis; 1993:242-323.
35. Richard RL, Staley MJ. Evaluation and treatment planning. In: Richard RL, Staley MJ, eds. *Burn Care and Rehabilitation: Principles and Practice*. Philadelphia, PA: FA Davis; 1993:201-220.
36. Chen HC, Yang JY, Chuang SS, Huang CY, Yang SY. Heterotopic ossification in burns: our experience and literature reviews. *Burns.* 2009;35:857-862.
37. Vanden Bossche L, Vanderstraeten G. Heterotopic ossification: a review. *J Rehabil Med.* 2005;37: 129-136.
38. Schweinberger MH, Roukis TS. Effectiveness of instituting a specific bed protocol in reducing complications associated with bed rest. *J Foot Ankle Surg.* 2010;49:340-347.
39. Dittmer DK, Teasell R. Complications of immobilization and bed rest. Part 1: musculoskeletal and cardiovascular complications. *Can Fam Physician.* 1993;39:1428-1437.

Queimadura no dorso da mão – um caso de paciente adulto

David John Lorello

CASO 27

Um homem de 42 anos foi internado na unidade de queimados após sofrer uma queimadura por chama repentina de propano que afetou 2% de sua superfície corporal total, no dorso de sua mão direita, enquanto tentava acender uma churrasqueira a gás (Fig. 27.1). A queimadura do paciente foi classificada como queimadura de espessura parcial profunda. Ele se encontra estável e está internado em um quarto da unidade de tratamento não intensivo. No momento, a mão recebeu um curativo com sulfadiazina de prata, gaze e luva de rede para queimaduras. O fisioterapeuta recebeu ordens para avaliar o paciente 18 horas após a internação hospitalar.

▸ Que sinais do exame podem ser associados a este diagnóstico?
▸ Quais possíveis complicações poderiam interferir na fisioterapia?
▸ Descreva um plano de tratamento fisioterapêutico baseado em cada estágio da condição de saúde.

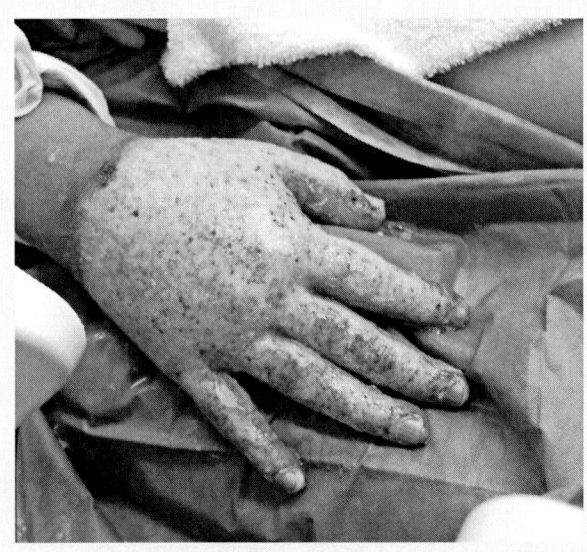

Figura 27.1 Queimadura de espessura parcial profunda no dorso da mão.

DEFINIÇÕES-CHAVE

CICATRIZES HIPERTRÓFICAS: cicatriz que se eleva acima da altura da área original da lesão.
DEFORMIDADE EM BOTOEIRA: ruptura do deslizamento tendinoso central do capuz extensor, que causa hiperextensão metacarpofalangiana (MCF), flexão interfalangiana proximal (IFP) e extensão interfalangiana distal (IFD).
SINDACTILIA: perda do espaço interdigital dorsal devido à contração.

Objetivos

1. Compreender as complicações associadas às queimaduras do dorso da mão.
2. Desenvolver um plano de tratamento para cada fase de cicatrização da lesão.
3. Identificar os riscos das cicatrizes hipertróficas e as intervenções elaboradas para minimizar sua ocorrência.

Considerações sobre a fisioterapia

Considerações sobre a fisioterapia para o tratamento do indivíduo com queimaduras no dorso da mão:

- ▷ **Cuidados/Objetivos do plano geral de fisioterapia:** prevenir a perda da amplitude de movimento (ADM) e a retração; alcançar o nível de força anterior à lesão; maximizar a independência funcional nas atividades da vida diária (AVDs)
- ▷ **Intervenções fisioterapêuticas:** exercícios de ADM, alongamento, deslizamento do tendão, colocação de talas e posicionamento, exercícios de resistência, treinamento das AVDs, educação do paciente em relação ao exercício e ao horário de uso das talas
- ▷ **Precauções durante a fisioterapia:** não realizar ADM nas articulações IFPs caso se desconheça a integridade dos tendões extensores; observar as limitações pós-cirúrgicas
- ▷ **Complicações que interferem na fisioterapia:** síndrome compartimental, tendões expostos, cicatrizes hipertróficas

Visão geral da patologia

No adulto, a mão representa < 5% da superfície corporal total. Mesmo em uma área tão pequena, existe um potencial inerente para déficits funcionais permanentes e cicatrizes anormais após uma queimadura. Por esse motivo, os critérios de referência da Associação Americana de Queimados para aqueles que devem ser transferidos para um centro de referência inclui queimaduras na mão.[1] No caso do médico que atende pacientes com queimaduras, é útil considerar a mão como um "órgão" do corpo que apresenta uma pele fina e muito flexível em seu dorso, uma pele mais espessa e sensorialmente rica na superfície palmar e um sistema músculotendíneo equilibrado e delicado.[2] A lesão por queimadura em qualquer uma dessas áreas pode trazer efeitos deletérios para o paciente. Para obter descrições detalhadas a respeito da anatomia da pele, fisiologia da queimadura e fases de cicatrização da ferida, consultar o Caso 26.

Um prognóstico de sucesso é dependente de um esforço de equipe para garantir uma cura oportuna. As queimaduras de espessura parcial superficiais, em geral, curam em *menos de* 21 dias caso a ferida se mantenha sem infecção. As queimaduras de espessura parcial profundas podem levar mais tempo para curar, de modo que o cirurgião pode optar pela excisão cirúrgica da lesão e aplicação de um enxerto para curar a lesão em menos tempo. Queimaduras de espessura total precisam ser excisadas e receber enxerto de pele. O objetivo é curar a queimadura em menos de 21 dias. Queimaduras que demoram mais de 21 dias para curar apresentam um maior risco de desenvolver cicatrizes hipertróficas.[3] Além do período para cura, existem outros fatores que aumentam o risco de cicatrização anormal. Infecção, faixa etária jovem, pele escura, localização da lesão (esterno, região superior das costas e ombro) e áreas de tensão (ombro e região superior das costas) representam fatores de risco para a formação de cicatrizes hipertróficas.[3]

Para reduzir a probabilidade de cicatrização hipertrófica associada à duração da cura, a mão é uma das áreas que deve receber autoenxerto assim que possível. Em geral, o cirurgião usa um enxerto de pele de espessura parcial e, caso haja pele saudável suficiente disponível (p. ex., no caso de uma queimadura de pequena superfície corporal), o cirurgião usa uma lâmina de enxerto. Uma lâmina de enxerto é um autoenxerto que não sofre qualquer tipo de alteração após sua coleta. Se não houver pele suficiente, a pele coletada é suturada com técnicas aproriadas. Quando possível, prefere-se o uso de uma lâmina de enxerto, pois esta apresenta melhor aparência estética e menor risco de desenvolver retrações.[4,5]

Tratamento fisioterapêutico do paciente

O exame fisioterapêutico, em geral, inicia em 24 horas após a entrada no hospital. Os tratamentos são iniciados de forma imediata e um plano de tratamento é formulado para cada fase de cicatrização da ferida. O tratamento inclui prevenção da perda de ADM, fortalecimento e maximização da independência para as AVDs. Os tratamentos podem envolver exercício terapêutico, colocação de talas e atividades funcionais. Os objetivos da terapia e das intervenções são influenciados e com frequência modificados conforme o tratamento cirúrgico e as fases de cicatrização da lesão.

Exame, avaliação e diagnóstico

O fisioterapeuta deve começar com uma minuciosa revisão do prontuário. É importante conhecer o mecanismo da lesão, o percentual de superfície corporal afetada, a localização das lesões e a profundidade das queimaduras. Também é importante saber se ocorreu trauma concomitante. O paciente caiu durante o acidente? Em caso positivo, o indivíduo apresenta dor em algum outro lugar além da área queimada? Em geral, o paciente não tem ciência de que sofreu outras lesões, pois a queimadura é bastante dolorosa. O indivíduo bateu a cabeça? Essas questões devem ser respondidas no prontuário ou na entrevista com o paciente, quando possível. O fisioterapeuta deve saber se foram realizados quaisquer procedimentos cirúrgicos, tais como debridamento, escarotomias ou fasciotomias. Ter conhecimento de uma cirurgia *iminente* fornece pistas imediatas de que a queimadura é profunda o suficiente para não curar sozinha. O fisioterapeuta deve se certificar da existência de um histórico de saúde significativo, em especial sobre a presença de quaisquer condições de saúde que possam retardar o processo de cura (p. ex., diabetes melito, doença vascular periférica). Por fim, qualquer informação relativa à história social do paciente, incluindo dinâmica familiar e ambiente de trabalho, deve ser reunida.

O fisioterapeuta deve falar com o enfermeiro do paciente antes da avaliação para saber quando será a próxima troca de curativo. O ideal é que o fisioterapeuta, primeiro, avalie o paciente na ausência de todos os curativos. Esse fato permite a visualização das feridas e a realização de medidas goniométricas mais precisas. Esse profissional também deve conhecer o tratamento para a dor do paciente. Pacientes queimados são medicados para dor crônica, dor aguda e dor pós-procedimento. O fisioterapeuta precisa se informar com o enfermeiro se a dor do paciente está sendo bem controlada e se ele está tolerando os atuais medicamentos. No caso de pacientes queimados, o tratamento comum é a prescrição e a administração de medicamentos para dor crônica e para dor pós-procedimento (p. ex., trocas de curativos, fisioterapia). Se o paciente sentir muita dor apenas com a administração da medicação crônica, é adequado atrasar a avaliação fisioterapêutica inicial até que as medicações pós procedimento sejam aplicadas.

O primeiro passo do exame é avaliar se o paciente está consciente e consegue atender aos comandos. Se o momento da troca de curativo não corresponder ao momento da avaliação, o fisioterapeuta pode obter informações minuciosas do paciente em relação a mecanismo da lesão, história de patologias pregressas, dominância da mão e sua família e rede de apoio social. A avaliação da ADM ativa das articulações não afetadas pela queimadura pode ser feita nessa ocasião, assim como a breve avaliação da mobilidade do paciente e de sua capacidade para realizar AVDs. Se a mão queimada estiver completamente coberta pelo curativo, o fisioterapeuta deve indagar o paciente sobre a integridade da sensibilidade de sua mão. É importante perguntar, em específico, se ele sente qualquer entorpecimento ou formigamento, pois estes podem ser sintomas da síndrome compartimental e sua presença deve ser informada de imediato à equipe médica. Se o paciente foi hospitalizado logo após ter sofrido a queimadura, ele se encontra na fase inflamatória da cicatrização da lesão e o edema estará presente. A mão afetada pode ser elevada acima do nível do coração e o paciente deve ser instruído a respeito da prevenção do edema e pedir pelo posicionamento elevado (ver Quadro 26.2). O fisioterapeuta precisará retornar para completar a avaliação quando o curativo tiver sido removido.

Existem duas razões importantes para avaliar a mão queimada sem curativos. Em primeiro lugar, a ADM precisa não pode ser avaliada com os curativos presentes. Em segundo lugar, a pele dorsal é muito fina e os tendões extensores ficam logo abaixo dela. A pressão exercida pelos curativos e pelo edema pode comprometer essas estruturas delicadas, levando a lesões permanentes, como a deformidade em botoeira. O fisioterapeuta deve avaliar a ADM (ativa e passiva) durante a troca de curativos. As avaliações de ADM devem ser feitas nas articulações afetadas pela queimadura, bem como naquelas não afetadas. Se a integridade dos tendões extensores das articulações IFPs não puder ser determinada, a **ADM das articulações IFPs** não deve ser realizada. A isquemia do tendão pode ocorrer como resultado da pressão entre a escara inelástica e a cabeça da falange proximal durante a flexão IFP.[2,6] Com a remoção dos curativos, a sensibilidade da mão também deve ser avaliada. Os objetivos iniciais da fisioterapia baseiam-se em diversos fatores, inclusive na fase da cicatrização da ferida, na extensão da profundidade da queimadura, no estado atual de saúde do paciente, na sua idade e condição mental e física. Os objetivos são alterados frequentemente com base nos procedimentos cirúrgicos e nas restrições pós-cirúrgicas de movimento. O objetivo principal é prevenir a perda de ADM. Outros objetivos são preservar o nível de capacidade aeróbica, de força e de independência nas AVDs que o paciente apresentava antes da lesão.

Plano de atendimento e intervenções

Na fase inflamatória inicial (2-5 dias após a lesão), o controle do edema é um dos principais objetivos. Além da possibilidade de ocorrência da síndrome compartimental, a pressão resultante do edema abaixo da pele dorsal pode causar hiperextensão das articulações MCFs. A hiperextensão prolongada das MCFs pode ocasionar a flexão das IFPs. Isso se apresenta como a deformidade em botoeira, mas sem que tenha ocorrido a verdadeira lesão do deslizamento central do capuz extensor na articulação IFP. Essa deformidade é conhecida como deformidade em pseudobotoeira.[7] O fisioterapeuta pode realizar o posicionamento e avaliar a ADM ativa durante essa fase para reduzir o edema. A mão afetada deve ser posicionada acima do nível do coração. Travesseiros ou cunhas de espuma auxiliam no alcance da elevação. A flexão ativa das MCFs e a abdução e adução ativa dos dedos devem ser iniciadas durante essa fase. A ação da bomba muscular fornecida por estes movimentos ajuda na redução do edema.[2,6,8] Pacientes com queimaduras profundas de espessura parcial e queimaduras de espessura total não devem realizar flexão ativa ou passiva das articulações IFPs até que a integridade dos tendões extensores seja conhecida. Os exercícios de flexão compostos, como fechar o punho, devem ser evitados. Entretanto, o paciente pode flexionar de forma ativa a articulação IFD enquanto as articulações IFPs permanecem bloqueadas em extensão; talas em forma de calha posicionadas no lado volar das articulações IFPs permitem que o indivíduo movimente as articulações MCFs e IFDs enquanto mantém a extensão IFP. Passadas as primeiras 36 horas pós-lesão, os pacientes que não forem capazes de tolerar a realização de ADM devido à dor ou dificuldade para realizar o movimento em toda a sua amplitude, por causa da escara inelástica, podem ser candidatos à colocação de talas. A tala preferencial para a queimadura do dorso da mão é conhecida como "tala antideformidade", "tala para descanso da mão" ou "tala para mão queimada".[2,6-8] O objetivo é proporcionar a flexão das MCFs para prevenir a posição hiperextendida que essas articulações adotam naturalmente devido à queimadura do dorso da mão e ao subsequente edema. A mão do paciente deve ser colocada na tala na posição "intrínseco *plus*": flexão das articulações MCFs e extensão das articulações interfalangianas. Não existe um verdadeiro consenso em relação à posição exata da mão e das articulações do pulso na posição intrínseco *plus*. A unidade Arizona Burn Center, por exemplo, visa ao posicionamento do pulso em 15º a 40º de extensão, 70º a 90º de flexão MCF e extensão total das articulações interfalangianas. O polegar deve ser posicionado em algum ponto entre a abdução radial ou palmar, dependendo da localização da queimadura em relação ao primeiro espaço interdigital. Entretanto, deve-se tomar cuidado com a colocação das talas durante a fase inflamatória. Se a mão do paciente não puder ser colocada em posição devido ao edema, as articulações não devem ser forçadas para o posicionamento ideal. A consequência pode ser uma isquemia das estruturas subjacentes, o que pode levar a uma lesão permanente.

A partir do terceiro ou quinto dia até aproximadamente a terceira semana pós-lesão, o paciente se encontra na fase proliferativa da cicatrização da queimadura. Durante esse período, a escara está sendo removida da ferida por meio de cirurgia ou das trocas de curativos. O fisioterapeuta deve continuar a tratar o paciente durante as trocas de curativo a fim de visualizar o tecido. Se o cirurgião afirmar que os tendões extensores estão intactos e se o edema estiver controlado, o paciente pode iniciar a ADM ativa das articulações IFPs. Todo o esforço deve ser feito para que o paciente realize todas as ADMs de forma ativa. Se o paciente não puder tolerar a ADM porque a dor não está bem controlada, o fisioterapeuta pode aproveitar o momento na sala de operação para realizar a ADM passiva enquanto o indivíduo estiver inconsciente ou realizar intervenções terapêuticas durante a sedação pós procedimento. Não é raro que a sedação pós-procedimento seja prescrita e realizada apenas com o propósito de realizar a ADM na unidade de tratamento intensivo (UTI). A sedação pós-procedimento, algumas vezes referida como sedação intencional, ocorre quando são administrados analgésicos e sedativos ao paciente pela equipe médica para minimizar a sua dor e consciência e preservar a respiração espontânea durante uma intervenção terapêutica.[9] Os medicamentos comuns administrados incluem cetamina (anestésico com propriedades analgésicas), midazolam (sedativo com efeitos amnésicos) e fentanil (analgésico opioide).[9] O midazolam e o fentanil, em geral, são usados em combinação para conseguir tanto a sedação quanto a analgesia.[9] A ADM passiva e agressiva e o alongamento podem ser evitados durante a fase proliferativa, pois alguns clínicos e pesquisadores especialistas em queimaduras propuseram a teoria de que a lesão do tecido de granulação durante o alongamento prolonga a inflamação e pode levar à cicatrização hipertrófica.[3,10-12] A visualização da queimadura possibilita observar se os tendões estão expostos. É possível realizar o deslizamento suave dos tendões expostos para prevenir adesões ao longo de sua extensão, visto que eles se conservam úmidos durante o deslizamento por causa dos curativos. No deslizamento do tendão, o paciente contrai o músculo agonista para deslizar o tendão em uma direção e, em seguida, contrai o músculo antagonista para deslizar o tendão na direção oposta. Os movimentos nunca são levados até o final durante o deslizamento do tendão. Em todos os outros momentos, a articulação que apresenta um tendão exposto é mantida na tala.

Além de orientar os exercícios de ADM durante as trocas de curativos, o fisioterapeuta também pode presenciar o progresso do paciente nos exercícios e praticar atividades funcionais com a mão envolvida. Durante os períodos de descanso, a mão do paciente deve ser colocada na posição intrínseco *plus* na tala de descanso. Uma vez determinado que a lesão do paciente está saudável e que recebe irrigação sanguínea adequada, ela estará pronta para receber um enxerto de pele. Imediatamente antes da cirurgia, o fisioterapeuta deve estar presente para realizar a ADM passiva na mão, e esta será a última oportunidade para a mobilização da mão até que o enxerto tenha aderido. O fisioterapeuta também deve estar envolvido na determinação do posicionamento ideal do leito da lesão para aplicação do enxerto, de modo a permitir a realização pós-operatória de uma ADM funcional completa. De maneira geral, o enxerto é preso por meio de suturas e um curativo oclusivo com uma gaze com emulsão de petrolato é colocado sobre a mão, para conservar o enxerto úmido. Bandagens adesivas (p. ex., Coban ou Co-flex) inibem o edema e o acúmulo de fluido abaixo do enxerto. Após a aplicação de bandagens adesivas, deve ser fabricada uma nova tala para a mão queimada a fim de manter a extensão do tecido durante a cicatrização do enxerto e acomodar as mudanças no tamanho da mão devido à redução do edema e ao número de curativos aplicados. Nos cinco dias em que a mão do paciente é mantida imóvel para permitir a aderência do enxerto em folha, outras articulações não enxertadas devem ser exercitadas a fim de preservar a força e a resistência. O fisioterapeuta deve garantir que o paciente mantenha sua mão enxertada em elevação durante todas as atividades.

No segundo dia pós-cirúrgico, os curativos são removidos de modo que o enxerto pode ser inspecionado visualmente. Qualquer área com fluido que tenha se formado abaixo do enxerto é evacuada, pois o fluido atua como uma barreira que impede a aderência entre o enxerto e o leito da ferida. Em seguida, novos curativos são aplicados na mão, e a tala é recolocada.

Se o enxerto estiver bem vascularizado e aderido no quinto dia pós-cirúrgico, exercícios ativos com a mão enxertada podem ser iniciados. Em geral, remove-se a tala e inicia-se a ADM. Esta deve ser feita sem curativos para prevenir o cisalhamento causado pelas bandagens adesivas. O paciente recebe um curativo menos restritivo para continuar mantendo a umidade do enxerto e permitir maior movimento. O horário da tala pode ser modificado de modo que o paciente precise usá-la apenas à noite. Os exercícios podem ser iniciados e poderão incluir a ADM das articulações individuais, assim como exercícios de flexão composta. O paciente pode trabalhar de maneira progressiva até realizar os exercícios cinco vezes por dia. Uma vez que a dor do paciente tenha sido bem controlada e que ele possa realizar a troca de seus curativos de maneira independente, ou que tenha ficado definido que ele terá ajuda em casa para as trocas de curativo, o planejamento da alta pode começar. O indivíduo deve receber um programa domiciliar de exercícios, bem como um horário para o uso da tala. Antes de receber alta, a terapia ambulatorial deve ser combinada pelo responsável do caso ou pelo assistente social.

Após a alta hospitalar, a queimadura estará na fase de maturação da cicatrização. Essa fase dura, em média, um ano e meio, porém pode chegar a três anos. Nesse momento, o paciente é visto mais vezes na unidade ambulatorial para a realização de exercícios e ADM, colocação de talas e tratamento da cicatriz. Os principais objetivos dessa fase são alcançar ADM ativa total e força normal na mão, desempenho independente nas AVDs e uma cicatriz plana e maleável. Problemas comuns das mãos durante a fase de maturação incluem a deformidade em botoeira (Fig. 27.2), a deformidade em pescoço de ganso (hiperextensão IFP com flexão MCF e IFD; Fig. 27.3) e a sindactilia (Fig. 27.4). Essas deformidades ocorrem geralmente quando a fisioterapia não é iniciada com rapidez suficiente nem com a frequência adequada ou quando os pacientes não estão comprometidos com o plano de tratamento fisioterapêutico.[2,3,6,8]

A cicatrização hipertrófica pode limitar a ADM e causar retrações das articulações e dor extrema. A prevalência de cicatrização hipertrófica em indivíduos que sofreram queimaduras se situa entre 32 e 72%.[13] Os fatores de risco incluem faixa etária jovem, maior período de cura (> 21 dias), pele escura, infecção da ferida e área do corpo queimada (pescoço e membro superior).[13-16] Várias terapias podem influenciar, prevenir ou reduzir a cicatrização hipertrófica após a queimadura. Estas incluem terapia por pressão, massagem da cicatriz e gel de silicone. A terapia por pressão fornecida pelo uso de **vestes compressivas** e os equipamentos personalizados são usados, em geral, na prevenção e/ou minimização das cicatrizes da queimadura. Tem sido postulado que a terapia por compressão limita a síntese de colágeno e promove o realinhamento do colágeno já presente na cicatriz por restringir o suprimento de sangue, oxigênio e nutrientes para o tecido cicatricial.[17] Engrav e colaboradores[18] avaliaram a eficiência da terapia com vestes de compressão durante um período de 12 anos e observaram que as cicatrizes ficaram mais macias, mais finas e com uma melhor aparência clínica, porém

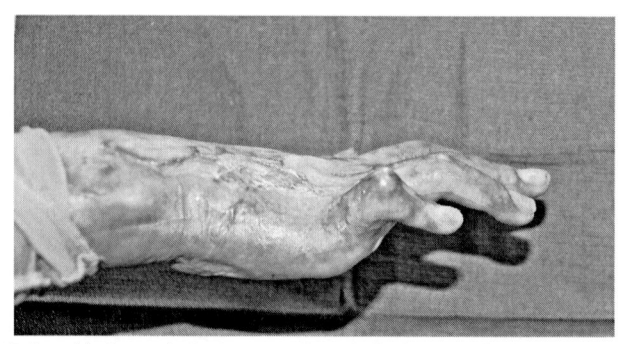

Figura 27.2 Deformidade em botoeira no quinto dedo da mão direita.

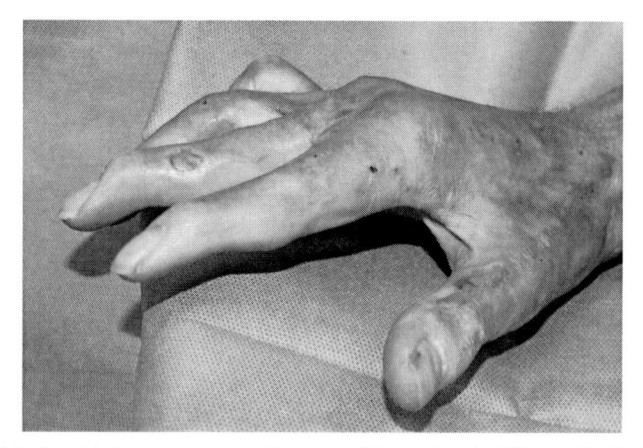

Figura 27.3 Deformidades em pescoço de ganso (hiperextensão IFP com flexão MCF e IFD) do segundo e terceiro dedos da mão direita.

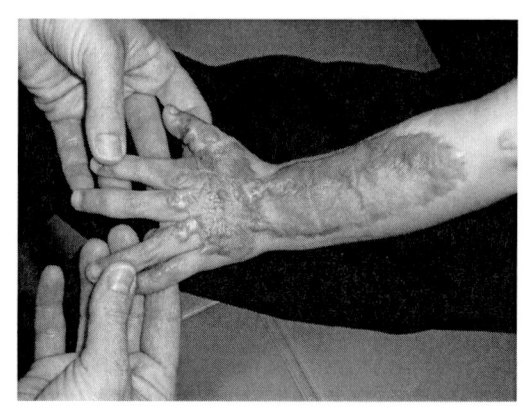

Figura 27.4 Sindactilia, ou perda do espaço interdigital dorsal por retração, mostrada entre o terceiro e o quarto dedos da mão esquerda.

o efeito foi apenas observado nos casos de cicatrização moderada a severa. Esses autores recomendaram o uso de vestes compressivas em casos de: queimaduras de espessura parcial profundas que se curaram de maneira espontânea em semanas, queimaduras em crianças e jovens adultos, queimaduras em indivíduos com pele escura e em casos de necessidade de suporte vascular ou proteção. A unidade Arizona Burn Center costuma iniciar a terapia por compressão quando o enxerto encontra-se totalmente aderido e não mais apresenta áreas abertas. Uma luva temporária não comercial é utilizada. Além de fornecer compressão sobre o enxerto, a luva temporária ajuda a prevenir o edema da mão. Após duas semanas, as medidas do paciente são registradas para a confecção dos coletes de compressão. Os pacientes são aconselhados a usar as vestes 23 horas por dia e removê-las apenas para o banho e a massagem da cicatriz. É importante o uso de filtro solar sob as vestes, pois a pele recém-enxertada é muito sensível ao sol e fica permanentemente descolorida devido à exposição solar. A massagem também tem sido defendida no tratamento da cicatrização hipertrófica. Acredita-se que a massagem estimule o remodelamento do colágeno, diminua a coceira, reduza a sensibilidade da cicatriz e proporcione umidade e maleabilidade por meio do uso de umectantes.[3,19-21] Estudos com pacientes com queimaduras mostraram que a massagem da cicatriz diminui a coceira e a dor e melhora a ansiedade e a depressão.[19-21] O gel de silicone é outra terapia usada com frequência no tratamento das cicatrizes hipertróficas. Seu exato mecanismo de ação é desconhecido, embora tenha sido postulado que o silicone funciona aumentando a hidratação, a pressão e a temperatura da cicatriz.[10-12] Um ensaio randomizado duplo-cego controlado por placebo feito por Momeni e colaboradores[22] estudou a eficácia da aplicação de uma camada de gel de silicone sobre cicatrizes hipertróficas de queimaduras. Os participantes foram selecionados dois a quatro meses após a lesão e apresentavam uma cicatriz hipertrófica medindo pelo menos 5 × 5 cm. A cicatriz de cada participante foi dividida pela metade. Metade da cicatriz recebeu uma camada de gel de silicone e a outra metade recebeu uma camada de placebo (não silicone). As camadas foram conservadas com o uso de fita. O tempo de uso de cada camada começou em quatro horas por dia e foi aumentando em quatro horas a cada semana, até um período de uso de 24 horas por dia. As medidas dos resultados consideraram pigmentação, vascularização, maleabilidade, dor e coceira. Os participantes foram vistos um mês e quatro meses após a inscrição no estudo. No quarto mês, a porção da cicatriz que recebeu a camada de gel de silicone melhorou de forma significativa em todas as áreas analisadas, exceto em relação à dor, quando comparada aos escores iniciais. Por outro lado, a porção da cicatriz que recebeu a camada placebo apresentou escores levemente inferiores aos valores iniciais, porém esses resultados não foram significativos. L-Tsang e colaboradores[23] investigaram o efeito da camada do gel de silicone sobre as cicatrizes hipertróficas. Esse ensaio clínico randomizado prospectivo dividiu os participantes com queimadura prévia (período decorrido desde a lesão não informado) que resultou em cicatrização hipertrófica em dois grupos. O grupo do silicone recebeu uma camada de gel de silicone sobre a cicatriz hipertrófica 24 horas por dia. O grupo-controle recebeu uma massagem de 15 minutos com lanolina sobre as cicatrizes hipertróficas duas vezes ao dia. Seis meses depois, o grupo do silicone apresentou redução significativa na espessura da cicatriz e melhora na sua maleabilidade, em relação ao grupo-controle. O grupo do silicone também mostrou melhora na pigmentação e na dor da cicatriz; entretanto esses últimos resultados não foram estatisticamente significativos. A unidade

Arizona Burn Center recomenda o uso de uma camada de gel de silicone sobre as cicatrizes hipertróficas durante 12 horas por dia. Se o paciente estiver fazendo uso de vestes de compressão, a camada de gel de silicone é colocada sob as vestes. Se o paciente não estiver usando vestes, a camada do gel de silicone é mantida no lugar com o auxílio de fita ou bandagens adesivas.

Por fim, a educação é fundamental durante essa fase da cicatrização. A fisioterapia deve elaborar e prescrever um programa domiciliar de exercícios que coloque em prática o que foi aprendido durante as sessões fisioterapêuticas. Além dos exercícios, o paciente precisará de contínuas instruções a respeito do uso de talas, vestes de compressão e silicone, em caso de uso dessas modalidades. É importante que o fisioterapeuta inicie a educação e instrução no começo da reabilitação e que a reforce durante todo o plano de tratamento. A reabilitação do paciente com queimaduras é um processo dinâmico no qual os parâmetros do plano de tratamento dependem da fase de cicatrização da lesão e do estado do paciente.

Recomendações clínicas baseadas em evidências

SORT (*Strength of Recommendation Taxonomy*): **Força da Taxonomia de Recomendação**
A: Evidências consistentes, de boa qualidade e recomendadas para o paciente
B: Evidências inconsistentes ou de qualidade limitada orientadas para o paciente
C: Evidências consensuais, orientadas para a doença, prática comum, opinião de especialista ou série de casos

1. No caso de queimaduras no dorso da mão, a ADM ativa e passiva das articulações IFPs deve ser evitada a menos que a integridade do tendão extensor seja conhecida. **Grau C**
2. O uso de vestes de compressão 23 horas por dia na fase de maturação da cura minimiza a cicatrização hipertrófica. **Grau B**
3. O uso de camadas de gel de silicone 24 horas por dia aumenta a maleabilidade e diminui a espessura, pigmentação, dor, vascularização e coceira das cicatrizes hipertróficas. **Grau B**

PERGUNTAS PARA REVISÃO

27.1 Quais das seguintes condições aumentam o risco de cicatrização hipertrófica?
   A. Alongamento agressivo.
   B. Queimaduras profundas.
   C. Infecção.
   D. Todas as anteriores.

27.2 Um deformidade do dedo que se apresenta com hiperextensão da articulação IFP e com flexão das articulações MCF e IFD é conhecida como:
   A. Deformidade em botoeira.
   B. Dedo de Mallet.

    C. Deformidade em pescoço de ganso.
    D. Sindactilia.
27.3 O plano de tratamento mais adequado ao paciente com uma queimadura na mão, que se encontra em fase proliferativa da cicatrização seria:
    A. Exercícios de deslizamento do tendão, exercícios de fortalecimento, tala noturna, atividades funcionais.
    B. Posicionamento da mão no nível do coração, exercícios de ADM ativa para promover a ação da bomba muscular para reduzir o edema.
    C. Exercícios de fortalecimento, alongamento, atividades funcionais, massagem da cicatriz, vestes de compressão.
    D. Não realizar exercícios durante essa fase de cicatrização da ferida.

RESPOSTAS

27.1 **D.** Idade jovem, pigmentação escura, infecção, tensão, local da queimadura e queimaduras que demoram mais que 21 dias para curar são fatores que aumentam o risco de cicatrização hipertrófica.
27.2 **C.** A deformidade em pescoço de ganso é evidenciada pela hiperextensão da articulação IFP e flexão de ambas as articulações MCF e IFD. A deformidade em botoeira é consequência da flexão IFP e da hiperextensão IFD (opção A). O dedo de Mallet é uma posição de descanso com flexão anormal da articulação IFD (opção B). A sindactilia é a perda do espaço interdigital dorsal por retração (opção D).
27.3 **A.** Os exercícios de deslizamento do tendão, os exercícios de fortalecimento, o uso da tala noturna e as atividades funcionais são procedimentos apropriados durante a fase proliferativa da cicatrização. A opção B é mais apropriada para a fase inflamatória; a opção C é mais adequada à fase de maturação. A opção D não é apropriada porque, na ausência de intervenções, as retrações são prováveis.

REFERÊNCIAS

1. Guidelines for the operation of burn centers (2006). Available at: http://ameriburn.org/Chapter14.pdf?PHPSESSID=6306abbb623fb6829f248897646f8792. Accessed July 28, 2011.
2. Howell JW. Management of the acutely burned hand for the nonspecialized clinician. *Phys Ther.* 1989;69:1077-1090.
3. Richard RL, Staley MJ. Scar management. In: Richard RL, Staley MJ, eds. *Burn Care and Rehabilitation: Principles and Practice.* Philadelphia, PA: FA Davis; 1993:380-418.
4. Greenhalgh DG, Staley MJ. Burn wound healing. In: Richard RL, Staley MJ, eds. *Burn Care and Rehabilitation: Principles and Practice.* Philadelphia, PA: FA Davis; 1993:70-102.
5. Greenhalgh DG. Wound healing. In: Herndon DN, ed. *Total Burn Care.* Philadelphia, PA: Elsevier Saunders; 2007:578-595.
6. Moore ML, Dewey WS, Richard RL. Rehabilitation of the burned hand. *Hand Clin.* 2009;25:529-541.
7. Simpson RL, Gartner MC. Management of burns in the upper extremity. In: Hunter JM, Macklin EJ, Callahan AD, eds. *Rehabilitation of the Hand and Upper Extremity.* St. Louis, MO: Mosby; 2002:1475-1491.

8. Grigsby deLinde L, Knothe B. Therapist's management of the burned hand. In: Hunter JM, Macklin EJ, Callahan AD, eds. *Rehabilitation of the Hand and Upper Extremity.* St. Louis, MO: Mosby; 2002:1492-1526.
9. Brown TB, Lovato LM, Parker D. Procedural sedation in the acute care setting. *Am Fam Physician.* 2005;71:85-90.
10. Slemp AE, Kirschner RE. Keloids and scars: a review of keloids and scars, their pathogenesis, risk factors, and management. *Curr Opin Pediatr.* 2006;18:396-402.
11. Wolfram D, Tzankov A, Pülzl P, Piza-Katzer H. Hypertrophic scars and keloids—a review of their pathophysiology, risk factors, and therapeutic management. *Dermatol Surg.* 2009;35:171-181.
12. Bloemen MC, van der Veer WM, Ulrich MM, van Zuijlen PP, Niessen FB, Middelkoop E. *Prevention and curative management of hypertrophic scar formation. Burns.* 2009;35:463-475.
13. Lawrence JW, Mason ST, Schomer K, Klein MB. Epidemiology and impact of scarring after burn injury: a systematic review of the literature. *J Burn Care Res.* 2012;33:136-146.
14. Gangemi EN, Gregori D, Berchialla P, et al. Epidemiology and risk factors for pathologic scarring after burn wounds. *Arch Facial Plast Surg.* 2008;10:93-102.
15. Deitch EA, Wheelahan TM, Rose MP, Clothier J, Cotter J. Hypertrophic burn scars: analysis of variables. *J Trauma.* 1983;23:895-898.
16. Baker RH, Townley WA, McKeon S, Linge C, Vijh V. Retrospective study of the association between hypertrophic burn scarring and bacterial colonization. *J Burn Care Res.* 2007;28:152-156.
17. Macintyre L, Baird M. Pressure garments for use in the treatment of hypertrophic scars——a review of the problems associated with their use. *Burns.* 2006;3:10-15.
18. Engrav LH, Heimbach DM, Rivara FP, et al. 12-Year within-wound study of the effectiveness of custom pressure garment therapy. *Burns.* 2010;36:975-983.
19. Field T, Peck M, Scd, Hernandez-Reif M, Krugman S, Burman I, Ozment-Schenck L. Postburn itching, pain, and psychological symptoms are reduced with massage therapy. *J Burn Care Rehabil.* 2000;21:189-193.
20. Patino O, Novick C, Merlo A, Benaim F. Massage in hypertrophic scars. *J Burn Care Rehabil.* 1999;20:268-271.
21. Field T, Peck M, Krugman S, et al. Burn injuries benefit from massage therapy. *J Burn Care Rehabil.* 1998;19:241-244.
22. Momeni M, Hafezi F, Rahbar H, Karimi H. Effects of silicone gel on burn scars. *Burns.* 2009;35:70-74.
23. Li-Tsang CW, Lau JC, Choi J, Chan CC, Jianan L. A prospective randomized clinical trial to investigate the effect of silicone gel sheeting (Cica-Care) on post-traumatic hypertrophic scar among the Chinese population. *Burns.* 2006;32:678-683.

Dermatomiosite juvenil

Kristi Whitney-Mahoney
Jo-Anne Marcuz

CASO 28

Um menino de 8 anos, anteriormente saudável, chegou ao departamento de emergência com uma história de 2,5 meses de exantema cutâneo crescente, fadiga, fraqueza muscular progressiva e história recente de dois dias de asfixia ao comer e beber. Ele tem apresentado dificuldade crescente para subir escadas e informou várias quedas recentes. Suspeitou-se de uma doença reumática, e o menino foi hospitalizado para acompanhamento. As investigações revelaram fraqueza muscular simétrica difusa (mais notável nos grupos musculares proximais), marcha oscilante e sinal de Gower positivo. Havia presença de erupções heliotrópicas e pápulas de Gottron nas mãos, nos cotovelos e nos joelhos. Na capilaroscopia periungueal, foram observadas perda e dilatação capilar. A avaliação videofluoroscópica da deglutição confirmou a disfagia clínica, e a nutrição parenteral foi iniciada. Os exames laboratoriais revelaram níveis séricos elevados de enzimas musculares e indicadores de fase aguda. Os resultados de ressonância magnética (RM), eletromiografia (EMG), estudos de condução nervosa e biópsia muscular foram consistentes com a miosite. Foi estabelecido o diagnóstico de dermatomiosite juvenil (DMJ). No segundo dia após a internação hospitalar, foi pedida uma consulta da fisioterapia para avaliação e tratamento do paciente.

▶ Que sinais da avaliação podem ser associados a este diagnóstico?
▶ Quais são os testes da avaliação mais apropriados?
▶ Quais são as prioridades da avaliação ?
▶ Quais são as medidas de resultados fisioterapêuticos mais apropriados para força e resistência muscular?
▶ Descreva um plano de tratamento fisioterapêutico baseado em cada estágio da condição de saúde.
▶ Identifique encaminhamentos para outros membros da equipe de saúde.

DEFINIÇÕES-CHAVE

AVALIAÇÃO VIDEOFLUOROSCÓPICA DA DEGLUTIÇÃO: também conhecida como disfagia da deglutição com bário; exame para determinar as dificuldades na deglutição oral e faríngea, que utiliza o equipamento de vídeo, o bário e um raio X enquanto o paciente engole alimentos e líquidos de consistências variadas.
CAPILAROSCOPIA PERIUNGUEAL: exame não invasivo no qual os capilares da pele na base da unha (periungueais) são examinados ao microscópio para avaliar anormalidades vasculares; o exame auxilia no diagnóstico, classificação e previsão de resultados clínicos em distúrbios do tecido conectivo.
DISFAGIA: dificuldade (ou incapacidade) para engolir.
ERUPÇÃO HELIOTRÓPICA: erupção de coloração púrpura das pálpebras superiores (principalmente).
PÁPULAS DE GOTTRON: erupção maculopapular eritematosa observada com mais frequência nas superfícies extensoras das mãos (em especial na região proximal das articulações interfalângicas), nos cotovelos, nos joelhos e, com menor frequência, nos maléolos mediais; a erupção eritematosa sem pápulas nesta distribuição é conhecida como sinal de Gottron.
SINAL DE GOWER: sinal físico na região proximal do membro inferior indicando fraqueza; observado quando um paciente flexiona seu tronco, coloca suas mãos sobre os joelhos e vai subindo com elas sobre as pernas a fim de realizar a extensão do tronco.

Objetivos

1. Identificar os sinais e sintomas da DMJ.
2. Identificar ferramentas de resultados válidas e confiáveis para avaliar a força e a resistência muscular nesta população.
3. Reconhecer as complicações da DMJ.
4. Compreender o tratamento médico para a DMJ e a sua relevância para o tratamento fisioterapêutico.
5. Elaborar um programa fisioterapêutico adequado a uma criança com DMJ no hospital.

Considerações sobre a fisioterapia

Considerações sobre a fisioterapia para o tratamento de uma criança com DMJ récem-diagnosticada:

▶ **Cuidados/Objetivos do plano geral de fisioterapia:** prevenir/minimizar a perda da amplitude de movimento (ADM), força e capacidade funcional aeróbica; maximizar a funcionalidade física e a segurança; minimizar os comprometimentos secundários; melhorar a qualidade de vida em relação à saúde
▶ **Intervenções fisioterapêuticas:** educação do paciente/família em relação à DMJ e ao risco de desenvolvimento de contratura muscular, deterioração posterior da força muscular e possíveis quedas; treinamento do cuidador em relação ao posicionamen-

to do leito, ADM, alongamento e técnicas de levantamento/transferência assistidas e seguras; exercícios para melhorar a força muscular de forma gradual buscando o retorno à realização independente das atividades da vida diária e, em última análise, à escola, às brincadeiras e aos esportes; facilitar um programa domiciliar de exercícios e/ou encaminhar a profissionais de reabilitação da comunidade, caso seja apropriado na ocasião da alta; monitorar o progresso com avaliações de resultados válidas e objetivas
- **Precauções durante a fisioterapia:** supervisão física para aumentar a segurança e prevenir quedas; monitorar a capacidade de controle das vias aéreas; monitorar o posicionamento dos acessos venosos
- Complicações que interferem na fisioterapia: fraturas por compressão vertebral, dor, alterações de comportamento/humor

Visão geral da patologia

A DMJ é a mais comum das miopatias inflamatórias na infância.[1,2] Acredita-se que a inflamação na DMJ afete em especial os vasos sanguíneos que suprem músculos, pele e, em graus variáveis, órgãos internos. A etiologia exata é desconhecida. Acredita-se que tanto a genética quanto os agentes infecciosos sejam importantes.[3] A DMJ apresenta uma distribuição mundial e uma incidência anual estimada de dois a três casos por milhão de crianças na população ocidental.[4-6] Ela pode ocorrer em qualquer momento da infância, apresentando como idade média para sua manifestação os sete anos de idade.[4,7] Parece ser mais comum em meninas do que em meninos (proporção 2-3:1).[7]

A DMJ clássica é caracterizada por fraqueza muscular simétrica proximal, elevação dos níveis de concentração sérica de várias enzimas musculares (p. ex., creatinoquinase, lactato desidrogenase, aldolase, alanina aminotransferase [ALT], aspartato aminotransferase [AST]) e erupções cutâneas patognomônicas heliotrópicas e de Gottron. Também podem ser observadas diversas outras erupções fotossensíveis (p. ex., malar, sinal do V e sinal do xale) e erupções inespecíficas.[8] Além dos níveis elevados de enzimas musculares, os indicadores inespecíficos de inflamação (p. ex., taxa de sedimentação do eritrócito, proteína C-reativa) podem estar elevados e auxiliar na diferenciação da DMJ de condições não inflamatórias. Sintomas como febre, anorexia, perda de peso e mal-estar generalizado também podem ser observados. Os pais costumam informar que a criança se tornou irritadiça e que observam dificuldades na função motora grosseira ou regressão de marcos motores.[3] Por exemplo, a criança pode pedir para ser carregada com frequência e se tornar incapaz de subir escadas sozinha. Eritema periungueal significativo, crescimento cuticular excessivo e alterações marcantes nos capilares periungueais (dilatação, perda, tortuosidade capilar) são observados na maioria das crianças com DMJ.[3,9] O envolvimento dos órgãos internos, como coração, pulmões e trato gastrintestinal, não é raro e pode apresentar características importantes de doença.[10] Pode ocorrer uma artrite transitória não deformante.[3,4] A disfagia secundária à fraqueza da musculatura orofaríngea, laríngea e esofágica é comum[4,8,11] e o reconhecimento desse problema é importante para a prevenção de aspiração e complicações respiratórias. A avaliação videofluoroscópica da deglutição é o exame diagnóstico preferido.[12-14] Os sinais e sintomas da DMJ, em geral, são traiçoeiros e costumam preceder o diagnóstico em três a seis meses.[3]

Os critérios diagnósticos de 1975 estabelecidos por Bohan e Peter[15] para a DMJ são amplamente utilizados para confirmar a presença da doença. Os cinco critérios são fraqueza muscular simétrica proximal, presença de pelo menos um eritema característico (de Gottron, heliotrópico), níveis séricos elevados de enzimas musculares (p. ex., creatinoquinase, aldolase), alterações miopáticas na eletromiografia e alterações patológicas na biópsia muscular. A presença de quatro dos cinco critérios é diagnosticada como DMJ definida; a presença de três critérios é diagnosticada como DMJ provável e a presença de apenas dois critérios é considerada como possível DMJ. Entretanto, a sensibilidade e a especificidade desses critérios não foram validadas. Um provável diagnóstico de DMJ requer a presença de erupção patognomônica (de Gottron ou heliotrópica) e de dois dos cinco critérios. Um diagnóstico definitivo de DMJ pressupõe uma erupção acompanhada por pelo menos três dos demais critérios.[15,16] Com o surgimento de exames diagnósticos não invasivos como a RM, testes invasivos são realizados com menos frequência, como a biópsia muscular e até mesmo a EMG e os estudos de condução nervosa. Estes últimos testes são, em geral, reservados para casos duvidosos. A RM é um exame sensível para determinar a presença de inflamação muscular, embora não seja específico para o diagnóstico de miosite ou miopatia. Em uma amostra prevalente de 102 pacientes com miosite infantil, apenas 76% apresentaram uma RM anormal.[11] Apesar disso, muitos reumatologistas endossam a RM como um exame diagnóstico importante que poderia ser incluído em qualquer critério diagnóstico revisado para DMJ.[17]

Muitas das características clínicas da DMJ são observadas em outras condições que devem ser consideradas para o diagnóstico diferencial. A fraqueza isolada poderia ser atribuída a distrofias musculares ou miopatias relacionadas a causas metabólicas, endócrinas ou até mesmo induzidas por fármacos. O eritema associado à DMJ pode ser confundido com psoríase, eczema e reações alérgicas. Tais condições cutâneas devem ser consideradas na ausência da fraqueza muscular evidente. As infecções, tanto de origem viral quanto bacteriana, também podem mimetizar a DMJ. Outras doenças reumáticas, como o lúpus eritematoso sistêmico, a artrite idiopática juvenil e o escleroderma, devem ser excluídas, assim como outras condições inflamatórias (p. ex., doença intestinal inflamatória).[18,19]

As complicações da doença intestinal inflamatória incluem a calcificação distrófica, também conhecida como calcinose, que pode ocorrer em até 30% dos pacientes.[20,21] Os locais afetados com mais frequência são regiões que sofrem pressão, como cotovelos, joelhos, dedos e nádegas.[21] Em geral, a calcinose é uma manifestação tardia da doença intestinal inflamatória, ocorrendo um a três anos após o seu aparecimento, porém tem sido descrita tanto na apresentação inicial quanto até 20 anos depois.[21,22] A calcinose pode gerar ulcerações cutâneas, dor e contraturas. A manifestação da calcinose está associada ao diagnóstico retardado e à longa duração da doença, ao curso crônico da doença e à terapia inadequada com glicocorticoides.[8] As ulcerações cutâneas afetam menos de 10% dos pacientes com DMJ e podem sinalizar uma doença mais grave, caracterizada pela fraqueza persistente, calcinose disseminada e fraca resposta à terapia.[8] Complicações gastrintestinais sérias, como ulceração, hemorragia ou perfuração, podem ocorrer de forma secundária à vasculopatia dos intestinos.[22]

Anteriormente, o prognóstico da DMJ era ruim em relação à mortalidade observada em um terço dos pacientes e aos comprometimentos físicos significativos em outro terço.[24] A terapia com glicocorticoides revolucionou o tratamento e melhorou de forma dramática o prognóstico para crianças com DMJ.[3] Aceita-se, em geral, que a terapia com glicocorticoides seja uma intervenção farmacológica necessária. Entretanto, a posologia e a via de administração preferidas variam entre os médicos. A maioria dos protocolos recomenda a dosagem na faixa de 2 mg/kg de glicocorticoides (geralmente a prednisona) com um protocolo de redução gradativa de cerca de 10% por mês durante 9 a 12 meses.[25] O uso concomitante de agentes modificadores da doença, como o metotrexato, permitiu uma redução na quantidade total e na duração da terapia com prednisona.[26] Outros agentes poupadores de esteroides usados com frequência incluem a ciclosporina,[27] a azatioprina,[28] o micofenolato de mofetil[29] e a hidroxicloriquina[30] e, mais recentemente, agentes biológicos como infliximabe[31] e rituximabe.[32] Em casos de resposta inadequada aos fármacos, a adição de infusões mensais de imunoglobulina intravenosa pode ser benéfica.[33] Em casos de DMJ mais graves ou resistentes, pode ser necessária uma imunossupressão mais forte, com agentes como a ciclofosfamida.[34]

A terapia prolongada com altas doses de glicocorticoides pode levar a múltiplas reações adversas a medicamentos (RAMs) e complicações. O desenvolvimento de osteopenia significativa e osteoporose com frequência levam a fraturas por compressão vertebral. Podem causar dor significativa e limitar posteriormente a funcionalidade física e a progressão do programa fisioterapêutico. O tratamento com agentes bifosfonados e com a calcitonina pode melhorar a dor das fraturas por compressão e, portanto, facilitar a funcionalidade física e o progresso da fisioterapia. **A suplementação com cálcio e vitamina D é prescrita com frequência e as atividades de sustentação de peso** são promovidas na tentativa de prevenir alguns efeitos deletérios ósseos causados pelos glicocorticoides.[35] Outras RAMs relacionadas aos glicocorticoides são retardo no crescimento, catarata, ganho de peso, necrose avascular e hipertensão.[25]

O diagnóstico precoce e os melhores tratamentos são responsáveis por um significativo declínio na mortalidade e por melhoras dos resultados funcionais.[20] Entretanto, para muitos pacientes, o curso da DMJ é crônico e requer um tratamento farmacológico de longo prazo. Tem sido registrado que até 35% de crianças ainda continuam sendo medicadas para o tratamento da doença após uma média de sete anos de acompanhamento.[20,25]

Tratamento fisioterapêutico do paciente

O tratamento da criança com DMJ requer uma estratégia de equipe multidisciplinar. A equipe de saúde para o atendimento de uma criança recém-diagnosticada com DMJ que acabou ser hospitalizada pode incluir um reumatologista pediátrico, um fisioterapeuta, um terapeuta ocupacional, um assistente social, um nutricionista e um enfermeiro. O fisioterapeuta trabalha com o paciente, sua família e com a equipe para fornecer uma avaliação objetiva das capacidades funcionais específicas e dos comprometimentos da criança (p. ex., força muscular, flexibilidade, resistência). Os objetivos gerais são determinar os possíveis riscos de segurança, monitorar alterações no status ao longo do tempo e desenvolver um regime fisioterapêutico apropriado que promova a funcionalidade física ideal e a qualidade de vida. Os tratamentos fisioterapêuticos podem incluir alongamento, fortalecimento, treinamento aeróbico, treinamento de transferências seguras e educação continuada do paciente, da família ou dos cuidadores e, possivelmente, dos educadores ou administradores da escola da criança. O contato com outros membros da equipe para discutir questões relativas a nutrição, acompanhamento e plano de alta é necessário. A fim de preparar a alta hospitalar, o fisioterapeuta deve avaliar a capacidade do paciente para retornar com segurança à casa e à escola, bem como fazer as recomendações e os encaminhamentos necessários para a assistência na comunidade. Isso pode abranger desde um programa domiciliar a ser realizado com assistência dos pais/cuidadores até um encaminhamento para uma reabilitação ambulatorial especializada.

Exame, avaliação e diagnóstico

Antes de ver o paciente, o fisioterapeuta precisa obter informações relativas ao estado atual da criança e dados relevantes para o plano fisioterapêutico. Estes incluem sinais vitais, medicamentos atuais, planejamento das medicações analgésicas (quando adequado) e resultados de exames (p. ex., RM). Outros membros da equipe do hospital (p. ex., neurologistas, especialistas em doenças infecciosas) ainda poderão estar realizando exames para descartar os diagnósticos diferenciais. Pacientes com acessos periféricos ou centrais podem apresentar sua capacidade de alguma forma limitada para participar das atividades terapêuticas. Agendar a terapia para os horários do dia em que o paciente estará com os acessos periféricos fechados ou trancados pode facilitar a participação na fisioterapia. A dor muscular pode ser uma característica da DMJ aguda, portanto pode ser necessário planejar as sessões de fisioterapia para horários próximos da administração dos remédios analgésicos.

A anamnese é um primeiro passo importante para o estabelecimento de um vínculo com o paciente e sua família e para o esclarecimento das capacidades motoras globais e do progresso do desenvolvimento *antes* do aparecimento dos sintomas. Esse procedimento ajuda o fisioterapeuta a desenvolver atividades motivadoras e orienta a elaboração de objetivos de curto e longo prazo.

A avaliação de um paciente com DMJ deve ser completa, incluindo força, ADM, flexibilidade, marcha, segurança e mobilidade funcional. Os principais objetivos da avaliação fisioterapêutica são determinar os riscos de segurança relacionados à mobilidade e documentar o grau de comprometimentos físicos, em particular da força muscular. O teste muscular manual (TMM) usando uma escala de 5 ou 10 pontos é o método de avaliação de força mais comumente utilizado.[36] O Quadro 28.1 ilustra os sistemas de graduação muscular de 5 pontos e de 10 pontos.[37] O TMM é utilizado como um critério fundamental na maioria dos exames relacionados à DMJ e é importante no acompanhamento longitudinal desta população.[38-40] O TMM tem demonstrado boa confiabilidade e sensibilidade para as alterações observadas nas crianças (média de cinco anos de idade) com DMJ que apresentam fraqueza muscular moderada a grave.[41] O consenso entre especialistas estabeleceu que o teste de força de um subconjunto central de oito grupos musculares (TMM8) é válido, funciona tão bem quanto a avaliação de força de 24 grupos musculares e é mais eficiente em termos de tempo e menos cansativo para os pacientes.[38] O TMM8 é um resultado demonstrado com frequência em ensaios clínicos e na prática com esta população. Os músculos testados no TMM8 incluem os flexores do pescoço, deltoides, bíceps, extensores do pulso, glúteo máximo, glúteo médio, quadríceps e dorsiflexores dos tornozelos. Cada músculo é classificado em uma escala de 1 a 10 pontos e é calculado, em seguida, um escore final de 0 a 70 (teste unilateral) ou de 0 a 140 (teste bilateral). Um formulário padrão para completar o teste muscular manual em crianças está disponível no National Institute of Environmental Health Services – no site do The International Myositis Assessment and Clinical Studies Group.[41] Tal formulário garante a consistência entre os examinadores e fornece orientações de ajuda para os fisioterapeutas não familiarizados com o exame de crianças.

A força também pode ser avaliada usando-se diversas medidas quantitativas que podem ser mais objetivas e sensíveis à alteração do que o TMM; entretanto, elas nem

Quadro 28.1 TESTE MUSCULAR MANUAL COM ESCORE DE 5 PONTOS E 10 PONTOS

Função muscular	Escala de 0-10 pontos	Escala de 0-5 pontos	Grau
Ausência de movimento			
Contração muscular não palpável	0	0	0
Contração palpável, porém sem movimento visível	T	1	Traço
Movimento de teste no plano horizontal			
Movimenta-se em amplitude parcial, gravidade eliminada	1	2-	Fraco-
Movimenta-se em amplitude total, gravidade eliminada	2	2	Fraco
Movimento de teste – posição antigravitacional			
Movimenta-se em amplitude parcial	3	2+	Fraco+
Posição de teste – posição antigravitacional			
Liberação gradual a partir da posição de teste	4	3-	Razoável-
Mantém a posição de teste, sem resistência	5	3	Razoável
Mantém a posição de teste contra resistência suave	6	3+	Razoável+
Mantém a posição de teste contra resistência suave a moderada	7	4-	Boa-
Mantém a posição de teste contra resistência moderada	8	4	Boa
Mantém a posição de teste contra resistência moderada a forte	9	4+	Boa+
Mantém a posição de teste contra resistência forte	10	5	Normal

Reproduzido com permissão de Kendall FP, McCreary EK, Provance PG. *Muscles: Testing and Function.* Baltimore, MD: Williams & Wilkins: 1993.

sempre são clinicamente práticas.[42] No teste de força isométrico, podem ser usados o esfigmomanômetro modificado e o dinamômetro manual.[43] No teste de força isocinético, os exemplos incluem as máquinas Cybex e Biodex.[44] O esfigmomanômetro modificado consiste em um aparelho de pressão modificado e um manômetro. É uma ferramenta portátil e barata, que pode ser facilmente utilizada na unidade clínica. Ela tem se mostrado sensível, reprodutível e possivelmente adaptável a todos os 24 grupos musculares distintos.[45]

A ADM e a flexibilidade podem ser avaliadas de maneira minuciosa. Em geral, as limitações são observadas no quadril e cintura escapular, bíceps, flexores do antebraço, gastrocnêmio e sóleo. A goniometria padrão pode ser usada para avaliar a ADM articular. Testes especiais, como o teste de Thomas (para a rigidez do flexor do quadril), flexão do joelho em decúbito ventral (para a rigidez do flexor do joelho), elevação passiva da perna esticada (para o encurtamento de ísquios) e outros, representam métodos objetivos para documentar e avaliar a flexibilidade muscular.[46]

A **Escala de Avaliação de Miosite na Infância (EAMI)** é um instrumento observacional de 14 itens baseado no desempenho, desenvolvido para avaliar a força muscular proximal, a funcionalidade física e a resistência em pacientes de ampla faixa etária (de 2 anos à idade adulta) que apresentam miopatias inflamatórias idiopáticas.[42,47] Ela tem mostrado excelente confiabilidade intra e interavaliadores e boa validade e capacidade de resposta.[42,47] Dados normativos estão disponíveis para nove avaliações dessa escala em crianças saudáveis, de 4 a 9 anos.[48] A Escala de Avaliação de Miosite na Infância é muito utilizada no âmbito internacional na avaliação quantitativa da função muscular de crianças com miosite inflamatória, incluindo DMJ. O teste é prático e fácil de ser realizado (em geral, leva de 15-20 minutos para ser completado) em uma prática clínica diária. Descrições detalhadas de cada manobra e um vídeo do teste em aplicação estão disponíveis *online*.[41]

O Questionário de Avaliação de Saúde Infantil é outro instrumento para avaliar a função física adaptada inicialmente a partir do Questionário de Avaliação de Saúde do Adulto.[49] É comumente usado na avaliação de crianças com artrite, porém tem sido validado na população com DMJ.[50] O questionário é uma medida aplicada pelo próprio paciente ou pelos seus pais, que consiste em um índice de desconforto o qual avalia a dor e em um índice de incapacidade. O índice de incapacidade consiste em 30 itens em 8 domínios de função física. Um escore final é calculado indo de 0 a 3, com o 0 indicando ausência de incapacidade.[49] O International Myositis Assessment and Clinical Studies Group indica o uso de pelo menos uma medida de função física como parte de um conjunto central de avaliações de atividades na doença.[41]

O fisioterapeuta deve observar várias questões de segurança que levam em consideração a idade do paciente nos níveis de desenvolvimento físico e cognitivo. Podem surgir questões sobre segurança em escadas, transferências (em especial, ao se levantar da posição sentada e do chão), locomoção em solo desnivelado e/ou locomoção com desequilíbrios. Uma criança com DMJ pode se apresentar com tanta fraqueza a ponto de perder seus reflexos protetores. Um pequeno tropeço ou cotovelada em uma multidão pode fazê-la cair sem a capacidade para se proteger, o que poderia levar a uma possível lesão na cabeça. Devido à fraqueza simétrica e proximal característica da DMJ, também se deve avaliar a adequação do uso de um andador ou de um carrinho com rodinhas. Se o paciente apresentar fraqueza significativa em seus membros superiores, um andador pode não ser uma opção prática. Nessas circunstâncias, uma cadeira de rodas ou uma *scooter* poderão ser necessárias para facilitar a movimentação segura e eficiente. Em geral, o uso desse equipamento é temporário e raras vezes é utilizado por longo prazo. Um paciente que apresenta fraqueza profunda requer um suporte de cabeça e pescoço durante transferências, bem como cuidados especiais em relação ao posicionamento e a superfície para alívio da pressão a fim de evitar o desenvolvimento de úlceras por pressão.

Plano de atendimento e intervenções

A intervenção fisioterapêutica pode trabalhar os comprometimentos observados na avaliação. Exercícios terapêuticos são desenvolvidos para trabalhar a rigidez e a fraqueza muscular que resultam do processo inflamatório. A fraqueza muscular na DMJ está relacionada à inflamação patológica. Biópsias musculares demonstram degeneração da fibra muscular, necrose e infiltração inflamatória. Também são observadas fibras atrofiadas e alguma arquitetura anormal.[51] Além da fraqueza muscular específica, a falta de condicionamento generalizado e a capacidade reduzida para exercícios costumam estar presentes.

Considera-se seguro iniciar **exercícios de fortalecimento e resistência de intensidade moderada** com crianças que apresentam DMJ ativa sem risco de exacerbar ou piorar a inflamação.[52] Os exercícios de fortalecimento e alongamento podem ser realizados até o nível de tolerância do paciente. Pode haver desconforto, porém os exercícios não devem provocar dor, não agravando, portanto, a inflamação ativa no músculo. A combinação de exercícios excêntricos e concêntricos tem sido considerada como o programa de treinamento mais eficaz para todas as idades.[53,54] Com frequência, os familiares/cuidadores devem aprender a realizar e/ou ajudar a criança com os exercícios de alongamento e fortalecimento. O programa deve ser elaborado levando-se em consideração o estágio de desenvolvimento do paciente. A distração costuma ser uma ferramenta muito importante quando se tenta completar os alongamentos com uma criança de qualquer idade. Por exemplo, assistir a um filme favorito ou cantar e falar podem representar técnicas eficazes para a distração de crianças menores. O Quadro 28.2 fornece um exemplo de programa de exercícios adequado a um paciente hospitalizado com DMJ moderada a grave, como o paciente em questão. Os exercícios trabalham os comprometimentos normalmente observados em indivíduos com DMJ. Cada alongamento deve ser mantido por um mínimo de 30 segundos e repetido de três a cinco vezes por sessão, conforme tolerado. De maneira ideal, o paciente pode realizar o programa de exercícios duas vezes por dia. Este deve progredir quando for observada a melhora a fim de desafiar o indivíduo continuamente.

Caso esteja medicamente estável, o paciente pode participar das sessões diárias da academia, onde ele trabalhará, por meio de brincadeiras, o seu condicionamento geral. As atividades podem incluir arremessos em uma cesta de basquete, jogar pega-pega com bola de futebol ou vôlei, jogar futebol de pé com supervisão próxima ou sentado, arremessar sacos de feijão em um alvo e se movimentar por caminhos com obstáculos. Se o paciente conseguir realizar com segurança, pode trabalhar de cócoras em atividades como pegar objetos e devolvê-los ao fisioterapeuta (p. ex., sacos de feijão

Quadro 28.2 EXEMPLO DE UM PROGRAMA DE EXERCÍCIOS HOSPITALAR PARA UMA CRIANÇA COM DMJ

Exercício	Instruções
Dobrar os joelhos em decúbito ventral	Em decúbito ventral, o paciente traz seus calcanhares até as nádegas e o fisioterapeuta/familiar ajuda a sustentar a posição de alongamento.
Alongamento do tendão dos ísquios	Em decúbito dorsal, o quadril do paciente é flexionado a 90° e o joelho é esticado até o ponto de alongamento.
Alongamento do tendão de Aquiles	O paciente fica de pé em frente à parede em posição de lutador ou sobre uma cunha de apoio com os calcanhares pendurados sobre a beira até o ponto de alongamento.
Flexão ativa de ombro assistida	Em supinação ou sentado com os braços estendidos lateralmente, o paciente flexiona o braço para cima e para baixo durante o tempo que for capaz. O fisioterapeuta ou os pais ajudam o movimento conforme o necessário e, em seguida, ajudam a manter o braço acima da cabeça enquanto estabilizam a escápula para permitir o alongamento.
Abdução ativa do ombro assistida	Em supinação ou sentado, o paciente é ajudado, quando necessário, com a abdução do ombro durante o tempo que for capaz. O fisioterapeuta ou os pais ajudam a manter o braço na amplitude final para permitir o alongamento.
Alongamento na extensão do cotovelo	Com o paciente em decúbito dorsal, o fisioterapeuta ou os pais ajudam o paciente a alcançar a amplitude final de extensão do cotovelo e a sustentar essa posição.
Alongamento em posição de prece	Sentado, o paciente reúne as palmas das mãos em posição de prece e eleva os cotovelos lateralmente enquanto tenta manter os dedos complemente estendidos.
Ponte	Deitado de costas com os joelhos dobrados para cima e os pés plantados no chão (em *hooklying*), o paciente pressiona os pés e levanta as nádegas o mais alto possível. Se possível, sustentar a posição por 3-5 segundos antes de retornar à posição inicial.
Extensão do joelho sentado	Sentado com/sem apoio, o paciente estende o joelho esticando-o o máximo possível. Se possível, sustentar a posição por 3-5 segundos antes de retornar à posição inicial.
Sentar e levantar	Sentar sobre uma coluna ou uma cama de hospital elevada a uma altura da qual o paciente consiga se levantar sozinho. O paciente levanta-se e, em seguida, senta-se. Se possível, tentar sentar em "câmera lenta".

ou bolas). Em geral, atividades cronometradas motivam as crianças a completar tarefas e a superar seus limites pessoais. Jogos de videogames ativos também têm sido cada vez mais usados para promover o fortalecimento dos membros superiores e inferiores e o condicionamento.

A **hidroterapia** tem sido usada no tratamento de vários distúrbios musculoesqueléticos e, com modificações na segurança, é considerada agradável por adultos e crianças com artrite.[51,55] Além disso, a hidroterapia para doenças reumáticas é o tratamento de escolha por pais e crianças em comparação à terapia de solo isolada.[55] Caso o paciente esteja com um acesso periférico e possa se afastar do mesmo, ele poderá participar de uma sessão de hidroterapia com o cuidado de envolver o local para manter o curativo/

local seco. A fisioterapia em uma piscina aquecida tem os mesmos objetivos que a fisioterapia de solo (i.e., tratar os comprometimentos observados no exame, em especial a fraqueza e a rigidez muscular), porém a hidroterapia apresenta vários benefícios inerentes. A flutuabilidade alivia o efeito penoso da gravidade sobre músculos e articulações, a pressão hidrostática melhora a circulação e o calor da água suaviza a dor muscular e o espasmo. As piscinas terapêuticas, em geral, apresentam temperaturas entre 33,5 e 35,5 °C, o que permite a imersão por longos períodos e a realização dos exercícios sem sentir frio ou calor excessivos.[56] Algumas propriedades da água, como a turbulência e o empuxo, podem ser usadas para graduar as dificuldades dos exercícios em todos os planos e amplitudes de movimento. A caminhada pode ser feita em segurança sem o medo de cair e se machucar. A combinação entre uma circulação melhorada, o relaxamento muscular, a redução da sustentação de peso e o alívio da dor aumenta a capacidade de alongamento dos tecidos moles, e a flutuabilidade pode proporcionar uma ADM melhor. A hipertensão, que pode ocorrer como resultado da terapia com glicocorticoides, seria uma contraindicação relativa para a submersão prolongada nas piscinas aquecidas, caso a condição não esteja sendo controlada com medicamentos.

O calor (p. ex., bolsas quentes, almofadas de aquecimento) e o gelo podem ser usados de acordo com a preferência do paciente para melhorar a dor nos músculos e articulações. Embora essas modalidades não produzam uma alteração significativa na temperatura em cerca de 1 a 2 cm abaixo da pele, muitos pacientes sentem-se aliviados com agentes térmicos superficiais.[57] As crianças costumam preferir o calor ao frio.

Caso o paciente apresente uma história longa, anterior ao diagnóstico, de sintomas que levam à redução da mobilidade e da participação, ele pode ter risco de apresentar redução da densidade mineral óssea (DMO). Em conjunto com o início da administração dos glicocorticoides sistêmicos, é importante orientar o paciente e sua família/cuidadores sobre as precauções das atividades a fim de reduzir o risco de fraturas. Por exemplo, após a alta hospitalar, ele não deve praticar esportes de contato ou subir paredes de escaladas em academias. Tais precauções precisam ser seguidas até a interrupção da terapia com glicocorticoides e a avaliação de rotina de massa óssea (p. ex., teste da DMO). As atividades de sustentação de peso que estimulam o estresse ósseo positivo devem ser praticadas. É fundamental ressaltar a importância da suplementação com vitamina D e cálcio na educação da família e do paciente. O nutricionista da equipe pode determinar as necessidades específicas de suplementação. A suplementação com vitamina D é de particular importância considerando que a sua produção natural (originada a partir da exposição ao sol) encontra-se reduzida, pois os pacientes precisam evitar a exposição ao sol devido à natureza fotossensível das erupções características da DMJ. Tem sido sugerido que a atividade da doença em geral possa ser exacerbada pela exposição à radiação ultravioleta; portanto costuma-se recomendar o uso de filtro solar durante todo o ano por indivíduos com DMJ. No caso de pacientes com fraturas por compressão vertebral, é importante o aconselhamento para evitar o giro e os movimentos diagonais e o encorajamento da postura adequada e dos exercícios. Em alguns casos, coletes para as costas são usados como medida temporária para fornecer alívio à dor.

O planejamento da alta pode incluir estratégias para garantir a segurança, bem como um plano de acompanhamento para monitorar continuamente o estado funcional físico e a progressão da atividade. É provável que seja necessário recomendar um hospital de reabilitação da comunidade, fisioterapia domiciliar ou fisioterapia ambulatorial. Na escolha das recomendações para liberação, o fisioterapeuta pode considerar a avaliação da segurança da casa e da escola e as necessidades de equipamentos. O uso temporário de equipamentos, como vasos sanitários elevados ou uma cadeira de rodas, pode ser necessário até a força e a resistência melhorarem. A idade e o tamanho do paciente também são considerações importantes. Um menino de 5 anos que não consegue subir escadas em segurança ou levantar-se do chão pode ser mais facilmente tratável do que um jovem de 15 anos com as mesmas limitações. O paciente deste caso, um menino de 8 anos que apresenta dificuldades para levantar-se do chão, provavelmente precisará de supervisão próxima com as escadas de casa, assistência para o banho e acomodações na escola que ofereçam segurança. Recomendações específicas para a volta à escola e aos esportes podem incluir modificações. Por exemplo, alteração das aulas de educação física e da participação no recreio, tempo adicional de intervalo entre as classes e o uso de um elevador são modificações comuns nos casos de crianças com DMJ moderada a grave. Um vínculo duradouro com os serviços de fisioterapia também é essencial para garantir o monitoramento do estado físico e da progressão de um programa adequado de exercícios com retorno gradativo ao esporte e às atividades.

Recomendações clínicas baseadas em evidências

SORT (*Strength of Recommendation Taxonomy*): **Força da Taxonomia de Recomendação**
A: Evidências consistentes, de boa qualidade e recomendadas para o paciente
B: Evidências inconsistentes ou de qualidade limitada orientadas para o paciente
C: Evidências consensuais, orientadas para a doença, prática comum, opinião de especialista ou série de casos

1. A suplementação com cálcio e vitamina D em combinação com a atividade de sustentação de peso (enquanto se evitam os esportes de contato/impacto) minimizam os efeitos deletérios da terapia com glicocorticoides e da doença crônica. **Grau B**
2. A Escala de Avaliação de Miosite da Infância é uma ferramenta confiável e válida para avaliar a força muscular proximal, a funcionalidade física e a resistência, que é sensível à alteração em crianças com DMJ. **Grau A**
3. Um programa de resistência aeróbica e de fortalecimento de intensidade moderada para crianças com DMJ é propenso a ser benéfico sem exacerbar o processo da doença. **Grau B**
4. Um programa de exercícios de hidroterapia é benéfico para crianças com DMJ. **Grau C**

PERGUNTAS PARA REVISÃO

28.1 A fraqueza muscular na DMJ é:
   A. Predominantemente simétrica e proximal.
   B. Resultante da inflamação capilar.
   C. Associada aos níveis séricos elevados de enzimas musculares.
   D. Todas as anteriores.

28.2 Os efeitos adversos dos glicocorticoides incluem:
   A. Calcinose.
   B. Fraturas por compressão vertebral.
   C. Hipotensão.
   D. Todas as anteriores.

28.3 Qual das seguintes afirmações é verdadeira em relação aos exercícios de fortalecimento prescritos a crianças com DMJ?
   A. Exercícios de fortalecimento são contraindicados na DMJ aguda.
   B. Exercícios de fortalecimento são seguros apenas após a normalização das enzimas musculares.
   C. Exercícios de fortalecimento levam à exacerbação da miosite crônica.
   D. Exercícios de fortalecimento podem ser realizados com segurança por crianças com DMJ.

RESPOSTAS

28.2 **D.** A ativação e a deposição do complemento causa lise dos capilares e inflamação perivascular. Acredita-se que isso leva a densidade capilar reduzida e dilatação compensatória dos capilares restantes, assim como a isquemia muscular, degeneração das fibras musculares (que causa concentração sérica aumentada de enzimas musculares) e atrofia perifascicular.[2] Embora a fraqueza muscular na DMJ seja frequentemente disseminada, ela é mais notável nos músculos proximais e centrais ou posturais.

28.3 **B.** Efeitos esqueléticos adversos dos glicocorticoides orais podem se manifestar com rapidez e estão relacionados à posologia diária.[58] Fraturas por compressão vertebral são observadas clinicamente na DMJ com sintomas associados e efeitos deletérios na função física. Estratégias fisioterapêuticas são dirigidas para o controle dos sintomas e para a educação preventiva.

28.3 **D.** Acreditava-se que o treinamento de resistência no contexto da miosite ativa poderia levar à exacerbação do processo inflamatório patológico (opções A e C). Entretanto, melhoras na força, função muscular e resistência aeróbica foram alcançadas pelos pacientes com DMJ por meio do treinamento com exercícios *sem* evidências de exacerbação da doença.[52,59]

REFERÊNCIAS

1. Mendez EP, Lipton R, Ramsey-Goldman R, Roettcher P, Bowyer S, Dyer A, Pachman LM. US incidence of juvenile dermatomyositis, 1995-1998: results from the National Institute of Arthritis and Musculoskeletal and Skin Diseases Registry. *Arthritis Rheum*. 2003;49:300-305.
2. Dalakas MC, Hohlfeld R. Polymyositis and dermatomyositis. *Lancet*. 2003;362:971-982.
3. Petty RE, Laxer RM, Petty RE, Lindsley CB. *Textbook of Pediatric Rheumatology*. 6th ed., Philadelphia, PA; Saunders Elsevier; 2011:375-413.
4. Ramanan AV, Feldman BM. Clinical features and outcomes of juvenile dermatomyositis and other childhood onset myositis syndromes. *Rheum Dis Clin N Am*. 2002;28:833-857.

5. Symmons DP, Sills JA, Davis SM. The incidence of juvenile dermatomyositis: results from a nationwide study. *Brit J Rheumatol.* 1995;34:732-736.
6. Oddis CV, Conte CG, Steen VD, Medsger TA Jr. Incidence of polymyositis-dermatomyositis: a 20-year study of hospital diagnosed cases in Allegheny County, PA 1963-1982. *J Rheumatol.* 1990;17:1329-1334.
7. Pachman LM, Lipton R, Ramsey-Goldman R, et al. History of infection before the onset of juvenile dermatomyositis: results from the National Institute of Arthritis and Musculoskeletal and Skin Diseases Research Registry. *Arthritis Rheum.* 2005;53:166-172.
8. Pachman LM, Hayford JR, Chung A, et al. Juvenile dermatomyositis at diagnosis: clinical characteristics of 79 children. *J Rheumatol.* 1998;25:1198-1204.
9. Feldman BM, Rider LG, Dugan L, Miller FW, Schneider R. Nailfold capillaries as indicators of disease activity in juvenile idiopathic inflammatory myopathies. *Arthritis Rheumatism.* 1999; 42(Suppl 9):S181.
10. Huber AM, Juvenile dermatomyositis: advances in pathogenesis, evaluation and treatment. *Pediatr Drugs.* 2009;11:361-374.
11. McCann LJ, Juggins AD, Maillard SM, et al. The Juvenile Dermatomyositis National Registry and Repository (UK and Ireland)—clinical characteristics of children recruited within the first 5 year. *Rheumatology.* 2006;45:1255-1260.
12. McCann LJ, Garay SM, Ryan MM, Harris R, Pilkington CA. Oropharyngeal dysphagia in juvenile dermatomyositis (JDM): an evaluation of videofluoroscopy swallow study (VFSS) changes in relation to clinical symptoms and objective muscle scores. *Rheumatology.* 2007;46:1363-1366.
13. Arvedson J, Rogers B, Buck G, Smart P, Msall M. Silent aspiration prominent in children with dysphagia. *Intl J Pediatr Otorhinolarngology.* 1994;28:173-181.
14. Zerilli KS, Sefans VA, DiPietro MA. Protocol for the use of videofluoroscopy in pediatric swallowing dysfunction. *Am J Occupational Ther.* 1990;44:441-446.
15. Bohan A, Peter JB. Polymositis and dermatomyositis (first of two parts). *N Engl J Med.* 1975;292:344-347.
16. Bohan A, Peter JB. Polymyositis and dermatomyositis (second of two parts). *N Engl J Med.* 1975;292:403-407.
17. Brown VE, Pilkington CA, Feldman BM, Davidson JE, Network for Juvenile Dermatomyositis PRES. An international consensus survey of the diagnostic criteria for juvenile dermatomyositis (JDM). *Rheumatology.* 2006;45:1255-1260.
18. Nirmalananthan N, Holton JL, Hanna MG. Is it really myositis? A consideration of the differential diagnosis. *Curr Opin Rheumatol.* 2004;16:684-691.
19. Compeyrot-Lacasssagne S, Feldman BM. Inflammatory myopathies in children. *Pediatr Clin N Am.* 2005;52:493-520.
20. Huber AM, Lang B, LeBlanc CM, et al. Medium- and long-term functional outcomes in a multicenter cohort of children with juvenile dermatomyositis. *Arthritis Rheum.* 2000;43:541-549.
21. Rider LG. Calcinosis in JDM: Pathogenesis and current therapies. *Pediatr Rheumatol Online J.* 2003;1:119-123.
22. Feldman BM, Rider LG, Reed AM, Pachman LM. Juvenile dermatomyositis and other idiopathic inflammatory myopathies of childhood. *Lancet.* 2008;372:2201-2212.
23. Bowyer SL, Blane CE, Sullivan DB, Cassidy JT. Childhood dermatomyositis: factors predicting functional outcome and development of dystrophic calcification. *J Pediatr.* 1983;103:882-888.

24. Bitnum S, Daeschner CW Jr, Travis LB, Dodge WF, Hopps HC. Dermatomyositis. *J Pediatr.* 1964;64:101-131.
25. Ramanan AV, Campbell-Webster N, Ota S, et al. The effectiveness of treating juvenile dermatomyositis with methotrexate and aggressively tapered corticosteroids. *Arthritis Rheum.* 2005;52:3570-3578.
26. Stringe E, Bohnsack J, Bowyer S, et al. Treatment approaches to juvenile dermatomyositis (JDM) across North America: the childhood arthritis and rheumatology research alliance (CARRA) JDM treatment survey. *J Rheumatol.* 2010;27:1953-1961.
27. Reiff A, Rawlings DJ, Shaham B, et al. Preliminary evidence for cyclosporin A as an alternative in the treatment of recalcitrant juvenile rheumatoid arthritis and juvenile dermatomyositis. *J Rheumatology.* 1997;24:2436-2443.
28. Bunch TW. Prednisone and azathioprine for polymyositis: long-term followup. *Arthritis Rheum.* 1981;24:45-48.
29. Edge JC, Outland JD, Dempsey JR, Callen JP. Mycophenolate mofetil as an effective corticosteroidsparing therapy for recalcitrant dermatomyositis. *Arch Dermatol.* 2006;142:65-69.
30. Pelle MT, Callen JP. Adverse cutaneous reactions to hydroxychloroquine are more common in patients with dermatomyositis than in patients with cutaneous lupus erythematosus. *Arch Dermatol.* 2002;138:1231-1233.
31. Riley P, McCann LJ, Maillard SM, Woo P, Murray KJ, Pilkington CA. Effectiveness of infliximab in the treatment of refractory juvenile dermatomyositis with calcinosis. *Rheumatology.* 2008;47(6):877-880.
32. Cooper MA, Willingham DI, Brown ED, French AR, Shih FF, White AJ. Rituximab for the treatment of juvenile dermatomyositis: a report of four pediatric patients. *Arthritis Rheum.* 2007;56: 3107-3111.
33. Lang BA, Laxer RM, Murphy G, Silverman ED, Roifman CM. Treatment of dermatomyositis with intravenous gammaglobulin. *Am J Med.* 1991;91:169-172.
34. Riley P, Maillard SM, Wedderburn LR, Woo P, Murray KJ, Pilkington CA. Intravenous cyclophosphamide pulse therapy in juvenile dermatomyositis. A review of efficacy and safety. *Rheumatology.* 2004;43:491-496.
35. Alsufayani KA, Ortiz-Alvarez O, Cabral DA, et al. Bone mineral density in children and adolescents with systemic lupus erythematosus, juvenile dermatomyositis, and systemic vasculitis: relationship to disease duration, cumulative corticosteroid dose, calcium intake, and exercise. *J Rheumatol.* 2005;32:729-733.
36. Huber AM, Rennebohm RM, Maillard SM. Assessing muscle strength, endurance and function. In: Rider LG, Pachman LM, Miller FW, Bollar H, eds. *Myositis and You: A Guide to Juvenile Dermatomyositis for Patients, Families and Healthcare Providers.* Washington, DC: The Myositis Association; 2007:139-152.
37. Kendall FP, McCreary EK, Provance PG. *Muscles: Testing and Function.* Baltimore, MD: Williams & Wilkins; 1993.
38. Rider LG, Koziol D, Giannini EH, et al. Validation of manual muscle testing and a subset of eight muscles for adult and juvenile idiopathic inflammatory myopathies. *Arthritis Care Res.* 2010;62: 465-472.
39. Miller FW, Rider LG, Chung YL, et al. Proposed preliminary core set measures for disease outcome assessment in adult and juvenile idiopathic inflammatory myopathies. *Rheumatology.* 2001;40: 1262-1273.
40. Oddis CV, Rider LG, Reed AM, et al. International consensus guidelines for trials of therapies in the idiopathic inflammatory myopathies. *Arthritis Rheum.* 2005;52:2607-2615.

41. National Institute of Environmental Health Sciences—National Institutes of Health. The International Myositis Assessment and Clinical Studies Group (IMACS). Disease Activity Core Set Measures. Available at: http://www.niehs.nih.gov/research/resources/collab/imacs/diseaseactivity.cfm. Accessed October 12, 2011.
42. Lovell DJ, Lindsley CB, Rennebohm RM, et al. Development of validated disease activity and damage indices for the juvenile idiopathic inflammatory myopathies. II. The childhood myositis assessment scale (CMAS): A quantitative tool for the evaluation of muscle function. *Arthritis Rheum.* 1999;42:2213-2219.
43. Stoll T, Bruhlmann P, Stucki G, Seifert B, Michel BA. Muscle strength assessment in polymyositis and dermatomyositis: evaluation of the reliability and clinical use of a new, quantitative, easily applicable method. *J Rheumatol.* 1995;22:473-477.
44. Rider LG. Assessment of disease activity and its sequelae in children and adults with myositis. *Curr Opin Rheumatol.* 1996;8:495-506.
45. Helewa A, Goldsmith AH, Smythe JA. The modified sphygmomanometer—an instrument to measure muscle strength: a validation study. *J Chronic Dis.* 1981;34:353-361.
46. Magee DJ. *Orthopedic Physical Assessment.* 5th ed. Saunders; 2008.
47. Huber AM, Feldman BM, Rennebohm RM, et al. Validation and clinical significance of the Childhood Myositis Assessment Scale for assessment of muscle function in the juvenile idiopathic inflammatory myopathies. *Arthritis Rheum.* 2004;50:1595-1603.
48. Rennebohm RM, Jones K, Huber AM, et al. Normal scores for nine maneuvers of the Childhood Myositis Assessment Scale. *Arthritis Rheum.* 2004;51:365-370.
49. Singh G, Athreya BH, Fries JF, Goldsmith DP. Measurement of health status in children with juvenile rheumatoid arthritis. *Arthritis Rheum.* 1994;37:1761-1769.
50. Feldman BM, Ayling-Campos A, Luy L, Stevens D, Silverman ED, Laxer RM. Measuring disability in juvenile dermatomyositis: validity of the childhood health assessment questionnaire. *J Rheumatol.* 1995;22:326-331.
51. Takken T, Van Der Net J, Kuis W, Helders PJ. Aquatic fitness training for children with juvenile idiopathic arthritis. *Rheumatology.* 2003;42:1408-1414.
52. Maillard SM, Jones R, Owens CM, et al. Quantitative assessments of the effects of a single exercise session on muscles in juvenile dermatomyositis. *Arthritis Rheum.* 2005;53:558-564.
53. Brindle TJ, Nyland J, Ford K, Coppola A, Shapiro R. Electromyographic comparison of standard and modified closed-chain isometric knee extension exercises. *J Strength Cond Res.* 2002;16: 129-134.
54. Proske U, Morgan DL. Muscle damage from eccentric exercise: mechanism, mechanical signs, adaptation and clinical applications. *J Physiology.* 2001;537:333-345.
55. Scott JM. Hydrotherapy or land-based exercises: a patient satisfaction survey. *Ann Rheum Dis.* 2000;59:748-749.
56. Becker BE. Aquatic therapy: scientific foundations and clinical rehabilitation applications. *PMR.* 2009;1:859-872.
57. Low J, Reed A. *Electrotherapy Explained: Principles and Practice.* 3rd ed. Philadelphia, PA: Elsevier; 2000.
58. van Staa TP, Leufkens HG, Abenheim L, Zhang B, Cooper C. Oral corticosteroids and fracture risk: relationship to daily and cumulative doses. *Rheumatology.* 2000;39:1383-1389.
59. Omorio C, Prado DM, Gualano B, et al. Responsiveness to exercise training in juvenile dermatomyositis: a twin case study. *BMC Musculoskelet Disord.* 2010;11:270.

Osteogênese imperfeita

Amanda Stoltz

CASO 29

Uma menina de 8 anos diagnosticada com osteogênese imperfeita (OI) tipo IV volta ao hospital hoje para remoção agendada do gesso pélvico podálico. Seis semanas atrás, ela recebeu a implantação de hastes intramedulares femorais bilaterais com múltiplas osteotomias corretivas do fêmur direito e a aplicação de gesso pélvico podálico devido à significativa curvatura anterior progressiva de seus fêmures. A criança apresenta características típicas de OI com articulações frouxas e estatura reduzida. Ela sofreu mais de 25 fraturas durante a vida, incluindo múltiplas fraturas de ambos os úmeros, ulna direita, fêmur bilateral e tíbia esquerda. A paciente apresenta escoliose branda, curvatura anterior branda a moderada das tíbias e sua perna direita é 2 cm mais curta do que a esquerda. Ela usa órteses bilaterais nas pernas (órtese de pé esquerdo com tornozelo articulado e órtese direita da UCBL) para pés planos valgos. A paciente vem sendo medicada com bifosfonados desde os 3 anos. Essa medicação foi descontinuada sete meses antes da cirurgia por recomendações metabólicas e ortopédicas de seus médicos. Antes da cirurgia, a paciente queixava-se de dor no joelho e em ambas as coxas, sobretudo ao andar e ao ficar de pé. Ela apresentava extensão completa dos joelhos e do quadril e flexão do quadril e dos joelhos de pelo menos 120°. A paciente perdeu 20° de extensão bilateral dos cotovelos e apresenta leves desvios radial nos pulsos. Ela possui um andador com rodas traseiras e uma cadeira de rodas manual leve. Durante os últimos dois anos, usou o andador de vez em quando conforme a necessidade para se recuperar das várias fraturas e para minimizar a dor nos membros inferiores. Nos dois meses anteriores à cirurgia, ela fez uso do andador na sala de aula e na comunidade. Em casa, não usou o equipamento de apoio para se locomover, por isso andava ou engatinhava, dependendo da gravidade da dor. Em geral, ela usa a cadeira de rodas durante a recuperação das fraturas e é independente para realizar a propulsão. Antes da cirurgia, ela também era independente em todas as transferências. A paciente sobe um degrau para entrar em casa e conseguia fazê-lo utilizando um corrimão e o apoio de um braço. Desde a cirurgia, ela precisou respeitar as restrições de sustentação de peso em ambos os membros inferiores e tem feito uso de uma cadeira de rodas reclinável com descanso de pernas elevadas para mobilidade dependente. Seus pais a tem erguido para realizar todas as transferências. Hoje, o fisioterapeuta foi chamado para avaliar e tratar a paciente a fim de iniciar a sustentação de peso pelos membros inferiores. Ela recebeu permissão para sustentar o peso que puder tolerar, embora deva utilizar, inicialmente, imobilizadores de joelho durante a sustentação de peso no solo. As radiografias atuais evidenciam cicatrização estável de ambos os fêmures. A paciente encontra-se na beira da cama, já com seu gesso pélvico removido e com sua mãe no quarto. Ela apresenta feridas por pressão causadas pelo gesso em seu calcâneo esquerdo e na porção anterior de ambos os joelhos. O enfermeiro administrou a medicação para dor antes da fisioterapia. Embora a paciente esteja chorosa e afirme estar ansiosa por começar a andar, os objetivos de curto prazo, da paciente e da mãe, para esta internação, são completar as transferências de pé com um andador e sentar confortavelmente na cadeira de rodas pessoal. O objetivo de longo prazo é voltar a se locomover na comunidade com o andador de rodas traseiras. Estão programados cinco dias de reabilitação no hospital, com fisioterapia duas vezes ao dia.

- Com base no diagnóstico e na condição anterior de saúde da paciente, quais seriam os fatores contribuintes para as limitações das atividades?
- Quais são as prioridades da avaliação?
- Que precauções devem ser tomadas durante as intervenções fisioterapêuticas?
- Quais são as intervenções fisioterapêuticas mais apropriadas?
- Identifique os fatores psicológicos aparentes neste caso.

DEFINIÇÕES-CHAVE

BIFOSFONADOS: classe de fármacos que auxilia na prevenção da perda de massa óssea inibindo a atividade osteoclástica, que, por sua vez, reduz a reabsorção óssea; usados informalmente em indivíduos com OI.

GESSO PÉLVICO: gesso que se estende desde o tórax até uma ou ambas as pernas; em geral, os quadris são posicionados em abdução ampla e o gesso apresenta um corte que permite a eliminação dos sistemas excretores.

HASTE INTRAMEDULAR: também conhecida como garra intramedular; haste longa feita de aço ou titânio, que é inserida com cirurgia no canal medular de um osso longo a fim de fornecer-lhe estabilidade (Fig. 29.1).

ÓRTESE DE TORNOZELO E PÉ: suporte comercial ou feito sob medida usado no membro inferior e no pé para aumentar a estabilidade, manter o posicionamento correto das articulações e/ou corrigir o pé plano.

OSTEOTOMIA: cortes cirúrgicos do osso; são realizados, em geral, para alinhar uma deformidade óssea.

UCBL: órtese do pé direito com uma cobertura moldada para o calcanhar, que é colocada dentro de um sapato para estabilizar uma deformidade flexível de pé chato; denominada UCBL por ter sido desenvolvida pelo University California Berkeley Laboratory.

Objetivos

1. Descrever as características típicas de indivíduos diagnosticados com OI e as possíveis complicações associadas a essa condição.
2. Descrever os objetivos e as limitações da cirurgia com hastes intramedulares para uma criança com OI.
3. Compreender os possíveis benefícios e limitações dos bifosfonados no tratamento médico da OI.
4. Elaborar objetivos e intervenções apropriados e de curto prazo para uma criança com OI, no período de hospitalização e após a cirurgia com hastes.

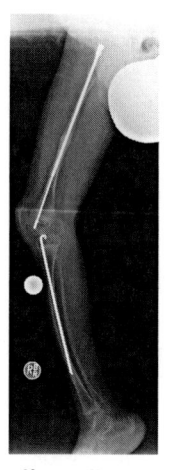

Figura 29.1 Hastes intramedulares no fêmur direito e na tíbia de uma criança.

5. Descrever os benefícios da hidroterapia como uma intervenção para o período pós-cirúrgico com hastes.

Considerações sobre a fisioterapia

Considerações sobre a fisioterapia para o tratamento da criança diagnosticada com OI, para intervenções durante a hospitalização e após a cirurgia com hastes intramedulares:

- **Cuidados/Objetivos do plano geral de fisioterapia:** melhorar a força dos membros inferiores, a amplitude de movimento (ADM) e a resistência; aumentar a mobilidade; maximizar a segurança e a independência funcional; minimizar o risco de fraturas; melhorar a tolerância na postura ereta sentada com alinhamento ideal
- **Intervenções fisioterapêuticas:** treinamento de transferências, ADM ativa, fortalecimento suave, programa domiciliar de exercícios, início da sustentação de peso por meio da hidroterapia com progressão para a sustentação de peso no solo
- **Precauções durante a fisioterapia:** observar o risco elevado de fraturas, dor, fraqueza e falta de condicionamento; manter-se próximo ao paciente para diminuir o risco de quedas ou lesão; monitorar com cuidado a pele, em especial com o uso de imobilizadores de joelhos e órteses de tornozelo e pé, pois estes podem causar úlceras por pressão; não realizar giro passivo, rotação ou ADM forçada nos membros ou tronco
- **Complicações que interferem na fisioterapia:** úlceras por pressão, sobretudo com o uso de imobilizadores de joelhos e órteses de tornozelo e pé; dor, medo de fraturas por parte do paciente e de seus pais; a curvatura dos membros superiores pode complicar o uso de um andador e a sustentação de peso pelos membros superiores durante a mobilização

Visão geral da patologia

A maioria dos casos de OI é causada por um distúrbio genético de herança autossômica dominante que afeta a produção do colágeno tipo 1. O colágeno tipo 1 é o tipo de colágeno mais abundante no corpo, constituindo a principal substância do tecido conectivo de ossos, ligamentos, tendões, pele, dentina, córneas e pulmões. A doença apresenta vários graus de manifestação, dependendo da mutação gênica específica. Nos Estados Unidos, a prevalência da OI é estimada em 1 em cada 20 mil a 50 mil bebês, embora a prevalência possa, na realidade, ser maior devido à frequente realização de diagnósticos errados ou subestimados.[1] A OI foi originalmente classificada em quatro tipos; entretanto, hoje, existem pelo menos sete a oito tipos definidos.[1,2] Os oito tipos (I a VIII) são baseados na apresentação clínica e radiológica e no padrão de herança. Todos os indivíduos com OI apresentam ossos frágeis, fraturados com facilidade, articulação frouxa e músculos fracos. A maioria apresenta consequentes deformidades ósseas. A taxa de cicatrização do osso é normal, embora possa ser afetada pelo grau de curvatura dos ossos longos[3] e, talvez, também pelo uso de bifosfonados. Os indivíduos com OI podem apresentar perda de audição, dentição fraca, esclera azul, facilidade para contusões, sudorese excessiva, estatura baixa, escoliose e fadiga. O distúrbio não afeta a inteligência. O diagnóstico inicial de OI pode ser feito clinicamente, porém o diagnóstico definitivo é confirmado pelo teste genético específico. Indivíduos com formas brandas a moderadas de OI possuem uma expectativa de vida normal. Os tipos moderados a graves da OI (tipos III e IV) apresentam uma taxa de mortalidade mais elevada relacionada a comprometimento respiratório, insuficiência cardiovascular (devido à cifoescoliose grave), causas neurológicas (como a compressão do tronco cerebral) e trauma craniano.[2] O tipo II da OI é considerado fatal no período neonatal. Diferentes profissionais participam do tratamento da criança com OI: clínico geral, cirurgião ortopedista, endocrinologista, geneticista de doenças do metabolismo, fisioterapeuta e terapeuta ocupacional.

Os **bifosfonados** são uma classe de fármacos (administrados por via oral [VO] ou intravenosa [IV]) que tem sido usada para tratar crianças com OI desde o início dos anos 1990. Os bifosfonados aumentam a densidade óssea ao inibir a atividade dos osteoclastos. Em indivíduos com OI, tem-se mostrado que os bifosfonados aumentam a densidade óssea da coluna, do colo do fêmur, do quadril e da tíbia.[4,5] Uma revisão sistemática de oito estudos avaliando o efeito dos bifosfonados em crianças com OI demonstrou uma redução na taxa de fraturas;[5] entretanto, receber bifosfonados não eliminou o risco de fraturas nem evitou a necessidade de cirurgia com hastes nesta população.[1,6-8] Como tem sido mostrado que é possível que os bifosfonados atrasem a cura da osteotomia cirúrgica (porém não a cura da fratura),[1] as crianças que recebem esses fármacos podem ser instruídas a interromper o seu uso antes de uma cirurgia ortopédica programada. Em geral, as crianças conseguem retomar o uso dos bifosfonados três a seis meses após a cirurgia. As alterações da densidade óssea que podem ocorrer durante esse período, sem o uso de bifosfonados, têm sido bastante estudadas. Portanto, não existem recomendações específicas para se alterar o nível de atividade da criança durante esse período. Fatores adicionais de efeitos desconhecidos envolvendo o uso de bifosfonados nesta população envolvem posologia, eficiência da administração por VO *versus* IV, qual seria a medicação específica ideal, duração adequada do tratamento de um paciente e seus efeitos de longo prazo.[2,5,7] Enquanto o uso dos bifosfonados foi aprovado pela Food and Drug Administration para outros diagnósticos, ele continua a ser usado informalmente em indivíduos com OI. Recomendações recentes sugerem que o uso de bifosfonados na população com OI deve ser orientado pela gravidade clínica, e não baseado discretamente nas avaliações de densidade óssea.[7] Recomenda-se que sejam usados ao mesmo tempo que a cirurgia ortopédica e a fisioterapia, e não como substitutos a essas intervenções.[6]

O método cirúrgico padrão para tratar deformidades de angulação em crianças com OI é a implantação de hastes intramedulares nos ossos longos.[1,9] Essa cirurgia é indicada a uma criança que deseja ficar de pé ou àquelas que apresentam diversos locais de fratura nos ossos longos. A **cirurgia de implantação de hastes intramedulares** reduz a recorrência da fratura em um determinado local e melhora o alinhamento e a estabilidade do osso para permitir a sustentação de peso.[1,3,9,10] O objetivo da cirurgia com hastes é melhorar a funcionalidade, o conforto, o desenvolvimento motor global e a capacidade de ficar em pé e caminhar.[1] Quando a haste é colocada, as osteotomias com cortes em cunha também podem ser realizadas para corrigir o alinhamento do osso. Portanto, o osso deve ter diâmetro suficiente para acomodar a haste. Diferentes estilos de hastes podem ser usados dependendo de vários fatores, incluindo o propósito da cirurgia e a idade da criança.[10,11] A extremidade é, em seguida, imobilizada com gesso por seis a oito semanas para permitir a cura adequada. Algumas vezes, pode ser necessário rever ou substituir as hastes.

A criança deste caso apresenta OI tipo IV. Indivíduos com esse tipo de OI são moderadamente afetados (gravidade entre os tipos I e III) e a expectativa de vida fica, em geral, inalterada. A estatura reduzida e a curvatura dos ossos longos são comuns e espera-se a ocorrência de algumas a múltiplas fraturas durante o período de vida. A maioria das fraturas ocorre antes da puberdade. Um diagnóstico de OI pode ser adiado até que a criança se locomova, pois as fraturas não costumam ocorrer antes de ela começar a andar. O prognóstico para a OI tipo IV é bom para a situação da locomoção ereta. Questões que precisam ser consideradas nessa população são (1) prevenir o ciclo entre a fratura e a imobilidade; (2) identificar o momento da realização da cirurgia com hastes, monitorando-se a escoliose; (3) desenvolver compensações para a estatura reduzida e a fadiga (p. ex., abaixar as superfícies de trabalho, conservar os itens usados com maior frequência em um nível inferior e usar equipamentos de apoio/mobilidade sobre rodas para se locomover na comunidade a fim de se manter próximo aos semelhantes); (4) escolher exercícios apropriados e significativos para sua faixa etária; e (5) tomar decisões sobre o uso dos bifosfonados. Devido à natureza complexa dos comprometimentos e tratamentos, as famílias precisam de apoio emocional para ajudar a cuidar das necessidades de seus filhos com OI.[10,12]

Pode ser necessário o uso de equipamentos adaptativos e suportes para promover a mobilidade funcional segura. A socialização pode se tornar cada vez mais difícil, pois a criança não consegue mais se manter com seus amigos e não pode participar de atividades de alto impacto. A ansiedade gerada pelo risco de fraturas e pelo cuidado intensificado podem, posteriormente, impedir a criança de se integrar de forma total com seus companheiros.[8] Ao mesmo tempo que existem características típicas de cada tipo de OI, o tratamento deve focar as necessidades específicas do indivíduo e deve ser orientado pela apresentação do paciente, e não pelo tipo de OI diagnosticado.

Tratamento fisioterapêutico do paciente

O tratamento fisioterapêutico pós-operatório da criança que teve o gesso pélvico removido após a implantação de hastes intramedulares pode se concentrar na ADM ativa suave, de acordo com a sua tolerância à dor, e em exercícios de fortalecimento não agressivos da cadeia cinética aberta e isométrica. O fisioterapeuta pode se comunicar com frequência com o ortopedista e com a equipe de enfermagem da criança em relação ao seu progresso, para manter as expectativas adequadas em relação às habilidades e às limitações da criança e para monitorar quaisquer queixas de dor. A dor pode ser um indício do estresse excessivo dos ossos, fraqueza muscular ou desconforto generalizado com a sustentação de peso. Ganhar a confiança da criança é importante, pois é provável que ela esteja se movimentando com precauções, devido ao medo da dor ou de sofrer fraturas. A harmonia, a confiança e a certeza são facilitadas se fisioterapeuta(s) consistente(s) estiverem tratando a criança. A inclusão dela na elaboração do plano de tratamento e no estabelecimento de objetivos de cada sessão pode motivá-la e dar-lhe uma sensação de divisão de controle sobre a sessão e sobre as expectativas de participação. Por exemplo, se o fisioterapeuta quiser que a criança caminhe de andador na piscina durante uma sessão de treinamento, poderia perguntar a ela quantas vezes acha que conseguiria caminhar na piscina. Transformar a sessão de tratamento em um jogo com objetivos mutuamente estabelecidos aumenta não apenas a participação, mas também a diversão. Criar um quadro de monitoramento para os exercícios completados fora das sessões de tratamento pode ser uma motivação adicional e uma ajuda visual para auxiliar a criança a adquirir um sentido de responsabilidade.

Exame, avaliação e diagnóstico

Antes de ver a paciente, o fisioterapeuta precisa conhecer as restrições pós-cirúrgicas da criança em relação à sustentação do peso e a quaisquer precauções de mobilidade.

O profissional pode obter informações do prontuário em relação a história de cirurgias e fraturas. Antes de realizar qualquer mobilização com a criança, o fisioterapeuta pode também obter informações fornecidas por ela própria e por seus pais a respeito dos métodos de preferência para realizar as transferências de levantamento pós-operatórias, equipamento atual, órteses e aparelhos que a criança faça uso ou irá usar, objetivos fisioterapêuticos hospitalares e nível de dor da criança. Questões adicionais da entrevista podem incluir o nível anterior de funcionalidade nas transferências e mobilizações (durante períodos não pós-operatórios), as atividades motoras anteriores, bem como as intervenções e os objetivos durante qualquer fisioterapia ambulatorial prévia.

A dor pode ser reavaliada durante todo o exame físico e durante as intervenções. Os exames e as intervenções podem ser agendados de forma minuciosa para ocorrerem perto da administração da medicação de dor a fim de minimizá-la o quanto for possível. O nível de dor da criança pode ser avaliado com uma Escala Visual Analógica (EVA) ou com a **Escala de Faces de Wong-Baker** para Avaliação da Dor. Esse método consiste em uma escala visual de seis faces em uma série de diferentes níveis de "felicidade" (ver Fig. 2.1). As faces correspondem aos números de 0 a 10, com descrições de "ausência de dor" (0) à "dor insuportável" (10). O profissional mostra a escala à criança com instruções simples para que escolha a expressão que melhor representa ou descreve o seu sentimento. O método tem se mostrado confiável e válido para crianças de 3 a 18 anos.[13]

Durante o exame, o fisioterapeuta avalia a flexão e extensão ativas assistidas do quadril e dos joelhos da criança, com uma orientação suave das mãos para sustentar os membros. O profissional também avalia a força pedindo que a criança movimente a perna no sentido contrário à gravidade, quando possível, sustentando o membro, se for necessário. Em geral, a aplicação da resistência para testar a força muscular não deve ser realizada a fim de reduzir o risco de fraturas. A tolerância geral da criança à atividade deve ser observada. Para facilitar a confiança e evitar a lesão, primeiro os pais devem transferir a paciente até ela se sentir confortável com o fisioterapeuta. Este deve movimentá-la lenta e gentilmente e discutir o plano de mobilização *antes* de realizá-lo. Os objetivos mútuos para o início da reabilitação devem ser combinados com os pais e com a criança.

Plano de atendimento e intervenções

As intervenções fisioterapêuticas podem focar os comprometimentos e as limitações de atividade observados na avaliação com o objetivo geral de promover a independência funcional segura. Quando possível, deve-se iniciar a fisioterapia em uma piscina. A **hidroterapia** é ideal, porque a flutuabilidade da água reduz a quantidade de força sobre os membros e permite a movimentação em um ambiente seguro.[10,12] O menor peso na água permite que a criança se movimente de forma mais livre do que se estivesse no solo. A criança consegue desempenhar tarefas em um ambiente menos desafiador e menos perigoso e pode, em seguida, progredir para realizar essas tarefas no solo. A água também fornece resistência ao longo de toda a extensão do osso, permitindo que a criança fortaleça os músculos enquanto também fica mais protegida de fraturas.[10] O fisioterapeuta pode considerar o levantamento de peso sustentado na piscina com o uso de um andador. Embora as precauções pós-cirúrgicas da paciente sejam de sustentar o peso que conseguir tolerar, ela apresenta um risco aumentado para fraturas não apenas devido aos seus ossos frágeis, mas também devido à perda de massa muscular e à fraqueza por ter ficado imobilizada durante as últimas seis semanas. O andador pode fornecer a estabilidade adicional necessária e o apoio na piscina. A criança pode começar a caminhar com a água no nível do tórax e progredir gradativamente para águas mais rasas conforme tolerar mais peso e sua força melhorar. O fisioterapeuta pode transferi-la do uso de um andador para uma superfície menos estável como uma prancha pequena ou outro equipamento de flutuação. A piscina também é um ambiente ideal para o fisioterapeuta praticar o fortalecimento, a ADM e as atividades de resistência.

A fisioterapia pode ser transferida para o solo com exercícios de cadeia cinética aberta e isométricos. Apoiada pelo fisioterapeuta, a criança pode começar a ficar de pé no solo (com imobilizadores de joelhos e órteses bilaterais nos membros inferiores) usando um andador. Conforme ela adquirir força e equilíbrio, aumenta-se o tempo passado de pé. Os imobilizadores de joelho são usados para auxiliar na estabilização dos ossos e no fornecimento de apoio adicional até ela conseguir ficar de pé com conforto e confiança sem a ajuda desses aparelhos. Não existem recomendações específicas para o uso de imobilizadores de joelho após a cirurgia com hastes intramedulares; eles são usados de acordo com a preferência do cirurgião ortopedista e do fisioterapeuta. Após a remoção do gesso pélvico, os imobilizadores de joelho podem ser usados por apenas uma sessão de fisioterapia ou até dois dias, dependendo da rapidez do progresso da criança. Entretanto, a paciente pode ser liberada do hospital ainda fazendo uso dos imobilizadores, caso seja extremamente necessário. As órteses de tornozelo e pé e UCBL da criança também devem ser usadas. O fisioterapeuta pode se manter bem próximo à criança para ter a possibilidade de apoiá-la com as mãos em caso de necessidade, em especial quando a criança participar de uma atividade mais nova ou desafiadora. Realizar atividades em etapas, como uma transferência de pé em pivô usando um andador, pode ajudar a criança a ter mais sucesso. Deve-se permitir momentos de descanso entre as repetições, quando necessário, para evitar a sobrecarga do sistema musculoesquelético. O fisioterapeuta precisa fazer uso do julgamento clínico conservador para determinar se e quando a criança será fisicamente capaz de progredir além de seu conforto em seu próprio nível de capacidade. Esse julgamento clínico pode ser influenciado pela ansiedade da paciente e de seus pais em relação a uma nova fratura e pelas queixas de dor por fadiga muscular. É importante validar as preocupações da criança e de seus pais ao mesmo tempo que se continua encorajando a independência funcional com mobilidade e as atividades da vida diária. Conforme a criança for adquirindo ADM na flexão do quadril e dos joelhos, ela poderá começar a se sentar na própria cadeira de rodas manual e a se movimentar em curtas distâncias para promover resistência. O plano de liberação pode incluir um detalhado programa domiciliar de exercícios e uma discussão a respeito de como entrará em casa. A criança precisa praticar a subida e a descida no degrau com a ajuda dos pais antes da liberação, ou ser transportada para cima do degrau, na sua cadeira de rodas. Ela também precisará continuar a fisioterapia ambulatorial até atingir sua condição pré-operatória ou ultrapassá-la.

Recomendações clínicas baseadas em evidências

SORT (*Strength of Recommendation Taxonomy*): **Força da Taxonomia de Recomendação**
A: Evidências consistentes, de boa qualidade e recomendadas para o paciente
B: Evidências inconsistentes ou de qualidade limitada orientadas para o paciente

C: Evidências consensuais, orientadas para a doença, prática comum, opinião de especialista ou série de casos

1. Os bifosfonados diminuem a taxa de fraturas em crianças com OI. **Grau B**
2. A cirurgia de implante de hastes intramedulares femorais reduz a recorrência de fraturas nos ossos longos e minimiza a progressão da deformidade de angulação em crianças com OI. **Grau A**
3. A Escala de Faces de Wong-Baker para Avaliação da Dor é uma ferramenta confiável e válida para avalia a dor em crianças entre 3 e 18 anos com diversas condições de saúde. **Grau A**
4. A hidroterapia é uma modalidade ideal para o fortalecimento de músculos fracos e protege ossos frágeis em crianças com OI. **Grau C**

PERGUNTAS PARA REVISÃO

29.1 É prática comum usar uma cinta de marcha ao se trabalhar com um indivíduo na UTI quando ele se encontra em risco de quedas. Qual das seguintes afirmações descreve a *mais* apropriada situação para o uso de uma cinta de marcha ao se trabalhar com uma criança com OI?
   A. Ela é necessária apenas quando a criança está realizando atividades que desafiam seu equilíbrio.
   B. O fisioterapeuta pode usar sempre uma cinta de marcha, independentemente da situação.
   C. O fisioterapeuta não deve usar uma cinta de marcha quando estiver trabalhando com crianças com OI moderada a grave.
   D. Ela é necessária apenas quando a criança estiver de pé ou caminhando sem equipamento de apoio.

29.2 O fisioterapeuta liberou um paciente com OI de uma unidade de reabilitação hospitalar. Qual dos seguintes procedimentos *não* é um exercício apropriado para o fortalecimento do quadríceps em um programa domiciliar de exercícios?
   A. Extensão do joelho (postura sentada).
   B. Agachamentos sobre uma perna.
   C. Elevações da perna esticada.
   D. Séries de reforço de quadríceps isométricos.

29.3 No momento da liberação da UTI, a criança deste caso conseguiu realizar uma transferência de pé em pivô (sem qualquer imobilizador de joelho) usando um andador como assistência disponível. Ela também conseguiu dar seis passos, de forma cautelosa e lenta, usando o andador. A criança e sua mãe gostariam que ela retornasse à escola assim que possível. As instruções de liberação para volta à escola deveriam ser:
   A. A criança não deve retornar à escola até conseguir caminhar com segurança na comunidade sem um equipamento de apoio.
   B. A criança deve retornar à escola usando tanto uma cadeira de rodas quanto um andador, de acordo com a necessidade na sala de aula.
   C. A criança deve retornar à escola assim que conseguir caminhar apenas segurando a mão de um adulto.
   D. Crianças com OI são frágeis demais para frequentar a escola; elas devem receber educação escolar em casa.

RESPOSTAS

29.1 **C.** Em geral, crianças com OI apresentam tronco curto e costelas frágeis. A cinta de marcha provavelmente ficaria muito tempo nas costelas da criança, aplicando uma pressão que poderia causar fratura. Como alternativa, uma prática mais segura é o fisioterapeuta colocar suas mãos de forma suave sobre a pélvis da criança para fornecer segurança durante o treinamento de mobilidade.

29.2 **B.** Indivíduos com OI não devem ser colocados em posições que comprometam o equilíbrio ou causem possível rotação dos membros devido ao risco de quedas e fraturas.

29.3 **B.** A criança deve voltar à escola utilizando, no início, sua cadeira de rodas manual. Ela pode iniciar o processo em regime de meio turno até que possa tolerar um dia inteiro. Deve haver a presença de um adulto no banheiro até a mesma conseguir se transferir com segurança para o vaso sanitário. É provável que ela esteja pronta para se movimentar na sala de aula com um andador quando estiver caminhando bem em casa, com uma marcha estável e eficiente. Primeiro, ela deve caminhar na sala de aula com o mínimo de distração e de colegas à sua volta. É recomendável que um fisioterapeuta escolar esteja envolvido nas suas necessidades na escola para fazer recomendações mais específicas em relação à segurança dentro desse ambiente.

REFERÊNCIAS

1. Esposito P, Plotkin H. Surgical treatment of osteogenesis imperfecta: current concepts. *Curr Opin Pediatr*. 2008;20:52-57.
2. Starr SR, Roberts TT, Fischer PR. Osteogenesis imperfecta: primary care. *Pediatr Rev*. 2010;31:e54-e64.
3. Staheli L. *Pediatric Orthopaedic Secrets*. Philadelphia, PA: Hanley and Belfus Inc; 1998.
4. Bishop N, Harrison R, Ahmed F, et al. A randomized, controlled dose-ranging study of risedronate in children with moderate and severe osteogenesis imperfecta. *J Bone Miner Res*. 2010;25:32-40.
5. Castillo H, Samson-Fang L; American Academy for Cerebral Palsy and Developmental Medicine Treatment Outcomes Committee Review Panel. Effects of bisphosphonates in children with osteogenesis imperfecta: an AACPDM systematic review. *Dev Med Child Neurol*. 2009;51:17-29.
6. Rauch F, Glorieux FH. Treatment of children with osteogenesis imperfecta. *Curr Osteoporos Res*. 2006;4:159-164.
7. Falk MJ, Heeger S, Lynch KA, et al. Intravenous bisphosphonate therapy in children with osteogenesis imperfecta. *Pediatrics*. 2003;111:573-578.
8. Astrom E, Jorulf H, Soderhall S. Intravenous pamidronate treatment of infants with severe osteogenesis imperfecta. *Arch Dis Child*. 2007;92:332-338.
9. Luhmann SJ, Sheridan JJ, Capelli AM, Schoenecker PL. Management of lower-extremity deformities in osteogenesis imperfecta with extensible intramedullary rod technique: a 20-year experience. *J Pediatr Orthop*. 1998;18:88-94.
10. Campbell SK, Vander Linden DW, Palisano RJ. *Physical Therapy for Children*. 2nd ed. Philadelphia, PA: W.B. Saunders Company; 1994.
11. Hartman J. *Osteogenesis Imperfecta: A Guide for Nurses*. Gaithersburg, MD: Osteogenesis Imperfecta Foundation; 2005.
12. Osteogenesis Imperfecta Foundation. Available at: www.oif.org. Accessed October 7, 2011.
13. Keck JF, Gerkensmeyer JE, Joyce BA, Schade JG. Reliability and validity of the Faces and Word Descriptor Scales to measure procedural pain. *J Pediatr Nurs*. 1996;11:368-374.

Lesão medular em paciente pediátrico

Larisa Reed Hoffman

CASO 30

Um menino de 5 anos foi internado no centro regional de trauma por meio do departamento de emergências após um acidente automobilístico quatro dias antes. Ele era passageiro do banco dianteiro e usava o cinto de segurança durante a colisão na estrada. Seus sinais e sintomas são condizentes com lesão em flexão cervical. Foi colocado imediatamente em condições de imobilização de toda a coluna. Os resultados das radiografias e da tomografia computadorizada (TC) da coluna cervical não revelaram anormalidade vertebral evidente. Uma imagem de ressonância magnética (RM) ponderada em T2 mostrou edema disseminado dos ligamentos interespinais e músculos paraespinais de C4 a T1. No departamento de emergência, sua classificação na Escala da American Spinal Injury Association Impairment (ASIA) foi C4, ASIA B. Foi iniciado de forma imediata o tratamento com metilprednisolona e feita imobilização com colar cervical rígido. Três dias atrás, ele foi transferido para uma unidade de tratamento intensivo pediátrica (UTI-P). Era um paciente adequado para imobilização em uma órtese cervicotorácica rígida (Guilford), e isso foi feito. Na UTI-P, sua classificação ASIA era C6, ASIA C (Fig. 30.1). Os seguintes cuidados com a coluna foram orientados pelo ortopedista: o paciente pode sair da cama, mas o colar de Guilford deve ser usado o tempo todo. A mãe e a irmã mais nova do paciente também estavam feridas devido ao acidente. A mãe sofreu múltiplas lesões musculoesqueléticas, incluindo fratura pélvica e lacerações abdominais. Ela também foi internada no mesmo hospital. A irmã teve apenas lesões menores e recebeu alta com o pai. Um fisioterapeuta foi chamado para avaliar a criança e estipular um plano de cuidados. O paciente deve ser liberado para um centro hospitalar de reabilitação pediátrica dentro de 10 dias.

- Quais são as prioridades da avaliação?
- Com base nas condições de saúde do paciente, que fatores podem contribuir para as limitações de atividade?
- Qual é o prognóstico da reabilitação?
- Quais são as intervenções de fisioterapia mais apropriadas?
- Quais precauções devem ser tomadas durante a avaliação e/ou as intervenções de fisioterapia?
- Identificar os fatores psicológicos (ou psicossociais) aparentes neste caso.

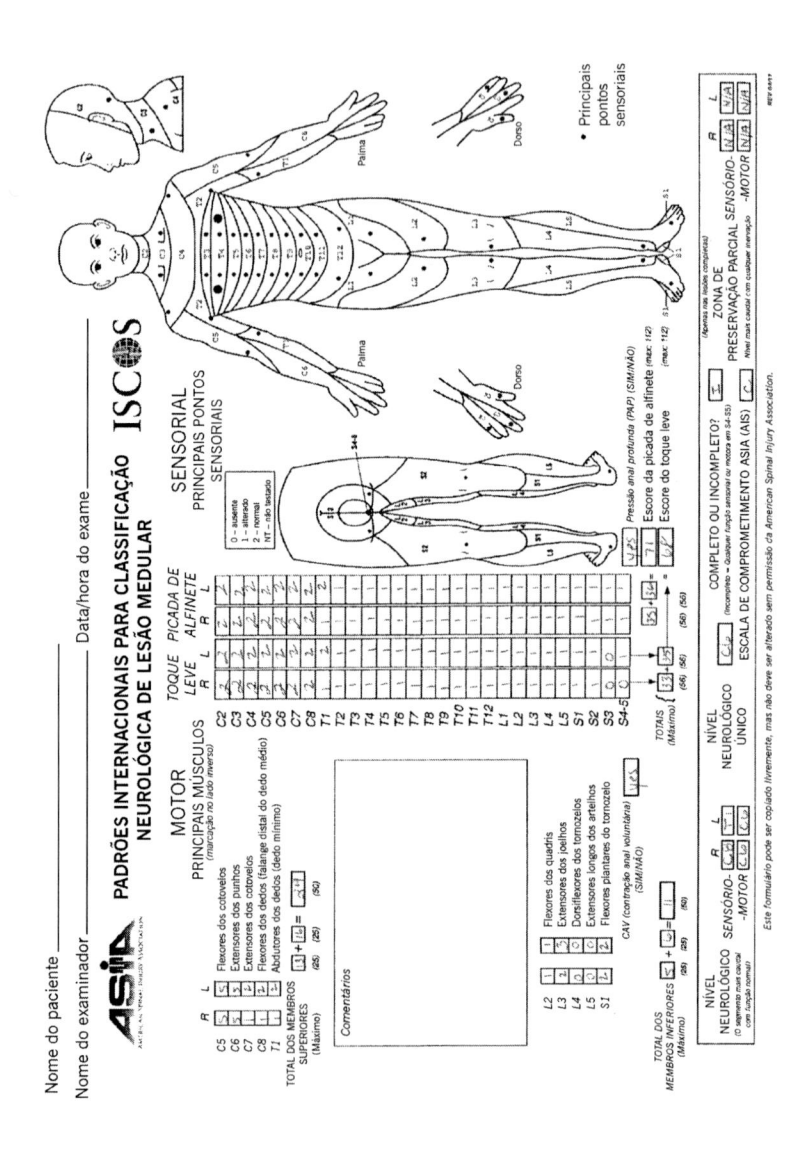

FIGURA 30.1 Formulário de classificação neurológica da lesão medular de acordo com a American Spinal Injury Association para o paciente do caso. (Reproduzido com permissão da *American Spinal Injury Association: padrões internacionais para classificação neurológica de lesão medular*, revisado em 2011; Atlanta, GA, reimpresso em 2011.)

SEÇÃO II: TRINTA E UM CASOS CLÍNICOS   439

Graduação da função muscular

0 = Paralisia total

1 = Contração visível ou palpável

2 = Movimento ativo, amplitude de movimento (ADM) completa com eliminação da gravidade

3 = Movimento ativo, ADM completa contra gravidade

4 = Movimento ativo, ADM completa contra gravidade e resistência moderada em uma posição muscular específica

5 = Movimento ativo normal, ADM completa contra gravidade e resistência completa em uma posição específica

5* = Movimento ativo normal, ADM completa contra gravidade e resistência suficiente para ser considerado normal se forem identificados que fatores de inibição (p. ex., dor, desuso) não estão presentes

NT = não testável (i.e., imobilização, dor grave de tal forma que o paciente não pode ser classificado, membro amputado ou contratura de >50% da amplitude de movimento.)

Escala de comprometimento ASIA (AIS)

☐ A = Completo. Nenhuma função sensorial ou motora é preservada nos segmentos sacrais S4-S5.

☐ B = Sensorial incompleto. A função sensorial, mas não a motora, é preservada abaixo do nível neurológico e inclui os segmentos sacrais S4-S5 (toque leve, picada com alfinete em S4-S5 ou pressão anal profunda [PAP]) E nenhuma função motora é preservada mais do que três níveis abaixo do nível motor em qualquer lado do corpo.

☑ C = Motor incompleto. A função motora é preservada abaixo do nível neurológico** e mais da metade das funções dos principais músculos abaixo do único nível neurológico da lesão (NNL) tem um grau muscular menor do que 3 (Grau 0-2).

☐ D = Motor incompleto. A função motora é preservada abaixo do nível neurológico** e pelo menos metade (metade ou mais) das funções dos principais músculos abaixo do NNL têm um grau muscular ≥3.

☐ E = Normal. Se a sensibilidade e a função motora testadas com o ISNCSCI forem classificadas como normais em todos os segmentos, e o paciente tiver déficits anteriores, o grau AIS é E. O indivíduo sem uma LM inicial não recebe um grau AIS.

** Para um indivíduo receber um grau C ou D, isto é, estado motor incompleto, é preciso haver (1) contração voluntária do esfíncter anal ou (2) função sensorial sacral poupada e função motora poupada do nível motor três níveis abaixo do nível motor para aquele lado do corpo. O padrão neste momento permite inclusive que a função de músculos não essenciais mais de três níveis abaixo do nível motor seja usada na determinação do estado motor incompleto (AIS B versus C).

NOTA: Ao avaliar a extensão da função motora que foi poupada abaixo do nível da lesão, para distinguir entre AIS B e C, o nível motor em cada lado é usado; enquanto para diferenciar entre AIS C e D (com base na proporção de funções de principais músculos com força grau três ou mais) é usado o único nível neurológico.

Etapas na classificação

A ordem seguinte é recomendada na determinação da classificação de indivíduos com LM.

1. Determinar os níveis sensoriais para os lados direito e esquerdo.
2. Determinar os níveis motores para os lados direito e esquerdo.
3. Determinar o único nível neurológico.
4. Esse é o segmento mais baixo no qual a função motora e sensorial é normal em ambos os lados e o nível mais direcionado à cabeça dos níveis motor e sensorial determinados nas etapas 1 e 2.
5. Determinar se a lesão é completa ou incompleta (isto é, se a região sacral foi poupada ou não).
   Se contração anal voluntária = Não E todos os escores sensoriais S4-S5 = 0 E pressão anal profunda = Não, então a lesão é COMPLETA. Em casos contrários, a lesão é incompleta.
6. Determinar a classificação AIS (ASIA Impairment Scale):
   A lesão é Completa?   Caso SIM, AIS = A e pode registrar ZPP (menor dermátomo ou miótomo em cada lado com alguma preservação)

   NÃO ↓

   A lesão é incompleta?   Caso NÃO, AIS = B

   SIM ↓   (Sim = contração anal voluntária OU função motora mais de três níveis abaixo do nível motor em um determinado lado, se o paciente tiver classificação sensorial incompleta)

   Pelo menos metade dos principais músculos abaixo do único nível neurológico são grau três ou mais?

   NÃO → SIM →
   AIS = C   AIS = D

   Se a sensibilidade e a função motora forem normais em todos os segmentos, AIS = E.

   Nota: AIS E é usada nos testes de acompanhamento quando um indivíduo com LM documentada recuperou a função normal. Se for encontrado um teste inicial sem déficits, o indivíduo é neurologicamente intacto; a ASIA Impairment Scale não se aplica.

FIGURA 30.1 (*Continuação*).

DEFINIÇÕES-CHAVE

CLASSIFICAÇÃO DE LESÃO MEDULAR DA AMERICAN SPINAL INJURY ASSOCIATION (ASIA): sistema de classificação usado para determinar o nível de lesão neurológica de um indivíduo, criar um prognóstico e prever os resultados em indivíduos com lesão medular (LM).
LESÃO SECUNDÁRIA: edema, isquemia, excitotoxicidade e resposta inflamatória que ocorre após lesão neurológica.
ÓRTESE DE GUILFORD: órtese cervicotorácica rígida com placas torácicas anterior e posterior e uma peça no queixo e na região occipital que são conectadas por faixas nos ombros; o equipamento é designado para limitar a flexão e extensão de C3 a T2.
SCIWORA (LMSAR): acrônimo de *spinal cord injury without radiologic abnormality* (lesão medular sem anormalidade radiológica); distúrbio no qual ocorre mielopatia na ausência de anormalidade espinal.

Objetivos

1. Descrever o prognóstico previsto em termos de restrições de participação, limitações de atividade e comprometimento das funções e estruturas corporais com base nas condições de saúde do paciente (LMSAR) e implicações das alterações recentes na sua classificação ASIA.
2. Fornecer uma justificativa para as medidas obtidas em uma revisão de sistemas desse indivíduo.
3. Identificar medidas que devem ser realizadas para determinar a restrição da participação do indivíduo, as limitações de atividade e o comprometimento das funções e estruturas corporais.
4. Descrever programas para melhorar a tolerância a posturas eretas e diferenciar os programas que poderiam ser executados pelo cuidador da área da saúde (p. ex., enfermeiro) dos que poderiam ser executados com segurança por membros da família.
5. Descrever um programa de flexibilidade que promova o desempenho das atividades do indivíduo.
6. Selecionar atividades para treinamento de tarefas orientadas e fornecer uma justificativa para cada atividade, integrando a decisão tomada e estratégias compensatórias usadas por indivíduos com lesões mais graves (ASIA A e B) em comparação às estratégias usadas por indivíduos com lesões mais incompletas (ASIA C e D).

Considerações sobre a fisioterapia

Considerações sobre a fisioterapia para o tratamento de uma criança durante a hospitalização e após a estabilização espinal devido à LM:

▶ **Cuidados/Objetivos do plano geral de fisioterapia:** melhorar a mobilidade funcional, incluindo a mobilidade e transferência para a cama; melhorar a tolerância e o equi-

líbrio nas posturas eretas (sentado ou de pé); melhorar a locomoção (mobilidade na cadeira de rodas ou caminhar)
▶ **Intervenções de fisioterapia:** programa de posicionamento para promover tolerância às posturas eretas (incluindo o uso de vestuário e assistência manual); programa de flexibilidade para promover atividades e reduzir as restrições de participação; treinamento orientado por tarefas, concentrado no ensino de estratégias compensatórias ou padrão de movimento típico (dependendo do paciente para recuperação da função); educação familiar a respeito das recomendações de cuidados e expectativas relativas ao processo de reabilitação
▶ **Precauções durante a fisioterapia:** monitoramento da pressão arterial (PA) para evitar hipotensão ortostática e disreflexia autonômica; edema e rubor na perna possivelmente indicativos de trombose venosa profunda (TVP); restrições de mobilidade devido à instabilidade espinal; posicionamento e cuidados com a pele para manter a integridade cutânea
▶ **Complicações que interferem na fisioterapia:** dor, espasticidade, ossificação heterotópica, controle intestinal e da bexiga

Visão geral da patologia

A LM é devastadora para uma criança e sua família e, embora não seja uma condição de saúde comum, as consequências são de natureza global. Além disso, existem preocupações específicas nos casos LM em crianças, como a influência da lesão no crescimento, no desenvolvimento e nas fases transicionais para a idade adulta, o que requer atenção especial.[1] Ocorrem 1.455 novos casos de LM traumática em crianças a cada ano nos Estados Unidos.[2] A principal causa de LM pediátrica são os acidentes automobilísticos (56% dos casos) seguidos por quedas (14%), armas de fogo (9%) e lesões esportivas (7%).[2] Em crianças com menos de 12 anos, a paraplegia (por lesões torácicas) é mais comum; em indivíduos com mais de 12 anos, a tetraplegia (por lesões cervicais) é mais comum.[3]

Uma LM traumática, definida como um comprometimento das estruturas neurais por trauma, ocorre como resultado de um de quatro mecanismos de lesão: impacto com compressão, contusão, extração ou laceração/translação.[4] Exames de imagem (como radiografias da coluna) são usados com frequência para identificar fraturas espinais. Após as radiografias simples, a tomografia computadorizada (TC) é usada para examinar anormalidades estruturais.[5] Existem evidências de que a TC pode ter melhor sensibilidade para identificar fraturas espinais do que as radiografias simples.[6]

A estabilização espinal precoce ocorre por meio de imobilização externa (órtese) ou estabilização cirúrgica (fixação interna).[7] Em geral, a tração para realinhamento da coluna não é feita na população pediátrica devido às finas estruturas cranianas das crianças.[8] Algumas lesões vertebrais (como as lesões odontoides) são tratadas com sucesso por meio da redução fechada e da imobilização com colete com halo, embora a imobilização cirúrgica possa ser indicada caso a imobilização externa falhe.[8] A cirurgia espinal com frequência é indicada para realinhar as estruturas espinais e estabilizar a coluna.[7]

A intervenção médica busca a redução do impacto da lesão secundária. Enquanto o trauma direto leva à morte celular local de neurônios e neuróglias, a lesão secundária pode ser igualmente lesiva.[4] O dano secundário, que inclui edema, isquemia, excitotoxicidade e resposta inflamatória, pode continuar por até quatro semanas após a lesão inicial.[4] A resposta inflamatória, que inclui infiltração de células imunológicas necessárias para eliminar detritos celulares, também aumenta a pressão (por meio de edema) nos elementos neurais lesionados. A isquemia resulta de dano aos vasos sanguíneos locais, o que reduz a perfusão para a medula. A excitotoxicidade está relacionada à liberação excessiva de glutamato (neurotransmissor excitatório primário). Quando liberado no espaço extracelular, o glutamato causa um influxo de íons cálcio e subsequente apoptose (morte celular).[4] A apoptose e a excitotoxicidade levam a mais liberação de radicais livres, os quais induzem ainda mais morte celular. Vários fármacos são usados para reduzir o dano secundário aos elementos neurais após uma LM.[7] Terapias neuroprotetoras incluem metilprednisolona (potente glicocorticoide anti-inflamatório), neurogangliosíde GM-1, gaciclidina (antagonista do receptor do glutamato NMDA), tirilazad (eliminador de radicais livres) e naloxona.[7]

A LM sem anormalidade radiológica (LMSAR) é um distúrbio no qual ocorre mielopatia na *ausência* de anormalidade espinal.[5,9] A frequência real de ocorrência é desconhecida, entretanto ocorre com mais frequência na população pediátrica.[10] Em crianças, o sistema musculoesquelético imaturo pode resistir a estresses maiores do que os tecidos neurais, resultando em LMSAR. A LMSAR pode ser visualizada na RM e ser classificada em cinco categorias com objetivos prognósticos.[10] As duas categorias com os piores prognósticos são a ruptura completa da medula devido a lesão de extração ou flexão grave e hemorragia significativa da medula. As três categorias restantes (hemorragia medular menor, apenas edema ou sem achados na RM) têm prognóstico muito melhor para recuperação funcional.[10]

No momento da lesão, as precauções medulares são iniciadas no local e são mantidas até que a coluna tenha sido "sanada" pela equipe médica de trauma ou pela equipe médica de medula. As precauções medulares comuns completas incluem imobilização da coluna com colar cervical ou órtese toracolombossacral (OTLS), manutenção de uma coluna neutra (sem rotação) ao mover o paciente (por meio de rolamento), limitação de movimento das extremidades proximais (não mais do que 90° de flexão ou abdução passiva do ombro e sem flexão ativa ou passiva do quadril). As precauções medulares parciais, em geral, indicam imobilização externa da coluna com colar cervical ou OTLS, mas permitem ao paciente a movimentação irrestrita das articulações periféricas.

A gravidade das lesões é determinada com base na classificação ASIA.[11] A ASIA é uma medida que examina a integridade do sistema sensório-motor após uma lesão neurológica medular. O componente motor inclui 10 *músculos-chave* usados para representar diferentes níveis neurológicos motores. Os músculos representativos incluem bíceps braquial, extensor radial longo do carpo, tríceps, flexor profundo dos dedos, abdutor do dedo mínimo, iliopsoas, quadríceps, tibial anterior, extensor longo do hálux e o complexo gastrocnêmio-sóleo. A seção sensorial do exame inclui examinar diferentes dermátomos e comparar a sensação (de uma picada de alfinete ou uma passada de algodão) com uma área de sensibilidade intacta (geralmente na face).

Um indivíduo é classificado como tendo uma LM completa (ASIA A) ou incompleta (ASIA B, C, D ou E) com base na integridade do segmento sacral final (S4-S5). De forma geral, indivíduos com uma LM ASIA A têm função sensorial e motora limitada abaixo do nível neurológico da lesão e ausência de função sensório-motora no segmento sacral final. Indivíduos com ASIA B (sensorial incompleto) têm preservação sensorial, mas não motora, abaixo do nível neurológico, incluindo o segmento sacral final. Indivíduos com ASIA C (motor incompleto) têm função motora preservada abaixo do nível neurológico, mas, em mais da metade dos músculos-chave, têm um grau muscular manual de *menos de 3/5*. Indivíduos com uma LM de classificação ASIA D (motor incompleto) têm função motora preservada abaixo do nível neurológico e pelo menos metade dos músculos-chave apresentam grau muscular manual de, *no mínimo, 3/5*.

A recuperação da função varia conforme a gravidade (classificação ASIA), o nível neurológico (nível de lesão ASIA) e a cronicidade da lesão. Crianças com LMs incompletas tendem a demonstrar ganhos mais significativos durante a reabilitação do que crianças com LMs completas.[12] Elas não apenas têm ganhos mais significativos, mas também tendem a apresentar menos limitações de atividades. Em adultos com LM, 50% dos indivíduos com uma lesão ASIA B são considerados deambulantes públicos comparado com apenas 3% dos indivíduos com lesão ASIA A.[13] Isso é elucidado mais adiante com mais lesões incompletas: 75% dos indivíduos com LM ASIA C são deambulantes públicos e 95% dos indivíduos com lesão ASIA D são deambulantes públicos.[13] A maioria dos estudos define a deambulação pública como a capacidade de andar usando órteses e equipamentos de assistência. O nível da lesão também influencia o prognóstico funcional. Crianças com lesão em C6 tendem a apresentar melhor recuperação da função do que crianças com uma lesão em C5, apesar de terem um estado funcional similar no momento da admissão hospitalar.[12] A capacidade de ativar *minimamente* os extensores do punho, o grande dorsal e o peitoral maior (músculos inervados pelo segmento espinal C6) melhora muito a capacidade de segurar objetos (incluindo um equipamento de assistência), realizar a transição da posição supina para sentado e a transferência para uma superfície plana. Indivíduos com maior controle voluntário dos músculos inervados em C6 têm maior independência nas transferências da cama para a cadeira de rodas, do toalete para a cadeira de rodas e do carro para a cadeira de rodas.[14] A cronicidade também influencia o prognóstico. A maior parte da recuperação motora ocorre nos primeiros seis meses após a lesão,[13] embora melhoras relacionadas à fisioterapia sejam vistas na fase crônica da recuperação. Embora o valor prognóstico da classificação ASIA seja útil, deve-se ter cuidado especial ao realizar e interpretar a classificação ASIA em crianças. Crianças com menos de 4 anos podem ter dificuldade para compreender as instruções de realização do exame.[15] Além disso, foi observada baixa precisão de prognósticos em crianças com menos de 15 anos, com o exame sensorial sendo mais difícil em crianças com menos de 5 anos.[15]

Uma LM aguda pode causar disfunção em diversos sistemas orgânicos, incluindo os sistemas cardiovascular, musculoesquelético, neuromuscular e tegumentar. O fisioterapeuta deve compreender as alterações previstas do sistema corporal antes de realizar o exame e tratamento, bem como educar a criança e a família. Comprometimentos cardiovasculares agudos que precisam ser abordados incluem hipotensão, disreflexia autonômica e complicações tromboembólicas. A hipotensão aguda é um sintoma de choque neurogênico resultante de desnervação do sistema nervoso simpático (um indivíduo com LM acima de T4).[16, 17] A hipotensão ortostática resulta da combinação de dilatação arteriolar com bombas venosas musculares ausentes devido a paralisia e ausência de resposta nervosa simpática.[16, 17] A disreflexia autonômica, na qual há uma resposta simpática imediata a um fator irritante, também é causada por ruptura do sistema nervoso autonômico.[7] Ela inclui a elevação da PA coincidindo com bradicardia. Outros sintomas são cefaleia pulsante, sudorese e rubor *acima* do nível da lesão. O fator irritante mais comum que provoca disreflexia autonômica é o sistema urinário. A remoção do fator irritante, em geral, resolve a resposta autonômica.[7] Adultos com LM têm um risco aumentado de desenvolver complicações tromboembólicas devido à ausência de bombas musculares e ao potencial de estase venosa;[7] todavia, foi observado que o risco é menor em crianças.[18] O sintomas de trombose venosa profunda (TVP) são edema e rubor na perna afetada, embora a TVP possa ser assintomática.

As alterações musculoesqueléticas que acompanham a LM incluem ossificação heterotópica (OH)[19] e osteoporose.[20] A OH é a formação óssea em locais ectópicos e ocorre após lesão neurológica traumática, como uma LM ou lesão cerebral traumática.[19] Em crianças e adultos com LM, a articulação mais afetada é o quadril, seguida pelo cotovelo, joelho e ombro.[18] Em crianças, a OH é mais comum 14 meses após a lesão.[18] Na fase crônica da LM, a osteoporose ocorre devido à perda das atividades com carga e à ausência de estiramento muscular nas estruturas ósseas.[20] Isso coloca os indivíduos com LM em maior risco de fraturas durante atividades diárias típicas.

As alterações que ocorrem no sistema neuromuscular são dor neuropática[7,21] e espasticidade.[18,22] A dor neuropática é uma resposta patológica relacionada a trauma do sistema nervoso; ela pode ocorrer no nível da lesão ou abaixo dele. A alodinia é um tipo de dor neuropática na qual há uma hipersensibilidade ao toque.[7] A espasticidade é resultado de um déficit do neurônio motor superior, de ocorrência mais provável em indivíduos com lesões em níveis mais altos. Mais da metade dos indivíduos com espasticidade tem lesões em nível cervical, e 70% dos indivíduos com espasticidade apresentam hipertonia nas extremidades inferiores.[22] Dos indivíduos com espasticidade, 40% relatam que ela promove o desempenho das atividades diárias, enquanto apenas 20% relatam que ela interfere nessa atividade (os demais não relataram qualquer efeito).[22] Indivíduos com LM também têm um risco aumentado de desenvolver úlcera de decúbito devido aos diversos fatores de risco associados à lesão.[7] Fatores como imobilidade, umidade, forças de cisalhamento e fricção aumentam o risco de úlceras.[23]

Tratamento fisioterapêutico do paciente

A intervenção bem-sucedida e o planejamento da alta para a criança com LM dependem de uma equipe multidisciplinar. Os membros profissionais da equipe de trauma variam conforme a instituição, mas os membros essenciais incluem medicina (trauma, neurocirurgia e/ou fisiatria), enfermagem (enfermeiro de trauma pediátrico ou de terapia intensiva), especialistas em reabilitação (fisioterapia, terapia ocupacional, fonoaudiologia e terapia recreacional), serviços de saúde mental (psiquiatria pediátrica ou psicologia de reabilitação) e gerentes de caso (assistente social ou enfermeiro de práticas avançadas). As equipes médica e de enfermagem garantem que a criança esteja clinicamente estável. Os especialistas em reabilitação consideram, em especial, as limitações de atividade da criança e o comprometimento das funções e estruturas corporais. Os especialistas em saúde mental fornecem suporte para a criança e seus familiares à medida que identificam novos papéis e desafios para cada membro da família. Os responsáveis pelo caso facilitam o processo do planejamento de alta, identificam recursos e garantem que a transição para o próximo nível de cuidados seja ideal para as necessidades específicas da família. Outros membros da equipe *pediátrica* também incluem um especialista em vida infantil e um educador especial. Um especialista em vida infantil educa a família em relação às expectativas durante a permanência hospitalar e fornece suporte e conforto à criança durante a hospitalização. Um educador especial identifica áreas de suporte educacional para garantir um retorno bem-sucedido à escola. Membros da equipe atuam juntos para garantir uma transição adequada dos cuidados hospitalares agudos para o hospital de reabilitação.

Exame, avaliação e diagnóstico

A duração média da permanência de uma criança com LM em um ambiente de cuidados intensivos é de 14 dias.[2] Essa permanência relativamente curta demonstra a necessidade de um fisioterapeuta conduzir exame clínico e avaliação completos e eficazes e delinear um plano de cuidados para a criança e sua família. Antes do exame da criança, o fisioterapeuta deve realizar uma ampla revisão do prontuário. Isso deve incluir informações relacionadas à lesão, incluindo data, mecanismo, gravidade e nível da lesão. Essa informação constrói o processo do exame e influencia o prognóstico de recuperação. Se a ASIA não foi documentada, o fisioterapeuta deve coletar essa informação durante o exame. Qualquer procedimento de estabilização da coluna deve ser registrado, bem como as precauções medulares. O fisioterapeuta também deve observar outras lesões que possam ter ocorrido no momento da LM. Trauma craniano fechado e lesões musculoesqueléticas e abdominais são comuns.

Antes de ajudar o paciente a sentar na beira da cama, é necessária uma breve revisão dos sistemas. Para o sistema cardiovascular, a frequência cardíaca (FC) e a pressão arterial (PA) devem ser medidas primeiro em posição supina para rastrear bradicardia e hipotensão,[24, 25] bem como monitorar as alterações durante o movimento. Esses procedimentos também servem como medidas basais para rastrear disreflexia autonômica. Os valores normais para pressão arterial sistólica (PAS) em crianças *sem* LM podem ser estimados usando a fórmula: PAS = 90 + (2 × idade da criança em anos).[18] Os valores publicados para as pressões sistólicas e diastólicas esperadas em crianças não incapacitadas baseados em peso e altura são publicados e atualizados pelo National Heart and Lung Institute do Department of Health and Human Services.[26] O fisioterapeuta deve investigar a presença de OH (em especial no quadril), embora seja improvável que a doença se apresente tão cedo após a lesão.[19] Os sintomas de OH são febre, edema articular e perda inexplicada de amplitude de movimento da articulação. O sistema neuromuscular deve ser investigado para lesão cerebral traumática possivelmente não diagnosticada, em especial em indivíduos com lesão cervical.[2] A dor neurogênica não é comum na fase aguda, mas em alguns indivíduos ela se apresenta horas após a lesão.[21] O sistema tegumentar deve ser examinado para se observar a integridade da pele, sobretudo nas áreas do occipício, dos cotovelos, do sacro e dos calcanhares.[27] A ruptura da pele é possível devido à imobilização prolongada na prancha e à pressão das órteses, talas ou de qualquer superfície que limite a perfusão tissular.[27]

Após realizar uma revisão dos sistemas em posição supina, o fisioterapeuta se concentra no exame da mobilidade funcional dos pacientes. O ajuste do ambiente antes de ajudar a criança a sentar-se em posição ereta garante maior sucesso. A aplicação de equipamentos de compressão nos membros inferiores (como faixas elásticas) e uma bandagem abdominal reduz o risco de hipotensão ortostática. O posicionamento em uma cadeira de rodas reclinada com apoio de pernas elevado próximo à cama fornece uma oportunidade para a transferência da cama, com possível transição bem-sucedida para a posição sentada. Depois de colocar a criança em posição sentada, deve-se avaliar a presença de hipotensão ortostática.[7] O tempo tolerado e o ângulo suportado em posição ereta devem ser documentados.

Após a ASIA ter sido completada, selecionam-se medidas do nível de comprometimento com base nas limitações de atividades que serão priorizadas na intervenção. Indivíduos com LMs mais graves conseguem de realizar muitas atividades por meio de estratégias compensatórias, enquanto indivíduos com lesões incompletas (como no caso deste paciente) têm melhor prognóstico de recuperação do padrão típico de movimento. Se o fisioterapeuta compreende a cinemática e os padrões de ativação muscular usados por indivíduos habilidosos com LM crônica, a eficiência do exame aumenta. O Quadro 30.1 mostra os padrões de movimento típicos e compensatórios, a ativação muscular e a produção de força necessários para realizar várias transferências e a propulsão da cadeira de rodas.

Sentar com as pernas estiradas é uma posição importante para um indivíduo com lesão cervical, pois fornece uma ampla base de suporte (comparado com sentar com as pernas fletidas) e permite muitas atividades de autocuidados, como vestir-se. As funções corporais comprometidas que podem restringir o sentar-se com as pernas estiradas incluem hipotensão ortostática, flexibilidade dos posteriores da coxa e equilíbrio sentado. A tolerância à posição sentada, em geral, é limitada pela hipotensão ortostática, que, em adultos, é definida como uma queda na PAS de 20 mmHg ou na pressão arterial diastólica (PAD) de 10 mmHg.[28] O comprimento do posterior da coxa de 100 a 110° (medido na flexão do quadril com o joelho estendido) é necessário para sentar com pernas estiradas. Em um indivíduo com uma lesão cervical completa, o equilíbrio estático sentado é mantido por meio de respostas reativas de equilíbrio da cabeça e das extremidades superiores; no caso desta criança, ela provavelmente tem alguma musculatura abdominal (embora fraca) para ajudar nas respostas de equilíbrio.

O ato de arrastar-se é um precursor útil para a transferência para uma cadeira de rodas. As funções corporais comprometidas que podem restringir a capacidade de se arrastar incluem o comprometimento da produção de força no peitoral maior (inervado principalmente em C6) e grande dorsal (inervado principalmente em C6) ou tríceps (inervado principalmente em C7);[29] flexibilidade nos ombros (flexão, extensão e rotação externa), cotovelos (extensão) e posterior da coxa; e equilíbrio ao sentar-se. Se o paciente tem controle voluntário do tríceps, então o uso de uma estratégia de extensão do ombro e cotovelo durante o padrão de movimento é realizado com frequência.[29] Contudo, se a ativação voluntária do tríceps está ausente, é necessária uma estratégia compensatória usando uma musculatura mais proximal (Quadro 30.1). Com os cotovelos travados em hiperextensão, o grande dorsal pode deprimir o ombro e retirar o peso do corpo. Dessa forma, o peitoral maior pode aduzir o ombro e trazer o tronco em direção ao braço. No caso deste paciente, os tríceps estão fracos, embora haja controle voluntário (Fig. 30.1). Isso sugere que o treinamento inicial de transferência provavelmente irá necessitar de hiperextensão do cotovelo. Todavia, durante o processo de reabilitação, o tríceps pode se recuperar de forma suficiente para ajudar a reduzir a carga sobre os quadris. O equilíbrio dinâmico antecipado ao sentar com pernas estiradas também é necessário para conseguir arrastar-se. O uso de velocidade e o impulso da cabeça e do tronco superior na direção *oposta* aos quadris podem melhorar a facilidade na realização dessa tarefa.

Habilidades na transferência incluem transporte para superfícies da mesma altura (cama para cadeira de rodas), alturas um pouco diferentes (cadeira de rodas para o toalete), alturas bastante diferentes e maiores distâncias (transferências de carro).[14] As funções corporais comprometidas relacionadas à atividade de transferência são produção de força do peitoral maior, grande dorsal, deltoide (inervado principalmente em C5), extensores do punho (inervados principalmente em C6), tríceps, flexores dos punhos (inervados principalmente em C7) e flexores dos dedos (inervados principalmente em C7),[30] flexibilidade nos ombros (flexão, extensão e rotação externa), cotovelo (extensão) e equilíbrio ao sentar com as pernas fletidas. Para o indivíduo que tem ativação voluntária do tríceps, o padrão de ativação típico é o deltoide primeiro, seguido por peitoral maior e tríceps.[31] Aqueles indivíduos *sem* ativação voluntária do tríceps precisam depender da hiperextensão do cotovelo e da ativação reversa dos músculos proximais, incluindo o grande dorsal, deltoide, peitoral maior e extensores do punho. Como os flexores do punho e os flexores dos dedos são inervados no mesmo nível do tríceps (principalmente em C7), se a ativação do tríceps estiver ausente, é provável que a desses também esteja ausente. O paciente deste caso tem controle voluntário do tríceps, mas o músculo está muito fraco. Dado que sua lesão é muito recente, é provável que uma maior recuperação da força do tríceps ocorra ao longo do próximo ano. No período de um ano após a lesão, 90% dos músculos paréticos classificados no primeiro teste muscular manual (TMM) como 1 ou 2 recuperaram pelo menos uma força antigravidade (TMM = 3).[13] Portanto, esse indivíduo tem bom prognóstico de melhora da função muscular do tríceps, e o padrão típico de ativação muscular deve ser considerado para essa atividade.

Dependendo do prognóstico de locomoção, o fisioterapeuta deve avaliar a capacidade da criança de impulsionar uma cadeira de rodas ou andar curtas distâncias. A propulsão da cadeira de rodas pode ser obtida com ou sem controle voluntário dos extensores do cotovelo e flexores dos dedos (ambos os grupos musculares inervados principalmente em C7). Contudo, na ausência do controle voluntário desses músculos, a atividade é lenta e consome muita energia.[32,33] As funções corporais comprometidas relacionadas à propulsão da cadeira de rodas incluem o comprometimento da produção de força do bíceps (inervado principalmente em C5), peitoral maior (inervado principalmente em C6), deltoide anterior (inervado principalmente em C5) e trapézio (inervado principalmente pelo nervo craniano XI),[32] e flexibilidade do ombro (extensão) e cotovelo (extensão). A propulsão da cadeira de rodas é caracterizada por duas fases: puxa/empurra e recuperação.[32] Na fase de puxa/empurra, os ombros estão se movendo de extensão para flexão – puxando e depois empurrando os aros da cadeira. Os músculos usados na fase de puxa/empurra são o bíceps, peitoral maior, deltoide anterior e trapézio. Na fase de recuperação, os ombros se movem de flexão para extensão. Os músculos usados nessa fase são o trapézio, deltoide e tríceps.[32]

Quadro 30.1 NECESSIDADES DE FUNÇÕES E ESTRUTURAS CORPORAIS PARA REALIZAR PADRÕES DE MOVIMENTOS TÍPICOS E COMPENSATÓRIOS POR INDIVÍDUOS COM LESÃO MEDULAR

Atividade	Cinemática do padrão de movimento		Ativação muscular coordenada necessária	Produção de força muscular necessária	Flexibilidade necessária
Supino para sentado	Padrão típico	Na posição supina, as extremidades superiores empurram e estendem. O tronco gira e flete para chegar à posição sentada.		Tríceps (C7) = 5/5 Abdominais (T1-T9) = 5/5	Ombro: extensão e rotação externa Cotovelo: hiperextensão Flexão do quadril com extensão do joelho
	Padrão compensatório	Em posição supina, a cabeça está elevada, e os braços e a cabeça giram para a transição de deslizar lateralmente. O cotovelo sem carga é estendido passivamente com rotação externa do ombro. A criança gira sobre o cotovelo e mão estendidos. O outro braço está agora sem peso e o cotovelo está estendido. De uma posição sentada com pernas estendidas e reclinada, a criança muda o ponto de apoio e anda com os braços para perto da pelve, terminando em posição sentada com pernas estendidas, apoiada em braços estendidos.		Peitoral maior (C6) = 5/5 Deltoide (C5) = 5/5 Serrátil anterior (C5) = 5/5 Extensor radial do carpo (C6) = 5/5	

(Continua)

Quadro 30.1 NECESSIDADES DE FUNÇÕES E ESTRUTURAS CORPORAIS PARA REALIZAR PADRÕES DE MOVIMENTOS TÍPICOS E COMPENSATÓRIOS POR INDIVÍDUOS COM LESÃO MEDULAR *(Continuação)*

Atividade	Cinemática do padrão de movimento		Ativação muscular coordenada necessária	Produção de força muscular necessária	Flexibilidade necessária
Arrasto	Típico	Em posição sentada com as mãos na superfície de apoio, os cotovelos se estendem enquanto os ombros são deprimidos, assim retirando o peso da pelve. Os ombros são aduzidos, trazendo o tronco em direção aos braços.	Deltoide seguido por tríceps, grande dorsal e peitoral maior.	Tríceps (C7) = 5/5	Ombro: extensão e rotação externa Cotovelo: extensão Flexão do quadril com extensão do joelho
	Compensatório	Em posição sentada com as mãos na superfície de apoio, os ombros são girados externamente para travar os cotovelos em hiperextensão, os ombros são deprimidos e tiram o peso da pelve. Os ombros são aduzidos, trazendo o tronco para o braço. A cabeça e o tronco superior se movem em direção oposta aos quadris.	Deltoide seguido por grande dorsal e peitoral maior.	Peitoral maior (C6) = 5/5 Deltoide (C5) = 5/5 Grande dorsal (C6) = 5/5	

(Continua)

Quadro 30.1 NECESSIDADES DE FUNÇÕES E ESTRUTURAS CORPORAIS PARA REALIZAR PADRÕES DE MOVIMENTOS TÍPICOS E COMPENSATÓRIOS POR INDIVÍDUOS COM LESÃO MEDULAR (*Continuação*)

Atividade	Cinemática do padrão de movimento		Ativação muscular coordenada necessária	Produção de força muscular necessária	Flexibilidade necessária
Transferência para superfície da mesma altura	Típico	O braço condutor está na nova superfície. Os ombros e cotovelos se estendem para tirar o peso da pelve. A cabeça e o tronco superior giram para longe da superfície enquanto a pelve gira em direção à superfície.	Fase de pré-elevação: grande dorsal e deltoide (principalmente no braço que arrasta) Fase de elevação: deltoide, peitoral maior e tríceps.[31]	Peitoral maior (C6) = 5/5 Grande dorsal (C6) = 5/5 Deltoide (C5) = 5/5 Extensor radial do carpo (C6) = 5/5 Tríceps (C7) = 5/5 Flexor do carpo (C7) = 5/5 Flexor dos dedos (C7) = 5/5	Ombro: extensão e rotação externa Cotovelo: extensão Punho: extensão
	Compensatório	O braço condutor está na nova superfície. Os ombros giram externamente para travar os cotovelos em hiperextensão. A cabeça e o tronco superior se inclinam para frente a fim de aliviar o peso na pelve. A cabeça e o tronco superior giram em direção contrária à superfície enquanto a pelve gira em direção à superfície.	Fase de pré-elevação: grande dorsal e deltoide Fase de elevação: deltoide, peitoral maior e extensor radial longo e curto do carpo	Peitoral maior (C6) = 5/5 Grande dorsal (C6) = 5/5 Deltoide (C5) = 5/5 Extensor radial do carpo (C6) = 5/5	

(*Continua*)

Quadro 30.1 NECESSIDADES DE FUNÇÕES E ESTRUTURAS CORPORAIS PARA REALIZAR PADRÕES DE MOVIMENTOS TÍPICOS E COMPENSATÓRIOS POR INDIVÍDUOS COM LESÃO MEDULAR *(Continuação)*

Atividade	Cinemática do padrão de movimento		Ativação muscular coordenada necessária	Produção de força muscular necessária	Flexibilidade necessária
Propulsão da cadeira de rodas	Típico	Fase de empurrar: as mãos seguram os aros da cadeira de rodas e os ombros fletem enquanto os cotovelos fletem e depois estendem. Fase de recuperação: as mãos soltam os aros, ombros e cotovelos se estendem para reposicionar as mãos nos aros.	Fase de empurrar: deltoide anterior, peitoral maior, serrátil anterior e bíceps. Fase de recuperação: deltoide médio/posterior, tríceps	Deltoide (C5) = 5/5 Peitoral maior (C6) = 5/5 Serrátil anterior (C5) = 5/5 Bíceps (C5) = 5/5 Tríceps (C7) = 5/5 Flexor dos dedos (C7) = 5/5 Extensor radial do carpo (C6) = 5/5	Ombro: flexão e extensão Cotovelo: extensão Punho: extensão Dedos: flexão
	Compensatório	Fase de empurrar: superfície palmar/espaço interdigital está tocando as maçanetas da cadeira de rodas com punhos estendidos. Ombros fletem. Fase de recuperação: liberação dos aros e os ombros se estendem para reposicionar as mãos nos aros.	Fase de empurrar: deltoide anterior, peitoral maior, serrátil anterior e bíceps. Fase de recuperação: deltoide médio/posterior e extensor radial longo e curto do carpo	Deltoide (C5) = 5/5 Peitoral maior (C6) = 5/5 Serrátil anterior (C5) = 5/5 Bíceps (C5) = 5/5 Extensor radial do carpo (C6) = 5/5	

A maioria das famílias com uma criança com LM perguntará o prognóstico da capacidade de caminhar. Em adultos com LM, o prognóstico de caminhadas (distâncias dentro de casa) depende da força do quadríceps e dos músculos gastrocnêmio e sóleo, bem como da função sensorial cutânea (toque em L3 e S1) e idade (menos de 65 anos).[34] Embora isso possa ser usado para orientar a tomada de decisão clínica em crianças, é provável que elas tenham melhor prognóstico de recuperação da capacidade de andar por dois motivos importantes. Primeiro, crianças têm maior neuroplasticidade, isto é, maior potencial de recuperação com as intervenções adequadas. Segundo, o menor tamanho da criança comparado ao do adulto torna o manejo de grandes equipamentos ortopédicos (órteses de marcha alternante, órteses de quadril-joelho-tornozelo-pé e órteses de joelho-tornozelo-pé) mais fácil para o indivíduo e para a família. Enquanto esses mecanismos compensatórios fornecem oportunidade para a criança gravemente comprometida recuperar a capacidade de andar, há evidências instigantes de que há muito potencial de recuperação com o uso de intervenções dirigidas ao **treinamento locomotor**.[35,38]

Por fim, antes da alta de terapia intensiva, uma medida de resultados que avalie as restrições de participação e as limitações de atividades deve ser realizada para facilitar a comunicação com o fisioterapeuta do próximo nível de cuidados e para documentar as alterações. Duas medidas que têm sido usadas para documentar as alterações durante a reabilitação de crianças com LM são a Wee Functional Independence Measure (WeeFIM)[12] e a **Pediatric Evaluation of Disability Inventory**.[39] Para a WeeFIM, há resultados documentados de crianças com LM completa e incompleta internadas em centros de reabilitação que possibilitam a comparação.[12] A limitação da WeeFIM é que ela mede a capacidade, e não o desempenho *típico*. A Pediatric Evaluation of Disability Inventory é uma medida da limitação de atividade e da restrição de participação; ela alcança a capacidade e o desempenho típico e foi demonstrado que é responsiva à alteração em um ambiente de reabilitação de pacientes internados.[39]

Plano de atendimento e intervenções

As quatro metas principais durante a fase de terapia intensiva do processo de reabilitação são: a tolerância a posturas eretas; a criação de um programa de flexibilidade para promover independência futura em atividades; a criação precoce de estratégias para novos padrões de movimento; e a educação a respeito dos cuidados com o indivíduo com LM.

O objetivo mais importante para a criança com LM durante a fase de terapia intensiva é melhorar a tolerância à postura ereta, pois isso está relacionado à posição sentada. A mobilização para a beira da cama deve começar assim que não houver mais contraindicações clínicas ou medulares.[7] Há evidências, de adultos com LM, de que indivíduos com hipotensão ortostática relacionada à LM podem melhorar a tolerância a ficar de pé com um programa de permanência em pé.[40] Usando essa justificativa, é razoável pressupor que praticar ficar sentado em posição ereta reduz a hipotensão ortostática. Para evitar aplicar carga excessiva na região sacral por períodos prolongados, a posição sentada reclinada não deve ser praticada.[41]

Um programa de flexibilidade é importante para a criança com LM, pois muitos dos novos padrões de movimento que, eventualmente, se tornarão rotina têm necessidades específicas de flexibilidade. O programa de flexibilidade deve começar logo que inexistam contraindicações clínicas/ortopédicas. Atividades como a transferência para uma cadeira de rodas e a transição da posição supina para sentado requerem a extensão do ombro (pelo menos 90°) e a extensão do cotovelo (0°). Evidências sugerem que a perda da ADM do ombro está associada à dor durante o processo de reabilitação.[42] O comprimento do posterior da coxa torna-se muito importante para a posição sentada com pernas estendidas. A elevação da perna reta (uma estimativa do comprimento do posterior da coxa) deve ser aumentada para 110° de flexão do quadril com o joelho estendido. A flexão suficiente do joelho também é necessária para a transição do chão para a cadeira de rodas. A fim de realizar essa transferência, o indivíduo precisa de pelo menos 130° de flexão do joelho.

Embora seja importante manter, e em alguns casos aumentar, a ADM de articulações específicas, é igualmente importante permitir o encurtamento em outras articulações para ganhar função. Músculos paravertebrais encurtados promovem uma postura sentada e podem melhorar o equilíbrio. Flexores dos dedos encurtados permitem que o indivíduo que não tem ativação voluntária dos flexores dos dedos segure objetos usando um suporte funcional de tenodese. Tenodese é apreensão de objetos por meio de extensão ativa do punho combinada com insuficiência passiva dos flexores dos dedos encurtados. Neste caso, a criança tem ativação voluntária dos flexores dos dedos. Embora eles estejam fracos, há uma propensão a uma melhora significativa dentro do primeiro ano. Uma consideração sobre o prognóstico do indivíduo deve ser feita antes de se iniciar um programa de imobilização para promover encurtamento dos flexores dos dedos.

O treinamento das limitações de atividade elaborado com base nas tarefas identificadas no exame deve ser iniciado na fase aguda. Atividades como o equilíbrio no sentar com pernas estendidas, transferência de peso, arrasto, transferências para a cadeira de rodas e mobilidade na cadeira de rodas são limitações comuns de atividade em indivíduos com lesões mais graves. Pessoas com lesões medulares mais graves realizam essas atividades de forma diferente de indivíduos não incapacitados, e é importante compreender a cinemática e os padrões de ativação muscular das alterações compensatórias usadas por indivíduos com LM (Tab. 30.1). O equipamento adaptativo deve ser utilizado para aumentar a independência no processo inicial de aprendizado. Equipamentos como alças, pranchas de transferências e cadeiras de rodas são essenciais. Pacientes com lesões menos graves podem progredir para atividades como a transição de sentado para de pé ou para caminhadas. É improvável que a criança tenha independência plena para essas atividades na fase aguda, mas a intervenção nessa fase serve de base para outras intervenções na próxima reabilitação dentro do hospital e em eventual terapia ambulatorial.

A educação a respeito do processo de reabilitação e a valorização do envolvimento precoce da família são papéis importantes do fisioterapeuta neste caso. Também é importante começar discussões sobre os sinais de disfunção de sistemas orgânicos e as diretrizes para prevenção de disfunção. Por exemplo, indivíduos com LM têm um risco aumentado de úlcera de decúbito. Para reduzir esse risco, os pacientes devem realizar manobras de mudança do ponto de apoio a cada 20 a 30 minutos.[43] A maturidade do indivíduo deve ser considerada na determinação de quem será responsável pelo horário das manobras de mudança de posição. A criança de 5 anos deste caso é improvável de ser independente para seguir uma agenda de mudança de posição. Logo, o fisioterapeuta deve educar os pais sobre a necessidade, a frequência e a técnica de uma mudança de pontos de apoio. A fim de reduzir ainda mais o risco, é fundamental evitar forças sobre as superfícies de apoio com reposicionamento a cada duas horas.[43] A importância da posição sobre um sistema musculoesquelético imaturo também deve ser considerada. Crianças com lesões LMs têm um risco maior de escoliose[44] e displasia do quadril.[45] Quanto mais jovem a criança no momento da lesão, maior o risco de escoliose e instabilidade do quadril.[44,45]

Recomendações clínicas baseadas em evidências

SORT (*Strength of Recommendation Taxonomy*): Força da Taxonomia de Recomendação
A: Evidências consistentes, de boa qualidade e recomendadas para o paciente
B: Evidências inconsistentes ou de qualidade limitada orientadas para o paciente
C: Evidências consensuais, orientadas para a doença, prática comum, opinião de especialista ou série de casos

1. As diretrizes de classificação da ASIA de LM preveem a recuperação global, a recuperação da zona de lesão e o potencial de deambulação. **Grau B**
2. O Pediatric Evaluation of Disability Inventory detecta alterações na mobilidade e nos autocuidados em crianças com LM. **Grau B**
3. O treinamento locomotor melhora a capacidade de caminhar em casos agudos e crônicos em indivíduos com LM pediátrica incompleta. **Grau C**

PERGUNTAS PARA REVISÃO

30.1 Considerando a classificação ASIA C e os escores sensórios-motores na Figura 30.1, qual é o prognóstico *mais* provável do potencial locomotor deste indivíduo?
   A. Limitado a mobilidade de cadeira de rodas motorizada.
   B. Atualmente limitado à cadeira de rodas motorizada, mas ao final contando com mobilidade em cadeira de rodas manual.
   C. Atualmente limitado à cadeira de rodas manual, mas ao final caminhando distâncias em casa.
   D. Atualmente limitado a caminhar distâncias em casa, mas ao final caminhando distâncias na comunidade.

30.2 O monitoramento fisiológico de um indivíduo com uma LM C6, ASIA C, deve incluir o acompanhamento da FC e da PA durante todas as atividades a fim de identificar:
   A. Taquicardia.
   B. Resposta hipotensiva.
   C. Resposta hipertensiva.
   D. Uma resposta hipotensiva ou hipertensiva.

30.3 O programa de flexibilidade que *melhor* promove independência do indivíduo com LM C6 aguda, ASIA A, incluiria alongamento do:
   A. Iliopsoas, flexor dos dedos e articulação glenoumeral (para extensão do ombro).
   B. Posterior da coxa, grupo muscular gastrocnêmio-sóleo e articulação glenoumeral (para extensão do ombro).
   C. Posterior da coxa, flexor dos dedos e paravertebrais.
   D. Iliopsoas, grupo muscular gastrocnêmio-sóleo e paravertebrais.

RESPOSTAS

30.1 **C.** Esse indivíduo estará limitado à mobilidade na cadeira de rodas, mas, ao final, provavelmente poderá recuperar a capacidade de caminhar distâncias em casa. Ele tem fortes inervações em C5 e C6, o que sugere fortes músculos deltoides, peitorais, serrátil anterior, bíceps e extensor dos punhos – todos os quais irão capacitá-lo a impulsionar uma cadeira de rodas manual. Ele tem bom potencial para eventualmente andar pelo menos curtas distâncias. O paciente tem controle voluntário do quadríceps e do grupo muscular gastrocnêmio-sóleo (embora fraco), função sensorial no segmento sacral final e é jovem.

30.2 **D.** Esse indivíduo corre risco de hipotensão e de hipertensão. A hipotensão é provável e está relacionada à desnervação do sistema nervoso simpático e à ausência de bombas venosas musculares. Ele também tem risco de disreflexia autonômica que se manifesta como uma resposta hipertensiva com bradicardia.

30.3 **B.** Esse indivíduo precisa de flexibilidade nos seus posteriores (para permitir sentar-se com pernas estendidas), do grupo muscular gastrocnêmio-sóleo (para posicioná-lo em sua cadeira de rodas) e da articulação glenoumeral (para capacitá-lo na transição de supino para sentado de forma independente). Ele se beneficiaria de paraespinais *encurtados* para apoiar seu equilíbrio sentado (opções C e D) e flexores digitais encurtados para apoiar sua tenodese (opção A).

REFERÊNCIAS

1. Vogel LC, Hickey KJ, Klaas SJ, Anderson CJ. Unique issues in pediatric spinal cord injury. *Orthop Nurs.* 2004;23:300-308.
2. Vitale MG, Goss JM, Matsumoto H, Roye DP Jr. Epidemiology of pediatric spinal cord injury in the United States: years 1997 and 2000. *J Pediatr Orthop.* 2006;26:745-749.
3. Lee JH, Sung IY, Kang JY, Park SR. Characteristics of pediatric-onset spinal cord injury. *Pediatr Int.* 2009;51:254-257.
4. Oyinbo CA. Secondary injury mechanisms in traumatic spinal cord injury: a nugget of this multiply cascade. *Acta Neurobiol Exp (Wars).* 2011;71:281-299.
5. Vialle LR, Vialle E. Pediatric spine injuries. *Injury.* 2005;36(Suppl 2):B104-B112.
6. Berne JD, Velmahos GC, El-Tawil Q, et al. Value of complete cervical helical computed tomographic scanning in identifying cervical spine injury in the unevaluable blunt trauma patient with multiple injuries: a prospective study. *J Trauma.* 1999;47:896-903.
7. Consortium for Spinal Cord Medicine. Early acute management in adults with spinal cord injury: a clinical practice guideline for health-care providers. *J Spinal Cord Med.* 2008;31:403-479.

8. Anon. Management of pediatric cervical spine and spinal cord injuries. *Neurosurgery.* 2002; 50(3 Suppl):S85-S99.
9. Brown RL, Brunn MA, Garcia VF. Cervical spine injuries in children: a review of 103 patients treated consecutively at a level 1 pediatric trauma center. *J Pediatr Surg.* 2001;36:1107-1114.
10. Pang D. Spinal cord injury without radiographic abnormality in children, 2 decades later. *Neurosurgery.* 2004;55:1325-1343.
11. Maynard FM Jr, Bracken MB, Creasey G, et al. International Standards for Neurological and Functional Classification of Spinal Cord Injury. American Spinal Injury Association. *Spinal Cord.* 1997;35:266-274.
12. Garcia RA, Gaebler-Spira D, Sisung C, Heinemann AW. Functional improvement after pediatric spinal cord injury. *Am J Phys Med Rehabil.* 2002;81:458-463.
13. Consortium for Spinal Cord Medicine. Outcomes following traumatic spinal cord injury: clinical practice guidelines for health-care professionals. *J Spinal Cord Med.* 2000;23:289-316.
14. Mizukami M, Kawai N, Iwasaki Y, et al. Relationship between functional levels and movement in tetraplegic patients. A retrospective study. *Paraplegia.* 1995;33:189-194.
15. Mulcahey MJ, Gaughan J, Betz RR, Johansen KJ. The International Standards for Neurological Classification of Spinal Cord Injury: reliability of data when applied to children and youths. *Spinal Cord.* 2007;45:452-459.
16. Claydon VE, Krassioukov AV. Orthostatic hypotension and autonomic pathways after spinal cord injury. *J Neurotrauma.* 2006;23:1713-1725.
17. Gondim FA, Lopes AC Jr, Oliveira GR, et al. Cardiovascular control after spinal cord injury. *Curr Vasc Pharmacol.* 2004;2:71-79.
18. Greenberg JS, Ruutiainen AT, Kim H. Rehabilitation of pediatric spinal cord injury: from acute medical care to rehabilitation and beyond. *J Pediatr Rehabil Med.* 2009;2:13-27.
19. Betz RR. Unique management needs of pediatric spinal cord injury patients: orthopedic problems in the child with spinal cord injury. *J Spinal Cord Med.* 1997;20:14-16.
20. Giangregorio L, McCartney N. Bone loss and muscle atrophy in spinal cord injury: epidemiology, fracture prediction, and rehabilitation strategies. *J Spinal Cord Med.* 2006;29:489-500.
21. Siddall PJ, Taylor DA, McClelland JM, Rutkowski SB, Cousins MJ. Pain report and the relationship of pain to physical factors in the first 6 months following spinal cord injury. *Pain.* 1999;81:187-197.
22. Sköld C, Levi R, Seiger A. Spasticity after traumatic spinal cord injury: nature, severity, and location. *Arch Phys Med Rehabil.* 1999;80:1548-1557.
23. Krouskop TA, Noble PC, Garber SL, Spencer WA. The effectiveness of preventive management in reducing the occurrence of pressure sores. *J Rehabil R D.* 1983;20:74-83.
24. Abd AG, Braun NM. Management of life-threatening bradycardia in spinal cord injury. *Chest.* 1989;95:701-2.
25. Lehmann KG, Lane JG, Piepmeier JM, Batsford WP. Cardiovascular abnormalities accompanying acute spinal cord injury in humans: incidence, time course and severity. *J Am Col. Cardiol.* 1987;10:46-52.
26. Blood Pressure Tables for Children and Adolescents, NHLBI. Available at: http://www.nhlbi.nih.gov/guidelines/hypertension/child_tbl.htm. Accessed January 3, 2012.
27. Kosiak M. Prevention and rehabilitation of pressure ulcers. *Decubitus.* 1991;4:62-66.

28. Medow MS, Stewart JM, Sanyal S, Mumtaz A, Sica D, Frishman WH. Pathophysiology, diagnosis, and treatment of orthostatic hypotension and vasovagal syncope. *Cardiol Rev*. 2008;16:4-20.
29. van Drongelen S, van der Woude LH, Janssen TW, Angenot EL, Chadwick EK, Veeger DH. Glenohumeral contact forces and muscle forces evaluated in wheelchair-related activities of daily living in able-bodied subjects versus subjects with paraplegia and tetraplegia. *Arch Phys Med Rehabil*. 2005;86:1434-1440.
30. Beninato M, O'Kane KS, Sullivan PE. Relationship between motor FIM and muscle strength in lower cervical-level spinal cord injuries. *Spinal Cord*. 2004;42:533-540.
31. Gagnon D, Koontz AM, Brindle E, Boninger ML, Cooper RA. Does upper-limb muscular demand differ between preferred and nonpreferred sitting pivot transfer directions in individuals with a spinal cord injury? *J Rehabil Res Dev*. 2009;46:1099-1108.
32. Schantz P, Björkman P, Sandberg M, Andersson E. Movement and muscle activity pattern in wheelchair ambulation by persons with para- and tetraplegia. *Scand J Rehabil Med*. 1999;31:67-76.
33. Mulroy SJ, Farrokhi S, Newsam CJ, Perry J. Effects of spinal cord injury level on the activity of shoulder muscles during wheelchair propulsion: an electromyographic study. *Arch Phys Med Rehabil*. 2004;85:925-934.
34. van Middendorp JJ, Hosman AJF, Donders AR, et al. A clinical prediction rule for ambulation outcomes after traumatic spinal cord injury: a longitudinal cohort study. *Lancet*. 2011;377: 1004-1010.
35. Prosser LA. Locomotor training within an inpatient rehabilitation program after pediatric incomplete spinal cord injury. *Phys Ther*. 2007;87:1224-1232.
36. Behrman AL, Harkema SJ. Physical rehabilitation as an agent for recovery after spinal cord injury. *Phys Med Rehabil Clin N Am*. 2007;18:183-202.
37. Fox EJ, Tester NJ, Phadke CP, et al. Ongoing walking recovery 2 years after locomotor training in a child with severe incomplete spinal cord injury. *Phys Ther*. 2010;90:793-802.
38. Behrman AL, Nair PM, Bowden MG, et al. Locomotor training restores walking in a nonambulatory child with chronic, severe, incomplete cervical spinal cord injury. *Phys Ther*. 2008;88:580-590.
39. Choksi A, Townsend EL, Dumas HM, Haley SM. Functional recovery in children and adolescents with spinal cord injury. *Pediatr Phys Ther*. 2010;22:214-221.
40. Harkema SJ, Ferreira CK, van den Brand RJ, Krassioukov AV. Improvements in orthostatic instability with stand locomotor training in individuals with spinal cord injury. *J Neurotrauma*. 2008;25:1467-1475.
41. Goetz LL, Brown GS, Priebe MM. Interface pressure characteristics of alternating air cell mattresses in persons with spinal cord injury. *J Spinal Cord Med*. 2002;25:167-173.
42. Waring WP, Maynard FM. Shoulder pain in acute traumatic quadriplegia. *Paraplegia*. 1991;29:37-42.
43. Consortium for Spinal Cord Medicine Clinical Practice Guidelines. Pressure ulcer prevention and treatment following spinal cord injury: a clinical practice guideline for health-care professionals. *J Spinal Cord Med*. 2001;24(Suppl 1):S40-S101.
44. Dearolf WW III, Betz RR, Vogel LC, Levin J, Clancy M, Steel HH. Scoliosis in pediatric spinal cordinjured patients. *J Pediatr Orthop*. 1990;10:214-218.
45. Rink P, Miller F. Hip instability in spinal cord injury patients. *J Pediatr Orthop*. 1990;10:583-587.

Criança com episódio de quase afogamento

Mary Swiggum
Brooke B. Pettyjohn

CASO 31

Uma criança de 2 anos foi encontrada com a face para baixo na piscina de casa. A família mora na Flórida e a temperatura estimada da piscina no momento do incidente de quase afogamento era 29 °C. Os pais estimam que o filho ficou na água por seis a oito minutos antes de ser retirado. O pai iniciou a ressuscitação cardiopulmonar imediatamente e o Serviço de Atendimento Médico de Urgência foi chamado. Quando a ambulância chegou, a ressuscitação cardiopulmonar foi mantida, mas a entubação não foi bem-sucedida. O coração do paciente parou três vezes antes que ele fosse estabilizado na unidade de emergência. A temperatura corporal na emergência era 34 °C. Ele não respondia a estímulos dolorosos ou verbais e estava dependente de ventilação mecânica. As pupilas estavam fixas e dilatadas em 4 mm. Na admissão, ele apresentou um escore 3 na Escala Pediátrica de Coma de Glasgow. Dois dias depois, ele tinha um nível de enolase neurônio-específica (ENE) de 38. Os pais foram enfáticos quanto ao filho ser salvo. O paciente está atualmente na unidade de tratamento intensivo pediátrica (UTI-P), 10 dias após um episódio de quase afogamento. O escore PGSC é 11 no momento. Os olhos abrem de forma espontânea e ele está começando a focar nas pessoas. A criança apresenta gemidos e está começando a responder a estímulos táteis puxando a parte corporal tocada. Ele ainda está entubado, mas o plano é começar a desmamá-lo nos próximos dias.

▶ Quais são as possíveis consequências neurológicas e comprometimentos musculoesqueléticos secundários associados a um incidente anóxico em uma criança?
▶ Qual é o papel do fisioterapeuta de terapia intensiva na prevenção de comprometimentos secundários e no preparo da criança e da família para transferência para uma unidade de reabilitação?
▶ Quais possíveis complicações físicas e psicossociais do paciente poderiam interferir na fisioterapia?
▶ Quais precauções devem ser tomadas durante as intervenções de fisioterapia?
▶ Quais são as expectativas de função e participação para uma criança típica de 2 anos?

DEFINIÇÕES-CHAVE

AFOGAMENTO: morte por asfixia dentro de 24 horas da submersão.
ANOXIA: ausência completa de oxigênio no sangue; após quatro minutos, as células cerebrais podem começar a morrer; após mais de cinco minutos, pode ocorrer lesão cerebral permanente.
ENOLASE NEURÔNIO-ESPECÍFICA (ENE): marcador enzimático de dano cerebral isquêmico; níveis aumentados no líquido cerebrospinal (LCS) colhido 72 horas após o incidente neurológico grave têm um valor preditivo aceito para o desfecho; concentrações normais de ENE no LCS são 17,3 ± 4,6 ng/mL[1,2] (média ± DP).
ESCALA PEDIÁTRICA DE COMA DE GLASGOW: modificação da Escala de Coma de Glasgow delineada para utilização em crianças; escores de testes oculares, verbais e motores são somados e variam de 3 (coma profundo ou morte) a 15 (acordado e consciente); escore total < 8 indica um risco significativo de morte.[3]
HIPOXIA/HIPOXEMIA: expressões com frequência usadas de forma indistinta; hipoxia é a oxigenação insuficiente dos tecidos; hipoxemia é a oxigenação insuficiente do sangue arterial.
IMAGEM DE RESSONÂNCIA MAGNÉTICA: ferramenta diagnóstica baseada em sinais emitidos por prótons quando colocados em um campo magnético; pode ser utilizada vários dias após a lesão para avaliar o dano hipoxico-isquêmico secundário a um episódio de quase afogamento.
LESÃO DE SUBMERSÃO: submersão resultante em admissão hospitalar ou morte.
OPISTÓTONO: forma extrema de hiperextensão do corpo de maneira que a cabeça e os calcanhares ficam arqueados para trás.
POSTURA DESCORTICADA: postura anormal geralmente indicativa de disfunção do mesencéfalo, na qual o corpo está rígido com os braços fletidos e as pernas estendidas.
QUASE AFOGAMENTO: episódio de submersão de gravidade suficiente para merecer atenção médica.
RESPOSTA EVOCADA VISUAL (REV): medida diagnóstica que registra impulsos elétricos gerados por um estímulo visual; realizada para detectar anormalidades nas vias visuais.

Objetivos

1. Descrever a resposta fisiológica do corpo a um quase afogamento e as implicações para o tratamento fisioterapêutico da vítima de quase afogamento.
2. Identificar ferramentas válidas e confiáveis para avaliar habilidades funcionais e motoras em uma criança após um episódio de quase afogamento.
3. Identificar ferramentas confiáveis, válidas e desenvolvidas de forma adequada para avaliar dor em uma criança após um episódio de quase afogamento.
4. Identificar testes neurodiagnósticos que, em geral, seriam realizados em uma criança após um episódio de quase afogamento.
5. Identificar medicações que podem ser administradas para abordar o tônus muscular anormal e a atividade convulsiva e quaisquer reações adversas a medicamentos (RAMs) que possam afetar a avaliação e/ou as intervenções de fisioterapia.

Considerações sobre a fisioterapia

Considerações sobre a fisioterapia para o tratamento de um indivíduo que sobreviveu a um quase afogamento na infância com desenvolvimento de lesão cerebral anóxica significativa:

- **Cuidados/Objetivos do plano geral de fisioterapia:** prevenir comprometimentos secundários (p. ex., contratura articular, atrofia muscular, ruptura da pele); melhorar ou manter a ventilação e oxigenação; encorajar o desenvolvimento proposital de padrões adequados de movimentos; melhorar o nível cognitivo por meio de estímulos multimodais; abordar habilidades funcionais, motoras amplas e finas e visuais/motoras com atenção, consciência e estabilidade clínica
- **Intervenções de fisioterapia:** educação da família/cuidadores a respeito das condições atuais e de atividades para melhorar o desempenho, como atividades de amplitude de movimento (ADM) funcional, posicionamento para prevenir assimetria, contraturas, e rupturas da pele; reeducação de movimentos adequados ao desenvolvimento e estimulação de comportamento cognitivo-comportamental; alongamento prolongado; imobilização em tala, quando indicado
- **Precauções durante a fisioterapia:** monitorar os sinais vitais e as respostas à estimulação; ter cuidado com os equipamentos, em especial com ventiladores
- **Complicações que interferem na fisioterapia:** nível diminuído da consciência, RAMs

Visão geral da patologia

Quase 2 mil crianças morrem todos os anos nos Estados Unidos como resultado de afogamento.[2,4,5] O quase afogamento é uma causa significativa de morbidade e é definido como um episódio no qual alguém sobrevive a um período de submersão na água.[5] As morbidades associadas ao quase afogamento incluem disfunção dos sistemas cardiorrespiratório, neuromuscular, musculoesquelético, neurocomportamental, renal e gastrintestinal. O mecanismo final da lesão é hipoxemia e lesão orgânica induzida por isquemia.[5,6]

Durante um episódio de quase afogamento, em geral, a vítima passa por um período de pânico, esforço e movimentos automáticos de natação. A apneia ocorre e continua até os níveis de $PaCO_2$ e PaO_2 atingirem um limiar no qual ocorre respiração involuntária, com aspiração de água.[7-9] Alguns indivíduos aspiram uma pequena quantidade de líquidos durante a fase apneia inicial, o que resulta em laringospasmo. Na maioria dos casos, o laringospasmo depois relaxa e ocorre mais aspiração. Em cerca de 10% das vítimas de afogamento, o laringospasmo não se resolve e os indivíduos se afogam sem aspirar líquidos.[10] Contudo, se essas vítimas forem reanimadas, elas podem aspirar o conteúdo gástrico. O volume de líquidos aspirado influencia o risco de pneumonia. A oxigenação inadequada dos tecidos, havendo ou não aspiração de líquidos, pode causar lesão neuronal, colapso circulatório, dano miocárdico, disfunção de múltiplos órgãos e lesão cerebral isquêmica.

O desfecho mais devastador de um episódio de quase afogamento é a lesão cerebral hipoxica-isquêmica ou lesão cerebral anóxica. Em geral, os neurônios morrem quando há uma falta de oxigênio por períodos de 5 a 10 minutos. Certas áreas do cérebro são muito sensíveis à falta de oxigênio, como as regiões subcorticais, isto é, os gânglios basais, o hipocampo e as estruturas límbicas.[9] Quando a falta de oxigênio é grave e/ou prolongada, mais números e tipos de neurônios são afetados e as sequelas resultantes são mais graves.[11] A temperatura da água no momento do quase afogamento pode afetar a extensão do dano neurológico, com melhores resultados relatados quando ocorrem em água fria.[12] Fatores adicionais que afetam a morbidade incluem a duração da submersão, a avaliação neurológica inicial, o tempo até a primeira respiração e o pH sanguíneo inicial.[13]

O tratamento intensivo inicial de uma criança após um episódio de quase afogamento envolve esforços de suporte ventilatório e prevenção de extensão da lesão neurológica. A ventilação mecânica é instituída. A oxigenação por membrana extracorpórea também pode ser instalada. Essa oxigenação é uma intervenção no sistema respiratório na qual o sangue é oxigenado mecanicamente fora do corpo para permitir que os pulmões repousem após uma lesão. A ventilação é usada com frequência em conjunto com paralisia farmacológica do sistema musculoesquelético. Isso pode colocar a criança em maior risco de contraturas, fraqueza muscular e atrofia durante a fase aguda.[14] A função cardíaca é monitorada eletricamente de forma contínua. Um cateter urinário é inserido e o débito urinário é medido a cada hora para monitorar a função renal.[15] Instala-se uma sonda nasogástrica logo que possível e remove-se o conteúdo estomacal para reduzir o risco de vômitos e aspiração. A acidose metabólica ocorre em 70% das vítimas de quase afogamento e é tratada com bicarbonato de sódio se o pH estiver abaixo de 7.[16] Radiografias podem ser feitas para excluir a possibilidade de lesão musculoesquelética e avaliar o estado pulmonar. Pode-se realizar observações neurológicas seriadas usando a Escala Pediátrica de Coma de Glasgow.[16] Testes neurodiagnósticos adicionais realizados no ambiente de terapia intensiva podem incluir TC, imagem de ressonância magnética, ENE, REV e resposta evocada auditiva do tronco cerebral.[2,17,18] Esses testes são feitos para monitorar a evolução da lesão neurológica e promover a assistência em um prognóstico mais preciso.

A determinação do prognóstico de crianças que passam por um episódio de quase afogamento é complexa em função da natureza do distúrbio e do fato de as crianças estarem se desenvolvendo e crescendo. Em uma revisão retrospectiva do prontuário de 44 crianças que tiveram episódios de quase afogamento, os autores observaram que as crianças que estavam acordadas e tinham movimentos espontâneos e intencionais e função normal do tronco cerebral 24 horas após o episódio tiveram uma recuperação satisfatória. Em contraste, crianças sem movimentos espontâneos e intencionais e com função anormal do tronco cerebral 24 horas após o quase afogamento apresentavam déficit neurológico grave ou morte.[17] Outro estudo analisou resultados da **resposta evocada auditiva do tronco cerebral (REATC)** como um indicador de recuperação futura.[19] Esse teste diagnóstico usa impulsos elétricos para determinar anormalidades ao longo da via auditiva e outras anormalidades do tronco cerebral. Pacientes que tiveram recuperação neurológica completa tinham medidas de REATC similares às dos controles. As medidas de REATC para indivíduos com desfechos desfavoráveis no longo prazo eram normais após a ressuscitação, mas mostravam redução significativa nas amplitudes da onda V nos dias subsequentes à lesão. Quando comparados com os controles, pacientes com desfechos vegetativos tinham latências interpicos I-V anormalmente prolongadas, amplitudes da onda V diminuídas e grandes coeficientes de amplitude I/V após a ressuscitação.[19] O comprometimento musculoesquelético no longo prazo, secundário a um desfecho neurológico desfavorável, inclui pé equino, contraturas dos adutores do quadril, dos posteriores da coxa e do quadríceps, subluxação ou deslocamento do quadril e escoliose.[14] Crianças com estado distônico, caracterizado por episódios frequentes e graves de distonia generalizada, tendem a apresentar comprometimentos e deformidades ortopédicas mais significativos no longo prazo. Padrões de movimentos anormais comuns nos primeiros meses pós-lesão incluem postura descorticada e distonia com opistótono. Espasmos de torção (em especial aqueles causando opistótono doloroso) podem ser tratados com relaxantes musculares como tizanidina e baclofen, e/ou trazodona e propranolol. As RAMs que podem afetar as intervenções de reabilitação incluem tontura, hipotensão, sonolência, ataxia e bradicardia.

Tratamento fisioterapêutico do paciente

O estado de um paciente com lesão cerebral anóxica pode se alterar de forma rápida. Às vezes, dentro dos primeiros 2 a 10 dias pós-evento, pode ocorrer uma regressão por motivos ainda desconhecidos. Nesse estágio, o paciente pode se tornar vegetativo ou mesmo morrer. O fisioterapeuta deve trabalhar junto com a equipe de médicos, enfermeiros, fonoaudiólogos, terapeutas ocupacionais e cuidadores para garantir uma ampla compreensão da condição do paciente e promover a manutenção da sua integridade funcional. O paciente deste caso não será capaz de se comunicar verbalmente, pois está entubado e pode ter sofrido dano nas regiões cerebrais críticas para a linguagem receptiva e expressiva. Portanto, é importante que cada pessoa na equipe de cuidados de saúde e os membros da família do paciente conheçam os indicadores comportamentais e fisiológicos de dor e sofrimento, como as alterações na expressão facial, no tônus muscular e nas vocalizações, os comportamentos atípicos e os aumentos na frequência cardíaca (FC) e pressão arterial (PA).[20] É vital que todos os membros da equipe sejam consistentes em suas comunicações com a família. Essa criança sofreu dano cerebral grave e a recuperação depende da extensão da lesão, da sua função prévia e do ambiente pós-lesão. É importante que a família compreenda que crianças não apenas "acordam" de um coma. A família deve ser educada para buscar respostas precoces aos estímulos sensoriais, como ter reação à luz, focar o rosto de um membro da família e responder a comandos. Ensinar à família os sinais de melhora que ela deve buscar e as atividades que deve fazer com a criança ajuda a reduzir o estresse e a promover a superação.

Exame, avaliação e diagnóstico

O exame do paciente começa com uma revisão detalhada da história e do tratamento clínico. A discussão com a equipe de enfermagem para avaliar os riscos e as precauções imediatas é vital para garantir que o paciente esteja estável. O fisioterapeuta deve entrevistar a família e os cuidadores a respeito do nível prévio de funcionamento, crescimento, marcos de desenvolvimento, ambiente de vida, história clínica/cirúrgica e preferências do paciente. Esse tempo também pode ser usado para discutir as perspectivas da família sobre a lesão e suas metas. Como um bebê depende da família para cuidados e apoio emocional, devem ser implementados cuidados centrados na família.[7] Se possível, um membro da família deve estar presente durante o exame, visto que a ansiedade da criança fica reduzida quando seu cuidador está presente.[21] A criança deste caso tem, no momento, um escore de 11 na Escala Pediátrica de Coma de Glasgow e ainda está entubada. O paciente está de olhos abertos e começa a focar pessoas e a puxar o membro estimulado. Técnicas de exame possivelmente dolorosas, como movimentar a criança em diferentes posições ou realizar ADM em articulações que podem não ter sido movimentadas por vários dias, devem ser feitas de forma proativa.[18] Posições de conforto, distrações, preparação para o procedimento e treinamento dos pais[22,23] devem ser empregados quando possível e necessário. Uma revisão dos sistemas, como delineado no Guide to Physical Therapist Practice,[24] deve ser realizada da forma mais completa possível.

Déficits específicos após um episódio de quase afogamento particularmente preocupantes para o fisioterapeuta incluem: aprendizado, memória, atenção, funções executivas, funções visuais/espaciais, habilidades de comunicação e distúrbios dos movimentos como rigidez, distonia, coreia, mioclonia de ação, ataxia, disartria, disfagia e apraxia ocular.[25,28] A documentação cuidadosa do tônus muscular e dos padrões de movimento é necessária para prever o desenvolvimento de assimetria postural, contraturas, deformidade e risco de ruptura da pele. Um exame meticuloso da integridade da pele deve ser realizado. O funcionamento motor deve ser avaliado usando critérios e avaliações referenciadas por normas, como a **Gross Motor Function Measure** (GMFM)[29] e a Peabody Scales of Motor Development,[30] respectivamente. A primeira demonstrou responsividade e validade como uma medida de avaliação da função motora bruta em crianças com lesão cerebral traumática.[29] O critério Gross Motor Function Measure é responsivo a alterações na função motora bruta secundárias às intervenções terapêuticas. As cinco dimensões testadas são: (1) deitar e rolar; (2) sentar; (3) rastejar e ajoelhar/ (4) ficar de pé; e (5) andar. A dimensão de deitar e rolar e, possivelmente, a dimensão de sentar seriam mais adequadas para a avaliação inicial dessa criança. As habilidades funcionais devem ser avaliadas por meio de ferramentas como a WeeFIM[36] ou o Pediatric Evaluation of Disability Inventory.[31,32] A idade de desenvolvimento da criança determina as ferramentas que devem ser usadas para avaliar a dor. Para este paciente, medidas comportamentais e fisiológicas como a Comfort Behavior Scale ou a Non-communicanting Children's Pain Checklist são indicadas.[33]

O fisioterapeuta sintetiza a informação coletada do exame para determinar o diagnóstico, prognóstico e plano de cuidados do paciente. Os comprometimentos previstos secundários musculoesqueléticos, neuromusculares e cardiopulmonares também devem ser considerados durante essa fase além das alterações anatômicas resultantes do crescimento e posterior desenvolvimento. Evidências crescentes a respeito da neuroplasticidade e recuperação da função sugerem que o estado pré-mórbido e a qualidade do ambiente físico e social sejam considerados durante o prognóstico.[34] A superação dos cuidadores e o grau de otimismo também podem afetar bastante o desfecho de longo prazo.[35-37]

Plano de atendimento e intervenções

O plano geral de cuidados fisioterapêuticos envolve a prevenção de comprometimentos secundários previsíveis que podem ocorrer em qualquer indivíduo gravemente enfermo confinado ao leito (contratura articular, atrofia muscular, ruptura da pele) e a melhora ou a manutenção da ventilação e da oxigenação. A ADM passiva deve incluir a ADM funcional de cada articulação nas extremidades. As amplitudes da mandíbula, cervical, torácica e lombar também devem ser mantidas. A excitação sensorial pode aumentar a estimulação e a atenção do paciente. Tal estímulo pode ser visual, olfativo, de paladar, auditivo, de toque, movimento ou posição. Deve ser dada atenção às reações do paciente a cada estímulo para estimar a hiperestimulação. Como o paciente é incapaz de se comunicar verbalmente, o fisioterapeuta deve monitorar com atenção os comportamentos não verbais (p. ex., caretas, aumento do tônus) e as respostas fisiológicas (PA e FC).

O fisioterapeuta deve encorajar padrões de movimentos com propósitos adequados ao desenvolvimento o máximo possível. Isso pode ser tentado por meio de **estimulação cognitivo-comportamental**.[4,38] O coma rompe os mecanismos de estimulação e interfere na capacidade de a criança responder ao ambiente. Como a percepção é ligada à ação, atividades que melhoram a consciência da criança em relação ao ambiente são fundamentais. Inicialmente, a criança pode ser apresentada a modalidades sensoriais estruturadas (visão, audição, olfato, toque, postura e movimento) para aumentar o nível de estimulação e consciência ambiental. A família deve ser encorajada a trazer de casa os itens favoritos da criança– talvez um bichinho de pelúcia ou brinquedo musical. O aroma dos alimentos preferidos também pode ser usado. Quando a estimulação e a consciência aumentam, devem ser encorajados movimentos intencionais em direção ao estímulo, como estirar-se para tocar um ursinho de pelúcia. A estimulação auditiva, como uma música favorita, pode ser combinada com movimentos. Por exemplo, se a criança está trabalhando no controle da cabeça na posição sentada com suporte, a música pode ser tocada cada vez que ela mantiver sua cabeça ereta e depois desligada quando ela deixa a cabeça cair. A localização dos estímulos visual, auditivo e tátil também pode ser facilitada. Por exemplo, sempre que o cuidador diz o nome da criança, ela deve ser encorajada, primeiro passivamente se necessário, a girar sua cabeça em direção ao cuidador. Para tentar melhorar o nível cognitivo, podem ser usados estímulos multimodais. Se houver um lado negligenciado, o esboço visual do ambiente físico e social deve ser construído para facilitar o movimento nesse lado. À medida que a estabilidade do paciente permite, o fisioterapeuta aborda habilidades funcionais, motoras finas e amplas e visuais/motoras enquanto a atenção, estimulação e comunicação progridem. Em geral, uma criança de 2 anos deve ser capaz de andar bem, correr, pular no lugar ou de um pequeno degrau, subir e descer degraus segurando a mão de alguém, chutar uma pequena bola para frente, pegar uma bola rolada para ela, atirar a bola a uma curta distância sem precisão, empilhar vários blocos, rabiscar um pedaço de papel, colocar um pequeno objeto em uma garrafa e colocar pelo menos uma peça de um conjunto de três no local adequado.[30]

É fundamental incluir a educação do cuidador como uma intervenção. Os benefícios da educação do cuidador são duplos: não apenas o paciente está recebendo estimulação e mobilização mais consistentes, mas os cuidadores têm uma oportunidade de sentir que estão fazendo algo importante para o bem-estar da criança e contribuindo para sua potencial recuperação. O efeito dessa responsabilidade não deve ser superenfatizado. Os cuidadores devem receber instruções a respeito da posição e das complicações que podem advir do posicionamento inadequado (p. ex., contraturas, úlceras de pressão, assimetrias). O fisioterapeuta pode instruir os cuidadores sobre como realizar os exercícios passivos de ADM no paciente e verificar a integridade da pele, bem como sobre técnicas de estimulação para facilitar a melhora cognitiva. É provável que a criança deste caso terá alta para um hospital de reabilitação pediátrica. O prognóstico sobre a reabilitação é muito difícil neste momento. Se a criança tiver alta para casa, os equipamentos essenciais a serem considerados incluem o aluguel de uma cadeira de rodas ou um carrinho de bebê adaptado e um assento para banho. Equipamentos adicionais podem ser solicitados conforme a necessidade, dependendo da recuperação da criança.

Recomendações clínicas baseadas em evidências

SORT (*Strength of Recommendation Taxonomy*): Força da Taxonomia de Recomendação
A: Evidências consistentes, de boa qualidade e recomendadas para o paciente
B: Evidências inconsistentes ou de qualidade limitada orientadas para o paciente
C: Evidências consensuais, orientadas para a doença, prática comum, opinião de especialista ou série de casos

1. A REATC é um indicador de recuperação neurológica futura em pacientes com lesão cerebral anóxica. **Grau B**
2. A GMFM é uma avaliação responsiva e válida da função motora ampla em crianças com lesão cerebral traumática. **Grau B**
3. A estimulação cognitivo-comportamental melhora o desfecho em relação à consciência, ao controle do braço/função da mão e à praxia em indivíduos após um quase afogamento. **Grau B**

PERGUNTAS PARA REVISÃO

31.1 Um fisioterapeuta na UTI-P avalia um paciente cinco dias após um episódio de quase afogamento. Qual dos seguintes fatores está associado a um melhor prognóstico?
   A. Movimentos espontâneos e intencionais dentro de 24 horas após o episódio.
   B. Submersão por menos de cinco minutos.
   C. Submersão em água fria.
   D. Todas as opções anteriores.

31.2 Um fisioterapeuta tem trabalhado com uma criança de 6 anos que sobreviveu a um episódio de quase afogamento há 15 dias. As estratégias para melhorar a atenção da criança e promover padrões de movimento adequados à idade deveriam incluir:
   A. Recompensar a elevação da cabeça na posição sentada com suporte usando diversos estímulos sensoriais de forma simultânea quanto mais estimulação, melhor.
   B. Colocar a criança em posição pronada e facilitar a elevação da cabeça massageando os extensores do pescoço.
   C. Recompensar a elevação da cabeça na posição sentada com suporte tocando as músicas preferidas da criança.
   D. Colocar a criança sentada em uma bola e facilitar a elevação da cabeça.

RESPOSTAS

31.1 **D.** Em geral, os neurônios morrem quando há falta de oxigênio em período de 5 a 10 minutos (opção B). Quando a carência de oxigênio é grave e/ou prolongada, mais números e tipos de neurônios são afetados, e as sequelas resultantes são mais graves.[10] Melhores desfechos foram relatados quando o quase afogamento ocorreu em água fria (opção C).[11] Um estudo relatou que crianças que estavam suficientemente acordadas e apresentavam movimentos espontâneos intencionais e função normal do tronco cerebral 24 horas após o quase afogamento tiveram recuperação favorável (opção A).[14]

31.2 **C.** É importante usar modalidades sensoriais *estruturadas* para aumentar a estimulação e combiná-las com movimentos ativos.[4,38] Itens que a criança mais gostava são melhores. Ligar o comportamento motor a consequências práticas ajuda a melhorar o aprendizado motor. Sentar é uma posição mais funcional e adequada à idade para uma criança de 6 anos do que a posição pronada (opção B). Sentar em uma superfície dinâmica, como uma bola, para facilitar a elevação da cabeça seria muito difícil 15 dias após uma lesão de quase afogamento (opção D).

REFERÊNCIAS

1. Casmiro M, Maitan S, De Pasquale F, Cova V, Scarpa E, Vignatelli L; NSE Study Group. Cerebrospinal fluid and serum neuron-specific enolase concentrations in a normal population. *Eur J Neurol*. 2005;12:369-374.
2. Rech TH, Viera SR, Nagel F, Brauner JS, Scalco R. Serum neuron-specific enolase as early predictor of outcome after in-hospital cardiac arrest: a cohort study. *Crit Care*. 2006;10:R133.
3. Mandel R, Martinot A, Delepoulle F, et al. Prediction of outcome after hypoxic-ischemic encephalopathy: a prospective clinical and electrophysiologic study. *J Pediatr*. 2002;141:45-50.
4. Pierro MM, Bollea L, Di Rosa G, et al. Anoxic brain injury following near-drowning in children. Rehabilitation outcome: three case reports. *Brain Inj*. 2005;19:1147-1155.
5. Lee LK, Mao C, Thompson KM. Demographic factors and their association with outcomes in pediatric submersion injury. *Acad Emerg Med*. 2006;13:308-313.
6. DeBoer S, Scott E. Near drowning: prognosis and prevention. *Australian Emerg Nurs J*. 2004;6:27-38.
7. Barat M, Blanchard JY, Darriet D, Giroire JM, Daverat P, Hazaux JM. Les troubles neuropsychologiques des anoxies cerebrales prolongees. Influence sure le devenir functionnel. *Annales de Readaptation et de Medecine Physique*. 1989;32:657-668.
8. Volpe BT, Hirst W. The characterization of an amnesic syndrome following hypoxic ischemic injury. *Arch Neurol*. 1983;40:436-440.
9. Armengol CG. Acute oxygen deprivation: neuropsychological profiles and implications for rehabilitation. *Brain Inj*. 2000;14:237-250.
10. Beyda DH. Pathophysiology of near-drowning and treatment of the child with a submersion incident. *Crit Care Nurs Clin North Am*.1991;3:273-280.
11. Lezak MD. *Neuropsychological Assessment*. 3rd ed. New York: Oxford University Press; 1995.
12. Wilson BA. Cognitive functioning of adult survivors of cerebral hypoxia. *Brain Inj*. 1996;10:863-874.
13. Medical aspects of the persistent vegetative state. The Multi-Society Task Force on PVS. *N Engl J Med*. 1994;330:1499-1508.
14. Abrams RA, Mubarak S. Musculoskeletal consequences of near-drowning in children. *J Pediatr Orthop*. 1991;11:168-175.
15. Shaw KN, Briede CA. Submersion injuries: drowning and near-drowning. *Emerg Med Clin North Am*. 1989;7:355-370.
16. Fields AI. Near-drowning in the pediatric population. *Crit Care Clin*. 1992;8:113-129.
17. Bratton SL, Jardine DS, Morray JP. Serial neurologic examinations after near drowning and outcome. *Arch Pediatr Adolesc Med*. 1994;148:167-170.
18. Farah MJ. *Visual Agnosia: Disorders of Object Recognition and What They Tell Us about Normal Vision*. Cambridge, MA: Massachusetts Institute of Technology Press; 1990.

19. Fisher B, Peterson B, Hicks G. Use of brainstem auditory-evoked response testing to assess neurologic outcome following near drowning in children. *Crit Care Med.* 1992;20:578-585.
20. Swiggum M, Hamilton ML, Gleeson P, Roddey T. Pain in children with cerebral palsy: implications for pediatric physical therapy. *Pediatr Phys Ther.* 2010;22:86-92.
21. Piira T, Sugiura T, Champion GD, Donnelly N, Cole AS. The role of parental presence in the context of children's medical procedures: a systematic review. *Child Care Health Dev.* 2005;31:233-243.
22. Stephens BK, Barkey ME, Hall HR. Techniques to comfort children during stressful procedures. *Accid Emerg Nurs.* 1999;7:226-236.
23. Pederson C. Promoting parental use of nonpharmacologic techniques with children during lumbar punctures. *J Pediatr Oncol Nurs.* 1996;13:21-30.
24. American Physical Therapy Association. Guide to Physical Therapist Practice. 2nd ed. *Phys Ther.* 2001;81:9-746.
25. Bhatt MH, Obeso JA, Marsden CD. Time course of postanoxic akinetic-rigid and dystonic syndromes. *Neurology.* 1993;43:314-317.
26. Werhahn KJ, Brown P, Thompson PD, Marsden CD. The clinical features and prognosis of chronic posthypoxic myoclonus. *Mov Disord.* 1997;12:216-220.
27. Parkin AJ, Miller J, Vincent R. Multiple neuropsychological deficits due to anoxic encephalopathy: a case study. *Cortex.* 1987;23:655-665.
28. Shah MK, Al-Adawi S, Dorvlo AS, Burke DT. Functional outcomes following anoxic brain injury: a comparison with traumatic brain injury. *Brain Inj.* 2004;18:111-117.
29. Russell DJ, Rosenbaum PJ, Avery L, Lane M. *Gross Motor Function Measure (GMFM-66 and GMFM-88): User's Manual.* London, United Kingdom: MacKeith Press; 2002.
30. Folio MR, Fewell RR. *Peabody Developmental Motor Scales-2.* Austin, TX: PRO-ED; 2000.
31. Haley S, Coster W, Ludlow L, Haltiwanger J, Andrellos P. *Pediatric Evaluation of Disability Inventory (PEDI). Version 1.0.* Boston: New England Medical Center Hospitals; 1992.
32. Msall ME, Braun S, Granger CV. Use of the functional independence measure for children (Wee FIM): an interdisciplinary training tape. *Dev Med Child Neurol.* 1990;32(46):93.
33. O'Rourke D. The measurement of pain in infants, children, and adolescents: from policy to practice. *Phys Ther.* 2004;84:560-570.
34. Shumway-Cook A, Woollacott MH. *Motor Control: Translating Research into Clinical Practice.* 3rd ed. Baltimore, MD: Lippincott Williams & Wilkins Publishing; 2007.
35. Swiggum M. *Prediction of Adaptive Motor Skill Performance in School-Aged Children with Low Birth Weight without Major Neurosensory Impairment.* (dissertation). Houston, TX: School of Physical Therapy, Texas Woman's University; 2010.
36. Allen EC, Manuel JC, Legault C, Naughton MJ, Pivor C, O'Shea TM. Perception of child vulnerability among mothers of former premature infants. *Pediatrics.* 2004;113:267-273.
37. Eiser C, Eiser JR. Mothers' rating of quality of life in childhood cancer: initial optimism predicts improvement over time. *Psych Health.* 2007;22:535-543.
38. Liscio M, Adduci A, Galbiati S, Poggi G, Sacchi D, Strazzer S, Castelli E, Flannery J. Cognitivebehavioural stimulation protocol for severely brain-damaged patients in the post-acute stage in developmental age. *Disabil Rehabil.* 2008;30:275-285.

SEÇÃO III

Lista de casos

Lista por número do caso
Lista por condição de saúde (ordem alfabética)

LISTA POR NÚMERO DO CASO

Nº DO CASO	CONDIÇÃO DE SAÚDE	PÁGINA
1	Acidente vascular cerebral	5
2	Insuficiência respiratória	25
3	*Delirium*	43
4	Artroplastia total do quadril	53
5	Tontura	71
6	Artroplastia total de joelho	93
7	Fusão espinal lombar	107
8	Tumor cerebral pós-craniotomia	123
9	Câncer da mama – metástase para a coluna lombar	139
10	Câncer de mama pós-mastectomia	147
11	Câncer de cabeça e pescoço durante e após dissecção do pescoço	157
12	Infarto agudo do miocárdio	171
13	Dispositivo de assistência ventricular esquerda	183
14	Doença pulmonar obstrutiva crônica	195
15	Câncer de pulmão pós-ressecção de lobo	213
16	Fibrose cística	225
17	Transplante de fígado	251
18	Cirurgia de *bypass* gástrico	261
19	Dor lombar no setor de emergência	281
20	Eletroterapia no tratamento da dor	291
21	Fratura por compressão vertebral	307
22	Úlcera por pressão	321
23	Polineuropatia desmielinizante inflamatória crônica	337
24	Neuropatia periférica no HIV/aids	351
25	Doença terminal: fisioterapia em cuidados paliativos	363
26	Queimaduras – um caso de paciente pediátrico	381
27	Queimadura no dorso da mão – um caso de paciente adulto	399
28	Dermatomiosite juvenil	411
29	Osteogênese imperfeita	427
30	Lesão medular em paciente pediátrico	437
31	Criança com episódio de quase afogamento	459

LISTA POR CONDIÇÃO DE SAÚDE (ORDEM ALFABÉTICA)

Nº DO CASO	CONDIÇÃO DE SAÚDE	PÁGINA
1	Acidente vascular cerebral	5
6	Artroplastia total de joelho	93
4	Artroplastia total do quadril	53
9	Câncer da mama – metástase para a coluna lombar	139
11	Câncer de cabeça e pescoço durante e após dissecção do pescoço	157
10	Câncer de mama pós-mastectomia	147
15	Câncer de pulmão pós-ressecção de lobo	213
18	Cirurgia de *bypass* gástrico	261
31	Criança com episódio de quase afogamento	459
3	*Delirium*	43
28	Dermatomiosite juvenil	411
13	Dispositivo de assistência ventricular esquerda	183
14	Doença pulmonar obstrutiva crônica	195
25	Doença terminal: fisioterapia em cuidados paliativos	363
19	Dor lombar no setor de emergência	281
20	Eletroterapia no tratamento da dor	291
16	Fibrose cística	225
21	Fratura por compressão vertebral	307
7	Fusão espinal lombar	107
12	Infarto agudo do miocárdio	171
2	Insuficiência respiratória	25
30	Lesão medular em paciente pediátrico	437
24	Neuropatia periférica no HIV/aids	351
29	Osteogênese imperfeita	427
23	Polineuropatia desmielinizante inflamatória crônica	337
27	Queimadura no dorso da mão – um caso de paciente adulto	399
26	Queimaduras – um caso de paciente pediátrico	381
5	Tontura	71
17	Transplante de fígado	251
8	Tumor cerebral pós-craniotomia	123
22	Úlcera por pressão	321

ÍNDICE

Nota: Números de páginas seguidos por *f* ou *q* indicam figuras ou quadros, respectivamente.

A

A Very Early Rehabilitation Trial (AVERT) (Ensaio de Reabilitação Muito Precoce), 12, 13*q*
Abdominal, faixa, após cirurgia de *bypass* gástrico, 269-272, 274-275
Abdominal, panículo, 262
Abdominal, precauções, após cirurgia de *bypass* gástrico, 271-272
Abordagem posterolateral, cirúrgica, para ATQ, 56, 72-73
Absorciometria por duplo feixe de raios X (DXA), 308-310
Acidente vascular cerebral (AVC), 5
 definições-chave, 6
 exame, avaliação e diagnóstico, 13-18, 15*q*, 16*q*
 objetivos, 6
 plano de tratamento e intervenções, 17-21, 20*f*, 21*f*
 questões de compreensão, 180-181
 recomendações clínicas baseadas em evidências, 20-21
 considerações sobre a fisioterapia, 6-7
 visão geral do problema de saúde do, 7-12, 7*q*, 8*f*, 10*q*, 11*f*, 13*q*
 tratamento fisioterapêutico do paciente, 12-14
Acidente vascular cerebral hemorrágico, 7, 14-15. *Ver também* Acidente vascular cerebral
Acidente vascular cerebral isquêmico, 5
 considerações sobre a fisioterapia, 6-7
 definições-chave, 6
 exame, avaliação e diagnóstico, 13-18, 15*q*, 16*q*
 objetivos, 6
 plano de tratamento e intervenções, 17-21, 20*f*, 21*f*
 questões de compreensão, 21-22
 recomendações clínicas baseadas em evidências, 20-21
 tratamento fisioterapêutico do paciente, 12-14
 visão geral do problema de saúde, 7-12, 7*q*, 8*f*, 10*q*, 11*f*, 13*q*
Acuidade visual dinâmica, teste de, 82-83, 83*q*
ADM, ativa, após lesão por queimadura, 390-391, 395, 402-405, 408
ADM. *Ver* Amplitude de movimento
ADM passiva, após lesão por queimadura, 389-390, 395, 404, 408
Afasia, 6, 9
Afogamento. *Ver* Quase afogamento, episódio de
Albuterol/Ipatrópio (Combivent), para fibrose cística, 230
Alendronato (Fosamax), pacientes de transplante pulmonar em uso de, 32-33
Alexia, 129-130
Alongamento
 para DMJ, 419-421, 420*q*
 para neuropatia periférica na HIV/Aids, 358-360
Alongamento cervical, ativa, exercícios de, após dissecção do pescoço, 166
Alta, recomendações de
 após fusão da coluna lombar, 117-119
 para pacientes com ATJ, 101-102
 para pacientes com ATQ, 64-67
 para pacientes com DMJ, 421-422
 para pacientes com OI, 433-436
Ambiental/tratamento, modificações, em pacientes com *delirium*, 49, 49*q*
American Geriatric Society, recomendações de avaliação do risco de quedas da, 65-67, 66*q*
Aminoglicosídeos, RAMs ototóxicas dos, 79-80
AMOD, 357, 358-360
AMOD. *Ver* Avaliação da Mobilidade Orientada pelo Desempenho de Tinetti
Amplitude de movimento (ADM)

após ATJ, 100-102, 101q
após episódio de quase afogamento, 464-45
após lesão por queimadura, 390-395, 402-405, 408
após mastectomia, 150-153, 151q, 155-156
pós-lobectomia, 220-223
Andador, após fusão da coluna lombar, 119
com rodas, após fusão da coluna lombar, 119
Anemia, após cirurgia espinal, 117
Anestesia
para ATJ, 98-99, 102-103
para ATQ, 54, 56, 59
para lesão por queimaduras, 389-390, 404
Anestesia epidural, para ATJ, 98-99
Angina, 172-174
Angioplastia coronariana transluminal percutânea, 172-173
Angiotensina, bloqueadores dos receptores da (BRAs)
para DAVE, 187-188
para insuficiência cardíaca, 186q
Anosognosia, 132
Anoxia, 460
Anóxica, lesão cerebral, 461-463, 466
Anterolateral, abordagem cirúrgica, para ATQ, 54, 56-58, 66-67, 72-73
Antibióticos
para fibrose cística, 230, 231q
RAMs ototóxicas dos, 79-80
Anticoagulantes
após CRM, 175
após fusão da coluna lombar, 117-118
após transplante hepático, 254-256
cicatrização dos ferimentos e, 330-331
osteoporose causada por, 309-310
para ATJ, 98
para ATQ, 60-61, 64, 64q, 66-67
pós-craniotomia para tumor cerebral, 134
Anticonvulsivantes, osteoporose causada por, 309-310
Antidepressivos tricíclicos, para dor baixa nas costas, 110-112
Anti-inflamatórios não esteroides (AINEs), fármacos
cicatrização de ferimentos e, 330-331
em pacientes com *delirium*, 50
para dor baixa nas costas, 110-112
para fratura vertebral por compressão, 313-314
para OA, 95

Antimicrobiano, curativos de enchimento com, 330-331
Antineoplásicos, fármacos, RAMs dos, 144-146
Antipsicóticos, agentes, para *delirium*, 46
Antirretroviral, terapia, 358-359, 356q, 358-360
Aorto-coronária, cirurgia de derivação. *Ver* Miocárdica, cirurgia de revascularização
Aparelho gessado spica (hemipelvepodalico), 429-430
Apneia do sono obstrutiva (ASO), 262
Apraxia, 129-131
Aquática, terapia. *Ver também* Hidroterapia
para OI, 433-435
Área de superfície corporal, queimada, 385-388, 395-396
Arrastar-se, após LM, 446, 449q
Arreflexia, 343
Arterial coronariana, doença (DAC), 172-174
Articulação glenoumeral, exercícios para, 166-167
Articular, mobilização, para neuropatia periférica no HIV/aids, 358-360
Artrite. *Ver* Osteoartrite
Artroplastia total do joelho (ATJ), 93-94
considerações sobre a fisioterapia, 94-95
definições-chave, 94
exame, avaliação e diagnóstico, 98-101
objetivos, 94
plano de tratamento e intervenções, 100-102, 101q
questões de compreensão, 102-103
recomendações clínicas baseadas em evidências, 102-103
tratamento fisioterapêutico do paciente, 96-98
visão geral do problema de saúde, 95-97
Artroplastia total do quadril (ATQ), 53
considerações sobre a fisioterapia, 54-55
definições-chave, 54
exame, avaliação e diagnóstico, 58-61
objetivos, 54
plano de tratamento e intervenções, 60-67, 61q, 62-63q, 64q, 66q
questões de compreensão, 66-68
recomendações clínicas baseadas em evidências, 66-67
tontura após, 74
tratamento fisioterapêutico do paciente, 57-58
visão geral do problema de saúde, 55-58, 56f, 57f, 72-74
Ascite, 252, 257-259

Ashworth, Escala de, modificada, 17-18
ASIA. *Ver* Escala da American Spinal Injury Association Impairment Scale
ASO. *Ver* Apneia do sono obstrutiva
Aspirina
    para DAVE, 187-188, 192-193
    para acidente vascular cerebral isquêmico, 9-10
Atelectasia, 214
Aterosclerose, 172-173
Atividade funcional, progressão da, na reabilitação cardíaca Fase I, 178, 179*q*
ATJ. *Ver* Artroplastia total do joelho
ATQ. *Ver* Artroplastia total do quadril
Atrovent. *Ver* Ipatrópio
Autoenxerto, 108-109
    para fusão da coluna lombar, 112-113
    para tratamento de queimaduras, 382, 388-389, 393-394, 396-397, 401
Autoenxerto epitelial cultivado, 388-389, 393-394
Avaliação da Mobilidade Orientada pelo Desempenho de Tinetti (AMOD), 357, 358-360
AVC. *Ver* Acidente vascular cerebral
AVERT. *Ver* A Very Early Rehabilitation Trial (Ensaio da Reabilitação Muito Precoce)
Azatioprina (Imuran)
    pacientes de transplante pulmonar em uso de, 31
    para DMJ, 415
Azitromicina (Zitromax), para fibrose cística, 231*q*

B

Baclofen, após episódio de quase afogamento, 463
Banadryl, *delirium* resultante de, 46-47
Bariatria, 262
Bariátrica, cirurgia, 264-267-268, 266*f*.
    Ver também Cirurgia de *bypass* gástrico
Bário, deglutido. *Ver* Videofluoroscopia, estudo de alimentação por
Benzodiazepínicos, para lesão por queimaduras, 389-390
Betabloqueadores
    para CRM, 174
    para DAVE, 187-188, 192-193
    para insuficiência cardíaca, 186*q*
BGYR. *Ver* em Y de Roux, *bypass* gástrico
Bicarbonato de sódio, após episódio de quase afogamento, 462

Biobrane, 388-389
Biofísica, tecnologia, para úlceras de decúbito, 330-331, 333-334
BiPAP, ventilação mecânica não invasiva. *Ver* Pressão positiva em vias aéreas a dois níveis, ventilação mecânica não invasiva
Bisacodyl, pós-craniotomia para tumor cerebral, 128-129
Bisfosfonatos
    pacientes com DMJ, 415
    para fratura vertebral por compressão, 313-314
    para metástases ósseas, 139
    para OI, 429-431, 434-435
    para pacientes de transplante pulmonar em uso de, 32-33
BODE, índice, 197-199
Bomba de prótons, inibidores da
    após fusão da coluna lombar, 115*q*
    pacientes com transplante pulmonar em uso de, 28-29, 32-33
Borg, Escala CR10 de, 233, 240, 244-246
Botoeira, deformidade em, após lesão por queimadura, 400, 403, 405, 406*f*
Braden, escala de, 325, 328*q*-329*q*, 333-334
BRAs. *Ver* Angiotensina, bloqueadores dos receptores da
BRCA1/BRCA2, mutações genéticas em, 148-149
Breve Inventário de Fadiga, 142-143
British Geriatric Society, recomendações sobre avaliação do risco de quedas da, 65-67, 66*q*
Bromage, Escala de, 99. *Ver também* Bromage, escala, modificada
Bromage, Escala de, modificada, 99, 102-103
Broncodilatadores
    para fibrose cística, 230, 231*q*
    pós-lobectomia, 221
Broncoscopia, 214
Bronquiectasia, 228-229
Bronquiolite obliterante, síndrome de, 25-27
    considerações sobre a fisioterapia, 138
    definições-chave, 26-27
    exame, avaliação e diagnóstico, 31-33, 31*q*, 33*f*
    objetivos, 26-27
    plano de tratamento e intervenções, 32-38, 35*q*
    questões de compreensão, 37-40
    recomendações clínicas baseadas em evidências, 37-38
    tratamento fisioterapêutico do paciente, 142-143

visão geral do problema de saúde na, 27-29
Bypass gástrico, cirurgia de, 261
   considerações sobre a fisioterapia, 262-263
   definições-chave, 262
   exame, avaliação e diagnóstico, 268-272
   objetivos, 262
   plano de tratamento e intervenções, 271-274, 272*q*
   questões de compreensão, 275-277
   recomendações clínicas baseadas em evidências, 274-275
   tratamento fisioterapêutico do paciente, 267-269
   visão geral do problema de saúde, 263-268, 263*q*, 266*f*

C

Cabeça, teste do impulso da, 82-83, 83*q*
Cabeça e pescoço, câncer de (CCP), 157
   considerações sobre a fisioterapia, 158
   definições-chave, 158
   exame, avaliação e diagnóstico, 162-164, 162*q*
   objetivos, 158
   plano de tratamento e intervenções, 163-166, 164*q*, 165*q*
   questões de compreensão, 167
   recomendações clínicas baseadas em evidências, 166
   tratamento fisioterapêutico do paciente, 162
   visão geral do problema de saúde, 159-162, 161*f*, 160*q*, 163*q*
Cadeira, teste de sustentação na, 255-256, 257-258
Cadeira de rodas, propulsão da, após LM, 450-451*q*, 447
Calcanhar, elevação do, teste de, 255-258
Calcificação distrófica, na DMJ, 414
Calcineurina, inibidores da, pacientes com transplante pulmonar em uso de, 31
Calcinose, na DMJ, 414
Cálcio
   para pacientes com DMJ, 415, 421-423
   prevenção de osteoporose com, 310-311
Calcitonina
   para DMJ, 415
   para fratura vertebral por compressão, 313-314
Caminhada, programa de, para câncer, 139
   considerações sobre a fisioterapia, 138
   definições-chave, 138

exame, avaliação e diagnóstico, 142-143
objetivos, 138
plano de tratamento e intervenções, 142-145
questões de compreensão, 144-146
recomendações clínicas baseadas em evidências, 144-145
tratamento fisioterapêutico do paciente, 142-143
visão geral do problema de saúde, 138-139
Caminhar
   após LM, 447
   nos cuidados em casa de repouso, 371-372, 375-376
Canalitíase, 75, 77*f*, 78*q*, 84-85, 86*q*, 87-88, 88*f*, 89-91
Canalítica, manobra de reposição, (MRC), 87-88, 88*f*, 89-90
Câncer. *Ver também* cânceres específicos
   programa de caminhada para, 139
   considerações sobre a fisioterapia, 138
   definições-chave, 138
   exame, avaliação e diagnóstico, 142-143
   objetivos, 138
   plano de tratamento e intervenções, 142-145
   questões de compreensão, 144-146
   recomendações clínicas baseadas em evidências, 144-145
   tratamento fisioterapêutico do paciente, 142-143
   visão geral do problema de saúde no câncer, 138-139
Câncer de mama, 138-139, 147
   considerações sobre a fisioterapia, 148-149
   definições-chave, 148
   exame, avaliação e diagnóstico, 150-151
   objetivos, 148
   plano de tratamento e intervenções, 151-154, 151*q*, 154*q*
   questões de compreensão, 155-156
   recomendações clínicas baseadas em evidências, 153-155
   tratamento fisioterapêutico do paciente, 149-150
   visão geral do problema de saúde do, 149
Câncer de próstata, 139, 144-146
Câncer de pulmão, 213
   considerações sobre a fisioterapia, 214-215
   definições-chave, 214
   exame, avaliação e diagnóstico, 217-220, 218*f*

ÍNDICE **477**

objetivos, 214
plano de tratamento e intervenções, 219-223, 221*q*
questões de compreensão, 222-224
recomendações clínicas baseadas em evidências, 222-223
tratamento fisioterapêutico do paciente, 216-217
visão geral do problema de saúde, 215-216, 215*q*
Câncer pulmonar de células não pequenas (CPCNP), 215-216. *Ver também* Câncer pulmonar
Capacidade pulmonar total (CPT), 199*q*, 200
Capilaroscopia periungueal, 412
Capsaicina, para neuropatia periférica no HIV/aids, 358-359
Captopril, para insuficiência cardíaca, 185
Caquexia, síndrome de, 352-361
Casa de repouso, cuidados em
  considerações sobre a fisioterapia, 365-366
  definições-chave, 364-365
  exame, avaliação e diagnóstico, 371-374
  fisioterapia, 369-378
  objetivos, 365
  plano de tratamento e intervenções, 373-376
  questões de compreensão, 376-378
  recomendações clínicas baseadas em evidências, 375-377
  tratamento fisioterapêutico do paciente, 369-372
  visão geral do problema de saúde, 366-370
Casos pediátricos
  DMJ, 411
    considerações sobre a fisioterapia, 412-413
    definições-chave, 412
    exame, avaliação e diagnóstico, 416-419, 417*q*
    objetivos, 412
    plano de tratamento e intervenções, 418-422, 420*q*
    questões de compreensão, 422-424
    recomendações clínicas baseadas em evidências, 421-423
    tratamento fisioterapêutico do paciente, 415-416
    visão geral do problema de saúde, 413-415
  LM, 437, 438*f*-439*f*
    considerações sobre a fisioterapia, 440-441
    definições-chave, 440

    exame, avaliação e diagnóstico, 445-452, 448*q*-450-*451q*
    objetivos, 440
    plano de tratamento e intervenções, 452-454
    questões de compreensão, 454-456
    recomendações clínicas baseadas em evidências, 453-455
    tratamento fisioterapêutico do paciente, 444-445
    visão geral do problema de saúde, 441-444
  OI, 427-428
    considerações sobre a fisioterapia, 429-430
    definições-chave, 429, 429*f*
    exame, avaliação e diagnóstico, 432-434
    objetivos, 429-430
    plano de tratamento e intervenções, 433-435
    questões de compreensão, 435-436
    recomendações clínicas baseadas em evidências, 434-435
    tratamento fisioterapêutico do paciente, 431-433
    visão geral do problema de saúde, 430-432
  quase afogamento, episódio de, 459
    considerações sobre a fisioterapia, 461
    definições-chave, 460
    exame, avaliação e diagnóstico, 463-464
    objetivos, 460
    plano de tratamento e intervenções, 464-466
    questões de compreensão, 466-467
    recomendações clínicas baseadas em evidências, 466
    tratamento fisioterapêutico do paciente, 463
    visão geral do problema de saúde, 461-463
  queimaduras, 381
    considerações sobre a fisioterapia, 382
    definições-chave, 382
    exame, avaliação e diagnóstico, 389-391
    objetivos, 382
    plano de tratamento e intervenções, 390-395, 392*q*
    questões de compreensão, 396-397
    recomendações clínicas baseadas em evidências, 294-295
    tratamento fisioterapêutico do paciente, 388-390
    visão geral do problema de saúde, 382-389, 384*f*, 383*q*, 386*f*, 387*f*

Cateterismo. *Ver* Cateterismo cardíaco
Cateterismo cardíaco, 172-173
CCP. *Ver* Cabeça e pescoço, câncer de
CD4, contagem, 352-353, 358-360
Ceftazidime, para fibrose cística, 230, 231*q*
CellCept. *Ver* Micofenolato mofetil
Células escamosas, carcinoma de, 158-159
Centers for Medicare and Medicaid Service (CMS), padrão de úlcera de pressão dos, 323
Cerebral, lesão hipóxica-isquêmica, 461-463, 466
Cetamina, para lesão por queimadura, 389-390, 404
Choque, após lesão por queimadura, 387-388
Cicatrização, após lesão por queimadura, 393-395, 400-401, 405-409
   de ferimentos, 387-389
   em pacientes com diabetes, 101-102
   para úlceras por pressão, 327, 330-336, 332*q*
Cicatrização hipertrófica, 400-401, 405-409
Ciclobenzaprina (Flexeril), após fusão da coluna lombar, 115*q*
Ciclofosfamida, para DMJ, 415
Ciclosporina (Neoral, Sandimmune, Gengraf)
   pacientes de transplante hepático em uso de, 254
   pacientes de transplante pulmonar em uso de, 31
   para DMJ, 415
Cifose, osteoporose e, 309-315
Cilastatina, 355-356
Cintilografia óssea, 138
Cintura, circunferência da, 263
Cirrose, 252-253. *Ver também* Transplante hepático
Cirurgia torácica videoassistida (CTVA), 216
Classe, veste de compressão, 148, 153-154
Claudicação, ECL com, 110-112
Claudicação neurogênica, ECL com, 110-112
Claudicação vascular, ECL com, 110-112
CMS. *Ver* Centers for Medicare and Medicaid Service
Colete dorsal, para fratura vertebral por compressão, 313-316
Colistina (Coly-Mycin), para fibrose cística, 231*q*
Coluna
   flexão da, 314-318
   neutra, 314-315
Coluna, estenose da. *Ver* Estenose da coluna lombar

Coluna, fortalecimento das, exercícios de, 315-316
Coluna, precauções com a
   após cirurgia da coluna, 117, 119
   após LM, 442
   para metástase para a coluna, 143-145
Coluna lombar, estenose da (ECL), 110-114, 119-120
Coluna lombar, fusão da, 107-109
   considerações sobre a fisioterapia, 108-110
   definições-chave, 108-109
   exame, avaliação e diagnóstico, 114-117, 115*q*
   objetivos, 108-109
   plano de tratamento e intervenções, 117-119
   questões de compreensão, 119-121
   recomendações clínicas baseadas em evidências, 119-120
   tratamento fisioterapêutico do paciente, 114
   visão geral do problema de saúde, 109-114
Combivent. *Ver* Albuterol/Ipatrópio
Compartimental, síndrome, após lesão por queimadura, 393-394
Compressão
   após fusão da coluna lombar, 117-120
   pós-craniotomia para tumor cerebral, 134
Compressão, fratura por. *Ver* Fratura vertebral por compressão
Compressão, vestes de
   para lesão por queimadura, 405-408
   para linfedema, 148, 152-154, 154*q*, 155
Compressão pneumática intermitente, equipamentos de, 117-120
Comunicação, estratégias de, para pacientes com *delirium*, 48, 49*q*
Conforto, cuidados para, 375-376
Consumo máximo de oxigênio ($VO_{2máx}$), 234
Contratura, após lesão por queimadura, 390-391, 392*q*, 393-395
Coordenação, comprometimento da, na PDIC, 343
Córtex motor. *Ver* Córtex motor primário
Córtex motor primário, suprimento arterial do, 8-9, 8*f*
Córtex sensorial. *Ver* Córtex sensorial primário
Corticosteroides, pacientes com transplante cardíaco em uso de, 31-32-33
Coumadin
   após transplante hepático, 254-256
   para pacientes com ATQ, 64*q*, 66-67
COX-2, inibidores da, para ATJ, 99
CPAP, equipamento de. *Ver* Pressão positiva contínua nas vias aéreas, equipamento de

CPAP, ventilação mecânica não invasiva.
    Ver Pressão positiva contínua nas vias
    aéreas, ventilação mecânica não invasiva;
    Ventilação mecânica não invasiva com
    pressão positiva contínua nas vias aéreas
CPCNP. Ver Câncer pulmonar de células não
    pequenas
CPM, máquinas de. Ver Movimento passivo
    contínuo (CPM), máquinas de
CPT. Ver Capacidade pulmonar total
Craniotomia, 123
    considerações sobre a fisioterapia, 124
    definições-chave, 124
    exame, avaliação e diagnóstico, 127-132, 131q
    objetivos, 124
    plano de tratamento e intervenções, 132-136,
        132-133q
    questões de compreensão, 136-136
    recomendações clínicas baseadas em
        evidências, 136
    tratamento fisioterapêutico do paciente,
        127-128
    visão geral do problema de saúde do,
        124-128
Craniotomia, precauções, 132-136, 132-133q
Creatinoquinase-MB, 172-173
CRM. Ver Cirurgia de revascularização
    miocárdica
CTVA. Ver Cirurgia torácica videoassistida
Cuidadores, educação, após episódio de quase
    afogamento, 45
Cuidados paliativos, 365. Ver também Cuidados
    em casa de repouso
Cunha, ressecção em, 215q
Cupulolitíase, 75, 77f, 78q, 84-85, 86q
Curativos
    para lesão por queimadura, 388-389
    para úlceras de decúbito, 330-334
CVF. Ver Capacidade vital forçada

D

DAC. Ver Doença arterial coronariana
DAV. Ver Dispositivo de assistência ventricular
DAVE. Ver Ventricular esquerda, dispositivo de
    assistência
D-Dímero, teste sanguíneo, 64
Debilidade inespecífica, diagnóstico de, 369-373
Debridamento, para úlceras de decúbito,
    330-333
Delirium, 43
    considerações sobre a fisioterapia, 44-45
    definições-chave, 44
    exame, avaliação e diagnóstico, 46-48, 47q
    objetivos, 44
    plano de tratamento e intervenções, 48-50, 49q
    questões de compreensão, 50-51
    recomendações clínicas baseadas em
        evidências, 50
    tratamento fisioterapêutico do paciente, 46
    visão geral do problema de saúde do, 45-46
Delirium, 74-75
    hiperativo, 45
    hipoativo, 45, 46-47
    misto, 45
Demência, 366
Demerol. Ver Meperidina
Densidade mineral óssea (DMO), 309-310,
    315-316
    de pacientes com DMJ, 420-422
Departamento de emergência
    dor nas costas no, 280
        considerações sobre a fisioterapia, 282-283
        definições-chave, 282
        exame, avaliação e diagnóstico, 284-288
        objetivos, 282
        plano de tratamento e intervenções,
            287-289
        questões de compreensão, 288-290
        recomendações clínicas baseadas em
            evidências, 288-289
        tratamento fisioterapêutico do paciente,
            284-285
        visão geral do problema de saúde 283-285
    fisioterapeutas na, 283-290
Depressão, 50-51
Dermatomiosite. Ver Dermatomiosite juvenil
    (DMJ)
Dermatomiosite juvenil (DMJ), 411
    considerações sobre a fisioterapia, 412-413
    definições-chave, 412
    exame, avaliação e diagnóstico, 416-419, 417q
    objetivos, 412
    plano de tratamento e intervenções, 418-422,
        420q
    questões de compreensão, 422-424
    recomendações clínicas baseadas em
        evidências, 421-423
    tratamento fisioterapêutico do paciente,
        415-416
    visão geral do problema de saúde, 413-415
Dermátomo, 292-293
Derme, 383-384, 384f

Derrame pleural, após CRM, 176
Descompressão, 108-109
 para ECL, 111-114
Desequilíbrio, 74
Desnervação parcial do músculo/axonotmese parcial do nervo, 292-293, 297-298
Desnutrição proteicocalórica, em pacientes de transplante hepático, 253, 257-259
Desvio de peso, manobras de, após LM, 453-454
Dexametasona, pós-craniotomia para tumor cerebral, 127-129
Diabetes, 6
 cicatrização de ferimentos no, 101-102
 relacionado à fibrose cística, 229
 melito, não dependente de insulina.
 Ver diabetes tipo 2; Tipo 2, diabetes
Diabetes tipo 2, 6
 cicatrização de ferimentos no, 101-102
Dieta, após cirurgia de *bypass* gástrico, 267-268
Digital, glicosídeo, para insuficiência cardíaca, 185, 186q
Digoxina, para insuficiência cardíaca, 185
Diretrizes avançadas, 364
Discectomia, para ECL, 111-112
Disco, extrusão do, 282, 286-287
Disestesia, 357
Disfagia, 6
 após AVC, 19, 21-21
 na DMJ, 412-413
Dispneia, na fibrose cística, 233, 233q, 241, 244-246
Disreflexia autonômica, 443, 445, 454-456
Dissecção do pescoço, 157
 considerações sobre a fisioterapia, 158
 definições-chave, 158
 exame, avaliação e diagnóstico, 162-164, 162q
 objetivos, 158
 plano de tratamento e intervenções, 163-166, 164q, 165q
 questões de compreensão, 167
 recomendações clínicas baseadas em evidências, 166
 tratamento fisioterapêutico do paciente, 162
 visão geral do problema de saúde, 159-162, 161f, 160q, 163q
Dissecção radical do pescoço, 160q, 160-163
Dissecção radical do pescoço modificada, 160q, 160-163
Dissecção seletiva do pescoço (DSP), 160q, 160-163

Diuréticos, para insuficiência cardíaca, 185, 186q
Dix-Hallpike, teste de, 84-85, 84f, 86q, 86-87, 90-91
DMJ. *Ver* Dermatomiosite juvenil
DMO. *Ver* Densidade mineral óssea
 desenvolvimento de úlcera por pressão e, 324-325
Doença pulmonar obstrutiva crônica (DPOC), 195-197
 considerações sobre a fisioterapia, 197-198
 definições-chave, 196-197
 exame, avaliação e diagnóstico, 201-204, 201q, 205q
 objetivos, 197-198
 plano de tratamento e intervenções, 203-209, 205q
 questões de compreensão, 209-211
 recomendações clínicas baseadas em evidências, 208-209
 tratamento fisioterapêutico do paciente, 200-201
 visão geral do problema de saúde, 197-200, 199q, 200q
Dopamina, terapia de reposição da, 367
Dor. *Ver também* Dor nas costas
 após ATJ, 98-99
 após ATQ, 59-61, 74
 após LM, 444-445
 crônica, 292-293, 295-296, 303-304
 eletroterapia no tratamento da, 291-293
 considerações sobre a fisioterapia, 294-295
 definições-chave, 292-293-293-294
 exame, avaliação e diagnóstico, 299-301, 300f
 objetivos, 293-294
 plano de tratamento e intervenções, 301, 302q
 questões de compreensão, 303-305
 recomendações clínicas baseadas em evidências, 302
 tratamento fisioterapêutico do paciente, 298-299
 visão geral do problema de saúde, 294-298
 em pacientes com *delirium*, 49-51
 em pacientes não verbais, 32-33, 33f
 na DP, 367
 na fratura vertebral por compressão, 311-312
 na fusão da coluna lombar, 114-115, 115q
 na lesão por queimadura, 389-390
 na metástase óssea, 142-144

na neuropatia periférica no HIV/aids, 358-359
na OA, 95
na OI, 431-435
na PDIC, 342-343, 346-347
nas úlceras de decúbito, 331-332
no implante de DAVE, 189
nos cuidados em casa de repouso, 373-375
Dor baixa nas costas, 109-112, 313-315. *Ver também* Dor nas costas
eletroterapia para, 295-296, 300-301
em PDIC, 344
Dor crônica, 292-296, 303-304
Dor nas costas, 109-110-111-112. *Ver também* Fratura vertebral por compressão
eletroterapia para, 295-296, 300-301
no departamento de emergência, 280
considerações sobre a fisioterapia para, 282-283
definições-chave, 282
exame, avaliação e diagnóstico, 284-288
objetivos, 282
plano de tratamento e intervenções, 287-289
questões de compreensão, 288-290
recomendações clínicas baseadas em evidências, 288-289
tratamento fisioterapêutico do paciente, 284-285
visão geral do problema de saúde, 283-285
Dor neuropática, após LM, 444-445
Dornase alfa (Pulmozyme), 230, 231*q*, 244
Doutorado clínico, em fisioterapia, 283
DP. *Ver* Parkinson, doença de
DPOC. *Ver* Doença pulmonar obstrutiva crônica
Drenagem autógena, para fibrose cística, 239, 244-245
DRGE. *Ver* Refluxo gastresofágico, doença do
DSP. *Ver* Dissecção seletiva do pescoço
Dural, ruptura, 108-109, 112-113, 116-117, 119-121
DXA. *Ver* Absorciometria por duplo feixe de raios X

E

ECL. *Ver* Estenose da coluna lombar; Coluna lombar, estenose
ECN. *Ver* Escala de Classificação Numérica
Edema. *Ver também* Edema cerebral; Linfedema
após lesão por queimadura, 387-388, 390-395, 403

Edema cerebral, 128-129
EE. *Ver* Estimulação elétrica
Egresso Teste de Dionne (DET), 270-275
ELA. *Ver* Esclerose lateral amiotrófica
Eletrocardiografia, 172-173
Eletroneuromiografia (ENMG), 292-293, 298, 301-302, 302*q*
Eletroterapia, 291-292-293
considerações sobre a fisioterapia, 294-295
definições-chave, 292-294
exame, avaliação e diagnóstico, 299-301, 300*f*
objetivos, 293-294
plano de tratamento e intervenções, 301, 302*q*
questões de compreensão, 303-305
recomendações clínicas baseadas em evidências, 302
tratamento fisioterapêutico do paciente, 298-299
visão geral do problema de saúde 294-298
Elevação, restrições de
após transplante hepático, 256-258
para fratura de compressão vertebral, 313-314
em Y de Roux, *bypass* gástrico, (BGYR), 265-268, 266*f*, 275-277
Embolia pulmonar
pós-craniotomia para tumor cerebral, 134
pós-lobectomia, 222-224
Enalapril (Vasotec), após fusão da coluna lombar, 115*q*
Encefalopatia hepática, 252, 256
ENE. *Ver* Enolase neurônio-específica
Energia, técnicas de conservação de, 143-144
Enfisema, 54
subcutâneo, 214
ENMG. *Ver* Eletroneuromiografia
Enolase neurônio-específica (ENE), 460
Entrada, inibidores de, 358-359
Enxerto ósseo, para a fusão da coluna lombar, 112-113
considerações sobre a fisioterapia, 138
definições-chave, 138
exame, avaliação e diagnóstico, 142-143
objetivos, 138
plano de tratamento e intervenções, 142-145
questões de compreensão, 144-146
recomendações clínicas baseadas em evidências, 144-145

tratamento fisioterapêutico do paciente, 142-143
visão geral do problema de saúde, 138-139
Enxerto pulmonar, rejeição crônica, 25-27
considerações sobre a fisioterapia, 27-28
definições-chave, 26-27
exame, avaliação e diagnóstico, 31-33, 31*q*, 33*f*
objetivos, 26-27
plano de tratamento e intervenções, 32-38, 35*q*
questões de compreensão, 37-40
recomendações clínicas baseadas em evidências, 37-38
tratamento fisioterapêutico do paciente, 29-31
visão geral do problema de saúde, 27-29
Enxertos cutâneos, 382, 388-389, 393-394, 396-397, 401, 404-405
Epiderme, 383-384, 384*f*
Epley, manobra de, modificada. *Ver* Canalicular, manobra de reposicionamento
EPR. *Ver* Elevação da perna reta; Perna reta, elevação da
Equilíbrio
na osteoporose, 312-313
no HIV/aids, 358-359, 359*q*
pós-craniotomia para tumor cerebral, 131-132, 131*q*, 136
Equilíbrio de pé, pós-craniotomia para tumor cerebral, 131-132, 131*q*, 136
Equipamento de assistência, após fusão da coluna lombar, 119
Equipamento de assistência ventricular (DAV), 184-188, 197*f*. *Ver também* Equipamento de assistência ventricular esquerda
Erupção, na DMJ, 412-414
Escala da American Spinal Injury Association Impairment Scale (ASIA), 440, 442-443, 453-455
Escala de Avaliação de Miosite na Infância, 418-419, 422-423
Escala de Classificação Numérica (ECN), 32-33, 59, 142-143, 343
Escala de Coma de Glasgow. *Ver* Escala Pediátrica de Coma de Glasgow
Escala de desempenho paliativo, 372-373, 376-377
Escala de Faces de Wong-Baker, 32-33, 33*f*, 432-435

Escala Pediátrica de Coma de Glasgow, 460, 462
Escala visual analógica (EVA)
para medida da dor, 142-143, 432-433
para medida de dispneia, 233
Escarotomia, 382, 393-394
Esclerose lateral amiotrófica (ELA), 367-368
Espaçadores interespinais, 112-113
Espasticidade, após LM, 444
Espirometria, 198-200, 199*q*, 200*q*
Estado 1B, 184, 190-191
Estatinas, após CRM, 174
Esterno, precauções com
após implante de DAVE, 191-192
reabilitação cardíaca Fase I, 177, 178*q*
Estimulação cognitivo-comportamental, após episódio de quase afogamento, 45-466
Estimulação elétrica (EE), 294-296, 302-304
para úlceras de decúbito, 330-334
Estimulação elétrica por contato direto, 330-331, 333-334
Estimulação nervosa elétrica transcutânea (TENS), 293-296
Estreptoquinase, para acidente vascular cerebral isquêmico, 9
Esvaziamento, síndrome de, 268-269, 275-277
European Pressure Ulcer Advisory Panel, sistema de classificação do, 326*q*, 324-325
EVA. *Ver* Escala visual analógica
Exercício
após cirurgia de *bypass* gástrico, 272-274, 272*q*
após lesão por queimadura, 392-393, 395
após transplante hepático, 256-259
após transplante pulmonar, 35
na reabilitação cardíaca, Fase I, 177-178, 179*q*, 180
para DMJ, 419-421, 420*q*, 422-424
para DPOC, 204-210
para fibrose cística, 239-246, 241*q*
para fratura vertebral por compressão, 314-318
para HIV/aids, 358-360, 359*q*
para OI, 433-436
para PDIC, 345-347
Exercícios aeróbicos
após cirurgia de bypass gástrico, 272-273
após transplante hepático, 256
na HIV/aids, 358-360
para DPOC, 204-206, 208-209
para fadiga relacionada ao câncer, 143-145

para fibrose cística, 239-246
Exercícios de fortalecimento da coluna, 315-316
Exercícios respiratórios
 após transplante hepático, 256
 na fibrose cística, 243
 para pacientes com DPOC, 207-210
 pós-lobectomia, 220

F

FA. *Ver* Fibrilação atrial
Fadiga
 na PDIC, 344-347
 relacionada ao câncer, 139-145
Fasciotomia, 382, 393-394
Fatores precipitantes, no *delirium*, 44-47, 47*q*
Fatores predisponentes, no *delirium*, 44-47, 47*q*
Femoral, nervo, bloqueio do, 98-99, 102-103
Fêmur, fratura extracapsular do, 55, 56*f*
Fêmur, fratura intracapsular do, 55-56, 56*f*
Fentanil, 355-356, 360
 para lesão por queimadura, 389-390, 404
Fibrilação, potenciais de, 292-293
Fibrilação atrial (FA), após CRM, 175
Fibrose cística, 225-226
 considerações sobre a fisioterapia, 227-228
 definições-chave, 227
 exame, avaliação e diagnóstico, 230-236, 231*q*, 233*q*
 objetivos, 227
 plano de tratamento e intervenções, 235-236, 237*q*-238*q*, 239-244, 241*q*
 questões de compreensão, 244-246
 recomendações clínicas baseadas em evidências, 244
 tratamento fisioterapêutico do paciente, 230
 visão geral do problema de saúde do, 228-230
fibrose cística, diabetes relacionado à (DRFC), 229
fibrose cística, doença óssea relacionada à (DORFC), 229
Fibrose pulmonar idiopática (FPI), 26-29. *Ver também* Enxerto pulmonar, rejeição crônica ao; Rejeição crônica, ao enxerto pulmonar
Final da vida, cuidados no, 365. *Ver também* Cuidados em casa de repouso
Fisioterapia precoce, para prevenção de linfedema, 153-156

Fisioterapia torácica
 para fibrose cística, 239-240, 244
 pós-lobectomia, 220, 221*q*, 222-223
Flexeril. *Ver* Ciclobenzaprina
Flexibilidade
 após LM, 452, 454-456
 na fibrose cística, 242-243
Força, curva de duração da, 293-294, 297
Força, treinamento de. *Ver* Resistência, treinamento de
Forças de cisalhamento, no desenvolvimento de úlceras por pressão, 324, 326*q*
Fosamax. *Ver* Alendronato
FPI. *Ver* Fibrose pulmonar idiopática
Fraqueza. *Ver* Fraqueza muscular
Fraqueza muscular
 na DMJ, 413-414, 416-420, 417*q*, 422-423
 na PDIC, 338-340, 342-343
 TMM de, 299-301, 300*f*, 303-304, 416, 417*q*
Fratura. *Ver também* Fratura vertebral por compressão
 explosão, 322
 na DMJ, 415, 420-422
 na OI, 429-435
 patológica, 139-146
 quadril, 54
  delirium em pacientes com, 45-48
  incidência de, 55
  tipos e tratamentos de, 55-56, 56*f*
 relacionada à fibrose cística, 229
Fratura traumática, 322
Fratura vertebral, patológica, 139-146
Fratura vertebral por compressão, 307-309
 considerações sobre a fisioterapia, 308-310
 definições-chave, 308-309
 exame, avaliação e diagnóstico, 321-313
 objetivos, 308-309
 plano de tratamento e intervenções, 312-317
 questões de compreensão, 317-318
 recomendações clínicas baseadas em evidências, 317
 tratamento fisioterapêutico do paciente, 310-312
 visão geral do problema de saúde, 309-311
Fraturas femorais, 55-56, 56*f*. *Ver também* Fratura intertrocantérica do quadril
Fraturas patológicas, 139-146
FRAX, 309-310
Frequência cardíaca (FC), na prescrição de exercícios na fibrose cística, 240-241

Fricção, no desenvolvimento de úlcera de decúbito, 324, 326*q*
Função, recuperação da, após LM, 443
Função, segurança e conforto, estrutura de, 372-373
Função pulmonar, testes de (TFPs), 196-200, 199*q*, 200*q*
Fusão, inibidores de, 358-359
Fusão. *Ver* Fusão da coluna lombar
Fusão da coluna. *Ver* Fusão da coluna lombar

G

GA. *Ver* Gasometria arterial
Gaciclidina, na LM, 442
Gasometria arterial (GA), 196-197
    de pacientes com DPOC, 201, 201*q*
Gengraf. *Ver* Ciclosporina
Gentamicina
    para fibrose cística, 231*q*
    RAMs ototóxicas da, 79-80
Glicocorticoides
    cicatrização de ferimentos e, 330-331, 334-336
    na LM, 442
    osteoporose causada por, 309-310
    pacientes com transplante hepático em uso de, 254
    para DMJ, 414-415, 420-424
    para dor baixa nas costas, 110-112
    para fibrose cística, 230-231, 231*q*
    para osteoartrite, 95
    pós-craniotomia para tumor cerebral, 127-129
    RAMs dos, 309-310, 342, 415, 420-424
Glioblastoma multiforme, 124
Gowen, sinal de, 412
Granulação, tecido de, 382
Grottron, pápulas de, 412-414
Guildford, aparelho de, 440

H

Haloperidol, para *delirium*, 46
Haste intramedular, cirurgia de, 429, 429*f*, 431-435
Heliotrópio, erupção, 412-414
Hemiartroplastia, do quadril, 56
Hemiparesia, 6, 9
Hemoglobina e hematócrito, níveis. *Ver* Hemoglobina e hematócrito, níveis de
Hemoglobina e hematócrito, níveis de, 37-39
Hemoptise, 214
    na fibrose cística, 227-228, 240, 244-245

Hemorrágico, acidente vascular cerebral, 7, 14-15
Heparina
    após fusão da coluna lombar, 117-118
    para pacientes com ATQ, 60-61, 64, 64*q*, 67-68
Heparina de baixo peso molecular, para pacientes com ATQ, 60-61, 64, 64*q*, 67-68
Hérnias incisionais, 271-272
Hialuronan, para OA, 95
Hidralazina, para insuficiência cardíaca, 186*q*
Hidrocodona/paracetamol (Vicodin), após fusão da coluna lombar, 115*q*
Hidromorfona, para lesão por queimadura, 389-390
Hidroterapia, para DMJ, 420-423
Hidroxicloroquina, para DMJ, 415
Hipercalcemia, em pacientes com câncer ósseo, 139
Hipertensão, 6
    portal, 252
    tratamento pós-AVC com, 12, 17-21
Hipertônica, solução salina, para fibrose cística, 230, 231*q*
Hipofunção vestibular unilateral periférica (HVU), 77-79
Hipoglicemia, pós-craniotomia para tumor cerebral, 136
Hipotensão ortostática, 74, 81*q*, 82, 90-91
    após implante de DAVE, 191-194
    após LM, 443, 445-446, 452, 454-456
    pós-craniotomia para tumor cerebral, 128-129, 136
Hipovolemia, após lesão por queimadura, 387-388
Hipoxia/hipoxemia
    após CRM, 176
    em episódio de quase afogamento, 460-462
Hipóxica-isquêmica, lesão cerebral, 461-463, 466
Histerectomia com ooforectomia, 308-309
HIV/aids, neuropatia periférica no, 351
    considerações sobre a fisioterapia, 352-353
    definições-chave, 352
    exame, avaliação e diagnóstico, 355-357
    objetivos, 352
    plano de tratamento e intervenções, 358-360, 359*q*
    questões de compreensão, 360-361
    recomendações clínicas baseadas em evidências, 358-360
    tratamento fisioterapêutico do paciente, 355-356

visão geral do problema de saúde, 353-359, 354*q*, 356*q*
Homan, sinal de, 61
HPV P16. *Ver* Papilomavírus humano (HPV) P16, 159
HVU. *Ver* Vestibular, hipofunção, periférica unilateral; Hipofunção vestibular unilateral periférica

I

Ibuprofeno, para fibrose cística, 231*q*
IC. *Ver* Índice cifótico
ICC. *Ver* Insuficiência cardíaca congestiva
Idiopática, fibrose pulmonar (FPI), 26-29. *Ver também* Enxerto pulmonar, rejeição crônica ao; Rejeição crônica, ao enxerto pulmonar
IECAs. *Ver* Enzima de conversão da angiotensina, inibidores da
IFP, articulações. *Ver* Interfalangianas proximais, articulações
IgIV. *Ver* Imunoglobulina intravenosa
IH. *Ver* Infarto hemorrágico
IMC. *Ver* Índice de massa corporal
Imipenem/cilastatina, 355-356
Imobilização, da mão queimada, 403
Imunoglobulina intravenosa (IgIV)
    para DMJ, 415
    para PDIC, 338, 340, 244
Imunossupressão, 26-27
Imunossupressores
    cicatrização de ferimentos e, 330-331
    pacientes com transplante hepático em uso de, 254
    pacientes com transplante pulmonar em uso de, 26-29, 31-33, 31*q*, 38-39
    RAMs dos, 31-33, 31*q*, 38-39
Imuran. *Ver* Azatioprina
Incontinência urinária, de estresse, na fibrose cística, 242, 244
Índice cifótico (IC), 311-312
Índice de comprometimento da dissecção do pescoço, 163-164
Índice de massa corporal (IMC), 262-264, 263*q*
Índice Funcional do Tratamento Intensivo, 59
Infarto agudo do miocárdio (IAM), 172-174. *Ver também* Reabilitação cardíaca
Infarto hemorrágico (IH), após AVC isquêmico, 11-12
Infarto parenquimatoso (IP), 11-12

Inflamatória, resposta, na LM, 441-442
Infliximab, para DMJ, 415
Inibidores da enzima conversora da angiotensina (IECA)
    após cirurgia de revascularização miocárdica (CRM), 174
    após fusão da coluna lombar, 115*q*
    para DAVE, 187-188, 192-193
    para insuficiência cardíaca, 185, 186*q*
Inibidores seletivos da recaptação de serotonina, para dor baixa nas costas, 110-111
Inotrópicos positivos, para insuficiência cardíaca, 185, 186*q*
Inspiratória, resistência, 202
Insuficiência cardíaca, 185-186, 186*q*
Insuficiência cardíaca congestiva (ICC), 184-186, 186*q*
Insulina
    após craniotomia para tumor cerebral, 128-129
    para DRFC, 229-231
Integra, 388-389, 393-394
Integrase, inibidores da, 358-359
Interdisciplinar, colaboração, para cuidados com a PDIC, 345
Interdisciplinar, equipe, para cuidados em casa de repouso, 369-372
Interfalangianas proximais, articulações (IFPs), lesão por queimadura afetando as, 402-405, 406*f*, 408-409
IP. *Ver* Infarto parenquimatoso
Ipatrópio (Atrovent), para fibrose cística, 230, 231*q*

J

Joelho, artroplastia do. *Ver* Artroplastia total de joelho (ATJ)
Joelho, imobilizadores de, 433-434

K

Kanamicina, RAMs ototóxicas da, 79-80

L

Laminectomia, 111-112
Laminotomia, 111-112
Laparoscópico, procedimento cirúrgico, 262
    para *bypass* gástrico, 265-268
Lasix, para insuficiência cardíaca, 185
Laxantes, pós-craniotomia para tumor cerebral, 128-129

Lesão cerebral, após episódio de quase afogamento, 461-463, 466
Lesão cerebral anóxica, 461-463, 466
Lesão dos tecidos profundos, suspeita de, 322, 326*q*
Lesão medular (LM), 321, 437, 438*f*-439*f*
  considerações sobre a fisioterapia, 440-441
  definições-chave, 440
  exame, avaliação e diagnóstico, 445-452, 448*q*-451*q*
  incompleta, 322
  objetivos, 440
  plano de tratamento e intervenções para, 452-454
  prevenção e tratamento de úlceras por pressão após, 327, 330, 332-333
  questões de compreensão, 454-456
  recomendações clínicas baseadas em evidências, 453455
  tratamento fisioterapêutico do paciente, 444-445
  visão geral do problema de saúde, 441-444
Lesão medular sem anormalidade radiológica (LMSAR), 440, 442
Ligações, após transplante hepático, 255-258
Linfedema, relacionado ao câncer de mama, 148-156, 154*q*
Linfonodo, dissecção do
  para câncer de mama, 148-149
  para CCP, 159-162, 161*f*, 160*q*, 163*q*
Linfonodo axilar, dissecção do, 148-149
Linfonodo sentinela, dissecção do, 148-149
Lisinopril, para insuficiência cardíaca, 185
LM. *Ver* Lesão medular
LM incompleta, 322
LMSAR. *Ver* Lesão medular sem anormalidade radiológica
Lobectomia. *Ver* Lobo, ressecção do
Lobo, ressecção de, 213
  considerações sobre a fisioterapia, 214, 215
  definições-chave, 214
  exame, avaliação e diagnóstico, 217-220, 218*f*
  objetivos, 214
  plano de tratamento e intervenções, 219-223, 221*q*
  questões de compreensão, 222-224
  recomendações clínicas baseadas em evidências, 222-223
  tratamento fisioterapêutico do paciente, 216, 217

  visão geral do problema de saúde, 215-216, 215*q*
Lobo parietal, disfunção, pós-craniotomia para tumor cerebral, 129-132, 136
Lorazepam, para lesão por queimadura, 389-390
Lovenox, para pacientes com ATQ, 61, 64, 64*q*, 67-68
Lund-Browder, classificação de, 387-388, 395

M

MAC. *Ver* Método de Avaliação da Confusão
Mão, protetor para, 153-154
Mão-olho, coordenação, pós-craniotomia para tumor cerebral, 131
Mãos, queimadura das, 399, 300*f*
  considerações sobre a fisioterapia, 27-28
  definições-chave, 400
  exame, avaliação e diagnóstico, 401-403
  objetivos, 400
  plano de tratamento e intervenções, 403-408, 406*f*, 406*f*
  questões de compreensão, 408-409
  recomendações clínicas baseadas em evidências, 408
  tratamento fisioterapêutico do paciente, 401
  visão geral do problema de saúde, 400-401
Marcha
  nos cuidados em casa de repouso, 371-372, 375-376
  pós-craniotomia para tumor cerebral, 132, 134
Marcha, cinto de, 434-436
Marcha atáxica, 132, 134
Mastectomia, 138, 147
  considerações sobre a fisioterapia, 148-149
  definições-chave, 148
  exame, avaliação e diagnóstico, 150-151
  objetivos, 148
  plano de tratamento e intervenções, 151-154, 151*q*, 154*q*
  questões de compreensão, 155-156
  recomendações clínicas baseadas em evidências, 153-155
  tratamento fisioterapêutico do paciente, 149-150
  visão geral do problema de saúde, 149
Mastectomia parcial, 138
Mastectomia profilática, 148
Mastectomia radical modificada, 148

MCFs. *Ver* Metacarpofalangianas, articulações
Medical Research Council, escala de dispneia do, 233, 233*q*
Medicare, benefícios do, nas casas de repouso, 368-371, 376-378
Medida da Função Motora Ampla, 464, 466
Medida de Independência Funcional, 343, 345
Medula, compressão da, em pacientes com câncer ósseo, 139
Meningioma, 124
Meperidina (Demerol), após fusão da coluna lombar, 115*q*
Metacarpofalangianas (MCFs), articulações, lesão por queimadura que afeta as, 403
Metadona, para lesão por queimadura, 389-390
Metástase da coluna. *Ver* Metástase óssea
Metástase óssea, programa de caminhada para, 139
Metástases, 124, 138. *Ver também* Metástases ósseas
Metastático, tumor cerebral, 124-127. *Ver também* Tumor cerebral
Metilprednisolona, para LM, 442
Metilprednisona, para neurite vestibular aguda, 78-79
Método de Avaliação da Confusão (MAC), 46-48, 50
Metotrexate, para DMJ, 415
Micofenolato mofetil (CellCept)
    pacientes com transplante pulmonar em uso de, 31
    para DMJ, 415
Microcorrente, para neuropatia periférica no HIV/aids, 358-360
Midazolam, para lesão por queimadura, 389-390, 404
miocárdica, cirurgia de revascularização (CRM), 172-176. *Ver também* Reabilitação cardíaca Fase I
Miótomo, 292-293, 297
    teste para fraqueza no, 299-301, 300*f*
Mobilidade precoce
    após AVC, 14-15-15-17, 15*q*, 20-22
    após cirurgia de *bypass* gástrico, 271-272
    após dissecção do pescoço, 166
    após fusão da coluna lombar, 117-120
    após lesão por queimadura, 392-394
    na reabilitação cardíaca Fase I, 176
    para fratura vertebral por compressão, 313-315

para pacientes de UTI, 29-31, 34-38-39, 35*q*
Monitoração hemodinâmica, após implante de DAVE, 189, 192-193
Monóxido de carbono, capacidade de difusão de, 198-199, 200*q*
Morfina (MS Contin)
    após fusão da coluna lombar, 115*q*
    para lesão por queimadura, 389-390
Movimento passivo contínuo (CPM), máquinas de, 101-103
Movimentos compensatórios, padrões de, após LM, 446-447, 448*q*, 450, 451*q*, 453-454
MRC, restrições após, 89-90
MRC. *Ver* Manobra de reposição canalítica
MS Contin. *Ver* Morfina
Mudança de posição, horário de, para prevenção de úlcera por pressão, 327, 330-333
Multicomponente, programa de intervenção de, prevenção de *delirium* com, 46, 50
Músculo trapézio, dissecção do pescoço comprometimento do, 160-167
Músculos esqueléticos, relaxantes dos
    após fusão da coluna lombar, 115*q*
    para dor baixa nas costas, 110-112
Músculos inspiratórios, treinamento dos (TMI), 206-208-209
Músculos respiratórios, exame dos, 202

N

NAE. *Ver* Nervo acessório espinal
Naloxona, na LM, 442
Não estadiáveis, úlceras por pressão, 322, 326*q*
Narcóticos. *Ver* Opioides
National Pressure Ulcer Advisory Panel (NPUAP), sistema de classificação do, 322, 326*q*, 324-325, 334-335
Negligência espacial, pós-craniotomia para tumor cerebral, 131
Neoplasia, 124. *Ver também* Tumor cerebral
Neoral. *Ver* Ciclosporina
Nervo, bloqueio do
    para ATJ, 98-99, 102-103
    para ATQ, 54, 56, 59
Nervo, estudo de condução do, 338
Nervo acessório espinal (NAE), dano ao, na dissecção do pescoço, 160-164, 164*q*, 166-167
Nervo craniano XI. *Ver* Nervo espinal acessório
Nervo periférico, 293-294

teste de fraqueza no, 299-301, 300f
Nervo periférico, bloqueio do. *Ver Nervo,*
   Bloqueio do; Bloqueio nervoso
Neurite vestibular aguda, 77-79
Neurogangliosídeo GM-1, na LM, 442
Neuropatia. *Ver* Polineuropatia desmielinizante inflamatória crônica; Neuropatia periférica
Neuropatia periférica, na HIV/aids, 351
   considerações sobre a fisioterapia para, 352-353
   definições, 352
   exame, avaliação e diagnóstico, 355-357
   objetivos, 352
   plano de cuidados e intervenções para, 358-360, 359q
   questões de compreensão, 260-261
   recomendações baseadas em evidências clínicas para, 358-360
   tratamento fisioterapêutico do paciente para, 355-356
   visão geral do problema de saúde, 353-359, 354q, 356q
Neuropatias lunares, após cirurgia de *bypass* gástrico, 270-271
Neuropraxia, 292-293
Neurotrombectomia, 10-11
   mecânica, 10-11, 14-17, 15q
Neutra, coluna, 314-315
Nistagmo, 72, 75, 77-79, 77f, 78q, 82, 84-85, 84f, 85f, 86q, 86-91
Nistagmo unidirecional, 72
Nitratos, para insuficiência cardíaca, 186q
Nível IV, trauma, 282
NPO (*nil per os*, do latim "nada pela boca"), 352, 354
NPT. *Ver* Nutrição parenteral total
NPUAP. *Ver* National Pressure Ulcer Advisory Panel
Nutrição, no desenvolvimento de úlcera de decúbito, 325, 326q, 327, 330
Nutrição parenteral total (NPT), 352, 354

O

Obesidade, 263-265-266, 263q, 273-274. *Ver também Bypass* gástrico, cirurgia de
Oculomotor, teste, 82-85, 83q
Oculovestibular, reflexo, 72, 75, 78-79, 82-85, 83q
OH. *Ver* Ossificação heterotópica

OI. *Ver* Osteogênese imperfeita
Olanzapina, para *delirium*, 46
Ombro
   ADM do, pós-lobectomia, 220, 222-223
   ADM do, pós-mastectomia, 150-153, 151q, 155-155-156
   após dissecção do pescoço, 162-167, 164q, 165q
Ombro, órtese do, após dissecção do pescoço, 166
Ombro, subluxação do, 6
   após AVC, 18-21, 20f, 21f
Ombro doloroso, hemiplégico, síndrome do, 18-21, 20f, 21f
Omeprazol, pacientes com transplante pulmonar em uso de, 32-33
Ondansetron, pós-craniotomia para tumor cerebral, 128-129
Ooforectomia. *Ver* Histerectomia com ooforectomia
Opioides
   após fusão da coluna lombar, 115q
   em pacientes com *delirium*, 50
   nos cuidados em casa de repouso, 374-375
   para ATJ, 98-99
   para dor, 299
   para dor baixa nas costas, 110-111
   para fratura vertebral por compressão, 313-314
   para lesão por queimadura, 389-390, 404
   para osteoartrite, 95
   pós-craniotomia para tumor cerebral, 128-129, 136
Opistótono, 460
Organização Mundial da Saúde, sistema de graduação de tumor cerebral da, 126-127
Órtese tornozelo-pé, 301, 429
Oscilação de alta frequência da parede torácica, 239-240, 244
Ossificação heterotópica (OH),
   após lesão por queimadura, 393-395
   após LM, 444-445
Osteoartrite (OA), 95
   obesidade e, 273-274
Osteogênese imperfeita (OI), 427-428
   considerações sobre a fisioterapia, 429-430
   definições-chave, 429, 429f
   exame, avaliação e diagnóstico, 432-434
   objetivos, 429-430
   plano de tratamento e intervenções, 433-435

questões de compreensão, 435-436
recomendações clínicas baseadas em
  evidências, 434-435
tratamento fisioterapêutico do paciente,
  431-433
visão geral do problema de saúde, 430-432
Osteopenia, 54, 309-310
Osteoporose, 307-309
  após LM, 444
  considerações sobre a fisioterapia, 308-310
  definições-chave, 308-309
  exame, avaliação e diagnóstico, 311-313
  fatores de risco de, 309-311, 317
  na DMJ, 415, 421-422
  objetivos, 308-309
  pacientes com transplante pulmonar com,
    32-33, 38-39
  plano de tratamento e intervenções, 312-317
  questões de compreensão, 317-318
  recomendações clínicas baseadas em
    evidências, 317
  tratamento fisioterapêutico do paciente,
    310-312
  visão geral do problema de saúde, 309-311
Osteotomia, 429, 429f
OTL. *Ver* Toracolombar, órtese
Otocônia, 75, 77f, 78q, 84-85, 86q, 86-88, 88f,
  89-91
Ototóxicas, medicações, 79-80
Oxicodona
  para dor, 299
  para lesão por queimadura, 389-390
  pós-craniotomia para tumor cerebral,
    128-129, 136
Oxigenação por membrana extracorpórea, 462
Oxigênio, para fibrose cística, 243-246
Oxigênio, saturação do (SaO_2, SpO_2), 196-197,
  233
Oxigênio suplementar, para fibrose cística,
  243-246

P

Paciente, educação do
  antes de ATJ, 96-97, 102-103
  após cirurgia de *bypass* gástrico, 268-269
  na reabilitação cardíaca Fase I, 177-178,
    180-181
  para dissecção do pescoço, 162-164, 164q,
    164q
Pacientes, tempo gasto com, 284-285

Padrão respiratório, de pacientes com DPOC,
  201-202
PAM. *Ver* Pressao arterial média
Pancreatite, no HIV/aids, 354
Pancrelipase, 230, 231q
Panículo. *Ver* Faixa abdominal
Pantoprazol (Protonix), após fusão da coluna
  lombar, 115q
Paracetamol (Tylenol)
  para dor baixa nas costas, 110-111
  para fratura de compressão cerebral, 313-314
  para fusão da coluna lombar, 115q
  pós-craniotomia para tumor cerebral,
    128-129
Parkinson, doença de (DP), 363-364
  considerações sobre a fisioterapia, 365-366
  definições-chave, 364-365
  exame, avaliação e diagnóstico, 371-374
  objetivos, 365
  plano de tratamento e intervenções, 373-376
  questões de compreensão, 376-378
  recomendações clínicas baseadas em
    evidências, 375-377
  tratamento fisioterapêutico do paciente,
    369-372
  visão geral do problema de saúde, 366-370
PAS. *Ver* Pressão arterial sistólica
PDIC. *Ver* Polineuropatia desmielinizante
  inflamatória crônica
Pediatric Evaluation of Disability Inventory, 452,
  454-455
Pele, 383-384, 384f
PEM. *Ver* Pressão expiratória máxima
PEP. *Ver* Pressão expiratória positiva
Percocet, *delirium* resultante de, 46-47
Perda muscular, após cirurgia de *bypass* gástrico,
  272-273
Perna reta, elevação da (EPR), 285-287
Pescoço, dissecção estendida do, 160q
Pescoço, dissecção radical do, 160q, 160-163
Pescoço, síndrome radical do, 160-163
Pescoço de ganso, deformidade em, após lesão
  por queimadura, 405, 406f, 409
Peso, perda de, 264, 268-269, 272-275. *Ver*
  também Bypass gástrico, cirurgia de
Peso, recuperação de, 268-269, 273-274
Peso, suporte de
  após ATQ, 74
  após fratura da OI, 432-434
PIC. *Ver* Pressão intracraniana

PIM. *Ver* Pressão inspiratória máxima
Plasmaférese, para PDIC, 340, 342, 346-347
Plasminogênio, ativador tissular do, para acidente vascular cerebral isquêmico, 6, 9-10, 10*q*, 14-15, 15*q*, 17-18, 21-22
Pletismografia, de pacientes com DPOC, 199*q*, 200
Plexo, teste para fraqueza no, 299-301, 300*f*
Plexo braquial, lesões de estiramento do, após cirurgia de *bypass* gástrico, 270-271
Pneumático, equipamento de compressão, 117-120
Pneumonectomia, 215*q*, 222-224
Pneumonia
  após AVC, 19, 21
  após transplante hepático, 255-256
Pneumotórax, 214
  na fibrose cística, 227-229, 240, 244-245
Polifarmácia, *delirium* resultante de, 46-47, 47*q*, 50
Polineuropatia desmielinizante inflamatória crônica (PDIC), 337
  considerações sobre a fisioterapia, 338
  definições-chave, 338
  exame, avaliação e diagnóstico, 341-344
  objetivos, 338
  plano de tratamento e intervenções, 344-345
  questões de compreensão, 346-347
  recomendações clínicas baseadas em evidências, 345
  tratamento fisioterapêutico do paciente, 341
  visão geral do problema de saúde do, 338-341
Posição de pé
  após fratura por OI, 433-434
  após transplante hepático, 255-256
Posição sentada
  após LM, 446, 448*q*, 452
  na PDIC, 344
Posicionamento
  após lesão por queimadura, 390-391, 392*q*, 395
  para prevenção de úlcera de decúbito, 327, 330, 332-333
Postura de defesa, após mastectomia, 152-153
Postura descorticada, 460
Postural, educação, após mastectomia, 152-153
Postural, exercícios, para fratura vertebral por compressão, 314-316

Postural, hipotensão. *Ver* Hipotensão ortostática; Ortostática, hipotensão
Potencial de ação da unidade motora, 292-293
Potencial de ação da unidade motora grande-gigante, 292-293
Prednisolona
  para DMJ, 414-415
  para fibrose cística, 230-231, 231*q*
Prednisona
  para fibrose cística, 231*q*
  para pacientes com transplante hepático em uso de, 31-33
  para PDIC, 340, 342
Pré-operatória, educação do paciente, para ATJ, 96-97, 102-103
Pré-operatória, fisioterapia, para ATQ, 58
Pré-síncope, 74
Pressão, roupas de
  para lesão por queimadura, 405-408
  para linfedema, 148, 152-155, 154*q*
Pressão arterial (PA). *Ver também* Hipotensão ortostática
  após implante de DAVE, 190-191
  pós-AVC, 12, 17-21
  pós-craniotomia para tumor cerebral, 128-129, 132-133, 132-*133q*
Pressão arterial média (PAM), 190-191
Pressão arterial sistólica (PAS), pós-craniotomia para tumor cerebral, 128-129, 132-133, *133q*
Pressão expiratória máxima (PEM), 202
Pressão expiratória positiva (PEP), 239-240, 244
Pressão inspiratória máxima (PIM), 202
Pressão intracraniana (PIC),
  após AVC, 13-14, 21-22
  após craniotomia para tumor cerebral, 128-129, 132-134, 132-*133q*
  sinais e sintomas de elevação na, 128-130, 136
  tumor cerebral, efeitos sobre, 124
Pressão negativa, terapia de ferimento, 333-334
Pressão positiva contínua nas vias aéreas (CPAP)
  equipamento de, 262
  ventilação mecânica não invasiva, 196-197, 204-205, 208-209
Pressão positiva em vias aéreas a dois níveis (BiPAP), ventilação mecânica não invasiva, 196-197
  para DPOC, 204-205, 208-209

Prevenção, programas de, para *delirium*, 46, 50
Procedimento cirúrgico aberto, 262
Procuração, 365
Prograf. *Ver* Tacrolimus
Propofol, para lesão por queimadura, 389-390
Propranolol, após episódio de quase afogamento, 463
Propriocepção, pós-craniotomia para tumor cerebral, 129-131
Próstata, câncer de, 144-146
Protease, inibidores da, 358-359
Protonix. *Ver* Pantoprazol
Pseudobotoeira, deformidade em, 403
Psicomotor, retardo, 44-47
Psicomotora, agitação, 44-45
Pulmão, ausculta do, 202-204
    na fibrose cística, 232-233
    pós-lobectomia, 219-220
Pulmonar, exacerbação, 227, 229-230.
    Ver também Fibrose cística
Pulmozyme. *Ver* Dornase alfa
Punho, fratura do, osteoporótica, 310-311

Q

Quadril, artroplastia do. *Ver* Artroplastia total de quadril
Quadril, fratura do, 54
    delirium em pacientes com, 45-48
    incidência de, 55
    tipos e tratamentos de, 55-56, 56f
Quadril, fratura intertrocantérica, 54.
    Ver também Artroplastia total de quadril (ATQ)
    delirium em pacientes com, 4548
Quadril, reposição do, precauções na, 56-58, 66-67, 72-74
Quase afogamento, episódio de, 459
    considerações sobre a fisioterapia, 461
    definições-chave, 460
    exame, avaliação e diagnóstico, 463-464
    objetivos, 460
    plano de tratamento e intervenções, 464-466
    questões de compreensão, 466-467
    recomendações clínicas baseadas em evidências, 466
    tratamento fisioterapêutico do paciente, 463
    visão geral do problema de saúde, 461-463
Quedas
    após ATQ, 58

    avaliação do risco de, 59-61, 65-68, 66q
    para pacientes com osteoporose, 310-311, 317
    pós-craniotomia para tumor cerebral, 134
    prevenção de
    taxas de, 55
Queimadura, de espessura total, 385-386, 387f, 401
Queimadura, espessura parcial profunda, 385-386, 387f, 396, 300f, 401
Queimadura da mão, imobilização da, 403
Queimadura superficial, 383-384
Queimaduras
    caso adulto, 399, 300f
        considerações sobre a fisioterapia, 27-28
        definições-chave, 400
        exame, avaliação e diagnóstico, 401-403
        objetivos, 400
        plano de tratamento e intervenções, 403-408, 406f, 406f
        questões de compreensão, 408-409
        recomendações clínicas baseadas em evidências, 408
        tratamento fisioterapêutico do paciente, 401
        visão geral do problema de saúde, 400-401
    caso pediátrico, 381
        considerações sobre a fisioterapia, 382
        definições-chave, 382
        exame, avaliação e diagnóstico, 389-391
        objetivos, 382
        plano de tratamento e intervenções, 390-395, 392q
        questões de compreensão, 396-397
        recomendações clínicas baseadas em evidências, 395
        tratamento fisioterapêutico do paciente, 388-390
        visão geral do problema de saúde, 382-389, 384f, 383q, 386f, 387f
    classificação de, 383-388, 386f, 387f, 395
    incidência de, 383-384, 383q
Queimaduras de espessura parcial superficial, 383-386, 386f, 401
Queixo, exercícios para, 134-136
Questionário de Avaliação de Saúde Infantil, 418-419
Quimioterapia
    cicatrização de ferimentos e, 330-331
    efeitos adversos da, 144-146
    osteoporose causada por, 309-310
    para CCP, 159

para tumores cerebrais, 126-127
programas de caminhada durante, 143-145

R

Radiografia, para dor baixa nas costas, 109-112
Radioterapia, 138, 158
   linfedema com, 149
   para CCP, 159
   para metástase óssea, 139
   para programas de caminhada durante, 143-145
   para tumor cerebral, 126-127
RAFI. *Ver* Redução aberta e fixação interna
RAMs. *Ver* Reações adversas a medicamentos
Reabilitação, luz de, 374-375
Reabilitação cardíaca, fase I, 171
   considerações sobre a fisioterapia, 172
   definições-chave, 172
   exame, avaliação e diagnóstico, 175-177
   objetivos, 172
   plano de tratamento e intervenções, 177-178, 178*q*, 179*q*
   questões de compreensão, 180-181
   recomendações clínicas baseadas em evidências, 180
   tratamento fisioterapêutico do paciente, 174-175
   visão geral do problema de saúde na, 172-174
Reabilitação em reverso, 373-375
Reações adversas a medicamentos (RAMs)
   após fusão da coluna lombar, 114-115, 115*q*
   da IgIV, 342
   da terapia de reposição de dopamina, 367
   delirium resultante de, 46-47, 47*q*
   dos agentes para insuficiência cardíaca, 185
   dos agentes quimioterápicos, 144-146
   dos glicocorticoides, 309-310, 342, 415, 420-424
   dos imunossupressores, 31-33, 31*q*, 38-39
   na fibrose cística, 230-231, 231*q*
   ototoxicidade, 79-80
   pós-craniotomia para tumor cerebral, 127-129
REATC. *Ver* Resposta evocada auditiva do tronco cerebral
Recuperação rápida, protocolos de, para ATJ, 94, 97, 102-103
Redução aberta e fixação interna (RAFI), para fratura de quadril, 55-56

Refluxo gastresofágico, doença do (DRGE), FPI com, 27-29, 38-40
Regra de previsão clínica de Wells para TVP, 98. *Ver também* Regra de previsão clínica de Wells para TVP modificada
Regra de previsão clínica modificada de Wells, para TVP, 61-64, 62-63*q*, 66-67
Regra dos nove, 387-388, 395-396
Relaxantes musculares
   após episódio de quase afogamento, 463
   após fusão da coluna lombar, 115*q*
   para dor baixa nas costas, 110-112
   para fratura vertebral por compressão, 313-314
Resistência, treinamento de
   após cirurgia de *bypass* gástrico, 272-274
   para DMJ, 419-420, 420*q*, 422-424
   para DPOC, 204-209
   para fibrose cística, 241-242, 238*q*
   para fortalecimento das costas, 315-316
   para HIV/aids, 358-360, 359*q*
   para transplante hepático, 256-259
   pós-craniotomia para tumor cerebral, 136-136
Resistência progressiva, exercícios de, após transplante hepático, 256-258
Respiração, controle da, pós-craniotomia para tumor cerebral, 132-134, 132-133*q*
Respiração diafragmática
   na fibrose cística, 243
   para pacientes com DPOC, 207-210
Respiração frenolabial
   na fibrose cística, 243
   para pacientes com DPOC, 207-209
Respiração paradoxal, 196-197, 202
Respiratória, disfunção, na DP, 366-367
Respiratória, falência. *Ver* Pacientes ventilados mecanicamente
Resposta evocada auditiva do tronco cerebral (REATC), após episódio de quase afogamento, 462, 466
Resposta evocada visual (REV), 460
Ressecção broncoplástica, 215*q*
Ressonância magnética, imagem de, 460
   para diagnóstico de DMJ, 414
   para dor baixa nas costas, 109-112
   para tumor cerebral, 124
REV. *Ver* Resposta evocada visual
Risco de quedas, recomendações de avaliação da American Geriatric Society, 65-67, 66*q*

Rituximab, para DMJ, 415
Rolamento, técnica de
  após cirurgia da coluna, 116-121
  após cirurgia de *bypass* gástrico, 271-272
  para metástase da coluna, 143-144
Romberg, teste de, 131-132, 131q
Romberg sensibilizado, teste de, 131-132, 131q

S

Salicilatos, para fratura vertebral por compressão, 313-314
Salmeterol, para fibrose cística, 231q
Sandimmune. *Ver* Ciclosporina
SaO_2. *Ver* Saturação de oxigênio
Secreção, técnica de remoção de, 207-209
Sedação, após lesão por queimadura, 404
Segmentectomia, 215q
Senna-docusato, pós-craniotomia para tumor cerebral, 128-129
Sensorial
  comprometimento, na PDIC, 343
  estimulação, após episódio de quase afogamento, 45, 466-467
  extinção, pós-craniotomia para tumor cerebral, 129-130
Sentado para de pé, transferência de, nos cuidados em casa de repouso, 371-376
Seroma, 148
Silicone, gel de, para lesão por queimadura, 406-408
Sincronização, teoria da, 294-295
Sindactilia, após lesão por queimadura, 400, 405, 406f
Sistema autônomo, falência do, na DP, 366
Slump (inclinação anterior), teste, 285-286
Sobrepeso, 263
SpO_2. *Ver* Saturação de oxigênio
Subcutâneo, tecido, 383-384, 384f
Subluxação, do ombro, 6
  após AVC, 18-21, 20f, 21f
Submersão, lesão por, 460
Superficial, queimaduras de espessura parcial, 383-386, 386f, 401
Supino, rolamento, teste de, 84-85, 85f, 86q, 86-87, 90

T

Tabagismo
  câncer pulmonar e, 215, 222-223
  DPOC e, 200

Tacrolimus (Prograf), pacientes com transplante pulmonar em uso de, 31
Tamponamento cardíaco, após CRM, 176
Tangencial, excisão, de escara de queimadura, 388-389
TC. *Ver* Tomografia computadorizada
TC6. *Ver* Teste de Caminhada de Seis Minutos
TCM.*Ver* Teste do Circuito de Marcha Progressiva
Tecidos moles, mobilização dos, para neuropatia periférica na HIV/aids, 358-360
Técnica de ciclo ativo respiratório, 239-240, 244-245
Técnica minimamente invasiva
  para a fusão da coluna lombar, 112-113
  para ATJ, 96-97
  para ATQ, 54, 56-58, 66-67
  para *bypass* gástrico, 265-268
  para ressecção lobular, 216
Técnicas não invasivas, para diagnóstico de fratura vertebral por compressão, 311-312, 317
Tempo de tromboplastina parcial ativada (TTPa), 66-68
Tendão, exposição do, após lesão por queimadura, 393-394, 404
TENS. *Ver* Estimulação nervosa elétrica transcutânea
Terapia antirretroviral altamente ativa, 358-359, 356q
Teriparatide, para fratura por compressão vertebral, 313-314
Teste de apoio unipodal (TPUP), 131-132, 131q, 136
Teste de caminhada de 6 minutos (TC6M), 143-145
  após transplante hepático, 255-258
  em pacientes com DAVE, 187-188-193
  em pacientes com DPOC, 203-204, 205q
  em pacientes com fibrose cística, 234
  em pacientes pós-lobectomia, 217
  na reabilitação cardíaca Fase I, 177, 180
Teste de Degrau de 3 Minutos, 234
Teste de função sentado, 16-17
Teste de Sentar e Levantar por Cinco Vezes, 372-377
Teste do Circuito de Marcha Progressiva (TCM), 234, 235-236
Teste muscular manual (TMM)
  para disfunção nervosa miotomal, do plexo ou periférica, 299-301, 300f, 303-305

para pacientes com DMJ, 416, 417q
TFPs. *Ver* Função pulmonar, testes de
Timed Up and Go (TUG), teste, 312-313, 371-372, 375-376
Tirilazad, na LM, 442
Tizanidina, após episódio de quase afogamento, 463
TMI. *Ver* Músculos inspiratórios, treinamento dos
TMM. *Ver* Teste muscular manual
Tobramicina (Tobi)
  para fibrose cística, 230, 231q
  RAMs ototóxicas da, 79-80
Tolerância, avaliação de, na reabilitação cardíaca, Fase I, 176, 180
Tolerância, treinamento de, para DMJ, 419-420
Tomografia computadorizada (TC)
  para AVC isquêmico, 6, 10-11, 11f
  para dor baixa nas costas, 109-112
Tontura, 71
  considerações sobre a fisioterapia, 72-73
  definições-chave, 72
  exame, avaliação e diagnóstico, 79-87, 81q, 83q, 84f, 85f, 86q
  objetivos, 72
  plano de tratamento e intervenções, 87-90, 88f
  questões de compreensão, 90-91
  recomendações clínicas baseadas em evidências, 90
  tratamento fisioterapêutico do paciente, 78-80
  visão geral do problema de saúde 72-73, 78-79, 76f, 77f, 78q
Tontura posicional, 75, 77-79, 77f, 78q, 82, 84-85, 84f, 85f, 86q, 86-87, 90-91. *Ver também* Vertigem posicional paroxística benigna
Torácica, caixa, ADM pós-lobectomia, 220, 222-223
Toracolombar, órtese (OTL), 108-109, 117, 119-121
Toracotomia posterolateral, 215-220, 218f
Tornozelo, bomba muscular de
  após fusão da coluna lombar, 117-118
  pós-craniotomia para tumor cerebral, 134
Tosse, pós-lobectomia, 219-220
TPUP. *Ver* Teste de apoio unipodal
Trabalho excessivo, na PDIC, 344-347
Tramadol (Ultram)
  após fusão da coluna lombar, 115, 115q

para dor baixa nas costas, 110-111
Tramitação rápida, 282
Transcriptase reversa não nucleosídica, inibidores da, 358-359
Transferência, habilidades de
  após LM, 446, 450-451q, 447
  nos cuidados em casas de repouso, 371-376
Transplante. *Ver transplantes específicos*
Transplante cardíaco, 184
Transplante de pulmão, 26. *Ver também* Rejeição crônica de transplante pulmonar
Transplante hepático, 251
  considerações sobre a fisioterapia, 252-253
  definições-chave, 252
  exame, avaliação e diagnóstico, 268-269-271-272
  objetivos, 252
  plano de tratamento e intervenções para, 255-258
  questões de compreensão, 257-259
  recomendações clínicas baseadas em evidências, 257-258
  tratamento fisioterapêutico do paciente, 254
  visão geral do problema de saúde, 253-254
Trazodona, após episódio de quase afogamento, 463
Treinamento funcional
  nos cuidados em casas de repouso, 373-375
  para pacientes com DPOC, 204-205
Treinamento locomotor, após LM, 447, 454-455
Tríade de sinais de orientações da cabeça, 72, 78-79
Trinta segundos, teste de levantar-se da cadeira, 255-258
Trombolítica, terapia, para acidente vascular cerebral isquêmico, 6, 9-10, 10q, 14-15, 15q, 17-18, 21-22
Trombose venosa, 94. *Ver também* Trombose venosa profunda (TVP)
Trombose venosa profunda (TVP)
  após ATJ, 98
  após ATQ, 57-58, 60-64, 61q, 62-63q, 66-67
  após fusão da coluna lombar, 117-120
  após LM, 444
  pós-craniotomia para tumor cerebral, 134
Troponina cardíaca I, 172-173
Troponina cardíaca T, 172-173
TTPa. *Ver* Tempo de tromboplastina parcial ativada

Tubo endotraqueal, 26-27, 32-33, 33*f*
TUG. *Ver* Timed Up and Go, teste
Tumor, 124. *Ver também* Tumor cerebral
Tumor cerebral, 123
    considerações sobre a fisioterapia, 138
    definições-chave, 124
    exame, avaliação e diagnóstico, 127-132, 131*q*
    objetivos, 124
    plano de tratamento e intervenções, 132-136, 133*q*
    questões de compreensão, 136
    recomendações clínicas baseadas em evidências, 136
    tratamento fisioterapêutico do paciente, 142-143
    visão geral do problema de saúde do, 124-128
Tumor cerebral benigno, 124-124. *Ver também* Tumor cerebral
Tumor cerebral maligno, 124-127.
    Ver também Tumor cerebral; Cérebro, tumor do
Tumor cerebral primário, 124-127. *Ver também* Tumor cerebral
Tumor cerebral secundário, na LM, 440-442
TVP. *Ver* Trombose venosa profunda
Tylenol. *Ver* Paracetamol

U

UCBL, 429-430
Úlcera. *Ver* Úlceras por pressão
Úlcera por pressão (UP), 321
    considerações sobre a fisioterapia para, 322-323
    definições, 322
    exame, avaliação e diagnóstico, 330-333, 332*q*
    objetivos, 322
    plano de cuidados e intervenções para, 332-334
    questões de compreensão, 334-336
    recomendações baseadas em evidências clínicas para, 333-334
    tratamento fisioterapêutico do paciente para, 325-331, 328*q*-329*q*
    visão geral do problema de saúde, 323-325, 326*q*
Ultram. *Ver* Tramadol
Umidade, no desenvolvimento de úlceras de decúbito, 324, 325*q*

Unidade de tratamento intensivo (UTI), pacientes de, 25-27
    considerações sobre a fisioterapia, 27-28
    definições-chave, 26-27
    exame, avaliação e diagnóstico, 31-33, 31*q*, 31*q*
    objetivos, 26-27
    plano de tratamento e intervenções, 32-38, 35*q*
    questões de compreensão, 37-40
    recomendações clínicas baseadas em evidências, 37-38
    tratamento fisioterapêutico do paciente, 29-31
    visão geral do problema de saúde, 27-29
UTI, pacientes de. *Ver* Unidade de tratamento intensivo, pacientes de

V

Valsalva, manobra de, 252, 257-259
Varizes esofágicas, 252
Vasotec. *Ver* Enalapril
VEF_1. *Ver* Volume expiratório forçado no primeiro segundo
VEF_1/CVF, coeficiente de, 198-199, 199*q*
Veia porta, hipertensão da, 252
Ventilação, 196-197. *Ver também* Ventilação mecânica
Ventilação mecânica, 26-27
    após episódio de quase afogamento, 462
    para DPOC, 196-197, 204-205, 208-211
Ventilação mecânica, pacientes em uso de
    considerações sobre a fisioterapia, 27-28
    definições-chave, 26-27
    exame, avaliação e diagnóstico, 31-33, 31*q*, 33*f*
    objetivos, 26-27
    plano de tratamento e intervenções, 32-38, 35*q*
    questões de compreensão, 37-40
    recomendações clínicas baseadas em evidências, 37-38
    tratamento fisioterapêutico do paciente, 29-31
    visão geral do problema de saúde, 27-29
Ventilação não invasiva com pressão positiva (VNIPP), 196-197, 204-205, 208-211
Ventilação percussiva intrapulmonar, 239-240
Ventricular esquerda, dispositivo de assistência (DAVE), 183

considerações sobre a fisioterapia, 184-185
definições-chave, 184
exame, avaliação e diagnóstico, 189-191
objetivos, 184
plano de tratamento e intervenções para, 190-192
questões de compreensão, 192-194
recomendações clínicas baseadas em evidências, 191-193
tratamento fisioterapêutico do paciente, 187-188
visão geral do problema de saúde, 185-188, 186*q*, 188*f*
Vertigem, 72, 74-75, 77-79, 77*f*, 78*q*.
  Ver também Vertigem posicional paroxística benigna
Vertigem posicional paroxística benigna (VPPB), 75, 77-79, 77*f*, 78*q*, 84-85, 84*f*, 85*f*, 86*q*, 86-88, 88*f*, 89-90
Vestibular, hipofunção, 77-79, 82-83, 83*q*
  periférica unilateral, (HVU), 77-79
Vestibular, neurite, 77-79
Vestibulococlear, aparelho, 75, 76*f*
Vias aéreas, técnicas de limpeza das
  para fibrose cística, 230, 239-240, 244-245
  pós-lobectomia, 220, 221*q*
Vicodin. *Ver* Hidrocodona/paracetamol
Videofluoroscopia, 6
  após AVC, 20-21

Videofluoroscopia, estudo da alimentação com, 412-413
Viral, carga, 352-353, 360
Vitamina D
  para pacientes com DMJ, 415, 421-423
  prevenção de osteoporose com, 310-311
VNIPP. *Ver* Ventilação não invasiva com pressão positiva
VO_2. *Ver* Consumo máximo de oxigênio
Volume expiratório forçado no primeiro segundo (VEF_1)
  na DPOC, 198-200, 199*q*, 200*q*
  na fibrose cística, 232
  pós-lobectomia, 219-220
Volume residual (VR), 199*q*, 200
Vômitos, após cirurgia de *bypass* gástrico, 268-269
VPPB. *Ver* Vertigem posicional paroxística benigna
VR. *Ver* Volume residual

W

Wallerian, degeneração de, 293-294, 298
Wee Functional Independence Measure (WeeFIM), 452

Z

Zitromax. *Ver* Azitromicina